TRAITÉ

DE

TOXICOLOGIE.

TOME SECOND.

Chez le même Libraire.

ÉLÉMENTS
DE CHIMIE,

Par M. ORFILA,

Professeur et ancien Doyen de la Faculté de Médecine de Paris ;
Membre du Conseil supérieur de l'Instruction publique ,
haut Titulaire de l'Université, etc.

Huitième Édition,
REVUE, CORRIGÉE ET CONSIDÉRABLEMENT AUGMENTÉE.

2 FORTS VOLUMES IN-8°, ENSEMBLE DE PLUS DE 1500 PAGES, AVEC
PLANCHES ; PRIX : 17 FRANCS.

1851

Cet ouvrage est à la fois le plus récent et le plus complet que possède aujourd'hui la science. Écrit avec cette clarté et cette concision qui sont les conditions indispensables à un livre élémentaire, et qui ont fait de l'auteur un des professeurs les plus illustres, ce traité, duquel ne sont pas exclues les considérations philosophiques de la chimie transcendante, constitue un ouvrage entièrement nouveau. Pour répondre aux exigences causées par les progrès journaliers de la chimie, le plan primitif a été totalement refondu ; les anciens chapitres ont été refaits presque en entier ; d'autres , et en grand nombre, ont été ajoutés ; de fréquentes applications ont été faites à la médecine , à la pharmacie, et à la toxicologie, cette science dont on peut dire, sans craindre de blesser la vérité, que M. Orfila a été le créateur, et à laquelle ses travaux incessants ont fait et font encore faire chaque jour d'immenses progrès. Les rapports de la chimie avec les arts et les grandes industries manufacturières, qui n'ont pas été négligés, contribuent encore à rendre ce livre indispensable à tous ceux qui se destinent aux études sérieuses.

DE
L'ÉLIMINATION DES POISONS.

Comparaison des procédés proposés pour rechercher le plomb, le cuivre, et le mercure, contenus dans les substances organiques ;

Par A.-F. ORFILA,

Docteur en Médecine,
Lauréat de la Faculté de Médecine de Paris
(MÉDAILLE D'OR DE L'ÉCOLE PRATIQUE , 1851).

In-4°, 1852. — PRIX : 2 francs 50 centimes.

Paris. — RIGNOUX, Imprimeur de la Faculté de Médecine, rue Monsieur-le-Prince , 31.

TRAITÉ

DE

TOXICOLOGIE

Par M. ORFILA,

Professeur et ancien Doyen de la Faculté de Médecine de Paris,
Membre du Conseil supérieur de l'Instruction publique,
Haut Titulaire de l'Université,
Docteur en Médecine de la Faculté de Madrid;
Commandeur de l'Ordre de la Légion d'Honneur,
et des Ordres de Charles III d'Espagne et de Sainte-Anne de Russie,
Officier des Ordres de Léopold de Belgique et du Cruzeiro du Brésil;
Membre de l'Académie nationale de Médecine;
Membre correspondant de l'Institut,
de la Société médicale d'Émulation, de la Société de Chimie médicale;
des Universités de Dublin, de Philadelphie et de Hanau,
des Académies des Sciences et de Médecine de Madrid, de Séville, de Cadix,
de Barcelone, de Santiago, de Murcie, des iles Baléares,
de Berlin, de Belgique, de Livourne, etc.;
Président de l'Association des Médecins de Paris.

Cinquième Édition,

REVUE, CORRIGÉE, ET CONSIDÉRABLEMENT AUGMENTÉE.

TOME SECOND.

PARIS.

LABÉ, ÉDITEUR, LIBRAIRE DE LA FACULTÉ DE MÉDECINE,
place de l'École-de-Médecine, 23 (ancien n° 4).

1852

TABLE DES MATIÈRES

CONTENUES DANS CE VOLUME.

CHAPITRE II. — *Des poisons irritants
  végétaux.*

CLASSE DEUXIÈME.

Des poisons narcotiques.

CLASSE TROISIÈME.

Des poisons narcotico-âcres.

CLASSE QUATRIÈME.

Des poisons septiques ou putréfiants.

SECTION DEUXIÈME.

DE L'EMPOISONNEMENT
CONSIDÉRÉ D'UNE MANIÈRE GÉNÉRALE.

Supplément.

TOXICOLOGIE
GÉNÉRALE.

CLASSE PREMIÈRE.

DES POISONS IRRITANTS.

— ❖ —

Des préparations d'étain.

DE L'ÉTAIN MÉTALLIQUE.

La couleur de l'étain ressemble à celle de l'argent ; il est malléable et très-fusible. Chauffé avec de l'acide azotique, il se transforme en acide métastannique, insoluble dans cet acide, et soluble dans l'acide chlorhydrique ; le bichlorure formé sera facile à reconnaître (voy. p. 9).

L'étain n'est point vénéneux, comme on peut s'en convaincre en consultant les mémoires publiés par Bayen et Charlard et par Proust (1). Si l'étain qui sert à fabriquer des ustensiles de cuisine a quelquefois occasionné des accidents, cela tenait probablement à une certaine quantité de plomb, avec lequel il est presque toujours allié. On conçoit en effet que, dans ce cas, les boissons acides, les aliments gras et salés, qui avaient séjourné dans de pareils vases, aient attaqué le plomb (voyez t. Ier, p. 885).

DU PROTOCHLORURE D'ÉTAIN.

Action sur l'économie animale.

EXPÉRIENCE Ire. — A neuf heures vingt-cinq minutes, on a injecté dans la veine jugulaire d'un petit chien âgé d'un an et demi 4 centigr. de protochlorure d'étain du commerce dissous dans 10 gr. d'eau distillée. L'ani-

____

(1) *Recherches chimiques sur l'étain,* par Bayen et Charlard ; Paris , 1781. — Proust, *Annales de chimie,* t. LI et LVII.

mal n'a rien éprouvé de sensible pendant les trois premières heures qui ont suivi l'injection. A une heure, il a paru abattu, triste, fatigué, et beaucoup moins agile qu'il ne l'était avant l'opération ; il a refusé de manger. A cinq heures, il était devenu insensible ; on pouvait le pincer, le piquer, sans qu'il manifestât le moindre signe de douleur ; et lorsqu'on lui faisait prendre une position, il la gardait, au point qu'on l'aurait cru immobile et comme dans un état de catalepsie ; cependant, en le forçant à marcher, il faisait deux ou trois pas, trébuchait, et tombait de l'un ou de l'autre côté. Les membres postérieurs, quoique contractiles, l'étaient beaucoup moins que les antérieurs ; sa respiration était presque libre, et il ne poussait aucun cri plaintif. A sept heures, la respiration était très-accélérée et très-gênée, le pouls fréquent, et l'animal ne pouvait plus rester debout un seul instant, comme s'il eût été mort. Les muscles des extrémités et du cou, mis à découvert, ne se contractaient point, et on pouvait à peine y exciter quelques mouvements en les piquant fortement avec la pointe d'un couteau ; ces piqûres ne réveillaient pas la sensibilité. Tous ces symptômes acquérant un nouveau degré d'intensité, l'animal a expiré à neuf heures et demie du soir. — *Autopsie.* On a trouvé les deux lobes moyens des poumons d'un rouge violacé, nullement crépitants, d'un tissu serré, gorgés de sang, et ne surnageant pas l'eau ; les autres lobes étaient dans l'état naturel. La membrane muqueuse de l'estomac et du duodénum était un peu plus rouge qu'elle ne l'est ordinairement.

Expérience II. — On a injecté dans la veine jugulaire d'un petit chien 11 centigr. de protochlorure d'étain dissous dans 10 gr. d'eau distillée. L'animal est mort quinze minutes après l'injection ; il n'a rien éprouvé de sensible pendant les cinq premières minutes ; puis tout à coup les muscles de la face ont été agités de mouvements convulsifs ; les membres antérieurs sont devenus roides et tendus comme des cordes ; la respiration était gênée ; la mort a été précédée d'un accès de tétanos dans lequel la tête, fortement contractée, était renversée en arrière. L'*autopsie*, faite immédiatement après la mort, a prouvé que le sang contenu dans le ventricule gauche et dans les artères était d'un rouge foncé. Les poumons étaient recroquevillés et un peu plaqués en noir.

Expérience III. — On a injecté dans la veine jugulaire d'un petit chien 30 centigr. de protochlorure d'étain dissous dans 6 gr. d'eau distillée. L'animal a éprouvé des vertiges ; sa respiration était haletante, et il est mort une minute après l'injection. — *Autopsie.* Il n'y avait que l'oreillette droite du cœur qui se contractait légèrement ; le sang contenu dans le ventricule gauche était d'un rouge noirâtre ; les poumons étaient moins crépitants que ceux d'un autre chien qui était mort étouffé ; leur tissu était ridé et serré.

Expérience IV. — A dix heures du matin, on a détaché l'œsophage d'un chien de moyenne taille ; on l'a percé d'un trou par lequel on a introduit dans l'estomac 1 gr. de protochlorure d'étain solide renfermé dans un cornet de papier ; immédiatement après, on a lié l'œsophage au-dessous de l'ouverture, afin d'empêcher le vomissement. Au bout de quarante minutes, l'animal a fait de violents efforts pour vomir; il a paru abattu, et s'est couché sur le ventre; le lendemain, l'abattement continuait, et il n'y avait ni convulsions ni paralysie; il est mort dans la nuit du troisième jour.—*Autopsie.* La membrane muqueuse de l'estomac était d'un rouge noir dans presque toute la moitié qui avoisine le pylore; elle était durcie, racornie, comme tannée; l'autre moitié était d'un rose clair; celle qui tapisse l'intérieur du duodénum et du jéjunum était rouge par plaques. L'estomac et les intestins contenaient beaucoup de bile noire, épaisse et filante; les poumons étaient sains.

Expérience V. — A une heure, on a fait avaler à un chien de moyenne taille et à jeun 6 gr. 40 centigr. de protochlorure d'étain solide. Cinq minutes après, il a vomi sans effort une petite quantité de matières blanches écumeuses; ces vomissements se sont renouvelés trois fois dans les vingt minutes qui ont immédiatement suivi l'ingestion du poison, et ce n'est qu'après des efforts très-violents qu'il a pu rejeter, la dernière fois, une très-petite quantité de matières d'un blanc légèrement jaunâtre. A neuf heures du soir, les membres antérieurs étaient agités de quelques mouvements convulsifs, et l'animal poussait des cris plaintifs; il est mort dans la nuit. — *Autopsie.* La membrane muqueuse de l'estomac était d'un rouge noir, durcie, tannée, et ulcérée dans dix ou douze points. Les poumons étaient dans l'état naturel.

Expérience VI. — Que l'on introduise dans l'estomac des chiens 6 ou 8 gr. de protochlorure d'étain dissous dans 200 gr. d'eau; que l'œsophage et la verge soient liés, et qu'au bout de vingt-quatre heures, les animaux soient pendus et ouverts à l'instant même, afin de séparer le foie et la rate, avant que les phénomènes de l'imbibition qui a lieu après la mort se soient manifestés, il sera aisé de s'assurer que le sel d'étain a été absorbé.

Le *foie* et la *rate*, coupés en petits morceaux, et soumis pendant une heure, dans une capsule de porcelaine, à l'action de l'eau distillée bouillante aiguisée d'acide chlorhydrique, fourniront un *decoctum* qui, étant filtré et évaporé jusqu'à siccité, laissera un produit que l'on carbonisera par l'acide azotique pur et concentré (voy. t. I, p. 806); le charbon, traité à chaud pendant vingt minutes par un mélange de 20 parties d'acide chlorhydrique et une partie d'acide azotique, donnera une dissolution que l'on évaporera jusqu'à siccité pour chasser l'excès d'acide; le résidu sera dissous dans l'acide chlorhydrique étendu de deux fois son volume d'eau; le *solutum*, filtré et traversé par un courant de gaz acide sulfhydrique, fournira un précipité de *bisulfure d'étain jaune.* Si le précipité, au lieu d'offrir cette couleur, était d'un jaune brunâtre, il faudrait, après l'avoir bien lavé, le faire chauffer pendant quelques minutes avec un peu d'acide azotique concentré, qui détruirait la matière organique qu'il pourrait contenir, et laisserait un résidu renfermant de l'étain: en effet, l'acide chlorhydrique étendu de son poids d'eau, que l'on ferait bouillir avec ce résidu, donnerait une liqueur qui, étant filtrée et soumise à l'action du gaz acide sulfhydrique, fournirait un beau précipité jaune de *bisulfure d'étain*, facile à reconnaître à ses divers caractères, et surtout parce qu'en le faisant bouillir avec de l'acide chlorhydrique, il se transformerait en bichlorure d'étain et en gaz acide sulfhydrique.

En faisant évaporer jusqu'à siccité, dans une capsule de porcelaine, 150, 200 ou 300 gr. d'*urine* des animaux ainsi empoisonnés, et en carbonisant le produit par l'acide azotique pur et concentré, on obtient un charbon qui, étant traité pendant quelques minutes par l'acide chlorhydrique bouillant, mêlé d'un quarantième de son poids d'acide azotique, donne une dissolution stannique ; en effet, si, après l'avoir étendue d'eau, on la filtre et qu'on l'évapore jusqu'à siccité, elle laisse un résidu qu'il suffit de dissoudre dans l'acide chlorhydrique faible pour que le gaz acide sulfhydrique en sépare aussitôt du *bisulfure d'étain jaune* parfaitement reconnaissable, et jouissant de tous les caractères de ce sulfure.

Les matières contenues dans l'*estomac*, après avoir été filtrées, offrent une couleur jaunâtre, et précipitent en *chocolat* par l'acide sulfhydrique (protosulfure d'étain), en blanc par la potasse (protoxyde soluble dans un excès d'alcali) ; et si l'on évapore la liqueur jaunâtre jusqu'à siccité, et qu'on carbonise le produit par l'acide azotique concentré, il reste un charbon dont il est facile de retirer de l'étain métallique, soit en l'incinérant et en traitant la cendre par le 'charbon, soit en le faisant bouillir avec de l'eau régale, en filtrant, en séparant l'oxyde d'étain par l'ammoniaque, et en réduisant celui-ci par le charbon.

L'*estomac*, après avoir été lavé dans l'eau distillée pendant plusieurs jours, et jusqu'à ce que les eaux du lavage ne se troublent plus par l'azotate d'argent, s'il est traité par un mélange d'eau distillée et d'un vingt-cinquième d'acide chlorhydrique bouillant, fournit une liqueur qui, étant évaporée jusqu'à siccité, et carbonisée par l'acide azotique, laisse un charbon sec et friable ; ce charbon, soumis pendant quelques minutes à l'action de l'acide chlorhydrique étendu de son volume d'eau, donne une dissolution dont le gaz acide sulfhydrique sépare, à l'instant même, une grande quantité de *bisulfure d'étain jaune*, facile à reconnaître. On peut encore démontrer la présence d'un composé d'étain dans l'estomac ainsi lavé, en laissant celui-ci pendant quelques heures dans de l'acide chlorhydrique très-étendu d'eau *à la température ordinaire*, et en filtrant la liqueur ; celle-ci précipite en *chocolat* par l'acide sulfhydrique, et le protosulfure précipité, s'il est traité, après avoir été bien lavé, par l'acide azotique concentré et bouillant, laisse un résidu en grande partie soluble dans l'acide chlorhydrique. Cette dissolution, traversée par un courant de gaz acide sulfhydrique, se trouble sur-le-champ, et il se dépose du bisulfure d'étain jaune dont on constate aisément tous les caractères.

EXPÉRIENCE VII. — On a saupoudré avec 8 gr. de protochlorure d'étain une plaie circulaire, de 2 centimètres de diamètre, faite au dos d'un petit chien, et afin de fixer le sel, on a réuni les lambeaux par trois points de suture. Les parties immédiatement en contact avec le poison ont été scarifiées, et l'inflammation développée a été si considérable, que, le quatrième jour, les lambeaux et les chairs sous-jacentes étaient tombés, et laissaient à découvert une surface circulaire, d'environ 8 centimètres de diamètre; l'animal continuait à manger, et respirait sans difficulté. Le douzième jour, la plaie fournissait une grande quantité de pus; l'animal est mort sans autre symptôme remarquable qu'un état d'affaissement et de langueur. — *Autopsie*. Les poumons et la membrane muqueuse du canal intestinal n'ont offert aucune altération.

OBSERVATION. — Un fabricant d'acide sulfurique des environs de Rouen avait apporté de la ville un paquet de protochlorure d'étain dont il avait besoin pour quelques expériences qu'il se proposait de faire, et il avait posé ce paquet sur la cheminée. La cuisinière qui avait demandé du sel dont elle manquait, ouvrit le paquet, et crut que c'était du sel blanc; elle s'en servit, faute d'autre, pour saler le pot-au-feu et pour mettre dans les salières sur la table. Le maître de la maison avait ce jour-là du monde à dîner : on servit la soupe, que tous les convives trouvèrent mauvaise, et que la plupart ne mangèrent pas; le bouilli parut encore plus désagréable; mais deux ou trois des convives, poussés par leur appétit, et pensant qu'on masquerait la saveur désagréable de la viande en y ajoutant du sel, salèrent leur bouilli avec le protochlorure d'étain qui était dans les salières; ils en avalèrent quelques bouchées; mais ils furent bientôt obligés d'abandonner cet aliment, tant il était insupportable. Le maître de la maison interrogea la cuisinière; on reconnut la source de l'erreur, et on donna du lait et de l'eau sucrée à ceux qui avaient avalé le bouilli; néanmoins tous les convives qui avaient mangé quelques cuillerées de soupe, quoique ayant ensuite bien dîné, furent pris de coliques; elles furent beaucoup plus fortes chez ceux qui avaient mangé du bouilli salé; elles durèrent deux jours chez deux personnes, et furent accompagnées de diarrhée. Je crois me rappeler qu'aucun malade n'eut de vomissement; les boissons mucilagineuses abondantes et les lavements suffirent pour faire cesser les accidents (1).

Symptômes de l'empoisonnement par le protochlorure d'étain.

Une saveur austère, métallique, insupportable; un sentiment de constriction à la gorge; des nausées, des vomissements répétés; une douleur vive à l'épigastre, qui s'étend bientôt à toutes les autres régions de l'abdomen; des déjections alvines abondantes; une légère difficulté de respirer; le pouls petit, serré et fréquent; des mouvements convulsifs des muscles des extrémités et de ceux de la face, quelquefois la paralysie; tels sont les symptômes effrayants auxquels le protochlorure d'étain donne lieu; ils sont presque toujours suivis de la mort.

____

(1) Observation communiquée par le Dr Guersant père.

Lésions de tissu produites par le protochlorure d'étain introduit
dans l'estomac.

Les lésions développées par ce sel ressemblent beaucoup à celles que déterminent d'autres poisons irritants, notamment le sublimé corrosif. La membrane muqueuse de l'estomac et des premières portions des intestins grêles est ordinairement d'une couleur rouge foncée, presque noire, durcie, serrée, tannée, difficile à enlever, ulcérée dans quelques points ; quelquefois elle est d'un rouge de sang. La membrane musculeuse est assez souvent d'un rouge vermeil. J'ai remarqué aussi de petites taches noires formées par du sang veineux extravasé entre ces deux membranes, et provenant de quelques petits vaisseaux déchirés par la violence de l'inflammation.

Il est inutile de faire observer qu'il est impossible de reconnaître, par la simple inspection de ces lésions, la nature du poison ingéré.

Conclusions. 1° Le protochlorure d'étain, introduit dans l'estomac, irrite et enflamme vivement les tissus avec lesquels il est mis en contact ; il est absorbé, et porte principalement son action sur le système nerveux. 2° Injecté dans les veines, il agit encore avec plus d'énergie et semble exercer une action spéciale sur les poumons.

J'ai déjà réfuté le travail de **M. Poumet**, récompensé par l'Institut, et qui avait pour objet d'employer ce corps vénéneux comme antidote du sublimé corrosif (voy. t. 1, p. 700).

Traitement de l'empoisonnement par le protochlorure d'étain.

Existe-t-il quelque contre-poison de ce sel ?

Parmi les diverses substances qui décomposent subitement ce poison ou se combinent avec lui, il m'a semblé que le lait devait être celle qui réunissait le plus d'avantages pour s'opposer à ses effets délétères ; en conséquence, j'ai fait un grand nombre d'expériences qui ont été suivies du succès le plus complet.

EXPÉRIENCE Ire. — J'ai fait avaler à un petit chien 36 gr. du corps triple solide obtenu en précipitant le protochlorure d'étain par une quantité suffisante de lait (1) ; l'animal l'a mangé avec plaisir, et il n'a eu qu'un vomissement au bout de dix heures ; il a été parfaitement rétabli. Il est certain que si le chlorure d'étain n'eût pas été fortement retenu par la matière animale, le chien aurait expiré au bout de quelques heures, lors même qu'il aurait vomi plusieurs fois.

---

(1) Ces 36 grammes étaient formés de 28 grammes de matière animale et de 8 grammes de chlorure d'étain.

Expérience II. — A onze heures du matin, on a pratiqué à l'œsophage d'un chien de moyenne taille une ouverture dans laquelle on a placé un entonnoir au moyen duquel on pouvait faire parvenir les liquides jusqu'à l'estomac; on a versé dans cet instrument 3 gr. de protochlorure d'étain dissous dans 64 gr. d'eau distillée, et trois minutes après, on y a introduit environ 400 gr. de lait; on a lié l'œsophage afin d'empêcher le vomissement. L'animal n'a manifesté aucune envie de vomir; il ne paraissait pas souffrir. Le lendemain il était agité et tourmenté par une soif ardente, mais il marchait bien. Il a vécu quatre jours dans cet état, et sa mort n'a été précédée ni de mouvements convulsifs ni de paralysie. A l'ouverture, on n'a trouvé aucune altération dans la membrane muqueuse du canal digestif.

Cette expérience prouve que le lait a empêché l'action du chlorure d'étain; car 3 grammes de ce sel, en dissolution concentrée, introduits dans l'estomac d'un chien dont l'œsophage est lié, détruisent la vie en quelques heures en développant une inflammation considérable des membranes des premières voies.

J'ai voulu déterminer si le lait agissait comme délayant, ou bien s'il exerçait une action chimique analogue à celle qui a lieu dans nos laboratoires.

Expérience III. — A neuf heures trente-cinq minutes, on a pris deux chiens à peu près de même taille et du même poids; on leur a détaché l'œsophage, et on a injecté dans l'estomac de chacun d'eux 3 gr. de protochlorure d'étain dissous dans 12 gr. d'eau distillée; immédiatement après on a donné à l'un 400 gr. de ce même liquide, et à l'autre 400 gr. de lait; on leur a lié l'œsophage. Le premier est mort le lendemain, à cinq heures du matin; celui qui avait pris du lait a vécu cinq jours sans avoir éprouvé d'autres symptômes qu'un mouvement fébrile et un état de langueur. La membrane muqueuse de l'estomac du chien qui n'avait pris que de l'eau était d'une couleur rouge de sang, principalement dans sa portion pylorique; celle qui tapisse le duodénum offrait également des plaques très-rouges. Il n'y avait aucune altération dans le canal digestif de l'animal auquel on avait fait prendre du lait.

Il résulte de cette expérience, que le lait n'agit point par l'eau qu'il contient, mais parce qu'il forme avec le chlorure d'étain un composé insoluble à peine vénéneux.

Guidé par ces faits, le médecin appelé pour secourir des individus empoisonnés par ce sel aura recours sur-le-champ au lait étendu d'eau, pris en très-grande quantité, et, si l'on ne peut pas s'en procurer de suite, à de l'eau albumineuse tiède; à défaut de ces substances, il gorgera les malades d'eau tiède ou de décoctions douces et mucilagineuses: par ce moyen, le poison se trouvera délayé ou combiné, et il ne tardera pas à être expulsé, à raison de la plénitude du viscère qui le contient. Dans le cas où, par l'action rapide et énergique de cette substance vénéneuse, il se manifesterait des symptômes d'inflammation d'un ou de plusieurs des organes renfermés dans la cavité abdominale, il faudrait employer les saignées générales et locales, les bains tièdes, les fomentations, et les lavements émollients et narcotiques. Si le malade était en proie à des symptômes nerveux alarmants, il ne faudrait pas négliger d'administrer les opiacés et les antispasmodiques les moins irritants.

Recherches médico-légales.

Protochlorure d'étain pur. Il est en petites aiguilles réunies par faisceaux, blanches, d'une saveur fortement styptique, attirant l'humidité de l'air et rougissant l'infusion de tournesol. Chauffé avec de la potasse et du charbon, à une température rouge, il est décomposé, et laisse du chlorure de potassium et de l'étain métallique; si l'on n'employait pas du charbon, on n'obtiendrait que de l'oxyde d'étain, quoi qu'en ait dit M. Devergie. Il se comporte avec l'eau, l'air, l'acide sulfureux, le sublimé corrosif (bichlorure de mercure), le chlorure d'or, l'azotate d'argent et l'ammoniaque, comme le sel d'étain du commerce, dont je vais parler. L'acide sulfhydrique précipite sa dissolution en *chocolat* (protosulfure d'étain), et le cyanure jaune de potassium et de fer, en blanc légèrement jaunâtre.

Sel d'étain du commerce, composé de protochlorure d'étain et de sous-oxychlorure, mêlé à un sel ferrugineux. Il offre les mêmes propriétés physiques que le précédent, si ce n'est qu'il est légèrement jaunâtre. Mis sur des charbons ardents, il se volatilise en partie, en répandant une fumée épaisse d'une odeur piquante. L'eau distillée ne le dissout pas en entier, quelle que soit sa température, ce qui dépend de l'insolubilité du sous-oxychlorure qu'il contient. Le protochlorure dissous est transparent et incolore; il rougit l'*infusum* de tournesol, et peut être décomposé par un très-grand nombre de réactifs, principalement par ceux qui peuvent lui céder une quantité quelconque d'oxygène. Chauffé à l'air, il s'empare de l'oxygène, se trouble sur-le-champ, et se transforme en sous-oxychlorure. Mêlé à l'acide sulfureux, il le décompose et en précipite du soufre : le précipité est laiteux et d'un blanc légèrement jaunâtre. Il donne avec le bichlorure de mercure un précipité blanc de protochlorure de mercure, qui ne tarde pas à passer au gris, et dans lequel on peut apercevoir du mercure métallique. Le chlorure d'or le précipite le plus ordinairement en pourpre (stannate de protoxyde d'or, pourpre de Cassius). Les sulfures en séparent une poudre noirâtre, formée de sulfure d'étain mêlé à une petite quantité de sulfure de fer. Le cyanure jaune de potassium et de fer donne un précipité blanc, qui ne tarde pas à devenir bleu par le contact de l'air. L'azotate d'argent en précipite du chlorure d'argent blanc, insoluble dans l'eau et dans l'acide azotique même bouillant. L'ammoniaque en sépare de l'oxyde d'étain blanc jaunâtre, dont on retire facilement l'étain par le charbon à une température rouge.

Bichlorure d'étain. Il est solide, cristallisé en aiguilles blanches, d'une saveur styptique, et déliquescent. Chauffé dans un creuset avec de la potasse et du charbon, il donne de l'étain. Il se dissout dans l'eau ; la dissolution est incolore, transparente, et rougit le tournesol ; l'air, l'acide sulfureux et le chlorure d'or, n'agissent point sur elle. L'acide sulfhydrique *concentré* la précipite en jaune ; le précipité est légèrement soluble dans l'ammoniaque ; la dissolution ammoniacale perd sa couleur jaune, mais reste opaline, ce qui n'a pas lieu avec le sulfure d'arsenic. L'azotate d'argent y fait naître un précipité blanc. Le zinc en sépare l'étain à l'état métallique.

Sel d'étain du commerce mêlé avec des liquides végétaux et animaux, à la matière des vomissements, à celle qui se trouve dans le canal digestif, etc. L'eau sucrée ne le trouble point ; l'infusion de thé est précipitée en jaune clair ; et le vin de Bourgogne en violet. L'albumine le précipite en blanc, et redissout le dépôt si elle est en excès. La gélatine le décompose sur-le-champ, et y fait naître un précipité blanc floconneux assez abondant ; le lait est coagulé en grumeaux épais, même par une petite quantité de ce sel ; ces grumeaux, composés de matière animale et de protochlorure d'étain, sont jaunes, fragiles, et assez durs pour qu'on puisse les réduire en poudre quand ils ont été desséchés. La bile de l'homme fournit avec le sel d'étain des grumeaux floconneux et comme filamenteux, d'un jaune clair.

Quelle que soit l'intensité avec laquelle la plupart des liquides végétaux et animaux décomposent les sels d'étain ou se combinent avec eux, il n'en est pas moins vrai que, dans beaucoup de circonstances, l'expert pourra trouver dans les liquides suspects filtrés une certaine quantité de sel d'étain non décomposé (voy. expér. 6, p. 3). Il importe peu de s'occuper, dans ces cas, de l'existence dans la liqueur *d'un chlorure ;* car en agissant sur des matières semblables, on trouvera toujours des chlorures en dissolution, qu'il y ait eu ou non empoisonnement par un chlorure d'étain ; ce qu'il faut démontrer, c'est la présence d'un sel d'étain. Pour cela, on fera évaporer les matières jusqu'à siccité, on les carbonisera, puis on traitera le charbon comme il a été dit à l'expérience 6, p. 3. Dans la dernière partie de l'opération, quand on aura obtenu du bichlorure d'étain presque incolore, on le reconnaîtra à l'aide des réactifs qui viennent d'être indiqués, et notamment par le zinc, qui en séparera l'étain à l'état métallique.

Si les recherches faites sur les liquides provenant des matières des vomissements ou de celles qui sont contenues dans le canal digestif sont infructueuses, on cherchera le sel d'étain dans les matières solides, dans les tissus du canal digestif, dans le foie et la rate, et même dans l'urine, en procédant comme il a été dit à l'expérience 6 (voy. p. 3).

Sel d'étain dans un cas d'exhumation juridique. — EXPÉRIENCE. — Le 10 juillet 1826, on mit dans un bocal à large ouverture, contenant environ le tiers d'un canal intestinal, 8 grammes de protochlorure d'étain dissous dans un litre et demi d'eau. Le 2 août suivant, le mélange répandait une odeur très-fétide. Le liquide filtré et mis en contact avec l'acide sulfhydrique et les sulfures ne se colorait même pas, tandis qu'en desséchant séparément les intestins et une matière grisâtre floconneuse qui s'était précipitée, on retirait par la calcination de ces matières de l'étain métallique; d'où il suit qu'il suffit de fort peu de temps pour que les matières animales rendent le sel d'étain complétement insoluble.

DES OXYDES D'ÉTAIN.

On connaît deux oxydes d'étain et l'acide métastannique. Ils sont solides, blancs; le protoxyde est d'un gris noirâtre lorsqu'il a été desséché. Chauffés jusqu'au rouge dans un creuset, avec du charbon, ils sont décomposés, perdent leur oxygène, et l'étain est mis à nu. Ils se dissolvent dans l'acide chlorhydrique, à l'aide de la chaleur, et donnent des chlorures qui jouissent de propriétés différentes (voy. p. 8 et 9). L'acide azotique bouillant transforme le protoxyde d'étain en acide métastannique, tandis que celui-ci n'est pas altéré par cet acide.

EXPÉRIENCES. — J'ai fait avaler à des chiens de différente taille des doses variées de protoxyde et d'acide stannique; ces animaux ont éprouvé les mêmes symptômes que ceux dont j'ai parlé à l'occasion du protochlorure d'étain. L'ingestion de 4 à 8 gr. de ces substances les a constamment fait périr en déterminant des lésions analogues à celles que développent les poisons irritants.

Des préparations de bismuth.

DE L'AZOTATE DE BISMUTH.

Action sur l'économie animale.

EXPÉRIENCE Ire. — On a fait bouillir pendant dix minutes 6 décigr. d'azotate de bismuth cristallisé dans 12 gr. d'eau distillée; on a filtré le liquide, afin de le séparer de la portion insoluble que l'eau avait précipitée, et on l'a injecté, à midi, dans la veine jugulaire d'un petit chien bien portant et assez robuste (1). A quatre heures, l'animal n'avait offert aucun phénomène remarquable : le lendemain, à dix heures du matin, il a fait de grands efforts pour vomir, et il a rejeté, à quatre ou cinq reprises différentes, une petite quantité de matières liquides (il n'avait pris aucun aliment depuis quarante-huit heures); il a poussé des cris plaintifs, et ses membres, principalement les postérieurs, ont été agités d'un tremblement convulsif assez marqué; les battements du cœur étaient très-forts, on pouvait les apercevoir à une grande distance; ils étaient très-fréquents; la respiration était un peu accélérée et gênée; l'animal faisait des inspirations profondes; il était abattu, peu sensible aux impressions extérieures, et se tenait couché sur le côté. A une heure et demie, il était mourant; les mouvements convulsifs devenaient de plus en plus forts, surtout dans les muscles des extrémités postérieures; la respiration était un peu plus gênée, et il avait un tremblement général. Il est mort à trois heures. Les poumons étaient d'une couleur foncée, crépitants dans presque tous les points; leur tissu contenait beaucoup d'air; il y avait dans un des lobes droits quelques petites portions denses, semblables par leur structure à la rate, et nullement crépitantes. L'estomac et les intestins n'offraient aucune altération remarquable.

EXPÉRIENCE II. — On a injecté dans la veine jugulaire d'un petit chien le liquide provenant de 40 centigr. d'azotate de bismuth cristallisé, que l'on avait fait bouillir, pendant six minutes, avec 8 gr. d'eau distillée : au bout de deux jours, l'animal n'avait rien éprouvé. Alors on a injecté, dans la veine jugulaire de l'autre côté, le liquide obtenu par l'ébullition de 75 centigr. du même azotate cristallisé avec une pareille quantité d'eau : sur-le-champ l'animal a eu des vertiges; il ne pouvait faire un pas sans trébucher; il tombait, et si on le remettait debout, il écartait les pattes pour retomber de nouveau; son état était très-analogue à celui des personnes ivres de vin. Au bout de trois minutes, sa respiration était difficile; il faisait de grandes inspirations; la langue et la bouche étaient excessivement livides. Il est mort huit minutes après l'injection. L'*autopsie* a été faite sur-le-champ. Le cœur ne se contractait plus; le ventricule gauche était vide, ou du moins ne contenait qu'un peu de sang noir : il en était de même des artères. Les poumons étaient ridés, recroquevillés et assez crépitants; leur couleur était un peu rouge.

EXPÉRIENCE III. — A onze heures, on a fait avaler à un petit chien 3 grammes de blanc de fard (sous-azotate de bismuth); immédiatement après, on a détaché et lié son œsophage. Six minutes s'étaient à peine écoulées, que l'animal a eu des nausées, et a fait des efforts pour vomir; sa bouche était remplie de mucosités blanches et filantes, et il poussait des cris plaintifs. A une heure, il paraissait souffrir beaucoup; les envies de vomir se renouvelaient de temps en temps; sa figure était abattue, ses extrémités

____

(1) Ce liquide renfermait à peine 30 centigrammes d'azotate acide de bismuth.

postérieures tremblantes. Le lendemain, à midi, il marchait facilement, et il n'avait d'autre symptôme remarquable que de l'abattement. Il est mort dans la nuit. La membrane muqueuse de l'estomac était d'un rouge vif dans toute son étendue; celle qui tapisse le duodénum offrait quelques petites plaques très-rouges. Les poumons étaient d'une couleur livide dans leur partie postérieure.

EXPÉRIENCE IV. — A onze heures, on a fait avaler à un petit chien 6 gr. d'azotate de bismuth cristallisé, délayé dans 30 gr. d'eau; deux minutes après, l'animal a vomi des matières blanches, filantes, dans lesquelles on pouvait facilement reconnaître une portion de la substance vénéneuse. Au bout de trois quarts d'heure, il a eu de nouveau deux vomissements peu abondants. A une heure, sa respiration était gênée, bruyante et excessivement profonde; elle n'était pas plus fréquente qu'à l'ordinaire. A sept heures du soir, la difficulté de respirer était plus grande, et il paraissait souffrir du bas-ventre. Il est mort dans la nuit. Une grande partie de la membrane muqueuse de l'estomac était presque détruite par la suppuration; le moindre frottement suffisait pour la détacher en lambeaux pultacés; elle offrait plusieurs ulcérations dans la partie qui avoisine le pylore; la tunique musculeuse appartenant à cette portion était d'un rouge vif, et se séparait avec facilité de la séreuse; elle présentait la même rougeur dans plusieurs autres de ses points. Il y avait dans les poumons plusieurs plaques d'un rouge livide, d'un tissu dense, analogue à celui du foie, nullement crépitantes, contenant beaucoup de sérosité roussâtre et du sang noir, ne surnageant point l'eau.

EXPÉRIENCE V. — A quatre heures, on a fait avaler à un épagneul assez fort 10 gr. de blanc de fard (sous-azotate de bismuth): l'animal n'a point vomi; il a souffert beaucoup pendant la nuit, et il est mort le lendemain à midi. La membrane muqueuse de l'estomac était très-rouge et ulcérée dans l'étendue de 5 centimètres environ; elle se détachait facilement: celle qui tapisse l'intérieur du duodénum et du jéjunum était également très-rouge. Les poumons étaient gorgés de sang d'un rouge foncé, et très-peu crépitants.

EXPÉRIENCE VI. — Lorsqu'on injecte dans l'estomac des chiens 8 à 10 gr. d'azotate de bismuth cristallisé *dissous dans 180 à 200 grammes d'eau distillée*, et par conséquent décomposé en azotate acide et en sous-azotate, et qu'on lie l'œsophage et la verge, les animaux ne succombent pas même au bout de vingt-quatre heures. Si, après ce laps de temps, on les tue, et qu'on les ouvre aussitôt, afin de séparer le foie et la rate, on peut s'assurer facilement que le sel a été absorbé.

Après avoir coupé le *foie* et la *rate* en petits morceaux, on les fait bouillir pendant une heure et demie dans une capsule de porcelaine avec 800 grammes d'eau distillée et 40 grammes d'acide azotique pur; la dissolution filtrée est évaporée jusqu'à siccité, et le produit carbonisé par l'acide azotique concentré (voy. t. I, p. 806); on fait bouillir le charbon sec et pulvérisé avec de l'acide azotique étendu de son poids d'eau; le *solutum*, filtré et traité par l'eau distillée, donne un précipité blanc de sous-azotate de bismuth et de l'azotate acide de ce métal soluble ; en traitant séparément la liqueur et le précipité bien lavé par l'acide sulfhydrique, on obtient, dans l'un et l'autre cas, du sulfure de bismuth noir. Il est aisé de prouver que ce précipité noir n'est point formé de sulfure de plomb ni de sulfure de cuivre, et par conséquent, que le plomb et le cuivre, naturellement contenus dans le foie et dans la rate, n'ont pas été attaqués dans les conditions où l'on se trouve placé ; en effet, lorsqu'on lave ce précipité avec de l'eau distillée, et qu'on le traite à une douce chaleur par de l'acide azotique affaibli, il se dépose du soufre, et la liqueur renferme de l'azotate de bismuth ; en réduisant celle-ci au tiers de son volume, et en y versant de l'eau distillée, il se dépose sur-le-champ un précipité blanc de sous-azotate de bismuth, qui, étant bien lavé et délayé dans l'eau distillée, fournit par un courant de gaz acide sulfhydrique du sulfure de bismuth noir, dont il est aisé de constater tous les caractères.

En évaporant jusqu'à siccité 40 ou 50 grammes d'*urine* recueillie dans la vessie de ces animaux, et en carbonisant le produit par l'acide azotique pur et concentré, il reste un charbon qu'il suffit de faire bouillir pendant vingt minutes avec de l'acide azotique étendu de son poids d'eau pour qu'il fournisse un *solutum* contenant de l'azotate de bismuth ; en effet, la liqueur filtrée, évaporée jusqu'à siccité, laisse un résidu qui, étant délayé dans l'eau distillée et soumis à un courant de gaz acide sulfhydrique, donne immédiatement du sulfure de bismuth noir, qui se comporte avec les divers agents comme celui que l'on obtient avec le foie et la rate.

L'*estomac*, après avoir été lavé avec de l'eau distillée jusqu'à ce que les eaux de lavage ne se colorent plus par l'acide sulfhydrique, s'il est coupé en petits morceaux et carbonisé par l'acide azotique concentré, laisse un charbon qui, après vingt minutes d'ébullition dans de l'acide azotique étendu de son volume d'eau, fournit une liqueur contenant une proportion notable de bismuth ; en effet, lorsqu'on décompose par la potasse cette dissolution filtrée, il se précipite de l'oxyde de bismuth dont il est aisé de retirer le métal.

Le foie, la rate, l'urine et l'estomac des chiens à *l'état normal*, traités de la même manière, ne se comportent pas ainsi, et ne donnent aucune trace de bismuth.

Expérience VII. — A onze heures du matin, on a appliqué sur le tissu cellulaire de la partie interne de la cuisse d'un petit chien robuste 6 gr. 5 décigr. d'azotate de bismuth cristallisé et réduit en poudre : l'animal est mort dans l'abattement le lendemain, à huit heures du matin. — *Ouverture du cadavre.* Le membre opéré offrait un ulcère large comme la paume de la main, dont la surface était couverte d'une poudre d'un jaune pâle : du reste il n'était ni rouge ni infiltré. Les muscles sur lesquels était appliquée la poudre jaune semblaient desséchés, durcis, et comme contus. Le canal digestif paraissait être dans l'état naturel. Les poumons étaient rouges et injectés. Le cœur et le foie semblaient n'avoir éprouvé aucune altération.

Expérience VIII. — La même expérience a été répétée sur un chien un peu plus fort que le précédent, avec cette différence qu'on n'a employé que 3 gr. 3 décigr. d'azotate de bismuth. L'animal est mort au bout de quarante heures, sans avoir présenté d'autre symptôme remarquable que l'abattement. A l'ouverture du cadavre, on a trouvé le canal digestif, le foie, la rate, les reins, les poumons, dans l'état naturel. Le membre opéré avait le même aspect que dans l'expérience précédente. Le cœur, rempli de sang noir coagulé, offrait dans le ventricule gauche plusieurs taches d'un rouge-cerise, assez étendues, mais peu profondes ; on observait principalement cette altération sur les colonnes charnues.

Observation. — Un homme de quarante ans, très-adonné à la boisson, était sujet au pyrosis, qu'il calmait habituellement avec un mélange de magnésie et de crème de tartre. Le 14 mai, ne pouvant se procurer ce médicament chez le chirurgien de l'endroit qui le lui fournissait de coutume, il en fit demander chez le barbier du village voisin ; mais celui-ci envoya, au lieu de magnésie, une poudre blanche qu'il prit pour elle, et qui n'était autre chose que du magistère de bismuth ; et cette substance fut aussitôt prise par le malade à la dose de 8 gr., en suspension dans un verre d'eau, avec la crème de tartre. L'ingestion de ce mélange fut suivie immédiatement d'ardeur à la gorge ; bientôt des vomissements et des déjections alvines se manifestèrent, et ces symptômes, qui durèrent toute la nuit, furent combattus seulement par le lait de vache et l'émulsion d'amandes.

Le lendemain, M. Kerner fut appelé, et trouva à son arrivée le malade en proie à des nausées terribles et rendant une matière brunâtre par le vomissement et des matières liquides par les selles. Le pouls était petit, intermittent ; la face était pâle et froide, ainsi que tout le corps ; tous les muscles, spécialement ceux des extrémités inférieures, étaient contractés spasmodiquement, et le malade se plaignait surtout de ces spasmes ; l'arrière-bouche et la luette étaient enflammées ; la déglutition ne s'exécutait que difficilement ; le pharynx était le siége d'une douleur brûlante ; la membrane pituitaire était desséchée ; un enduit jaune sale recouvrait la langue ; enfin une saveur rebutante et une soif inextinguible se faisaient constamment sentir.

Les vomissements n'ayant pas cessé depuis onze heures, M. le Dr Kerner jugea qu'il n'y avait plus lieu à expulser des voies digestives la substance vénéneuse, et qu'il fallait seulement apaiser les accidents consécutifs ; dans cette intention, il prescrivit les mucilagineux, l'albumine avec l'eau sucrée, le lait, etc. ; mais le malade ne voulut prendre autre chose que de l'émulsion, et ensuite de la limonade qu'il ne trouva jamais assez froide. On donna en outre des lavements émollients ; on fit boire une émulsion de semences de pavot avec addition de laudanum de Sydenham, et on mit le malade dans un bain chaud. Ce dernier moyen produisit surtout de bons effets, car les douleurs spasmodiques se calmèrent et le pouls se releva. Les vomissements cessèrent ; cependant les autres accidents allèrent croissant ; les douleurs du pharynx devinrent plus fortes, et la difficulté d'avaler plus grande ; les nausées, le hoquet, la saveur métallique persistèrent ; le pouls s'accéléra ;

la face, les mains, se tuméfièrent; le ventre se météorisa; la peau devint brûlante, et la respiration pénible; la vue s'obscurcit; la paume des mains et la plante des pieds furent le siége d'une sécheresse considérable accompagnée d'une forte tension; la salive prit un aspect brunâtre, et les renvois ainsi que les selles liquides se firent remarquer par leur odeur insupportable; quelques indices de *delirium tremens* furent observés, et les urines cessèrent d'être rendues jusqu'au 21 mai, non qu'il y eût rétention, mais parce que les reins n'en sécrétaient point et que la vessie n'en contenait pas une goutte. On recourut successivement aux applications de sangsues au cou, à la saignée du pied, aux cataplasmes et aux frictions calmantes sur le bas-ventre, aux frictions d'huile de térébenthine sur la région des reins, à l'infusion d'arnica, au musc; tous ces moyens furent employés sans succès, et le malade succomba dans la nuit du 22 au 23 mai, neuf jours après l'ingestion du poison.

A l'autopsie, on trouva des lésions dans toute l'étendue du canal digestif, depuis l'arrière-bouche jusqu'au rectum; le nombre d'intervalles sains était très-petit. Les amygdales, la luette, la base de la gorge, l'épiglotte, la membrane interne du larynx, étaient gangrenées. L'œsophage présentait une couleur livide sans traces d'inflammation. L'estomac était fortement enflammé, surtout dans son grand cul-de-sac; la membrane muqueuse était comme macérée, et se détachait avec la plus grande facilité de la tunique nerveuse, qui était pleine de papilles d'un rouge pourpre. Tout le canal intestinal, fortement distendu par des gaz, était plus ou moins enflammé ou gangrené; on remarquait surtout la gangrène vers le rectum; d'ailleurs la tunique muqueuse se détachait dans tous ses points avec la plus grande facilité. L'extrémité inférieure de la moelle épinière et l'intérieur des ventricules du cœur étaient également enflammés. Les poumons étaient sains, mais la trachée était parsemée de points noirâtres. Il n'y avait rien d'anormal dans l'encéphale ni dans les reins. (J. Kerner, *Heidelberg Klinische Annalen*, t. V, p. 248.)

Symptômes et lésions de tissu produits par l'azotate de bismuth.

Des angoisses, des anxiétés très-alarmantes (1), des nausées, des vomissements, la diarrhée ou la constipation, des coliques, une chaleur incommode dans la poitrine, des frissons vagues, des vertiges et de l'assoupissement : tels sont les symptômes auxquels l'emploi de ce sel a donné lieu chez l'homme. Mes expériences font voir qu'il peut rendre la respiration très-difficile, et que la mort est quelquefois précédée de mouvements convulsifs.

Lésions cadavériques (voy. les expériences 3, 4 et 5, p. 11, et l'observation rapportée par Kerner, p. 14).

---

(1) On lit dans les *Mémoires de l'Académie des sciences de Berlin*, année 1753, un exemple qui nous apprend que ce sel a occasionné des angoisses et des anxiétés très-remarquables.

Conclusions. 1° L'azotate et le sous-azotate de bismuth irritent et enflamment vivement les tissus avec lesquels ils sont mis en contact : ils sont absorbés, et portent particulièrement leur action sur le système nerveux ; 2° injectés dans les veines, ils agissent encore avec plus d'énergie.

Traitement de l'empoisonnement par l'azotate de bismuth.

Les boissons albumineuses, mucilagineuses, etc., doivent être administrées, pour provoquer les vomissements et pour diminuer l'irritation ; les saignées générales, les sangsues et tous les autres moyens antiphlogistiques, seront mis en usage pour combattre l'inflammation des organes atteints par le poison.

Recherches médico-légales.

Azotate de bismuth cristallisé. Il est solide, blanc, cristallisé ou en poudre, inodore, d'une saveur styptique, caustique, désagréable. Mis sur les charbons ardents, il se boursoufle et se décompose en acide hypoazotique jaune orangé (vapeurs rutilantes) et en oxyde jaune de bismuth qui reste sur les charbons. L'acide sulfurique concentré, versé sur ce sel pulvérisé, en dégage des vapeurs blanches d'acide azotique. Il est partagé par l'eau distillée en deux sels : l'azotate acide soluble, et le sous-azotate insoluble.

Azotate acide. Il est incolore et doué d'une saveur styptique caustique, désagréable ; mis en contact avec des charbons rouges, il accélère la combustion, se décompose, et laisse de l'oxyde jaune. L'eau ne l'altère pas immédiatement ; mais, au bout de quelque temps, il se trouve décomposé, devient laiteux, se trouble de plus en plus, et dépose une petite quantité de *sous-azotate de bismuth* blanc ; il reste dans la liqueur de l'azotate de bismuth plus acide que celui qui constitue la dissolution dont je parle (1) ; l'ammoniaque, la potasse et la soude, en séparent de l'oxyde blanc hydraté, décomposable par le charbon, à une température rouge, en bismuth et en oxyde de carbone ; l'acide sulfhydrique et les sulfures le décomposent sur-le-champ, et donnent naissance à du sulfure de bismuth insoluble, d'une couleur noire, décomposable par l'acide azotique faible en soufre et en azotate de bismuth. Le zinc précipite le bismuth de sa dissolution azotique.

---

(1) Ce caractère n'appartient pas exclusivement aux dissolutions de bismuth ; quelques sels solubles d'antimoine, de mercure, de cuivre, etc., précipitent également par l'eau.

Dissolution très-acide et par conséquent très-étendue d'eau. Les réactifs précités agissent sur elle comme sur la précédente, si ce n'est que l'eau distillée *ne la trouble point.*

Sous-azotate de bismuth (blanc de fard). Il est sous forme de flocons blancs ou de paillettes nacrées, insolubles dans l'eau; lorsqu'on le traite par l'acide azotique à une température un tant soit peu élevée, il se dissout complétement et en très-peu de temps. L'acide sulfurique concentré le décompose et en dégage l'acide azotique sous forme de vapeurs blanches. Les alcalis versés dans la dissolution azotique la décomposent et en séparent l'oxyde blanc; l'acide sulfhydrique en précipite du sulfure de bismuth noir; enfin l'eau distillée, employée en assez grande quantité, y fait naître un dépôt blanc de *sous-azotate de bismuth*, et il reste dans la liqueur de l'azotate acide de ce métal. Le *blanc de fard*, calciné fortement avec du charbon, se décompose, perd l'acide azotique et l'oxygène, et le bismuth est mis à nu.

Sous-azotate de bismuth mêlé à de la crème de tartre (voy. p. 14, observation de M. Kerner). On traite par la potasse, qui transforme la crème de tartre en tartrate de potasse très-soluble, tandis que le sous-azotate de bismuth reste indissous; on filtre, et l'on détermine la nature de la dissolution et du blanc de fard.

Mélanges d'azotate acide de bismuth et de liquides alimentaires, de la matière des vomissements, de celles que l'on trouve dans le canal digestif, etc. Les infusions de thé et de noix de galle, le vin rouge, l'albumine, le lait et la bière, précipitent plus ou moins abondamment ce sel; la gélatine ne le trouble point.

On filtrera les portions liquides et on les évaporera jusqu'à siccité; le produit sera carbonisé par l'acide azotique (voy. t. I, p. 806), et traité comme il a été dit à l'expérience 6, p. 12; dès que l'on aura obtenu du sulfure noir de bismuth, on le décomposera à une douce chaleur par l'acide azotique faible; on filtrera, pour séparer le soufre, et en faisant évaporer la dissolution, il restera de l'azotate de bismuth, facile à reconnaître (voy. p. 16).

Les matières seront carbonisées comme il vient d'être dit, et traitées de même.

Si ces diverses recherches ont été infructueuses, on fera bouillir l'estomac et les intestins, ou le foie, la rate, l'urine, etc., avec de l'acide azotique étendu de 20 à 25 parties d'eau distillée; le *solutum* filtré sera carbonisé par l'acide azotique, et le charbon sera traité comme il a été dit à l'expérience 6 (voy. p. 12). Il faut renoncer à l'emploi du chlore, conseillé par M. Devergie, parce que cet agent détruit la matière organique trop lentement, et qu'il faut faire

II.   2

passer pendant trop longtemps un courant de ce gaz, pour peu que la matière soit considérable.

Des préparations d'argent.

DE L'AZOTATE D'ARGENT.

Action sur l'économie animale.

EXPÉRIENCE Ire. — A onze heures trente-cinq minutes, on a injecté dans la veine jugulaire d'un chien fort, quoique d'une petite taille , 2 centigr. d'azotate d'argent dissous dans 8 gr. d'eau distillée ; au bout d'une demi-heure, la respiration est devenue difficile et bruyante, l'animal a paru suffoqué; un quart d'heure après, il était calme; il a fait quelques pas sans donner le moindre signe de vertiges ni de paralysie. Il y avait à peine dix minutes qu'il était couché, qu'il a eu de nouvelles attaques de suffocation ; sa respiration était très-fréquente et très-gênée, et l'extrémité antérieure gauche était agitée de légers mouvements convulsifs. On a voulu savoir s'il pouvait encore se tenir debout : il a fait quelques pas sans trébucher, mais il a eu de nouvelles attaques de suffocation ; les mouvements convulsifs continuaient dans le même membre et devenaient de plus en plus forts. A trois heures, il ne pouvait plus marcher; sa respiration était excessivement accélérée et difficile; des plaintes et des cris horribles annonçaient la douleur à laquelle il était en proie; il avait de temps en temps des secousses pendant lesquelles tous ses muscles étaient fortement contractés; la lèvre supérieure était agitée de mouvements convulsifs. Il est mort à quatre heures six minutes. Plusieurs portions des lobes des poumons étaient livides, d'un tissu compact, comme hépatisées, nullement crépitantes lorsqu'on les pressait ou qu'on les coupait ; elles ne surnageaient point l'eau; d'autres portions étaient roses, crépitantes, et plus légères que ce liquide. La membrane muqueuse qui revêt le duodénum était d'un rouge-cerise très-intense et se détachait facilement; les autres parties du canal intestinal n'offraient aucune altération remarquable.

EXPÉRIENCE II. — On a injecté dans la veine jugulaire d'un petit chien 10 centigr. d'azotate d'argent dissous dans 12 gr. d'eau distillée : sur-le-champ anhélation, étouffement, suffocation et vertiges; ces symptômes sont devenus plus intenses; au bout de deux minutes, grands efforts de vomissement, quelques légers mouvements convulsifs de l'extrémité antérieure droite; la bouche, les lèvres, et la langue, étaient livides; une grande quantité de sérosité sanguinolente s'est écoulée par la narine gauche; l'animal était près d'expirer. On a voulu savoir si le sang contenu dans les artères était noir : on a ouvert l'artère crurale, et il en est sorti 32 gr. de sang rouge; puis tout à coup l'écoulement s'est arrêté. Il y avait à peu près quatre minutes que l'injection avait été faite : on a examiné l'ouverture artérielle, et on a vu qu'elle était bouchée par un caillot de sang d'un rouge clair ; on l'a enlevé, et alors il s'est écoulé une petite quantité de sang d'un rouge noirâtre. L'animal a fait de nouveaux et infructueux efforts pour vomir. Il est mort six minutes après l'injection. L'*autopsie* a été faite sur-le-champ. Les muscles se contractaient par le simple contact de l'air ; le cœur, d'une couleur livide tirant sur le noir, était gonflé par une très-grande quantité de sang ; celui qui était contenu dans le ventricule gauche était noir ; l'oreillette droite seule se contractait légèrement ; les artères de cet organe étaient vides ; l'aorte descendante était d'un petit diamètre. Les poumons offraient dans presque toute leur étendue une couleur rose foncée ; le lobe postérieur, d'un rouge noirâtre, renfermait une grande quantité de sang noir.

EXPÉRIENCE III. — On a injecté dans la veine jugulaire d'un chien de moyenne taille 4 centigr. d'azotate d'argent dissous dans 6 gr. d'eau : deux minutes après, l'animal a eu des vertiges, des syncopes ; sa respiration est devenue difficile ; il ouvrait la gueule et s'efforçait d'introduire de l'air dans les poumons, en faisant des inspirations profondes ; il ne pouvait pas marcher sans tomber sur la tête. Ces symptômes ont acquis plus d'intensité jusqu'au moment de la mort, qui a eu lieu dix minutes après l'injection. Deux minutes avant qu'il expirât, on a ouvert l'artère crurale droite : le sang qui s'en est écoulé était noir. On a fait l'ouverture du cadavre immédiatement après la mort : les poumons étaient tachés en noir dans plusieurs points de leur partie postérieure ; tous ces points étaient moins crépitants que les autres, et ils étaient gorgés de sérosité et d'un peu de sang. Le cœur ne se contractait dans aucune de ses parties ; le ventricule gauche renfermait du sang noir. L'estomac, dans l'état naturel, était rempli par une grande quantité d'aliments.

EXPÉRIENCE IV. — On a injecté dans la veine jugulaire d'un petit carlin 2 centigr. 5 milligr. d'azotate d'argent dissous dans 3 gr. d'eau distillée : sur-le-champ l'animal a éprouvé beaucoup d'inquiétude et d'agitation ; au bout de deux minutes, il a été pris de vertiges, d'anhélation, de suffocation ; il a vomi quelques matières blanchâtres nageant dans une très-grande quantité d'écume, et il a eu une excrétion d'urine involontaire. Cinq minutes après l'injection, il a été agité de mouvements convulsifs des muscles du thorax, et surtout de ceux de l'abdomen. Il est mort onze minutes après l'opération. Les poumons étaient engorgés, et offraient, vers la partie postérieure, des plaques d'un rouge foncé, dont le tissu était moins crépitant qu'il ne l'est dans l'état naturel.

EXPÉRIENCE V. — On a détaché et percé d'un trou l'œsophage d'un fort chien caniche ; on a introduit dans son estomac 60 centigr. d'azotate d'argent solide enveloppé dans un cornet de papier, et on a lié l'œsophage au-dessous de l'ouverture, afin d'empêcher le vomissement. L'animal est mort dans la nuit du sixième jour, sans avoir éprouvé d'autres symptômes que de l'abattement, une soif intense, et de la fréquence dans le pouls. La membrane muqueuse de l'estomac était peu rouge ; toute la portion qui avoisine le pylore offrait de petites taches noires, grosses comme des têtes d'épingle, ce qui lui donnait un aspect moucheté : un examen attentif démontrait que ces taches étaient des portions de la membrane muqueuse scarifiées, de véritables ulcères qui n'intéressaient point la membrane musculeuse. On voyait aussi quelques-unes de ces eschares dans les autres points de cette membrane; les poumons étaient dans l'état naturel.

EXPÉRIENCE VI. — A midi cinq minutes, on a fait avaler à un chien robuste et de moyenne taille 1 gr. 10 cent. d'azotate d'argent dissous dans 28 gr. d'eau distillée; dix minutes après, l'animal a poussé des cris plaintifs. A deux heures, il n'avait point vomi; il continuait à se plaindre et il était très-abattu; le soir il paraissait peu incommodé. Le lendemain, deuxième jour, il a mangé avec appétit. Le troisième jour, à onze heures, on lui a fait avaler 2 gr. du même sel dissous dans 28 gr. d'eau distillée; deux minutes après, il a vomi une très-grande quantité de matières molles, muqueuses et filantes, dans lesquelles on pouvait aisément distinguer une partie des aliments qu'il avait pris la veille; ces vomissements se sont renouvelés cinq fois dans l'espace des quarante-deux premières minutes qui ont suivi le moment de l'intoxication; sa respiration n'était point gênée, et il ne se plaignait pas. Le lendemain (quatrième jour), il a mangé une assez grande quantité d'aliments. Le cinquième jour, on a détaché son œsophage, et on l'a percé d'un trou par lequel on a introduit dans l'estomac 2 gr. d'azotate d'argent dissous dans 16 gr. d'eau distillée; immédiatement après il a paru éprouver des souffrances horribles, et il a poussé des cris plaintifs pendant deux heures; il respirait facilement; il n'avait ni convulsions ni paralysie; il pouvait marcher librement; à trois heures, il a cessé de se plaindre, et il est tombé dans un très-grand abattement; le lendemain (sixième jour), il était dans le même état, et il est mort dans la nuit. La membrane muqueuse de l'estomac était réduite en une sorte de bouillie liquide qu'on pouvait enlever avec la plus grande facilité; près du pylore, on voyait quelques eschares d'un blanc grisâtre, en tout semblables à celles que produit la pierre infernale lorsqu'elle est appliquée sur les plaies; la membrane musculeuse, d'un rouge-cerise, était évidemment enflammée dans plusieurs points; elle était très-amincie dans d'autres. Les poumons, d'un rouge un peu livide, étaient crépitants et contenaient beaucoup d'air dans toutes leurs parties; ils ne renfermaient qu'une très-petite quantité de sang; leur tissu n'était ni dense ni hépatisé; ils surnageaient l'eau.

EXPÉRIENCE VII. — Lorsqu'on introduit dans l'estomac des chiens 4 ou 6 gr. d'azotate d'argent cristallisé dissous dans 200 gr. d'eau, et qu'on lie l'œsophage et la verge, les animaux périssent le plus ordinairement au bout de quinze ou vingt heures. Si on procède à l'ouverture des cadavres immédiatement après la mort, qu'on recueille l'urine contenue dans la vessie, et qu'on sépare le foie et la rate, il sera facile de se convaincre que le poison a été absorbé.

Le *foie* et la *rate*, coupés en petits morceaux et laissés pendant vingt-quatre heures dans l'eau ammoniacale, ne cèdent au liquide aucune trace de chlorure d'argent ni d'aucun autre sel insoluble de ce métal; mais, si l'on carbonise ces organes dans une capsule de porcelaine avec de l'acide azotique concentré (voy. t. I, p. 806), on obtient un charbon sec et friable qui, étant traité pendant un quart d'heure par l'acide azotique étendu d'eau et bouillant, donne un *solutum* renfermant de l'azotate d'argent; en effet, si, après l'avoir affaibli par l'addition d'une certaine quantité d'eau distillée, on le filtre, et qu'on y verse de l'acide chlorhydrique, il se dépose aussitôt du *chlorure d'argent* blanc caillebotté, etc., dont on peut retirer l'argent métallique. J'ai souvent obtenu dans mes expériences 5 à 6 centigr. de ce chlorure.

Si l'on évapore jusqu'à siccité 80 ou 90 gr. d'*urine* dans une capsule de porcelaine, et que l'on carbonise le produit en continuant à le chauffer dans la capsule, il suffira de laisser ce charbon en contact avec de l'ammoniaque liquide pendant une ou deux heures pour que celle-ci dissolve le *chlorure d'argent* que contenait l'urine; en effet, si l'on filtre la dissolution ammoniacale, et qu'on la sature par l'acide azotique pur, il se précipite du chlorure d'argent, mêlé, à la vérité, de matière organique; mais, si après avoir bien lavé le dépôt avec de l'eau distillée on le fait bouillir avec de l'acide azotique concentré, la matière organique est détruite, et il ne reste que du chlorure d'argent pur, dont on peut facilement extraire le métal. Le charbon, épuisé par l'ammoniaque, alors même qu'il a été maintenu pendant une heure à une chaleur rouge et qu'il est presque incinéré, ne m'a jamais fourni de l'argent, quand je l'ai fait bouillir avec de l'acide azotique.

L'estomac, lavé avec de l'eau distillée jusqu'à ce que les eaux de lavage ne se troublent plus par l'acide chlorhydrique, renferme beaucoup d'argent, dont on peut démontrer la présence par l'un ou l'autre des procédés suivants : 1° Si l'on plonge dans de l'ammoniaque liquide toutes les portions de la membrane muqueuse qui sont recouvertes d'une couche grisâtre ayant quelque ressemblance avec du chlorure d'argent qui serait étendu sur elles, au bout de cinq ou six heures de contact, la liqueur filtrée et saturée par de l'acide chlorhydrique donne un précipité de chlorure d'argent parfaitement reconnaissable. Dans quelques-unes de mes expériences, j'ai retiré, par ce moyen, de 25 à 30 centigr. de ce chlorure. 2° Si l'on carbonise l'estomac dans une capsule de porcelaine à l'aide de l'acide azotique pur et concentré, et que l'on traite le charbon sec et friable par de l'acide azotique bouillant étendu de son volume d'eau, on obtient un *solutum* qu'il suffit d'affaiblir par de l'eau distillée, et de filtrer, pour qu'il fournisse par l'addition de l'acide chlorhydrique 20, 30 ou 40 centigr. de *chlorure d'argent*, dont il est aisé de retirer l'argent.

OBSERVATION Ire. — Boerhaave rapporte qu'un élève en pharmacie ayant avalé de la pierre infernale, il en résulta des accidents considérables; des douleurs horribles, la gangrène et le sphacèle des premières voies, furent les prompts effets de ce poison.

OBSERVATION II. — On lit dans le *Journal de pharmacie* d'avril 1842 :

Chlorure d'argent dans le sédiment de l'urine. Le sujet de cette observation est un élève de M. Landerel, chez lequel l'épilepsie fut combattue par l'azotate d'argent ; il observa que son urine, qui avait une couleur à peine jaunâtre, se troublait au bout de peu de temps, et formait un dépôt abondant et volumineux qui se colorait en noirâtre. En mettant l'urine à l'abri de la lumière, ce dépôt ne se colorait pas. M. Landerel le mit en digestion avec de l'ammoniaque et filtra ; il ne lui fut pas alors difficile de démontrer dans la liqueur ammoniacale la présence du chlorure d'argent.

OBSERVATION III. — Une personne avait pris pendant dix-huit mois de l'azotate d'argent à l'intérieur pour combattre l'épilepsie. Au bout de ce temps, il se déclara une maladie de foie qui la fit périr. A l'examen du cadavre, on découvrit que tous les organes intérieurs avaient éprouvé, à un degré variable, le même changement de couleur que la surface cutanée (teinte bleuâtre). M. Brande soumit à l'analyse chimique le plexus choroïde et le pancréas, et en retira une quantité notable d'argent métallique. (*Rust's Report.*, et *The London med. and phys. journ.*, mai 1829.)

OBSERVATION IV. — Le 23 juin, à une heure du matin, le nommé Lecompte (Édouard), âgé de vingt et un ans, ancien garçon de pharmacie à l'Hôtel-Dieu, fut apporté à l'hôpital Saint-Louis dans un état qui semblait indiquer une mort très-prochaine. Un commissaire de police et quelques personnes qui l'accompagnaient déclarèrent qu'il s'était empoisonné avec la *pierre infernale*, et une de ces personnes apportait un reste de la liqueur qui avait servi à accomplir le suicide. Ce reste de liqueur, dont le commissaire s'est emparé, présentait, autant qu'on a pu en juger à la clarté d'une bougie, les caractères physiques d'une solution d'azotate d'argent dans un liquide qui, avant l'azotate, avait dû contenir quelque principe organique dissous ou suspendu.

Le malade, à son entrée à l'hôpital, présentait les symptômes suivants :

Il y avait perte complète de connaissance, insensibilité de toutes les parties du corps ; les membres supérieurs, les muscles de la face, étaient agités de mouvements convulsifs ; les mâchoires restaient fortement contractées ; les yeux étaient tournés en haut, et les pupilles très-dilatées étaient insensibles à l'action de la lumière ; le pouls était plein, naturel, et indiquait 70 pulsations.

Tous ces faits, et surtout les larges empreintes qu'avait occasionnées l'azotate sur les doigts du malade, ne laissant aucun doute sur la nature de l'empoisonnement, on a bien vite prescrit à Lecompte de prendre par verrés de quart d'heure en quart d'heure une solution de sel marin au titre environ de 2 gr. par 32 gr.

Nous devons dire qu'avant son entrée à l'hôpital, le malade avait reçu des soins d'un médecin praticien, que nous nous abstiendrons de nommer, qui l'avait hardiment gorgé de magnésie, et que la grande quantité de matière inerte ingérée avait provoqué quelques vomissements.

Après une heure et demie de traitement, c'est-à-dire vers trois heures du matin, une amélioration sensible dans l'état du malade se manifesta ;

les muscles de la face n'étant plus agités, la contraction des mâchoires avait cessé; les pupilles étaient moins dilatées.

L'administration de l'eau salée fut continuée.

A six heures du matin, toujours insensibilité dans les membres inférieurs, sensibilité obtuse dans les membres supérieurs; la face était fortement injectée; le malade éprouvait des douleurs épigastriques très-fortes.

On continua le même traitement.

A huit heures, mêmes symptômes, rien de particulier; sensibilité un peu moins obtuse; le malade, interrogé sur la quantité de poison qu'il avait prise, ne peut répondre, mais il indique par signes le chiffre 8.

L'eau salée fut supprimée, et on se borna à faire prendre au malade des boissons émollientes.

A midi, la sensibilité a reparu dans toutes les parties du corps. Douleurs épigastriques; le malade recouvre la parole. Il dit avoir pris 32 gr. d'azotate d'argent fondu, délayé dans du cassis.

A trois heures de l'après-midi, le malade retombe dans un coma difficile à décrire; perte d'intelligence, perte de sensibilité, et le pouls indique 95 pulsations. Cet état dura jusqu'à cinq heures.

A sept heures du soir, la sensibilité et l'intelligence avaient reparu, et le malade avait passé une nuit assez tranquille.

Le lendemain 24, à huit heures du matin, le malade était retombé dans son coma habituel; toujours perte d'intelligence et sensibilité obtuse. A midi, le malade fut trouvé dans un état satisfaisant : il se plaignait de douleurs épigastriques; mais la sensibilité et l'intelligence avaient reparu. Sur le soir, le malade put se lever sur son séant et boire sans le secours de personne.

Le 25, vers huit heures du matin, le malade éprouva une nouvelle crise, mais bien moins forte que les précédentes, et sur le soir, on le trouva jouant aux cartes avec ses voisins.

Les jours suivants, ce malade allait de mieux en mieux; il éprouva des douleurs épigastriques peu fortes jusqu'au jour de sa sortie, qui a eu lieu le 29.

On pourra élever quelques doutes sur la quantité d'azotate d'argent que le malade dit avoir prise. J'avancerai que, de mon côté, je ne voulais d'abord pas y croire; ce n'a été que lorsque toutes les circonstances qui ont précédé l'empoisonnement m'ont été racontées par le malade, que mes doutes se sont dissipés; et puis, quelle idée pourrait porter un malade à tromper des personnes qui viennent à son lit de mort pour chercher à le sauver? Du reste, voici un fait qui, sans résoudre entièrement la question, prouve du moins que la quantité d'azotate qu'avait avalée le sieur Lécompte était très-forte.

Le 24, vers cinq heures du soir, le malade avait avalé un verre de tisane d'orge, il fut pris de vomissements abondants. Comme on n'avait point prévu cela, l'infirmier n'avait pas été averti, et les matières des vomissements, qui auraient levé tous les doutes, furent jetées. Mais le lendemain, à la visite du matin, en examinant ce malade, l'infirmier nous dit que les matières vomies étaient presque entièrement formées d'un produit blanc qui ressemblait à du lait caillé, que le malade avait eu beaucoup de peine à détacher de la bouche; il nous fit observer en même temps que des taches que cette matière avait produites, et qui étaient blanches, étaient devenues noires.

Les draps et les rideaux présentaient en effet de larges taches sur lesquelles il était difficile de se méprendre. Je traitai deux de ces taches par l'ammoniaque caustique étendue d'eau, et la liqueur, filtrée et saturée par un acide, me donna 0,05 de chlorure d'argent sec que j'ai conservé.

Ainsi, on peut très-bien se dire que si quelques taches ont donné 0,05 de chlorure, que n'auraient pas donné les matières abondantes des vomissements, si on avait eu la précaution de les garder? (Poumarède, *Journal de chimie médicale*, p. 434, année 1839.)

Symptômes de l'empoisonnement par l'azotate d'argent.

L'azotate d'argent développe les mêmes symptômes que ceux que j'ai déjà exposés plusieurs fois en parlant des corrosifs : aussi me bornerai-je à renvoyer au tome I, page 74. Toutefois il peut arriver que les bords des lèvres et le pourtour du menton soient tachés en pourpre, surtout lorsque ce sel a été pris à l'état liquide. La membrane muqueuse qui tapisse l'intérieur de la bouche présente quelquefois aussi, dans cet empoisonnement, des eschares d'un blanc grisâtre, analogues à celles que produit sur les plaies un cylindre de pierre infernale.

Lésions de tissu qui sont le résultat de l'ingestion de l'azotate d'argent.

Lorsque l'action de ce sel n'a pas été assez énergique pour réduire en bouillie la membrane muqueuse de l'estomac, on aperçoit une rougeur plus ou moins intense et plus ou moins générale de cette membrane; plusieurs points de son tissu sont scarifiées, et la couleur des eschares est d'un blanc grisâtre ou d'un noir très-froncé : cette altération remarquable a lieu principalement lorsque l'azotate d'argent a été pris à l'état solide. Si la membrane muqueuse est détruite, le plan musculeux de l'estomac se trouve très-enflammé, d'un rouge vif, et scarifié dans plusieurs endroits; quelquefois l'action a été portée assez loin pour que ce viscère soit percé d'un ou de plusieurs trous. Il est aisé de sentir que l'œsophage, le pharynx et l'intérieur de la bouche, peuvent, dans certaines circonstances, être le siége d'altérations analogues. Quand l'azotate d'argent a été administré à faible dose et pendant longtemps, la peau se colore en olive ou en noir, et cette couleur persiste. On a attribué cette coloration à la présence de l'argent métallique très-divisé ou d'un composé d'argent tel que l'oxyde ou le chlorure; s'il en était ainsi, il faudrait admettre que l'azotate d'argent introduit dans l'estomac n'est pas éliminé, en entier du moins, même plusieurs années après avoir été pris. Les expériences faites par mon neveu I.-L. Orfila, dont je vais parler, ne sont pas de nature à corroborer cette opinion.

Conclusions. 1° L'azotate d'argent détruit immédiatement la vie en agissant sur les poumons et sur le système nerveux, lorsqu'on en injecte dans les veines des chiens 3 ou 4 centigrammes ; 2° quand il est introduit dans l'estomac ou dans les intestins à la dose de 2 à 3 grammes, il est absorbé et détermine une inflammation plus ou moins considérable ; tout porte à croire que si, au lieu de faire avaler 2 ou 3 grammes de ce sel, on en administrait 12 à 16 grammes, la vie serait détruite en quelques heures ; l'estomac, fortement enflammé et irrité, réagirait alors énergiquement sur le cerveau, à l'aide de nombreuses ramifications nerveuses qui lient ces deux organes ensemble ; 3° il se borne à brûler le tissu lamineux sous-cutané, la peau et les muscles, si on l'applique sur l'un ou l'autre de ces tissus, en sorte qu'il peut être employé comme caustique avec beaucoup de succès et sans aucun danger.

Élimination de l'azotate d'argent.

Il résulte des expériences du Dr I.-L. Orfila : 1° que l'urine des chiens auxquels on administre pendant plusieurs jours et même pendant plusieurs mois de l'azotate d'argent à très-faible dose ne renferme jamais d'argent : ce résultat est en opposition avec ce qui a été annoncé par Landerel (voy. obs. 2, p. 21) ; 2° qu'on a trouvé ce métal dans le foie de quelques chiens, deux mois et demi après qu'ils avaient cessé de prendre de faibles doses d'azotate d'argent ; 3° qu'il a été impossible d'en déceler la moindre trace dans le foie et dans l'estomac des chiens qui avaient avalé cet azotate pendant un mois et qui avaient cessé d'en prendre depuis huit mois. Ce fait ne s'accorde guère avec le résultat obtenu par M. Brande (voyez obs. 3, p. 22) ; à la vérité, la personne dont parle ce chimiste avait été soumise au traitement argentique pendant dix-huit mois.

Traitement de l'empoisonnement.

Existe-t-il quelque contre-poison de l'azotate d'argent ?

EXPÉRIENCE Ire. — On a détaché et percé d'un trou l'œsophage d'un petit chien ; on a introduit dans son estomac 2 gr. d'azotate d'argent dissous dans 30 gr. d'eau distillée, et mêlés avec 8 gr de *chlorure de sodium* dissous dans 60 grammes d'eau ; on a lié l'œsophage au-dessous de l'ouverture, afin d'empêcher le vomissement. Une heure après, l'animal a paru un peu abattu, et il a fait de légers efforts pour vomir. Il est mort à la fin du quatrième jour, sans avoir éprouvé d'autres symptômes que de l'abattement. La membrane muqueuse du canal digestif était dans l'état naturel, et *n'offrait aucune eschare.*

EXPÉRIENCE II. — Un autre animal a été soumis à la même expérience, excepté qu'on a introduit dans son estomac séparément, et l'un immédiatement après l'autre, les deux liquides dont je viens de parler. La mort est survenue le cinquième jour, sans qu'il y eût la moindre eschare dans l'estomac ni dans les intestins.

Je n'hésite pas à conclure de ces faits que le chlorure de sodium dissous dans l'eau est le *contre-poison de l'azotate d'argent :* à la vérité, il faut l'administrer peu de temps après l'ingestion de la substance vénéneuse, dont l'action rapide occasionne des désordres qui, une fois developpés, ne peuvent point être guéris par le sel que je conseille (1).

Le médecin appelé pour secourir les individus empoisonnés par ce sel aura donc recours aux boissons abondantes d'eau albumineuse très-légèrement salée, sans craindre en aucune manière le développement de chaleur qui pourrait à la rigueur être la suite de l'administration du sel. Les avantages qu'il y a à neutraliser le toxique par des moyens efficaces ne permettent point de balancer dans un cas aussi urgent. Les boissons émollientes, mucilagineuses et douces, pourront être employées ensuite, pour calmer l'irritation produite par le poison. Dans le cas où l'inflammation du bas-ventre s'annoncerait par les symptômes qui la caractérisent, il faudrait faire usage de saignées générales et locales, de bains tièdes, de fomentations émollientes, et de lavements.

Recherches médico-légales.

Azotate d'argent cristallisé. Ce sel est en lames minces très-larges, d'une belle couleur blanche, dont les formes sont très-variées ; sa saveur est amère, âcre et très-caustique. Mis sur des charbons ardents, il anime leur combustion, se gonfle, se boursoufle, se décompose, et dégage des vapeurs d'acide hypoazotique d'un jaune orangé : l'argent métallique reste sur le charbon avec tout l'éclat qui le caractérise, sur-

---

(1) En réfléchissant à l'énergie avec laquelle le chlorure de sodium transforme l'azotate d'argent en chlorure d'argent insoluble, sans action sur l'économie animale, on sentira combien il est avantageux d'employer ce sel comme antidote. On pourrait objecter que les deux animaux auxquels j'ai fait prendre du sel commun ont vécu moins que les deux autres qui n'avaient point pris de ce sel, et qui étaient d'ailleurs placés dans les mêmes circonstances (voy. p. 20); mais il est aisé de réfuter cette objection à l'aide des données établies au t. I, p. 45.

tout lorsqu'il a été frotté. L'acide sulfurique concentré le décompose, avec dégagement de vapeurs blanches d'acide azotique. L'eau à 15° en dissout environ son poids. La dissolution est incolore et tache la peau en violet; la potasse, la soude et l'eau de chaux pures, y font naître un précipité d'oxyde d'argent olive; l'ammoniaque ne la trouble point, à moins qu'elle ne soit employée en très-petite quantité, ce qui dépend de la solubilité de l'oxyde d'argent dans l'ammoniaque; l'acide sulfhydrique et les sulfures font naître dans cette dissolution un dépôt de sulfure d'argent noir. L'acide chromique et les chromates solubles en précipitent du chromate d'argent d'un beau rouge carmin, tandis que les phosphates dissous y font naître un précipité de phosphate d'argent jaune. Une lame de cuivre la décompose instantanément, et la liqueur bleuit à mesure que l'action a lieu, parce qu'il se produit de l'azotate de cuivre bleu : le métal précipité est composé d'argent et d'un peu de cuivre.

L'acide chlorhydrique et les chlorures solubles sont les réactifs les plus sensibles pour découvrir l'azotate d'argent, avec lequel ils fournissent un précipité blanc, caillebotté, lourd, devenant violet par l'action de la lumière, insoluble dans l'eau et dans l'acide azotique froid ou bouillant, et soluble dans l'ammoniaque. Ce précipité de chlorure d'argent peut être facilement réduit, par la potasse, à une chaleur rouge, et fournir l'argent métallique, ou bien par l'eau, le zinc et l'acide sulfurique à froid, et s'il est en très-petite proportion, par le procédé suivant. On place ce chlorure desséché au milieu d'un tube de Sèvres, long de 8 à 9 centimètres, et d'un diamètre de 7 à 8 millimètres; une des extrémités de ce tube est jointe, au moyen d'un bouchon de liége et d'un tube recourbé, à un flacon qui fournit du gaz hydrogène; à l'autre extrémité, est adapté un tube recourbé, qui plonge dans l'eau pour laisser échapper le gaz hydrogène en excès et l'acide chlorhydrique qui se forme pendant l'opération; on chauffe avec une lampe à esprit-de-vin la partie du tube où se trouve le chlorure; celui-ci fond, devient rougeâtre; alors on fait arriver le gaz hydrogène, et il se dépose bientôt à la place où était le chlorure une couche d'argent métallique, que l'on dissout dans l'acide azotique, afin de constater qu'il s'est formé de l'azotate d'argent.

Pierre infernale (azotate d'argent fondu). Elle est sous forme de cylindres bruns, noirâtres en dehors, offrant des aiguilles rayonnées dans leur cassure. Elle se comporte avec l'acide sulfurique, les charbons ardents, l'eau, et les divers réactifs indiqués à la page 26, comme l'azotate d'argent cristallisé.

Mélanges d'azotate d'argent et de liquides alimentaires, de la matière des vomissements, de celle qui se trouve dans le canal digestif, etc. Le vin rouge, le thé, l'albumine, le bouillon concentré, le lait, et la bile, décomposent et précipitent plus ou moins abondamment l'azotate d'argent. La dissolution de gélatine ne le trouble point. Je crois devoir ajouter qu'indépendamment de l'action précipitante qui appartient à ces divers liquides, les chlorures, les carbonates, les phosphates, les tartrates, etc., qu'ils peuvent renfermer, précipitent aussi, de leur côté, une partie de l'azotate d'argent.

On filtrera les matières suspectes, et on les précipitera par du chlorure de sodium pur. Le précipité de chlorure d'argent et de matière organique pourra contenir aussi du carbonate, du phosphate, du tartrate d'argent, etc. Après l'avoir bien lavé, on le fera bouillir pendant 30 à 40 minutes avec de l'acide azotique pur et concentré, qui détruira la matière organique et dissoudra tous les sels d'argent, excepté le chlorure; on reconnaîtra celui-ci comme il a été dit à la page 27. A quoi servirait de perdre une portion de la liqueur, et de l'essayer par les réactifs des sels d'argent, qui certes, dans la plupart des cas, fourniraient des précipités mélangés de matières organiques, et par conséquent autrement colorés qu'ils ne devraient être? Ainsi du vin rouge, contenant un dixième de son volume de dissolution d'azotate d'argent, fournit avec le phosphate de soude un précipité violacé, au lieu d'un précipité jaune; l'infusion de thé, mêlée à un quinzième du même sel, passe successivement au jaune, au rouge, et au noir, sans perdre sa transparence, et lorsqu'on verse dans le mélange quelques gouttes d'acide chlorhydrique, on obtient un précipité jaune, au lieu d'un précipité blanc, etc.

Les matières solides restées sur le filtre, après avoir été bien lavées avec de l'eau distillée, seront laissées pendant quelques heures dans de l'ammoniaque liquide pure, afin de dissoudre les sels d'argent insolubles qui auraient pu se former, ainsi qu'une portion de matière organique; le solutum filtré sera saturé et décomposé par l'acide chlorhydrique, qui fournira du chlorure d'argent altéré par de la matière organique. Ce précipité, lavé et traité par l'acide azotique bouillant, fournira du chlorure d'argent pur.

Les matières épuisées par l'ammoniaque seront lavées et carbonisées par l'acide azotique concentré, afin d'obtenir l'argent de cette portion d'azotate, qui aurait pu former avec les substances organiques un composé insoluble dans l'ammoniaque. Cette opération serait conduite comme il a été dit à la page 20, en décrivant l'expérience 7.

Si ces recherches ont été infructueuses, on agira sur *les tissus du canal digestif,* sur *le foie, la rate, l'urine,* comme je l'ai fait en expérimentant sur les organes du chien qui a été l'objet de cette même expérience (voy. p. 20).

Azotate d'argent dans le cas où l'on aurait administré un chlorure soluble comme contre-poison. Presque toujours, dans ce cas, la totalité de l'argent aura été transformée en chlorure insoluble, qui se trouvera au fond des liquides tant il est lourd ; on le ramassera, et on le lavera afin de le reconnaître, comme il a été dit à la page 27. Si par hasard on n'apercevait pas ce chlorure au fond des vases, on traiterait les matières solides par l'ammoniaque, ainsi que je viens de le dire.

Azotate d'argent dans un cas d'exhumation juridique. Le 12 juillet 1826, on introduisit dans un bocal à large ouverture, exposé à l'air, 4 grammes d'azotate d'argent dissous dans un litre et demi d'eau distillée, et une portion d'un canal intestinal. Le 2 août suivant, ce mélange répandait une odeur des plus fétides ; la liqueur filtrée ne se colorait pas par l'acide sulfhydrique ; l'acide chlorhydrique et les chlorures solubles la troublaient à peine. En desséchant et en calcinant séparément les intestins et un précipité brunâtre floconneux qui s'était formé, on en retirait de l'argent métallique. L'azotate d'argent dissous est donc rapidement et complétement décomposé par les matières animales, en sorte que l'on serait probablement obligé de chercher à obtenir le métal des matières solides, si on était appelé à se prononcer sur l'existence d'un empoisonnement par ce sel, quelque temps après l'inhumation.

Des préparations d'or.

DU CHLORURE D'OR.

Action sur l'économie animale.

EXPÉRIENCE Ire. — A onze heures du matin, on a injecté dans la veine jugulaire d'un chien robuste et d'une grande taille 4 centigr. de chlorure d'or, dissous dans 4 gr. d'eau distillée : quinze minutes après, respiration difficile et bruyante, anhélation, suffocation, vomissement d'une très-petite quantité de matières blanches nageant dans l'écume ; ces symptômes ont été en augmentant, au point qu'à une heure trente-cinq minutes, l'animal éprouvait un grand malaise, poussait des cris plaintifs, et ne respirait qu'avec la plus grande difficulté ; à chaque expiration, il faisait entendre un bruit très-fort : il conservait encore la faculté de marcher ; mais il se tenait couché, et changeait souvent de position. A quatre heures et demie, tous ces symptômes persistaient avec plus d'intensité : il est mort une heure après. Poumons d'une couleur livide, excepté dans un très-petit nombre de points, qui étaient roses; leur tissu était dense, hépatisé, gorgé de sang, nullement crépitant; mis dans l'eau, ils se plaçaient au-dessous du niveau de ce liquide; il n'y avait que les points roses qui surnageaient et qui étaient légèrement crépitants. La membrane muqueuse de l'estomac et des intestins était saine.

Expérience II. — On a injecté dans la veine jugulaire d'un petit chien 2 centigr. 5 milligr. de chlorure d'or dissous dans 10 gr. d'eau distillée: l'animal n'a rien éprouvé; deux jours après, il avait l'air fort bien portant et il mangeait avec appétit. Ayant jugé que le poison n'avait occasioné aucun accident, parce qu'il était étendu d'une trop grande quantité de véhicule, on a injecté, dans la veine jugulaire de l'autre côté, 5 centigr. du même sel dissous dans 6 gr. d'eau distillée: aussitôt après, l'animal a éprouvé des vertiges, et il a paru suffoqué; ses inspirations étaient profondes, la langue pendante et livide; il poussait des cris plaintifs, et il était sans connaissance: il a expiré quatre minutes après l'injection. On l'a ouvert sur-le-champ: le ventricule gauche du cœur contenait du sang noir et se contractait à peine; les contractions étaient beaucoup plus marquées dans l'oreillette et le ventricule droits. Les poumons étaient recroquevillés, ridés, peu crépitants, décolorés, et surnageaient à peine l'eau.

Expérience III. — Dix centigr. de chlorure d'or dissous dans 6 gr. d'eau distillée ont été injectés dans la veine jugulaire d'un chien fort, quoique de petite stature : immédiatement après, sa respiration a été gênée; la langue et la membrane muqueuse qui tapisse la bouche sont devenues livides; l'animal a éprouvé des vertiges, et il a poussé des cris aigus, excessivement plaintifs : il est mort trois minutes après l'injection. Une minute avant qu'il expirât, on a ouvert son artère crurale : le sang qui en est sorti était d'un rouge foncé, et la partie qui s'en est écoulée quelques secondes avant la mort était presque noire. On a fait l'ouverture immédiatement après la mort : le cœur était d'une couleur violacée, et renfermait du sang noirâtre dans toutes ses cavités; les oreillettes et les ventricules se contractaient encore au bout de trois minutes; le volume des poumons était considérablement diminué, et leur couleur un peu orangée; leur tissu était serré, ridé, peu crépitant, et contenait une petite quantité de sang.

Expérience IV. — On a détaché l'œsophage d'un petit chien et on l'a percé d'un trou par lequel on a fait arriver jusque dans l'estomac 15 centigr. de chlorure d'or solide enveloppé dans un petit cornet de papier : l'animal n'a rien éprouvé; les deux jours suivants, il était abattu, triste, et marchait assez bien. Il est mort dans la nuit du troisième jour. La membrane muqueuse de l'estomac, d'une couleur légèrement rosée, était rongée dans trois points, sans que le viscère fût percé; les membranes musculeuse et séreuse étaient intactes; les bords de ces petites plaies n'étaient pas noirs; ils offraient la couleur rosée du reste de la membrane. Le tissu des poumons n'était pas durci, et présentait quelques plaques livides.

Expérience V.—On a fait avaler à un petit chien 50 centigr. de chlorure d'or dissous dans 30 gr. d'eau : l'animal a vomi trois fois dans l'espace des six premières minutes qui ont suivi le moment de l'ingestion ; les matières vomies étaient presque liquides et peu abondantes. Au bout de vingt minutes, il a rejeté beaucoup de bave écumeuse. Deux jours après, il a mangé avec appétit ; il courait et cherchait à s'échapper. Le quatrième jour, il a commencé à refuser les aliments ; il maigrissait et il était abattu. Il est mort dans la nuit du septième jour (1). La membrane muqueuse de l'estomac, d'un rouge clair, était ulcérée et comme en suppuration dans plus de vingt points. Les poumons ne paraissaient que légèrement altérés.

EXPÉRIENCE VI.—Lorsqu'on empoisonne des chiens avec 12 gr. de chlorhydrate de chlorure d'or dissous dans 200 gr. d'eau distillée, et qu'on lie l'œsophage et la verge, les animaux ne paraissent pas gravement atteints, même au bout de vingt-quatre heures. Si on les pend à cette époque de l'empoisonnement, et qu'on les ouvre immédiatement après pour retirer les divers viscères, on ne tarde pas à s'assurer que le sel d'or a été absorbé.

Le *foie* et la *rate*, coupés en petits morceaux et carbonisés dans une capsule de porcelaine par l'acide azotique concentré (voy. t. I, p. 806), laissent des cendres en partie charbonneuses, au milieu desquelles il est aisé d'apercevoir des *lamelles d'or métallique* ; si l'on traite ces cendres par de l'acide azotique faible, afin de dissoudre plusieurs sels, et qu'on décante la liqueur, il suffit de faire bouillir la poudre restante avec de l'eau régale pour dissoudre l'or ; le *solutum* étendu d'eau, filtré et évaporé jusqu'à siccité, donne du chlorhydrate de chlorure d'or, qu'il suffit de chauffer un peu pour le décomposer en chlore, en acide chlorhydrique, et en *or*, qui reste dans la capsule et qui devient brillant dès qu'on le frotte.

En faisant évaporer jusqu'à siccité 150 ou 200 gr. d'*urine*, et en carbonisant le produit par le feu, il ne s'agit que de traiter ce charbon par l'eau régale bouillante pour obtenir du chlorure d'or en dissolution ; en effet, si, après avoir étendu d'eau la liqueur, on la filtre, qu'on l'évapore jusqu'à siccité, et que l'on fasse dissoudre le produit dans l'eau, dès que l'on fera passer du gaz acide sulfhydrique dans la liqueur, il se déposera du *sulfure d'or* brun noirâtre, qui, étant lavé et traité par l'acide azotique bouillant, laissera de l'*or métallique* avec tous ses caractères.

Si on lave l'estomac jusqu'à ce que les eaux de lavage ne se colorent plus par l'acide sulfhydrique, on pourra s'assurer qu'il renferme encore de l'or, en ayant recours à l'un ou l'autre des procédés suivants ; 1° On traitera à froid par l'eau régale toutes les portions de la membrane muqueuse qui sont d'un brun foncé, comme si elles étaient tapissées d'or métallique ; après quelques heures de contact, le *solutum* se comportera avec tous les réactifs comme le chlorure d'or. 2° Si on carbonise par l'acide azotique concentré l'estomac tout entier, et même la portion qui aura préalablement été dépouillée de sa membrane muqueuse, on obtiendra des

____

(1) La température était à 3° ou 4° au-dessous de zéro, et l'animal restait presque toujours à l'air libre.

cendres charbonneuses, au milieu desquelles on apercevra de l'*or métallique* à l'œil nu ; si on lave ces cendres avec de l'acide azotique faible, pour dissoudre quelques-uns des sels qu'elles renferment, que l'on décante la liqueur et que l'on fasse bouillir avec de l'eau régale la portion non dissoute, on obtiendra du chlorure d'or en dissolution ; en effet, si, après avoir évaporé cette liqueur jusqu'à siccité, on chauffe un peu le produit, il restera de l'*or métallique* avec tous ses caractères.

Symptômes et lésions de tissu.

Appliqué sur les gencives sous forme de frictions, à la dose de 5 milligrammes, ce sel augmente la transpiration cutanée et la sécrétion de l'urine ; si la dose est plus forte, il occasionne une fièvre plus ou moins intense, et peut donner lieu aux symptômes de l'inflammation du canal digestif ou de quelque autre organe (Chrestien). Introduit dans l'estomac, il agit comme les poisons irritants, mais alors son action est beaucoup moins énergique que celle du sublimé corrosif ; toutefois Cullerier neveu l'a vu produire une phlegmasie gastro-intestinale à la dose de 2 à 5 milligrammes.

A l'ouverture des cadavres, on trouve le plus souvent la membrane muqueuse de l'estomac d'une couleur rosée, offrant çà et là plusieurs petits ulcères.

Il est très-vénéneux lorsqu'il est injecté dans les veines, et il paraît occasionner la mort en agissant principalement sur les poumons (voy. les expériences 4 et 5, p. 30).

Conclusions. 1° Il détruit presque immédiatement la vie en agissant sur les poumons lorsqu'il est injecté dans les veines ; 2° quand il est introduit dans l'estomac ou dans les intestins des chiens, à la dose de 50 à 80 centigrammes en dissolution moyennement concentrée, il développe une inflammation plus ou moins vive de ce canal, mais il est infiniment moins actif que le sublimé corrosif, quoi qu'en ait dit M. Devergie, qui à coup sûr n'a jamais tenté d'expériences à ce sujet ; 3° il est absorbé, et peut être retrouvé dans le foie et l'urine ; 4° administré à très-petite dose en frictions sur la partie interne des joues, il excite puissamment les organes salivaires, produit une salivation abondante, et développe quelquefois des aphthes, et, suivant quelques auteurs, de la céphalalgie, de la loquacité, du délire, et une grande agitation nerveuse ; il paraît aussi irriter les parties génitales.

Traitement de l'empoisonnement par le chlorure d'or.

Favoriser le vomissement en gorgeant le malade de boissons douces, albumineuses et mucilagineuses ; prévenir ou arrêter la marche de l'inflammation du bas-ventre en employant les saignées générales et locales, les bains tièdes, les lavements et les fomentations émollientes : tels sont les moyens auxquels l'homme de l'art doit avoir recours pour rétablir les diverses fonctions altérées par cette substance vénéneuse. Ce traitement, analogue à ceux dont j'ai parlé en détail, à l'article des divers corrosifs, n'offre aucune indication particulière.

Recherches médico-légales.

Chlorure d'or contenant de l'acide chlorhydrique. Il cristallise en aiguilles d'une couleur jaune foncé et d'une saveur très-styptique. Mis sur les charbons ardents, il est décomposé, et fournit de l'or métallique, du gaz acide chlorhydrique, et du chlore. L'acide sulfurique concentré le décompose et dégage des vapeurs blanches, épaisses, d'acide chlorhydrique. Il attire fortement l'humidité de l'air, et se dissout très-bien dans l'eau. La dissolution, d'une couleur jaune plus ou moins intense, rougit le tournesol et tache la peau en pourpre ; l'ammoniaque en précipite des flocons jaunes rougeâtres (couleur de tabac d'Espagne), lorsqu'on l'emploie en petite quantité ; un excès d'alcali change cette couleur en jaune-serin. Les flocons ainsi obtenus, lavés et séchés à une douce chaleur, constituent l'or fulminant, composé d'oxyde d'or et d'ammoniaque. La potasse, versée dans une dissolution de chlorure d'or peu acide, y forme un précipité brun noirâtre d'oxyde, si on l'emploie en assez grande quantité et si on fait chauffer la liqueur. Le cyanure jaune de potassium et de fer n'occasionne aucun trouble dans cette dissolution, tandis que presque tous les autres sels métalliques sont précipités par ce réactif. L'acide sulfhydrique et les sulfures solubles y font naître un dépôt chocolat foncé de sulfure d'or. Le sulfate de protoxyde de fer, versé dans la dissolution de chlorure d'or, la précipite tout à coup en brun, et on voit paraître à la surface du liquide des pellicules d'or excessivement minces : le précipité, formé par l'or métallique, en prend tout l'éclat par le frottement. Le protochlorure d'étain y fait naître un précipité de stannate de protoxyde d'or pourpre, pourpre rosé ou pourpre violet, suivant que les dissolutions sont plus ou moins concentrées, plus ou moins acides, et qu'on les emploie en plus ou moins grande quantité. L'azotate d'argent décompose le chlorure d'or, et en précipite du chlorure d'argent d'une couleur rougeâtre, due probablement à l'oxyde d'or qu'il entraîne avec lui en partie ; l'ammoniaque, mise en contact avec ce précipité, dissout tout le chlorure d'argent, et laisse l'oxyde d'or d'un jaune-serin.

Si la dissolution était très-étendue, elle serait d'un jaune clair, et donnerait par l'acide sulfhydrique un sulfure brun, décomposable à chaud par la potasse solide en sulfure de potassium et en or métallique. L'acide oxalique la revivifierait (voy. p. 241); enfin, en l'évaporant pour la concentrer, on s'assurerait que l'action des réactifs est la même que sur la dissolution moyennement concentrée.

Chlorure d'or mêlé à des liquides alimentaires, à la matière des vomissements, à celle qui se trouve dans le canal digestif, etc. Le thé, l'infusion de noix de galle, le vin rouge, l'albumine, la gélatine, le lait et la bile, le décomposent, et y font naître des précipités plus ou moins abondants, diversement colorés; quelquefois on aperçoit l'or à la surface des liquides.

On filtrera les matières, on évaporera la liqueur filtrée jusqu'à siccité, et on carbonisera le produit par l'acide azotique (voy. t. I, p. 806.); la cendre charbonneuse obtenue sera mélangée d'*or métallique;* pour séparer celui-ci, on lavera cette cendre à plusieurs reprises avec de l'eau acidulée par l'acide azotique, qui dissoudra plusieurs des sels qui entrent dans sa composition, et on fera bouillir dans l'eau régale la partie non dissoute. La liqueur filtrée, évaporée jusqu'à siccité, laissera un produit qu'il suffira de chauffer pendant quelques minutes dans la capsule de porcelaine pour qu'il fournisse de l'*or métallique* parfaitement reconnaissable.

Les matières restées sur le filtre seront carbonisées et traitées de même.

Si ces recherches ont été infructueuses, on agira sur les tissus du canal digestif, sur le foie, la rate, l'urine, etc., comme il a été dit à l'expérience 6 (voy. p. 31).

Chlorure d'or dans un cas d'exhumation juridique. — Expérience. — Le 10 juillet 1826, on mit dans un bocal à large ouverture des morceaux de foie et d'intestin, et un litre d'eau tenant en dissolution 2 gr. de chlorure d'or; on exposa le tout à l'air. Le 2 août, le mélange répandait une odeur très-fétide; la liqueur filtrée ne contenait plus de chlorure d'or en dissolution, puisqu'elle ne se colorait ni par l'acide sulfhydrique ni par les sulfures solubles; les matières solides, desséchées et réduites en charbon par la chaleur, donnaient avec l'eau régale bouillante un *solutum* jaunâtre qui précipitait en pourpre par le protochlorure d'étain, en jaune par l'ammoniaque, en brun par l'acide sulfhydrique et par le sulfate de protoxyde de fer; d'ailleurs le charbon offrait çà et là des points jaunâtres brillants, qui étaient évidemment de l'or métallique. Il en est donc du chlorure d'or comme de l'azotate d'argent, sous le rapport des altérations qu'il subit par suite d'une inhumation prolongée (voy. p. 29).

DE L'OR FULMINANT.

L'or fulminant, considéré par plusieurs chimistes comme un composé d'ammoniaque et d'oxyde d'or, est solide, insipide, inodore, d'une couleur jaune, et plus pesant que l'eau ; mis en très-petite quantité sur une lame de couteau, et exposé à la flamme d'une chandelle, il détone fortement dans l'espace de deux ou trois minutes, en produisant un bruit presque aussi fort que celui d'un pistolet ; le même phénomène a lieu lorsqu'on le frotte subitement, ou qu'on l'expose au foyer d'une lentille sur laquelle on fait tomber les rayons lumineux ; il est insoluble dans l'eau ; les acides forts le décomposent.

OBSERVATION Ire. — Plenck dit que l'ingestion de cette substance produit des tranchées, l'anxiété, des spasmes, des convulsions, le vomissement, la diarrhée, une abondante salivation, des défaillances, et assez souvent la mort. *In duobus ægrotis a tribus granis auri fulminantis, tormina, ingentem debilitatem et profusissimam vidi salivationem* (1).

OBSERVATION II. — Hoffmann a vu l'or fulminant, administré à des individus atteints de fièvre quarte et à des hypochondriaques, à la dose de 20 à 30 centigr., occasionner des tranchées, des spasmes, des anxiétés, une sueur froide des extrémités, un état de langueur et de défaillance. Le même médicament, donné à une demoiselle d'une constitution délicate, atteinte d'une fièvre rhumatique, a produit des vomissements d'une matière verdâtre, une grande anxiété suivie de défaillance et de la mort.

OBSERVATION III. — On fit prendre à un enfant de six mois 30 centigr. d'or fulminant en poudre, dans le dessein de calmer des tranchées violentes dont il se plaignait : bientôt après, ses extrémités se refroidirent ; il fut agité de mouvements convulsifs, et il mourut dans un état d'anxiété et d'inquiétude extrêmes (2).

OBSERVATION IV. — Rivinus dit avoir trouvé des trous dans l'intestin d'un enfant empoisonné avec l'or fulminant.

Des préparations de zinc.

DU ZINC MÉTALLIQUE.

Le zinc est d'un blanc bleuâtre, lamelleux, et susceptible de brûler avec une vive flamme jaune verdâtre, lorsqu'on le chauffe dans un creuset avec le contact de l'air ; il fournit alors de l'oxyde de zinc blanc, qui est entraîné dans l'atmosphère sous forme de flocons lanugineux, très-légers (*nihil album* des anciens) ; mis en contact avec l'acide sulfurique étendu de 12 ou 15 fois son poids d'eau, il donne du gaz hydrogène et du sulfate de zinc facile à reconnaître (voy. p. 44).

---

(1) Plenck, *Toxicologia,* p. 241 ; Viennæ, 1785.
(2) Friderici Hoffmanni *Opera omnia,* t. 1, p. 227 ; Genevæ, 1761.

On a voulu se servir de zinc pour les ustensiles destinés à préparer les aliments, à mesurer et conserver les liquides ; mais les expériences de Vauquelin et Deyeux prouvent que ce métal, facilement altérable, est attaqué par l'eau, le vinaigre, les sucs de citron et d'oseille, le chlorhydrate d'ammoniaque, le chlorure de sodium, et le beurre. Or, comme les composés qui résultent de l'action de quelques-uns de ces réactifs sur le zinc jouissent de propriétés émétiques et purgatives, il est prudent de remplacer ce métal par ceux dont les effets sur l'économie animale ne peuvent pas être redoutés.

1° L'eau qu'on a laissé séjourner dans des vases formés avec le zinc s'est décomposée en partie, et il s'est produit un oxyde blanc ; l'eau surnageant cet oxyde avait une saveur métallique. 2° On a fait bouillir dans une casserole de zinc un mélange de 240 grammes d'eau distillée et de 12 grammes de vinaigre distillé ; après huit minutes d'ébullition, la liqueur avait une saveur bien décidément âpre et métallique ; elle contenait de l'acétate de zinc, dont la présence a été déterminée par des réactifs. 3° Pareille expérience a été faite avec un mélange de suc de citron, à la dose de 12 grammes sur 240 grammes d'eau ; la liqueur, après huit minutes d'ébullition, avait une saveur à peu près semblable à la précédente, et il a été reconnu par les réactifs qu'elle contenait du citrate de zinc. 4° On a fait bouillir dans une casserole de ce métal, pendant dix minutes, 240 grammes d'eau avec 32 grammes d'oseille hachée ; la liqueur ensuite ayant été filtrée n'avait pas de saveur acide : on a même acquis la preuve qu'elle ne contenait pas de métal en dissolution ; mais on a remarqué des parcelles d'un précipité blanchâtre qui, recueilli et examiné, a présenté les caractères de l'oxalate de zinc. 5° Un mélange de 1 gramme de chlorhydrate d'ammoniaque et de 360 grammes d'eau a donné, après huit minutes d'ébullition, une liqueur qui contenait du zinc en dissolution, et dont la présence a été démontrée par les réactifs. 6° La même expérience, répétée avec du chlorure de sodium, à la dose de 6 grammes sur 360 grammes d'eau, a fourni une liqueur qui, traitée par le cyanure jaune de potassium et de fer, a donné un précipité d'oxyde de zinc, mais peu abondant. 7° Enfin on a fait un roux avec du beurre dans une casserole de zinc ; l'expérience terminée, on s'est aperçu que le fond du vase avait perdu de son poli, et qu'il s'était même formé, vers son milieu, un petit trou au travers duquel la friture avait suinté.

Il résulte de ces expériences que le zinc est attaqué par l'eau, les acides végétaux les plus faibles, quelques substances salines, et le beurre ; or, comme dans la préparation des aliments on emploie souvent des acides végétaux qui peuvent faire passer ce métal à l'état salin, on conçoit aisément que, les sels de zinc produisant sur l'économie animale des altérations plus ou moins sensibles, on ne saurait faire usage de ce métal pour les ustensiles destinés à préparer les aliments, à mesurer et à conserver les liquides (*Annales de chimie*, t. LXXXVI). On doit toutefois faire une exception en faveur du lait, qui peut être transporté, conservé, et travaillé sans inconvénient, dans des vases de zinc.

On lit le fait suivant dans le *Journal de chimie médicale*, année 1838, page 265 :

Un négociant de Gray (Haute-Saône) faisait usage, pour le service de sa cave, d'un vase de zinc d'une capacité d'environ 20 litres; après y avoir laissé du vin pendant plusieurs heures, il se servit de ce vin pour son repas et pour celui de sa famille; peu de temps après, il se manifesta des vomissements et des coliques violentes, qui cédèrent à l'usage des mucilagineux. Le vin contenait un sel de zinc.

MM. Devaux et Dejaer, médecins à Liége, ont tenté sur l'homme une série d'expériences relatives à l'emploi de l'acétate et du citrate de zinc. Ils ont tiré de leur travail les conclusions suivantes :

1° Que l'acétate de zinc, à la dose à laquelle il peut se trouver dans les aliments, et être avalé sans avertir de sa présence, ne peut exercer aucune action sur l'économie animale; 2° qu'à une dose plus forte, il acquiert une saveur insupportable qui ferait constamment rejeter un aliment dans lequel il pourrait se trouver; 3° qu'à une dose extrêmement élevée, et telle qu'il est impossible de l'obtenir dans la préparation d'aucun aliment, il n'a pas encore de propriétés vénéneuses, mais devient un médicament d'une saveur désagréable, qui jouit de propriétés émétiques et légèrement purgatives, comme le bitartrate de potasse et divers sels qui se trouvent dans plusieurs aliments, et qui ne rentrent dans le domaine de la médecine qu'à une dose plus élevée que celle où on les emploie ordinairement dans la cuisine; 4° que le citrate de zinc, donné à la dose de 2 grammes, et ensuite de 4 grammes, n'a déterminé aucun effet appréciable. (*Procès-verbal de la séance publique de la Société établie à Liége*, année 1813.)

Si l'on fait attention que MM. Devaux et Dejaer ont fait leurs essais sur des prisonniers espagnols, d'une bonne constitution, et bien portants, qu'ils ne les ont pas tentés sur des individus faibles et dont le système nerveux est très-irritable, et que d'ailleurs ils ne rapportent aucune expérience relative à l'emploi des dissolutions salines contenant du zinc, ni à celui du beurre chargé du même métal, on devra persister à ne pas employer le zinc pour les usages culinaires, ni pour mesurer et conserver les liquides autres que le lait.

DU SULFATE ET DU CHLORURE DE ZINC.

Action sur l'économie animale.

Expérience Iʳᵉ. — Deux gr. 6 décigr. de sulfate de zinc dissous dans 6 gr. d'eau distillée ont été injectés dans la veine jugulaire d'un chien petit et faible : à peine le liquide était-il injecté, que l'animal est mort sans autre symptôme apparent que de violents et infructueux efforts de vomissement. Les poumons n'ont offert aucune altération ; la membrane muqueuse de l'estomac et des intestins était dans l'état naturel.

Expérience II. — Immédiatement après, on a injecté dans la veine jugulaire d'un autre petit chien 1 gr. 3 décigr. du même sel dissous dans 3 gr. 3 décigr. d'eau distillée. Quelques secondes après l'injection, l'animal a vomi une très-petite quantité de matières jaunes, liquides, filantes, et comme bilieuses, et il est mort au bout de trois minutes, dans un état de calme tel qu'on l'aurait cru endormi; sa respiration n'était point gênée. A l'ouverture du cadavre, on a trouvé les poumons et les autres organes dans l'état naturel.

Expérience III. — A onze heures et demie, on a injecté dans la veine jugulaire d'un chien robuste et de moyenne taille 1 gr. 5 décigr. de sulfate de zinc dissous dans 10 gr. d'eau : sur-le-champ l'animal a fait de grands efforts pour vomir, et n'a rendu qu'une très-petite quantité d'écume; il a été, pendant cinq minutes, dans un tel état de stupeur et d'inaction, qu'il est tombé sur le côté, et que, lorsqu'on le remettait sur ses pattes, il retombait comme une masse inerte; sa respiration était haute et un peu difficile, sans être accélérée. Au bout de ce temps, il a paru recouvrer l'usage de ses sens; on l'a relevé, et il a marché avec assez de facilité; sa respiration devenait de plus en plus accélérée et courte, au point qu'on pouvait compter *cent* inspirations par minute. Un quart d'heure après l'injection, il s'est recouché sans pousser le moindre cri plaintif; il n'était agité d'aucun mouvement convulsif, tout son corps était tranquille; on l'a remis sur ses pattes, et le plus léger coup a suffi pour le renverser. A une heure, son état était très-satisfaisant; il paraissait n'avoir éprouvé aucune indisposition. Le lendemain, à deux heures de l'après-midi, sa respiration était un peu gênée; il poussait continuellement des cris peu aigus; lorsqu'on l'approchait, il faisait des hurlements affreux; il n'y avait ni convulsions ni paralysie. Deux jours après, le jugeant parfaitement rétabli, on lui a donné à manger, et il a dévoré une grande quantité d'aliments. On l'a gardé jusqu'au huitième jour sans qu'il ait éprouvé le moindre accident (1).

Expérience IV. — On a fait avaler 3 gr. 3 décigr. de sulfate de zinc en poudre à un petit chien : cinq minutes après, il a vomi deux fois des ma-

---

(1) Quelques jours après, on a fait périr cet animal en lui faisant avaler une substance vénéneuse : on a fait l'autopsie, et on a vu que les poumons étaient sains.

tières blanches; au bout d'un quart d'heure, il a fait de violents efforts pour rejeter une petite quantité d'une substance écumeuse, et il n'a pas voulu prendre de nourriture. Le lendemain, il était fort bien portant.

EXPÉRIENCE V. — On a donné à un chien de moyenne taille 30 gr. de sulfate de zinc du commerce dissous dans 64 gr. d'eau : il n'a rien éprouvé pendant les vingt premières minutes; alors il s'est plaint légèrement, et il a vomi trois fois dans l'espace de quatre minutes: la matière des premiers vomissements était en partie liquide, en partie solide et assez abondante; celle qu'il a rejetée en dernier lieu était muqueuse, filante, et en petite quantité; les plaintes devenaient de plus en plus vives. Quatre heures après, l'animal paraissait fatigué; mais il ne poussait aucun cri plaintif, et il ne vomissait plus. Le lendemain, il a mangé avec beaucoup d'appétit, et s'est trouvé parfaitement rétabli.

EXPÉRIENCE VI. — On a détaché et percé d'un trou l'œsophage d'un fort chien caniche, et on a introduit dans son estomac, à l'aide d'une sonde de gomme élastique, 30 gr. de sulfate de zinc dissous dans 80 gr. d'eau; on a lié l'œsophage au-dessus de l'ouverture. Au bout de dix minutes, l'animal a fait des efforts infructueux pour vomir; il a eu deux selles liquides dans lesquelles il a expulsé un ver. Quatre heures après, sa respiration était un peu gênée. Le lendemain, il a paru fatigué, peu agile, et il s'est plaint de temps en temps. Il est mort dans la nuit du troisième jour. La membrane muqueuse de l'estomac était d'un rouge assez foncé dans toute son étendue; elle présentait çà et là des points noirs formés par du sang extravasé sur la membrane musculeuse; le duodénum et les autres intestins n'offraient point d'altération remarquable. Les poumons étaient un peu moins crépitants que dans l'état naturel, et leur couleur était un peu foncée.

EXPÉRIENCE VII. — Si l'on fait avaler à des chiens 40 gr. de sulfate de zinc *pur* dissous dans 200 gr. d'eau, et qu'on lie l'œsophage, les animaux meurent au bout de douze, quinze à dix-huit heures; si on les ouvre immédiatement après la mort, et que l'on sépare le *foie* et la *rate,* on pourra se convaincre par l'analyse de ces organes que le sel a été absorbé; en effet, si, après les avoir coupés en petits morceaux, on les fait bouillir pendant une heure avec de l'eau *distillée,* dans une capsule de porcelaine, on obtiendra un *decoctum* qui, étant filtré et évaporé jusqu'à siccité, laissera un produit brunâtre; si ce produit est carbonisé par l'acide azotique (voy. t. I, p. 806), et que le charbon, bien sec et friable, soit chauffé avec de l'acide chlorhydrique étendu d'eau, pendant vingt minutes, la dissolution filtrée contiendra du *chlorure de zinc* et un peu de chlorure de fer: en effet, il suffira de saturer la majeure partie de l'acide chlorhydrique libre par la potasse pure, et de faire passer à travers la liqueur un courant de gaz acide sulfhydrique lavé, pour qu'il se précipite aussitôt du *sulfure de zinc d'un blanc légèrement jaunâtre.* Ce précipité, qui devrait être d'un blanc laiteux s'il était pur, renferme une petite quantité de sulfure de fer. Si, après l'avoir bien lavé, on le chauffe, dans une petite capsule de porcelaine, avec de l'acide azotique concentré, et qu'après avoir desséché la matière, on continue à la chauffer, le fer passera à l'état de sesquioxyde; cette suroxydation du fer aura surtout lieu, si on recommence deux ou trois fois le traitement par l'acide azotique concentré; les choses étant dans cet état, si l'on chauffe le résidu coloré en jaune rougeâtre par de l'eau distillée aiguisée de quelques gouttes d'acide azotique, on dissoudra l'oxyde de zinc et une petite partie du sesquioxyde de fer; la dissolution filtrée, mise en contact avec de l'ammoniaque liquide pure et concentrée, donnera un précipité blanc légèrement jaunâtre; en ajoutant un excès d'ammoniaque, l'oxyde de zinc sera dissous, et le sesquioxyde de fer sera précipité; la liqueur, filtrée de nouveau, ne contiendra que de l'*azotate de zinc ammoniacal;* en l'évaporant jusqu'à siccité, et en chauffant jusqu'au rouge le produit, il ne restera que de l'oxyde de zinc, facile à reconnaître en le dissolvant dans de l'acide chlorhydrique, et en faisant réagir sur le *solutum* les agents propres à le caractériser.

L'*estomac,* parfaitement lavé à froid, et traité par l'eau distillée bouillante, *aiguisée* d'acide sulfurique, fournira un *solutum* qui, étant filtré, évaporé jusqu'à siccité, carbonisé par l'acide azotique, comme il vient d'être dit, donnera aussi de l'oxyde de zinc.

EXPÉRIENCE VIII. — Lorsqu'on applique 4 ou 8 gr. de sulfate de zinc finement pulvérisé sur le tissu cellulaire de la partie interne de la cuisse des chiens, ces animaux ne tardent pas à être frappés d'une insensibilité générale, qui commence par les membres postérieurs, et qui les fait paraître comme paralysés : ils meurent au bout de cinq ou six jours. Quelquefois cependant on observe des symptômes moins funestes; les animaux vomissent plusieurs fois, et finissent par se rétablir. Lorsque la mort a lieu, on découvre souvent, dans l'estomac, un nombre variable de petites ulcérations rondes, à fond noir, entourées d'une auréole blanchâtre, surtout vers le pylore; les intestins grêles contiennent une plus ou moins grande quantité de bile; dans un cas particulier, la surface interne des ventricules du cœur offrait des taches rouges superficielles, mais très-étendues; les poumons étaient crépitants et piqués de taches noires. (Smith.)

OBSERVATION Iʳᵉ. — Une jeune dame, pressée par une soif dévorante, boit tout d'un trait 25 centilitres d'une liqueur qu'elle prend pour de la limonade, et qui malheureusement se trouve être une dissolution de 64 gr. de *vitriol blanc* ou *couperose blanche :* elle ne s'aperçoit de l'erreur qu'à la dernière gorgée, qu'elle rejette; une saveur excessivement acerbe se fait ressentir et semble rétrécir le gosier, au point de faire appréhender la strangulation. On a sur-le-champ recours au lait, à l'huile, moyens à peu près inutiles en pareil cas. J'arrive, et je trouve la dame dans une situation effrayante, le visage pâle et défait, les extrémités froides, l'œil éteint, et le pouls convulsif. Instruit de la cause de cet accident, je vole chercher les secours que je crois les plus efficaces. Sachant que le vitriol blanc était, avant la découverte de l'émétique et de l'ipécacuanha, le vomitif que les anciens employaient le plus communément, j'annonce qu'il allait agir comme tel : en effet, le vomissement ne tarda pas à se déclarer; je le favorise en donnant beaucoup d'eau tiède. Certain que ce moyen avait fait rejeter une grande partie du poison, je m'occupe de décomposer le reste par l'intermède de l'alcali fixe étendu dans l'eau sucrée; le vomissement ne tarda pas dès ce moment à s'arrêter. La chaleur brûlante que la dame éprouvait à l'estomac se tempéra peu à peu, et ne fut pas deux heures à céder entièrement à l'usage de l'eau alcaline. Je l'ai fait gargariser avec une dissolution d'alcali un peu plus rapprochée, pour décomposer les particules vitrioliques qui pouvaient être adhérentes au gosier, à la bouche, et continuer d'agir sur ces organes. Le pouls parfaitement rétabli, je conseille, pour le reste de la journée, le lait, le bouillon, l'eau de graine de lin; j'insiste sur l'usage des lavements et des bains, pour calmer la chaleur qui avait fini par se faire sentir aux extrémités, ainsi que l'agacement des nerfs (1).

Observation II. — Un boulanger de Fribourg, convalescent d'une fièvre putride, tourmenté d'une soif ardente, avala 240 à 300 gr. d'eau dans laquelle sa servante avait mis par mégarde du vitriol blanc (sulfate de zinc). Quelques minutes après, il ressentit des douleurs dans la région épigastrique et dans tout le bas-ventre, et bientôt après, il eut des vomissements et des déjections continuelles; il recourut alternativement au beurre et à la crème, dont il avait entendu vanter les effets en pareil cas : toutes ces graisses, qu'il rendait par haut à mesure qu'il les avalait, ne le soulagèrent point. Il y avait environ une heure que ce poison était dans son estomac lorsque je fus appelé. Arrivé chez le malade, je vis au fond du verre un reste de vitriol qui n'avait pas pu être dissous; je lui fis prendre, autant qu'il put avaler, des yeux d'écrevisse préparés, et ensuite, par intervalles, plein une cuiller à café de la même substance, en sorte qu'il en avala en tout environ 32 grammes. La première dose de ce remède excita dans l'instant une effervescence qui changea la douleur d'estomac en une chaleur brûlante, et excita des rapports dont le malade n'a jamais su déterminer le goût, tenant cependant de l'aigre. Ce symptôme ne fut que momentané, et en moins d'une heure, tous les accidents qui s'étaient manifestés disparurent; cependant le malade sentait monter de l'estomac des bouffées nidoreuses, et faisait de temps en temps quelques petits efforts pour vomir; ensuite survint de nouveau la soif. Quelques gouttes d'esprit de nitre dulcifié, que j'ordonnai de prendre avec de l'eau, dans la vue de saturer l'excédant des yeux d'écrevisse, dont le malade avait sans doute pris plus qu'il n'en fallait pour absorber l'acide vitriolique, calmèrent absolument ces nouveaux symptômes. A quatre heures du soir, le malade, qui avait repris de l'appétit et mangé quelques soupes, retourna, parfaitement guéri, dans sa boulangerie (1).

Observation III. — J'ai traité, dit Fodéré, un employé aux douanes à

____

(1) Buchan, *Médecine domestique*, t. III, p. 450, 3ᵉ édition.
(2) *Journ. de médecine, chirurgie et pharmacie*, t. LVI, année 1781, p. 22; observ. de M. Scheuler.

qui un pharmacien avait donné intérieurement 30 centigr. de ce sel pour le guérir d'une gonorrhée; il éprouva tous les symptômes de l'empoisonnement, et en particulier une inflammation du bas-ventre, avec rétraction de l'ombilic et colique de *miserere*, qui ne cédèrent qu'à des saignées générales et locales répétées, aux boissons copieuses de tisanes émollientes continuées pendant un mois, aux huiles, aux opiacés, et aux bains répétés chaque jour (1).

OBSERVATION IV. — Dans la nuit du 11 au 12 mai 1845, mourut à Robeck (Pas-de-Calais), après quelques jours de maladie, un vieillard de quatre-vingt-quatre ans, François Grave. Cette mort ayant été attribuée à un crime, la justice informa, et l'on apprit que Grave était tombé malade le 1er mai, qu'il avait ressenti des douleurs aiguës, une chaleur insupportable dans la poitrine et dans les intestins, qu'il avait eu des vomissements et des selles fréquentes, et que, malgré cet appareil de symptômes, on n'avait pas appelé de médecin. L'estomac et les intestins étaient le siége d'une inflammation aiguë, caractérisée par une coloration variant du rouge pâle au rouge brun; on trouva dans les viscères du cadavre du *sulfate de zinc*. (*Journal de chimie médicale*, p. 528, année 1845.)

OBSERVATION V. — Une personne venait d'avaler une dissolution concentrée contenant 10 gr. de *chlorure* de zinc; elle éprouva immédiatement un sentiment d'ardeur à la gorge et dans l'estomac, accompagné de nausées et de frissons; les vomissements commencèrent ensuite. Vingt minutes après, le Dr Stratton administra, par intervalles, trois ou quatre pintes d'une forte dissolution de savon noir, puis de l'huile d'olives; tous les accidents disparurent. (*Journ. de chim. méd.*, juillet 1849.)

OBSERVATION VI. — Une petite fille âgée de quinze mois prit, en août 1849, une certaine quantité d'un liquide acide contenant 52 pour 100 de chlorure de zinc. La gorge devint le siége d'un gonflement et d'une vive douleur. La malade vomit une matière écumeuse, puis il s'ensuivit un engourdissement qui ralentit la respiration, et fit tomber le pouls. Elle mourut dix heures après l'invasion de la maladie. L'estomac était dur et comme tanné; il contenait 45 grammes environ d'un liquide ressemblant à une masse de lait caillé, sa surface intérieure était ridée, opaque, d'une couleur plombée, et fortement acide. En la faisant bouillir dans l'eau distillée, on obtenait un liquide précipitant en blanc par le cyanure de potassium et de fer, le carbonate de soude, l'acide sulfhydrique, l'azotate d'argent, et ne se troublant pas par l'addition d'un sel de baryte soluble. (Letheby, lu à la Société médico-chirurgicale; voy. *Journ. de chim. méd.*, mai 1851.)

Symptômes de l'empoisonnement par le sulfate et le chlorure de zinc.

Une saveur acerbe, un sentiment de strangulation, des nausées, des vomissements abondants, des déjections alvines fréquentes, des dou-

---

(1) Fodéré, ouvrage cité, p. 165 du t. IV, 1813. Il est difficile de citer un cas dans lequel une aussi petite dose de sulfate de zinc ait développé des accidents aussi graves.

leurs dans la région épigastrique et ensuite dans tout le bas-ventre, la difficulté de respirer, l'accélération du pouls, la pâleur du visage et le refroidissement des extrémités : tels sont les symptômes que développe le plus ordinairement la substance saline dont je fais l'histoire.

Lésions de tissu produites par le sulfate et le chlorure de zinc.

On concevra sans peine que les désordres produits par le sulfate de zinc ne peuvent pas être considérables, si l'on se rappelle combien il est peu irritant : aussi ne trouve-t-on, après la mort des animaux qui ont succombé à des doses très-fortes de ce sel (leur œsophage ayant été lié), qu'une inflammation peu intense des tissus avec lesquels il a été immédiatement en contact ; quelquefois il existe du sang noir extravasé sur la membrane musculeuse de l'estomac et des intestins ; assez souvent l'intérieur de l'estomac offre une teinte d'un vert sale.

Conclusions. 1° Le sulfate de zinc est essentiellement émétique, et peut être donné à forte dose sans inconvénient grave, si on laisse aux animaux la faculté de vomir. 2° S'il n'est pas rejeté par les vomissements, il est absorbé et porté avec le sang dans tous les organes ; même alors son action délétère n'est pas très-énergique, puisqu'il en faut des doses assez considérables pour faire périr des animaux en quinze à dix-huit heures. Indépendamment de l'action locale irritante qu'il exerce, il paraît agir en stupéfiant le cerveau, comme on peut le voir surtout quand on l'injecte dans les veines (expériences 1, 2 et 3, p. 38).

D'après M. Letheby, le chlorure de zinc coagule promptement l'albumine, et exerce une double action sur les animaux vivants, d'abord en agissant comme irritant et caustique, coagulant les tissus, occasionnant les douleurs et presque toujours des vomissements instantanés, ensuite en accélérant le pouls, paralysant l'action volontaire des muscles, refroidissant les surfaces, dilatant les pupilles, et, en dernier lieu, amenant l'engourdissement (voy. observation 6, p. 42).

Traitement de l'empoisonnement.

Le médecin ne doit jamais perdre de vue combien le sulfate de zinc jouit à un haut degré de la propriété émétique ; il s'attachera par conséquent à favoriser le vomissement, en faisant prendre au malade une grande quantité d'eau tiède et de boissons adoucissantes, parmi lesquelles il emploiera de préférence l'eau *laiteuse*, qui possède en outre la faculté d'opérer la décomposition de la substance saline : ce fluide animal devra être préféré aux solutions alcalines, trop irritantes de leur nature. Les lavements émollients, plusieurs fois réitérés, seront aussi d'un très-grand secours, principalement lorsque le poison a franchi le pylore et qu'il se trouve dans le canal intestinal. Les saignées générales, les sangsues et les bains tièdes, sont autant de moyens dont il faudra faire usage dans le cas où l'inflammation du bas-ventre menacerait de se déclarer ou se serait déjà développée. Si l'individu, doué d'une irritation nerveuse, était en proie à des vomissements opiniâtres, et que par conséquent on eût lieu de croire que tout le poison a été expulsé, il faudrait alors s'occuper exclusivement de ce symptôme alarmant, et administrer les opiacés sans retard.

Recherches médico-légales.

Sulfate de zinc pur. Il cristallise en prismes transparents, d'une saveur styptique, très-solubles dans l'eau froide. Cette dissolution fournit avec la potasse et l'ammoniaque un précipité d'oxyde de zinc blanc, soluble dans un excès d'alcali; l'acide sulfhydrique en précipite du sulfure de zinc *blanc*, si la liqueur n'est pas trop acide; dans ce dernier cas, les sulfures alcalins déterminent la formation du même précipité. Le cyanure jaune de potassium et de fer y fait naître un précipité blanc. Les sels solubles de baryte en séparent du sulfate de baryte.

Sulfate de zinc du commerce. Il contient toujours du sulfate de fer, et quelquefois du sulfate de cuivre. Il est en masses blanches grenues comme du sucre, souvent tachées de jaune; sa saveur est âcre, styptique, sans action sur l'acide sulfurique concentré, et fournissant du zinc métallique, lorsque, après l'avoir mêlé avec de la potasse et du charbon pulvérisé, on le fait rougir pendant une demi-heure dans un creuset. Il se dissout très-bien dans l'eau froide.

Dissolution concentrée. Elle est incolore ou légèrement jaunâtre, d'une saveur styptique, inodore, et rougit l'eau de tournesol. L'ammoniaque en sépare l'oxyde d'un blanc *verdâtre*, que l'on peut facilement redissoudre dans un excès d'alcali, et qui ne change point de couleur à l'air. Si, au lieu d'en opérer la dissolution, on le dessèche, et qu'on le calcine avec du charbon à une température très-élevée, on obtient du zinc métallique. Le cyanure de potassium ferruré la précipite en bleu foncé, et les sulfures en noir. L'infusion alcoolique de noix de galle y fait naître un précipité d'un violet foncé. Les sels solubles de baryte agissent sur elle comme sur le sulfate pur. L'eau de baryte y occasionne un précipité blanc, composé de sulfate de baryte et d'oxyde de zinc; lorsqu'on traite ce précipité par l'acide azotique pur, l'oxyde de zinc est dissous, et il reste du sulfate de baryte blanc.

Sulfate de zinc mêlé à des liquides alimentaires, à la matière des vomissements, et à celle que l'on trouve dans le canal digestif. L'albumine, a gélatine, le lait, la bile, les sucs de l'estomac, précipitent plus ou moins abondamment le sulfate de zinc, tandis que l'eau sucrée et le vin rouge ne le troublent point. Il est rare, lorsque le sel a été précipité, qu'il ait été entièrement transformé en un composé insoluble et qu'il n'en reste plus dans la liqueur : aussi l'expert doit-il chercher à découvrir dans celle-ci le sulfate de zinc qu'elle pourrait encore renfermer. Pour cela, on la fera bouillir pendant quelques minutes dans une capsule de porcelaine, afin de coaguler une partie de la matière organique; on filtrera, et on évaporera la liqueur jusqu'à siccité. Il serait inutile d'essayer cette dissolution par les réactifs propres à faire reconnaître le sulfate de zinc pur ou du commerce, parce que ces agents, à raison de la couleur de cette dissolution et de la matière organique qu'elle contient, donneraient des résultats incertains. On carbonise ensuite le produit desséché de l'évaporation en le traitant par l'acide azotique (voy. t. I, p. 806), et l'on fait bouillir le charbon, pendant quelques minutes, avec de l'acide chlorhydrique pur étendu de son volume d'eau; la liqueur, étant filtrée et *saturée* par de la potasse pure, sera soumise à un courant de gaz acide sulfhydrique bien lavé, qui en précipitera du sulfure de zinc blanc ou d'un blanc jaunâtre. Je rappelle que la précipitation n'aurait pas lieu si la liqueur, au lieu d'être neutre, était acide. Le sulfure de zinc obtenu, lavé et traité à chaud par de l'acide azotique pur et concentré, se trouvera transformé en sulfate de zinc facile à reconnaître.

Le *coagulum* resté sur le filtre devra ensuite être examiné, si la liqueur dont je viens de parler n'avait point fourni du sulfate de zinc. On le fera bouillir pendant un quart d'heure avec de l'eau distillée aiguisée d'acide sulfurique, on filtrera, on évaporera la dissolution filtrée jusqu'à siccité, et l'on carbonisera le produit desséché comme il vient d'être dit.

Si les recherches faites sur les liquides alimentaires, sur les matières vomies, et sur celles qui ont été retirées du canal digestif, avaient été infructueuses, il faudrait soumettre l'estomac et les intestins, pendant quelques minutes, à l'action de l'acide sulfurique pur très-étendu d'eau et bouillant. La dissolution filtrée, évaporée jusqu'à siccité et carbonisée, se comporterait comme les précédentes, si elle renfermait du sulfate de zinc.

Sulfate de zinc absorbé et contenu dans les tissus du canal digestif, dans le foie, la rate, les reins, etc. Après avoir coupé ces organes en petits morceaux, si on les fait bouillir pendant une heure, avec de l'*eau distillée,* dans une capsule de porcelaine, on obtiendra un *decoctum* qui, étant filtré et évaporé jusqu'à siccité, laissera un produit brunâtre (voyez, pour la suite de l'opération, l'expérience 7, p. 39).

DE L'OXYDE DE ZINC.

L'oxyde de zinc est blanc, très-léger, et doux au toucher; il se dissout facilement dans l'acide sulfurique, en donnant naissance au sulfate dont je viens de faire l'histoire. Je l'ai administré à des chiens petits et faibles depuis 10 grammes jusqu'à 20; ils ont eu des vomissements sans éprouver de grandes souffrances; leur santé n'a point tardé à se rétablir complétement.

Depuis que la peinture au blanc de zinc (oxyde) a été substituée à la peinture au blanc de plomb (céruse) par M. Leclaire, on s'est préoccupé des dangers qui pourraient suivre l'emploi de cet oxyde, et on n'a pas manqué de citer des accidents qu'elle aurait déterminés. M. le Dr Bouchut, dans un travail consciencieux et intéressant lu à l'Académie de médecine en 1851, a réduit à sa juste valeur les prétendus dangers de l'usage de l'oxyde de zinc. Après avoir étudié pendant plus de deux ans les effets du blanc de zinc sur 82 ouvriers qui travaillaient à l'usine de ce blanc à Asnières, il a conclu :

1° Que l'oxyde blanc de zinc est une substance utile aux arts, qui forme la base d'une peinture murale éclatante, solide et inaltérable, infiniment supérieure à la peinture au blanc de plomb.

2° Que sa préparation est facile, rapide, et d'un prix égal à celui de la céruse.

3° Que son emploi est plus économique; car, au même prix de vente, la même quantité en poids couvre un tiers de plus en surface.

4° Que sa fabrication n'entraîne aucun de ces dangers qu'on observe dans les fabriques de céruse, et que les phénomènes morbides qu'elle peut faire naître sont d'un ordre tout différent, et caractérisés par des troubles nerveux spécifiques, *éphémères, sans aucune gravité*, et incapables de causer la mort, ou par l'irritation mécanique du pharynx et des bronches par la poussière qui s'y introduit.

5° Que c'est une substance très-usitée en médecine, qu'on fait prendre même à des enfants, à la dose de 50 centigrammes par jour, et qu'on donne sans inconvénient à des adultes à la dose énorme de 5 à 6 grammes en vingt-quatre heures.

6° Que les préparations de plomb, au contraire, sont toutes dangereuses, quelle que puisse être leur voie d'introduction dans l'économie animale et quelle que soit leur dose.

Des sels de fer.

DU SULFATE DE PROTOXYDE DE FER (COUPEROSE VERTE).

Action sur l'économie animale.

EXPÉRIENCE Ire. — On appliqua 8 gr. de sulfate de protoxyde de fer sur la cuisse de deux chiens de 22 centimètres de haut : l'un d'eux périt au bout de douze heures, l'autre au bout de quinze. — *Ouverture des cadavres.* La surface interne de l'estomac d'un de ces animaux était couverte de taches pétéchiales ; les rides du rectum étaient nombreuses et noires ; le foie, d'une couleur blanchâtre, offrait à sa surface convexe des taches livides ; les autres organes ne présentaient aucune altération. L'estomac, le duodénum, et les intestins grêles de l'autre cadavre, contenaient une grande quantité de sang noir, fluide, qui donnait à la membrane muqueuse du premier de ces viscères un aspect livide ; du reste, il n'offrait ni taches ni ulcérations ; les rides du rectum étaient un peu rouges. Les ventricules du cœur, légèrement meurtris, renfermaient du sang noir. (Smith).

EXPÉRIENCE II. — A une heure de l'après-midi, j'ai appliqué sur le tissu cellulaire de la cuisse d'un chien très-fort et très-robuste 8 gr. de sulfate de protoxyde de fer réduit en poudre ; l'animal s'est plaint dans la journée. Le lendemain matin, l'inflammation du membre opéré était très-intense, les battements du cœur accélérés, la respiration difficile, la langue sèche et légèrement rouge vers sa pointe ; l'animal paraissait très-abattu et refusait les aliments. Il est mort à quatre heures de l'après-midi. — *Ouverture du cadavre.* Les muscles abdominaux et la patte correspondants au côté sur lequel le sel avait été appliqué étaient infiltrés et d'un rouge noir. Le canal digestif était sain, excepté le rectum, qui offrait çà et là quelques points phlogosés. Le cœur et le cerveau ne présentaient aucune altération. Les poumons étaient crépitants et nageaient sur l'eau.

EXPÉRIENCE III. — On peut introduire dans les veines 40 ou 50 centigr. de sulfate de protoxyde de fer dissous dans l'eau sans occasionner la mort des chiens ; on remarque seulement, deux ou trois minutes après l'injection, que les animaux vomissent et poussent des cris aigus ; quelque temps après ils font des efforts pour évacuer et ne tardent pas à se rétablir (Smith).

EXPÉRIENCE IV. — On introduisit dans l'estomac d'un chien 8 grammes de sulfate de protoxyde de fer : l'animal mourut vingt-six heures après, sans avoir éprouvé d'autre symptôme qu'une insensibilité générale. — *Ouverture du cadavre.* L'estomac présentait dans plusieurs endroits des taches rouges, allongées ; les intestins grêles offraient des bosselures noirâtres ; enfin on voyait à la partie supérieure du rectum des rides rouges. (Smith.)

EXPÉRIENCE V. — A onze heures du matin, on détacha l'œsophage d'un chien robuste et de moyenne taille ; on introduisit dans son estomac 8 gr. de sulfate de protoxyde de fer dissous dans 64 gr. d'eau : l'animal fit des efforts pour vomir, tomba dans l'abattement, et mourut dans la nuit. — *Ou-*

verture du cadavre. La membrane interne de l'estomac était enduite d'une couche de mucus épais, filant, verdâtre, et n'offrait que quelques points rouges. Les intestins, les poumons et le cerveau, semblaient être dans l'état naturel. Le cœur, un peu plus flasque qu'à l'ordinaire, n'était le siége d'aucune altération sensible.

EXPÉRIENCE VI. — J'ai souvent administré à des chiens 15 ou 20 gr. de sulfate de protoxyde de fer dissous dans 80 ou 100 gr. d'eau distillée, puis j'ai lié l'œsophage ; les animaux sont morts au bout de quinze ou dix-huit heures dans un grand état d'abattement, après avoir fait des efforts pour vomir et avoir eu plusieurs selles.

L'estomac et les intestins étaient enduits d'un mucus d'un *vert-olive* que l'on détachait facilement avec un scalpel ; la membrane muqueuse sous-jacente paraissait comme tannée *et de même couleur ;* en incisant la couche olivâtre qui était au-dessous du mucus dont j'ai parlé, on voyait que cette membrane était généralement enflammée et d'un rouge vif ; on apercevait çà et là des ecchymoses de différentes dimensions, mais ordinairement petites. Les autres organes ne paraissaient être le siége d'aucune lésion.

Le liquide contenu dans l'estomac, étendu d'eau et filtré, donnait, avec le cyanure jaune de potassium et de fer, un précipité de bleu de Prusse, et, avec l'infusion alcoolique de noix de galle, un précipité violet dont la couleur devenait de plus en plus foncée par le contact de l'air.

Le mucus olivâtre, *épuisé* par l'eau et traité par de l'acide chlorhydrique très-faible, cédait au liquide un sel de fer.

La membrane muqueuse, comme tannée, et de couleur olive, contenait une quantité notable de fer ; en effet, en laissant l'estomac dans l'eau distillée froide, et en renouvelant celle-ci pendant plusieurs jours jusqu'à ce que la liqueur ne donnât plus de trace de fer par les réactifs, cette membrane se détachait avec la plus grande facilité, et il suffisait de la faire bouillir pendant quelques minutes avec de l'eau aiguisée d'acide chlorhydrique pour obtenir une dissolution jaune, renfermant beaucoup de chlorure de fer. Les portions de l'estomac, dont on avait séparé la membrane muqueuse, *épuisées* par l'eau, fournissaient une quantité moindre de chlorure de fer, quand on les faisait bouillir pendant quelques minutes avec de l'acide chlorhydrique très-étendu. Si, après ces traitements par l'eau et par l'acide, on calcinait dans un creuset de porcelaine les divers tissus desséchés dont je viens de parler, on obtenait des cendres colorées en rouge par du sesquioxyde de fer ; tandis que l'estomac des chiens qui n'avaient pas succombé à l'action du sulfate de protoxyde de fer, traité de même, ne donnait aucune trace de fer par l'eau aiguisée d'acide chlorhydrique, et laissait des cendres noirâtres contenant à peine du fer.

Les intestins, soumis aux mêmes opérations que l'estomac, se comportaient de même.

L'urine trouvée dans la vessie, et dont la quantité variait depuis 12 jusqu'à 20 gr., de couleur normale, passait au vert par l'addition du cyanure jaune de potassium et de fer, et donnait un précipité violet par l'alcoolat de noix de galle. Évaporée jusqu'à siccité, elle laissait un produit qui, étant carbonisé par l'acide azotique, fournissait un charbon, lequel, traité par l'eau aiguisée d'acide chlorhydrique, donnait un liquide que le cyanure et la noix de galle précipitaient, comme cela a lieu avec un sel de fer. L'urine *normale* ne se comportait pas ainsi.

Le foie, la rate, les poumons et le cœur, lavés *séparément* avec de l'eau distillée, et soumis ensuite à l'action de l'eau aiguisée d'acide chlorhydrique, fournissaient, après une ébullition de vingt à vingt-cinq minutes, des liquides colorés, lesquels, après avoir été filtrés et évaporés jusqu'à siccité, étaient carbonisés par l'acide azotique. Les charbons, traités par l'acide chlorhydrique très-faible et bouillant, donnaient des liqueurs légèrement colorées, dans lesquelles on démontrait facilement la présence du fer au moyen du cyanure et de la noix de galle.

Symptômes de l'empoisonnement par le sulfate de protoxyde de fer.
Lésions de tissu.

Les symptômes de cet empoisonnement ressemblent beaucoup à ceux que déterminent les autres poisons irritants (voy. p. 74). Quant aux lésions de tissu, elles consistent surtout en une inflammation plus ou moins intense des membranes de l'estomac et des intestins, analogue à celle que j'ai décrite en parlant des poisons irritants (voy. p. 75). Toutefois il est bon de savoir que par suite de l'action chimique qu'exerce le sulfate de protoxyde de fer sur les tissus du canal digestif, il se forme un enduit verdâtre assez épais, qu'il faut enlever à l'aide d'un scalpel, si l'on veut apercevoir la lésion inflammatoire que développe le poison.

Il résulte de ces faits : 1° que le sulfate de protoxyde de fer est vénéneux, soit lorsqu'il est introduit dans l'estomac ou dans les veines, soit lorsqu'il est appliqué sur le tissu cellulaire ; 2° qu'il est absorbé et qu'il détermine une irritation locale suivie de l'inflammation des parties avec lesquelles il est en contact.

Traitement de l'empoisonnement par le sulfate de protoxyde de fer.

Il faut se hâter de gorger le malade de boissons albumineuses tièdes, afin de déterminer des vomissements abondants et de décomposer le sel de fer. On verra bientôt, en effet, que l'albumine précipite abondamment le sulfate de protoxyde de fer. Dès que le poison aura été évacué, on agira sur le malade avec les médicaments antiphlogistiques que j'ai déjà si souvent conseillés (voy. *Sulfate de zinc*, p. 43).

Recherches médico-légales.

Sulfate de protoxyde de fer. Il est sous forme de rhombes transparents, verts, d'une saveur styptique, analogue à celle de l'encre ; il s'effleurit, et sa surface se recouvre de taches jaunâtres, *ocreuses et opaques*, phénomène dû à l'absorption de l'oxygène de l'air, qui transforme les molécules extérieures du sel en sous-sulfate de sesquioxyde jaune. Cent parties d'eau à 10° dissolvent 60 parties de ce sel, tandis qu'à 100°, elles en dissolvent 333 parties. La dissolution est verte, et ne tarde pas à se décomposer par le contact de l'air; la potasse, la soude et l'ammoniaque, en précipitent du protoxyde de fer blanc, qui, par le contact de l'air, passe subitement au vert foncé, puis au rouge. Le cyanure jaune de potassium et de fer y fait naître un précipité blanc, qui devient bleu aussitôt qu'il est exposé à l'atmosphère; ces changements de couleur, et la suroxydation qui en est la cause, peuvent être instantanément produits par le chlore. La noix de galle ne tarde pas à le précipiter, au contact de l'air, en violet clair qui devient de plus en plus foncé.

Sulfate de protoxyde de fer mêlé à des liquides végétaux et animaux. Un gramme de ce sel dissous dans l'eau distillée, et versé dans 32 gr. de *décoction de pavot*, couleur de bière de mars, lui communique une teinte brunâtre et le trouble; on voit des flocons grisâtres nager d'abord dans la liqueur, puis se précipiter; toutefois la liqueur reste trouble; filtrée elle contient encore beaucoup de sulfate de fer. Les mêmes doses de sel de fer et de *décoction de ratanhia*, de couleur vineuse, donnent un liquide couleur d'encre, d'où il se précipite, au bout de quelques heures, un composé noirâtre; le liquide surnageant, d'un brun verdâtre, filtré, renferme une portion notable de sulfate de fer. Avec les mêmes proportions de sel de fer et de décoction rouge jaunâtre de *tamarin*, on obtient une liqueur d'une teinte plus claire, et ce n'est qu'au bout de vingt-quatre heures qu'il se dépose un léger précipité d'un blanc jaunâtre; le liquide filtré est jaune d'ambre et renferme une grande quantité de sulfate de protoxyde de fer. Les mêmes doses de sel de fer et de *décoction jaune do gaïac* donnent une couleur grise, et il se forme, au bout de vingt-quatre heures, un précipité grisâtre assez abondant; le liquide filtré, d'un jaune clair, contient du sulfate de fer. Avec les mêmes proportions de sel de fer et de *décoction de pulmonaire* de couleur café à l'eau, on obtient un trouble immédiat *noir*, et bientôt après, un dépôt floconneux de même couleur; le liquide, filtré, de couleur brune verdâtre, contient du sulfate de fer. La *décoction d'écorce de chêne*, d'un rouge clair mêlée à $1/32$ de sulfate de fer se trouble et donne bientôt après un dépôt noirâtre; le liquide filtré, couleur d'encre, renferme du sulfate de fer. Avec les mêmes proportions d'*infusion de thé* et de sulfate, on obtient une couleur noire, et au bout de quelques heures un précipité de même nuance; le liquide filtré, semblable à de l'encre, contient du sulfate de fer. La *décoction de quinquina* rouge et le sel de fer, dans les mêmes proportions, est colorée en noir, et donne, au bout de quelques heures, un abondant précipité grisâtre; le liquide filtré, épais, d'un brun foncé tirant sur le vert, renferme du sulfate de fer. Avec 64 gr. de *café au lait* et 1 gr. de sulfate de protoxyde de fer, la liqueur devient d'un gris verdâtre et laisse déposer, au bout de quelques heures, un précipité brunâtre; le liquide filtré, d'un gris verdâtre très-épais, contient du sulfate de fer. Si l'on verse 1 gr. de sulfate de fer dans 50 gr. *de vin rouge*, le liquide conserve la couleur du vin; au bout de vingt-quatre heures, il y a un précipité lie de vin; le liquide filtré renferme du sulfate de fer. *Un blanc d'œuf* dissous dans 60 gr. d'eau, mêlé avec 1 gramme de sulfate de fer, donne une coloration verte et un dépôt gris verdâtre; au bout de quarante-huit heures, toute la masse est de couleur d'ocre, elle est en partie précipitée; le liquide filtré, de la même nuance, est précipité par l'alcoolat de noix de galle (tannate de fer violet foncé). Si l'on verse 1 gramme de sulfate de fer dans 32 gr. de dissolution incolore de *gélatine*, on aperçoit de suite une teinte rougeâtre, qui passe au jaune d'ocre au bout de vingt-quatre heures en donnant un précipité de même couleur; le liquide filtré renferme du sulfate de fer. Avec les mêmes proportions de *bile* et de sel de fer, on obtient un précipité abondant jaune-citron; au bout de quarante-huit heures, le liquide filtré, d'un vert clair, contient du sulfate de fer.

Les divers précipités dont il vient d'être fait mention, épuisés par l'eau jusqu'à ce que les lavages ne *continssent plus de fer*, traités par l'acide chlorhydrique faible, *ont fourni du chlorure de fer;* il fallait toutefois prendre la précaution de faire évaporer la dissolution chlorhydrique jusqu'à siccité, et de traiter le produit par l'eau pour obtenir un chlorure offrant les réactions des sels de fer.

Sulfate de protoxyde de fer combiné avec les tissus organiques. Lorsqu'on laisse dans une dissolution de ce sel, pendant quelques jours, des fragments d'estomac ou d'intestin, et qu'on les lave jusqu'à ce que l'eau ne renferme plus de trace du sel de fer, on voit, si l'on traite à chaud ces fragments par de l'eau distillée aiguisée d'acide chlorhydrique ou d'acide acétique, que la dissolution renferme du chlorure ou de l'acétate de fer. Si, au lieu de les traiter par ces acides affaiblis, on les dessèche et qu'on les incinère, on obtient des cendres colorées par le sesquioxyde de fer, qui y est assez abondant. Rien de semblable n'a lieu si l'on expérimente avec les mêmes tissus à l'état normal; les cendres fournies par ces derniers sont noirâtres et contiennent à peine du fer.

Sulfate de protoxyde de fer dans le foie, la rate, l'estomac, etc. (voyez expérience 6, p. 48).

Si le sulfate de protoxyde de fer est solide ou dissous dans l'eau, on le reconnaîtra comme il a été dit à la p. 49. S'il a été mélangé avec des tisanes, avec du vin, du café, de l'albumine, etc., on traitera les précipités et les liquides qui les surnagent, ainsi que je l'ai prescrit à la p. 51. On trouvera dans l'expérience 6, tous les détails nécessaires pour établir que l'empoisonnement a eu lieu par un sel de fer, alors que ce sel est combiné avec les tissus du canal digestif, ou qu'il a été absorbé et porté dans le foie, la rate, l'urine, etc.

Peu importe ici que l'expert sache ou non que l'oxyde de fer dont il aura démontré la présence était ou non combiné avec l'acide sulfurique, puisque tous les sels de fer solubles sont vénéneux. Il pourrait cependant, dans certains cas, en traitant les organes par l'eau distillée, obtenir une certaine quantité de sel en dissolution, et prouver, à l'aide d'un sel de baryte, que ce sel est réellement un sulfate; mais il ne faudra jamais oublier, avant de se prononcer sur l'existence de ce sulfate, qu'il existe dans nos organes des sulfates solubles autres que le sulfate de fer, et que par conséquent on ne saurait arriver à une conclusion certaine qu'autant qu'on aurait acquis la preuve que l'acide sulfurique décelé n'appartient pas à un de ces sulfates.

Le point culminant de la recherche médico-légale dont je parle consiste à bien établir que le composé ferrugineux, extrait de nos organes, n'est pas celui qui existe *constamment* dans le corps de l'homme. On résoudra facilement le problème, en agissant sur ces organes avec de l'eau aiguisée d'acide acétique, qui dissoudra du fer d'empoisonnement, tandis qu'il n'attaquera pas le fer dit normal. Pour obtenir celui-ci, il faudrait incinérer les organes ou les traiter par des acides énergiques et concentrés.

Une autre précaution indispensable à prendre dans ces sortes d'analyses, c'est d'opérer toutes les filtrations avec du papier exempt de fer; autrement on pourrait craindre que le fer obtenu ne provînt du papier. On s'assurera que celui-ci ne contient point de fer en le laissant pendant quelques minutes dans une infusion alcoolique de noix de galle; s'il ne se colore pas en violet clair ou foncé, c'est qu'il ne renferme pas de fer dans un état susceptible d'induire l'expert en erreur.

Sulfate de protoxyde de fer dans un cas d'exhumation juridique. Après une inhumation prolongée, le sulfate de protoxyde de fer peut avoir été décomposé et transformé en sulfure de fer par le sulfhydrate d'ammoniaque développé pendant la putréfaction. Christison a observé un cas de ce genre :

Un enfant de quatre ans étant mort dans des circonstances suspectes, l'autorité fit exhumer son cadavre après quatre mois d'inhumation.

L'analyse des matières n'a pas décelé un atome de cuivre, mais une énorme quantité de fer, en partie à l'état soluble, mais surtout à l'état insoluble dans l'eau. Ce dernier a paru être formé de sulfure de fer résultant de la décomposition du sulfate de ce métal par le sulfhydrate d'ammoniaque produit de la putréfaction.

Le canal alimentaire a donné aussi une quantité beaucoup plus grande d'acide sulfurique, que les matières n'auraient pu en fournir par rapport aux sulfates naturels : toute la membrane muqueuse, depuis la bouche jusqu'à l'anus, était fortement couverte d'une couche épaisse de mucus noir ; les tissus de l'estomac présentaient partout la même couleur. (*Répertoire de pharmacie* de Bouchardat, t. I, août 1844.)

QUESTIONS MÉDICO-LÉGALES PORTÉES DEVANT LES TRIBUNAUX.

Affaire jugée par la cour d'assises de l'Aveyron en mai 1850. — Matet est trouvé mort dans son lit, après s'être plaint d'une douleur au côté. Outre quelques lésions dans le tube digestif, on remarqua une adhérence de la plèvre et un ramollissement d'une partie du poumon. M. le Dr Ancessy et M. Limousin-Lamothe, pharmacien à Saint-Affrique, chargés, par le ministère public, de procéder à l'analyse des matières suspectes, conclurent : 1° que l'estomac et les intestins contenaient du sulfate de fer, 2° que ce sel ne pouvait provenir, du moins en totalité, du fer normal que les poumons avaient fourni en *infiniment moindre quantité ;* 3° que les matières fécales renfermaient du sulfate de fer ; 4° que les substances vomies en contenaient aussi ; 5° qu'il y en avait également dans le pain, et dans le liquide que le malade avait bu ; 6° que le sulfate de fer avait été ingéré pendant la vie. Ils ajoutèrent que si le sel avait été donné, avant la maladie, en quantité notable, il avait pu occasionner des désordres graves dans l'économie animale ; que s'il avait été administré, durant la maladie, en quantité considérable, il aurait pu non-seulement l'aggraver, mais peut-être même déterminer une mort beaucoup plus prompte, et que, dans l'espèce, il était impossible de préciser à quelle époque et à quelle dose le sulfate de fer avait été ingéré.

Tout en reconnaissant qu'il résulte du travail des experts que Matet avait pris du sulfate de fer, il est à regretter que les recherches chimiques n'aient pas été mieux dirigées, surtout en ce qui concerne la question de savoir si le fer obtenu était du fer d'empoisonnement ou du fer naturel contenu dans le corps de Matet. Quel parti pouvait-on tirer, en effet, pour résoudre ce problème, *de la quantité* de sulfate obtenu, méthode que depuis 1842 j'ai proscrite avec tant de raison (voir plus loin ma déposition), et combien les résultats eussent été plus nets et plus probants si ces messieurs se fussent conformés aux préceptes rigoureux que j'ai donnés à cet égard, et que je viens de rappeler à l'occasion de l'empoisonnement par le sulfate de fer (voy. p. 53).

Rose Matet, convaincue d'avoir empoisonné son mari, fut condamnée à la peine de mort. (*Journal de chimie médicale*, juillet 1850.)

Pendant les débats, on souleva des questions importantes, dont voici les principales : 1° Le sulfate de fer est-il un sel toxique par lui-même, 2° à quelle dose le devient-il, 3° la médecine comparée peut-elle fournir des renseignements précis, 4° peut-on facilement distinguer le fer *normal* du fer ingéré ? La première, la troisième et la quatrième de ces questions, devaient être résolues affirmativement ; quant à la dose nécessaire pour empoisonner, il est évident qu'elle n'est pas la même à tous les âges, dans les conditions de plénitude ou de vacuité de l'estomac, dans l'état sain ou malade ; mais on peut dire d'une manière générale, que le sulfate de fer n'est pas au nombre de ces toxiques énergiques qui déterminent des accidents graves à de très-petites doses.

Affaire jugée par la cour d'asssises de la Seine, le 11 *septembre* 1848. — D..., garçon boulanger, est inculpé de tentative d'empoisonnement sur sa femme. Celle-ci, après avoir pris du sulfate de fer, éprouve des vomissements, des évacuations alvines abondantes et noires, et est en proie à tous les accidents de l'empoisonnement, à ce point que le Dr Grenier l'a crue en danger de mort. Heureusement les symptômes sont conjurés et la malade guérit. Interrogé sur le motif qui l'avait pu porter à donner à sa femme du sulfate de fer, l'inculpé répond *qu'il savait que ce n'était pas bon, que ce n'était pas ce qu'il voulait, mais que ce n'était pas pour faire du bien à sa femme, qu'il savait que cela brûlait, et qu'il se doutait que cela ne devait pas faire du bien au corps.*

MM. Chevallier et Lesueur, chargés de l'expertise, après avoir décelé le sulfate de fer dans la doublure d'un gilet et dans une boîte saisis chez l'inculpé, répondent aux questions qui leur sont adressées : 1° que les expériences faites sur des animaux établissent que le sulfate de fer n'est *vénéneux* que lorsqu'il est introduit dans leur estomac et qu'on s'oppose aux vomissements par la ligature de l'œsophage. *Cette conclusion était inexacte en tout point ;* car j'avais publié, en 1815, que le sulfate de fer détermine la mort des chiens, soit lorsqu'on l'introduit dans l'estomac (sans lier l'œsophage), soit lorsqu'on l'applique sur le tissu cellulaire (voyez mon édition de *Toxicologie*, 2e édition, 1817).

2° Qu'il est impossible de dire quelle est la dose à laquelle le sulfate de fer pourrait déterminer la mort chez l'homme.

3° Qu'étant introduit dans l'estomac, il peut donner lieu à des accidents dont la gravité serait d'autant plus grande, que déjà l'individu qui aurait pris cette substance serait dans un état maladif.

Aux débats, les Drs Trémaux et Grenier déclarèrent, contrairement à la vérité, que le sulfate de fer n'est pas dangereux, et M. Chevallier, parlant dans le même sens, ajoutait que les expériences faites sur les animaux auxquels on avait lié l'œsophage n'étaient pas concluantes ; il avait connu, disait-il, une femme à laquelle on avait fait prendre *pendant plusieurs jours*, dans le but de l'empoisonner, d'assez fortes doses de sulfate de fer, et qu'elle n'avait point succombé, comme s'il fallait nécessairement, pour établir qu'il y a eu empoisonnement, que la personne empoisonnée mourût.

Ces dépositions produisirent l'effet qu'on devait en attendre. La cour, induite en erreur par les experts, se borna à poser la question prévue par l'article 317 du Code pénal, savoir : *L'accusé a-t-il occasionné à sa femme une maladie* en lui administrant volontairement une substance qui, SANS ÊTRE DE NATURE A DONNER LA MORT, est nuisible à la santé ?

Le prévenu, déclaré coupable par le jury, fut condamné à cinq années d'emprisonnement et à 16 francs d'amende. (*Ann. d'hygiène et de médecine légale*, numéro de janvier 1850.)

Affaire Vivien, jugée par la cour d'assises de la Loire-Inférieure, le 12 juin 1851 (*Gazette des tribunaux*, du 17 juin 1851). — La nommée Marie Bureau, femme Vivien, âgée de vingt-sept ans, née à Belligné, journalière, demeurant à Ancenis, est accusée d'avoir attenté à la vie de sa fille, en lui faisant prendre des substances pouvant donner la mort.

Nous empruntons les détails suivants à l'acte d'accusation :

Il y a environ quinze mois, Marie Bureau, veuve Vivien, âgée de vingt-six ans, accoucha d'une fille ; elle confia successivement cet enfant à deux nourrices qui refusèrent de la garder ; la première, parce qu'elle ne recevait pas le prix convenu ; la seconde, parce qu'il lui répugnait d'élever l'enfant d'une femme reconnue pour avoir de mauvaises mœurs. La veuve Vivien fréquentait jour et nuit une maison mal famée, tenue à Ancenis par les époux Paty. Cette femme crut pouvoir la placer chez eux ; mais ces derniers, fatigués des cris de l'enfant, enjoignirent bientôt à la mère de le reprendre et de le garder chez elle. Dans la nuit qui suivit la remise de l'enfant, les voisins de la veuve Vivien furent témoins des emportements et des sévices dont la jeune Clémentine fut l'objet de la part de sa mère. Suivant l'expression de l'un d'eux, les coups qu'elle recevait retentissaient comme s'ils eussent été portés sur un veau soufflé pour être écorché.

D'un autre côté, la dernière nourrice de Clémentine Vivien a fait connaître qu'elle était d'une forte constitution et d'une bonne santé, et il résulte de l'instruction que le 11 janvier au soir, elle était gaie et bien portante, et la mère elle-même, qui le reconnaît, la frappa encore la nuit suivante.

Le lendemain, vers dix heures du matin, la veuve Vivien pria la femme Senard de lui acheter pour 10 centimes de couperose verte (sulfate de fer), sous prétexte d'en faire de la teinture.

Cette femme se chargea de cette commission, et lui remit presque aussitôt 100 gr. de cette substance. La petite Clémentine, en ce moment, était sur les genoux de sa mère et n'avait pas l'air malade. Peu d'instants après, les symptômes les moins équivoques d'empoisonnement se manifestèrent chez cette enfant ; elle poussait des cris incessants ; des déjections et des vomissements de couleur noire se répétèrent ; elle vomit un sang violet. La mère lui fit prendre un breuvage noir qu'elle dit être une infusion de pulmonaire, et qui provoquait des vomissements ; elle y ajoutait un liquide étranger. Un pot contenant trois ou quatre morceaux d'une tête de pavot était sous sa main.

Lorsque l'observation fut faite à la veuve Vivien qu'une infusion de pulmonaire n'avait jamais la couleur noire, elle répondit que cette couleur était due, sans doute, à une potion qu'un docteur en médecine avait ordonné de mélanger à la potion. Cependant il est résulté des expériences faites en présence de l'accusée et des témoins qui avaient vu la couleur du breuvage, qu'une infusion de pulmonaire n'était jamais noire, et qu'elle prend cette couleur lorsque la couperose verte y est dissoute dans une certaine proportion.

La veuve Vivien assurait aux personnes étonnées de la gravité de l'état de la petite Clémentine, qu'un médecin était venu plusieurs fois la voir et s'était rencontré chez elle avec la supérieure de l'hôpital. Cette dame, prétendait-elle, après s'être entretenue en secret avec lui, l'avait préparée à la perte de sa fille, en lui disant : «Votre enfant, qui va mourir, sera un ange au ciel.»

La veuve Vivien a dû reconnaître, dans son interrogatoire, qu'aucun médecin n'avait été appelé par elle pour soigner son enfant, et qu'elle n'avait pas vu la supérieure de l'hôpital.

Le 13 janvier au soir, la jeune Clémentine Vivien succomba; elle avait un peu d'écume à la bouche; un liquide noir s'écoulait de ses lèvres, qui en étaient tachées. Les vêtements conservaient, même après avoir été lessivés, des taches de rouille produites par les vomissements, noirs comme du chocolat sans lait, de la pauvre petite, qui, pendant ces douloureuses expectorations, tendait ses petits bras vers tous ceux qui s'approchaient d'elle. La chemise était tellement tachée, que sa mère crut prudent de la jeter dans la Loire.

La clameur publique attribuait la mort de cet enfant à un crime. Une information eut lieu; l'enfant fut exhumé dix jours après la mort. Le médecin chargé de faire l'autopsie constata, dans son rapport, que les vaisseaux du cerveau, le cœur, étaient gorgés d'un sang noir; que l'estomac était plein d'une substance liquide d'un blanc verdâtre; que la même substance se retrouvait dans plusieurs parties du corps. Il déclara, dans les conclusions de son rapport, que de la nature des désordres signalés résultait pour lui la conviction que l'enfant avait succombé dans un état apoplectique des plus prononcés, soit que cet état se fût développé spontanément, sous l'influence des cris arrachés par une douleur dont il ignore la cause, soit par le fait de l'introduction dans l'estomac de substances narcotiques, dernière hypothèse qu'il n'admettait qu'autant qu'une analyse chimique vînt à rencontrer des éléments toxiques de cette nature dans les matières qui lui seraient soumises.

Des perquisitions réitérées, faites dans la demeure de la veuve Vivien, en sa présence, n'ont produit que la découverte de 50 gr. de couperose verte, formant la moitié de ce qui lui avait été livré par la femme Senard. La femme Vivien reconnaît qu'il a disparu une grande quantité de couperose, et toutefois les conclusions contradictoires des experts de Nantes parurent exiger de nouveau l'appréciation de la science. Une commission rogatoire fut donnée, le 17 février, à l'un des juges du tribunal de la Seine, et les pièces à conviction furent envoyées à Paris.

M. Orfila, professeur de la Faculté de médecine de Paris, M. Chevallier, professeur à l'École de pharmacie, et M. Mialhe, agrégé à la même Faculté, furent chargés d'opérer sur les pièces à conviction envoyées. Les conclusions de leur rapport sont celles-ci :

1° Qu'il existait dans le duodénum de l'enfant Vivien du fer en quantité notable ;

2° Que les expériences qu'ils ont faites sur le duodénum d'un autre enfant, leur a démontré que les cendres obtenues de cet organe ne contenaient que des traces de fer ;

3° Que le balai qui a servi dans la maison Vivien était sali par un sel à base de fer, sel qui avait donné au balai la couleur brune que l'on remarquait à la partie inférieure ;

4° Que les matières qui s'étaient fixées sur ce balai contenaient du fer ;

5° Que la minime quantité d'aliments qui se trouvait dans une cuiller de métal renfermait un sel de fer qui n'avait pas été mêlé exactement avec les diverses parties de ces aliments ;

6° Que l'examen des carreaux en terre, qui leur ont été soumis, a démontré l'existence d'un sel de fer ;

7° Que les taches qui se trouvaient sur les vêtements de l'enfant provenaient d'un sel de fer ;

8° Que l'ingestion du sulfate de fer et d'une préparation de pavot se concilie avec l'état des organes de l'enfant, et que l'absence d'inflammation des tissus digestifs ne prouve pas que l'enfant n'ait pas succombé à une intoxication par le sulfate de fer, les effets délétères de ce sel devant surtout être attribués à son action sur les organes essentiels à la vie.

Le **12 juin 1851**, la femme Vivien fut jugée à Nantes. M. Orfila, qui était assigné comme témoin, est introduit. Sa déposition, dit le rédacteur de la *Gazette des tribunaux*, fixera d'autant plus l'attention des magistrats et des gens de l'art, qu'elle donne la solution de plusieurs questions neuves et importantes, et qu'elle établit d'une manière incontestable les propriétés vénéneuses des sels de fer, que l'on avait niées jusque dans ces derniers temps. On y verra aussi combien la justice doit être scrupuleuse sur le choix des experts auxquels elle confie le soin de rechercher les toxiques dans des cas d'empoisonnement. Voici comment s'exprime M. Orfila :

Nous avons été chargés, MM. Chevallier, Mialhe, et moi, d'examiner si certains vêtements et quelques autres matières contenaient du sulfate de fer, et si la mort de l'enfant Vivien, âgé de dix mois, devait être attribuée à ce sel. Il ne nous a pas été difficile de reconnaître que le balai, ainsi que des taches existant sur les vêtements de l'enfant, etc., qui avaient été soumis à notre examen, renfermaient un sel ferrugineux. Notre conviction, à cet égard, résultait des essais que nous avions tentés avec les réactifs propres à déceler le fer, et notamment avec le cyanure jaune de potassium et de fer et l'infusion alcoolique de noix de galle. Je ne m'arrêterai pas davantage sur ce point si élémentaire de la science.

Pour ce qui concerne l'analyse du canal digestif de l'enfant Vivien, il est utile que l'on sache que, dans un premier rapport, MM. Pihan-Dufeilley et Cox, experts de Nantes, avaient conclu que l'estomac et les intestins, ainsi que les liquides qu'ils renfermaient, ne fournissaient à l'analyse ni du sulfate de fer, ni de l'opium, ni du sulfate de cuivre; tandis que, dans un second rapport, rédigé quinze jours après, ces mêmes experts disaient qu'il était hors de doute qu'un sel de fer avait été introduit dans l'estomac de l'enfant. Je m'expliquerai tout à l'heure sur la cause d'une si grande différence dans les conclusions émanant des mêmes hommes, lorsque j'apprécierai la valeur des deux rapports.

La commission rogatoire de M. Romain de la Touche, juge d'instruction de l'arrondissement d'Ancenis, nous donnait surtout pour mission de résoudre les quatre questions suivantes : 1º Déterminer si du sulfate de fer a été ingéré en quantité suffisante pour donner la mort à un enfant de dix mois; 2º dire si une décoction de têtes de pavot ou si du sirop de pavot ont été ingérés en quantité suffisante pour produire le même résultat ou pour modifier d'une manière quelconque les effets du sulfate de fer; 3º reconnaître si l'ingestion de ces substances peut se concilier avec l'état des organes et les phases de la maladie, tels qu'ils ont été constatés; 4º apprécier les trois rapports d'autopsie et de chimie légale, et rendre compte des contradictions qui existent dans ceux qui ont été rédigés par MM. Pihan-Dufeilley et Cox. Je vais examiner successivement ces quatre points.

PREMIÈRE QUESTION. *Le sulfate de fer a-t-il été ingéré en quantité suffisante pour donner la mort à un enfant de dix mois?* — On croyait encore en 1815 que les sels de fer pouvaient presque être pris impunément. Nous démontrâmes alors, M. Smith et moi, chacun de notre côté, en expérimentant sur des animaux, que ces sels étaient vénéneux quand ils étaient ingérés à la dose de quelques grammes; c'est à peine si l'on ajouta foi à nos écrits. De tous côtés, on exprimait des doutes, et l'on ne manquait pas de dire qu'en admettant même que les chiens succombassent à l'action des sels ferrugineux, il n'était pas démontré qu'il en fût de même pour l'homme. J'avais beau répéter jusqu'à satiété que toute substance qui tue ces animaux tue également l'homme, les rétrogrades persistaient dans leur incrédulité. Aujourd'hui, que des faits déjà assez nombreux et incontestés établissent la nocuité des sels de fer chez l'homme, aujourd'hui, que des affaires d'empoisonnement par le sulfate de fer ont été jugées par des cours d'assises, et que certains prévenus ont été condamnés, il est impossible de se refuser à l'évidence et de ne pas adopter, en tout son entier, la proposition que j'avais formulée il y a bientôt trente-sept ans.

Mais, si les sels de fer sont toxiques, à quel degré le sont-ils, et leur action délétère peut-elle être comparée à celle des poisons arsenicaux, cuivreux, mercuriels, etc.? Les effets nuisibles de ces sels sont, à coup sûr, moindres que ceux qui sont occasionnés par les sels formés avec les métaux dont je parle; mais ils n'en sont pas moins assez intenses pour développer des accidents graves, et même pour déterminer la mort, s'ils sont donnés à de faibles doses à des individus jeunes et d'une complexion délicate, et, à des doses plus fortes, à des personnes robustes et bien portantes. On comprend dès lors combien il est difficile de préciser quelle doit être la quantité d'un sel ferrugineux susceptible de produire la mort, parce qu'elle variera suivant l'âge, la constitution, l'état sain ou maladif des sujets, etc. Des faits ultérieurement observés, et en nombre suffisant, pourront seulement jeter quelque jour sur ce problème épineux.

C'est ici le cas d'examiner, à l'occasion de la question qui nous a été posée, un des problèmes les plus importants de la médecine légale. Que nous demande-t-on? Si le sulfate de fer a été ingéré *en quantité suffisante* pour donner la mort. Des questions de cette nature étant adressées tous les jours aux experts par MM. les magistrats, et la science *étant dans l'impossibilité* de les résoudre, il importe de s'arrêter un instant sur les causes de cette impossibilité, et je dirai même sur les dangers que peuvent entraîner, dans l'intérêt de la répression des crimes, de pareilles questions.

Il peut arriver que l'analyse chimique ne décèle qu'environ 1 milligr. de poison dans les cadavres d'individus qui en avaient pris 500 milligr. 1 gr., 10 ou 20 gr., c'est-à-dire des doses mille, deux mille ou vingt mille fois plus fortes; on comprend qu'il puisse en être ainsi quand le toxique a été presque entièrement évacué, par haut et par bas, par l'urine ou par d'autres voies d'excrétion; je suppose que l'on n'ait conservé ni les matières vomies, ni les selles, ni l'urine, quel parti pourra-t-on tirer alors de l'élément chimique, qui n'a fourni qu'un milligramme de toxique, pour décider si l'empoisonnement a été déterminé par cinq cents milligrammes, mille, deux mille, vingt mille milligrammes de substance vénéneuse? Aucun. Si, pressant les conséquences possibles de ce principe incontestable, j'admets que tout le toxique ait été expulsé du corps, l'expert n'en décèlera pas la moindre trace. Voyez quelle sera la portée de sa réponse dans l'un et l'autre de ces deux cas; dans le premier, il dira : «Un milligramme de poison ne suffit pas pour occasionner la mort;» dans l'autre espèce, il dira : «Je n'ai pas découvert de toxique.» Les magistrats et les jurés pourront très-bien prendre les experts au mot, et penser que, puisqu'on n'a pas trouvé de substance toxique ou qu'on n'en a décelé qu'une proportion insignifiante, il n'y a pas eu empoisonnement. Et pourtant l'homme est mort empoisonné! Là est le danger de pareilles questions.

Si maintenant j'étudie les diverses autres causes qui peuvent faire qu'un expert ne découvre qu'une trace de la substance vénéneuse ingérée pourtant à forte dose, je mettrai en première ligne la quantité de matière sur laquelle on opère. Tout le monde sait aujourd'hui que la portion du poison absorbé, celle qui tue en réalité, se dissémine dans toutes les fibres du corps humain, et que tel organe en prend et en garde beaucoup plus que tel autre; évidemment, pour savoir combien il en reste dans le corps, il faudrait analyser tout le cadavre; c'est ce que l'on ne fait jamais, parce que cela serait impraticable. Que fait-on dès lors? On prend une portion du foie, la rate, les reins, une partie de la totalité du canal digestif, pour retirer le toxique contenu dans ces organes; pense-t-on, par hasard, que l'on puisse calculer arithmétiquement, d'après le résultat de l'analyse d'un de ces organes, dont le poids, je suppose, sera de 500 gr., que, puisque le cadavre pesait 100 kilogr., si 500 gr. de l'organe ont fourni 1 milligr. de poison, les 100 kilogr. auraient dû en donner deux cents fois autant? Ce serait là une méprise funeste; la science nous apprend, en effet, que la dissémination du toxique n'a pas lieu d'une manière proportionnelle à la masse, et qu'au contraire tel organe en prend et en garde une, deux ou trois fois autant que l'autre. On voit donc que la quantité de matière sur laquelle on opère ne peut, en aucune façon, fournir un élément susceptible de faire connaître quelle est la proportion du poison ingéré, ni par conséquent servir à résoudre la question posée par les magistrats.

N'est-il pas vrai aussi que, suivant que l'on aura adopté tel ou tel procédé d'extraction, des experts *également* habiles auront pu obtenir une assez forte proportion de toxique, par une méthode donnée, tandis que les mêmes chimistes n'en auront extrait que la moitié ou le quart s'ils ont eu recours à un procédé moins accrédité? Et puisque je parle de l'habileté des experts, ne voit-on pas que ceux-ci, plus savants que d'autres, tout en employant les mêmes procédés, n'auront laissé échappé que des atomes du toxique, tandis que les derniers auront pu en perdre des quantités notables?

Par ces motifs, il faut conclure que, dans les cas nombreux où les experts ne retirent que des petites proportions de substance vénéneuse à la suite de leurs recherches, il leur est impossible de déterminer, d'après la proportion du toxique décelé, si la quantité de poison ingéré était ou non suffisante pour donner la mort.

Heureusement que cette conclusion s'accorde à merveille avec le texte et l'esprit de nos lois. En effet, le législateur ne devait pas s'inquiéter et ne s'est pas préoccupé de la question de quantité; que lisons-nous dans l'article 301 du Code pénal? «Est qualifié empoisonnement tout attentat à la vie d'une personne, par l'effet de substances qui *peuvent* donner la mort plus ou moins promptement, de quelque manière que ces substances aient été employées ou administrées, et quelles qu'en aient été les suites.» Le mot *peuvent* s'applique non pas à la *proportion*, mais bien à la *nature* de la substance. S'il restait le moindre doute à cet égard, il me suffirait, pour le dissiper, de mettre sous les yeux de la Cour une partie du paragraphe de l'article 317 du même Code, ainsi conçu: «Celui qui aura occasionné à autrui une maladie ou incapacité de travail personnel, en lui administrant volontairement, de quelque manière que ce soit, des substances qui, sans être de nature à donner la mort, sont nuisibles à la santé, etc., sera puni de peines correctionnelles, etc.» Évidemment, cet article donne la véritable interprétation du mot *peuvent* inséré dans l'article 301. Si j'avais besoin d'appui sur cette manière de voir, j'ajouterais que la Cour suprême a rendu deux arrêts, en tout conformes: l'un du 7 juillet 1814, sur le rapport de M. Bauchart, et l'autre du 26 novembre 1812, au rapport de M. Vasse.

D'après ce qui précède, je dirai, en réponse à la question qui nous a été posée: «Oui, le sulfate de fer ingéré en quantité suffisante peut donner la mort à un enfant de dix mois ; mais il est impossible de décider, d'après la quantité de fer que nous avons retirée de la petite portion d'intestin soumise à notre examen, quelle a été la quantité de sulfate de fer qui a été administrée» (1).

Deuxième question. *Une décoction de têtes de pavot ou le sirop de pavot ont-ils été ingérés en quantité suffisante pour produire la mort, ou pour modifier d'une manière quelconque les effets du sulfate de fer ?* — Oui, la décoction de pavot, et surtout le sirop de cette plante, sont susceptibles d'occasionner la mort d'un enfant de dix mois, s'ils sont administrés en proportion suffisante. Pour ce qui concerne la modification que pourraient apporter ces composés dans les effets du sulfate de fer, il faut savoir que la décoction de pavot décompose faiblement ce sel, qu'il en précipite des flocons grisâtres contenant un peu d'oxyde de fer ; toutefois il reste dans la liqueur une assez grande quantité de sulfate de fer indécomposé pour que la décoction soit presque aussi vénéneuse qu'avant l'addition du pavot. J'ajouterai que cette plante, mêlée à la couperose verte, doit diminuer l'intensité des douleurs et des autres symptômes développés par l'affection gastro-intestinale.

Troisième question. *L'ingestion de ces substances peut-elle se concilier avec l'état des organes et les phases de la maladie, tels qu'ils ont été constatés ?* — Je répondrai affirmativement. En effet, l'enfant Vivien, au moment où il est bien portant, est pris tout à coup de vomissements et de selles, symptômes qui peuvent être le résultat de l'ingestion du sulfate de fer. A l'ouverture du cadavre, on voit que la langue est couverte d'un enduit muqueux verdâtre, ayant de l'analogie avec le liquide trouvé dans l'estomac, et qui contenait du sulfate de fer. L'œsophage et l'estomac, présentent, à l'intérieur, la teinte verdâtre que produit le sulfate de fer lorsqu'il a agi sur la membrane muqueuse du canal digestif. Qu'importe qu'il soit dit, dans le rapport du médecin chargé de la nécropsie, que ce canal n'était le siége d'aucune inflammation ? Ne se pourrait-il pas que cet expert

---

(1) Il est bien entendu qu'en m'élevant si fortement contre la question de *quantité*, je ne prétends pas dire que l'on ne puisse pas tirer un parti utile de la proportion du toxique obtenu pour résoudre le problème posé par les magistrats, si cette proportion était considérable ; dans ce cas, évidemment l'expert serait autorisé à dire, d'après la quantité trouvée, que la proportion ingérée était suffisante pour donner la mort. Quoique l'esprit des articles 301 et 317 du Code pénal n'exige pas que l'on demande une pareille solution aux experts, j'ajouterai, pour éviter toute fausse interprétation de ma pensée, que je ne blâme la recherche de la quantité de toxique que dans la question telle qu'elle nous a été posée ; en effet, il est des problèmes d'*une autre nature* pour lesquels l'appréciation de la proportion du toxique peut être utile.

n'eût pas incisé l'enduit verdâtre dont j'ai parlé, et qui est assez épais, afin de mieux apercevoir l'état de la membrane muqueuse ? S'il eût opéré ainsi, peut-être aurait-il vu que la tunique interne de l'estomac était enflammée ; c'est ce que l'on constate habituellement dans les empoisonnements de ce genre. Mais en admettant que l'estomac et les intestins ne fussent pas enflammés, cela n'affaiblirait en rien la réponse que je fais à cette question, attendu que le sulfate de fer agit sur l'économie animale en occasionnant des désordres qui sont le résultat de son absorption, plutôt qu'en exerçant une action locale inflammatoire.

QUATRIÈME QUESTION. *Comment concilier les contradictions qui existent dans les deux rapports de MM. les docteurs Pihan-Dufeilley et Cox ?* — Ici ma tâche est pénible, mais j'ai juré de dire la vérité et je ne reculerai pas. On sait que le premier de ces rapports se termine par la conclusion suivante : « Il n'y a pas de sulfate de fer dans l'estomac et les intestins de l'enfant Vivien ; » et le second par celle-ci : « Il est hors de doute qu'un sel de fer a été introduit dans l'estomac de cet enfant. » Le rapport du 26 janvier, celui qui concluait à l'absence d'un sel de fer, est conçu en termes tels qu'on peut le considérer comme nul. En effet, on énonce d'abord qu'après avoir traité les organes par de l'eau distillée bouillante, on a filtré et acidulé la liqueur filtrée par de l'acide chlorhydrique pur, et que l'on n'a pas trouvé de fer dans cette liqueur. Nous, au contraire, en agissant de même avec l'eau distillée froide, nous avons démontré la présence du fer dans la liqueur. Quel pouvait être le but de l'addition de l'acide chlorhydrique dans la liqueur filtrée ? Rien n'indiquait un pareil mode de procéder ; l'addition dont il s'agit, au contraire, si elle eût eu lieu avant de filtrer, aurait été conforme aux principes de la science, et aurait fourni les moyens de prouver que l'eau avait dissous un composé ferrugineux.

Ce rapport est encore incomplet et défectueux dans la partie qui a pour objet la recherche de l'opium. Nous avons voulu savoir, disent les experts, si dans l'extrait que nous avions fait il existait de la morphine et de la narcotine. Or, dans les expériences qu'ils mentionnent, il n'en est pas une seule qui ait pour objet de savoir si cet extrait contenait ou non de la narcotine. Combien cette partie du travail ne laisse-t-elle pas à désirer ! En effet, il aurait fallu séparer la matière organique par le sous-acétate de plomb, précipiter l'excès de celui-ci par l'acide sulfhydrique, chauffer à une très-douce chaleur pour chasser cet acide, évaporer dans le vide, et si, l'on croyait avoir affaire à un mélange de morphine et de narcotine, séparer cette dernière en la dissolvant dans l'éther.

Le second rapport, quoiqu'il ait amené les experts à conclure que l'estomac contenait un sel de fer, est encore insuffisant. Sans doute les expériences qui y sont relatées indiquent la présence d'un sel de fer, mais il fallait de toute nécessité démontrer que le fer obtenu n'est pas celui qui est contenu naturellement dans le corps de l'homme, et notamment dans le canal digestif. La cour comprendra combien il est important, dans les espèces où il s'agit de rechercher des poisons qui font partie de nos tissus, de décider si les métaux recueillis proviennent d'un empoisonnement ou de ces tissus à l'état normal ; il y avait un moyen bien simple, adopté par la science, de résoudre le problème. Quand les sels cuivreux, plombiques et ferrugineux, se trouvent dans le canal digestif par suite d'un empoisonnement, il ne s'agit que de traiter ce canal, à une douce chaleur, par de l'acide acétique ou chlorhydrique très-faibles ; ces acides dissolvent le cuivre, le plomb et le fer d'empoisonnement, si je puis m'exprimer ainsi, et n'attaquent aucunement les métaux qui font partie de notre organisation ; pour avoir ceux-ci, il faut traiter les viscères par des agents énergiques ou les incinérer. C'est assez dire que l'expérience qui avait pour objet, dans l'expertise que j'examine, de traiter une partie du duodénum par l'acide acétique pur et de calciner jusqu'à incinération, n'avait aucune valeur pour décider la question dont je m'occupe.

On dira sans doute qu'une autre portion du duodénum, traitée par les mêmes réactifs, mais par la voie humide, a fourni du fer : «En pressant, disent ces messieurs, la matière avec l'extrémité d'une baguette de verre, le sel de fer paraissait en sortir par expression, combiné qu'il était avec la substance organique, qui le tenait pour ainsi dire enfermé dans ses cellules.» On a de la peine à comprendre comment, si le sel de fer était combiné, il abandonnait le tissu par le simple contact d'une baguette de verre ; aussi cela n'est-il pas. Voici ce qui se passe dans ce cas : une portion du sel de fer reste dans les cellules à l'état libre, et par conséquent *non combiné ;* c'est cette partie que l'on peut faire suinter par la pression avec une baguette ; mais une autre portion est réellement combinée avec le tissu, qui l'a probablement décomposée ; celle-ci ne peut pas être décelée par le moyen de la baguette, mais bien par l'action d'un acide faible.

Je suis maintenant à même de résoudre la quatrième question, celle qui a pour objet d'expliquer les contradictions qui existent entre les deux rapports des médecins de Nantes. Dans le premier de ces rapports, les experts n'ont fait aucune des expériences qu'il aurait fallu tenter pour découvrir le fer, quoiqu'ils aient cherché ce métal ; dans le second, qui est moins imparfait, ils ont mieux procédé à la recherche du toxique, et ils l'ont décelé ; toutefois ce second travail est encore incomplet, parce qu'il n'établit pas d'une manière satisfaisante si le métal reconnu provient d'un empoisonnement.

En présence des faits soumis à mon examen, je conclus que l'enfant Vivien est mort empoisonné par un sel de fer, qui est probablement le sulfate de protoxyde.

La veuve Vivien ne peut donner aucune explication sur la présence d'un sel de fer dans les organes de son enfant ; elle prétend n'avoir pas commis le crime qui lui est imputé.

Pendant toute la durée des débats, la femme Vivien se cache le visage avec son mouchoir.

Après un important résumé de M. le président, le jury rapporte un verdict affirmatif, avec circonstances atténuantes.

La femme Vivien est condamnée aux travaux forcés à perpétuité.

Du sulfate de sesquioxyde de fer. — EXPÉRIENCES. — J'ai plusieurs fois administré à des chiens robustes et de moyenne taille, de 20 à 25 gr. de sulfate de sesquioxyde de fer, dans 100 gr. d'eau et aussi neutre que possible; j'ai lié l'œsophage. Les animaux sont morts en 15 ou 20 heures, après avoir éprouvé des accidents analogues à ceux que détermine le sulfate de protoxyde (voy. p. 47).

A l'ouverture des cadavres, on voit que l'intérieur de l'estomac présente l'aspect jaune du cuir tanné; on remarque çà et là, mais surtout à l'extrémité splénique plusieurs larges ecchymoses; la membrane muqueuse est en partie détruite, et sur les points où elle existe encore, on l'enlève facilement sous forme d'un feuillet *tanné*; cette couche empêche de voir d'abord que la tunique musculeuse est enflammée. On aperçoit à l'extérieur, aux endroits correspondants aux ecchymoses, de larges taches rouges ou d'un rouge noirâtre; les vaisseaux sanguins qui se distribuent aux parties ainsi tachées constituent des arborisations remarquables et sont gorgés d'un sang noir coagulé. Le duodénum et le commencement du jéjunum sont souvent le siège d'une assez vive inflammation. Les autres organes m'ont paru sains.

Après avoir lavé l'estomac pour enlever *tout* le sulfate de fer libre, on traite l'enduit jaune comme *tanné* par de l'acide chlorhydrique affaibli, et l'on obtient une proportion considérable de sesquichlorure de fer. L'estomac débarrassé de cet enduit, et parfaitement lavé, soumis à l'action du même acide, a également fourni du sesquichlorure. On en a également obtenu en agissant à froid, avec l'acide chlorhydrique très-étendu d'eau, sur le *foie, la rate, les reins, les poumons* et *le cœur*. L'urine renfermait aussi du fer.

Le sulfate de sesquioxyde de fer dissous dans l'eau agit, à peu de chose près, sur les décoctions végétales et sur les fluides animaux comme le sulfate de protoxyde; j'ai constamment opéré avec 1 gr. de sel dissous et 32 gr. du liquide organique. La décoction de *café* a précipité en noir, l'infusion de *pulmonaire* en brun verdâtre, la décoction de *ratanhia* en brun-marron, celle de *gaïac* en brun jaunâtre, celle de *pavots* en marron foncé, celle de *tamarins* (au bout de deux ou trois jours seulement) en brun jaunâtre, l'infusion de *thé* en noir (et le dépôt est très-abondant), la décoction d'écorce de *chêne* en noir. L'*albumine* fournit un précipité rouge flocconeux, et la liqueur conserve sa couleur.

Ces divers précipités, *parfaitement* lavés, fournissaient du sesquichlorure de fer, lorsqu'on les traitait par de l'acide chlorhydrique affaibli, et mieux encore lorsqu'on les carbonisait par l'acide azotique pur, et que l'on soumettait le charbon à l'action de l'acide chlorhydrique dilué. Les liqueurs surnageant les précipités retenaient une quantité considérable du sulfate de sesquioxyde de fer.

Du lactate de protoxyde de fer. — EXPÉRIENCES. — Lorsqu'on administre à des chiens robustes et de moyenne taille, à jeun, 20 ou 25 gr. de lactate de fer dissous dans 100 gr. d'eau, et qu'on lie l'œsophage pour empêcher le vomissement, les animaux meurent au bout de 15 à 18 heures, après avoir éprouvé les mêmes symptômes que ceux que l'on observe dans l'empoisonnement par le sulfate de protoxyde de fer. A l'ouverture des cadavres, on aperçoit dans l'estomac l'enduit jaune verdâtre dont j'ai parlé à l'occasion des deux sulfates de fer ; toutefois cet enduit est moins épais ; dès qu'on l'enlève, on voit que les tuniques sous-jacentes sont enflammées, ecchymosées, etc. Les autres organes paraissent à l'état normal.

Le lactate de protoxyde de fer est en aiguilles tétraédriques blanches, solubles dans l'eau ; il est inaltérable à l'air, à moins qu'il ne soit dissous, car alors il passe à l'état de *lactate* de sesquioxyde, qui est brun et déliquescent. Les alcalis, le cyanure jaune de potassium et de fer, la noix de galle, etc., agissent sur lui comme sur le sulfate de protoxyde. Lorsqu'on le verse dans une décoction de *ratanhia* ou de *quinquina*, ou dans une infusion de *pulmonaire*, il est précipité en noir ; la décoction de *tamarin* y fait naître un précipité jaunâtre, et celle de *gaïac* un précipité olivâtre. Ces divers précipités contiennent du fer ; il en reste surtout beaucoup dans les liqueurs qui les surnagent. Il est inutile de dire que l'on peut démontrer la présence du fer dans ces matières, ainsi que dans l'estomac et les organes où le lactate a été porté par absorption, à l'aide des procédés indiqués à l'occasion de la recherche du sulfate de protoxyde de fer.

Des préparations de chrome.

DU BICHROMATE DE POTASSE.

Action sur l'économie animale.

Expérience 1re. — Le bichromate de potasse injecté à la dose de 5 centigrammes dans la veine jugulaire d'un chien n'a produit aucun effet. Vingt centigrammes ont donné lieu à un vomissement non interrompu, et l'animal est mort au bout de six jours, sans aucun autre symptôme remarquable. A la dose de 50 centigr., il a causé la mort instantanément par la paralysie du cœur. L'estomac était enflammé.

Expérience II. — Appliqué sur le tissu cellulaire sous-cutané des chiens, il donne lieu à l'amaigrissement, à l'inflammation de la conjonctive, à la sécrétion d'un mucus purulent, et à la formation, dans le système bronchial, d'un mucus fibreux coagulé et coloré par du sang ; il produit en général une espèce de cachexie qui se dénote, entre autres symptômes, par une affection exanthématique. Un gr. 3 décigr. de ce sel, mis sous la peau du cou d'un chien, produisit d'abord de la lassitude, puis de l'aversion pour les aliments. Le second jour, l'animal eut des vomissements ; il s'écoula de ses yeux une matière purulente. Le troisième jour, paralysie des membres postérieurs. Le quatrième jour, respiration et déglutition difficiles. Le sixième jour, l'animal mourut. La plaie était peu enflammée ; mais le larynx, les bronches jusque dans leurs plus petites ramifications, contenaient des fragments de matière fibrineuse; les narines en étaient remplies, et la conjonctive de chaque côté était recouverte par une couche de mucus. Chez un autre chien, il se fit une éruption sur le dos, et les poils tombèrent.

EXPÉRIENCE III. — Introduit dans l'estomac des lapins, à la dose de 4 gr., il occasionne la mort au bout d'une demi-heure. Il détermine chez les chiens un prompt vomissement; séjournant plus longtemps dans l'estomac, il développe une inflammation qui, du reste, n'est ordinairement pas très-considérable. Un chien, ayant été tué en quinze minutes par ce poison, qui avait causé de violents vomissements, fut ouvert : la membrane muqueuse de la bouche et de toutes les premières voies était épaissie et enflammée à un haut degré; celle qui tapisse la grande courbure de l'estomac, vis-à-vis le cardia, était gangrenée et se déchirait avec les doigts. Les tuniques musculaire et péritonéale du même organe étaient fortement injectées.

OBSERVATION Ire. — Un ouvrier de la ville de Maryland, âgé de trente-cinq ans, voulant retirer d'un vase, à l'aide d'un siphon, une petite quantité de bichromate de potasse dissous, aspira trop fortement, et reçut dans la bouche un peu de la liqueur. Son premier mouvement fut de cracher; mais à peine s'était-il écoulé quelques minutes, qu'il éprouva une grande chaleur dans le gosier et dans l'estomac, et qu'il fut pris de vomissements de mucosités sanglantes. Ces vomissements continuèrent presque jusqu'à la mort, qui eut lieu cinq heures après l'accident. A l'ouverture du cadavre, le docteur Baer constata que la membrane muqueuse de l'estomac, du duodénum, et d'un cinquième environ du jéjunum, était réduite en lambeaux; ce qui en restait s'enlevait avec le manche du scalpel. Le reste du canal intestinal parut sain.

Ces faits semblent indiquer que le bichromate de potasse exerce son action sur le système nerveux, comme l'annoncent la paralysie, les convulsions, etc.; il paraît en général déterminer la mort en paralysant ce système (Gmelin; voyez aussi le mémoire du Dr Ducatel, inséré dans le tome VI des *Archives générales de médecine*, année 1834).

Traitement de l'empoisonnement.

Le bichromate de potasse, agissant surtout par l'excès d'acide qu'il renferme, doit d'abord être neutralisé, comme je l'ai dit en parlant des acides; ensuite on traitera l'inflammation d'après les principes connus (voyez t. I, p. 121).

Recherches médico-légales.

Le bichromate de potasse est sous forme de prismes rectangulaires d'une belle couleur rouge, solubles dans environ dix fois leur poids d'eau à 60 degrés, et insolubles dans l'alcool; la dissolution aqueuse rougit le tournesol ; elle précipite les sels de plomb et de bismuth en jaune ; ceux de protoxyde de mercure en un beau rouge orangé, et ceux d'argent en pourpre. Chauffée avec de l'acide chlorhydrique, elle donne du chlorure de chrome vert et du chlorure de potassium, et il se dégage du chlore.

DE L'ACIDE CHROMIQUE.

Lorsqu'on applique cet acide sur le derme dénudé, il se forme un ulcère extrêmement douloureux. C'est sans aucun doute à la présence de cet acide libre dans les cuves des teinturiers qui emploient le bichromate de potasse que l'on doit attribuer les ulcérations douloureuses dont les ouvriers de Glascow étaient atteints, et que le Dr Duncan a signalées le premier. Ces ulcérations s'étendent de plus en plus en profondeur, sans s'élargir, au point de traverser quelquefois l'épaisseur de l'avant-bras ou de la main. Cet effet remarquable d'une forte solution de bichromate de potasse est bien connu à Maryland, où cette substance est manufacturée en grand. Le Dr Baer l'a observé plus de vingt fois. Pour peu que l'épiderme fût enlevé, la solution produisait un ulcère douloureux, pénétrant, qui, en dépit de tout traitement, traversait l'épaisseur du membre, à moins que le malade ne fût promptement éloigné de l'atelier où la substance était préparée. Le Dr Baer dit même avoir vu se former des ulcères dans des parties du corps où il est sûr que la solution n'avait pu être appliquée immédiatement. Il pense qu'alors le mal était produit par l'acide chromique vaporisé et mêlé à l'atmosphère. D'un autre côté, la solution d'acide chromique la plus concentrée ne fait aucune impression sur la peau recouverte d'un épiderme intact.

Tout porte à croire que l'acide chromique introduit dans l'estomac agit comme les autres acides minéraux très-irritants (Ducatel, mémoire cité).

Cet acide est d'un rouge de rubis foncé, très-soluble dans l'eau et dans l'alcool ; chauffé avec de l'acide chlorhydrique, il donne du chlorure de chrome *vert ;* soumis à l'action de l'eau distillée bouillante, après avoir été mélangé avec du sucre, de l'amidon, etc., il est décomposé et fournit du protoxyde de chrome *vert.* Il précipite les sels de plomb, de bismuth, de protoxyde de mercure et d'argent, comme le chromate de potasse.

DU CHLORURE DE CHROME.

Il agit comme le bichromate de potasse, mais avec moins d'énergie. Des lapins qui avaient pris 3 grammes ½ de ce sel ne sont morts qu'au bout de vingt et une heures. Injecté dans les veines, il occasionne l'inflammation des poumons.

Il est solide, vert, d'une saveur douceâtre ; il précipite en vert grisâtre par les alcalis et par les carbonates alcalins, en vert par les sulfures solubles et par le cyanure jaune de potassium et de fer, et en brun par la noix de galle. L'acide sulfhydrique ne le trouble point. L'oxyde de chrome, séparé par les alcalis, fournit du chrome métallique, si on le traite par du charbon à une température élevée.

DU MOLYBDATE D'AMMONIAQUE.

Comment peut-on reconnaître que l'empoisonnement a eu lieu par le molybdate d'ammoniaque ?

Le molybdate d'ammoniaque est sous forme d'une masse demi-transparente, soluble dans l'eau, douée d'une saveur styptique et piquante, incristallisable, et décomposable au feu en ammoniaque qui se volatilise *en partie*, et en bioxyde de molybdène bleu ; on peut retirer le métal de cet oxyde en le chauffant fortement avec du charbon dans un creuset brasqué ; on voit que, pendant la décomposition de l'acide molybdique, l'oxygène s'est porté sur l'hydrogène d'une portion d'ammoniaque décomposée. Mis en contact avec un cylindre d'étain et un peu d'acide chlorhydrique, le molybdate d'ammoniaque est décomposé ; l'étain s'empare d'une partie de l'oxygène de l'acide molybdique, et il se précipite du molybdate de bioxyde de molybdène *bleu* : il se forme en même temps du bichlorure d'étain.

Action du molybdate d'ammoniaque sur l'économie animale.

Introduit dans l'estomac des chiens, à la dose de 4 grammes, il détermine le vomissement et la diarrhée ; 2 grammes, dissous dans 45 grammes d'eau, et donnés à un lapin, n'occasionnèrent que de l'inappétence pendant les deux premiers jours ; mais alors les battements de cœur s'affaiblirent sensiblement, et l'animal mourut dans le courant du troisième jour, en proie à de violentes convulsions qui durèrent un quart d'heure ; la membrane interne de l'estomac était le siége d'une violente inflammation. M. Gmelin pense qu'il y avait eu désoxydation de l'acide molybdique. Injecté dans la veine jugulaire des chiens de moyenne taille, à la dose de 50 centigrammes, il produit aussi le vomissement, la diarrhée, la faiblesse et la roideur des pattes postérieures ; mais l'animal ne meurt pas. (Gmelin.)

DES SELS D'URANE.

Comment peut-on reconnaître que l'empoisonnement a eu lieu par les sels d'urane?

Les sels de bioxyde d'urane sont doués d'une saveur astringente forte, sans mélange de saveur métallique; ils sont jaunes ou d'un blanc jaunâtre; la potasse fait naître dans leurs dissolutions un précipité d'uranate de potasse jaune. Les carbonates solubles les précipitent en jaune-citron; l'acide sulfhydrique ne les trouble pas; les sulfures y produisent un dépôt noirâtre de sulfure d'urane; le cyanure jaune de potassium et de fer y occasionne un précipité rouge de sang, et l'infusion de noix de galle un précipité chocolat.

Action des sels d'urane sur l'économie animale.

Ces sels ont peu d'action sur l'estomac, et ne déterminent le vomissement qu'à haute dose. Les lapins ne les rejettent pas, et éprouvent une inflammation de l'estomac qui les fait périr. Introduits dans le système veineux, ils occasionnent promptement la mort, en détruisant l'irritabilité du cœur, et en coagulant le sang. Il est à remarquer toutefois que l'azotate d'urane ne coagule point ce fluide (Gmelin).

DES SELS DE CÉRIUM.

Comment peut-on reconnaître que l'empoisonnement a eu lieu par les sels de cérium?

Les sels solubles de protoxyde de cérium ont une saveur sucrée; ils sont tous précipités en blanc par le cyanure jaune de potassium et de fer, et par l'oxalate d'ammoniaque; mais le premier de ces précipités se dissout dans les acides azotique et chlorhydrique, tandis que le second y est insoluble. L'infusion de noix de galle et l'acide sulfhydrique ne les troublent point, mais les sulfures les précipitent en blanc (sulfure de cérium). L'ammoniaque en sépare de l'oxyde de cérium blanc, dont on peut retirer le métal à l'aide du charbon, à une température élevée, dans un creuset brasqué.

Action des sels de cérium sur l'économie animale.

Ces sels sont tellement peu actifs, qu'ils n'ont pas même déterminé le vomissement chez les chiens auxquels on les a administrés. Injectés à forte dose dans le système veineux, ils tuent instantanément, non pas en détruisant l'irritabilité du cœur, ni en coagulant le sang, mais en donnant lieu à une congestion cérébrale (Gmelin).

DES SELS DE MANGANÈSE.

Comment peut-on reconnaître que l'empoisonnement a eu lieu par les sels de manganèse ?

Les sels de manganèse sont incolores ou rosés ; la potasse, la soude et l'ammoniaque, en séparent un oxyde blanc, qui ne tarde pas à jaunir et à brunir, en absorbant l'oxygène de l'air pour passer à l'état de bioxyde ; chauffé avec du charbon dans un creuset brasqué, à une température très-élevée, cet oxyde fournit le métal. Les carbonates, les phosphates, les borates solubles, et le cyanure jaune de potassium et de fer, précipitent les sels de manganèse purs en blanc ; l'acide sulfhydrique ne les trouble point, tandis que les sulfures les précipitent en blanc rosé sale.

Action des sels de manganèse sur l'économie animale.

Le sulfate de manganèse, introduit à haute dose dans l'estomac des chiens, occasionne le vomissement. Les lapins le supportent assez bien ; toutefois, si la dose est trop forte, il survient une inflammation de l'estomac, des convulsions, la paralysie, et la mort. Appliqué sur le tissu cellulaire sous-cutané, le sulfate de manganèse est sans action. Injecté à petite dose dans le système veineux, il se borne à faire vomir ; mais, si la dose est plus forte, il tue instantanément en détruisant l'irritabilité du cœur, ou bien il détermine une forte paralysie apoplectique, dont l'animal se relève au bout de quelque temps, et qui finit cependant par amener la mort. Les symptômes qui se manifestent dans ce dernier cas sont le vomissement, l'inappétence, et un grand abattement. L'estomac, l'intestin grêle, le foie, la rate, et même le cœur, offrent des traces non équivoques d'inflammation ; tous les intestins et les gros vaisseaux sont fortement colorés par la bile. (Gmelin.)

DES SELS DE NICKEL.

Comment peut-on reconnaître que l'empoisonnement a eu lieu par les sels de nickel ?

Les dissolutions de nickel sont vertes, d'une saveur d'abord sucrée et astringente, puis âcre et métallique ; la potasse, la soude, et l'ammoniaque, séparent un oxyde vert, très-soluble dans l'ammoniaque, qui se trouve colorée en bleu ; l'oxyde précipité, traité par le charbon à une température élevée, fournit le nickel. Les dissolutions de nickel sont précipitées en blanc jaunâtre, tirant au vert, par le cyanure jaune de potassium et de fer ; en flocons blanchâtres, par l'infusion alcoolique de noix de galle ; en noir, par les sulfures et par l'acide sulfhydrique : celui-ci ne les précipite qu'autant qu'elles sont peu acides.

Action des sels de nickel sur l'économie animale.

Le sulfate de nickel, introduit dans l'estomac des chiens, occasionne le vomissement. Il tue subitement, si on l'injecte à assez forte dose dans le système veineux ; si la quantité est moins considérable, il produit le vomissement et la diarrhée, l'amaigrissement, l'affaiblissement du corps, une cachexie générale, etc. Les lapins à qui on a administré le même sel périssent au milieu des convulsions, et, à l'ouverture des cadavres, on trouve que l'estomac a été enflammé. Le sulfate de nickel peut être appliqué impunément sur le tissu celullaire sous-cutané ; il ne détermine même pas le vomissement. (Gmelin.)

DES SELS DE COBALT.

Comment peut-on reconnaître que l'empoisonnement a eu lieu par les sels de cobalt ?

Presque tous les sels de cobalt sont d'une couleur rose. La potasse, la soude, et l'ammoniaque, en précipitent un oxyde bleu, dont on peut retirer le métal à l'aide du charbon et d'une température élevée ; cet oxyde se dissout dans l'ammoniaque en fournissant un liquide rouge, si le sel de cobalt est pur. L'acide sulfhydrique ne les précipite point ; les sulfures les précipitent en noir, le cyanure jaune de potassium et de fer en vert d'herbe, et les carbonates, les phosphates, les arséniates, et les oxalates, en rose.

Action des sels de cobalt sur l'économie animale.

Ils agissent comme les sels de nickel, avec cette différence qu'ils occasionnent des vomissements, lorsqu'on les met en contact avec le tissu cellulaire sous-cutané (Gmelin).

DES SELS DE PLATINE.

Comment peut-on reconnaître que l'empoisonnement a eu lieu par les sels de platine ?

Le chlorure de platine est en cristaux bruns déliquescents, très-solubles dans l'eau, et décomposables par le feu en laissant du platine ; mais le plus souvent il existe sous forme d'un liquide jaune, s'il est étendu, et brun quand il est concentré, d'une saveur styptique désagréable : ce solutum fournit avec la potasse et les sels de potasse un précipité jaune-serin, cristallin, grenu, dur, adhérent aux parois du verre. L'ammoniaque et les sels ammoniacaux le précipitent également en jaune-serin ; ces précipités ne se forment qu'autant que les dissolutions sont moyennement concentrées. La soude ne trouble le chlorure de platine que lorsque les dissolutions sont très-concentrées; l'iodure de potassium, étendu de beaucoup d'eau, lui communique une teinte jaune qui se fonce peu à peu, et qui, au bout de dix à quinze minutes, passe au rouge vineux : ce caractère est un des plus sensibles pour découvrir un sel de platine. L'acide sulfhydrique et le sulfate de protoxyde de fer ne précipitent point le chlorure de platine; les sulfures le précipitent en noir, et le cyanure de potassium et de fer en jaune-serin.

Action des sels de platine sur l'économie animale.

Les sels de platine, introduits dans l'estomac ou injectés dans le système veineux, donnent lieu à des vomissements violents, à une diarrhée dysentérique, et à une inflammation de l'estomac et des intestins : les désordres sont plus marqués lorsque ces sels sont injectés dans les veines que quand ils sont introduits dans l'estomac; en effet, dans ce dernier cas, l'inflammation est bornée à l'estomac et à l'intestin grêle; tandis que dans l'autre elle intéresse en outre le colon et la vessie. Appliqués sur le tissu cellulaire sous-cutané, les sels dont il s'agit ont peu ou point d'action, puisque 6 grammes de chlorhydrate ammoniacal de platine ont à peine déterminé le vomissement, et encore pourrait-on supposer que ce symptôme était le résultat de la grande irritation produite par la plaie, qui était fort considérable. (Gmelin.)

DES SELS DE PALLADIUM.

Comment peut-on reconnaître que l'empoisonnement a eu lieu par les sels de palladium ?

Les sels de protoxyde de palladium sont rouges ou jaunes brunâtres; la potasse en précipite un oxyde hydraté orangé, dont on peut retirer le métal par une calcination violente. L'acide sulfhydrique et les sulfures les précipitent en brun noirâtre, le cyanure jaune de potassium et de fer en jaune; le fer, le zinc, le cuivre, et le sulfate de protoxyde de fer en séparent le palladium.

Action des sels de palladium sur l'économie animale.

Le chlorure de palladium, introduit dans l'estomac des chiens, occasionne le vomissement et la diarrhée; il détermine la mort des lapins, après avoir donné lieu à une inflammation de l'estomac, dont la marche n'est pas très-rapide; la vessie est également enflammée, et il y a sécrétion d'urine sanguinolente. Injecté dans le système veineux, même à très-petite dose, il tue presque instantanément en détruisant l'irritabilité du cœur, et en coagulant le sang. (Gmelin.)

DES SELS D'IRIDIUM.

Comment peut-on reconnaître que l'empoisonnement a eu lieu par les sels d'iridium ?

Quoique l'iridium puisse former plusieurs séries de sels par la combinaison des acides avec les quatre oxydes qu'il fournit, suivant Berzelius, on ne connaît qu'un petit nombre de ces sels. Le sulfate de *tritoxyde* de Berzelius est jaune, incristallisable, soluble dans l'eau et dans l'alcool. La dissolution, de couleur orange, n'est point précipitée par les alcalis ; toutefois le chlorure de baryum y fait naître un précipité de sulfate de baryte, coloré en jaune de rouille par le tritoxyde d'iridium. Tous les sels à simple base d'iridium, calcinés avec de la potasse, donnent de l'iridium métallique.

Action des sels d'iridium sur l'économie animale.

Les sels d'iridium peu solubles sont sans action ; ceux qui se dissolvent mieux se bornent à faire vomir et à purger les chiens ; quant aux lapins, comme ils ne peuvent point vomir, ils périssent probablement par suite de l'inflammation de l'estomac et des intestins grêles. Injectés dans le système veineux, les sels dont je parle paraissent ne rien produire d'abord, mais plus tard la mort arrive subitement, probablement par suite de l'anéantissement de l'irritabilité du cœur. (Gmelin.)

DES SELS DE RHODIUM.

Comment peut-on reconnaître que l'empoisonnement a eu lieu par les sels de rhodium ?

Les sels de rhodium sont d'un rouge intense jaune ou brun, si leurs dissolutions sont concentrées, et roses, si elles sont étendues. Les carbonates alcalins, l'acide sulfureux, et le cyanure jaune de potassium et de fer, ne les troublent point ; les alcalis caustiques en précipitent, au bout d'un certain temps, un oxyde jaune verdâtre ; le zinc et le fer en séparent le rhodium à l'état métallique.

Action des sels de rhodium sur l'économie animale.

Le chlorure de rhodium et de sodium, introduit dans l'estomac, n'exerce aucune action nuisible ; il est très-peu actif lorsqu'il est injecté dans les veines, puisque les animaux ne périssent, même lorsqu'il a été employé à forte dose, qu'au bout de quatre à cinq jours, et l'on ne découvre après la mort qu'une légère inflammation de l'estomac, de l'intestin grêle, et des poumons. (Gmelin.)

DU PEROXYDE D'OSMIUM (ACIDE OSMIQUE).

Comment peut-on reconnaître que l'empoisonnement a eu lieu par le peroxyde d'osmium ?

Le peroxyde d'osmium est incolore, transparent, très-brillant, et cristallisable ; il a une saveur très-caustique, analogue à celle de l'huile de girofle ; il a une odeur très-désagréable ; il est flexible comme la cire, plus fusible qu'elle, et *très-volatil*. Il est très-soluble dans l'eau ; cette dissolution bleuit par l'infusion de noix de galle ou par une lame de zinc : elle noircit sur-le-champ lorsqu'elle est en contact avec des matières organiques humides.

Action du peroxyde d'osmium sur l'économie animale.

La dissolution d'oxyde d'osmium dans l'eau peut être introduite impunément, à la dose de 8 grammes, dans le système veineux des chiens : 60 grammes de cette liqueur, injectés dans la veine jugulaire des mêmes animaux, ont déterminé une évacuation alvine ordinaire, l'inappétence, des vomissements de matières écumeuses, de la fatigue, la difficulté de respirer, de légères convulsions, et la mort au bout d'une heure. A l'ouverture du cadavre, faite immédiatement après, on vit que les poumons étaient remplis d'un liquide séreux qui les paralysait et jetait le désordre dans leurs dépendances ; le ventricule droit du cœur, ainsi que le foie, les reins, la rate, et les veines de l'abdomen, étaient gorgés d'un sang noir, liquide, qui ne se coagula que longtemps après. On ne découvrit nulle part de traces d'inflammation.

Introduite dans l'estomac des chiens à la dose de 40, 48 à 60 grammes, la dissolution d'osmium agit essentiellement comme émétique ; en sorte qu'elle est presque entièrement rejetée sans occasionner d'accidents notables ; la portion qui n'est pas vomie, et qui traverse le canal intestinal, est réduite à l'état métallique par les fluides animaux, et sort avec les excréments sous forme de flocons noirs, qui sont de l'osmium métallique. (Gmelin.)

De l'empoisonnement produit par des mélanges de substances vénéneuses.

Depuis quelques années, les recueils scientifiques ont fait mention d'empoisonnements occasionnés par des mélanges d'acide arsénieux et de laudanum, d'azotate de protoxyde de mercure et de vert-de-gris, etc. Les symptômes et les lésions de tissu déterminés par ces mélanges ont été décrits par les médecins qui les avaient observés ; mais personne, que je sache, ne s'est occupé de la partie chimique de ces empoisonnements composés. J'ai cru devoir étudier ce sujet avec d'autant plus de soin que des phénomènes remarquables, et j'oserai dire inattendus, se sont présentés à mon observation. Plusieurs fois des poisons, que l'on n'aurait pas cru susceptibles de se décomposer, ont fortement réagi les uns sur les autres, en sorte que, lorsqu'on les cherchait par des réactifs propres à les déceler séparément, on ne découvrait que le produit de ces réactions, c'est-à-dire les composés qui s'étaient formés. Je n'hésite pas à le dire, l'expert le plus versé dans les opérations chimiques, s'il avait à reconnaître un empoisonnement par quelques-uns des mélanges dont je vais faire mention, commettrait les erreurs les plus graves s'il ne possédait pas les données qui font la base de ce travail ; il pourrait par exemple conclure, d'après un certain nombre d'expériences, qu'un individu a été empoisonné : 1° par un mélange d'acide arsénique et de protochlorure de mercure ou de mercure métallique, tandis que l'empoisonnement aurait eu lieu par du sublimé corrosif et de l'acide arsénieux ; 2° par l'acide antimonique (peroxyde), mélangé de tartrate de protoxyde et de protochlorure de mercure, lorsqu'il n'y aurait eu d'avalé que du sublimé corrosif et de l'émétique. Je pourrais multiplier les citations, si celles-ci ne suffisaient pas pour faire sentir toute l'importance de ces recherches.

Je déterminerai, d'une part, quels sont les effets des principaux réactifs sur des mélanges des poisons minéraux les plus importants, et j'agirai, pour chacun de ces mélanges, avec des dissolutions concentrées. Ce problème résolu, je m'occuperai des moyens de séparer les poisons qui constituent les mélanges, et si ce but ne peut pas être atteint, je donnerai du moins les procédés qui permettent d'apprécier la nature des métaux ou des oxydes métalliques qui constituent ces poisons (1).

---

(1) Mes expériences ont été faites avec des réactifs purs, et je mets d'autant plus d'empressement à le déclarer, qu'ayant eu l'occasion d'en répéter un certain nombre, en employant des dissolutions et des réactifs que l'on considérait comme purs, et qui ne l'étaient pas, je n'ai pas toujours obtenu les résultats énoncés. Je dois encore prévenir que, dans la partie analytique des opérations auxquelles je me suis livré, j'ai eu principalement pour but de déterminer la *nature* des poisons, et non pas d'en apprécier *les proportions d'une manière rigoureuse.* Si telle eût été mon intention, j'aurais eu souvent recours à d'autres méthodes que celles que j'ai proposées. Je ne l'ai point fait, parce que cela m'a semblé inutile, et parce que les méthodes dont je veux parler ne seraient pas à la portée des experts peu habitués à ce genre de recherches.

Mélange de sublimé corrosif et d'acide arsénieux.

Dissolution concentrée ; trois volumes de sublimé corrosif et autant d'acide arsénieux. L'acide *sulfhydrique* y fait naître un précipité jaune sale avec quelques parcelles noires (mélange de sulfure jaune d'arsenic et de sulfure de mercure noir) ; en ajoutant de l'ammoniaque, on dissout le sulfure d'arsenic, et il ne reste que du sulfure de mercure noir. Le *sulfate de cuivre ammoniacal* précipite la dissolution en jaune verdâtre : c'est un mélange d'arsénite de cuivre vert et du précipité blanc que fait naître l'excès d'ammoniaque du réactif dans le sublimé. L'*azotate d'argent*, s'il est acide, produit un précipité blanc de chlorure d'argent ; mais, si on ajoute un peu d'ammoniaque, le dépôt devient légèrement jaunâtre, parce qu'il se forme de l'arsénite d'argent.

La *potasse* caustique fournit un précipité *blanc*, qui devient *noir* si l'on ajoute un excès d'alcali ; tandis que le sublimé seul précipiterait en jaune, et que l'acide arsénieux ne serait point troublé par cet alcali. Le premier de ces précipités, celui qui est blanc, est formé de protochlorure de mercure et d'arséniate de protoxyde de mercure ; le précipité noir est du mercure métallique et du protoxyde noir ; d'où il suit que l'acide arsénieux a passé à l'état d'acide arsénique, tandis que le sublimé corrosif se trouve transformé en protochlorure d'abord, puis en mercure. Voici les expériences qui mettent cette assertion hors de doute : si, après avoir lavé le précipité blanc, on le laisse sécher sur un filtre, on verra qu'il est d'un blanc jaunâtre ; traité par l'acide azotique faible, à froid, il se dissoudra en partie (l'arséniate de protoxyde de mercure), et la dissolution précipitera en noir par la potasse ; la portion non dissoute, lavée, desséchée et chauffée dans un tube de verre, se sublimera comme le protochlorure de mercure, et le produit de la sublimation offrira toutes les propriétés de ce protochlorure. Si l'on examine la liqueur dans laquelle se sont déposés d'abord le protochlorure de mercure, puis le mercure métallique, on verra qu'elle est très-alcaline ; si on la sature par l'acide chlorhydrique pur, après l'avoir filtrée, qu'on l'évapore jusqu'à siccité, et qu'on dissolve le produit de l'évaporation dans l'eau, on obtiendra un *solutum* que le sulfate de cuivre précipitera en bleu (arséniate), et dans lequel l'azotate d'argent fera naître un précipité blanc de chlorure d'argent mélangé d'*arséniate d'argent rouge* : donc, par suite de l'action de la potasse sur le mélange de sublimé et d'acide arsénieux une partie de cet acide se transforme en acide arsénique.

L'ammoniaque versée dans la dissolution concentrée de sublimé et d'acide arsénieux y fait naître un précipité blanc, beaucoup plus soluble dans l'ammoniaque que ne l'est le précipité fourni par cet alcali et le sublimé corrosif sans mélange.

Une lame de cuivre et la petite pile, composée d'une lame d'or et d'une feuille d'étain roulée en spirale, se comportent avec cette dissolution comme avec le sublimé corrosif.

Analyse. On séparera aisément le sublimé corrosif de l'acide arsénieux, en traitant la poudre ténue par l'éther sulfurique à froid, et en agitant de temps en temps dans un flacon à l'émeri bien bouché ; le sublimé seul sera dissous ; on décantera la liqueur, et on l'évaporera pour obtenir le bichlorure à l'état solide. Le même moyen devrait être employé si les deux poisons étaient dissous dans l'eau, l'éther jouissant de la propriété d'enlever à ce liquide une grande partie du bichlorure de mercure qu'il tient en dissolution, et n'agissant pas sur le *solutum* arsenical.

On lit dans le tome V des *Archives générales de médecine* une observation rapportée par Julia-Fontenelle, dans laquelle il s'agit d'un élève en pharmacie qui avala, dans le dessein de se suicider, 4 gr. de sublimé corrosif mêlé à 6 gr. d'acide arsénieux.

Mélange de sublimé corrosif et d'acétate de cuivre.

Dissolution concentrée ; trois volumes de sublimé corrosif et autant d'acétate. L'acide *sulfhydrique* les précipite en noir, la *potasse* en beau vert ; ce dernier est un mélange de bioxyde de mercure jaune et de bioxyde de cuivre bleu. Si on traite le mélange de ces deux oxydes par un peu d'ammoniaque, on dissout celui de cuivre, et l'on obtient de l'acétate ammoniaco-cuivreux bleu soluble, et du chloramide de mercure blanc insoluble. Le cyanure jaune de potassium et de fer produit dans le mélange des deux dissolutions un précipité brun-marron, au milieu duquel on voit des parcelles blanchâtres. Une *lame de cuivre* se comporte comme si le sublimé était seul ; une *lame de fer* en sépare du cuivre, pourvu que le mélange soit légèrement acidulé.

Analyse. On traite les deux sels pulvérulents par l'éther, qui dissout le sublimé sans agir sur l'acétate de cuivre ; on agit par conséquent comme il a été dit à l'occasion du mélange de sublimé corrosif et d'acide arsénieux.

Mélange de sublimé corrosif et d'acétate de plomb.

Dissolution concentrée ; trois volumes de sublimé et autant d'acétate. L'acide sulfhydrique y fait naître un précipité noir de sulfures de mercure et de plomb ; la potasse en sépare les oxydes de mercure et de plomb ; le mélange est blanc mêlé de jaune, et devient jaunâtre, puis rouge, par un excès d'alcali : alors tout le protoxyde de plomb a été redissous. L'ammoniaque, l'acide sulfurique et les sulfates précipitent la dissolution en blanc, les chromates solubles en jaune, et l'iodure de potassium en rouge clair capucine (mélange d'iodure de plomb jaune et de biiodure de mercure carmin). Une lame de cuivre brunit dans cette dissolution comme dans le sublimé, et devient blanche, brillante, argentine par le frottement.

Analyse. On séparera le sublimé corrosif de l'acétate de plomb au moyen de l'éther (voy. p. 77).

Mélange de sublimé corrosif et de tartrate de potasse et d'antimoine.

Dissolution concentrée ; trois volumes de sublimé et autant de tartrate. La liqueur se trouble dans l'instant même, et continue à blanchir lorsqu'on y ajoute de l'eau ; le précipité blanc ramassé se trouve être un mélange de protochlorure et d'un peu de tartrate de protoxyde de mercure ; en effet, qu'on le traite par l'acide azotique faible à froid, on ne dissoudra que le tartrate de mercure ; et en versant de la potasse dans la dissolution azotique, on obtiendra de l'oxyde noir de mercure et un mélange d'azotate et de tartrate de potasse. La portion non dissoute par l'acide azotique est du protochlorure de mercure, comme on peut s'en convaincre en la sublimant dans un tube de verre, après l'avoir lavée et desséchée. Si, au lieu de traiter le précipité blanc par l'acide azotique faible, on le chauffe dans un tube de verre, on obtient du protochlorure de mercure qui se sublime, du charbon et un atome de mercure métallique provenant de la petite quantité de tartrate de protoxyde de mercure qui a été décomposée. Il résulte de ces faits que le protoxyde d'antimoine de l'émétique passe à un degré d'oxydation supérieur, à l'état d'acide *antimonique,* aux dépens de l'oxygène de l'eau ; le sublimé corrosif se trouve réduit à l'état de protochlorure et il s'est formé du tartrate de protoxyde de mercure insoluble. La liqueur doit donc contenir et contient en effet de l'acide antimonique, comme je vais l'établir en parlant de l'action de la potasse sur le mélange de sublimé et d'émétique.

Si on verse dans le mélange trouble et étendu d'eau de l'acide *sulfhydrique,* la liqueur devient rouge, comme si l'émétique était seul ; mais elle ne tarde pas à déposer un précipité olive, qui est un mélange de sulfure rouge d'antimoine et de sulfure noir de mercure. L'infusion alcoolique de noix de galle ne précipite ce mélange en gris blanc jaunâtre qu'autant qu'il n'est pas étendu de beaucoup d'eau. L'iodure de potassium, employé en très-petite quantité, le précipite en jaune, qui passe de suite au rose clair, et qui devient d'un beau rouge carmin par l'addition d'une petite quantité d'iodure; ce précipité paraît plus soluble dans un excès d'iodure de potassium que le biiodure de mercure préparé en décomposant un sel de bioxyde de mercure par l'iodure de potassium.

La *potasse* fournit, avec ce mélange trouble, un précipité *noir* abondant, tandis que le sublimé seul précipite en jaune, et l'émétique en blanc par cet alcali. Ce précipité est du protoxyde noir de mercure, et il suffit de le mettre sur un filtre et de le dessécher pour apercevoir le mercure métallique, même à l'œil nu; d'où il suit que le protochlorure et le tartrate de protoxyde ont été décomposés par la potasse et par le protoxyde d'antimoine, et que celui-ci, en se suroxydant, a dû passer à l'état d'acide antimonique; la liqueur doit donc contenir du chlorure, du tartrate et de l'antimoniate de potassium et de la potasse en excès. On peut s'assurer que telle est sa composition en la faisant évaporer jusqu'à pellicule; le chlorure de potassium seul cristallisera (on sait combien le tartrate de potasse cristallise difficilement) et pourra être facilement séparé. La liqueur contenant du tartrate, de l'antimoniate de potasse et de la potasse, sera saturée avec ménagement par l'acide sulfurique affaibli, qui précipitera l'acide antimonique, facile à reconnaître après l'avoir filtré et lavé. La nouvelle liqueur filtrée, composée de tartrate et de sulfate de potasse, sera décomposée par l'eau de chaux, qui en précipitera du tartrate de chaux blanc.

L'ammoniaque fait naître dans le mélange de sublimé et d'émétique, un précipité gris noirâtre qui semble formé d'un mélange de blanc et de noir; ce précipité doit contenir du protoxyde de mercure, et il doit s'être passé quelque chose d'analogue à ce qui a lieu avec la potasse.

Une lame de cuivre placée dans cette dissolution brunit et devient blanche, brillante, argentine, par le frottement, comme avec le sublimé.

Analyse. On traitera le mélange de sublimé corrosif et d'émétique par l'éther, qui dissoudra une grande partie du premier, et n'agira pas sur l'autre (voy. p. 77).

Mélange de parties égales de sublimé corrosif et de quelques acides.

Dissolution de bichlorure de mercure et acide sulfurique. Il se forme un précipité blanc cristallin de bichlorure de mercure: l'acide sulfurique s'est borné à enlever l'eau qui tenait le sublimé en dissolution; aussi suffit-il d'ajouter un peu de ce liquide pour redissoudre le bichlorure. Cette dissolution rougit le tournesol, et précipite en noir par l'acide sulfhydrique, en jaune par la potasse, en rouge carmin par l'iodure de potassium, en blanc par le cyanure jaune de potassium et de fer, en blanc jaunâtre par l'eau de baryte, et le précipité se dissout en partie dans l'acide azotique (il ne reste que du sulfate de baryte blanc). L'ammoniaque ne la trouble point; le cuivre est terni sur-le-champ et devient blanc, brillant, argentin, par le frottement.

Dissolution de sublimé corrosif et acide azotique. Elle rougit fortement le tournesol; l'acide sulfhydrique, la potasse, l'iodure de potassium, et le cyanure de potassium et de fer, la précipitent comme si le sublimé était seul; l'ammoniaque ne la trouble point, tandis qu'elle précipite le bichlorure de mercure en blanc; le cuivre est terni sur-le-champ par le mercure qui se dépose; mais bientôt après, si l'acide azotique n'est pas trop étendu, il se dégage du gaz bioxyde d'azote, qui passe à l'état d'acide hypoazotique orangé par l'action de l'air.

Dissolution de sublimé corrosif et acide phosphorique. Elle rougit le tournesol. L'acide sulfhydrique la précipite en noir, la potasse en jaune, et l'eau de chaux en blanc (phosphate de chaux), à moins que la proportion de sublimé ne soit très-forte, car alors le précipité est jaune (bioxyde de mercure mêlé de phosphate de chaux). L'azotate d'argent y fait naître un précipité blanc de chlorure d'argent, qui devient jaune par places (phosphate d'argent) quand on y ajoute de la potasse; une lame de cuivre est ternie sur-le-champ, et elle devient blanche, brillante, argentine, par le frottement.

Analyse des mélanges de sublimé et d'acide sulfurique, azotique ou phosphorique. On saturerait les acides libres par la potasse, dont on se garderait bien d'employer un excès; on évaporerait à siccité, puis on chaufferait: le bichlorure de mercure se sublimerait, et il resterait du sulfate, de l'azotate ou du phosphate de potasse, dans lesquels on déterminerait aisément la présence et la proportion des acides.

Dissolution de sublimé et acide oxalique. Elle rougit le tournesol, et précipite en noir par l'acide sulfhydrique, en jaune par la potasse, en rouge-carmin par l'iodure de potassium; l'eau de chaux la précipite en blanc (oxalate de chaux), à moins qu'il n'y ait beaucoup de sublimé, car alors il se forme d'abord un précipité blanc qui se ramasse au fond du verre, et quelques instants après, il se dépose du bioxyde de mercure jaune, qui reste sur l'autre précipité, jusqu'à ce que l'on agite la liqueur. L'azotate d'argent fournit avec le mélange de sublimé et d'acide oxalique un précipité blanc soluble dans l'ammoniaque, et en partie soluble dans l'acide azotique, qui dissout l'oxalate d'argent et laisse le chlorure de ce métal; une lame de cuivre est ternie par cette dissolution, et prend par le frottement un aspect brillant et argentin.

On analyserait ce mélange en saturant l'acide oxalique par la potasse, et en traitant par l'alcool, qui dissoudrait le sublimé, et n'agirait pas sensiblement sur l'oxalate : ce sel serait ensuite décomposé par l'acétate de plomb, qui donnerait de l'oxalate de plomb insoluble, dont on retirerait l'acide oxalique par les procédés ordinaires.

Mélange d'azotate de protoxyde de mercure et de vert-de-gris.

On lit dans le numéro d'avril 1831 du *Journal d'Édimbourg* qu'un garçon boucher périt au bout de trois heures, pour avoir avalé sept parties de mercure dissous dans huit d'acide azotique et mélangé d'*un peu* de vert-de-gris (observ. rapportée par M. Bigsley).

Dissolution concentrée ; trois volumes d'azotate de protoxyde et autant d'acétate de cuivre. A peine ce mélange est-il fait, qu'il se produit un précipité blanc d'acétate de protoxyde de mercure, et il reste en dissolution de l'azotate de bioxyde de cuivre, facile à reconnaître. On détermine la nature du précipité en en traitant une portion par l'acide sulfurique pour en dégager l'acide acétique, et une autre portion par la potasse, qui en sépare une masse noire (protoxyde de mercure), de laquelle il est aisé de retirer du mercure métallique, après l'avoir desséchée. Il résulte de ce qui précède que les experts n'auront jamais à expérimenter sur un mélange de pareilles dissolutions concentrées. Si, au lieu d'agir ainsi, on triture du *vert-de-gris* avec de l'*azotate de protoxyde de mercure* solide, et qu'on y ajoute de l'eau distillée, on verra, après l'avoir filtré, que la liqueur est formée d'azotate de bioxyde de cuivre et d'une petite quantité de sel de protoxyde de mercure ; en effet, une lame de cuivre en séparera du mercure métallique, et l'ammoniaque y fera naître un précipité bleu, qui ne sera pas entièrement soluble dans un excès de cet alcali. La portion non dissoute par l'eau contient de l'acétate de protoxyde de mercure, et tout l'oxyde de cuivre du vert-de-gris qui n'était pas combiné avec l'acide acétique. Ce précipité, bien lavé et traité par la potasse à froid, fournira de l'acétate de potasse soluble et de l'oxyde noir de mercure mélangé d'oxyde de cuivre. Si on filtre, la liqueur dégagera de l'acide acétique par l'acide sulfurique, tandis que les deux oxydes restés sur le filtre, s'ils sont desséchés et chauffés dans un tube de verre, donneront de l'oxygène, du mercure métallique, et un résidu de bioxyde de cuivre.

Si la dissolution formée de trois volumes d'azotate de protoxyde de mercure et d'autant d'acétate de cuivre est très-étendue d'eau, elle se trouble à peine et précipite en noir par l'acide sulfhydrique, en olive très-foncé, presque noir par la potasse. Ce précipité, traité par l'ammoniaque, donne un sel ammoniaco-cuivreux bleu céleste, soluble, et du protoxyde noir de mercure insoluble. L'acide chlorhydrique précipite

II. 6

ce mélange en blanc; le cyanure jaune de potassium et de fer, en brun-marron, d'autant plus foncé que la proportion du sel cuivreux est plus forte; le chromate de potasse, en cannelle clair; l'acide arsénieux, en blanc verdâtre clair; enfin une lame de fer en sépare du cuivre.

Mélange d'azotate de protoxyde de mercure et d'acide arsénieux.

L'acide arsénieux fournit, avec l'azotate de protoxyde de mercure, un précipité blanc insoluble dans l'acide arsénieux, et soluble dans l'acide azotique. S'il s'agissait d'analyser une poudre composée de ces deux corps, on la traiterait par le carbonate de potasse, qui fournirait de l'arsénite de potasse soluble et du carbonate de mercure insoluble; la liqueur serait acidulée et décomposée par un courant de gaz sulfhydrique, pour avoir du *sulfure d'arsenic;* le précipité serait chauffé et donnerait du mercure métallique.

Mélange d'azotate de protoxyde de mercure et d'acétate de plomb.

Dissolution concentrée, parties égales. Il se forme un précipité blanc d'acétate de protoxyde de mercure. Si on a préalablement étendu les liqueurs d'eau, la dissolution conserve sa transparence. La potasse la précipite en noir mêlé de blanc, qui, par l'agitation, devient olive clair; l'acide sulfhydrique, en noir; l'acide chlorhydrique, en blanc (proto-chlorure de mercure); l'iodure de potassium, en jaune verdâtre sale; le chromate de potasse, en jaune orangé; le cyanure jaune de potassium et de fer, en blanc; une lame de cuivre brunit et devient blanche, brillante, argentine, par le frottement.

On analyserait un pareil mélange en l'étendant d'eau, et en y versant de l'acide chlorhydrique, qui précipiterait le sel de mercure à l'état de protochlorure, et qui formerait, avec le plomb, du protochlorure soluble dans la quantité d'eau que contient la dissolution.

Mélange d'azotate de protoxyde de mercure et d'émétique.

Dissolution concentrée ou affaiblie. Elles se décomposent mutuelle-ment, et il en résulte un précipité blanc de tartrate de protoxyde de mercure. S'il s'agissait d'analyser un pareil mélange pulvérulent, il faudrait le traiter par le carbonate de potasse, qui le transformerait en carbonate de mercure et en oxyde d'antimoine insoluble, et en azotate et tartrate de potasse solubles; le précipité, bouilli avec l'acide azotique, fourni-rait de l'azotate de bioxyde de mercure soluble et de l'oxyde d'antimoine insoluble. Quant à la liqueur, on la traiterait par l'eau de chaux, qui précipiterait l'acide tartrique à l'état de tartrate de chaux, et laisserait dans la dissolution de l'azotate de potasse, de la potasse, et l'excès de chaux ; on l'évaporerait jusqu'à siccité, et on la distillerait avec de l'acide sulfurique pour obtenir de l'acide azotique.

Mélange d'azotate de bioxyde de mercure et d'acide arsénieux.

L'acide arsénieux précipite en blanc la dissolution d'azotate de bioxyde de mercure, à moins qu'il n'y ait un excès d'acide. Alors le liquide est transparent, et précipite en jaune par la potasse, en rouge-carmin par l'iodure de potassium, en blanc par l'ammoniaque, et le dépôt se dissout dans un excès de cet alcali ; le sulfate de cuivre ammoniacal le précipite en jaune verdâtre (mélange d'arsénite de cuivre vert et de chloramide de mercure blanc). L'acide sulfhydrique fournit un précipité qui d'abord paraît jaune, mais qui se dépose promptement en ajoutant plus d'acide, et alors il est noir, mêlé de jaune. Si on traite par l'ammoniaque le mélange de ces deux sulfures, celui d'arsenic est dissous, et il ne reste que du sulfure noir. Une lame de cuivre est ternie, et devient brillante, argentine, par le frottement.

On analyserait le mélange d'azotate de bioxyde de mercure et d'acide arsénieux, comme celui qui est formé d'azotate de protoxyde et du même acide.

Mélange d'azotate de bioxyde de mercure et d'acétate de cuivre.

La dissolution aqueuse et concentrée de vert-de-gris (acétate de cuivre) se trouble légèrement lorsqu'on la mélange avec de l'azotate de bioxyde de mercure dissous ; mais, au bout de quelques heures, il se forme un précipité d'acétate de bioxyde de mercure de couleur jaune sale. La liqueur, examinée avant que le précipité soit formé, précipite en jaune verdâtre par la potasse : si on traite par l'ammoniaque les deux oxydes précipités, on obtient de l'azotate ammoniaco-cuivreux bleu céleste soluble, et de l'azotate ammoniaco-mercuriel blanc insoluble. L'acide sulfhydrique précipite cette liqueur en noir ; le cyanure jaune de potassium et de fer, en brun-marron, d'autant plus clair que la proportion du sel mercuriel est plus faible, et l'iodure de potassium, en rouge-carmin ; une lame de cuivre noircit sur-le-champ, et devient brillante, argentine, par le frottement.

Lorsqu'on a laissé réagir l'azotate de bioxyde de mercure et l'acétate de cuivre assez longtemps pour qu'il se soit formé un précipité, la liqueur contient de l'azotate de bioxyde de cuivre et une quantité notable d'acétate de bioxyde de mercure non précipité ; en effet, si on la précipite par un excès d'ammoniaque, on obtient de l'azotate ammoniaco-cuivreux bleu soluble, et du bioxyde de mercure insoluble. La portion d'acétate de mercure précipité dégage de l'acide acétique lorsqu'on la traite par l'acide sulfurique, et la potasse en sépare du bioxyde de mercure jaune. Lorsqu'on triture de l'azotate de bioxyde de mercure et du vert-de-gris pulvérisés, et qu'on ajoute de l'eau distillée, on obtient de l'azotate de bioxyde de cuivre et de l'acétate de bioxyde de mercure dissous, et un précipité composé d'acétate de bioxyde de mercure et de l'oxyde de cuivre qui était en excès dans le vert-de-gris. On analysera ce liquide et ce précipité comme ceux qui se produisent en triturant le vert-de-gris avec de l'azotate de protoxyde de mercure.

Mélange d'azotate de bioxyde de mercure et d'acétate de plomb.

Lorsqu'on mêle parties égales des dissolutions concentrées de ces deux sels, on voit que la liqueur conserve sa transparence, et qu'elle précipite en blanc par les sulfates, en jaune par la potasse, en blanc par l'ammoniaque, en noir par l'acide sulfhydrique; l'iodure de potassium y produit un précipité mélangé de jaune et de carmin; une lame de cuivre est noircie, et devient brillante, argentine, par le frottement.

On analyserait un pareil mélange en l'étendant d'eau et en y versant de l'acide sulfurique, qui ne précipiterait que le plomb à l'état de sulfate, et laisserait du sulfate de bioxyde de mercure en dissolution.

Mélange d'azotate de bioxyde de mercure et de tartrate de potasse antimonié.

Ces deux sels se décomposent mutuellement, et donnent naissance à un précipité blanc abondant. S'il s'agissait de reconnaître un pareil mélange pulvérulent, il faudrait le décomposer par le carbonate de potasse, et agir comme il a été dit à l'occasion de l'azotate de protoxyde de mercure mélangé d'émétique (voy. p. 82).

Mélange d'acide arsénieux et d'acétate de plomb.

Dissolution concentrée; trois volumes d'acide arsénieux et autant d'acétate. L'acide sulfhydrique précipite ce mélange en noir (sulfure de plomb, mêlé d'un peu de sulfure d'arsenic); la potasse, en blanc, et l'oxyde de plomb déposé se dissout dans un excès d'alcali; l'acide sulfurique et les sulfates, en blanc (sulfate de plomb); l'iodure et le chromate de potassium, en jaune (iodure et chromate de plomb); le sulfate de cuivre ammoniacal, en vert clair, mêlé de blanc (mélange d'arsénite de cuivre et de protoxyde de plomb); l'azotate d'argent y fait naître un précipité blanc qui conserve cette couleur, même en y ajoutant de la potasse.

Analyse. On fera bouillir le mélange pulvérulent avec du *carbonate* de potasse dissous, et l'on obtiendra de l'oxyde de plomb non dissous et une liqueur composée d'arsénite et d'acétate de potasse, que l'on reconnaîtra comme je le dirai à l'occasion du mélange d'acide arsénieux et d'acétate de cuivre (voy. p. 86). L'oxyde de plomb insoluble sera dissous par l'acide azotique faible, et la dissolution sera aisément reconnue aux caractères qui distinguent les sels de plomb solubles.

Mélange d'acide arsénieux et d'émétique.

Dissolution concentrée ; trois volumes d'acide arsénieux et autant d'émétique. L'acide sulfhydrique précipite en rouge orangé, qui devient plus clair par l'addition de quelques gouttes d'acide chlorhydrique : ce précipité, composé de sulfure d'arsenic et de sulfure d'antimoine, se dissout entièrement dans l'ammoniaque, et la liqueur est jaune rouge, couleur de vin généreux d'Espagne. La potasse précipite ce mélange en blanc, surtout au bout de quelques secondes (oxyde d'antimoine). Le sulfate de cuivre ammoniacal fournit un précipité vert; l'infusion alcoolique de noix de galle se comporte comme avec l'émétique seul; l'azotate d'argent donne un précipité blanc qui passe au jaune par l'addition de la potasse, et qu'un excès d'alcali rend violet très-foncé, presque noir; le précipité blanc est composé de tartrate d'argent et d'arsénite de ce même métal, tous deux de couleur blanche; le dépôt jaune qu'y fait naître la potasse est de l'arsénite d'argent jaune (1), mêlé de tartrate d'argent; enfin le précipité, violet très-foncé, contient de l'argent métallique, l'oxyde d'argent ayant été désoxydé pour transformer l'acide arsénieux en acide arsénique, et le protoxyde d'antimoine en peroxyde.

Analyse. On fera bouillir avec du carbonate de potasse le mélange solide ou dissous, et l'on obtiendra de l'arsénite et du tartrate de potasse solubles et de l'oxyde d'antimoine insoluble : celui-ci sera dissous par

____

(1) Il est assez remarquable, tandis que les arsénites précipitent l'azotate d'argent en *jaune* (arsénite d'argent), de voir l'acide arsénieux précipiter l'azotate d'argent en *blanc ;* ce précipité blanc, qui est peu abondant, quelle que soit la quantité d'acide arsénieux employé, mis sur des charbons ardents, répand des vapeurs blanches, d'une odeur alliacée; il noircit dans l'eau bouillante, et la dissolution contient de l'acide arsénieux; la portion non dissoute paraît être de l'argent.

l'acide chlorhydrique, et le sel produit jouira des caractères du chlorure d'antimoine. Quant à la liqueur, composée d'arsénite et de tartrate de potasse, on la traitera par l'acide sulfhydrique et quelques gouttes d'acide chlorhydrique, qui en précipiteront du sulfure jaune d'arsenic. La dissolution filtrée contiendra encore de l'acide tartrique, dont on pourra démontrer l'existence en traitant par la chaux, qui donnera un précipité de tartrate de chaux susceptible de fournir de l'acide tartrique par l'acide sulfurique.

On pourra d'ailleurs, ce qui est préférable, extraire l'arsénic et l'antimoine à l'aide de l'appareil dit de Marsh, et les reconnaître aux caractères indiqués aux pages 473 et 479 du tome Ier.

Mélange d'acide arsénieux et d'acétate de cuivre.

Dissolution concentrée ; trois volumes d'acide arsénieux et autant d'acétate de cuivre. Si l'acétate de cuivre n'est pas acide, il y a décomposition et précipitation d'arsénite de cuivre ; la liqueur conserve au contraire sa transparence, pour peu que l'acétate soit avec excès d'acide. L'acide sulfhydrique précipite en noir ; le cyanure jaune de potassium et de fer, en brun-marron, et l'azotate d'argent, en jaune (arsénite), qui paraît verdâtre avant d'être ramassé. La *potasse* y fait naître un précipité vert d'arsénite de cuivre, lequel se dissout dans un excès d'alcali ; alors la liqueur est verte : un plus grand excès d'alcali la fait passer au bleu, sans lui enlever sa transparence ; mais, quelque temps après, la dissolution devient opaline et ne tarde pas à laisser déposer un précipité vert, qui, au bout de quelques heures, devient rougeâtre et se trouve être du *protoxyde de cuivre :* d'où il suit qu'en définitive l'acide arsénieux a fini par absorber de l'oxygène au bioxyde de cuivre, qu'il a réduit à l'état de protoxyde ; tandis qu'il s'est transformé en acide arsénique, qui reste dans la dissolution à l'état d'arséniate mêlé d'acétate de potasse : cette liqueur est incolore. *L'ammoniaque* fournit également un précipité vert d'arsénite de cuivre, soluble dans un excès d'ammoniaque, en donnant une dissolution d'un *bleu céleste.* Une lame de fer en sépare du cuivre, pour peu que la liqueur soit acidulée.

Analyse. On fera bouillir, avec de la potasse dissoute dans l'eau distillée, le mélange pulvérulent ou la dissolution aqueuse de vert-de-gris et d'acide arsénieux ; on obtiendra de l'acétate et de l'arsénite de potasse solubles, et du bioxyde de cuivre insoluble. On reconnaîtra facilement celui-ci en le dissolvant dans l'acide azotique. Quant à la liqueur, on la distillera, dans des vaisseaux clos, avec une petite quantité d'acide sulfurique, qui en dégagera de l'acide *acétique,* reconnaissable à son odeur. On cessera la distillation lorsque la liqueur sera réduite au tiers environ. Cette liqueur sera ensuite étendue [d'eau et traitée par l'acide sulfhydrique, qui y produira un précipité de sulfure jaune d'arsenic.

Mélange d'acide arsénieux et de sulfate de zinc.

Ce mélange a été administré quelquefois à des individus qui n'ont pas tardé à succomber.

Dissolution concentrée; trois volumes d'acide arsénieux et autant de sulfate de zinc pur. L'acide sulfhydrique le précipite en jaune. L'ammoniaque, en grand excès, dissout tout le sulfure d'arsenic et une grande partie du sulfure de zinc blanc, en sorte que le liquide finit par être opalin, ou tout au plus troublé par quelques flocons blancs; il y a ceci de remarquable dans cette réaction, c'est que le sulfure d'arsenic est moins soluble dans l'ammoniaque que s'il était seul, tandis que le sulfure de zinc l'est davantage. La potasse, la soude et l'ammoniaque, agissent sur ce mélange comme s'il ne contenait que du sulfate de zinc (voy. p. 44). Le sulfate de cuivre ammoniacal en précipite de l'arsénite de cuivre vert; mis dans l'appareil dit de Marsh, il fournit de l'arsenic.

Analyse. On sature le mélange par du carbonate de soude pur, et l'on obtient du carbonate de zinc blanc insoluble, et une liqueur composée d'arsénite et de sulfate de soude, ainsi que de l'excès de carbonate de soude. On sature celle-ci, et on y démontre la présence d'un arsénite soluble, soit à l'aide de l'appareil dit de Marsh, soit à l'aide de l'acide sulfhydrique, de l'azotate d'argent ou du sulfate de cuivre. Quant au carbonate de zinc qui était resté sur le filtre, après l'avoir lavé, on le chauffe jusqu'au rouge avec du charbon, pour en retirer le zinc, ou bien on le dissout dans l'acide chlorhydrique, qui le transforme en chlorure de zinc, facilement reconnaissable.

Mélange d'acide arsénieux et d'alun.

En 1828, la cour royale d'Amiens eut à s'occuper d'une affaire d'empoisonnement par l'arsenic; les experts s'étant bornés à constater la présence de ce poison, la défense s'appuya sur ce que l'accusé avait acheté chez un pharmacien, pour *enchauler* son blé de semence, un mélange de *deux parties d'alun* et d'une d'acide arsénieux; elle ajoutait que les experts n'ayant pas reconnu la présence de l'alun dans les liquides soumis à leurs recherches, on devait en conclure que le crime n'avait pas été le fait de celui qu'on en accusait (*Journal de chimie médicale*, t. IV).

Dissolution concentrée ; trois volumes d'alun et d'acide arsénieux. Cette liqueur rougit fortement le tournesol ; elle précipite en jaune par l'acide sulfhydrique, en jaune par l'azotate d'argent, si on ajoute un peu d'alcali ; en vert par le sulfate de cuivre ammoniacal ; en blanc par l'eau de chaux, et le précipité est insoluble dans la potasse ; en blanc par la potasse, qui redissout l'alumine précipitée, si elle est employée en excès.

Analyse. S'il s'agissait de reconnaître un pareil mélange, on le ferait dissoudre dans l'eau distillée bouillante, puis on y verserait un excès d'acide sulfhydrique, qui précipiterait sur-le-champ et sans addition d'acide (attendu qu'il y en a un excès dans l'alun) tout l'acide arsénieux à l'état de sulfure jaune ; la liqueur filtrée contiendrait l'alun non décomposé ; on la ferait évaporer et cristalliser, et on reconnaîtrait aisément ce sel.

Mélanges d'acide arsénieux et d'autres acides.

Acide sulfurique et acide arsénieux. Le papier de tournesol est fortement rougi ; l'eau de baryte est précipitée en blanc, et le précipité n'est qu'en partie soluble dans l'acide azotique ; l'eau de chaux ne trouble point la liqueur, tandis qu'elle précipiterait l'acide arsénieux seul ; l'acide sulfhydrique précipite en jaune et le sulfate de cuivre ammoniacal en vert, pourvu qu'on en emploie une quantité suffisante. Si on fait bouillir le mélange des deux acides avec du mercure, on obtient du gaz acide sulfureux, lorsque la liqueur est convenablement concentrée.

Acide azotique et acide arsénieux. La liqueur rougit fortement le tournesol, et précipite en jaune par l'acide sulfhydrique, en vert par le sulfate de cuivre ammoniacal, s'il est employé en excès ; l'eau de chaux ne la trouble point ; le cuivre métallique en dégage du gaz bioxyde d'azote au bout de quelques minutes, surtout à une douce chaleur.

Acide chlorhydrique et acide arsénieux. Le tournesol est fortement rougi ; la liqueur précipite en jaune par l'acide sulfhydrique, en vert par le sulfate de cuivre ammoniacal, en blanc par l'azotate d'argent ; l'eau de chaux ne la trouble point.

Acide phosphorique et acide arsénieux. Ce mélange rougit le tournesol avec énergie ; il précipite en jaune par l'acide sulfhydrique, en vert par le sulfate de cuivre ammoniacal, en blanc par l'eau de chaux, et le précipité se redissout dans un excès du mélange ; en blanc par l'azotate d'argent et quelques gouttes d'alcali.

Acide oxalique et acide arsénieux. Le papier de tournesol est fortement rougi par ce mélange, qui précipite en jaune par l'acide sulfhydrique, en vert ou en bleu par le sulfate de cuivre ammoniacal, suivant que l'acide arsénieux ou l'acide oxalique dominent, en blanc par l'eau de chaux, et le dépôt n'est point soluble dans un excès de mélange, en blanc par l'azotate d'argent (oxalate d'argent); en ajoutant de la potasse à ce précipité, il devient jaune sale, tandis que l'ammoniaque le redissout complétement; la potasse ne détermine point dans le mélange de ces deux acides la formation de cristaux d'oxalate acide, parce que la liqueur est trop étendue.

Mélange d'acétate de cuivre et d'acétate de plomb.

Dissolution concentrée ; trois volumes d'acétate de cuivre et autant d'acétate de plomb. L'acide sulfhydrique précipite en noir; le cyanure jaune de potassium et de fer, en brun-marron très-clair, mêlé de points blanchâtres; l'acide sulfurique et les sulfates, en blanc; les chromates solubles, en jaune, à moins qu'on n'en mette un excès, car alors le précipité est jaune rougeâtre et même couleur de cannelle (mélange de chromate de plomb jaune et de chromate de cuivre cannelle foncé); la potasse, si elle est employée en suffisante quantité, fait naître un précipité blanc bleuâtre, et il reste en dissolution de l'acétate ammoniaco-cuivreux bleu céleste. Une lame de fer sépare du cuivre métallique, si la liqueur est acidulée.

Analyse. On traitera le mélange par le carbonate de potasse dissous, qui donnera naissance à de l'acétate de potasse soluble et à un mélange de bioxyde de cuivre et de protoxyde de plomb. Ces deux oxydes seront dissous dans l'acide azotique, et les azotates résultants, décomposés par de l'acide sulfurique, qui, s'il n'est pas employé en excès, fournira du sulfate de cuivre soluble, et du sulfate de plomb blanc insoluble: celui-ci lavé, desséché et calciné avec de la potasse et du charbon, donnera du plomb métallique. Quant à la liqueur dans laquelle il y a de l'acétate de potasse, on la traitera par l'acide sulfurique, pour en obtenir l'acide acétique (voyez p. 86).

Mélange d'acétate de cuivre et de tartre émétique.

Ces dissolutions, même lorsqu'elles sont très-étendues, se décomposent et fournissent un précipité bleu verdâtre de tartrate de cuivre, en sorte qu'il est impossible que les experts soient jamais dans le cas d'expérimenter sur des dissolutions pareilles. S'il s'agissait de reconnaître une poudre composée de ces deux sels, on la ferait bouillir avec du carbonate de potasse dissous, pour obtenir une liqueur composée de tartrate et d'acétate de potasse, et un résidu d'oxyde de cuivre et d'oxyde d'antimoine. La dissolution serait distillée dans un appareil convenable, avec un petite quantité d'acide sulfurique, qui en dégagerait de l'acide acétique; la liqueur contenue dans la cornue et à moitié évaporée, dans laquelle se trouverait de l'acide tartrique, serait traitée par la chaux, et transformée en tartrate insoluble, dont on retirerait l'acide tartrique par l'acide sulfurique. Les deux oxydes de cuivre et d'antimoine, si on les fait bouillir avec de l'acide azotique, donneront un *solutum* d'azotate de cuivre, et de l'oxyde d'antimoine non dissous, facile à reconnaître en le dissolvant dans l'acide chlorhydrique, ou en le décomposant par le charbon.

Mélange d'acétate de cuivre et d'acide phosphorique.

L'acide phosphorique précipite ce sel en bleu clair, et redissout le précipité s'il est employé en suffisante quantité. La dissolution de phosphate acide précipite par l'acide sulfhydrique, la potasse, le cyanure jaune de potassium et de fer, comme les sels de cuivre; l'eau de chaux la précipite en blanc bleuâtre, et l'azotate d'argent en jaune, pourvu qu'on l'emploie en quantité suffisante.

Mélange d'azotate de cuivre et d'acide oxalique.

L'acide oxalique précipite en bleu; mais il n'y a point de précipité sur-le-champ, si les dissolutions sont étendues. L'acide sulfhydrique précipite ces dernières en noir, la potasse en bleu, l'ammoniaque en bleu qu'un excès d'alcali redissout en donnant une liqueur bleu céleste, le cyanure jaune en brun-marron, l'eau de chaux en blanc très-légèrement bleuâtre, et l'azotate d'argent en blanc, qui devient olive par l'addition de la potasse.

Mélange d'acétate de plomb et de tartre émétique.

Ces dissolutions sont décomposées, et il en résulte du tartrate de plomb insoluble et de l'acétate de potasse; d'où il suit qu'on n'aura pas à reconnaître un mélange de ces deux sels dissous. Si les deux sels étaient pulvérulents, on les ferait bouillir avec du carbonate de potasse dissous, qui donnerait de l'oxyde de plomb et de l'oxyde d'antimoine insolubles, et de l'acétate et du tartrate de potasse dissous. La dissolution serait reconnue comme il vient d'être dit à la page 86. Quant aux deux oxydes, après les avoir bien lavés, on les ferait bouillir avec de l'acide azotique, qui dissoudrait seulement celui de plomb.

Mélange d'acétate de plomb et d'azotate d'argent.

Si les dissolutions sont concentrées, on obtient un précipité cristallin, soluble dans l'eau. Ce *solutum* précipite en noir par l'acide sulfhydrique, en jaune-serin par la potasse (ce qui est d'autant plus extraordinaire, que l'acétate de plomb précipite en blanc, et le sel d'argent en olive par le même alcali), en blanc par les sulfates, en rouge-brique mêlé de jaune par les chromates, en jaune par les iodures, en blanc par l'ammoniaque et par l'acide chlorhydrique.

On analyserait ce mélange en l'étendant d'eau, et en y versant de l'acide chlorhydrique, qui précipiterait l'argent à l'état de chlorure, et laisserait le chlorure de plomb en dissolution.

Mélange de tartre émétique et d'azotate d'argent.

Les dissolutions se décomposent réciproquement si elles sont concentrées ; étendues d'eau, elles conservent leur transparence et précipitent en chocolat par l'acide sulfhydrique, et en noir par la potasse ; ce précipité est formé d'argent métallique et d'une certaine quantité d'oxyde d'antimoine ; d'où il suit que l'oxyde d'argent a perdu son oxygène, qui s'est porté sur une portion d'oxyde d'antimoine, qu'il a fait passer à l'état d'acide antimonique. L'eau de chaux précipite ces dissolutions en olive clair, qui devient violet foncé ; les acides chlorhydrique et sulfurique, en blanc ; la noix de galle, en blanc grisâtre sale ; le chromate de potasse, en brique sale foncée ; tandis que le chromate d'argent est rouge-brique vif. On explique cette différence par l'action que l'émétique exerce sur le chromate de potasse, avec lequel il fournit un liquide vert foncé, composé d'oxyde de chrome *vert*, de potasse, d'acide antimonique et d'acide tartrique ; d'où il suit que l'acide chromique a été décomposé par le protoxyde d'antimoine, qui lui a enlevé une partie de son oxygène.

On analyserait ce mélange au moyen du carbonate de potasse, qui précipiterait les deux oxydes ; l'acide azotique bouillant dissoudrait celui d'argent et laisserait du peroxyde d'antimoine.

Mélange d'émétique et de plusieurs acides.

Les acides sulfurique, azotique, chlorhydrique et phosphorique, précipitent la dissolution d'émétique en blanc. L'acide *oxalique* ne la trouble point. Ce mélange est précipité en rouge par l'acide sulfhydrique, en blanc par l'eau de chaux ; en blanc, mais lentement, par la potasse ; l'azotate d'argent y fait naître un précipité qui se dissout complétement dans l'ammoniaque, quoique le précipité que produit l'émétique dans l'azotate d'argent ne soit que partiellement soluble dans cet alcali (le tartrate d'argent se dissolvant dans l'ammoniaque, tandis que l'oxyde d'antimoine y est insoluble).

Mélange de laudanum liquide de Sydenham et d'acide arsénieux.

Le Dr Jennings a rapporté dans le numéro d'avril 1831, du *Med. and surg. journ. of Edinburgh,* qu'une femme périt empoisonnée pour avoir pris en une seule fois 8 grammes d'acide arsénieux et 96 grammes de laudanum.

Dissolution concentrée d'acide arsénieux et laudanum, parties égales. Ce mélange précipite en jaune par l'acide sulfhydrique, en vert par le sulfate de cuivre ammoniacal, en jaune par l'azotate d'argent et la potasse, en blanc jaunâtre par l'ammoniaque, comme si le laudanum était seul ; le perchlorure de fer rougit fortement la liqueur : indépendamment de ces caractères, ce mélange offrirait toutes les propriétés physiques du laudanum de Sydenham. On y démontrerait la présence d'une préparation arsenicale en le précipitant par l'acide sulfhydrique ; le dépôt de sulfure d'arsenic et de matière organique, bien lavé sur un filtre, et traité par de l'eau ammoniacale, céderait le sulfure d'arsenic à l'ammoniaque ; en sorte qu'en faisant évaporer la liqueur ammoniacale, on obtiendrait du sulfure d'arsenic, dont on retirerait l'arsenic, comme il a été dit à la page 462 du tome I.

Si l'empoisonnement avait eu lieu avec un mélange de laudanum et d'acide arsénieux solide, il faudrait savoir que, même au bout de vingt-quatre heures, le laudanum ne dissout à froid qu'une petite quantité d'acide arsénieux, et que par conséquent celui-ci serait resté en grande partie au fond du vase, et pourrait être facilement séparé par la filtration. Quant à la liqueur, on la traiterait par l'acide sulfhydrique, comme il vient d'être dit, pour obtenir du sulfure d'arsenic.

Mélange de laudanum de Sydenham et de sublimé corrosif.

Dissolution concentrée de sublimé et laudanum, parties égales. Il se forme un précipité. Si la dissolution de bichlorure est étendue d'eau, elle conserve sa transparence et précipite en jaune, qui finit par noircir par l'acide sulfhydrique, en jaune verdâtre foncé ou en olive clair par la potasse, en jaune clair par l'ammoniaque, en jaune aurore et pas en rouge par l'iodure de potassium, en blanc par l'azotate d'argent (chlorure d'argent) ; enfin le perchlorure de fer la colore en rouge. S'il s'agissait de démontrer la présence du sublimé corrosif dans ce mélange, on le traiterait par l'éther sulfurique, qui, à l'aide d'une légère agitation, dissoudrait du sublimé, et viendrait former une couche à la surface du liquide ; on séparerait aisément cette couche de l'autre, en plaçant le tout dans un entonnoir, et en laissant écouler le liquide qui forme la couche inférieure.

Mélange de laudanum de Sydenham et d'acétate de cuivre.

Dissolution concentrée d'acétate et laudanum, parties égales. La liqueur, d'un vert jaunâtre, conserve sa transparence; toutefois, si on augmentait la proportion de laudanum, elle précipiterait en brun jaunâtre; elle exhale l'odeur de laudanum. L'acide sulfhydrique la précipite en noir, l'ammoniaque en vert (le précipité est redissous par un excès d'alcali, et la liqueur est verte); le cyanure jaune de potassium et de fer, en brun-marron; la potasse verdit le mélange, et fait naître un précipité vert, soluble dans un excès de potasse; les sels de sesquioxyde de fer communiquent une couleur rouge foncée. Une lame de fer en précipite du cuivre, pourvu que la liqueur soit légèrement acidulée.

Mélange de laudanum de Sydenham et de tartrate de potasse antimonié.

Dissolution concentrée d'émétique et de laudanum, parties égales. La liqueur offre l'odeur et la couleur du laudanum; l'acide sulfhydrique la précipite en jaune; la noix de galle, en gris jaunâtre; l'ammoniaque, en jaunâtre, et l'acide sulfurique, en blanc; le perchlorure de fer y fait naître un précipité jaune sale (on sait que l'émétique est précipité par le même sel de fer). On démontrerait la présence d'une préparation antimoniale en précipitant la liqueur par l'acide sulfhydrique, et en séparant le métal, par les moyens ordinaires, du sulfure déposé.

Mélange de laudanum de Sydenham et d'azotate d'argent.

Dissolution concentrée d'azotate d'argent et laudanum, parties égales. Cette liqueur conserve la transparence, l'odeur, et la couleur du laudanum; elle précipite en noir par l'acide sulfhydrique, en olive très-foncé par la potasse, en blanc par l'acide chlorhydrique; le perchlorure de fer rougit la liqueur et la précipite; le dépôt de chlorure d'argent une fois formé, la liqueur qui surnage offre la couleur rouge que l'acide méconique développe dans les sels de fer. Une lame de cuivre en sépare l'argent.

Mélange de laudanum de Sydenham, d'acétate de plomb ou d'azotate de bismuth.

Ces sels, même lorsqu'ils sont étendus de beaucoup d'eau, précipitent assez abondamment par le laudanum pour que je puisse me dispenser de m'occuper de pareils mélanges.

Il ne sera pas inutile, en terminant, de nous livrer à quelques considérations générales sur le travail qui fait l'objet de ces recherches. On a pu voir que, dans la solution des divers problèmes relatifs à des mélanges de poisons, il sera souvent difficile, pour ne pas dire impossible, de soupçonner ces mélanges, si l'accusation ne vient pas au secours des experts, en indiquant que l'accusé était en possession de plusieurs poisons ou qu'il en a acheté un certain nombre. Sans doute, l'on pourra se guider quelquefois d'après les propriétés physiques des mélanges, telles que la couleur, la saveur, etc.; l'action des réactifs, qui sera différente de ce qu'elle est lorsqu'on agit avec une seule des substances vénéneuses connues, sera aussi un puissant auxiliaire. Quelquefois cependant ces réactifs fourniront des résultats propres à déconcerter les experts peu attentifs; ainsi, lorsque, par suite de l'action de ces réactifs, les deux poisons se trouvent décomposés, comme, par exemple, le sublimé corrosif et l'acide arsénieux que l'on traite par la potasse (voy. p. 76), il faut bien se garder de repousser l'idée de la possibilité d'un empoisonnement par ces deux poisons, puisqu'au contraire la transformation de ces deux substances vénéneuses en protochlorure ou en protoxyde de mercure, et en acide arsénique, est une preuve de leur existence simultanée dans la liqueur.

Mais, si le problème dont je m'occupe est embarrassant lorsqu'il s'agit de constater la nature d'un mélange de deux poisons que je suppose solides ou dissous, *sans addition d'aucune autre substance*, il en sera bien autrement lorsque des matières colorées, des liquides provenant de vomissements, etc., se trouvent unis à ces poisons; il faudra alors chauffer jusqu'à l'ébullition pour coaguler une partie de la matière organique, puis filtrer, et agir sur les liquides filtrés comme je viens de le dire. Il pourrait se faire qu'on fût obligé de recourir à des procédés analytiques encore plus compliqués; mais, comme ces procédés peuvent varier beaucoup, et que, pour les exposer convenablement, il faudrait entrer dans de trop grands détails, je ne m'en occuperai pas, persuadé d'ailleurs que les chimistes, qui seuls devraient être chargés d'opérations si délicates, ne manqueraient pas d'entreprendre celles qui pourraient donner la solution du problème. (Voyez mon mémoire dans le *Journal de chimie médicale,* n° de mars 1832.)

DU VERRE ET DE L'ÉMAIL EN POUDRE.

Doit-on considérer le verre, l'émail en poudre, et les diverses pierres anguleuses, comme des matières capables de corroder les parties avec lesquelles on les met en contact, et doit-on les ranger parmi les poisons de cette classe? On trouve dans les annales de la médecine plusieurs faits relatifs à cette question importante. Les uns tendent à prouver qu'on peut impunément avaler des fragments aigus de ces substances pierreuses ; les autres, au contraire, établissent d'une manière positive les dangers qu'il y a à les introduire dans une partie quelconque du canal digestif. Caldani, Mandruzzato, M. Lesauvage, etc., rapportent des expériences faites sur les hommes et sur les animaux dans lesquelles l'ingestion du verre n'a été suivie d'aucun accident. Portal, Fodéré, etc., parlent dans leurs ouvrages de personnes qui ont éprouvé les accidents les plus graves par le séjour de ces corps dans le canal digestif. Je crois devoir exposer, dans cet article, les résultats les plus saillants obtenus par quelques-uns de ces médecins ; je passerai ensuite aux moyens propres à reconnaître le verre finement pulvérisé. Il me semble que, lorsqu'il n'y aurait qu'un seul cas bien avéré dans lequel ces substances vitreuses auraient produit des accidents, je serais autorisé à consacrer quelques moments à leur histoire ; il importe d'ailleurs de fixer l'attention de l'expert sur cet objet, les tentatives d'empoisonnement par ces substances n'étant pas rares.

Faits qui tendent à prouver l'innocuité du verre.

EXPÉRIENCE Iᵣₑ. — On fit avaler à un chat adulte, de grande taille, 1 décagr. de verre réduit en poudre grossière et incorporé dans une crèpe : l'animal ne témoigna aucune souffrance pendant tout le jour.

Le lendemain, on fit prendre au même animal une dose pareille de verre réduit en fragments de 1 millimètre environ. Pendant les trois jours qui suivirent, il jouit de la meilleure santé : alors on lui donna une égale quantité de verre concassé en fragments qui avaient 2 millimètres de longueur. Le lendemain, on lui fit avaler deux nouvelles doses, et il était très-bien portant, quinze heures après avoir pris la dernière. Jusque là on avait facilement reconnu dans les excréments les fragments de verre que l'animal avait rendus sans qu'ils fussent altérés. On l'ouvrit, et on examina avec soin la surface muqueuse du canal intestinal dans toute sa longueur : il fut impossible d'y découvrir la moindre trace d'altération. Les dernières doses de verre se trouvaient, dans le gros intestin, confondues avec les matières fécales ; plusieurs tænias, qui étaient fixés à l'intestin grêle, n'avaient éprouvé aucune atteinte.

EXPÉRIENCE II. — On fit avaler du verre pilé à trois chiens ; chacun d'eux en prit près de 18 à 20 décagr. dans l'espace de huit jours ; pendant les quatre derniers, on le fit prendre à l'un d'eux sans aliments ; et, afin de le porter à nu dans l'estomac, on enveloppa les fragments dans du papier gris mouillé avec lequel on faisait des bols que l'on introduisait, à l'aide du doigt, jusqu'au fond du pharynx de l'animal. Il ne prenait qu'une seule fois des aliments dans le jour, et toujours huit heures après qu'il avait avalé le verre.

Il ne donna pas plus de signe de malaise que les autres qui avaient pris cette substance mêlée aux aliments.

Huit jours après, deux de ces animaux furent ouverts : ils n'offrirent aucune trace d'altération dans toute la longueur du canal alimentaire. Le chien qui avait avalé le verre sans aliments s'évada pendant qu'on examinait les autres, et on ne put s'assurer si cette substance, en parcourant seule le canal digestif, n'avait point produit quelque lésion. On répéta depuis l'expérience, et on fit avaler à deux chiens, pendant plusieurs jours, du verre par le procédé indiqué et avec les mêmes précautions, sans qu'ils en aient éprouvé aucun accident.

Expérience III. — On soumit trois rats surmulots à l'action du verre; on leur en donna quinze fois pendant l'espace de dix-sept jours; ils en prenaient chaque fois des quantités considérables, et beaucoup de fragments avaient plus de 1 millimètre de longueur : chaque jour leurs excréments en étaient remplis. Pendant ce long intervalle, ils ne donnèrent pas le moindre signe de malaise. Ils furent ouverts, et leur tube intestinal n'offrit pas la moindre trace d'inflammation ni de lésion.

Expérience IV. — M. Lesauvage, auteur des expériences dont je viens de parler, avala, le 8 mars 1809, des fragments de verre de 2 millimètres, irréguliers et plus ou moins aigus; il en prit indistinctement à jeun, après ses repas, et toujours à nu. Il n'éprouva jamais la moindre sensation douloureuse, et depuis il a répété cette expérience sans le moindre danger.

L'auteur de ce travail conclut :

« 1° Que le verre et les substances analogues n'ont, sur les organes digestifs des animaux vivants, aucune propriété chimique, et que les matières fluides ou gazeuses contenues dans ces mêmes organes n'exercent non plus aucune action chimique sur les substances vitriformes; 2° que c'est par erreur et en se fondant sur des préjugés, que des auteurs, d'ailleurs recommandables, ont cru que ces mêmes substances jouissaient de propriétés particulières et très-actives; 3° qu'on a plutôt imaginé qu'observé les effets mécaniques des fragments irréguliers du verre sur le tube intestinal, et encore moins constaté ceux de la poudre plus ou moins fine de cette même substance; 4° que c'est avec la prévention de ces vraisemblances qu'on a recueilli les faits que l'on croyait propres à démontrer cette opinion, et par conséquent que ces faits n'ont point été vus avec un esprit dégagé de préjugés; 5° que de ces mêmes faits, les uns ne sont point authentiques, n'ayant point été vus par ceux qui les rapportent, et que l'on reconnaît dans l'histoire des autres, des symptômes évidents de maladies connues; 6° que l'on n'est point embarrassé maintenant pour citer des faits nombreux d'ingestion non-seulement de verre et de diamant, mais encore de fragments considérables de ces mêmes substances avalés sans accident; 7° que les expériences faites à dessein sur les animaux vivants mettent hors de doute non-seulement que ces substances ne sont point capables de léser mécaniquement les voies alimentaires, mais encore qu'elles ne produisent pas même la plus légère irritation; 8° qu'une expérience que chacun peut faire facilement et sans danger sur soi-même, prouve que ces substances ne produisent aucune sensation douloureuse (1).

Accidents occasionnés par le verre introduit dans le canal digestif.

Observation Iʳᵉ. — J'ai vu, dit Portal, un jeune homme qui n'avait pas craint de donner un défi à ses camarades, dans une partie de débauche, d'avaler une partie du verre dont il se servait pour boire : en effet, il cassa des fragments de son verre avec ses dents et les avala ensuite ; mais ce ne fut pas impunément : il ressentit dans peu des cardialgies affreuses ; des mouvements convulsifs survinrent, et l'on craignait pour la vie de ce jeune étourdi, lorsque ses amis vinrent m'appeler. On le fit saigner d'abord ; mais l'objet principal était d'extraire du corps le verre qui produisait les accidents : on fut embarrassé sur les moyens. D'un côté, on voyait que l'émétique augmenterait l'irritation et la contraction de l'estomac, et que le verre s'insinuerait plus intimement dans ses parois ; d'un autre côté, les purgatifs auraient poussé le verre dans le canal intestinal, dont les longues surfaces auraient été vraisemblablement excoriées. On pensa qu'il fallait conseiller au malade de remplir son estomac de quelque aliment qui pût servir d'excipient au verre, et qu'ensuite on le ferait vomir ; en conséquence ou trouva des choux qu'on fit bouillir ; le malade en mangea une quantité considérable, et on lui fit avaler ensuite 10 centigr. de tartre stibié dans un verre d'eau. Le malade vomit bientôt, et rendit, parmi les choux qu'il avait avalés, une quantité considérable de verre ; on lui fit ensuite prendre beaucoup de lait ; il fut mis au bain, il prit des lavements ; et comme, malgré ces secours méthodiques, il était tombé dans une maigreur considérable, on lui conseilla l'usage du lait d'ânesse, qu'il prit en effet pendant plus d'un mois, et qui le remit dans son premier état de santé. » (*Effets des vapeurs méphitiques.*)

Observation II. — Un homme s'insinua par le fondement un verre à liqueur à bords renversés, aussi haut qu'il le put, à l'effet de se rafraîchir cette partie. Il éprouva pendant quinze jours un sentiment pénible, mais non douloureux. Le besoin d'aller à la garde-robe l'ayant obligé de découvrir son état à un chirurgien, celui-ci eut la maladresse de casser le verre en deux morceaux en voulant l'enlever : un des morceaux resta dans le rectum. Les bords anguleux de ce verre cassé s'insinuèrent dans les tuniques de l'intestin d'une manière si tenace, qu'il était impossible de l'enlever autrement que par contre-ouvertures auxquelles le malade se refusa. Il en résulta des douleurs atroces que rien ne pouvait calmer, et plusieurs abcès fistuleux et gangréneux très-étendus, auxquels le malade ne dut pas tarder à succomber. Or, si un morceau de verre se fixait à l'estomac ou à tout autre

---

(1) Dissertation soutenue à l'École de médecine de Paris, par M. Lesauvage ; août 1810.

point du conduit intestinal, croirait-on que les accidents seraient moindres, ou plutôt ne seraient-ils pas plus violents et plus rapides (1)?

Marc, dans une note d'un ouvrage intitulé *Manuel d'autopsie cadavérique médico-légale*, dit : «Les observations qu'on a eu occasion de faire sur les mangeurs de verre, et quelques expériences nouvelles de Caldani et Mandruzzato, qui semblent toutes prouver en faveur de l'innocuité des substances de ce genre, ont été adoptées trop légèrement. Caldani expérimenta sur des animaux, et même, ce qui paraît difficile à concevoir, sur un jeune homme de quinze ans, auquel il fit avaler du verre pilé sans qu'ils en eussent ressenti le moindre inconvénient. Mandruzzato répéta ces mêmes expériences sur des animaux et sur lui-même, et obtint les mêmes résultats. Ces observations prouvent cependant tout au plus que le verre pilé, introduit dans l'estomac, n'est point toujours nuisible, et des faits aussi isolés ne démontrent en aucune manière que, dans d'autres cas et sous d'autres circonstances, une ou plusieurs pointes aiguës, appliquées sur les parois internes du canal alimentaire, ne puissent y produire une action mécanique des plus funestes. Il résulte d'ailleurs du sort qui termina la carrière des plus exercés de ces mangeurs de verre, et qui presque tous moururent d'affections intestinales (Plouquet, *Sur les morts violentes; de Diverses morts subites à la suite du verre avalé;* Gmelin, dans son *Histoire des poisons minéraux*), que ces sortes de substances peuvent être très-dangereuses (2).

Les propriétés physiques du verre en fragments sont assez connues pour que je n'aie pas besoin de les indiquer en détail. S'il s'agissait de déterminer la présence de cette substance finement pulvérisée, on la ferait fondre dans un creuset, ou mieux encore sur un morceau de charbon à l'aide du chalumeau; bientôt on obtiendrait un culot de verre, tandis que les substances organiques avec lesquelles on aurait pu la mêler seraient décomposées par la calcination.

CHAPITRE II. — DES POISONS IRRITANTS VÉGÉTAUX (voy. t. I, p. 80).

DE LA BRYONE.

Le genre *bryonia* appartient à la famille des cucurbitacées. — *Caractères.* Fleurs monoïques ou dioïques; calice court, monophylle, campanulé, à cinq dents; corolle adhérente au calice, campanulée ou presque en rosette, dont le limbe est à cinq divisions ovales et vei-

---

(1) Fodéré, ouvrage cité, t. IV, p. 113, 2e édition.
(2) Page 61.

neuses. *Fleurs mâles :* trois étamines, dont deux soudées ensemble par les filets. *Fleurs femelles :* un style à trois divisions; stigmates échancrés; ovaire inférieur, ovoïde, qui, lors de sa maturité, est une baie sphérique ou ovale, lisse en sa superficie, renfermant un petit nombre de graines. — *Caractères du bryonia dioica* (couleuvrée, bryone blanche). Tiges longues d'environ 2 mètres, grêles, grimpantes, cannelées, et un peu velues. Feuilles alternes, pétiolées, anguleuses, palmées, cordiformes, hérissées de poils rudes au toucher, offrant à leur base une longue vrille roulée en spirale. Racine fusiforme, de grosseur variable depuis celle du doigt jusqu'à celle du bras ou de la cuisse d'un enfant; elle est souvent bifurquée, et offre alors des parties qui sont comme articulées; elle est charnue, succulente, d'un blanc jaunâtre au dehors et d'un jaune grisâtre à l'intérieur; son odeur est vireuse et nauséabonde, sa saveur âcre et caustique; lorsqu'elle a été desséchée, elle est blanche, facile à rompre, coupée en rouelles d'un grand diamètre, marquée par des stries concentriques, d'une saveur amère, âcre, légèrement caustique, et d'une odeur désagréable. Fleurs petites, d'un blanc sale, et marquées de lignes verdâtres. Baies rondes, et d'un rouge vif dans leur maturité. Cette plante est commune dans les haies. La racine de bryone renferme un suc très-âcre, amer, soluble, que l'on peut lui enlever en l'exprimant et en la traitant par l'eau : il reste alors une matière féculente, douce, nullement corrosive.

MM. Brande et Firnhaber ont retiré de la racine de bryone une substance jaune rougeâtre, d'une saveur excessivement amère, analogue à la cathartine, qu'ils ont désignée sous le nom de *bryonine*, et à laquelle ils attribuent les propriétés vénéneuses de la bryone.

Action de la bryone sur l'économie animale.

Expérience Ire. — A six heures et demie du matin, on a appliqué 10 gr. 60 centigr. de poudre fine de racine sèche de bryone sur le tissu cellulaire de la partie interne de la cuisse d'un chien de moyenne taille. L'animal est mort au bout de soixante heures, sans avoir paru éprouver d'autre symptôme qu'une douleur assez vive. A l'ouverture du cadavre, on n'a remarqué aucune lésion dans le canal digestif; les poumons étaient sains; le membre opéré offrait une inflammation assez étendue qui s'était terminée par suppuration.

Expérience II. — A dix heures du matin, on a introduit dans l'estomac d'un petit chien robuste 16 gr. de racine sèche de bryone finement pulvérisée, et on a lié l'œsophage. A deux heures, l'animal ne paraissait pas incommodé. Le lendemain matin, on l'a trouvé mort. Le sang qui remplissait les ventricules du cœur était coagulé; les poumons, peu crépitants, étaient d'une couleur rougeâtre et contenaient une assez grande quantité de sang;

l'estomac, très-rouge à l'extérieur, renfermait presque toute la poudre ingérée ; la membrane muqueuse, d'un rouge vif, présentait çà et là des plaques noirâtres, nullement ulcérées ; l'intérieur des gros intestins était très-enflammé ; les autres parties du canal digestif étaient à peine enflammées.

EXPÉRIENCE III. — On a répété la même expérience, à cinq heures du matin, avec 96 gr. d'eau que l'on avait fait infuser, pendant deux heures, sur 16 gr. de racine de bryone pulvérisée. A six heures du soir, l'animal n'avait éprouvé d'autre symptôme qu'un grand état d'abattement ; il cherchait peu à se mouvoir, cependant il n'avait point de vertiges. Il est mort dans la nuit. On l'a ouvert le lendemain, à neuf heures du matin : le cœur était distendu par une assez grande quantité de sang en partie coagulé, en partie fluide ; les poumons, un peu rouges, contenaient du sang fluide ; la membrane muqueuse de l'estomac était d'un rouge-cerise dans toute son étendue ; il en était de même de celle qui tapisse l'intérieur du rectum. Les autres intestins, excepté le commencement du duodénum, étaient presque dans l'état naturel.

OBSERVATION Ire.—Je fus appelé, dans le mois dernier, pour porter secours à une femme en couches dont l'enfant était mort, et à qui un chirurgien de village avait ordonné, pour empêcher la sécrétion du lait, une tisane composée d'environ 30 gr. de racine de bryone pour un litre d'eau, et un lavement fait avec une décoction concentrée de la même racine. A mon arrivée, quatre heures après qu'elle eut pris ce fatal remède, elle n'était déjà plus. L'inspection des matières qu'elle avait rendues par le bas, dans lesquelles les bonnes femmes croyaient apercevoir les morceaux du délivre d'une couche antérieure, me fit reconnaître la membrane interne de l'intestin rectum. Il fut impossible de faire l'ouverture du cadavre. (Fait communiqué par M. J.-L.-S.-D. B. , *Gazette de santé,* 11 septembre 1816.)

OBSERVATION II. — Plusieurs observateurs attestent que l'administration de la bryone a été suivie de vomissements violents, accompagnés de défaillances, de vives douleurs, de déjections alvines séreuses abondantes, de soif, etc.

Ces faits me portent à croire : 1° que la racine de bryone agit sur l'homme comme sur les chiens ; 2° que ses effets pourraient dépendre autant de l'inflammation qu'elle développe et de l'irritation du système nerveux, que de son absorption ; 3° que c'est spécialement dans la portion soluble dans l'eau, et probablement dans la matière jaune rougeâtre et amère, désignée sous le nom de *bryonine* par MM. Brande et Firnhaber, que réside sa propriété délétère.

Traitement (voy. t. I, p. 78).

DE L'ÉLATÉRIUM ET DE L'ÉLATÉRINE.

Le *momordica elaterium* (concombre d'âne, concombre sauvage) est une plante de la famille des cucurbitacées, rangée par Linné dans la monœcie diandrie. Elle offre sur le même pied des *fleurs uni-sexuelles,* composées d'une corolle monopétale, hypocratériforme, à tube cylindrique et à limbe partagé en cinq découpures lancéolées, ouvertes, avec une petite dent. *Fleurs mâles :* trois étamines, dont deux soudées par les filaments; les anthères sont réunies. *Fleurs femelles :* trois étamines avortées; un ovaire inférieur à trois lobes, hérissé, duquel s'élève un style qui s'épaissit insensiblement, et se termine par un stigmate en tête. Le fruit est une baie ovale, peu charnue, coriace, à peine de la grosseur du pouce, uniloculaire, capsulaire, hérissée de pointes molles, s'ouvrant avec élasticité, et lançant les semences au loin. Celles-ci sont ovales, anguleuses, comprimées, munies d'une arille, et nagent dans une pulpe aqueuse. Les tiges sont couchées par terre, rampantes, très-branchues, épaisses, et chargées d'aspérités qui les rendent piquantes et rudes au toucher. Les feuilles sont pétiolées, cordiformes, oreillées à leur base, éparses, et leur pétiole surtout est très-hérissé de poils piquants. Cette plante croît dans les lieux stériles et pierreux.

Élatérine. — D'après M. Morrus, on peut extraire de l'élatérium un principe actif, auquel il a donné le nom d'élatérine, et qui est sous forme de prismes rhomboïdaux, striés sur leurs faces, blancs, très-brillants, ayant un aspect soyeux lorsqu'ils sont vus en masse, d'une saveur excessivement amère et un peu styptique, insolubles dans l'eau et dans les alcalis, se dissolvant très-bien dans l'alcool, l'éther, l'huile d'olives bouillante, et très-peu dans les acides. L'élatérine donne avec l'acide azotique une masse jaunâtre, d'apparence gommeuse, et, avec l'acide sulfurique, une solution d'une couleur foncée rouge de sang; elle est fusible à une température un peu plus élevée que celle de l'eau bouillante; chauffée plus fortement, elle se volatilise, et fournit une vapeur blanchâtre, épaisse, et d'une odeur presque ammoniacale. (*The Edinburgh med. and surg. journal,* avril 1831.)

Action de l'élatérium et de l'élatérine sur l'économie animale.

EXPÉRIENCE Ire. — A huit heures, on a introduit dans l'estomac d'un petit chien robuste 12 gr. d'extrait d'élatérium solide dissous dans 20 gr. d'eau, et on a lié l'œsophage. Dix minutes après, l'animal a eu des nausées et a fait des efforts pour vomir. A huit heures et demie, les envies de vomir se sont renouvelées et il poussait des plaintes. A dix heures un quart, il était couché sur le côté, sans pouvoir rester debout un seul instant; sa sensibilité était tellement diminuée, qu'on pouvait le heurter, le déplacer, sans qu'il donnât le moindre signe de sentiment; sa respiration était profonde, accélérée, et semblable à celle des individus qui sont atteints d'une inflammation du bas-ventre; l'animal faisait encore des efforts pour vomir. A deux heures, on l'a trouvé mort, et on en a fait l'ouverture. Le cœur ne se contractait plus; il ne contenait que très-peu de sang noirâtre; les poumons, roses, étaient moins crépitants que dans l'état naturel, légèrement compactes et peu gorgés de sang; l'estomac renfermait une certaine quantité d'un fluide brunâtre; la membrane muqueuse, d'un rouge de feu dans toute son étendue, offrait çà et là des points noirâtres sans ulcération; le rectum, parsemé de taches d'un rouge-cerise, était évidemment enflammé; il n'y avait point d'altération dans les autres intestins. Le cadavre n'était pas roide.

Expérience II. — À dix heures du matin, 12 gr. d'extrait d'élatérium ont été injectés dans le tissu cellulaire de la cuisse d'un chien de moyenne taille. A deux heures, l'animal n'offrait aucun phénomène sensible. Le lendemain matin, on l'a trouvé mort. Le canal digestif était sain, excepté le rectum, dont l'intérieur présentait quelques taches roses; le membre opéré était infiltré, d'un rouge livide, et très-enflammé.

Expérience III.—On a répété la même expérience, à cinq heures du matin, sur un chien fort et de grande taille. Le lendemain, à sept heures du matin, l'animal n'avait éprouvé que de l'abattement. Il a expiré à trois heures, et la mort a été précédée d'une insensibilité générale. A l'ouverture du cadavre, on n'a pas découvert la moindre trace d'altération dans les tissus qui composent le canal digestif, excepté dans le rectum, qui offrait quelques taches rouges; le membre opéré était tuméfié et très-enflammé; la rougeur s'étendait depuis la partie inférieure de la patte jusqu'à la troisième côte sternale; il y avait beaucoup d'infiltration séro-sanguinolente; les poumons étaient sains.

Expérience IV. — M. Morrus dit avoir donné à un lapin 5 milligr. d'*élatérine* sous forme pilulaire. Au bout de douze heures, aucun accident ne s'était manifesté; seulement le ventre de l'animal paraissait un peu douloureux au toucher. Vingt-quatre heures après, la même dose fut administrée en dissolution à l'animal, et au bout de six heures, il donnait des signes d'une vive douleur; la respiration était laborieuse; enfin il offrait tous les symptômes d'une violente inflammation générale. Treize heures après la première dose et trente-sept heures après la seconde, l'animal mourut, sans avoir eu d'évacuations alvines ni urinaires. L'estomac était vide, très-dilaté, et très-fortement injecté, surtout du côté du pylore. Cette ouverture était resserrée, et toute la membrane muqueuse était plus molle et plus rouge que dans l'état ordinaire. Les poumons offraient aussi des traces d'une vive inflammation, et dans quelques points, ils étaient transparents et comme pulpeux. Les autres organes étaient sains.

Expérience V. — Un autre lapin qui avait pris la même quantité d'*élatérine* n'eut pas d'évacuations alvines pendant trois jours. Une seconde dose de 1 centigr. fit périr l'animal. Au bout du second jour, vers la fin de sa vie, il rendit une quantité considérable d'une urine laiteuse et quelques matières féculentes. L'autopsie fit voir les mêmes altérations des organes que dans le cas précédent, seulement les poumons semblaient moins enflammés.

Observation. — Les effets de l'*élatérine* sur l'homme sont les mêmes que ceux de l'*élatérium*, c'est-à-dire qu'elle occasionne une augmentation de la sécrétion urinaire, des nausées, des vomissements et des selles liquides. Deux milligr. donnés à un homme en bonne santé déterminèrent, au bout de deux heures, des vomissements et de copieuses déjections. (*Archives générales de médecine*, t. XXVII, p. 125.)

Ces expériences me portent à croire : 1° que les premiers effets de l'élatérium dépendent de l'inflammation qu'il détermine, autant que de son absorption ; 2° que c'est probablement à la lésion du système nerveux qu'il faut attribuer la mort qui est la suite de l'administration ou de l'application de cette substance ; 3° qu'il exerce en outre une action spéciale sur le rectum ; 4° qu'il doit ses propriétés toxiques, sinon en totalité, du moins en grande partie, à l'*élatérine*.

Traitement (voy. t. I, p. 78).

DE LA RÉSINE DE JALAP.

Action sur l'économie animale.

M. Félix Cadet de Gassicourt a publié, en 1817, une dissertation inaugurale dont je vais extraire les principaux résultats, et dans laquelle il établit, par des expériences nombreuses, que la résine de jalap est une substance âcre et irritante.

Expérience Ⅰʳᵉ. — Le 23 avril, à huit heures du matin, on introduisit dans l'estomac d'un jeune chien 45 centigr. de résine de jalap délayée dans un demi-jaune d'œuf et dans une suffisante quantité d'eau. A dix heures et demie, l'animal rendit une déjection moitié solide, moitié liquide et verte. A midi, on n'avait observé aucun phénomène notable, et on administra la même dose de résine. A deux heures, l'animal parut ressentir l'effet du purgatif ; il perdit sa vivacité naturelle et éprouva du frisson ; cependant, à cinq heures, il n'avait point eu de selles. Le 24, à sept heures du matin, il avait rendu quatre fois des excréments liquides et verts ; il mangea de la soupe avec beaucoup d'appétit. A huit heures, on lui fit avaler 1 gr. 30 centigr. de résine délayée dans du jaune d'œuf. A dix heures moins quelques minutes, il rendit une déjection moitié solide et colorée partie en jaune, partie en vert. Au bout d'un quart d'heure, il vomit une portion du purgatif et des aliments pris le matin. Il fut abattu le reste de la journée. Il rendit une seule déjection dans la soirée. Le 25, il mangea avec appétit ; les déjections étaient solides. Le 26, il avait repris toute sa gaieté, et son rétablissement paraissait complet. Cependant, les jours suivants, et de loin en loin, il redevint triste et rendit quelques déjections liquides. Aucun accident grave ne s'était manifesté au bout d'un mois ; époque à laquelle il fut impossible de continuer à l'observer.

Expérience II. — Le 25 avril, à neuf heures du matin, on introduisit dans l'estomac d'un petit chien 4 grammes de résine de jalap délayée dans du jaune d'œuf et dans une petite quantité d'eau. Au bout de quelques minutes, l'animal vomit une certaine quantité de véhicule mêlé de résine. A neuf heures et demie, il y eut un autre vomissement de matières muqueuses. A dix heures trois-quarts, une déjection liquide ; à midi et demi , autre déjection plus liquide et plus fétide que la première. De midi à deux heures, une troisième et quatrième déjection d'une matière verte et jaunâtre ; l'animal était abattu et avait perdu l'appétit ; il était plus mal que celui qui fait le sujet de l'expérience précédente. Le lendemain , à dix heures du matin, on lui fit avaler 8 gr. de résine de jalap ; il vomit un quart d'heure après ; du reste, on n'avait observé aucun phénomène notable à une heure de l'après-midi. Alors on introduisit de nouveau dans l'estomac 8 gr. de résine, et on lia l'œsophage. Une déjection eut lieu pendant l'opération. Bientôt après, les muscles de l'abdomen se contractèrent avec violence ; l'animal rendit par la bouche, et surtout par les narines, une écume abondante. Il resta longtemps assis ; son regard était fixe et effrayant ; il voulait marcher ; ses membres étaient tour à tour roides et tremblants ; il tombait, se relevait et retombait ; il expira dans la soirée. La roideur des membres était extrême. Les intestins étaient distendus par des gaz ; la membrane interne œsophagienne était intacte jusqu'au ventricule. Celui-ci contenait un liquide jaune abondant, mêlé d'un peu de résine coagulée ; la membrane interne offrait une inflammation assez considérable vers la grande courbure. Le cardia ne paraissait présenter aucune particularité. On voyait dans l'intérieur des intestins une assez grande quantité de liquide et de résine. La membrane interne du duodénum était phlogosée dans quelques points ; il y en avait d'autres où cette membrane était détachée ; enfin il y avait aussi des points non gangrenés. On trouva deux vers ascarides , l'un vivant, l'autre mort. La vésicule du fiel était pleine, et le conduit cholédoque gorgé de bile. Plus on avançait vers les intestins grêles , plus les ravages étaient marqués. Les autres organes paraissaient sains.

EXPÉRIENCE III. — Le 26 avril, à huit heures du matin , on fit avaler à un vieux chien 2 grammes de résine de jalap. A dix heures, il vomit des matières muqueuses, incolores, formées en grande partie par le véhicule dans lequel on avait administré la résine. Au bout de quelques heures, l'animal était abattu ; il avait de la soif, et il éprouvait des convulsions. Les jours suivants, il était dans le même état ; il mangeait peu ; ses déjections étaient solides, volumineuses et noires. Le 29, il rendit de l'écume par la bouche ; l'abattement était extrême. On le trouva mort le 1er mai. La membrane muqueuse de l'estomac était enflammée, principalement vers la petite extrémité et près du pylore : celui-ci était sain. L'intérieur du duodénum était tapissé d'un mucus jaunâtre ; la tunique sous-jacente offrait plusieurs granulations rougeâtres et une inflammation plus forte que dans les cas précédents ; cette inflammation diminuait d'intensité à mesure qu'on avançait dans les intestins grêles : on la retrouvait vers la fin de l'iléum. Le rectum contenait une assez grande quantité d'excréments solides , de la même nature que les déjections dont on a déjà fait mention.

EXPÉRIENCE IV. — Le 27 avril, à neuf heures du matin, on administra à un jeune chien un clystère préparé avec 45 centigr. de résine de jalap, un jaune d'œuf, et une petite quantité d'eau. A midi, l'animal ne paraisait éprouver aucune incommodité; on lui fit prendre un second clystère composé comme le premier, et qui ne produisit pas plus d'effet. Le lendemain matin, à huit heures, on lui administra un troisième clystère contenant 1 gr. 30 centigr. de résine : au bout de cinq minutes, l'animal rendit des excréments solides, sanguinolents à l'extérieur et jaunes à l'intérieur. Le même jour, à dix heures, on lui fit prendre un quatrième lavement semblable au dernier, et on boucha l'anus pendant cinq minutes. A midi, ce remède n'ayant pas été rendu, on en administra un cinquième, qui fut également gardé. Le 29 au matin, on trouva une déjection liquide; à deux heures après midi, il en avait eu une autre plus consistante. Le 30, l'animal mangea pour la première fois. A neuf heures, on tenta de lui administrer un clystère semblable aux précédents; mais l'animal le rejeta en partie. A midi, on parvint à lui en faire prendre un autre : deux minutes après, deux selles liquides, jaunes, sanguinolentes, très-fétides, et provoquant fortement les nausées; ces déjections se renouvelèrent d'heure en heure dans la journée; elles étaient moins fétides, et quelquefois plus sanguinolentes. Le 1er mai, l'animal mangea; ses déjections devinrent meilleures; mais, par intervalles, elles étaient encore liquides et sanguinolentes. Dix jours après, on se décide à ouvrir le ventre. Les gros intestins, jusqu'à la valvule iléo-cœcale et la fin de l'iléum inclusivement, offraient une inflammation analogue à celle que l'on avait observée dans les diverses parties du canal digestif, dans les expériences précédentes. Le système veineux était tellement replet, surtout dans le rectum, qu'on aurait pu l'injecter.

EXPÉRIENCE V. — Cinquante centigr. de résine de jalap délayée dans un jaune d'œuf furent *injectés* le 1er mai, à huit heures du matin, dans la *cavité abdominale* d'un chien de moyenne stature. L'animal urina plusieurs fois dans la matinée, et n'offrit du reste aucun phénomène particulier. Le lendemain, à neuf heures du matin, on trouva des déjections liquides, transparentes, et teintes de sang : ces évacuations continuèrent pendant la journée; l'animal n'avait point mangé, il ne prenait que du lait. Le 3 mai, les selles étaient un peu consistantes; le 4, elles étaient peu abondantes, jaunâtres et sanguinolentes. Le 7, elles devinrent noirâtres : l'animal mourut dans la journée. Le *cadavre* exhalait une odeur forte et suffocante; les articulations étaient roides; les téguments de l'abdomen, et principalement ceux du pénis, étaient durs et résistants; les intestins étaient très-contractés; la portion du péritoine correspondante à la face antérieure de l'estomac était enflammée; l'intérieur du ventricule contenait une très-grande quantité d'un liquide écumeux et clair; la membrane muqueuse était noirâtre dans une assez grande étendue de la grande courbure. Les intestins renfermaient un liquide jaune; le rectum était singulièrement contracté et dur; il offrait, vers sa partie inférieure et antérieure, un ulcère arrondi, de l'étendue d'une pièce de 75 centimes, intéressant les membranes séreuse et musculeuse; la tunique muqueuse correspondante à cette portion ulcérée était simplement phlogosée; le foie paraissait très-volumineux, la vésicule du fiel était remplie; la plénitude du système veineux était grande et générale.

EXPÉRIENCE VI. — Cinquante centigr. de résine de jalap délayée dans un jaune d'œuf furent injectés, le 2 mai, à dix heures du matin, dans la cavité de la plèvre : l'animal éprouva bientôt après des frémissements, de la roideur dans les membres, et de l'abattement qui dura trois jours, pendant lesquels il prit fort peu d'aliments, et rendit seulement deux déjections jaunes et molles. On le trouva mort le 5 mai. Les articulations n'offraient aucune roideur. La résine était coagulée et réunie à l'ouverture de la plaie, qu'elle obstruait. La plèvre costale était très-rouge; la plèvre pulmonaire était enflammée et recouverte d'une matière blanchâtre, purulente, coagulée sous forme de couenne. On voyait dans la cavité thoracique un liquide séro-sanguinolent. Le côté droit du thorax était plus malade que le gauche; il contenait une plus grande quantité de pus liquide et de pus coagulé; le tissu du poumon droit était noirâtre, tandis que celui du côté gauche était légèrement rouge. Ce fait mérite d'autant plus d'être remarqué, que la résine avait été injectée entre la septième et la huitième côte gauches.

EXPÉRIENCE VII. — Le 29 avril, on frictionna, avec un mélange de 4 gr. de résine de jalap et de 8 gr. d'axonge, la peau de la partie interne des cuisses et du bas-ventre d'un jeune chien, débarrassée de ses poils et parfaitement rasée. Au bout de trois jours, le mélange avait été employé en totalité, et l'animal n'avait offert aucun phénomène remarquable. Le 2 mai, à sept heures du matin, on fit une nouvelle friction, et on appliqua un emplâtre préparé avec de l'axonge et 8 gr. de résine. Le 3 mai, on frotta de nouveau ces parties, et on fit une nouvelle application; il en fut de même le lendemain : l'animal n'avait pas encore mangé ni rendu de déjections. Le 5 mai, il avait eu une selle liquide et jaune. On mit un troisième emplâtre : cette application fut suivie d'une déjection alvine accompagnée d'épreintes. Le 6 mai, il y avait eu deux selles mêlées de matières glaireuses; à neuf heures, il en eut une nouvelle accompagnée de ténesme. Plusieurs autres évacuations eurent lieu dans la journée; mais elles furent liquides et sanguinolentes. L'animal était triste et abattu, mais il semblait se ranimer par l'usage du lait. Deux jours après, les déjections n'étaient plus sanguinolentes, elles étaient consistantes; l'appétit revint, et le rétablissement ne tarda pas à être complet.

EXPÉRIENCE VIII. — Quatre gr. de résine de jalap finement pulvérisée furent appliqués sur le tissu cellulaire du dos d'un chien : on ne remarqua d'autre effet que celui que l'on observe dans les plaies simples, entretenues par un corps étranger.

EXPÉRIENCE IX. — Quarante-cinq centigr. de résine de jalap dissoute dans du jaune d'œuf furent injectés, le 3 mai, dans la veine jugulaire gauche d'un jeune chien. Le lendemain, l'animal n'avait offert aucun phénomène notable : il était rétabli quelques jours après.

EXPÉRIENCE X. — On recommença la même expérience, le 5 mai, sur un carlin assez fort. Le lendemain, il mangea avec appétit. Quelque temps après, on fit une nouvelle injection dans la veine crurale droite : elle fut suivie de convulsions ; mais, les jours suivants, le rétablissement fut progressif ; l'appétit revint, les déjections furent constamment dures.

Expérience XI. — On injecta 1 gr. 30 centigr. de résine, dissoute dans du jaune d'œuf, dans la veine jugulaire d'un troisième chien, qui ne donna d'abord aucun signe d'incommodité ; les deux jours suivants, il rendit des excréments mous et décolorés ; il perdit l'appétit, mais il ne tarda pas à se rétablir.

Il résulte de ce qui précède : 1° que la résine de jalap, appliquée sur les *membranes muqueuses*, produit une excitation générale, et provoque des sécrétions abondantes de la part de ces membranes et de l'appareil de la sécrétion biliaire ; d'autres fois elle occasionne les symptômes d'une inflammation locale, et le plus souvent alors les suites en sont funestes ; 2° que si on la met en contact avec le *péritoine*, après l'avoir dissoute, elle agit d'abord comme diurétique ; la péritonite qui est la suite de cette injection est accompagnée d'une diarrhée abondante, puis de dysenterie, et d'une entérite qui se termine par gangrène ; les fonctions du foie participent évidemment à la perturbation générale ; 3° qu'injectée dans la plèvre, la résine de jalap borne ses effets aux symptômes de l'inflammation locale ; 4° que les frictions de résine de jalap combinée avec la graisse, et ses applications réitérées à forte dose sur la peau de la région hypogastrique, ont déterminé la diarrhée et la dysenterie ; 5° qu'étant appliquée sur le tissu cellulaire sous-cutané de la région lombaire, cette résine se borne à développer une inflammation locale ; 6° que l'injection de la résine de jalap dans les veines, à une assez forte dose, ne produit aucun effet remarquable au bout de dix jours.

Traitement (voy. t. I, p. 78).

DE LA COLOQUINTE.

La coloquinte est le fruit du *cucumis colocynthis* (monœcie syngénésie de Linné), qui appartient à la famille des cucurbitacées, et qui croît dans les îles de l'Archipel. Ce fruit se rapproche beaucoup de la baie, et il est composé d'une écorce, d'une substance charnue, et d'un grand nombre de graines ; l'écorce est dure, unie, luisante, jaune ou verdâtre ; mais, comme le plus souvent le fruit dont je parle est privé de son écorce lorsqu'il nous arrive d'Espagne ou de l'Archipel, je crois devoir m'attacher à donner la description de celui qui a été écorcé. Il est presque rond, de la grosseur d'une orange, léger, spongieux, sec, d'un blanc jaunâtre, d'une odeur désagréable, et d'une saveur excessivement amère ; la *substance charnue* à laquelle appartiennent les carac-

tères qui viennent d'être indiqués est composée de feuillets membra-
neux, et présente un très-grand nombre de cellules dans lesquelles se
trouvent renfermées plusieurs *graines*, petites, planes, oblongues,
semblables à des pepins de poires, brunes et amères à l'extérieur, et
dont l'amande est blanche, douce et charnue.

Action de la coloquinte sur l'économie animale.

EXPÉRIENCE Ire. — A neuf heures du matin, on a détaché et percé d'un
trou l'œsophage d'un chien de moyenne taille, et on a introduit dans son
estomac 12 gr. de coloquinte réduite en poudre fine, et contenue dans un
cornet de papier; on a lié l'œsophage. A deux heures, l'animal avait eu
une selle liquide, noirâtre; il se plaignait de temps en temps, mais il n'avait
ni vertiges ni convulsions. A huit heures du soir, sa respiration était un
peu accélérée et gênée; il ne conservait plus les facultés du sentiment ni
du mouvement: on pouvait le déplacer comme une masse inerte, et il lui
aurait été impossible de se tenir un instant debout. Il était couché sur le
côté; ses pattes, un peu allongées, sans contraction remarquable des
muscles qui en font partie, n'étaient le siége d'aucun mouvement convul-
sif. Il est mort à minuit. L'estomac offrait, à l'intérieur, une couleur rouge
violette; il était distendu par une assez grande quantité d'aliments solides,
et par un liquide dans lequel était suspendue la poudre de coloquinte; la
membrane muqueuse de ce viscère, fortement enflammée dans son étendue,
était d'un rouge noirâtre dans la portion correspondante au grand cul-de-
sac, d'un rouge vif dans les autres parties; celle qui tapisse le duodénum,
le jéjunum, l'iléum, le cœcum, et le premier quart du colon, était d'un
rouge assez vif; il n'y avait aucune altération dans le restant du colon,
mais le rectum présentait un très-grand nombre de plaques d'un rouge
de feu.

EXPÉRIENCE II. — A huit heures du matin, on a fait avaler à un chien de
moyenne taille un fruit de coloquinte, qu'il a vomi presqu'en entier, une
heure après. Le lendemain, à onze heures, on a détaché son œsophage, et
on a introduit dans l'estomac 150 gr. de vin blanc que l'on avait fait in-
fuser pendant six heures sur 10 gr. de coloquinte de Venise: on a lié l'œso-
phage. A une heure, l'animal n'avait fait aucun effort pour vomir. A six
heures, il avait eu deux selles liquides, et il se plaignait assez vivement. Il
est mort dans la nuit. Les poumons, l'estomac, le duodénum, et les autres
intestins grêles, n'offraient aucune altération remarquable; la membrane
muqueuse du rectum et des dernières portions du colon était d'un rouge
pourpre foncé; la membrane musculeuse sous-jacente était également en-
flammée.

EXPÉRIENCE III. — On a versé 240 gr. de vin blanc bouillant sur 16 gr.
de coloquinte de Venise coupée en petits fragments. Au bout de trois jours,
on a décanté le liquide spiritueux, on l'a fait évaporer pour en chasser l'al-
cool, et on l'a introduit dans l'estomac d'un chien de moyenne taille, dont

l'œsophage avait été préalablement détaché et incisé. Le lendemain, l'animal se plaignait, était abattu et avait eu deux selles abondantes. Il est mort vingt-deux heures après l'opération. La membrane muqueuse de l'estomac était généralement d'un rouge assez vif, et offrait çà et là des portions d'un rouge foncé; celle qui tapisse le duodénum et le jéjunum présentait une altération analogue. L'iléum, le cœcum, et les premières portions du colon, étaient presque dans l'état naturel; l'intérieur du rectum et de la portion inférieure du colon était le siége d'une inflammation très-intense; on voyait plusieurs bandelettes saillantes, d'un rouge noirâtre, se détacher sur un fond rouge de feu. Les poumons paraissaient dans l'état naturel.

EXPÉRIENCE IV. — On a fait, à midi, une plaie à la partie interne de la cuisse d'un chien de moyenne taille; on l'a saupoudrée avec 8 gr. de coloquinte finement pulvérisée, et on a réuni les lambeaux par quelques points de suture. Le lendemain, à quatre heures du matin, l'animal ne paraissait pas très-incommodé; il ne poussait aucun cri plaintif, et il marchait librement. Il est mort dans la nuit. La membrane muqueuse du rectum était évidemment altérée; presque toute sa surface était tapissée de points d'une couleur rouge de sang; les autres portions du canal digestif et les poumons n'offraient aucune lésion apparente. Le membre opéré présentait une inflammation assez étendue, accompagnée d'une infiltration sanguine qui occupait principalement les parties inférieures. Il n'y avait point d'eschare.

EXPÉRIENCE V. — On a fait digérer dans l'eau, pendant huit jours, 64 gr. de coloquinte finement pulvérisée; on a évaporé le liquide jusqu'à consistance presque sirupeuse, et on l'a introduit, à midi, dans l'estomac d'un chien de moyenne taille, dont l'œsophage avait été préalablement détaché et incisé. A midi et demi, l'animal a fait de violents efforts pour vomir. A quatre heures un quart, sa marche était chancelante, et il avait des vertiges tels qu'il tombait après avoir fait deux ou trois pas. Il conservait cependant l'usage de ses sens, et ne poussait aucune plainte. A six heures, il ne donnait presque plus de signe de vie; on pouvait le déplacer comme une masse inerte; il n'était pas agité de mouvements convulsifs. A huit heures et demie, il était dans le même état. Il est mort à onze heures du soir. L'estomac contenait une portion du liquide ingéré, mêlé d'un fluide visqueux et noirâtre; la membrane muqueuse, d'une couleur rouge foncé, offrait des stries d'un rouge noirâtre; la membrane musculeuse était rouge-cerise; les intestins grêles, le cœcum et le colon, paraissaient peu altérés; la membrane muqueuse du rectum était très-enflammée, et présentait des bandes longitudinales couleur de feu; les poumons, un peu gorgés de sang noir, étaient cependant assez crépitants; les vaisseaux veineux placés à la surface des lobes cérébraux étaient très-gorgés de sang noir; la pie-mère était fortement injectée, mais il n'y avait aucun fluide dans les ventricules de cet organe.

EXPÉRIENCE VI. — A midi, on a fait avaler à un petit chien à jeun 12 gr. de coloquinte que l'on avait préalablement traitée par l'eau bouillante, jusqu'à ce que ce liquide fût incolore et insipide; on a lié l'œsophage. L'animal a fait des efforts pour vomir; quatre heures après, il a éprouvé des vertiges, et il est mort dans la nuit. L'estomac était un peu enflammé à l'intérieur ; le rectum offrait à peine une très-légère altération.

Observation Ire. — Une femme fut en proie à des coliques pendant trente ans, pour avoir pris de l'*infusion* de pulpe de coloquinte préparée avec de la bière (Fordice, *Fragmenta chirurg. et med.*, p. 66).

Observation II. — Un individu prit le *decoctum* de trois fruits de colo- quinte ; il eut des déjections alvines abondantes et sanguinolentes, et il aurait succombé, si on ne se fût hâté de lui administrer de l'huile en lave- ment et par la bouche (Tulpius, *Obs.*, lib. iv, cap. 26, page 218).

Observation III. — Dioscoride avait observé (lib. iv, cap. 178) que la coloquinte, introduite dans le rectum, déterminait un flux de sang.

Observation IV. — Lebret, chiffonnier, avala 12 gr. de coloquinte, dans l'espoir de se débarrasser d'une gonorrhée dont il était atteint depuis plu- sieurs jours. Peu de temps après, il éprouva des douleurs aiguës dans l'é- pigastre, et il vomit abondamment. Au bout de deux heures, il eut des déjections alvines copieuses ; les membres abdominaux fléchirent, la vue s'obscurcit, et il n'entendait qu'avec difficulté ; il se manifesta un léger dé- lire, auquel succédèrent bientôt des vertiges. On lui fit boire beaucoup de lait, ce qui occasionna des vomissements ; on appliqua dix sangsues au bas-ventre, et les symptômes se calmèrent par degrés. (Rapport fait par le malade.)

Observation V. — Un ouvrier serrurier, âgé de vingt-huit ans, sujet au flux hémorrhoïdal, se plaignait, depuis quelque temps, de douleurs dans l'estomac, de digestions pénibles, et de plusieurs autres symptômes de dys- pepsie. Un ouvrier allemand, son compagnon, lui promit de le guérir radicalement au moyen d'un remède de famille. Il prit, par ses conseils, deux verres d'une décoction amère, que j'ai su, par la suite, être de la co- loquinte. Le remède produisit des selles fréquentes, accompagnées de co- liques ; quelques heures après, le malade se plaignit d'une grande chaleur dans les entrailles, d'un sentiment de sécheresse à la gorge, d'une soif inextinguible. Il me demanda, le soir. On me cacha la vraie cause de la maladie ; je le trouvai avec un pouls petit, très-accéléré, la langue rouge, le ventre tendu, très-douloureux au toucher ; la douleur était fixe et atroce près de l'ombilic ; les selles étaient supprimées. Je lui ordonnai une sai- gnée, des fomentations émollientes, des demi-lavements émollients, et du bouillon de poulet. La nuit fut très-mauvaise. Le lendemain matin, le ventre était plus ballonné et plus douloureux ; on ouvrit de nouveau la veine ; on plaça le malade dans un bain tiède ; six heures après, augmenta- tion des douleurs, rétention d'urine avec rétraction douloureuse des testi- cules et priapisme ; on couvrit le ventre de fomentations ; on appliqua douze sangsues à l'anus, et des ventouses scarifiées sur l'abdomen ; on or- donna l'émulsion de gomme arabique, et des lavements émollients nitrés. Le troisième jour au matin, la rétention d'urine cessa, les autres sym- ptômes continuèrent ; le pouls était petit et serré ; le hoquet survint ; le extrémités se refroidirent, la tête et la poitrine se couvrirent de sueur grasse; on craignit la gangrène. Le soir, les douleurs cessèrent; le ventre était moins tendu, et semblait offrir quelques signes de fluctuation. Les assistants se félicitaient d'une amélioration sensible, et, comme je l'avais annoncé, le malade mourut pendant la nuit. Son épouse me fit l'aveu de l'imprudence qu'il avait commise. Les viscères abdominaux offraient les plus grands désordres; l'abdomen était rempli d'un fluide blanchâtre, chargé de flocons de la même couleur; les intestins étaient rongés, parsemés de taches noires: la plupart étaient ou adhérents ou couverts de fausses membranes; la tunique interne de l'estomac était comme détachée et ulcérée; le péritoine était presque putréfié; le foie, les reins et la vessie, offraient des traces d'inflammation. (Observation communiquée par le Dr Caron d'Annecy.)

OBSERVATION VI.—Je fus appelé, quinze jours après, pour voir une jeune blanchisseuse qui venait de prendre un demi-verre de décoction amère, que lui avait ordonnée le même ouvrier allemand. Elle ressentit bientôt de violentes douleurs dans le bas-ventre, me fit demander, et me montra le breuvage. Je reconnus bientôt que c'était de la coloquinte. La cessation du remède, les bains, les boissons huileuses, mucilagineuses, et l'opium, la guérirent bientôt. (M. Caron d'Annecy.)

OBSERVATION VII. — Un boulanger atteint de fièvre quarte, de cachexie, etc., prit le remède; il souffrit beaucoup, et fut guéri de la fièvre; cependant il resta faible, languissant, avec un teint plombé, et périt, au bout de six mois, d'une attaque de paralysie. (M. Caron d'Annecy.)

Ces données tendent à prouver : 1° que les effets de la coloquinte dépendent principalement de son action locale et de l'irritation sympathique qu'éprouve le système nerveux; 2° qu'elle est cependant absorbée, portée dans le torrent de la circulation, et qu'elle agit aussi directement sur le système nerveux et sur le rectum; 3° que l'activité de ce médicament réside à la fois dans la portion soluble dans l'eau et dans celle qui y est insoluble; 4° qu'il paraît agir sur l'homme comme sur les chiens (1).

Traitement (voy. t. I, p. 78).

---

(1) On a dû remarquer, dans les expériences relatives à la coloquinte et à l'élatérium, que lorsque ces poisons ont déterminé la mort après leur introduction dans l'estomac, on trouve ce viscère et le rectum enflammés; tandis que la masse des intestins grêles est presque à l'état naturel. Cette particularité a également lieu pour un très-grand nombre de substances vénéneuses : elle paraît dépendre de la rapidité avec laquelle une partie du poison traverse les intestins grêles, et du long séjour qu'il fait dans l'estomac et dans le rectum. On ne peut pas admettre que ce soit toujours en vertu d'une action spéciale sur cet intestin que l'inflammation se développe; car elle manque souvent lorsque la substance vénéneuse a déterminé la mort après avoir été injectée dans le tissu cellulaire de la cuisse.

DE LA GOMME-GUTTE.

La gomme-gutte est une gomme-résine qui découle des feuilles et des rameaux du *garcinia cambogia* ou du *mangostana cambogia*, arbre de la famille des guttifères, qui croît dans l'île de Ceylan et dans la presqu'île de Camboge. Plusieurs auteurs pensent que cette matière découle des incisions faites à l'écorce du *stalagmites cambogioides* de Murray. D'autres ont attribué le même produit tantôt au *xanthochymus pictorius* de Roxburgh, tantôt au *xanthochimus ovalifolius* du même auteur.

La gomme-gutte est solide, d'une couleur jaune foncée, tirant sur le rouge, devenant jaune clair lorsqu'on l'humecte ou lorsqu'on la pulvérise, d'une cassure luisante, très-friable, opaque, inodore, insipide, à moins qu'on ne la laisse trop longtemps dans la bouche, car alors elle développe une saveur légèrement âcre, se dissolvant en partie dans l'eau et dans l'alcool, auxquels elle communique une teinte jaune. L'alcool ainsi chargé fournit, par l'addition de l'eau, un précipité jaune qui ne se dépose qu'avec la plus grande difficulté. La dissolution de potasse dissout en entier la gomme-gutte ; cette dissolution n'est point troublée par l'eau ; mais elle est décomposée par les acides, qui en précipitent une matière d'un très-beau jaune, soluble dans un excès d'acide.

Action de la gomme gutte sur l'économie animale.

EXPÉRIENCE Ire. — A dix heures du matin, on a fait avaler à un petit chien 4 gr. de gomme-gutte finement pulvérisée. Au bout d'une heure, il a vomi des matières alimentaires couleur de safran, mêlées d'une certaine quantité de la poudre ingérée. Dix minutes après, nouveau vomissement ; l'animal était un peu abattu. Le lendemain, il était parfaitement rétabli ; il a mangé comme à l'ordinaire, et il n'avait eu aucune évacuation alvine. Le jour suivant, on lui a fait avaler de nouveau 10 gr. 40 centigr. de gomme-gutte : au bout d'une heure, il a vomi trois fois des matières jaunes, et, trois heures après, il a mangé avec assez d'appétit. Trois jours après, il était très-bien portant ; on lui a détaché l'œsophage, on l'a percé d'un trou, et on a introduit dans l'estomac 6 gr. de gomme-gutte délayée dans 64 gr. d'eau. Il n'a pas tardé à faire des efforts pour vomir, et il a eu, au bout de huit heures, une selle jaunâtre assez abondante. Il est mort dans la nuit. La membrane muqueuse du rectum et de la moitié descendante du colon était d'une couleur rouge ; l'estomac, les autres intestins et les poumons, n'offraient pas d'altération sensible.

EXPÉRIENCE II. — A huit heures du matin, on a fait avaler à un petit chien robuste, et à jeun, 6 grammes de gomme-gutte finement pulvérisée ; immédiatement après, on a détaché et lié l'œsophage. Au bout de cinq heures, l'animal avait eu plusieurs selles liquides d'une couleur jaune; il se plaignait, était abattu, et respirait avec difficulté; il n'y avait ni convulsions ni paralysie. Il est mort à six heures du soir. L'estomac, injecté à l'extérieur, d'une couleur rougeâtre, offrait dans son intérieur une petite quantité d'un fluide visqueux, brunâtre; sa membrane muqueuse, généralement rouge, présentait, dans les plis voisins du pylore, une couleur rouge foncée; le duodénum et le jéjunum étaient légèrement enflammés; le rectum était enduit d'une légère couche de gomme-gutte, et parsemé d'un très-grand nombre de stries d'un rouge foncé. Les poumons, un peu livides, étaient moins crépitants que dans l'état naturel.

EXPÉRIENCE III. — A dix heures du matin, on a détaché et percé d'un trou l'œsophage d'un chien de moyenne taille, et on a introduit dans son estomac 16 grammes de gomme-gutte finement pulvérisée, contenue dans un cornet de papier; l'œsophage a été lié. A deux heures, l'animal faisait de violents efforts pour vomir, mais il ne paraissait pas très-incommodé. A huit heures du soir, il ne poussait aucune plainte, et conservait le libre usage de ses sens et de ses membres; la respiration s'exerçait presque comme dans l'état naturel. Le lendemain, à dix heures du matin, on l'a trouvé mort. L'estomac contenait environ 125 gr. d'un fluide peu consistant, dans lequel était suspendue la majeure partie de la gomme-gutte; la membrane muqueuse de ce viscère était recouverte d'une légère couche de cette gomme-résine, que l'on ne pouvait détacher qu'au moyen du scalpel : elle avait une couleur rouge de feu, et était parsemée d'une multitude de points de la même couleur. On voyait dans l'intérieur du rectum quelques taches rougeâtres. Les autres intestins, enduits d'une matière jaune filante, n'offraient aucune altération remarquable. Les poumons, d'un rouge foncé par plaques, étaient moins crépitants que dans l'état naturel, et gorgés de sang noir.

EXPÉRIENCE IV. — A dix heures du matin, on a saupoudré une plaie faite à la cuisse d'un chien de moyenne taille avec 10 gr. 60 centigr. de gomme-gutte finement pulvérisée, et on a réuni les lambeaux par quelques points de suture. A huit heures, l'animal n'avait eu aucune évacuation; il marchait bien et ne se plaignait pas. Le lendemain matin, on l'a trouvé mort. Le canal digestif était à peu près comme dans l'état naturel; les poumons, peu crépitants, d'une couleur un peu livide, contenaient du sang noir. Le membre opéré était enflammé et infiltré; l'inflammation et l'infiltration séreuse s'étendaient sur le côté jusqu'à la sixième côte sternale. Il y avait beaucoup de gomme-gutte aux environs de la plaie, et on n'a point observé d'eschare.

EXPÉRIENCE V. — On a répété l'expérience précédente avec un chien de même taille. Le lendemain, à deux heures de l'après-midi (vingt-quatre heures après l'opération), l'animal marchait bien, sans se plaindre, et n'avait aucun mouvement convulsif. Il est mort dans la nuit. On n'a point trouvé d'altération dans le canal digestif; les matières fécales contenues dans les gros intestins étaient d'une couleur jaunâtre. Le membre sur lequel la plaie avait été faite présentait une infiltration séreuse très-consi-

II.

dérable, et toutes les parties voisines étaient teintes en jaune par une légère couche de gomme-gutte. Il n'y avait point d'eschare.

Il résulte de ces expériences : 1° que la gomme-gutte peut être introduite à assez forte dose dans l'estomac des chiens qui ont la faculté de vomir, sans donner lieu à des accidents graves ; 2° que, dans le cas contraire, elle détermine une mort prompte, qui peut dépendre de son absorption autant que de l'action locale énergique qu'elle exerce ; 3° qu'elle détruit rapidement la vie lorsqu'on l'applique sur le tissu cellulaire, et que ses effets sont analogues à ceux d'une brûlure étendue qui ne produirait point d'eschare.

Traitement (voy. t. I, p. 78).

DU GAROU (DAPHNE CNIDIUM).

Cet arbrisseau appartient à l'octandrie monogynie de Linné et à la famille des thymélées de Jussieu ; on l'appelle aussi vulgairement *sain-bois.*

Périgone (calice) en tube gonflé et resserré à l'ouverture, et qui semble tenir lieu de corolle, dont les fleurs de cette plante manquent, blanchâtre ou rougeâtre, divisé en quatre lobes, et couvert d'un duvet presque cotonneux, supporté par un pédoncule pubescent ; huit étamines à filets courts, insérées et enfermées dans le tube du calice ; un style court à stigmate en tête ; un ovaire. Le fruit est une baie ovale ou sphérique, renfermant une pulpe succulente, sous laquelle se trouve une coque mince à une loge et à une seule graine ; fleurs petites, en panicule peu étalé ; tige d'environ 1 mètre, divisée dès sa base en plusieurs rameaux effilés, abondamment garnis de feuilles lancéolées, linéaires, très-glabres, terminées par une pointe aiguë, éparses, nombreuses, très-rapprochées les unes des autres, et presque imbriquées vers le sommet des rameaux. Le garou croît dans les lieux arides et montueux des provinces méridionales.

Caractères de l'écorce des tiges. Fragments longs de plus de 1 mètre, larges de 2 à 5 centimètres, très-minces, pliés par le milieu, réunis en bottes, et difficiles à rompre. L'épiderme est brun ou d'un gris foncé, demi-transparent, offrant des rides transversales qui sont le résultat de la dessiccation, tacheté çà et là, et d'une manière assez régulière, de petits tubercules blancs. Immédiatement au-dessous de l'épiderme, on découvre des filaments soyeux, très-fins, blancs et lustrés, au-dessous desquels se trouvent des fibres longitudinales très-tenaces. L'intérieur de l'écorce est d'un jaune de paille ; sa saveur est âcre, piquante, caustique ; son odeur très-faible et légèrement nauséabonde. Je crois devoir faire observer que l'on trouve aussi dans le commerce les rameaux de la plante dont je parle ; l'écorce est alors appliquée sur le bois, et on peut la détacher aisément pour constater les caractères qui viennent d'être indiqués.

Racine de garou. Elle est longue, de la grosseur du pouce, fibreuse, grise à l'extérieur, blanche au dedans, inodore, et d'une saveur très-âcre.

Le principe actif des *daphné* paraît résider dans une matière âcre que l'on extrait à l'aide de l'éther. On avait dit que l'on obtenait un principe âcre, volatil, en distillant le *daphné laureola* ; mais M. Dublanc n'est jamais parvenu à le recueillir (séance de l'Académie royale de médecine, du 12 septembre 1829).

Action du garou sur l'économie animale.

Expérience Ire. — A huit heures du matin, on a fait avaler à un chien de moyenne taille 6 gr. d'écorce de garou réduite en poudre fine. Aussitôt après, la bouche de l'animal s'est remplie d'écume, et il a poussé des cris plaintifs. A dix heures et demie, il a vomi des matières alimentaires mêlées de quelques portions liquides, et il a refusé les aliments ; il était un peu abattu ; les battements du cœur étaient un peu plus accélérés qu'avant l'opération. Le lendemain il allait bien et mangeait avec appétit. Le jour suivant, à neuf heures du matin, on a détaché et percé d'un trou son œsophage ; on a introduit dans l'estomac 12 gr. de la même poudre enveloppés dans un cornet de papier, et on a lié l'œsophage. A trois heures, il paraissait très-abattu sans se plaindre ; il n'avait point eu de selles, et les organes des sens et du mouvement conservaient toutes leurs facultés ; les battements du cœur étaient fréquents et légèrement intermittents. A six heures du soir, il était couché sur le côté, dans un grand état d'abattement, et ne pouvait se tenir sur ses pattes qu'avec la plus grande difficulté. Lorsqu'on essayait de le faire marcher, il retombait pour se coucher de nouveau sur le côté. Les battements du cœur étaient peu sensibles et lents ; l'animal ne présentait aucun signe de convulsion ni de paralysie. Il est mort à onze heures du soir. L'estomac était distendu et d'une couleur rouge livide à l'extérieur : en l'ouvrant, on remarquait qu'il contenait une assez grande quantité de sang veineux fluide, mêlé avec un liquide filant et noirâtre dans lequel était suspendue une partie de la poudre ingérée ; la membrane muqueuse de ce viscère était d'un rouge noirâtre dans plusieurs points, noire dans d'autres, et offrait çà et là un très-grand nombre de petits ulcères ; la portion qui avoisine le pylore était dure, comme tannée ; les tuniques musculeuse et séreuse, très-rouges, étaient séparées par une certaine quantité de sang noir foncé ; l'épanchement de ce fluide était encore plus abondant entre la membrane muqueuse et la tunique sous-jacente. L'intérieur du duodénum était enflammé, et la rougeur diminuait dans les autres intestins grêles, à mesure qu'on s'éloignait de l'estomac. Le rectum était très-enflammé, sa membrane muqueuse offrait généralement une couleur rouge-cerise ; les poumons, un peu durcis, étaient moins crépitants que dans l'état naturel.

EXPÉRIENCE II. — A deux heures, on a fait une incision à la partie interne de la cuisse d'un petit chien ; on a saupoudré la plaie avec 8 gr. de garou finement pulvérisé, et on a réuni les lambeaux par quelques points de suture : l'animal a poussé des cris aigus dans le même instant de l'application de l'écorce. Le surlendemain, à huit heures du matin, il n'avait offert aucun symptôme remarquable ; il était abattu et restait dans un coin du laboratoire, cependant il pouvait marcher assez librement. A dix heures, sa sensibilité était diminuée, et à deux heures il se tenait couché sur le côté, sans donner le moindre signe de sentiment par l'agitation la plus violente ; ses inspirations étaient rares et profondes. Il est mort à quatre heures. Le canal digestif n'offrait aucune trace d'altération ; l'inflammation, assez étendue dans le membre opéré, était accompagnée d'une infiltration sanguine abondante.

OBSERVATION Ire. — Les *daphne mezereum, cneorum*, etc., produisent à peu près les mêmes effets. Linnæus rapporte qu'une demoiselle atteinte d'une fièvre intermittente périt hémoptoïque pour avoir pris douze baies de *daphne mezereum*, qu'on lui avait administrées dans le dessein de la purger (*Flora suecica*, n° 338).

OBSERVATION II. — Quelqu'un ayant fait prendre du bois gentil (*daphne mezereum*) à un hydropique, celui-ci fut tout à coup attaqué d'un cours de ventre continuel, accompagné de douleurs insupportables ; il eut en outre pendant six semaines des vomissements qui revenaient tous les jours avec une violence extrême, quoique pendant tout ce temps on ne cessât d'avoir recours aux meilleurs remèdes pour les calmer (Vicat, *Histoire des plantes vénéneuses de la Suisse*, page 140). Le même auteur dit que le garou a occasionné une diarrhée mortelle.

Les faits que je viens d'exposer me portent à croire : 1° que l'écorce du garou détermine une inflammation locale très-énergique et une irritation sympathique du système nerveux, auxquels on doit particulièrement attribuer les phénomènes meurtriers qui suivent son administration ; 2° qu'elle paraît agir sur l'homme comme sur les chiens, après avoir été absorbée.

Traitement (voy. t. Ier, p. 78).

DU RICIN.

Le ricin (*ricinus communis* ou *palma christi*) est une plante originaire des Indes et de l'Afrique, de la monœcie monadelphie de Linné, et de la famille des *euphorbiacées*.

Caractères. Fleurs unisexuelles, déposées en épis paniculés et termi-
naux, les inférieures mâles, les supérieures femelles. *Fleurs mâles :* ca-
lice à cinq divisions profondes; étamines nombreuses; filets rameux,
réunis en un faisceau à leur base. *Fleurs femelles :* calice découpé en
trois segments; ovaire presque sphérique, surmonté de trois styles fen-
dus en deux et à stigmates simples. *Fruit :* capsule verdâtre, couverte
d'épines molles, à trois sillons, à trois valves et à trois loges mono-
spermes; tige rougeâtre, rameuse, cylindrique, fistuleuse, lisse; feuilles
palmées, à lobes pointus et dentés en scie, à pétioles glanduleux.

Caractères des graines. Elles sont oblongues, un peu aplaties, obtuses
à leurs extrémités, et du volume d'un petit haricot; le *test* (enveloppe
extérieure) est mince, très-lisse, luisant, gris, jaspé ou tacheté de noir
et de blanc; il est dur et cassant; l'amande est blanche, très-huileuse
et légèrement âcre. Ces graines sont renfermées, au nombre de trois,
dans un fruit verdâtre (capsule), à trois loges, à trois valves, hérissé
d'épines molles. On pense assez généralement que l'âcreté de cette graine
réside dans les acides *ricinique* et *oléo-ricinique* qu'elles renferment.

Action du fruit du ricin sur l'économie animale.

EXPÉRIENCE Ire. — A huit heures du matin, on a donné à un petit carlin
assez robuste 1 gr. du fruit du ricin, le plus divisé possible. Au bout de vingt
minutes, il a vomi sans effort quelques matières blanches, filantes et liqui-
des, dans lesquelles on remarquait le fruit avalé. A neuf heures, il a eu
une selle en partie liquide, en partie solide, et il n'a plus éprouvé d'incom-
modité; il a très-bien mangé dans le courant de la journée. Le lendemain,
à midi, on a introduit dans son estomac 6 gr. du même fruit suspendu
dans 32 gr. d'eau, et on a lié l'œsophage, afin d'empêcher le vomissement.
Une heure après, il n'avait fait aucun effort pour vomir, et il n'avait point
eu de déjections alvines; il était abattu. A quatre heures, il a eu une selle
solide; il se plaignait beaucoup, et il est mort à six heures. L'estomac con-
tenait un peu de matière fluide dans laquelle nageaient des portions du
fruit de ricin; la membrane muqueuse de ce viscère, qui tapisse le grand
cul-de-sac, était peu enflammée, mais facile à détacher en lambeaux; le
canal intestinal et les poumons n'offraient aucune altération remar-
quable.

EXPÉRIENCE II. — A neuf heures du matin, on a introduit dans l'estomac
d'un chien 8 gr. de fruit du ricin, écrasés et enveloppés dans un cornet de
papier; on a lié l'œsophage, afin d'empêcher le vomissement. Au bout de
trois heures, l'animal a eu deux selles, et il avait déjà fait plusieurs fois
des efforts infructueux pour vomir. A quatre heures du soir, il était très-
abattu, se plaignait; mais il conservait le libre exercice des sens et des
membres. Il est mort dans la nuit. La membrane muqueuse de l'estomac
n'était affectée que vers le pylore, où l'on remarquait une plaque circulaire

d'un rouge écarlate, de la grandeur d'un écu de 6 francs, ulcérée dans plusieurs endroits : ces ulcères n'intéressaient pas les membranes sous-jacentes. L'intérieur du rectum présentait çà et là des taches inflammatoires d'un rouge vif. Il n'y avait aucune altération sensible dans les autres organes.

EXPÉRIENCE III. — La même expérience a été répétée, à midi, sur un autre petit chien, avec 12 gr. du fruit du ricin. Sept heures après, l'animal avait fait quelques efforts pour vomir, et il avait eu une déjection alvine. Le lendemain, à midi, il était expirant, dans un état d'insensibilité complète, et ne pouvait plus se tenir sur ses pattes. Il est mort un quart d'heure après, sans avoir présenté d'autre phénomène que deux ou trois inspirations profondes et un écartement des pattes postérieures, qui étaient un peu roides. On l'a ouvert sur-le-champ. Le cœur ne battait plus ; il contenait du sang fluide et d'un rouge assez vif dans la cavité aortique. Les poumons étaient sains. L'estomac renfermait une assez grande quantité de matière jaunâtre, comme huileuse, mêlée de grumeaux également jaunes; la membrane muqueuse était fort peu enflammée, l'intérieur du rectum offrait çà et là des plaques d'un rouge vif. Il n'y avait point d'altération dans les autres parties du canal digestif.

EXPÉRIENCE IV. — On a introduit dans l'estomac d'un chien de moyenne taille 12 gr. de semences de ricin privées de leur enveloppe ligneuse; on a lié l'œsophage. Le lendemain l'animal n'offrait aucun symptôme remarquable. Le jour suivant, à huit heures du matin, il avait des vertiges très-forts; il lui était impossible de marcher sans tomber; il ne se plaignait pas. A midi il se tenait couché sur le côté, dans un grand état d'insensibilité; ses inspirations étaient rares et profondes; les battements du cœur comme dans l'état naturel. Il est mort à deux heures. La membrane muqueuse de l'estomac, peu rouge, offrait quelques petits ulcères dont le centre était noir ; le rectum, très-rouge, était enflammé dans sa partie interne. Les poumons, crépitants, contenaient du sang noir.

OBSERVATION. — Bergius rapporte qu'un homme robuste mâcha une semence de ricin qu'il avala ensuite, et qui détermina une sensation mordicante dans l'arrière-bouche. La nuit fut assez calme; mais le lendemain matin il eut des vomissements abondants, et pendant toute la journée il fit alternativement des efforts pour vomir et pour aller à la selle, sans rejeter cependant beaucoup de matières.

Ces faits tendent à prouver que les graines de ricin déterminent une irritation locale, et qu'elles agissent sur le système nerveux après avoir été absorbées.

Traitement (voy. t. Ier, p. 78).

DE L'EUPHORBE (EUPHORBIA OFFICINARUM).

Plante de la famille des *euphorbiacées*, et de la dodécandrie trigynie de Linné ; elle est cependant monoïque.

Caractères du genre. Fleurs composées d'un calice (considéré par quelques botanistes comme un involucre, et par d'autres comme une corolle) d'une seule pièce, en forme de cloche, persistant, à huit ou dix lobes, dont quatre à cinq intérieurs, droits, membraneux, quelquefois rapprochés par leur sommet, ovales, pointus, et d'une couleur herbacée; les quatre ou cinq autres, appelés *pétales* par Linnæus, sont alternes avec les premiers, un peu colorés, étalés, charnus, ovales, ou en cœur, ou en croissant, ayant quelquefois des dents très-remarquables. *Fleurs mâles* : au nombre de huit ou quinze, ayant un périgone caché dans l'involucre, composé de lanières fines et laciniées sur les côtés (regardées par Linnæus comme des filaments stériles); elles n'ont chacune qu'une seule étamine, dont chaque filament est articulé dans le milieu. *Fleur femelle* : solitaire au centre du calice, manquant quelquefois; elle paraît dépourvue de périgone: ovaire supérieur arrondi, trigone, pédiculé, incliné ou pendant sur le côté de la fleur, surmonté de trois styles bifides à stigmates obtus. Le fruit est une capsule arrondie, lisse, ou velue, ou verruqueuse à l'extérieur, portée sur un pivot courbé en dehors, et formée de trois coques jointes ensemble, renfermant chacune une semence obronde. Les euphorbes sont tous lactescents.

L'*euphorbe officinal* a la tige nue, à plusieurs angles, et les épines géminées. Il découle de sa tige un suc laiteux qui se dessèche en petits morceaux friables qui portent le nom d'*euphorbe*, et dont voici les caractères : il est en larmes irrégulières, ou en grains isolés, demi-transparents, jaunâtres à l'extérieur, blanchâtres à l'intérieur, un peu friables, quelquefois percés d'un ou de deux petits trous coniques, se rejoignant par la base, et dans lesquels on voit souvent des débris ligneux ou des épines (aiguillons) de l'arbrisseau; il est presque inodore; sa saveur, d'abord presque nulle, devient bientôt âcre et caustique; sa cassure est vitreuse; réduit en poudre, il irrite les narines, lors même qu'il est à une grande distance. On trouve encore dans le commerce une autre variété d'euphorbe en masses irrégulières, mollasses, mélées de corps étrangers, et d'une couleur plus foncée que le précédent. L'euphorbe ne contient point de gomme; il est formé de résine, de cire, de malate de chaux et de potasse, de ligneux, de *bassorine*, d'eau, et d'une huile volatile très-âcre.

Action de l'euphorbe sur l'économie animale.

EXPÉRIENCE Ire. — A une heure, on a détaché et percé d'un trou l'œsophage d'un chien très-fort; on a introduit dans son estomac 16 gr. d'euphorbe en larmes, finement pulvérisé, contenu dans un cornet de papier. Un quart d'heure après, l'animal poussait des plaintes cruelles, et faisait des efforts pour vomir. Le lendemain matin, à sept heures, il était abattu et continuait à souffrir. Il est mort à trois heures de l'après-midi, sans avoir présenté d'autre phénomène remarquable qu'un grand état d'abattement et d'insensibilité. L'estomac était très-volumineux ; il paraissait d'un rouge noirâtre à l'extérieur ; en l'ouvrant, on voyait qu'il contenait une très-grande quantité d'un fluide rouge, sanguinolent, mêlé de poudre d'euphorbe ; les trois membranes qui composent ce viscère, et surtout la membrane muqueuse, étaient noires, ou du moins d'un rouge excessivement foncé ; le duodénum, le jéjunum, l'iléum, peu altérés, étaient recouverts d'une grande quantité d'un fluide brun qui se détachait facilement ; le colon, et principalement le rectum, étaient le siége d'une altération remarquable : la membrane muqueuse qui fait partie du dernier de ces intestins, d'une couleur rouge de feu dans sa moitié inférieure, présentait trois bandes longitudinales de 4 centimètres de diamètre, saillantes, d'un rouge noirâtre, et séparées par quelques petits ulcères ; dans sa moitié supérieure, elle était noire comme du charbon, et offrait aussi quelques petits ulcères. Le colon, très-affecté, l'était cependant moins que le rectum. Les poumons ne paraissaient pas avoir été sensiblement altérés.

Expérience II. — A huit heures du matin, on a fait une plaie à la partie interne de la cuisse d'un chien de moyenne taille ; on l'a saupoudrée avec 8 gr. d'euphorbe finement pulvérisé, et on a réuni les lambeaux de la plaie par quelques points de suture. Le lendemain, l'animal était un peu abattu, ne poussait aucun cri plaintif, et conservait l'usage de ses sens et de ses mouvements, Il est mort à onze heures et demie du soir. L'estomac, le canal intestinal et les poumons, étaient sains. Le membre opéré était très-enflammé ; la rougeur et l'infiltration sanguine s'étendaient depuis l'extrémité inférieure des os de la jambe jusqu'à la cinquième côte sternale. Il n'y avait point d'eschare.

Observation. — Francis Dashwood dit (*Philosophical transactions*, p. 662, année 1760) que madame Willis prit, par mégarde, dix-huit jours après son accouchement, 60 gr. de teinture d'euphorbe préparée avec 8 gr. de camphre, 60 gr. d'alcool rectifié et 8 gr. d'euphorbe ; immédiatement après, elle éprouva une violente suffocation, une douleur cuisante et intolérable dans l'estomac. M. Willis administra, quelques minutes après, une très-grande quantité d'eau tiède, qui occasionna des vomissements abondants. La malade se plaignait cependant d'une chaleur brûlante à l'estomac : alors on fit prendre alternativement de l'huile et de l'eau : les vomissements continuèrent d'avoir lieu. Quelque temps après, M. Dymock ordonna 30 gr. de vin d'ipécacuanha, qui procurèrent des évacuations abondantes par haut et par bas ; les matières des évacuations étaient huileuses et camphrées. Le lait et une potion opiacée ne tardèrent pas à rétablir le calme. Les phénomènes occasionnés par cette potion doivent à la fois être attribués à l'euphorbe et au camphre (voy. *Camphre*).

Expérience III. — A huit heures du matin, on a introduit dans l'estomac d'un chien très-fort et de moyenne taille 240 gr. de suc provenant des feuilles fraîches de l'*euphorbia latyris* (épurge), et on a lié l'œsophage. Trois quarts d'heure après, l'animal a fait des efforts pour vomir, et il avait eu trois selles; il n'a éprouvé pendant la journée que de l'abattement. Le lendemain, à six heures du matin, il continuait à faire des efforts de vomissement; l'abattement avait augmenté, et l'animal se tenait couché sur le ventre sans chercher à se mouvoir; cependant il conservait la faculté de marcher librement. A onze heures, il a commencé à agiter ses pattes d'une manière convulsive, et il a expiré à midi. On l'a ouvert le lendemain. Les poumons étaient livides, denses, gorgés de sang; le rectum présentait çà et là des taches rougeâtres; les autres portions du canal digestif étaient saines.

EXPÉRIENCE IV. — Sprægel rapporte qu'il fit avaler à un chat 1 gr. de suc d'épurge mêlé à un peu de lait, qui occasionna de vives secousses dans la tête, de la toux, des éternuments, des tremblements et des convulsions dans tout le corps. L'animal ne tarda pas à être purgé; dès lors la toux cessa; la respiration devint gênée et accompagnée de sifflement; il fit des efforts infructueux de vomissement, il devint immobile, ses yeux étaient fermés. On lui donna du pain avec du lait et des racines; il les vomit aussitôt, toussa de nouveau, et finit par se rétablir. Le même auteur appliqua sur son visage du suc d'épurge, qui excita des pustules semblables à celles de la fièvre ortiée.

OBSERVATION. — On a vu ce poison, administré imprudemment comme purgatif, occasionner des vomissements et des déjections alvines sanguinolentes; appliqué sur les cheveux, les poils et les verrues, il les a fait tomber, ce qui prouve qu'il est excessivement âcre.

EXPÉRIENCE V. — A sept heures du matin, on a donné à un petit chien robuste 150 gr. de suc frais d'*euphorbia cyparissias;* on a lié l'œsophage. L'animal a été plusieurs fois à la selle pendant la journée. Le lendemain, il était abattu. Le jour suivant, il l'était davantage, tout en conservant le libre usage de ses sens et du mouvement. Il est mort dans la nuit. Le rectum offrait quelques taches légèrement rougeâtres; les autres organes paraissaient sains.

OBSERVATION. — Vicat fait mention d'un homme qui eut le visage écorché pour s'être frotté avec le suc de cet euphorbe. Lamotte parle d'un clystère préparé avec cette herbe qu'on avait prise en place de mercuriale, et dont l'effet fut mortel.

Il y a un très-grand nombre d'espèces d'euphorbe qui sont vénéneuses: telles sont l'*euphorbia antiquorum*, l'*euphorbia canariensis*, l'*euphorbia tirucalli*, l'*euphorbia peplus*, l'*euphorbia helioscopia*, l'*euphorbia verrucosa*, l'*euphorbia platiphyllos*, l'*euphorbia palustris*, l'*euphorbia hibernia*, l'*euphorbia characias*, l'*euphorbia amygdaloïdes*, l'*euphorbia sylvatica*, l'*euphorbia exigua*, l'*euphorbia mauritanica*, l'*euphorbia nerifolia*, l'*euphorbia esula*.

OBSERVATION. — Scopoli dit que cette dernière espèce a déterminé la mort chez une femme qui, une demi-heure auparavant, avait avalé 1 gr. 60 centigr. de sa racine. Dans d'autres circonstances, le même auteur a vu la gangrène de l'abdomen et la mort suivre de près l'application imprudente de l'ésule sur le bas-ventre. Il fait encore mention d'une personne qui, ayant les paupières fermées, permit qu'on les frottât avec le lait de cette herbe : l'inflammation ne tarda pas à se déclarer, et fut suivie de la perte de l'œil.

Il résulte de ces faits :

1° Que l'euphorbe exerce une action locale très-intense, susceptible de déterminer une vive inflammation ; 2° que ses effets meurtriers dépendent autant de l'irritation sympathique du système nerveux que de son absorption ; 3° qu'il paraît agir sur l'homme comme sur les chiens.

Traitement (voy. t. Ier, p. 78).

DU PIGNON D'INDE.

Le pignon d'Inde est la graine du *jatropha curcas*, arbrisseau de la famille des *euphorbiacées*.

Caractères du fruit. Il est ovale, d'abord vert, puis jaune, enfin noirâtre, à peu près de la forme et de la grosseur d'une jeune noix, et renfermé sous une écorce épaisse, coriace, ridée, glabre ; trois coques blanchâtres, bivalves, monospermes. Les graines sont ovales oblongues, convexes en dehors, obscurément anguleuses du côté interne, presque cylindriques, et entourées de deux tuniques propres, dont l'extérieure est crustacée, fragile et noirâtre. La seule pression de l'amande entre les doigts en fait exsuder une matière huileuse. Cette plante croît dans les parties chaudes de l'Amérique.

Le pignon d'Inde est composé d'albumine non coagulée, d'albumine coagulée, de gomme, de fibres ligneuses, d'une huile fixe, d'acide jatrophique, et d'un principe âcre, résineux, roussâtre, d'une odeur de beurre rance, auquel M. F. Cadet a proposé de donner le nom de curcasine.

Action du pignon d'Inde sur l'économie animale.

EXPÉRIENCE Ire. — A huit heures du matin, on a introduit dans l'estomac d'un carlin robuste et de moyenne taille 12 grammes de cette graine réduite en pâte ; on a lié l'œsophage. A neuf heures moins un quart, l'animal a commencé à faire des efforts pour vomir. A neuf heures, il a poussé quelques cris plaintifs. A dix heures, il ne pouvait plus marcher ; il se tenait couché sur le côté, dans un état de grande insensibilité. Il est mort une heure après. On l'a ouvert à deux heures. Tout le canal digestif était rouge à l'extérieur ; la membrane muqueuse de l'estomac était d'un rouge-cerise foncé dans toute son étendue ; l'intérieur du rectum était d'un rouge de feu. Les poumons étaient crépitants et d'une couleur rougeâtre. Les ventricules du cœur contenaient du sang noir fluide.

Expérience II. — A huit heures du matin, on a répété cette expérience avec 4 gr. de la même pâte. L'animal n'a éprouvé, dans la journée, que des envies de vomir. A dix heures du soir, il était insensible, ne pouvait plus se tenir debout, et faisait des inspirations profondes. Il est mort dans la nuit. Le canal digestif était très-enflammé à l'intérieur et à l'extérieur ; les tuniques qui composent les gros intestins offraient, dans toute leur épaisseur, une couleur qui paraissait noire ; en les isolant les unes des autres, on voyait que cette couleur était d'un rouge excessivement foncé ; il n'y avait point d'eschare. Les poumons présentaient plusieurs plaques livides, denses, et gorgées de sang.

Expérience III. — Un autre animal, qui avait pris 6 gr. de la même pâte, est mort au bout de dix heures, et on a observé les mêmes symptômes et les mêmes phénomènes cadavériques.

Expérience IV. — A huit heures du matin, on a appliqué sur le tissu cellulaire de la cuisse d'un carlin 4 gr. de la même pâte, mêlée avec 8 gr. d'eau. L'animal n'a éprouvé aucun phénomène sensible dans la journée. Le lendemain, à midi, il était couché sur le côté ; sa respiration était difficile et profonde ; on l'a mis sur ses pattes, et il est tombé comme une masse inerte ; ses membres, loin d'offrir de la roideur, étaient très-relâchés ; les organes des sens n'exerçaient plus leurs fonctions. Il est mort deux heures après. Le canal digestif était sain. Les poumons offraient des plaques livides, denses, gorgées de sang ; le membre opéré était très-enflammé ; la rougeur s'étendait jusqu'à la cinquième côte sternale. Il n'y avait point d'eschare.

Expérience V. — A deux heures et demie, on fit avaler à peu près 10 centigr. d'huile de pignon d'Inde à un merle. Trois minutes après, l'animal faisait déjà des efforts pour vomir, et il y parvint en effet, ce qui parut d'abord calmer les symptômes d'irritation causés par le poison ; mais bientôt après il fut dans une grande agitation qui dura jusqu'à quatre heures. Dès lors l'animal parut se rétablir.

Expérience VI. — Le même animal prit le lendemain 20 centigr. d'huile ; il vomit aussitôt, eut plusieurs attaques convulsives, et tomba dans un grand état d'affaissement, d'où il ne sortait de temps à autre que pour jeter des cris plaintifs ; il parut devenir successivement borgne et aveugle ; ses yeux sécrétaient une liqueur visqueuse, et il rendait par le bec et l'anus une matière épaisse et noirâtre. Il mourut le lendemain, à sept heures du matin. On l'ouvrit sur-le-champ. L'œsophage et le canal intestinal étaient enflammés.

Expérience VII. — Un chien assez robuste fut tué par une petite quantité de ce poison.

Expérience VIII. — On fit passer des mouches sous un entonnoir placé sur un plateau de verre saupoudré de sucre imprégné d'huile de pignon d'Inde. Elles moururent toutes dans l'espace de trois à quatre heures, et on remarqua qu'après avoir sucé le sucre elles devenaient faibles ; leurs ailes semblaient paralysées, du moins elles paraissaient complétement immobiles.

Expérience IX. — H. Cloquet appliqua cette huile sur la peau de la cuisse d'un chien dépouillée des poils qui la recouvraient : elle occasionna, au bout de dix heures, une eschare sèche et noire dans son centre, semblable à celle qui aurait été produite par un caustique minéral. Suivant le même médecin, il suffit de laisser pendant un court espace de temps un peu de cette huile sur la peau de l'homme pour déterminer une rubéfaction marquée accompagnée de douleur.

Expérience X. — L'*acide jatrophique* tue presque subitement les corbeaux ; il irrite fortement le nez lorsqu'on l'exhale par la chaleur ; mis sur la langue, il agit comme l'huile, mais d'une manière plus prompte.

Il résulte de ces faits : 1° que la graine du pignon d'Inde jouit de propriétés vénéneuses très-énergiques ; 2° que ses effets meurtriers dépendent principalement de l'inflammation intense qu'elle développe, et de son action sympathique sur le système nerveux ; 3° qu'elle agit plus fortement lorsqu'on l'introduit dans l'estomac que dans le cas où elle est appliquée sur le tissu cellulaire ; 4° que l'*huile* retirée de cette graine agit de la même manière sur l'homme que sur les chiens, les merles, les mouches, etc., soit qu'on l'introduise dans l'estomac, soit qu'on l'applique sur le tissu cellulaire sous-cutané ; 5° que l'action de cette huile est incomparablement plus vive que celle de la graine. Pelletier et Caventou pensent qu'elle doit ses propriétés délétères à l'acide jatrophique, puisqu'il suffit de la saponifier pour les lui faire perdre.

Traitement (voy. t. I, p. 78).

DU CROTON TIGLIUM.

Arbre de la famille des euphorbiacées, de moyenne grandeur, ou même arbrisseau médiocre, portant des feuilles obtuses, pétiolées, acuminées, dentées dans leur contour, glabres. Les fleurs sont disposées en épis à l'extrémité des rameaux. Les fleurs mâles occupent la partie supérieure des épis, les femelles sont placées au-dessous ; les fruits qui succèdent à ces fleurs femelles sont ovoïdes, de la grosseur d'une aveline, marqués de trois côtes arrondies et glabres ; ils sont à trois loges, contenant chacune une graine ovoïde allongée, un peu anguleuse, obtuse aux deux extrémités. Ce végétal croît dans les différentes parties de l'Inde, au Malabar, à Ceylan, etc.

Les graines désignées sous les noms de *grains de tilly* ou de *petits pignons d'Inde* contiennent de l'acide crotonique, de la crotonine, de la résine, une matière graisseuse blanche, une matière brunâtre, une matière gélatineuse ; de la gomme, de l'albumine végétale, et une *huile* jaune ou rougeâtre, d'une odeur désagréable, d'une saveur *âcre et brûlante*, qui paraît formée elle-même de 55 parties d'huile fixe et de 45 parties d'un principe *excessivement âcre*, auquel le Dr Paris a proposé de donner le nom de *tigline*.

Action de l'huile de croton tiglium sur l'économie animale.

EXPÉRIENCES. — Introduite dans l'estomac des chiens ou appliquée sur le tissu cellulaire sous-cutané de ces animaux à la dose de quelques centigrammes, l'huile de *croton tiglium* agit à la manière des poisons irritants les plus énergiques.

OBSERVATION Ire. — La religieuse et l'infirmière de l'une des salles de l'hôpital de Guy, à Londres, ayant un jour pratiqué sur l'abdomen d'un malade, affecté d'une constipation opiniâtre, des frictions avec l'huile de *croton tiglium*, la première, qui les avait faites pendant un espace de temps assez long, se trouva fortement purgée environ trois heures après ; en même temps, elle éprouva un sentiment de malaise général, et un goût désagréable se fit sentir dans sa bouche. Peu de temps après, l'infirmière eut aussi des évacuations alvines, mais moins abondantes, et qui ne furent accompagnées d'aucun autre symptôme. (*The London medic. and surgic. journal*, décembre 1828.)

OBSERVATION II. — Un jeune homme âgé de vingt-cinq ans environ, arrivé à une période avancée d'une fièvre typhoïde grave (vingt-cinquième ou trentième jour), avala par mégarde 10 gr. d'huile de croton tiglium destinée à des frictions sur les parois abdominales.

Arrivé auprès du malade trois quarts d'heure après l'ingestion de ce purgatif dastrique, déjà il présentait les symptômes les plus alarmants. La peau était froide et couverte d'une sueur également froide ; le pouls était très-déprimé et presque imperceptible. Les battements du cœur étaient eux-mêmes très-peu sensibles, la respiration très-embarrassée ; les extrémités des doigts et des mains, le pourtour des yeux, et les lèvres, présentaient une coloration bleuâtre comme dans la période algide du choléra-morbus ; la langue était froide au toucher, les pupilles immobiles et dans un état moyen entre la dilatation et le resserrement. Le ventre était très-sensible au toucher ; le malade faisait en vain des efforts pour vomir. La titillation de la luette et du pharynx avec le doigt et la barbe d'une plume fut aussi infructueuse pour provoquer le vomissement ; elle ne réussit qu'à déterminer l'expulsion de mucosités glaireuses, colorées d'une manière sensible par l'huile de croton tiglium ; mais celle-ci était en petite quantité dans les matières du vomissement. Le bouillon de veau, le bouillon aux herbes, l'eau chaude en grande quantité, et enfin 10 centigr. d'émétique, furent administrés sans réussir à déterminer l'expulsion de matières autres que les mucosités glaireuses dont il a été parlé. (Il y avait déjà une heure que le médicament était ingéré lorsque ces moyens furent employés.)

Cependant les symptômes d'intoxication marchaient avec une rapidité effrayante ; ils devaient être en partie attribués à l'état de faiblesse et au marasme produits par la fièvre typhoïde, et au défaut de réaction qui en résultait ; une heure et demie après l'ingestion, il survint des garde-robes excessivement abondantes et involontaires. Le sujet éprouvait une sensation de brûlure suivant tout le trajet de l'œsophage, et une sensibilité très-vive sur tous les points de la surface abdominale. La peau était de plus en plus froide. La respiration et la circulation devinrent plus gênées ; la cyanose s'étendit à toute la surface du corps ; la peau finit par être insensible, et le malade succomba à une heure de l'après-midi, présentant quelques-uns des symptômes de l'asphyxie, et quatre heures après avoir pris cette dose énorme de croton (10 gr.). La mort fut certainement hâtée par la maladie dont cet homme était atteint.

Autopsie. Point de lésion de la membrane muqueuse de l'estomac, si ce n'est un peu de ramollissement de cette membrane. Pour toute altération dans le reste du tube digestif, il y avait de nombreuses ulcérations caractéristiques de la fièvre typhoïde. (*Journal de chimie médicale,* 1839.)

Traitement (voy. t. I, p. 78).

DU MANCENILLIER.

Le mancenillier (*hippomane mancinella*) est un arbre de la famille des euphorbiacées, offrant un suc d'un blanc laiteux, presque concret, d'une odeur peu pénétrante, analogue à celle d'un mélange de feuilles d'absinthe et de tanaisie broyées ensemble ; sa saveur, d'abord fade, puis âcre, détermine une chaleur brûlante dans l'arrière-gorge quand on en applique une très-petite goutte sur la langue ; il suffit de la respirer pendant quelque temps pour éprouver des picotements assez vifs autour des ailes du nez, aux lèvres, aux yeux, etc.; les parties du visage qui ont été en contact avec lui ne tardent pas à devenir le siége d'une démangeaison assez grande et d'une inflammation érysipélateuse avec éruption de pustules miliaires excessivement ténues, dont le dessèchement et la desquamation s'opèrent au bout de quelques jours.

Action du suc de mancenillier sur l'économie animale.

Expérience 1re. — Six ou 8 gr. de suc de mancellinier appliqué sur le tissu cellulaire de la partie interne de la cuisse des chiens occasionnent la mort au bout de vigt-six ou vingt-huit heures, sans que les animaux paraissent éprouver des douleurs bien vives ; ils ne poussent aucun cri plaintif ; ils sont mornes, abattus ; au bout de douze ou quinze heures, ils éprouvent quelques vomissements, et l'abattement augmente graduellement jusqu'à la mort, qui arrive sans être précédée de secousses convulsives. Quatre ou cinq gouttes produisent les mêmes effets chez les cochons d'Inde. *A l'ouverture des cadavres*, on trouve une inflammation très-intense du tissu cellulaire sous-cutané de l'abdomen, du dos et de la moitié des parois thoraciques ; l'altération du tissu cellulaire offre beaucoup d'analogie avec ce qu'on observe chez les animaux morts du charbon. Les organes de la tête, de la poitrine et du bas-ventre, ne présentent aucune lésion appréciable.

Expérience II. — Introduit dans l'estomac à la dose de 4 gr. environ, le suc de mancenillier détermine bientôt tous les symptômes d'une gastro-entérite fort intense : efforts répétés de vomissement ; évacuations alvines liquides, qui se renouvellent incessamment ; cris plaintifs, agitation générale, mais sans mouvements convulsifs ; et la mort arrive neuf ou dix heures après l'ingestion du poison. Quatre à cinq gouttes administrées de même aux cochons d'Inde les tuent dans le même espace de temps. *A l'ouverture des cadavres*, on trouve l'estomac, le canal intestinal, et surtout le rectum, fortement enflammés, avec exhalation sanguine dans toute l'étendue de la cavité de ces organes.

Expérience III. — Quand on injecte ce même suc dans la veine jugulaire d'un chien, l'animal succombe en moins de deux minutes, après avoir poussé quelques cris plaintifs.

Observations. — Peyssonel dit que les sauvages empoisonnent leurs flèches avec ce suc, qui rend leurs blessures mortelles (*Philosophical transactions*, année 1758). Les missionnaires qui ont écrit sur l'histoire naturelle de l'Amérique disent que la vapeur maligne qui s'exhale du mancenillier, lorsqu'on le coupe, fait périr les ouvriers qui veulent le travailler. Un nègre fut affecté par le principe volatil échappé des racines du mancenillier, au moment où il les détachait de l'arbre : il éprouva d'abord une sensation de chaleur au visage ; deux heures après, il se plaignit d'un sentiment de cuisson, et le lendemain matin, le visage se trouva gonflé. Vers midi, il se forma de petites vésicules qui se remplirent d'une sérosité jaunâtre. Le quatrième jour, la desquamation était complète ; il n'y eut aucune ulcération ; le pouls était resté naturel. (*Journal de chimie médicale*, novembre 1825.) M. Castera fut témoin qu'un nègre eut les mains et le visage enflés et brûlés pour en avoir fendu une petite branche (Fodéré, t. IV, p. 38).

Il résulte de ce qui précède que le suc de mancenillier est un poison âcre, excessivement irritant, qui agit en déterminant une inflammation intense des parties qu'il touche ; tout porte à croire aussi qu'une partie du principe délétère est absorbé (voy. le mémoire de MM. Orfila et Ollivier d'Angers ; *Journal de chimie médicale*, août 1825).

Expériences. — *Le fruit du mancellinier* produit également des effets fâcheux. M. Ricord a fait des expériences à la Guadeloupe, qui prouvent : 1° que la pulpe et les peaux de huit pommes de mancéllinier ont déterminé, au bout de huit heures, la mort d'un chien robuste, après avoir donné lieu à un tremblement dans les membres, à des mouvements convulsifs, à des vomissements et des selles, à des cris, à des douleurs vives, au ballonnement du ventre, au gonflement de la parotide gauche, et à une grande faiblesse. A l'ouverture du cadavre, faite huit heures après la mort, on trouva le poumon droit très-enflammé et couvert de taches noires; le gauche légèrement enflammé; la cavité droite du cœur distendue par des caillots de sang noir, la gauche vide; le diaphragme très-rouge, le foie un peu volumineux, la vésicule du fiel très-pleine d'une bile jaunâtre, l'estomac peu distendu; la membrane muqueuse enflammée, rouge, couverte de taches noires et se détachant aisément; les intestins distendus par un gaz fétide et une grande quantité de mucosités; leur membrane muqueuse enflammée et parsemée de petits points noirs; les reins plus que doublés en volume; 2° que la pulpe d'une pomme a donné lieu à des accidents semblables, mais moins intenses, et que le lendemain, l'animal ne conservait que de la faiblesse; 3° que le contre-poison de ce fruit paraît être l'infusion de *nhandiroba* étendue d'eau; 4° que les crabes de terre ne mangent point de ces pommes, et qu'il n'est par conséquent pas vrai, comme l'a annoncé le père Labat, qu'il faille attribuer à ces fruits les accidents produits par ces crabes.

OBSERVATION Ire. — Voici maintenant les effets produits par ces pommes sur l'homme. Un soldat du Piémont, fait prisonnier au siége de Belgrade, fut conduit esclave en Turquie; il aperçut un jour par terre, en se promenant du côté de la mer, plusieurs fruits qu'il prit pour des pommes d'api; il en mangea environ deux douzaines, retourna chez lui après en avoir rempli ses poches, et continua toujours à en manger. Une heure après, son ventre se tuméfia considérablement, et il ressentit une ardeur extrême dans les intestins; il ne pouvait plus se tenir debout. Ces symptômes allèrent en augmentant. Les lèvres étaient ulcérées par le suc laiteux du fruit, et il avait des sueurs froides. On lui fit prendre abondamment une décoction aqueuse de feuilles d'un *ricinus (avellana purgatrix)*; il vomit et fut purgé pendant quatre heures. Ces symptômes fâcheux diminuèrent peu à peu. On lui administra du riz, et il fut calmé au point que vingt-quatre heures après il ne souffrait plus, et le volume du ventre était singulièrement diminué. (Peyssonel, ouvrage cité.)

OBSERVATION II. — Le 3 mai 1822, dit M. Ricord, en revenant d'une partie de plaisir, je mis dans ma poche une pomme mûre de mancenillier, que je trouvai sur un arbre au bord de la mer, et le soir même, arrivé chez moi, je la mâchai presque toute sans l'avaler : son goût me parut très-fade et point du tout engageant; mais cette indifférence ne fut pas longue : deux minutes après, il me sembla avoir la bouche pleine de poivre; la chaleur et les picotements que j'y ressentais étaient presque insupportables. J'eus recours à l'eau fraîche; j'en tins dans la bouche, avec le soin de la renouveler fort souvent. Cinq minutes après, la sensation brûlante était encore plus forte; une heure plus tard, je commençai à saliver abondamment. Alors la douleur se calma un peu, et je me couchai. Le lendemain, à quatre heures du matin, l'intérieur de mes lèvres et le bout de ma langue étaient remplis de petits boutons, et une vésicule s'était formée dans le milieu de mon palais : tout cela m'occasionnait encore une sensation très-désagréable, mais supportable. Il s'était aussi développé un grand nombre de petits boutons sur mon menton. Toute la journée, ma bouche a été très-enflammée, et je n'ai pu manger qu'avec une grande difficulté. J'ai souffert encore toute la nuit. Le jour suivant, 5, la douleur s'est apaisée ; les boutons du menton sont tombés en desquamation, ceux de la bouche ont disparu, et tout a été dissipé le 6 au soir. (*Journal de chimie médicale*, novembre 1825.)

Les *effluves du mancenillier* sont-ils aussi dangereux qu'on l'a dit ? Je ne le pense pas ; car M. Ricord déclare avoir dormi plusieurs fois sous l'ombrage du mancenillier après de longues excursions sur le bord de la mer, et pendant les chaleurs les plus fortes, sans avoir éprouvé d'accident. Il pense qu'on a mal à propos attribué à l'arbre une influence exercée par les lieux marécageux qui l'environnent ordinairement. Ce même observateur dit aussi avoir laissé tomber à dessein des gouttes d'eau des branches du mancenillier sur les mains sans en avoir été incommodé, et il rappelle que Jacquin n'en ressentit aucun effet après avoir reçu ce liquide sur tout le corps nu ; il ajoute toutefois qu'il ne serait pas extraordinaire que, par la réunion de certaines conditions dans l'arbre et dans les hommes, l'eau qui tomberait des mancenilliers produisît une éruption à la peau, des phlyctènes, etc. Ces conditions sont pour l'arbre l'exhalation d'une substance vénéneuse extrêmement volatile, et, pour les hommes, les circonstances d'âge, de tempérament, et d'un état favorable à l'éruption. (*Journal de chimie médicale*, novembre 1825.)

Traitement de l'empoisonnement par le mancenillier (voyez t. I, p. 78).

DE LA SABINE.

La sabine (*juniperus sabina*), rangée par Jussieu dans les conifères, appartient à la diœcie monadelphie de Linné. *Fleurs mâles* disposées en petits chatons ovoïdes et sessiles, composés de trois rangées d'écailles verticillées, au nombre de trois à chaque rangée. Ces chatons comprennent environ dix fleurs ; savoir : neuf verticillées trois à trois, et la dixième terminant le chaton. Les écailles sont peltées, larges, couchées les unes sur les autres, et fixées à l'axe du chaton par des pédoncules très-courts : la fleur n'a point de corolle, mais on y voit de quatre à huit anthères presque sessiles et à une loge. *Fleurs femelles* en chatons globuleux, formés de trois écailles concaves rapprochées ; à la base de chacune d'elles est un ovaire dont le stigmate est béant. Le fruit est une

II.

9

petite baie d'un bleu noirâtre, à peu près ronde, charnue ou succulente, formée par la réunion des écailles du chaton femelle, qui se sont épaissies et agglutinées ; elle a à son sommet trois petites pointes ou éminences produites par les écailles supérieures de ce chaton, et elle renferme trois semences osseuses, oblongues, angulaires sur un côté, et concaves de l'autre. Arbrisseau de 2 à 3 mètres, dont l'écorce est rude et un peu rougeâtre, très-branchu ; feuilles très-petites, très-serrées les unes contre les autres, appliquées sur les rameaux, ce qui les fait paraître imbriquées, à pointe aiguë, érigées, opposées alternativement, décurrentes à leur base ; celles de l'extrémité des rameaux supérieurs sont un peu lâches ; elles ont toutes une odeur forte, pénétrante, et un goût amer, aromatique et résineux. Cet arbrisseau croît dans les provinces méridionales, dans le Levant, etc.

Action des feuilles de sabine sur l'économie animale.

EXPÉRIENCE Ire. — On a introduit dans l'estomac d'un gros chien 24 gr. de sabine en poudre, et on a lié l'œsophage. Au bout de cinq minutes, il a poussé des cris plaintifs. Dix minutes après, les douleurs abdominales paraissaient très-vives, et l'animal s'efforçait de vomir. Il est mort dans la nuit, seize heures après l'ingestion de la substance vénéneuse. L'estomac contenait une assez grande quantité de sabine libre, qui conservait son odeur aromatique ; la membrane muqueuse, peu rouge, était cependant enflammée ; il existait un petit ulcère près du pylore. La face interne des intestins, tapissée d'une matière mucoso-bilieuse, n'offrait point d'altération sensible, excepté dans le rectum, ou l'on voyait quelques taches rougeâtres.

EXPÉRIENCE II. — La même expérience a été répétée sur un petit chien avec 16 gram. de sabine ; l'animal est mort treize heures après l'opération, et on a trouvé l'intérieur de l'estomac d'un rouge vif ; le rectum était aussi un peu enflammé.

EXPÉRIENCE III. — A trois heures et demie, on a pratiqué une incision à la partie interne de la cuisse d'un petit chien robuste ; on a saupoudré la plaie avec 8 gr. de poudre fine de sabine, et on a réuni les lambeaux par quelques points de suture. Le lendemain, à midi, l'animal ne présentait aucun symptôme remarquable ; il est cependant mort dans la nuit. Les poumons et l'estomac étaient sains ; le duodénum offrait, près du pylore, une tache circulaire noirâtre, d'environ 2 millimètres d'épaisseur, formée par du sang extravasé ; la membrane muqueuse qui faisait partie de ce cercle était d'un rouge foncé dans toute sa texture ; il y avait dans la membrane muqueuse du rectum plusieurs taches d'un rouge obscur. Le membre opéré était infiltré et très-enflammé.

Il résulte de ces expériences : 1° que la sabine exerce une action locale assez énergique ; 2° que ses effets dépendent principalement de son absorption et de son action sur le système nerveux, sur le rectum et sur l'estomac.

Traitement (voy. t. I, p. 78).

DU RHUS RADICANS ET DU TOXICODENDRON.

Le *rhus radicans* est une plante de la famille des térébinthacées de Jussieu, et que Linnæus a rangée dans la pentandrie digynie. Bosc, à qui nous devons de très-belles observations sur cette plante, s'est assuré qu'elle n'est qu'une variété du *rhus toxicodendron*, dont elle ne diffère que par ses folioles, qui sont glabres et très-entières; en sorte qu'on devrait les confondre sous la même dénomination de *rhus toxicodendron* (sumac vénéneux). Voici la description que ce naturaliste a donnée de cette dernière.

«Racine ligneuse, traçante, rougeâtre, à fibrilles peu nombreuses; tige ligneuse, radicante, rameuse, souvent flexueuse, cassante; l'écorce d'un gris brun; rameaux alternes, en tout semblables à la tige; les supérieurs seuls radicants, les inférieurs perpendiculaires à la tige; tous allongés, minces, rarement branchus, et ne portant des feuilles et des fleurs qu'à leur extrémité, sur la pousse de l'année. Les radicules radicantes, plus ou moins nombreuses, naissant au-dessous de la plus basse feuille, à l'extrémité des pousses de l'année précédente. Feuilles alternes, ternées, naissant ordinairement au nombre de quatre ou cinq sur la pousse de l'année; le pétiole commun renflé à sa base, presque cylindrique, plus ou moins velu, long de 6 à 9 centimètres sur 3 millimètres environ de diamètre; les folioles ovales, lancéolées, acuminées, tantôt anguleuses, tantôt entières, tantôt glabres, tantôt velues, mais toujours plus en dedans, encore plus sur les nervures; les moyennes longues de 9 centimètres sur 6 de largeur: les inférieures presque sessiles, partagées inégalement par la grande nervure; la supérieure longuement pétiolée; les angles, lorsqu'il y en a, toujours en petit nombre, toujours obtus, et ne se montrant qu'à la moitié et plus souvent aux deux tiers de sa longueur. Fructification dioïque, en épis axillaires: les épis composés à la base, simples au sommet, en même nombre que les feuilles; l'axe commun flexueux, un peu velu, long d'environ 3 centimètres. Fleurs pédonculées, solitaires; les pédoncules alternes, perpendiculaires à l'axe, à peine longs de trois millimètres; calice à cinq feuilles, attaché à un réceptacle charnu; les folioles presque ovales, glabres, caduques, d'un vert blanchâtre, à peine longues de 2 millimètres. Corolle de cinq pétales attachés à un réceptacle; pétales lancéolés, caducs, deux fois plus longs que le calice, glabres, recourbés et repliés en dehors, d'un vert blanc, quelquefois veiné de brun; étamines au nombre de cinq, attachées au réceptacle, moins longues que la corolle ; filet aplati, plus large à sa base, rouge ; anthères jaunes, presque ovales, creusées par un sillon longitudinal ; pistil à germe ovale, très-velu, à style gros, court et glabre, à trois stigmates bruns, sessiles, dont l'un est toujours plus gros que les autres ; fruit à baie sèche, presque ronde, velue, sillonnée par sept à huit fossettes longitudinales, ne contenant qu'une seule semence. Cette plante est dioïque.» (*Actes de la Société de médecine de Bruxelles.*) Elle est extrémement commune en Caroline.

Action du *rhus radicans* sur l'économie animale.

EXPÉRIENCE Ire. — On a fait avaler à un petit chien 12 gram. de poudre sèche de *rhus radicans :* l'animal n'a rien éprouvé.

EXPÉRIENCE II. — On a appliqué sur le tissu cellulaire du dos d'un petit chien 10 gram. d'extrait aqueux de *rhus radicans*. Trois jours après, l'animal n'avait offert aucun phénomène remarquable.

EXPÉRIENCE III. — A sept heures du matin, 16 grammes du même extrait ont été appliqués sur le tissu cellulaire de la partie interne de la cuisse. A dix heures, l'animal n'avait rien éprouvé ; il en était de même à six heures du soir. Le lendemain, à dix heures du matin, il commençait à être un peu abattu. A dix heures et demie du soir, il était insensible et immobile ; la respiration ne s'exerçait presque plus ; il lui était impossible de se tenir debout. Un quart d'heure après, il a fait deux ou trois inspirations profondes, et il est mort. On l'a ouvert le lendemain. Le canal digestif était vide, et n'offrait aucune lésion ; la blessure était légèrement enflammée, et le membre opéré présentait une infiltration séro-sanguinolente.

EXPÉRIENCE IV. — A huit heures du matin, on a introduit dans l'estomac d'un chien de moyenne taille 16 grammes d'extrait aqueux de *rhus radicans,* et on a lié l'œsophage. Le lendemain, à dix heures du soir, l'animal n'avait pas encore paru incommodé. Le jour suivant, à sept heures du matin, il commençait à être abattu : cependant il conservait le libre usage des sens et du mouvement, et il ne poussait aucune plainte. A dix heures, il avait des vertiges très-forts, et il tombait lorsqu'on le faisait marcher ; sa tête était lourde, ses pupilles un peu dilatées ; il voyait et il entendait assez bien ; la respiration était lente et peu gênée ; il n'y avait point de convulsions, et il ne poussait aucune plainte. A une heure, on l'a trouvé mort, et on a fait l'ouverture. Estomac contenant une assez grande quantité d'un fluide brunâtre et visqueux ; membrane muqueuse d'un rouge vif par plaques, évidemment enflammée ; nulle altération dans le canal intestinal ; sang des cavités du cœur d'un rouge foncé et fluide ; poumons rouges très-crépitants, contenant un peu de sang.

EXPÉRIENCE V. — On a injecté dans la veine jugulaire d'un chien très-fort 4 gram. du même extrait dissous dans 12 gr. d'eau. Une h^{re} et demie après, l'animal avait vomi six fois des matières mucoso-bilieuses, et il avait eu une selle. Le lendemain, il se portait à merveille. Un gr. 60 centigr. injectés dans la veine jugulaire d'un petit chien ont fourni des résultats analogues.

EXPÉRIENCE VI. — On a répété la même expérience sur un petit chien avec 4 gram. 30 centigr. d'extrait dissous dans 10 gr. d'eau. L'animal a haleté beaucoup et paraissait suffoqué; on l'a mis par terre, et il était tellement insensible qu'on l'a cru mort. Il a expiré une minute après, au milieu d'un tremblement assez marqué des muscles de tout le corps. On l'a ouvert sur-le-champ. Le sang contenu dans le cœur était fluide, et d'un rouge foncé dans le ventricule gauche; les poumons étaient dans l'état naturel.

OBSERVATION Ire. — Le célèbre Fontana rapporte qu'ayant touché, à trois reprises différentes et à plusieurs jours d'intervalles, des feuilles de *toxicodendron*, il éprouva des symptômes fâcheux; quatre ou six jours après, les paupières, les extrémités des oreilles, et en général toutes les parties du visage se tuméfièrent et paraissaient remplies d'un fluide aqueux. Les intervalles qui séparent les doigts de la main devinrent rouges et se couvrirent de petites vésicules pleines d'une humeur transparente; l'épiderme tomba par petites écailles, et il éprouva une cuisson terrible pendant quinze jours, et une démangeaison insupportable pendant quinze autres jours; le pouls était très-agité. MM. Gouan et Amoureux ont constaté ces mêmes effets vésicants sur la peau.

Le suc de ces feuilles ne produisit aucun phénomène, appliqué sur le tissu cellulaire des lapins, des cochons d'Inde et des pigeons; il en fut de même lorsqu'on le leur fit avaler (1).

OBSERVATION II. — En janvier 1819, un jardinier avait taillé plusieurs arbustes de *rhus toxicodendron*. Il eut d'abord le corps couvert d'un érysipèle vésiculeux, et la tête extrêmement enflée. L'érysipèle ayant disparu après une sortie par un temps froid et des lotions d'eau vinaigrée, le malade tomba sans connaissance; la respiration était pénible, la figure injectée, et les régions du cœur et de l'estomac très-douloureuses; il y avait de l'écume à la bouche. Ces accidents disparurent après une saignée, des bains et la réapparition de l'éruption vésiculeuse. (*Archives générales de médecine*, t. XXIX, p. 565).

OBSERVATION III. — Boullon, médecin à Abbeville, s'inocula impunément du suc de *rhus toxicodendron* (Alibert, *Matière médicale*, t. I, p. 450, 3e édition).

OBSERVATION IV. — Lavini obtint avec le suc du *rhus toxicodendron* des effets qui diffèrent sous plusieurs rapports de ceux que je viens de citer. Après avoir constaté, comme Fontana, que l'on pouvait introduire quelques gouttes de ce suc dans l'estomac des cochons d'Inde et des oiseaux, il en appliqua deux gouttes sur la première phalange de son doigt

---

(1) *Traité sur le venin de la vipère*, par Félix Fontana, t. II, p. 160; Florence, 1781.

indicateur à la distance de quelques millimètres l'un de l'autre; il les laissa pendant deux minutes, et il vit qu'au bout d'une heure elles avaient produit deux taches noires. Vingt-cinq jours après, il se manifesta tout à coup les symptômes suivants : grande ardeur dans la bouche et dans le gosier; enflure rapidement croissante de la joue gauche, de la lèvre supérieure et des paupières; la nuit suivante, tuméfaction des avant-bras, qui avaient acquis le double de leur volume naturel; peau coriace, prurit insupportable, chaleur très-forte. Quatre jours après, il apparut sur les mains et surtout sur l'avant-bras quelques pustules assez semblables à celles de la gale; quelques-unes, en crevant, donnèrent une humeur limpide qui, inoculée sur l'avant-bras, reproduisit d'autres pustules. L'endroit de la phalange où avait été mis le suc laiteux présenta deux tumeurs grosses comme des pois, lesquelles ensuite disparurent sans s'ouvrir. Après huit jours, la peau de l'avant-bras et partie de celle de la face devinrent squameuses; le prurit dura pendant plusieurs jours. Tous ces symptômes cessèrent enfin, probablement par l'application extérieure de la glace. (*Journal de chimie médicale*, juin 1825.)

OBSERVATION V. — Van Mons, qui a fait un travail intéressant sur cette plante, pense que ses effets malfaisants sont dus à un gaz qu'elle exhale pendant la nuit, à l'ombre et dans un temps couvert, plutôt qu'à son suc laiteux. Ce gaz n'est autre chose, d'après lui, que de l'hydrogène carboné, tenant en dissolution un miasme hydrocarboné. Ses effets sur l'économie animale varient suivant la disposition des individus et les circonstances dans lesquelles ils sont placés : telle personne, par exemple, ne pourra pas passer à côté d'un *toxicodendron* sans en ressentir des effets plus ou moins désagréables; telle autre, au contraire, pourra le manier impunément. Van Mons, après avoir recueilli une certaine quantité de ce gaz sous un cylindre couvert d'un étui de carton noir, engagea son frère, qui était très-sensible aux effluves du *rhus*, à y plonger la main; dans le même instant où l'immersion eut lieu, celui-ci éprouva une cuisson brûlante, suivie d'une inflammation, de la dureté de la partie, et d'enflure. La même expérience répétée avec le gaz recueilli en plein midi et dans un vase exposé au soleil fut sans effet. (*Actes de la Société de médecine de Bruxelles.*)

Les expériences de Lavini, faites comparativement de jour et après coucher du soleil, viennent appuyer les résultats obtenus par Van Mons : les produits de l'exhalation naturelle de la plante, recueillis en plein jour, sont du gaz azote et une eau insipide, tous les deux fort innocents; au contraire, le gaz qui se dégage après le coucher du soleil est de l'hydrogène carboné mêlé à un principe âcre particulier.

Les divers faits que je viens de rapporter tendent à prouver : 1° que la partie la plus active du *rhus radicans* ou *toxicodendron* est celle qui se dégage à l'état de gaz, lorsqu'il ne reçoit pas les rayons directs du soleil; 2° qu'elle agit comme les poisons âcres; 3° que l'extrait aqueux administré à l'intérieur ou appliqué sur le tissu cellulaire, détermine une irritation locale, suivie d'une inflammation plus ou moins intense, et qu'il exerce une action stupéfiante sur le système nerveux après avoir été absorbé; 4° qu'il paraît agir de la même manière lorsqu'il a été injecté dans la veine jugulaire.

Traitement (voy. t. I, p. 78).

Le *rhus vernix* produit des effets analogues à ceux qui viennent d'être exposés.

Rhus coriaria (sumac des corroyeurs). — D'après M. Escafer, pharmacien à Ceret, les baies de cet arbuste auraient empoisonné quatre personnes (*Journ. de chim. médic.*, année 1847). Voici les faits :

Observation Ire. — Le nommé Joseph Baron, âgé de sept ans, commune de Reynès, mangea, le 14 août 1831, à neuf heures du matin, des baies du sumac des corroyeurs. Le père de l'enfant, le voyant souffrir, vint à Ceret, à deux heures de l'après-midi, chercher M. Slabet, officier de santé, lequel arriva à trois heures auprès du malade et le trouva dans l'état suivant : abattement complet, soubresauts des tendons, yeux hagards, perte de la vue, mâchoires serrées l'une contre l'autre, trismus, impossibilité de faire parvenir jusqu'à l'estomac le moindre liquide; à onze heures du soir, collapsus; mort le 15, à huit heures du matin.

Observation II. — Françoise Mas, dite Selve, âgée de neuf ans, et Angélique Figueras, dite Tarice, âgée de sept ans, mangèrent le 20 août 1844, à deux heures de l'après-midi, des baies de cet arbuste; quinze minutes après l'ingestion, elles commencèrent à être abattues, elles conservaient le libre usage des sens; leurs mouvements étaient chancelants; on devait les soutenir pour qu'elles pussent marcher. La mère Mas fit appeler M. le docteur Claret, et la mère Figueras, M. Marty, officier de santé. On leur donna de l'eau tiède sucrée, laquelle provoqua des vomissements abondants, et la substance toxique fut rejetée; les liquides rendus étaient de couleur rouge-cerise foncée, mêlés de semences noires. A trois heures et demie, on donna une tasse d'infusion de camomille. M. le Dr Claret, ayant été appelé auprès d'un autre malade, dit à la mère Mas de venir me trouver, pendant son absence, en cas de nouveaux accidents : en effet, elle vint à ma pharmacie me prévenir que sa petite, ainsi que celle de Figueras, se trouvaient dans un fort assoupissement. Je leur fis donner, par petites tasses, une forte infusion de café, et conduire à la promenade; à leur rentrée, Angélique Figueras avait la vue tellement faible qu'elle n'y voyait presque pas; à dix heures du soir, tous les symptômes d'empoisonnement ayant disparu, on donna un bouillon. Le 21, aucun phénomène toxique ne s'étant présenté, les deux filles furent mises à leur régime ordinaire, depuis ce jour elles jouissent d'une parfaite santé.

Observation III. — Le nommé André Brausse, âgé de six ans, natif de Saint-Jean-Pla-de-Coro (Pyrénées-Orientales), mangea, le 10 août 1846, à 11 heures et demie du matin, des baies de cet arbuste; l'enfant rentra chez lui, on lui donna une soupe; au même instant, des nausées et des vomissements survinrent; la soupe fut vomie, mêlée avec un liquide rouge, couleur cerise foncée; des convulsions et un état tétanique se déclarèrent ; les parents, attribuant ces effets à une maladie des vers, lui donnèrent de l'eau salée. M. Nègre, officier de santé, fut appelé trois heures après l'ingestion et observa ce qui suit : abattement complet, soubresauts des tendons, convulsions générales, pupilles dilatées, perte de la vue, yeux hagards, mâchoires serrées l'une contre l'autre, rire sardonique. Ce fut avec une grande difficulté qu'il parvint à placer un morceau de bois entre les mâchoires ; impossibilité de faire pénétrer jusqu'à l'estomac une cuillerée de potion émétisée, ce que l'homme de l'art attribua à l'état spasmodique du pharynx ; grand ballonnement de l'abdomen, rétention d'urine complète ; mort à six heures du soir.

OBSERVATION IV. — Bonaventure Rodar, âgé de cinq ans, mangea, avec Brausse, sujet de l'observation précédente, des baies du sumac des corroyeurs : quinze minutes après l'ingestion, il rendit par des vomissements une partie du toxique, de couleur rouge, mêlé avec des semences noires ; en rentrant chez lui, il dit à ses parents qu'il n'avait pas d'appétit ; à cinq heures de l'après-midi, des symptômes d'empoisonnement s'étant présentés, M. Nègre fut appelé ; il fit donner de l'eau tiède sucrée, et une quantité de liquide rouge, couleur cerise foncée, fut vomie ; à huit heures, lavements émollients, qui provoquèrent trois selles ; l'enfant urina, passa toute la nuit dans un fort assoupissement. Le 11, tous les symptômes toxiques disparurent, et l'enfant jouit d'une parfaite santé.

DE LA CHÉLIDOINE.

La chélidoine (*chelidonium majus*) appartient à la polyandrie monogynie de Linné et à la famille des papavéracées de Jussieu (voy. ma *Médecine légale*, pl. III *bis*, 4ᵉ édition).

Caractères. Calice caduc, à deux folioles ovales, concaves ; corolle de quatre pétales presque ronds, ouverts, et d'un jaune doré ; les étamines sont nombreuses, avec des filets dégagés les uns des autres et égaux en longueur. Le fruit est une silique cylindrique, simple, biloculaire, noueuse, renfermant plusieurs graines. Ses tiges sont cylindriques, rameuses et légèrement velues ; ses feuilles sont ailées, grandes, molles, incisées, d'un vert tendre en dessus et d'une couleur glauque en dessous : des aisselles de ces feuilles, il sort des pédoncules nus et en ombelle, qui portent quatre, cinq et jusqu'à neuf fleurs, dont chacune a son pédoncule et sa stipule. La racine est d'un brun rougeâtre lorsqu'elle est récente, et noire quand elle est desséchée. Quelle que soit la partie de la chélidoine à laquelle on fasse une incision, il s'en écoule un suc jaunâtre, amer, caustique, d'une odeur désagréable, dont on se sert pour détruire les verrues et les cors des pieds. Elle croît partout, dans les haies, les fentes des vieux murs et les masures, surtout à l'ombre.

Action de la chélidoine sur l'économie animale.

EXPÉRIENCE Ire. — On a introduit dans l'estomac d'un petit chien faible 12 gr. d'extrait aqueux de chélidoine, et on a lié l'œsophage. Au bout de six minutes, l'animal a fait des efforts violents pour vomir. Quatre heures après, il était couché sur le côté, il faisait des inspirations profondes ; la sensibilité et la motilité étaient tellement diminuées, que les organes de l'ouïe et de la vue n'étaient plus impressionnables, et qu'il lui était impossible de se tenir debout. Il est mort peu de temps après. L'estomac contenait une petite quantité d'un fluide excessivement visqueux et brunâtre ; la membrane muqueuse était d'un rouge vif dans toute son étendue, et d'un rouge noirâtre dans ses replis ; le canal intestinal n'était pas altéré ; les poumons, d'une couleur rougeâtre, étaient crépitants et ne paraissaient pas affectés.

EXPÉRIENCE II. — A trois heures, on a pratiqué une incision à la partie interne de la cuisse d'un petit chien, et on a appliqué sur la plaie 6 gram. d'extrait aqueux de chélidoine dissous dans une petite quantité d'eau. A cinq heures, l'animal n'éprouvait aucun phénomène remarquable. Le lendemain, à neuf heures du matin, on l'a trouvé mort. Le canal digestif n'offrait aucune lésion sensible ; la plaie était enflammée, et les poumons un peu livides.

EXPÉRIENCE III. — A sept heures du matin, on a répété l'expérience avec 8 gr. du même extrait sur un chien de moyenne taille. A quatre heures, l'animal n'avait éprouvé aucun phénomène digne d'être noté. A dix heures du soir, il était peu sensible, se tenait couché sur le côté, et ne pouvait plus exercer aucun mouvement. Il est mort dans la nuit. Le canal digestif n'offrait point d'altération ; les poumons étaient livides, gorgés de sang et peu crépitants ; le membre opéré était tuméfié, infiltré et très-enflammé.

EXPÉRIENCE IV. — On a introduit dans l'estomac d'un chien de moyenne taille 16 gr. de suc de chélidoine préparé avec les feuilles : l'œsophage a été lié. L'animal a fait des efforts pour vomir, s'est plaint, et est devenu insensible. Il est mort dix heures après. La membrane muqueuse de l'estomac était enflammée ; les poumons offraient çà et là des plaques livides, un peu gorgées de sang.

Il résulte des faits qui précèdent : 1° que la chélidoine et son extrait déterminent des accidents graves suivis de la mort ; 2° que leurs effets délétères paraissent dépendre de l'irritation locale qu'ils exercent, autant que de leur absorption et de leur action sur le système nerveux ; 3° qu'elle paraît aussi agir sur les poumons ; 4° qu'il est probable qu'elle doit ses propriétés toxiques, en grande partie du moins, à la *chélidonine* ou *pirropine*, matière blanche cristalline que l'on en a extraite il y a quelques années.

Traitement (voy. t. 1er, p. 78).

DE LA DELPHINE.

La delphine peut être reconnue aux caractères suivants: elle est so-
lide, blanche, pulvérulente, opaque, à moins qu'elle ne soit humide,
car alors elle devient cristalline; sa saveur est d'abord très-amère, puis
âcre; elle est inodore. On peut la fondre et lui donner l'aspect de la cire
liquéfiée; si on élève davantage sa température, elle se boursoufle, noir-
cit, répand une fumée blanche, inflammable à l'air, et laisse un charbon
très-léger. Elle est à peine soluble dans l'eau, tandis que l'alcool et l'é-
ther la dissolvent très-facilement; la dissolution alcoolique *verdit for-
tement le sirop de violettes, et ramène au bleu l'eau de tournesol rougie
par un acide.* L'acide azotique concentré, loin de la faire passer au
rouge, comme cela a lieu pour la morphine et la brucine, lui commu-
nique une teinte *jaune.* Le sulfate, l'azotate, le chlorhydrate, l'oxalate
et l'acétate de delphine, sont très-solubles dans l'eau; leur saveur est
excessivement amère et âcre; les alcalis les décomposent et en préci-
pitent la delphine sous forme de gelée.

Action de la delphine sur l'économie animale.

EXPÉRIENCE Ire. — Trente centigr. de delphine délayée dans 60 gr. d'eau,
et introduits dans l'estomac des chiens dont on lie ensuite l'œsophage, dé-
terminent, au bout de quelques minutes, des nausées et des efforts de vo-
missement; cet état dure pendant deux heures environ; alors, et quelque-
fois plus tard, les animaux sont agités, parcourent rapidement le laboratoire
pendant quelques minutes, puis éprouvent des vertiges, et deviennent telle-
ment faibles, qu'ils ne peuvent plus se soutenir; ils sont immobiles et
couchés sur le côté. Quinze, vingt ou trente minutes après, la position
étant toujours la même, ils sont agités de légers mouvements convulsifs
dans les extrémités et dans les muscles qui meuvent l'os maxillaire infé-
rieur; cet état dure une, deux ou trois heures, et se termine par la mort;
les organes de l'ouïe et de la vue exercent leurs fonctions presque jusqu'au
dernier moment; on observe des déjections alvines pendant la première pé-
riode de l'empoisonnement. A l'ouverture des cadavres, on trouve la mem-
brane muqueuse de l'estomac légèrement phlogosée et tapissée d'un mucus
noirâtre et filant; le ventricule gauche du cœur contient du sang noir; les
poumons sont plus denses et moins crépitants que dans l'état naturel.

EXPÉRIENCE II. — Trente centigr. de delphine dissoute dans la plus petite
quantité possible d'acide acétique faible, et introduits dans l'estomac, pro-
duisent les mêmes effets, mais d'une manière beaucoup plus rapide: les
animaux périssent ordinairement dans l'espace de quarante à cinquante
minutes; il est rare alors que l'on trouve l'estomac enflammé.

La delphine est le principe actif de la staphysaigre; elle est absorbée
et porte son action sur le système nerveux; indépendamment de cette

action, à laquelle il faut attribuer les accidents qu'elle détermine, elle produit une irritation locale susceptible d'enflammer les tissus, lorsque la mort n'a pas suivi de près son ingestion.

DE LA STAPHYSAIGRE.

La staphysaigre (*delphinium staphysagria*) appartient à la polyandrie trigynie de Linné, et à la famille des renonculacées de Jussieu.

Caractères des graines. Elles sont de la grosseur d'un petit pois, anguleuses (le plus souvent triangulaires ou quadrangulaires), courbées de manière qu'elles présentent une convexité d'un côté et une concavité de l'autre; le *test* (enveloppe extérieure) est mince, fragile, fortement ridé ou chagriné, d'un brun tirant le plus souvent sur le noir, et d'une saveur âcre et amère; l'*amande* est huileuse, blanche, rousse ou brune, surtout lorsque la graine est desséchée; sa saveur est également âcre; albumen corné, embryon droit supérieur, radicule inférieure. Ces graines répandent une odeur désagréable; elles sont renfermées dans une capsule triangulaire. MM. Lassaigne et Feneulle ont prouvé qu'elles contiennent de l'acide malique combiné avec un alcali nouveau, auquel ils ont donné le nom de *delphine*, deux principes amers, l'un brun, l'autre jaune, de l'huile volatile et de l'huile grasse, de l'albumine, une matière animalisée, du muqueux, du mucoso-sucré, et des sels minéraux.

Action de la staphysaigre sur l'économie animale.

EXPÉRIENCE Ire. — On a introduit dans l'estomac d'un petit chien robuste 30 gr. de staphysaigre réduite en poudre fine, et on a lié l'œsophage. Deux jours après, l'animal était abattu et n'avait éprouvé ni vertiges ni convulsions. Il est mort cinquante-quatre heures après l'opération. La membrane muqueuse de l'estomac offrait une couleur rouge cramoisie dans le tiers de son étendue, voisin du pylore; les autres portions étaient un peu moins rouges; il n'y avait aucune altération sensible dans les autres organes.

EXPÉRIENCE II. — Un autre animal, soumis à la même expérience, a fourni des résultats analogues, excepté qu'il est mort au bout de quatorze heures.

EXPÉRIENCE III. — Hillefeld a fait prendre à des chiens l'*infusum* de staphysaigre; ces animaux sont morts après avoir eu des vomissements, des déjections involontaires, un tremblement général et une grande faiblesse.

EXPÉRIENCE IV. — On a saupoudré une plaie faite à la partie interne de la cuisse d'un chien avec 8 gr. de cette même poudre, et on a réuni les lambeaux par quelques points de suture. L'animal n'avait offert aucun symptôme remarquable soixante-douze heures après l'opération. Il est mort dans la nuit du troisième jour. Les poumons et le canal digestif étaient sains; on voyait à la surface de la plaie une assez grande quantité de la poudre employée; le membre opéré offrait une couleur verdâtre; l'inflammation, peu intense, s'était terminée par suppuration.

EXPÉRIENCE V. — On a répété la même expérience, à sept heures du soir, avec 8 gr. de staphysaigre légèrement *humectée*. Le lendemain l'animal était un peu abattu. Le jour suivant, à six heures du matin, il éprouvait des vertiges tels qu'il ne pouvait pas marcher sans tomber; il ne poussait aucun cri plaintif et conservait le libre usage des sens. Il est mort à midi. Le canal digestif n'offrait aucune altération; les poumons étaient rougeâtres, plus denses que dans l'état naturel; le membre opéré était gonflé, infiltré et très-enflammé; l'inflammation s'étendait jusqu'à la quatrième côte sternale. Il n'y avait point d'eschare.

Ces faits me portent à croire : 1° que les propriétés délétères de la staphysaigre dépendent autant de l'irritation locale qu'elle détermine, et de la lésion sympathique du système nerveux, que de son absorption; 2° qu'elle doit ses propriétés vénéneuses à la delphine, substance très-active, mais qui se trouve enveloppée dans une grande quantité d'albumine, de muqueux et d'huile; 3° que c'est la partie soluble dans l'eau qui est la plus active : aussi les effets locaux sont-ils plus intenses lorsqu'on l'humecte avant de l'appliquer sur le tissu cellulaire (1).

Traitement (voy. t. Ier, p. 78).

DU NARCISSE DES PRÉS.

Le narcisse des prés (*narcissus pseudonarcissus*) est un genre de la famille des amaryllidées et de l'hexandrie monogynie de Linnæus (voyez planche II de ma *Médecine légale*, 4e édition).

Caractères du genre. L'ovaire est infère; le calice, tubuleux à sa base, a le limbe partagé en six divisions étalées; du sommet du tube, s'élève un nectaire pétaloïde, de forme variée, tantôt monophylle et campanulé, d'autres fois court ou divisé; les six étamines sont cachées dans le tube; le stigmate est trilobé; le fruit est une capsule à trois loges,

---

(1) J'omets souvent de faire connaître l'état du cerveau chez les animaux qui ont succombé après avoir pris une substance vénéneuse quelconque; j'ai cependant examiné cet organe dans presque toutes les ouvertures cadavériques que j'ai faites, mais il m'a rarement présenté des lésions notables. Combien de fois n'ai-je pas vu des animaux périr à la suite d'une lésion directe du système nerveux, sans que l'on ait pu découvrir, après la mort, le moindre changement dans la couleur, la structure et la consistance de l'encéphale! Ce fait, qui d'ailleurs se trouve d'accord avec ce que l'on observe chez une multitude de malades qui succombent à des affections nerveuses, me dispense de parler de cet organe, à moins qu'il ne soit le siége d'une lésion évidente.

s'ouvrant en trois valves. Les fleurs, jaunes ou blanches, sont renfermées dans une spathe mince et scarieuse.

Caractères du narcisse faux narcisse. Son bulbe est arrondi, formé d'écailles très-serrées; ses feuilles sont allongées, étroites, aplaties, obtuses, un peu plus courtes que la hampe: celle-ci est longue d'environ 33 centimètres, très-comprimée, et offrant deux côtés tranchants; elle est terminée par une seule fleur jaune, grande, un peu penchée, qui sort d'une spathe membraneuse fendue longitudinalement d'un seul côté; le limbe du calice est à six divisions ovales, aiguës, étalées, jaunes; le nectaire est très-grand, campaniforme, allongé, jaune; son bord est légèrement frangé, et d'une couleur plus vive. Les six étamines sont renfermées dans l'intérieur du tube, qu'elles ne dépassent pas. Le style est simple, terminé par un stigmate trilobé; la capsule est ovoïde, comme à six côtes; elle est à trois loges, et s'ouvre en trois valves. Le narcisse faux narcisse, ou des bois, croît dans les bois ombragés; il n'est pas rare aux environs de Paris, où il fleurit pendant les mois de mars et d'avril. (Richard, *Bot. méd.*)

Cent parties de bulbe de narcisse des prés contiennent, d'après Jourdain, trente-sept parties de *narcitine*, matière blanche à peine odorante et sapide, dont on n'a pas encore déterminé les effets physiologiques (*Journ. de chim. méd.*, année 1840).

Action du narcisse des prés sur l'économie animale.

EXPÉRIENCE Ire. — A neuf heures et demie, on a introduit dans l'estomac d'un chien de moyenne taille 16 gr. d'extrait aqueux de narcisse des prés, et on a lié l'œsophage. Au bout d'une heure, l'animal a fait des efforts pour vomir. A midi, il a eu une selle dans laquelle il y avait une assez grande quantité de matières solides. Quarante minutes après, il a fait de nouveau des efforts de vomissement. A huit heures du soir, il était un peu agité, il poussait des cris plaintifs, et il éprouvait quelques légers vertiges; sa respiration n'était point gênée. Il est mort dans la nuit. Le lobe gauche des poumons offrait, vers son bord inférieur, une tache violette contenant du sang veineux, et large comme un écu de six livres; les autres portions de ce viscère étaient saines (1). L'estomac contenait une petite quantité d'un fluide muqueux brunâtre, que l'on pouvait facilement détacher; la membrane muqueuse présentait plusieurs taches irrégulières et assez étendues, d'une couleur rouge-cerise, sans ulcération apparente; le duodénum était un peu enflammé; la membrane muqueuse qui tapisse les parties les plus inférieures du rectum était un peu rouge. Les ventricules du cerveau ne

---

(1) Ces taches doivent être considérées souvent comme des ecchymoses développées dans les poumons, à la suite d'un effort violent qui peut avoir déterminé la rupture de quelques petits vaisseaux.

contenaient point de sérosité; les vaisseaux veineux qui rampent à la surface externe de cet organe étaient gorgés de sang noir.

EXPÉRIENCE II. — A deux heures, on a appliqué 4 grammes d'extrait aqueux de narcisse des prés sur une plaie faite à la partie interne de la cuisse d'un petit chien. L'animal est mort dans la nuit sans qu'on ait pu l'observer. La membrane muqueuse de l'estomac était remplie de petites taches d'une couleur rouge-cerise, la plaie n'était pas très-enflammée; les autres organes n'offraient pas d'altération marquée.

EXPÉRIENCE III. — A neuf heures du matin, on a appliqué à la partie interne de la cuisse d'un petit chien 6 grammes du même extrait, et on a réuni les lambeaux de la plaie par quelques points de suture. A quatre heures, l'animal n'avait éprouvé aucun symptôme remarquable. Il est mort dans la nuit. Les poumons contenaient un peu de sang noir; la membrane muqueuse de l'estomac et celle du rectum offraient des zones d'un rouge vif; le membre, peu enflammé, était cependant le siége d'une infiltration sanguine assez marquée.

EXPÉRIENCE IV. — A onze heures du soir, on a répété la même expérience avec 2 gr. 60 centigr. du même poison, sur un chien robuste et de moyenne taille. L'animal a vomi au bout de trois quarts d'heure; le surlendemain il se portait assez bien et s'est échappé.

EXPÉRIENCE V. — Désirant connaître quels étaient les symptômes développés par l'extrait de narcisse des prés appliqué à l'extérieur, on a recommencé à minuit, l'expérience sur un chien fort, et l'on a employé 4 gr. d'extrait. L'animal a vomi six fois pendant la nuit; il a poussé quelques cris plaintifs. A cinq heures du matin, il était couché sur le côté, dans un état de grande insensibilité; ses membres, flasques, n'étaient le siége d'aucun mouvement convulsif; la respiration était profonde et un peu gênée. Il est mort une heure après. La plaie était peu enflammée. La membrane muqueuse de l'estomac offrait quelques stries rougeâtres; le canal intestinal n'était le siége d'aucune altération. Les poumons étaient grisâtres à l'extérieur, rougeâtres à l'intérieur, et contenaient un fluide séreux assez abondant. Le cœur était rempli de sang coagulé.

Il résulte des expériences précédentes : 1° que l'extrait du narcisse des prés détermine une irritation locale peu intense; 2° qu'il ne tarde pas à être absorbé et à développer des symptômes graves suivis d'une mort prompte; 3° qu'il est émétique; 4° qu'il paraît agir sur le système nerveux en détruisant la sensibilité, et sur la membrane muqueuse de l'estomac; 5° que son action est plus énergique lorsqu'on l'applique sur le tissu cellulaire.

Traitement (voyez t. I, page 78).

DE LA GRATIOLE.

La gratiole (*gratiola officinalis*) appartient à la famille des antirrhinées, et à la dyandrie monogynie de Linnæus (voyez planche 1 de ma *Médecine légale*, 4ᵉ édition).

Caractères du genre. Calice à cinq sépales, accompagné à sa base de deux bractées; corolle tubuleuse, bilabiée; lèvre supérieure émarginée; lèvre inférieure à trois divisions obtuses et égales; quatre étamines, dont deux seulement sont fertiles, les deux autres avortant presque constamment; style court, terminé par un stigmate un peu oblique et concave.

Caractères de la gratiole officinale. Sa racine est une espèce de souche rampante, rameuse, émettant des radicules chevelues de ses nœuds. Sa tige est herbacée, dressée, un peu rameuse, marquée d'un sillon longitudinal rompu à chaque paire de feuilles, et haute d'environ 33 centimètres. Les feuilles sont opposées, sessiles, ovales, lancéolées, aiguës, glabres, un peu denticulées sur leurs bords. Les fleurs sont solitaires, rougeâtres, grandes, dressées, portées sur un pédoncule aplati, à peu près de la longueur de la fleur, et offrant, à son sommet, deux bractées lancéolées aiguës, entières, redressées, et plus longues que le calice. Les sépales de celui-ci sont lancéolés, aigus, un peu inégaux; le supérieur est plus grand que les quatre autres. Le tube de la corolle est allongé, un peu plissé longitudinalement; limbe à deux lèvres, la supérieure échancrée, l'inférieure à trois lobes égaux et arrondis; les deux latéraux sont un peu redressés. Les deux étamines antérifères sont attachées à la partie supérieure du tube; les deux autres, sous forme de filaments capillaires, sont attachées à la base du tube. L'ovaire est ovoïde, terminé en pointe à son sommet; il offre deux loges polyspermes, et est appliqué sur un disque hypogyne jaunâtre, qui forme un bourrelet circulaire autour de sa base. Le style, un peu oblique, glabre, légèrement épaissi à son sommet, est terminé par un stigmate concave. Le fruit est une capsule ovoïde, glabre, à deux loges, et s'ouvrant en deux valves. La gratiole croît dans les lieux humides, sur les bords des étangs, aux environs de Paris; elle est en fleur au mois de juillet. (Richard, *Bot. méd.*)

Action de la gratiole sur l'économie animale.

Expérience Iʳᵉ. — A dix heures un quart, on a introduit dans l'estomac d'un petit chien robuste 14 gr. d'extrait aqueux de gratiole, et on a lié l'œsophage. A huit heures du soir, l'animal n'avait offert aucun phénomène remarquable. Le lendemain, à dix heures du matin, il poussait des cris plaintifs; il était couché sur le côté, et il a expiré une heure après; sa respiration n'avait pas été gênée. La membrane muqueuse de l'estomac offrait, dans toute son étendue, une couleur rouge-cerise; elle était noire partout où elle forme les plis que l'on remarque dans l'intérieur de ce viscère; il était aisé de se convaincre que cette dernière altération tenait à une certaine quantité de sang noir extravasé dans l'intervalle qui la sépare de la tunique musculeuse sous-jacente : celle-ci était presque dans l'état naturel; l'intérieur du rectum était évidemment enflammé; tout le reste du canal digestif était un peu rouge. Les poumons ne paraissaient pas affectés; il n'y avait point de sérosité dans les ventricules du cerveau; les vaisseaux cérébraux veineux extérieurs étaient gorgés de sang noir; la pie-mère était injectée et d'un rouge vermeil.

EXPÉRIENCE II. — On a répété cette expérience avec 12 gr. de la même substance vénéneuse. L'animal est mort douze heures après, dans la nuit. La membrane muqueuse de l'estomac était d'un rouge vif dans presque toute son étendue; les intestins et les poumons ne paraissaient pas altérés.

EXPÉRIENCE III. — A midi, on a pratiqué une incision à la partie interne de la cuisse d'un chien de moyenne taille; on a appliqué sur la plaie 12 gr. d'extrait aqueux de gratiole, et on a réuni les lambeaux par quelques points de suture. Une demi-heure après, l'animal n'avait rien éprouvé; il en était de même à six heures du soir. Le lendemain, à une heure, on l'a trouvé mort. Le cadavre était encore chaud; la blessure était assez enflammée. Le membre sur lequel on avait opéré offrait, dans toute son étendue, une infiltration séro-sanguinolente. L'estomac n'était que très-légèrement rouge, et contenait des aliments. Il n'y avait aucune altération dans le canal intestinal. Les poumons paraissaient sains.

EXPÉRIENCE IV. — On a répété la même expérience à dix heures et demie du soir. Le lendemain matin, à six heures, l'animal ne semblait éprouver encore aucune incommodité. A dix heures, il a vomi, et il cherchait à mordre lorsqu'on le secouait. A une heure, il se tenait couché sur le côté, dans un léger état d'abattement; lorsqu'on le mettait sur ses pattes, il ne changeait pas de position; cependant il conservait le libre usage des sens et du mouvement; il ne poussait aucune plainte. A trois heures et demie, il était expirant : couché sur le côté, il ne pouvait plus se mouvoir; on le déplaçait sans qu'il opposât la moindre résistance; cependant il conservait un peu de sensibilité, car il poussait alors de petits cris, et roidissait un peu les pattes; il voyait à peine, en sorte qu'il fallait approcher les objets de très-près pour qu'il cherchât à en éloigner la tête; sa respiration était très-lente; on ne pouvait plus sentir les battements du cœur; il n'y avait aucun mouvement convulsif. Dix minutes après, il expira. On l'ouvrit sur-le-champ. Le cœur ne battait que très-faiblement, et il cessa de se mouvoir une minute après. Le sang était fluide et d'un rouge assez vif dans les cavités aortiques; les poumons dans l'état naturel, l'estomac sain et vide; le rectum offrait çà et là quelques taches rougeâtres. La plaie était très-enflammée, sans eschare; le membre opéré et tout le côté du corps qui y correspondait étaient infiltrés.

Expérience V. — On a injecté dans la veine jugulaire d'un chien robuste et de moyenne taille 1 gr. du même extrait dissous dans 20 gr. d'eau distillée. Au bout de six minutes, l'animal a commencé à faire des efforts pour vomir, qu'il a renouvelés souvent pendant un quart d'heure. Vingt-huit minutes après l'injection, il a eu deux selles; le lendemain, il ne paraissait pas malade.

Expérience VI. — On injecta dans la veine jugulaire d'un autre chien robuste et de moyenne taille 1 gr. et demi de la même substance vénéneuse dissoute dans 16 gr. d'eau. Une heure après, l'animal eut une selle; il éprouva quelques vertiges, devint comme insensible, se coucha, et expira deux heures après l'injection. Il fut impossible de découvrir la moindre trace d'altération dans les tissus qui composent le canal digestif.

Buchner, Blair, Boerhaave, etc., ont vu plusieurs fois des accidents graves développés par cette plante.

Observation Ire. — Une jeune personne de dix-neuf ans, scrofuleuse, prenait chaque jour, depuis plusieurs mois, avec un succès marqué, une poudre composée de 2 gr. de feuilles de gratiole et de 10 centigr. de celles de digitale pourprée. Les accidents allaient en diminuant, lorsqu'on proposa à la malade d'ajouter à ces remèdes des lavements faits avec la décoction d'une forte poignée de gratiole. Le premier lavement fit rendre une grande quantité de glaires épaisses, condensées et très-larges; le second produisit, de plus, des démangeaisons insupportables aux parties; le troisième fit rendre des matières semblables à des ratissures de boyau, et augmenta surtout le prurit : on n'en continua pas moins, et on donna, le jour suivant, un quatrième lavement, qui occasionna de vives tranchées et des évacuations abondantes, suivies de palpitations, et enfin de la hideuse *nymphomanie*, avec tout le délire qui accompagne ce misérable état. Le calme ne fut ramené qu'après trois semaines de saignées, de bains, de boissons abondantes, enfin d'un régime doux et rafraîchissant, secondé par l'application d'un vésicatoire au-dessus de chaque genou, et dont l'effet était soutenu par des corrections et des menaces continuelles. Cette jeune personne, revenue à elle-même, conserva un tel chagrin de ce qu'elle avait éprouvé, que trois mois après, elle se jeta dans un puits et y perdit la vie.

Observation II. — Une jeune femme éprouva de semblables accidents pour avoir ainsi pris, durant trois jours, un lavement de décoction de gratiole ordonné par un herboriste, dans la vue de guérir de prétendues obstructions. L'intensité des symptômes obligea de renfermer la malade à Charenton, d'où elle ne sortit bien guérie qu'au bout de deux mois.

Observation III. — Une troisième dame, affectée depuis plusieurs mois d'une fièvre quotidienne, ayant aussi pris, par le conseil d'un herboriste, deux lavements avec la décoction d'une forte poignée de gratiole, fut effectivement guérie de la fièvre; mais elle tomba dans un état permanent de *nymphomanie* qui, après l'avoir rendue un objet de haine pour son mari, l'a réduit à se séparer d'elle.

II.   10

Observation IV. — Une demoiselle de vingt-quatre ans était depuis long-temps affectée d'une pesanteur fort incommode à la région des reins. On l'assura qu'elle guérirait avec la décoction d'une forte poignée de gratiole prise en lavement, et qu'un seul lavement suffirait, si elle pouvait le garder seulement un quart d'heure. Elle parvint à le garder une demi-heure, après quoi elle eut des évacuations abondantes, des vomissements, une syncope, et enfin tous les accidents et les excès de la *nymphomanie,* qui obligèrent, le quatrième jour, d'enfermer la malade. Elle fut néanmoins assez promptement guérie, mais la pesanteur des reins reparut avec la même violence qu'auparavant.

M. Bouvier, rapporteur de ces quatre faits, ajoute que les femmes qui ont fait le sujet de ses observations avaient les veines grosses, le pouls fort, des menstrues chaudes, souvent propres à excorier les parties naturelles, une disposition habituelle aux flueurs blanches, aux affections hystériques et à la constipation ; qu'elles avaient la peau lisse, garnie de poils très-noirs. (*Gazette de santé* du 1er août 1816.)

Observation V. — Une femme de cinquante-huit ans, affectée de dartres depuis la cessation de ses évacuations périodiques, prit, par le conseil d'un herboriste, des lavements avec une forte décoction d'un mélange de feuilles sèches de *gratiole* et d'*asarum* ou *cabaret* ; les accidents, qui, depuis le premier lavement, avaient toujours été en augmentant, furent à leur comble au quatrième ; à la fureur *utérine,* se joignit une constriction spasmodique du gosier, avec hydrophobie et convulsions générales. Ces symptômes persistèrent pendant deux jours, et la malade mourut, malgré l'emploi de tous les calmants et des narcotiques qu'on put mettre en usage. (*Ibidem.*)

Symptómes produits par la gratiole. Indépendamment des symptômes qui sont le résultat de l'irritation occasionnée par cette plante, la gratiole paraît avoir déterminé, dans certaines circonstances, tous les accidents de la *nymphomanie,* ainsi que le délire qui accompagne ce misérable état (Bouvier, *Gazette de santé* du 1er août 1816).

Action de la gratiole sur l'économie animale. Il résulte des expériences faites sur les animaux, et des observations recueillies chez l'homme, 1° que les feuilles et l'extrait aqueux de gratiole doivent être rangés parmi les poisons irritants énergiques, susceptibles de déterminer l'inflammation des organes avec lesquels ils ont été mis en contact ; 2° que la mort occasionnée par ces poisons peut être le résultat de leur injection dans l'estomac, dans l'intestin rectum, et dans les veines, ou de leur application sur le tissu cellulaire sous-cutané de la partie interne de la cuisse ; 3° que, dans ce dernier cas, les effets de l'extrait de gratiole sont moins marqués que lorsqu'il a été introduit dans le canal digestif : son action est encore plus vive quand il a été injecté dans les veines ; 4° que ces poisons agissent surtout en enflammant les tissus sur lesquels on les applique, et en déterminant une irritation sympathique du système nerveux ; 5° qu'ils produisent sur l'homme les mêmes effets que sur les chiens ; 6° qu'il n'est pas encore mis hors de doute que la décoction de feuilles de gratiole, introduite sous forme de lavement, exerce une action spéciale sur les organes de la génération de la femme ; 7° que néanmoins les observations rapportées par le Dr Bouvier tendent à faire croire qu'il en est ainsi.

Traitement (voy. t. I, p. 78).

DU SÉDUM ACRE (JOUBARBE DES TOITS).

Cette plante appartient à la décandrie pentagynie de Linné, et à la famille des crassulacées. — *Caractères*. Calice à cinq folioles ovales ; corolle de cinq pétales jaunes et lancéolés ; cinq écailles nectarifères à la base du germe ; cinq capsules. Tiges basses, redressées, un peu flexueuses, tendres, et couvertes de feuilles dans toute leur longueur. Ses feuilles sont presque ovales, courtes, peu épaisses, mais charnues, pointues et triangulaires, sessiles, d'un vert jaunâtre, qui rougit en vieillissant, grasses au toucher, naissant autour de la tige en manière de spirales composées de cinq feuilles, et disposées de telle sorte que la cinquième naît immédiatement au-dessus de la première, et que la tige, qu'elles couvrent entièrement, paraît cylindrique ; deux à quatre feuilles sessiles sur les bifurcations de la tige.

Action du sédum âcre sur l'économie animale.

EXPÉRIENCE Ire. — A huit heures du matin, on a introduit dans l'estomac d'un carlin assez robuste 135 gr. de suc de cette plante, et on a lié l'œsophage. L'animal a fait des efforts pour vomir au bout d'une demi-heure ; le soir, il était abattu et conservait le libre usage des sens et du mouvement. Il est mort dans la nuit. La membrane muqueuse de l'estomac était d'une couleur rouge de feu dans la moitié qui avoisine le pylore ; le canal intestinal paraissait sain. Les poumons, d'une couleur rougeâtre, étaient un peu plus denses que dans l'état naturel.

EXPÉRIENCE II. — On a recommencé la même expérience à six heures du soir. Le lendemain, à midi, l'animal était insensible et couché sur le côté ; on pouvait l'agiter en tous sens comme une masse inerte ; les pattes offraient de légers mouvements convulsifs ; les organes de la vue et de l'ouïe ne jouissaient d'aucune sensibilité. Il est mort à trois heures. Les phénomènes cadavériques ont été les mêmes que dans l'expérience précédente.

Je crois pouvoir conclure que le suc de joubarbe des toits détermine une irritation locale assez intense, et que la mort dépend surtout de la lésion consécutive du système nerveux.

Traitement (voy. t. I, p. 78).

DE LA RENONCULE.

La renoncule est un genre de la famille des renonculacées de Jussieu, et de la polyandrie polygynie de Linnæus (voy. pl. III de ma *Médecine légale*, 4e édition).—*Caractères du genre.* Calice formé de cinq sépales caduques; corolle de cinq pétales offrant à leur base interne une petite fossette glanduleuse; étamines et pistils en grand nombre; les fruits sont des akènes ordinairement terminés par un petit crochet oblique.— *Caractères de la renoncule âcre* (Linn., sp. 779). Sa racine est formée de longues fibres blanchâtres, presque simples; ses feuilles radicales sont pétiolées, velues, divisées très-profondément en trois ou cinq lobes digités, incisés, dentés et aigus; dans les feuilles de la tige, ces lobes sont linéaires, entiers; les pétioles, légèrement velus, sont dilatés et membraneux à leur base. La tige est dressée, haute d'environ 66 cent., fistuleuse, simple, et un peu velue dans sa partie inférieure; elle est divisée supérieurement en rameaux allongés, cylindriques, non striés, qui servent de support aux fleurs. Celles-ci, d'un beau jaune, sont nombreuses et comme paniculées : les cinq sépales du calice, légèrement concaves, sont étalés et pointus ; les pétales sont subcordiformes, un peu émarginés à leur sommet. Les fruits, ramassés en tête, sont assez gros, lisses, terminés par un petit crochet peu recourbé. Cette espèce est très-commune dans les bois un peu couverts et humides; elle fleurit durant une partie de l'été. (Richard, *Bot. méd.*)

Les renoncules paraissent devoir leur âcreté à un principe volatil analogue à l'*anémonine* (voy. *Anémone*, p. 150).

Action de la renoncule des prés sur l'économie animale.

EXPÉRIENCE Ire. — On a introduit dans l'estomac d'un petit chien robuste 150 gr. de suc de cette renoncule, préparé en triturant les feuilles avec 60 gr. d'eau ; l'œsophage a été lié. Une heure après, l'animal a fait des efforts pour vomir et s'est plaint. Il est mort au bout de douze heures, et il n'avait présenté d'autre phénomène qu'un grand état d'abattement et d'insensibilité. La membrane muqueuse de l'estomac offrait çà et là des plaques d'un rouge vif, les autres portions du canal digestif étaient dans l'état naturel. Les poumons contenaient beaucoup de sang fluide, et présentaient plusieurs taches livides d'un tissu dense.

EXPÉRIENCE II. — A huit heures du matin, on a appliqué sur le tissu cellulaire de la partie interne de la cuisse d'un chien robuste 8 gr. d'extrait aqueux de la même plante préparé par décoction. Dans la journée, l'animal n'a éprouvé que de l'abattement. Il est mort à dix heures du soir. Le membre opéré était tuméfié, infiltré et très-enflammé; l'inflammation s'étendait jusqu'aux muscles du bas-ventre. Le cœur renfermait du sang coagulé; les poumons étaient rougeâtres, gorgés de sang; le canal digestif n'était le siége d'aucune altération sensible.

OBSERVATION. — Cette espèce de renoncule, appliquée sur les tempes, a causé des douleurs, une chaleur insupportable, et l'évanouissement; en contact avec les jointures, elle les a roidies; presque toujours elle a produit des ulcères et d'autres symptômes fâcheux.

Ranunculus sceleratus. — EXPÉRIENCE. — Plenck rapporte que le suc de cette plante, administré à un chien, occasionna de l'anxiété, des vomissements, des contorsions et une grande inquiétude: ces symptômes furent suivis d'une mort prompte. L'intérieur de l'estomac était rouge et corrodé dans quelques points; le pylore était tuméfié et d'un rouge livide.

OBSERVATION Ire. — On a vu des mendiants appliquer cette plante sur une partie de leur corps, afin d'exciter la commisération par les ulcères et les douleurs qu'elle détermine.

OBSERVATION II. — Krapf a fait sur lui-même et sur les chiens des expériences pour s'assurer des effets de cette espèce de renoncule. Il éprouva des douleurs très-vives et des mouvements convulsifs dans l'intérieur du bas-ventre, pour avoir avalé une seule fleur qu'il avait bien broyée. Deux gouttes de suc exprimé de cette plante occasionnèrent, outre les symptômes énoncés, une douleur brûlante et convulsive dans toute la longueur de l'œsophage. Dans une autre expérience, il mâcha les feuilles les plus épaisses et les plus succulentes de cette espèce de renoncule: sa bouche se remplit de salive; sa langue s'enflamma, s'écorcha; ses mamelons étaient élevés, d'un rouge vif; elle était crevassée au bout; il ne distinguait plus les saveurs; ses dents, agacées, éprouvaient de temps en temps des tiraillements; les gencives étaient fort rouges et saignaient au plus léger attouchement (1).

Ranunculus flammula. — OBSERVATION. — Murray dit qu'une femme eut le bras gangrené pour avoir appliqué de cette plante près du carpe; le ravage était tel, que les tendons de l'os étaient à découvert (*App. medicaminum*, vol. III, p. 87).

Ranunculus bulbosus. — OBSERVATION. — Nicolas Masson avale un verre de suc de cette plante; quatre heures après, il éprouve des vomissements répétés, accompagnés de coliques affreuses, d'angoisses continues: il expire deux jours après (*Journal de chimie médicale*, année 1836, p. 273).

On sait que des troupeaux entiers ont péri pour avoir brouté, au printemps, de l'herbe où cette plante était commune.

---

(1) Krapf, *Experimenta de ranunculosæ nonnullorum venenata qualitate, horumque externo et interno usu;* Vindob., 1776.

Les *ranunculus ficaria*, *thora*, *arvensis*, *alpestris*, *polyanthemos*, *illyricus*, *gramineus*, *asiaticus*, *aquatilis*, *platanifolius*, *breynius*, et *sardous*, sont également vénéneux.

Je crois pouvoir conclure des faits qui précèdent : 1° que ces diverses espèces de renoncules et leurs extraits produisent une inflammation vive des tissus sur lesquels on les applique ; 2° que la mort qu'elles déterminent est surtout le résultat de leur absorption et de leur action sur le système nerveux ; 3° qu'elles agissent avec plus d'énergie quand elles sont introduites dans l'estomac que lorsqu'on les applique à l'extérieur.

DE L'ANÉMONE PULSATILLE (ANEMONE PULSATILLA).

Cette plante appartient à la famille des renonculacées de Jussieu, et à la polyandrie polygynie de Linné (voy. ma *Médecine légale*, pl. 1 bis, 4ᵉ édition). Involucre caulinaire, profondément découpé en lanières velues ou étroites, placées à 2 centimètres au-dessous de la fleur ; corolle de cinq à neuf pétales oblongs, droits, relevés, et un peu plus velus en dehors : un grand nombre d'étamines plus courtes que la corolle ; capsules nombreuses, ramassées en tête, surmontées d'une queue plumeuse ; tiges sans feuilles (hampe), haute de 66 centimètres, cylindrique, velue, portant à son sommet une fleur violette assez grande ; feuilles radicales pétiolées, allongées, bipinnées, velues et blanchâtres dans leur jeunesse, presque glabres dans un âge avancé, et à découpures fines et pointues. On la trouve sur les collines sèches et découvertes.

Cette plante paraît devoir ses propriétés toxiques à une substance volatile, à laquelle Heyer a donné le nom d'*anémonine*, et qui se dépose dans l'eau distillée d'anémone ; cette matière acquiert une saveur caustique très-âcre, lorsqu'on la fait fondre.

Action de l'anémone pulsatille sur l'économie animale.

EXPÉRIENCE Iʳᵉ. — A une heure, on a fait une plaie à la partie interne de la cuisse d'un fort chien ; on a appliqué sur le tissu cellulaire 10 gr. d'extrait aqueux d'anémone pulsatille, et on a réuni les lambeaux par quelques points de suture. Le lendemain, à huit heures du matin, l'animal n'avait rien éprouvé de remarquable. Le soir, il était faible, peu sensible, et se tenait couché sur le côté ; cependant il n'avait point de vertiges et il ne se plaignait pas. Il est mort le jour suivant, à cinq heures du matin. La membrane muqueuse de l'estomac était généralement rouge, elle offrait çà et là des points d'un rouge très-vif; le rectum était un peu rouge; il n'y avait point d'altération sensible dans les poumons; le membre opéré était très-enflammé.

EXPÉRIENCE II. — A huit heures du matin, on a recommencé l'expérience avec un chien de moyenne taille, et on n'a employé que 4 gr. d'extrait; six heures après, l'animal ne paraissait point malade. Le lendemain, à neuf heures du matin, il a bu une assez grande quantité d'eau qu'il a rejetée aussitôt après; il était abattu, mais il pouvait marcher. A onze heures, il était couché sur le côté et immobile; ses inspirations étaient rares et profondes. A une heure, il continuait à faire des efforts pour vomir; ses extrémités postérieures étaient tellement faibles, qu'il lui était impossible de se tenir debout. Il est mort à quatre heures. On n'a pu découvrir la moindre altération cadavérique dans le canal digestif. La plaie était très-enflammée.

EXPÉRIENCE III. — A huit heures du matin, on a introduit dans l'estomac d'un chien d'une grande taille 165 gr. de suc de feuilles fraîches d'anémone pulsatille (ce suc contenait 90 gr. d'eau que l'on avait été obligé d'employer pour en faire l'extraction); on a lié l'œsophage. A neuf heures, l'animal a commencé à se plaindre; il a fait des efforts pour vomir, et il a eu une selle assez abondante. Une heure après, les efforts de vomissement et les plaintes continuaient comme auparavant. A une heure, il avait eu deux autres selles, et il était dans un état fâcheux : couché sur le côté, insensible et sans mouvement, il pouvait être pincé et agité en tous sens sans donner le moindre signe de connaissance; les organes de la vision et de l'ouïe n'étaient plus impressionnables; les membres, dans un grand état de relâchement, n'étaient le siége d'aucun mouvement convulsif; la respiration, accélérée, s'exerçait d'une manière pénible. On a essayé en vain de le relever; il est retombé sur-le-champ comme une masse inerte. Ces symptômes ont augmenté d'intensité, et l'animal est mort à deux heures. On l'a ouvert dans le même instant. Le cœur s'est contracté pendant dix minutes; alors on l'a incisé : le sang contenu dans les ventricules était noirâtre et fluide. Les poumons offraient plus de densité que dans l'état naturel; ils étaient peu crépitants, et s'enfonçaient un peu dans l'eau, surtout lorsqu'on soumettait à cette épreuve les tranches les plus denses. L'estomac, distendu par une assez grande quantité d'aliments, renfermait un fluide visqueux, verdâtre; la membrane muqueuse qui entre dans sa composition présentait une couleur rouge-cerise dans le tiers le plus voisin du pylore; dans le reste de son étendue, elle était d'un rouge plus foncé, et parsemée de plaques saillantes, presque noires, dans lesquelles on découvrait facilement du sang veineux extravasé; la membrane musculeuse sous-jacente paraissait peu altérée; le rectum, enflammé, recouvert de taches rouges, contenait des excréments verdâtres; le reste du canal intestinal était comme dans l'état naturel.

EXPÉRIENCE IV. — J'ai souvent administré à des chiens depuis 16 jusqu'à 24 gr. de poudre sèche d'anémone pulsatille : ces animaux n'ont paru éprouver aucune incommodité.

OBSERVATION Ire. — Helwing dit que le sirop de pulsatille a donné lieu à des accidents funestes.

OBSERVATION II. — Bulliard rapporte qu'un vieillard atteint depuis long-temps d'un rhumatisme goutteux appliqua sur son mollet la racine de cette plante broyée entre deux pierres, et se coucha après avoir bu une bonne bouteille de vin. Il fut en proie à des souffrances cruelles pendant dix à douze heures, et toute la jambe fut gangrenée. On fit des scarifications et on appliqua des compresses d'eau-de-vie camphrée : ces moyens arrêtèrent les progrès du mal, et l'individu fut entièrement guéri de son rhumatisme. (*Histoire des plantes vénéneuses de la France*, p. 79.)

OBSERVATION III. — M. P..., pharmacien, éprouva une grande déman-geaison aux yeux, des coliques et des vomissements, pour avoir pilé de l'anémone pulsatille desséchée : les délayants firent cesser tous les acci-dents.

Je crois pouvoir conclure de tout ce qui précède : 1° que les feuilles, la racine, et l'extrait aqueux de cette plante fraîche, doivent être con-sidérés comme des poisons irritants énergiques dont l'action paraît être due à l'*anémonine* ; 2° qu'ils produisent, dans les parties sur lesquelles ils ont été appliqués une inflammation intense, suivie bientôt de tous les symptômes qui annoncent la stupéfaction du système nerveux ; 3° que la mort occasionnée par ces poisons arrive plus promptement, s'ils ont été introduits dans le canal digestif que dans le cas où ils ont été ap-pliqués sur le tissu cellulaire sous-cutané de la partie interne de la cuisse ; 4° qu'indépendamment de l'action locale qu'ils exercent, et qui suffirait au besoin pour rendre raison des phénomènes auxquels ils don-nent lieu, ils sont absorbés et portés dans le torrent de la circulation, pour agir ultérieurement sur le système nerveux, et probablement aussi sur les poumons et sur l'estomac ; 5° que les effets des feuilles sont beau-coup moindres, et même nuls, lorsqu'elles ont été desséchées.

Traitement (voy. t. I, p. 78).

Plusieurs autres espèces de ce genre sont vénéneuses.

OBSERVATION Ire. — Vicat a vu l'extrait d'*anemone pratensis* déterminer, à la dose de 8 gr., des *rongements* dans l'estomac. Bergius rapporte, dans sa *Matière médicale*, p. 490, qu'un enfant eut les paupières rouges et tuméfiées avec obscurcissement de la vue, pour avoir été exposé à la vapeur qui se dégageait lorsqu'on évaporait le suc de cette plante pour le trans-former en extrait.

OBSERVATION II. — La décoction d'*anemone sylvestris*, d'après Bulliard, a occasionné des convulsions horribles qui ont mis le malade dans le plus grand danger, et qui n'ont cédé qu'à une forte dissolution de miel.

OBSERVATION III. — Les animaux qui broutent les jeunes pousses de l'*anc-

mone nemorosa (des bois) éprouvent de la faiblesse dans les jambes, un tremblement, des déjections sanguinolentes, et périssent en peu de jours. Les habitants du Kamtschatka se servent de cette plante pour empoisonner leurs flèches, dont les blessures sont presque toujours mortelles.

Il est probable que les anémones *palmata*, *narcissiflora* et *ranunculoides*, sont également vénéneuses.

Traitement (voy. t. 1, p. 78).

De quelques autres poisons irritants végétaux.

Il existe un assez grand nombre de poisons végétaux appartenant à cette classe, que je vais examiner succinctement; on les emploie rarement en médecine. Leurs effets, étant analogues à ceux dont je viens de faire l'histoire en détail, doivent être combattus de la même manière (voy. t. 1, p. 78).

Les *clématites vitalba*, *flammula*, *recta*, *integrifolia* (famille des renonculacés), sont âcres et caustiques; appliquées sur la peau, elles déterminent de la rougeur, des pustules et des excoriations. Introduites dans l'estomac, elles occasionnent une inflammation qui fait périr les animaux.

Rhododendron chrysanthum. — Le *decoctum* de cette plante a une saveur amère, brûlante; il est émétique, drastique, et enflamme les tissus sur lesquels il est appliqué. Le *rhododendron ferrugineum*, d'après Welsch, est également vénéneux. Cet auteur parle d'un repas qui devint funeste aux convives, pour avoir mangé d'un lièvre qui s'était nourri de ses feuilles.

2° *Fritillaria imperialis* (couronne impériale).—Plusieurs auteurs affirment que cette plante est excessivement âcre. J'ai fait prendre souvent à des chiens le bulbe contus; ces animaux n'ont péri qu'au bout de trente-six, quarante-huit ou soixante heures, et il m'a été impossible de découvrir la moindre trace de rougeur ni d'inflammation dans le canal digestif. Ces expériences ont été faites dans le mois de juin.

3° *Pedicularis palustris* (des marais). — Gleditsch et Gunner ont observé que cette plante nuit aux bœufs et aux moutons; elle a une saveur âcre, brûlante.

4° *Cyclamen europæum.* — Boerhaave a rangé ce végétal parmi les poisons âcres, parce qu'il purge avec beaucoup de violence à la dose de 1 à 2 grammes, et qu'il excite des vomissements. L'onguent qu'on en prépare détermine aussi les mêmes évacuations lorsqu'il est appliqué autour du nombril ; sa saveur est âcre. Bulliard dit que la racine de cette plante occasionne souvent des sueurs froides accompagnées de tintements d'oreille, de tournoiements et de mouvements convulsifs; le malade rend le sang par le vomissement et par les selles ; il est en proie à une superpurgation qui est suivie de la mort (ouvrage cité, p. 105).

5° *Plumbago europœa*. — Sauvages dit que les ouvriers qui emploient le *decoctum* de ce végétal, pour obtenir une teinture jaune, sont tourmentés d'une vive céphalalgie, s'ils travaillent plus de six heures (*Nosologie*, t. I, p. 842). Sa saveur est âcre, presque caustique.

6° *Pastinaca sativa annosa*. — La racine de cette plante détermine le délire, des vertiges, une grande ardeur dans l'estomac, dans la bouche, dans les yeux, et le gonflement des lèvres (Murray, ouvrage cité, vol. I, p. 85).

La femme d'un journalier déterra, le 17 mars 1846, des racines de panais provenant d'un ensemencement fait, le printemps précédent, dans un jardin attenant à son habitation, et qui avaient été abandonnées là depuis cette époque ; elle les apprêta d'une manière toute simple, et dans le pot de terre dont elle se servait habituellement pour la préparation de ses aliments. Cette femme mangea de ces racines au milieu de la journée; son mari et sa fille âgée de dix ans, qui étaient, le premier occupé à travailler dans la forêt, la seconde à son école, en mangèrent seulement à quatre heures de l'après-midi. Un petit garçon de trois ans et une voisine en prirent aussi, mais seulement en très-petite quantité.

Dans la soirée, M. Unger fut appelé à la hâte pour donner ses soins à ces diverses personnes, qu'on disait être devenues folles. En effet, il les trouva, à son arrivée, dans un état analogue à celui qui caractérise le *delirium tremens*. Ces malades couraient continuellement d'une place à une autre, ils parlaient sans cesse, et sans savoir ce qu'ils disaient; ils voulaient prendre des objets qui n'existaient pas, et les individus qui se trouvaient là leur paraissaient être des objets dont ils s'étaient servis auparavant. Le mari, âgé de trente et quelques années, ayant mangé plus tard que sa femme, pouvait encore se montrer maniable; mais sa femme, du même âge à peu près, et la petite fille, étaient dans un état d'agitation excessive : elles se débattaient, juraient, blasphémaient, et en même temps elles étaient prises d'un rire convulsif. Tous les trois étaient très-pâles; la pupille était dilatée, le regard était incertain et hagard ; la langue nette, humide et tremblante ; le pouls, qu'on ne pouvait tâter qu'avec difficulté, en raison des mouvements continuels des sujets, paraissait plus petit, plus faible et plus lent que de coutume. Les malades ne demandaient rien, et repoussaient tout ce qu'on leur présentait : ils voulaient toujours s'échapper, de manière que plusieurs personnes étaient nécessaires pour les surveiller.

La voisine, qui n'avait mangé que peu de racine de panais, se plaignait de vertiges et de malaise; du reste, elle avait conservé toute sa connaissance et refusait obstinément de prendre aucun médicament.

Le petit garçon, qui était faible et ordinairement malingre, ne présenta non plus aucun symptôme grave.

Dans ces circonstances, M. Unger prescrivit neuf doses de sulfate de zinc de 45 centigr. chaque, et il en fit prendre une tous les quarts d'heure aux adultes : il n'en donna que moitié par prise à la petite fille, et, par précaution, il en administra un tiers au petit garçon. Ces neuf prises, bien qu'aidées par une ingestion d'eau tiède, restèrent sans effet ; il en fut de même des neuf autres prises de même poids, car le petit garçon fut le seul qui vomit, et encore en petite quantité. Une troisième quantité de prises, associées cette fois à dose égale d'ipécacuanba, parvint enfin à faire rejeter par le vomissement une grande partie de ce qui se trouvait dans les voies digestives, et parmi ces matières un assez grand nombre de morceaux de panais non digérés. Après avoir vomi, les malades revinrent à eux peu à peu ; mais ils se trouvaient dans un grand état de fatigue, et ils s'endormirent vers les deux heures du matin.

Le lendemain, M. Unger les trouva assez bien rétablis ; il leur restait seulement un peu de pesanteur de tête. Comme il n'y avait pas eu d'évacuations alvines, il leur prescrivit une infusion de séné ; à la suite de cette administration, ils se trouvèrent rendus à la santé.

M. Unger pense que le long séjour des racines de panais dans la terre les fait dégénérer et leur communique des propriétés toxiques analogues à celles que l'on retrouve dans le panais sauvage. (*Gazette des hôpitaux* du 19 septembre 1846.)

7° *Convolvulus scammonea* (scammonée).—Plusieurs auteurs affirment que le suc concret de cette racine est vénéneux. J'en ai souvent administré 16 grammes à des chiens auxquels j'ai lié l'œsophage, et je n'ai jamais déterminé que des déjections alvines. Les animaux sont morts au bout de six ou sept jours, et l'on a trouvé dans leur estomac quelques petits ulcères. Or, j'ai démontré à la page 46 et suiv. du tome Ier, en parlant de l'opération de l'œsophage, qu'il n'est point rare de voir cette opération donner lieu à cette lésion cadavérique.

8° *Lobelia syphilitica*.—Cette plante a une saveur âcre ; elle est émétique et purgative. Le *lobelia longiflora* jouit encore de propriétés plus énergiques ; les Espagnols l'appellent *rabienta cavallos*, parce qu'il tue les chevaux. Jacquin dit qu'il détermine une inflammation brûlante des yeux, lorsqu'on les touche avec son suc (*Histor. americ. stirp.*, p. 220).

9° *Hydrocotile vulgaris*. — Cette plante est douée d'une saveur âcre, et paraît nuisible.

10° *Onoporde*. — Suivant M. Jh. Roux, pharmacien, la racine de cette plante occasionne des selles, des vomissements, des convulsions et la mort, lorsqu'elle est introduite dans l'estomac des corbeaux, des chiens, et de plusieurs autres oiseaux et mammifères, sur lesquels il a expérimenté. Quatre enfants empoisonnés par la même racine éprouvèrent des accidents analogues, et ne durent leur salut qu'à l'usage d'un émétique et de boissons mucilagineuses. L'extrait aqueux de la même plante, appliqué sur le tissu cellulaire de la partie interne de la cuisse d'un chien à la dose de 20 grammes, détermina la mort au bout de vingt-six heures, après avoir donné lieu à un grand abattement. 24 grammes du même extrait, introduits dans l'estomac d'un chien de petite stature, occasionnèrent la mort au bout de neuf heures, quoique l'animal eût vomi une partie du poison peu de temps après son ingestion. Aucun de ces animaux n'a été ouvert. (Mémoire inédit.)

11° Les *arum maculatum*, *dracunculus*, *dracontium*, *colocasia esculentum*, *virginicum*, *arborescens*, et *seguinum*, sont âcres. Stork, Haller, Stehelinus, parlent des effets fâcheux produits par l'*infusum* des feuilles d'*arum maculatum*. J'ai administré à des chiens la racine de cette plante fraîche; ils sont morts au bout de vingt-quatre à trente-six heures, sans autre symptôme que de l'abattement, et le canal digestif s'est trouvé un peu enflammé. Bulliard rapporte dans son *Histoire des plantes vénéneuses de la France*, p. 84, que trois enfants mangèrent les feuilles d'*arum maculatum* : ils eurent des convulsions horribles; l'un d'eux périt au bout de douze jours, l'autre au bout de seize; il fut impossible de rien leur faire avaler; la saignée ne fut suivie d'aucun succès. L'autre enfant but beaucoup de lait, d'eau et d'huile; il eut une diarrhée qui le sauva : avant la saignée, la langue était tellement tuméfiée, qu'elle remplissait toute la bouche, et que la déglutition était impossible.

12° Les *sœlanthus quadragonus*, *Forskalii* et *glandulosus*, sont très-âcres, et passent pour être vénéneux.

13° *Calla palustris*. — La racine de cette plante a une saveur brûlante.

DE LA CRÉOSOTE.

La créosote, ainsi nommée de κρέας, chair, et de σώζω, je sauve, je conserve, s'obtient en distillant le goudron de bois. Elle est sous forme d'un liquide oléagineux, incolore, transparent, d'une *odeur très-vive, désagréable*, assez analogue à celle du *goudron*, d'une saveur très-caustique et brûlante, d'un aspect gras au toucher, d'une consistance analogue à celle de l'huile d'amandes, et d'une densité de 1,037 à 20° c. Elle tache le papier comme les huiles volatiles, mais ces taches disparaissent au bout de quelques heures. Elle brûle à la lampe avec une flamme très-rutilante. L'eau la dissout à peine, tandis que l'acide azotique, l'alcool, les éthers sulfurique et acétique, la dissolvent très-bien. L'acide sulfurique concentré, en petite quantité, la colore en rouge; s'il est plus abondant, elle noircit, perd sa fluidité, et il se dépose du soufre. Elle coagule instantanément l'albumine et le sang, et c'est probablement par suite de cette action qu'elle jouit de la propriété d'empêcher la putréfaction de la viande et du poisson.

Action de la créosote sur l'économie animale.

Expérience Ire. — On administra à un chien 8 gr. de créosote mêlée à 16 gr. d'eau; bientôt après, on observa les symptômes suivants : prostration, tête fortement abaissée et s'appuyant sur le sol, étourdissements, vertiges, regard fixe; tous les sens paraissaient engourdis; la respiration, gênée, fut tout à coup interceptée par un amas de mucosités filantes et épaisses qui obstruaient le larynx, ce qui détermina une toux suffocante; la gueule se remplit d'une bave spumeuse épaisse; peu à peu la respiration devint plus difficile; il y eut des frémissements dans les membres, des contractions, et l'animal mourut au bout d'une demi-heure. L'ouverture du corps fut faite peu de temps après la mort. Tous les tissus exhalaient une odeur de créosote; le canal digestif était enflammé, et les poumons gorgés de sang d'un rouge brun. Le cerveau était dans l'état naturel; les cavités du cœur contenaient quelques petits caillots. (M. E. Miguet, *Recherches chimiques et médicales sur la créosote;* Paris, 1834.)

Expérience II.—On a donné tous les jours, pendant huit jours, à un chien de deux mois, 250 gr. d'eau et quatre gouttes de créosote. L'animal n'a pas été incommodé. Au bout de ce temps, la dose a été doublée et administrée encore pendant huit jours. Alors on a observé un affaiblissement notable, des nausées fréquentes, des soubresauts des tendons, un tremblement intermittent et de l'amaigrissement. L'usage de la créosote ayant été suspendu, l'animal ne tarda pas à se rétablir. (*Ibid.*).

Expérience III. — Des mouches, des araignées et des petits poissons, ont succombé en deux minutes pour avoir été plongés dans 64 gr. d'eau mêlée à 12 gouttes de créosote (*ibid.*).

Observation Ire. — La créosote appliquée sur la langue l'altère instantément; elle détruit l'épiderme en très-peu de temps.

Observation II. — M. Devergie dit avoir donné des soins à une dame qui avait fait usage de la créosote, sans prendre de précautions, pour calmer des douleurs de dents. Il survint une inflammation considérable des gencives et de la membrane muqueuse qui tapisse les joues; il se forma un abcès dans la joue gauche et plusieurs ulcérations sur les gencives. (Ouvr. cité, p. 597.)

Il résulte de ce qui précède que la créosote agit à la manière des poisons irritants énergiques; ses effets délétères dépendent autant de son absorption que de l'action locale qu'elle exerce.

Traitement (voy. t. I, p. 78).

CHAPITRE III. — DES POISONS IRRITANTS ANIMAUX (voy. p. 80).

DES CANTHARIDES ET DE LA CANTHARIDINE.

Action sur l'économie animale.

EXPÉRIENCE Ire — A onze heures, on a fait avaler à un petit chien 1 gr. 60 centigr. de cantharides *grossièrement pulvérisées;* immédiatement après, on a détaché et lié son œsophage. Au bout de six minutes, l'animal a commencé à faire de violents efforts pour vomir; il a éprouvé un grand malaise, et il est tombé dans l'abattement : sa bouche était remplie de mucosités sanguinolentes. A une heure, il continuait les efforts de vomissement qu'il n'avait guère cessé de faire depuis le moment de l'ingestion des cantharides. Il a expiré à quatre heures et demie, sans avoir rendu la plus petite quantité d'urine. La membrane muqueuse de l'estomac était d'un rouge noir dans toute son étendue, celle qui tapisse le duodénum et le jéjunum était un peu moins phlogosée : on remarquait à leur surface une petite quantité de la poudre que l'animal avait prise. Les poumons n'offraient aucune altération; la vessie et les parties génitales étaient comme dans l'état naturel.

EXPÉRIENCE II. — On a fait prendre à un chien de moyenne taille 2 gr. 60 centigr. de *poudre* de cantharides. Au bout d'une heure, l'animal a vomi une petite quantité de matières verdâtres; il a poussé des cris plaintifs et paraissait souffrir beaucoup. Il est mort dans cet état, quatre heures et demie après l'empoisonnement. On l'a ouvert sur-le-champ. Le sang contenu dans les ventricules du cœur n'était point coagulé, les poumons n'offraient aucune altération remarquable, la vessie était comme dans l'état naturel; l'estomac renfermait, dans son intérieur, une petite quantité de poudre verdâtre; sa membrane muqueuse était d'une couleur rouge très-intense.

EXPÉRIENCE III. — On fit prendre à un chien de moyenne force 4 gr. de *poudre* de cantharides : peu de temps après, il s'écoula de sa gueule beaucoup de mucosités; il eut des nausées bientôt suivies de vomissements abondants; il laissait échapper des cris douloureux, avait l'air abattu, se traînait difficilement, et rendait de temps à autre des matières jaunâtres. Dans le courant du jour, il urina trois fois et n'eut point de signes de gonflement dans le pénis. Vers le soir, les vomissements cessèrent, l'abattement continua, et il mourut dans la nuit. Le tiers inférieur de l'œsophage était rouge à sa partie interne; cette couleur, plus prononcée à la face externe de l'estomac, était encore plus foncée à l'intérieur de cet organe, qui contenait des mucosités rougeâtres; sa membrane interne offrait, surtout à la grande courbure, des points phlogosés, larges comme des lentilles; ces taches se prolongeaient assez avant dans l'intestin grêle, qui était enduit de mucosités de la même couleur que celles de l'estomac; la vessie, resserrée sur elle-même, ne contenait pas d'urine; sa membrane muqueuse, ainsi que celle du canal de l'urèthre, n'offraient aucune trace d'inflammation; le sang contenu dans les veines et les cavités droites du cœur était fortement coagulé.

EXPÉRIENCE IV. — On fit avaler à un vieux chien, à peu près de la même force que le précédent, 4 gr. de cantharides en *poudre* : quelques minutes après, il en rejeta une petite quantité mêlée de mucosités. Pendant la première heure qui suivit l'ingestion du poison, il eut quatre fois envie de vomir ; au bout de ce temps, il éprouva du frisson, des mouvements convulsifs, surtout dans la région thoracique et abdominale ; il se tenait couché sur le côté, avait les yeux abattus, et semblait éprouver les plus vives douleurs ; il vomit des matières rougeâtres, et mourut quatre heures après avoir pris cette dose de cantharides. La gueule, le gosier et la langue, étaient enduits d'une sorte de couenne blanchâtre, facile à détacher par le scalpel ; les surfaces que recouvrait cette couenne étaient d'une couleur rouge foncée. L'œsophage, très-rouge à sa face externe, présentait à son intérieur des points phlogosés beaucoup plus nombreux vers le cardia ; l'estomac était fortement enflammé à sa face externe, particulièrement à sa grande courbure ; son intérieur contenait un liquide d'une couleur rouge violette, mêlé de cantharides ; sa membrane muqueuse, d'un rouge pourpre, s'enlevait par lambeaux, surtout à la grande courbure. L'intestin grêle ne présentait, à sa surface externe, qu'une légère trace d'inflammation ; sa membrane interne, parsemée de stries rougeâtres, était enduite d'un mucus de la même couleur, qui s'étendait jusqu'au rectum, faiblement phlogosé. Le sang contenu dans les veines et dans les cavités droites était très-coagulé (1).

EXPÉRIENCE V. — Le 6 août 1841, à deux heures, je fis prendre à un chien de moyenne taille, en douze bouchées avalées sans intervalle, vingt cantharides recouvertes d'une couche de graisse et de mie de pain ; elles étaient entières et intactes ; elles avaient été choisies parmi les plus grosses, et pesaient exactement 2 gr.

Depuis le 6 août, à deux heures du soir, jusqu'au 9, à huit heures du matin, c'est-à-dire pendant soixante-six heures, durant lesquelles il a été soumis à l'action délétère du poison, mais surtout pendant les premières vingt-quatre heures, voici les symptômes que le chien a présentés :

Hoquets, nausées fréquentes ; un seul vomissement d'environ 45 à 50 gr. de mucosités blanchâtres, filantes, mélangées de matières alimentaires, du milieu desquelles je retire neuf cantharides entières. Point de bave ni d'écume à la gueule ; perte complète d'appétit, refus obstiné de toute espèce d'aliment solide ; soif vive, continuelle ; respiration fréquente, haletante, comme si cet animal eût couru longtemps, très-vite, en été et en plein midi ; mouvements d'inquiétude, agitation, plaintes, aboiements, puis après, diminution considérable des forces, affaissement, décubitus obligé sur l'un ou l'autre côté. Deux heures après l'ingestion du poison, frémissements, tres-

____

(1) Les expériences 3 et 4 ont été faites par Beaupoil (voy. *Recherches médico-chimiques sur les vertus et les principes des cantharides*, dissertation inaugurale, in-8° ; Paris, 15 fructidor an XI).

saillements involontaires et mouvements convulsifs dans les membres abdominaux et thoraciques, du côté droit seulement. Trois heures après, tremblement général, rougeur très-prononcée des conjonctives oculaires, palpébrales, et de la langue. La couleur naturellement noire de la membrane muqueuse de la gueule, du palais, des gencives, m'a empêché de voir le degré d'inflammation de ces surfaces. Excepté une seule miction, le 7, à huit heures du matin, il n'y a eu aucune évacuation pendant près de trois jours. Rien à noter pour les organes génitaux externes. Cet état de malaise, puis de souffrances, dura vingt-quatre ou trente heures, après lesquelles l'animal le surmonta, se rétablit, et marcha rapidement vers un état évidemment meilleur. Le 9 au matin, excepté un reste d'anhélation, il était rentré dans les conditions physiologiques, et aurait très-certainement survécu à l'empoisonnement. Il aurait donc fallu recommencer, administrer cette fois une dose plus forte, suffisante pour faire périr le chien ; double circonstance très-favorable à la recherche du poison, et qui aurait permis d'en constater plus facilement la présence après la mort. Ne voulant pas m'épargner les difficultés, j'ai sacrifié et pendu l'animal le 9 août, à huit heures du matin, soixante-six heures après l'administration des cantharides.

Nécropsie. Le 10 août, à onze heures du matin, je procédai à l'ouverture du cadavre, vingt-sept heures après la mort et quatre-vingt-treize après le début de l'empoisonnement. Le tube digestif, séparé de ses diverses attaches péritonéales, fut enlevé en trois portions distinctes, comprenant la première, l'œsophage, l'estomac, le duodénum ; la seconde, le jéjunum et l'iléum ; la troisième, le cœcum, le colon et le rectum. Toutes trois furent vidées, insufflées, desséchées isolément. L'estomac contient à peu près 100 gr. de mucosités filantes, sanguinolentes, que je fais sortir par expression. Au milieu d'elles, se trouve enveloppé un reste de corde mâchée, effilée. Le tout, soumis à la dessiccation, n'a mis en évidence que quelques paillettes, mais assez larges, venant des débris de cantharides.

Les matières retirées de l'intestin grêle étaient mêlées à beaucoup de sang. Évaporées jusqu'à siccité parfaite, elles ont été gardées dans cet état pendant six mois. Vers la fin de janvier 1842, je les fis dissoudre dans l'alcool bouillant, et ce liquide, évaporé et desséché, a présenté huit ou dix paillettes brillantes, à reflet vert métallique.

Le gros intestin contenait des matières fécales : les unes moulées, dures, les autres molles, pulpeuses, et de couleur verdâtre. Les premières, ainsi que celles qui avaient été rendues pendant la suspension, se présentaient sous le même aspect. Toutes deux offraient à leur surface et dans l'intérieur des débris de pattes, d'élytres, des corps entiers de ces coléoptères vésicants. Au milieu de toutes ces parties agglutinées entre elles, se trouvaient les restes d'une corde mâchée, effilée, tout à fait revenue à l'état de chanvre, et qui renfermait, au milieu de ce réseau inextricable, des parcelles de cantharides plus ou moins grandes et solidement enchevêtrées.

Les autres matières molles, verdâtres, ont été laissées en macération pendant vingt-quatre jours, puis étendues sur trois plaques de verre et évaporées jusqu'à siccité parfaite : alors il a été facile de voir briller une grande quantité de paillettes aussi fines que celles qui avaient été fournies par la poudre.

L'estomac, insufflé, desséché, découpé par parties de la forme et de la grandeur d'une carte à jouer, a été examiné attentivement et à plusieurs reprises : il n'a jamais été possible d'y retrouver la moindre trace du poison. L'intestin grêle, soumis aux mêmes procédés, exploré de la même manière, m'a montré quelques restes de cantharides enchâssés, adhérents à la face interne. Il en a été de même du gros intestin. (Poumet, thèse soutenue à la Faculté de Paris, le 7 mai 1842.)

Expérience VI. — Le 6 août 1841, à midi, je fis prendre à une petite chienne un mélange de 2 gr. 50 centigr. de poudre de cantharides, d'autant de graisse, et d'autant de farine et de mie de pain; ce mélange était divisé en pilules que j'administrais à cinq minutes d'intervalle l'une de l'autre.

Le même jour, à trois heures, je lui fis boire de force 1 gr. 50 centigr. de la même poudre, suspendue dans 90 centigr. d'eau.

Depuis l'heure de la première ingestion du poison jusqu'à celle de la mort, qui arriva le 9 août, à neuf heures du matin, c'est-à-dire pendant soixante-neuf heures, près de trois jours, voici l'ensemble des symptômes que j'ai observés :

Bave abondante; écume blanchâtre, spumeuse et filante; agitation, inquiétude, anxiété, plaintes, aboiements; mastication expultrice, nausées fréquentes; trois fois vomissements abondants de matières muqueuses, blanchâtres et filantes; profondes inspirations, toux presque continuelle, secousses fréquentes de hoquets; contractions convulsives des muscles du train de derrière se renouvelant jusqu'à vingt-sept fois par minute; frissons, tremblements; décubitus toujours au soleil, diminution considérable des forces, marche lente et chancelante; œil morne, sec; indifférence portée presque jusqu'à l'insensibilité; perte entière de l'appétit, soif vive, suppression complète de toute miction et défécation; membrane muqueuse de la gueule d'un rouge inflammatoire excessivement intense, dépouillée de son épithélium; dans la dernière journée, suppuration de presque toute cette cavité. Rien d'appréciable à la vulve.

Cet état de souffrance était cependant interrompu, mais de loin en loin, par quelques instants très-courts d'un mieux-être appréciable; c'est pendant ces instants que l'animal se levait et buvait abondamment.

J'ai dit plus haut qu'il y avait eu trois vomissements : ils se manifestèrent le 6, et durèrent d'une heure à trois heures du soir. L'animal rejeta à peu près la moitié de la masse pilulaire ingérée; ces pilules et les matières des deux autres vomissements furent séparément recueillies sur des plaques de verre, et soumises à la dessiccation.

Ensuite, à trois heures du soir, pour remplacer la quantité de poison vomi, j'ai administré la seconde dose dans un verre d'eau : un tiers environ fut renversé et perdu; mais le reste, tant liquide que solide, fut conservé. L'animal a donc eu à lutter contre l'action délétère de 2 gr. 25 centigr. de poudre de cantharides.

Le troisième jour, la petite chienne était manifestement moins malade; et, malgré l'état de la gueule, tout me porte à croire qu'elle aurait survécu à l'empoisonnement; mais je l'ai pendue. Pendant la suspension, elle rendit quelques matières fécales dures et un peu d'urine : ce furent là les seules évacuations alvines qu'elle eut pendant ces trois jours.

Le lendemain, à onze heures du matin, je fis l'ouverture du cadavre, vingt-six heures après la mort, et quatre-vingt-quinze heures après la première ingestion du poison. Le canal digestif, séparé de ses attaches péritonéales, fut enlevé en trois portions distinctes, comprenant : la première, l'œsophage, l'estomac et le duodénum; la seconde, le jéjunum et l'iléum; la troisième, le cœcum, le colon et le rectum.

Les matières que j'ai retirées de la première et de la deuxième portion du canal digestif étaient muqueuses, blanchâtres, filantes, sans aucun résidu de pilule. Délayées dans l'alcool, étendues sur des plaques de verre, et évaporées jusqu'à siccité parfaite, elles n'ont rien fourni qui ressemblât à une parcelle de cantharide.

Les matières fécales contenues dans le gros intestin, et celles qui avaient été rendues pendant la suspension, ont été exposées au soleil pendant deux jours : examinées alors attentivement, elles n'ont rien présenté à l'extérieur; mais, incisées par tranches, elles ont offert à l'intérieur, sur l'une ou l'autre, et quelquefois sur les deux faces de chaque tranche, sept ou huit paillettes en tout.

Celles des matières fécales que leur peu de consistance empêchait de prendre la forme moulée, et qui avaient été étendues et desséchées sur une plaque de verre, furent enlevées par le grattage, et dissoutes dans l'alcool bouillant : le liquide, décanté, évaporé, contenait aussi quelques restes de poudre très-visibles à l'œil nu.

La troisième portion du canal digestif, le gros intestin, insufflé, desséché, coupé par portions de la forme et de la grandeur d'une carte à jouer, a présenté sur la membrane muqueuse du rectum cinq paillettes très-brillantes.

De plus, il y avait autour de la valvule iléo-cœcale quelques restes de matières fécales noires, complétement desséchées, au point d'être cassantes et friables. Je les détachai et les fis fondre dans l'alcool bouillant. Le liquide, versé, évaporé sur une plaque de verre, mit à nu un bon nombre de parcelles de cantharides.

La première et la deuxième portion du canal digestif, traitées comme la troisième, n'ont donné aucun résultat satisfaisant.

Les pilules rejetées, écrasées à l'instant même du vomissement, présentaient manifestement l'aspect d'un mélange intime de poudre de cantharides. J'ai traité par l'alcool bouillant ces pilules desséchées, et le liquide, versé dans une assiette, décanté et entièrement évaporé, a laissé pour résidu des myriades de paillettes. Les matières des deux autres vomissements, soumises aux mêmes procédés d'investigation, ont fourni pour résultat une grande quantité de paillettes. (*Ibid.*)

EXPÉRIENCE VII. — Le 13 août 1841, à dix heures du matin, j'administrai à un petit chien à jeun depuis quarante-huit heures 2 gr. 50 centigr. de poudre de cantharides, intimement mélangée à une quantité de confitures suffisante pour donner à la masse une consistance pilulaire. Ce mélange fut divisé en cinq bols égaux, enveloppés dans du pain à chanter, recouverts d'une couche de confitures, et avalés de suite.

Du 13 août, dix heures du matin, jusqu'au 15, à huit heures du soir, heure de la mort, c'est-à-dire pendant cinquante-huit heures, voici quels symptômes j'ai observés :

Inquiétude, agitation, anxiété, plaintes, gémissements, aboiements, hurlements, nausées ; neuf fois vomissements de matières spumeuses, filantes, blanchâtres, et mêlées de quelques stries verdâtres ; plusieurs secousses de toux ; chaque inspiration suivie de tremblement, de mouvements convulsifs dans les muscles du train de derrière seulement, de courte durée, mais se renouvelant à l'inspiration suivante; à deux fois différentes, et pendant sept à huit minutes, roideur tétanique des quatre membres, immobilité du tronc, fixité du regard, puis collapsus complet ; perte entière des forces, impossibilité de lever la tête, même pour boire : cette extrémité reste appuyée sur le menton, portant sur le bord du vase. Agonie longue, presque de vingt-quatre heures, et mort le 15 août, à huit heures du soir. Pendant les cinquante-huit heures qu'a duré l'empoisonnement, une seule miction a eu lieu ; rien d'appréciable n'a été observé du côté des organes génitaux externes.

En exposant l'ensemble de ces symptômes, j'ai parlé de neuf vomissements : au premier, qui eut lieu le 13, à midi et demi, trois des cinq bols ingérés furent rejetés : ils étaient entiers, intacts et nullement altérés par deux heures et demie de séjour dans l'estomac. Je les lui fis de suite avaler de force; mais, à une heure un quart, c'est-à-dire trois quarts d'heure après cette deuxième ingurgitation, il les rendit de nouveau tous les trois, et dans le même état d'intégrité qu'à la première fois. Cette circonstance réduisant des trois cinquièmes la quantité de poudre qui a pu causer la mort, l'animal n'a donc eu, en réalité, à lutter que contre l'influence de 1 *gramme* de cantharides pulvérisées. Cependant, et quoiqu'il ait eu encore huit autres vomissements, qu'à chaque fois il ait rejeté encore quelque portion du poison, cette dose a suffi pour amener un état de suites fort graves et promptement mortel ; tandis que les chiens, sujets des deux expérimentations précédentes, empoisonnés avec une dose égale et double, ont vécu trois ou quatre jours, ont surmonté les accidents les plus graves, se sont rétablis, et m'ont forcé à les sacrifier et à les pendre. Quelle est la cause d'une différence aussi grande ? Je crois en trouver la véritable explication dans l'état de jeûne, dans la différence du véhicule, de l'excipient auquel le poison a été associé, et plus certainement encore dans la coïncidence de ces deux conditions.

Nécropsie. Le 17 août, à dix heures du matin, je fis l'ouverture du cadavre, trente-huit heures après la mort, et soixante-douze heures après l'ingestion du poison. Les matières des neuf vomissements recueillies sur deux plaques de verre, évaporées jusqu'à parfaite dessiccation, ont fourni un bon nombre de parcelles de cantharides.

Le canal digestif a été enlevé avec les mêmes précautions que dans les deux expérimentations précédentes, puis soumis aux mêmes moyens d'investigation.

Les matières contenues dans l'estomac ont été étendues, desséchées sur une assiette, examinées le 26 août. Reprises, le 1er février 1842, par l'alcool bouillant, décantées, évaporées complétement, elles n'ont donné, à ces deux examens, aucune paillette, aucun indice qui pût mettre sur les traces du poison.

L'intestin grêle renferme 50 à 60 gr. de matières liquides, pulpeuses, de couleur verdâtre. Recueillies sur une assiette, elles furent détachées par le grattage, lorsqu'elles n'étaient pas encore entièrement sèches. Les rubans en forme de spirale que j'enlevais en raclant présentaient sur leur face profonde un grand nombre de paillettes brillantes. Une partie de ces matières, soumise à une nouvelle analyse le 1er février 1842, après cinq mois et demi de conservation, traitée par l'alcool bouillant, décantée, évaporée a donné pour résultat seulement 12 ou 15 parcelles de cantharides.

Les fèces du gros intestin, analysées deux fois, examinées deux fois attentivement, n'ont pas permis de déceler les moindres traces de débris.

Rien à la face interne de l'estomac, que j'avais insufflé et desséché comme les deux autres.

L'intestin grêle, exploré de même, n'a fourni qu'une seule paillette reconnaissable.

Mais le gros intestin m'a présenté, dans les mêmes conditions d'examen, un très-grand nombre de paillettes promptement et facilement visibles. (*Ibid.*)

Expérience VIII. — Le 13 août 1841, à dix heures du matin, j'administrai, sous forme de lavement, à une petite chienne à jeun depuis plus de quarante-huit heures, 3 gr. de poudre de cantharides tenue en suspension dans 150 gr. d'eau.

De dix heures du matin à trois heures du soir, voici ce que j'observai : trois évacuations alvines verdâtres, trois évacuations alvines sanguinolentes, deux vomissements de matières jaunâtres; alternative continuelle de relâchement et de contraction des sphincters de l'anus, rougeur intense et quelques gouttelettes de sang à la marge de cet orifice; mais, pour l'état général, rien de ce que j'avais précédemment remarqué. A partir de trois heures du soir, l'animal reprit le dessus, et le lendemain il était gai, alerte, caressant. La rougeur de l'anus avait disparu. Il avait eu deux selles pulpeuses, verdâtres, non sanguinolentes. Point de miction depuis la veille.

Le 14 août, à neuf heures du matin, je fis prendre à cette petite chienne qui était à jeun depuis trois jours, 1 gr. de poudre de cantharides mêlée avec du bœuf bouilli, haché, mâché. Le mélange fut divisé en 12 pilules.

égales, qui furent recouvertes de confitures, et administrées sans intervalle les unes après les autres.

Les troubles fonctionnels déterminés par cette deuxième intoxication furent de courte durée, et ne dépassèrent point six ou huit heures. Pendant ce temps, il y eut trois vomissements abondants, dont un sanguinolent. Les matières rejetées contiennent à peu près le tiers du mélange ingéré; quelques tressaillements dans tous les membres, à la suite de chaque inspiration.

Du 15 au 17 août, jour du troisième empoisonnement, l'animal eut deux selles pulpeuses de couleur brun-marron, une soif vive, un appétit insatiable : il ronge les vieux parchemins qui couvraient des bocaux, et cependant il refuse le pain, la graisse, les confitures, le bœuf bouilli; du reste, il est gai, caressant, court, saute partout; en un mot, il n'éprouve plus rien.

Depuis cinq jours, la petite chienne était presque à jeun, lorsque, le 17 août, à huit heures du matin, je lui administrai 12 gr. d'emplâtre vésicatoire préparé d'après la formule des hôpitaux : cette quantité représente un cinquième de son poids, c'est-à-dire 2 gr. 40 centigr. à peu près de cantharides; je la divisai en 48 pilules, qui toutes, enveloppées dans de la chair à saucisses, furent avalées en moins de dix minutes.

Deux vomissements de matières alimentaires, au milieu desquelles je retrouve 24 des 48 pilules ingurgitées, c'est-à-dire moitié; plaintes, inquiétudes, frisson général, tremblement convulsif dans les quatre membres, et après chaque inspiration; deux selles d'un brun-marron : voilà tout ce qui s'offrit à mon observation, et encore ces symptômes n'avaient-ils pas une intensité très-prononcée. Le lendemain 18, il n'y paraissait plus; même gaieté, même appétit.

Le 18 août, je donnai à la petite chienne 1 gr. 25 centigr. de poudre de cantharides, divisée en 6 prises, enveloppées chacune dans du pain à chanter, et placées entre deux tranches très-minces de jambon. Cette fois, on observa les symptômes suivants : bave abondante, soif vive; deux fois vomissement de matières blanchâtres, avec quelques débris de pain à chanter; frisson général après chaque inspiration; rougeur intense de la langue sur la ligne médiane, tandis que, sur les côtés, l'epithélium blanchi, épaissi, paraît comme macéré dans le liquide de la salivation.

Les quatre expérimentations précédentes duraient depuis sept jours, et n'avaient point sensiblement affaibli l'animal. Pour arriver enfin à une terminaison indispensable, j'eus recours au moyen suivant.

Le 20 août, à deux heures du soir, je mis l'œsophage à nu, et lui fis une incision longitudinale; puis, à l'aide d'une seringue, j'injectai 30 gr. d'eau tenant en suspension 1 gr. 50 centigr. du même poison. J'appliquai ensuite deux ligatures : l'une au-dessous et l'autre au-dessus de l'incision; je réunis ensuite par cinq points de suture la plaie des téguments. L'animal vécut encore vingt-quatre heures, et offrit les symptômes suivants:

Secousses fréquentes de toux; efforts continuels pour vomir; langue tirée, tête basse; mouvements coordonnés des flancs, du cou, des mâchoires, pour faciliter le vomissement; anxiété, marche chancelante, décubitus, et immobilité; 54 inspirations par minute, chacune d'elles suivie d'un tremblement convulsif des quatre membres. Thorax bombé, saillie des côtes, affaissement des espaces intercostaux, parois abdominales rétractées, perte complète de la chaleur, et mort le 21 août, à deux heures du soir, vingt-quatre heures après le commencement du cinquième empoisonnement, trois jours et six heures après le quatrième empoisonnement, quatre jours et six heures après l'ingestion de la troisième dose de poison, sept jours et cinq heures après le deuxième empoisonnement, huit jours et quatre heures après la première prise des cantharides.

Nécropsie. Le 22 août, à quatre heures du soir, c'est-à-dire vingt-six heures après la mort, je procédai à l'ouverture du cadavre; mais les intestins ont été placés et conservés dans l'alcool jusqu'au 4 septembre, époque à laquelle je les examinai, quinze jours après la mort.

L'œsophage contient quelques mucosités qui offrent, en sept ou huit endroits, des restes brillants de cantharides.

Les matières extraites de l'estomac n'ont point été délayées dans l'alcool; desséchées dans l'état de solidité qu'elles avaient à leur sortie de cet organe, elles ont présenté à leur surface externe, et non dans l'intérieur de la masse, qui en contient sans doute encore d'autres, huit ou dix paillettes.

Celles que j'ai retirées de l'intestin grêle ont été étendues en couches très-minces sur deux plaques de verre, et desséchées dans cet état. Jusque là elles n'offraient rien de ce que je cherchais; mais en les enlevant par le grattage, sous forme de rubans en spirale, j'ai retrouvé cinq ou six paillettes, pas davantage.

Les fèces que j'exprimai du gros intestin étaient sanguinolentes; elles ne m'ont donné que cinq ou six points brillants.

Les parties molles qui entouraient la plaie du cou, la peau, le tissu cellulaire sous-cutané, les muscles; tout a été enlevé, tendu, desséché, et je pus compter sept ou huit paillettes brillant à leur surface.

A la face interne de l'estomac, sont adhérents trente-cinq ou quarante petits débris de coléoptères. (*Ibid.*)

Expérience IX. — Le 7 septembre 1841, à une heure du soir, à l'aide d'un entonnoir, je fis prendre à une petite chienne 2 gr. de cantharides pulvérisées, suspendues dans 100 gr. d'eau, et immédiatement après, j'ai lié les deux mâchoires. Cette précaution fut prise pour mettre fin aux cris, aux aboiements de l'animal, qui ne les avait pas interrompus depuis huit heures du matin, et non pas pour m'opposer aux vomissements; car, malgré cette muselière, les matières liquides et même solides s'échappent encore par les commissures des lèvres, moins vite, il est vrai.

Du 7 septembre, à une heure du soir, jusqu'au 8, à deux heures, c'est-à-dire pendant vingt-cinq heures, l'animal m'a offert l'ensemble des mêmes troubles fonctionnels déjà notés chez ceux qui l'avaient précédé.

Tristesse, inquiétude, anxiété; décubitus de préférence au soleil; abattement et prostration des forces; chaque inspiration suivie d'un tressaillement général des membres et du tronc; gémissements sourds; point de vomissement ni de défécation; une seule miction. Cet état de la plus grande intensité ne dura que vingt-quatre heures. Le lendemain, 8, déjà l'animal était mieux, et le surlendemain, 9, il avait tout surmonté, était gai, caressant, sautait, gambadait. Mais, ne voulant pas dans ce cas, comme dans les précédents, multiplier les tentatives, je sacrifiai et pendis l'animal le 9, à midi, quarante-sept heures après l'ingestion du poison. Je fis l'ouverture du cadavre le 10, à deux heures du soir, vingt-cinq heures après la mort, et soixante-treize après l'administration de la substance vénéneuse; mais l'examen du canal digestif n'a été fait que le 3 octobre, vingt-six jours après l'empoisonnement, et vingt-trois jours après la mort. Pendant ce temps, il avait été conservé dans l'alcool.

L'estomac ne contient aucune matière que je puisse en faire sortir.

L'intestin grêle renferme environ 100 gr. de matières d'un blanc rosé. Étendues sur une plaque de verre, elles ont permis de voir, après avoir été desséchées, un très-grand nombre de paillettes de cantharides.

Les matières molles retirées du gros intestin pèsent à peu près 35 à 40 gr., et sont d'un rouge foncé. Traitées par les mêmes procédés d'investigation, elles n'ont mis à découvert que quelques paillettes de cantharides.

Les matières fécales dures, moulées, trouvées dans le gros intestin, ont été desséchées et conservées pendant six mois; après ce laps de temps, elles ont été, le 10 mars 1842, dissoutes dans l'alcool bouillant, décantées, évaporées. Alors il m'a été facile d'y retrouver sept ou huit paillettes brillantes très-visibles.

Rien à la face interne de l'estomac.

Mais celle de l'intestin grêle a présenté une douzaine de points brillants solidement adhérents, enchâssés dans la membrane muqueuse.

Le gros intestin, examiné par les mêmes moyens, ne m'a fourni que très-peu de paillettes, débris de coléoptères vésicants. (*Ibid.*)

Expérience X. — A midi, on a détaché et percé d'un trou l'œsophage d'un chien de moyenne taille; on a introduit dans son estomac 12 gr. de *teinture alcoolique de cantharides*, dans laquelle on avait suspendu 40 centigr. de *poudre* de ce même insecte; on a lié l'œsophage au-dessous de l'ouverture afin d'empêcher le vomissement. Une heure après, l'animal a paru souffrir; il a fait de grands efforts pour vomir, et il est tombé dans un état d'abattement et d'insensibilité remarquables. Il est mort le lendemain à midi, après avoir uriné trois fois. La membrane muqueuse de l'estomac était d'un rouge de feu dans toute son étendue; celle qui tapisse le duodénum, un peu moins rouge, était évidemment enflammée. La vessie ne renfermait point d'urine; sa tunique interne était d'un rouge de feu, et avait acquis une épaisseur remarquable.

Expérience XI. — On a fait une plaie sur le dos d'un petit chien; on l'a saupoudrée avec 4 gr. de cantharides finement *pulvérisées*, et on a réuni les lambeaux par quatre points de suture. Cinq heures après, l'animal a vomi une petite quantité de matières jaunâtres, un peu épaisses, et il a refusé de manger. Le lendemain soir, il était abattu, il souffrait beaucoup, et il avait rendu, à trois reprises différentes, une petite quantité d'urine fortement colorée. Il est mort trente-deux heures après l'empoisonnement. La plaie était très-enflammée ; la rougeur s'étendait beaucoup au delà des points sur lesquels les cantharides avaient été placées. La vessie ne contenait point d'urine ; sa tunique interne, évidemment enflammée, était très-rouge. L'estomac ne contenait qu'une petite quantité d'un fluide jaunâtre ; sa membrane muqueuse paraissait un peu plus rouge qu'elle ne l'est dans l'état naturel. Les poumons étaient sains.

EXPÉRIENCE XII. — On appliqua sur le tissu cellulaire de la partie interne de la cuisse d'un petit chien assez robuste 4 gr. de cantharides finement pulvérisées : au bout de douze heures, l'animal avait vomi deux fois ; il était couché sur le côté, et dans un état d'abattement tel, qu'il paraissait mort ; il ne se plaignait point. Les battements du cœur étaient fréquents ; les inspirations étaient profondes et laborieuses, et au nombre de trente-cinq par minute ; l'inflammation était très-vive dans le membre opéré, et s'étendait jusqu'à la partie supérieure des parois abdominales ; la chaleur générale était intense : la langue était sèche et rouge sur les bords. Les muscles, loin d'offrir une contraction convulsive, étaient dans un grand état de relâchement et de stupeur, en sorte que l'animal ne pouvait pas se tenir debout un seul instant. Il expira deux heures après. On l'ouvrit le lendemain. La vessie renfermait un peu d'urine d'une couleur jaune rougeâtre, sa membrane interne n'*offrait aucune inflammation ;* quelques-uns des vaisseaux qui se distribuent à la tunique séreuse étaient légèrement injectés. Les reins et le foie étaient dans l'état naturel. Le cœur contenait du sang noir coagulé. Les poumons étaient crépitants. L'intérieur de l'estomac et du canal digestif ne présentait aucune altération. La surface externe de ces organes correspondante aux muscles abdominaux était d'un rouge vif ; ces muscles étaient également enflammés. Le membre opéré était tuméfié, rouge, et très-infiltré.

EXPÉRIENCE XIII. — A dix heures, on a injecté dans la veine jugulaire d'un chien de moyenne taille 6 gr. d'*huile d'amandes douces,* qu'on avait fait chauffer pendant un quart d'heure avec 4 gr. de cantharides *pulvérisées.* Au bout de dix minutes, l'animal a perdu connaissance ; il est tombé sur le côté, et il a été impossible de le faire tenir sur ses pattes. Quelques instants après, il a éprouvé une roideur générale, accompagnée d'une grande agitation dans tous ses membres ; la tête s'est fortement renversée en arrière ; sa respiration n'était point gênée. Cet état a duré pendant six minutes : alors les mouvements convulsifs ont cessé ; la respiration est devenue accélérée ; l'animal ne poussait aucun cri plaintif, il conservait la même position qu'auparavant. Quinze minutes après l'injection, on a voulu le relever ; mais il est tombé tout à coup sur la tête en recommençant de nouveau à agiter ses membres. A onze heures moins un quart, il a eu un accès convulsif des plus violents, pendant lequel sa respiration était très-accélérée ; il poussait quelques cris plaintifs ; il roulait son corps par terre et retombait sur la tête. A midi, sa respiration était excessivement gênée et râlante. Il est mort à une heure et demie, après avoir uriné deux fois depuis le moment de l'injection. Les poumons étaient très-volumineux et gorgés d'une grande quantité de sérosité roussâtre; ils offraient plusieurs portions d'une couleur rouge livide, d'un tissu compacte, peu crépitant; les autres parties de cet organe étaient dans l'état naturel. La membrane muqueuse de la vessie était légèrement injectée; celle qui tapisse l'estomac et le duodénum n'offrait rien de particulier.

EXPÉRIENCE XIV. — On a injecté 8 gr. de *teinture alcoolique de cantharides* dans la veine jugulaire d'un petit carlin (1) : sur-le-champ l'animal a éprouvé des vertiges, et lorsqu'on le faisait marcher, il trébuchait et ressemblait aux personnes ivres de vin. Au bout de cinq minutes, il a vomi, à trois reprises différentes, une petite quantité d'aliments mêlés d'un fluide jaunâtre, comme bilieux. Les vertiges ont cessé dix minutes après, et l'animal a été parfaitement rétabli.

EXPÉRIENCE XV. — On a injecté dans la veine jugulaire d'un petit chien 16 gr. de *teinture alcoolique de cantharides*. A peine l'injection était-elle faite que l'animal est tombé dans un état de stupeur tel qu'on le croyait mort. Une minute après, il a fait une forte inspiration, et a expiré sans pousser le moindre cri plaintif, et en conservant la même position que celle qu'il avait pendant l'injection. On l'a ouvert sur-le-champ : le sang contenu dans le ventricule gauche était fluide et rougeâtre; celui qui remplissait le ventricule droit était noir et offrait quelques petits caillots.

EXPÉRIENCE XVI. — Désirant connaître l'influence que l'alcool avait exercée dans les deux expériences précédentes, on a injecté dans la veine jugulaire d'un autre petit chien 16 gr. d'alcool pur à 24 degrés. Quelques secondes s'étaient à peine écoulées après l'injection, que l'animal a succombé sans qu'il ait été possible d'observer le moindre symptôme dans le passage rapide de la vie à la mort. Le cadavre a été ouvert immédiatement après. Le sang renfermé dans le ventricule gauche était fluide et rougeâtre; celui qui occupait la cavité droite était noir, et offrait plusieurs caillots d'un aspect gélatineux. Convaincu par cette expérience qu'il fallait renoncer à la teinture alcoolique pour déterminer le mode d'action des cantharides sur l'économie animale, j'ai eu recours à l'huile, que j'avais préalablement fait chauffer avec de la poudre de cet insecte (voy. expér. 13).

EXPÉRIENCE XVII. — L'odeur âcre et nauséabonde des cantharides est due à une matière volatile soluble dans l'eau, ayant quelques rapports avec certaines huiles, se pourrissant facilement dans l'eau, à laquelle elle communique une teinte blanche et une odeur fétide insupportable. J'ai voulu savoir qu'elle était l'action de cette matière sur l'économie animale. J'ai en conséquence versé 1 kilogr. d'eau de rivière sur 250 gr. de cantharides finement *pulvérisées* : dix heures après, j'ai procédé à la distillation. Trois cent quatre-vingt-quatre gr. du *liquide volatilisé* ont été introduits dans l'estomac d'un petit chien robuste, dont on a lié l'œsophage immédiatement après. Au bout de quatre heures, l'animal avait eu une dé-

---

(1) La teinture avec laquelle on a fait ces expériences a été préparée avec de l'alcool à 24 degrés de l'aréomètre et de la poudre grossière de cantharides.

jection alvine abondante, composée de matières semblables à de la purée;
il éprouvait de la somnolence, et de la faiblesse dans les pattes postérieures;
les inspirations étaient profondes et accélérées, les battements du cœur fré-
quents. Huit heures après l'empoisonnement, l'animal était très-abattu; il
est mort au bout de six heures. — *Ouverture du cadavre.* La vessie était
vide; sa membrane interne était beaucoup plus épaisse que dans l'état na-
turel, et parsemée de stries rouges. L'estomac ne contenait point d'aliments;
la membrane muqueuse, évidemment enflammée, offrait plusieurs plaques
et quelques points d'une couleur cerise; l'œsophage et le canal intestinal
étaient sains; il en était de même des reins et du foie; les poumons étaient
crépitants; le cœur contenait du sang noir coagulé, et ne présentait au-
cune trace de lésion organique.

EXPÉRIENCE XVIII. — La même expérience fut répétée sur un autre chien,
avec cette différence que les 384 gr. de liquide introduit dans l'estomac
avaient été préparés en distillant une nouvelle quantité d'eau sur les 250 gr.
de cantharides qui avaient été employés dans l'expérience précédente, et
qui, par conséquent, devaient contenir moins de principe volatil. L'animal
dont l'œsophage avait été lié, ne mourut que vers la fin du quatrième jour
et après avoir éprouvé des symptômes analogues à ceux de l'expérience pré-
cédente, si ce n'est qu'il n'avait eu aucune déjection alvine. — *Ouverture
du cadavre.* La vessie contenait une petite quantité d'urine, sa membrane
interne était légèrement injectée; l'intérieur de l'estomac offrait çà et là
quelques taches rouges; les reins, le foie, le cœur et les poumons, étaient
comme dans l'expérience précédente.

EXPÉRIENCE XIX. — On injecta dans la veine jugulaire d'un carlin robuste
et de moyenne taille environ 16 gr. de la même *eau distillée de cantha-
rides* qui avait été donnée au chien qui fait le sujet de l'expérience 17. Au
bout de quatre heures, l'animal avait eu trois vomissements de matières
mucoso-bilieuses; du reste, il paraissait assez bien portant. Le lendemain
matin, il était légèrement abattu; mais il ne se plaignait point et marchait
librement. Une quantité double du même liquide fut injectée dans la veine
jugulaire de l'autre côté; l'animal n'éprouva aucun phénomène remar-
quable dans la journée: le jour suivant, il refusa les aliments et les bois-
sons; il paraissait abattu, sa démarche était libre. Il s'échappa le lende-
main.

EXPÉRIENCE XX. — On appliqua sur le tissu cellulaire de la partie interne
de la cuisse d'un petit chien robuste 4 gr. de *poudre de cantharides
épuisée par l'eau bouillante de tout le principe volatil* (1): l'animal
ne mourut qu'au bout de soixante heures; tandis qu'un autre, à peu
près de la même force, sur la cuisse duquel on avait appliqué la même

---

(1) On parvint à volatiliser tout le principe dont je parle, en faisant bouillir
pendant vingt-quatre heures 12 grammes de cantharides et 2 kilogrammes d'eau,
que l'on renouvelait à mesure que l'évaporation avait lieu. A cette époque, le
liquide volatilisé étant inodore, on le rapprocha jusqu'à siccité, pour conserver aux
cantharides toutes les parties solubles non volatiles.

dose de cantharides contenant le principe volatil, expira au bout de quatorze heures (voy. expérience 12). Les symptômes observés pendant la maladie de cet animal furent analogues à ceux dont j'ai fait mention aux expériences 6 et 7.—*Ouverture du cadavre.* La vessie était vide, sa membrane muqueuse était très-enflammée et offrait plusieurs bandes d'un rouge de feu; les vaisseaux qui se distribuent à la tunique séreuse de cet organe étaient légèrement injectés; l'estomac, le canal intestinal, le foie et les reins, ne présentaient aucune altération; les poumons étaient crépitants; le cœur contenait du sang noir coagulé; le membre opéré était tuméfié, infiltré et entièrement enflammé.

EXPÉRIENCE XXI. — La même expérience fut répétée sur un chien de la même grandeur que le précédent (le 8 août, à six heures du soir). Le 9, à midi, l'animal était légèrement abattu et refusait les aliments; il but une assez grande quantité d'eau, qu'il ne tarda pas à vomir. Le 10, à onze heures du matin, il marchait assez librement, et ne paraissait pas très-malade; le soir, l'abattement était plus fort; l'animal poussait quelques cris plaintifs; il mourut dans la nuit.—*Ouverture du cadavre.* La vessie contenait environ 44 gr. d'urine d'un jaune foncé; la membrane interne de cet organe était légèrement phlogosée; les vaisseaux sanguins qui s'y distribuent étaient fortement injectés; l'estomac était vide, la membrane muqueuse, de couleur naturelle, se détachait facilement, et présentait, vers le pylore, deux ulcères de la grosseur d'une lentille; le canal intestinal, le foie, les reins et les poumons, n'offraient rien d'extraordinaire; le cœur et le membre opéré étaient comme dans l'expérience précédente.

EXPÉRIENCE XXII.—On appliqua sur le tissu cellulaire de la partie interne de la cuisse d'un petit chien robuste 5 gr. 50 centig. de cantharides finement *pulvérisées, traitées par l'eau bouillante, et privées de toutes les parties solubles dans ce liquide.* Sept jours après, l'animal n'avait éprouvé que les phénomènes inséparables de l'opération; le membre opéré offrait un ulcère de la largeur de la paume de la main, qui ne tarda pas à se cicatriser, et le rétablissement fut complet.

EXPÉRIENCE XXIII. — L'*huile verte* contenue dans les cantharides épuisées *par l'eau bouillante* fut séparée au moyen de l'alcool, suivant le procédé de Robiquet, et administrée à plusieurs chiens, à la dose de 2 à 4 gr. Les mêmes quantités furent injectées dans le tissu cellulaire de plusieurs de ces animaux, qui n'éprouvèrent aucune incommodité. Ce résultat est conforme à celui qui avait été précédemment obtenu par Robiquet.

EXPÉRIENCE XXIV. — L'extrait aqueux de cantharides renferme, d'après Robiquet, une *matière noire* sans action sur l'économie animale, la matière *épispastique*, et une substance jaune, visqueuse, nullement vésicante. On injecta dans le tissu cellulaire de la partie interne de la cuisse d'un petit chien robuste 1 gr. de cet *extrait* dissous dans 2 gr. 70 centigr. d'eau; au bout de deux heures, l'animal n'avait éprouvé aucun phénomène sensible. Le cœur battait 130 fois par minute; la peau était chaude. Le lendemain, soif ardente, inappétence, 150 battements du cœur par minute, chaleur générale intense, léger abattement : du reste, ni vertiges, ni plaintes. Cinq jours après, l'animal était moins abattu, mais il continuait à refuser les aliments. Il s'échappa le lendemain.

Expérience XXV. — La même expérience, répétée avec 2 gr. 70 centigr. d'*extrait aqueux,* fournit des résultats différents : l'animal, après avoir éprouvé des symptômes analogues à ceux qui ont été déjà décrits (voy. expérience 1), mourut au bout de trente-cinq heures. *A l'ouverture du cadavre,* on trouva des lésions analogues à celles dont j'ai fait mention.

Expérience XXVI. — On a détaché et percé d'un trou l'œsophage d'un petit chien robuste, et on a introduit dans son estomac 4 gr. d'*extrait aqueux* de cantharides dissous dans 32 gr. d'eau. L'animal n'a rien éprouvé de remarquable dans la journée. Le lendemain, il était abattu ; le cœur battait 160 fois par minute ; la chaleur générale était intense, la langue sèche et rouge sur les bords. Le jour suivant, ces symptômes acquirent plus d'intensité, et l'animal mourut soixante heures après l'empoisonnement. La vessie contenait de l'urine rougeâtre, les vaisseaux qui se distribuent à la membrane muqueuse de cet organe étaient légèrement injectés ; l'estomac était vide et enflammé ; le cœur contenait du sang coagulé ; les poumons étaient crépitants ; le foie et les reins ne paraissaient pas altérés.

Expérience XXVII. — Désirant connaître quelle était la partie active de l'*extrait aqueux* de cantharides, on l'épuisa par l'alcool, qui jouit de la propriété de dissoudre la matière épispastique et la substance jaune, et qui n'exerce aucune action sur la matière noire. On introduisit dans l'estomac d'un petit chien faible 3 gr. 30 centigr. de *matière noire* épuisée par l'alcool, et on lia l'œsophage. L'animal ne mourut qu'à la fin du quatrième jour, et il n'avait éprouvé qu'un léger abattement. A l'ouverture du cadavre, il fut impossible de découvrir la moindre altération, en sorte qu'il n'est point douteux que cet animal n'ait péri par suite de l'opération.

Expérience XXVIII. — On fit avaler à un petit carlin environ 1 gr. 60 centigr. de *matière noire* : le lendemain, l'animal ne paraissait pas incommodé ; il mangea avec appétit et refusa les boissons, il s'échappa le jour suivant à midi.

Expérience XXIX. — A huit heures du matin, on appliqua sur le tissu cellulaire de la partie interne de la cuisse d'un petit carlin robuste 2 gr. 70 centigr. *de matière noire* délayée dans 4 gr. d'eau. L'animal n'éprouva aucun phénomène sensible dans la journée. Le lendemain, à dix heures du matin, il était abattu, il refusait les aliments et les boissons, mais il ne se plaignait point ; il avait uriné ; le cœur battait 140 fois par minute ; la chaleur de la peau était assez forte. Ces symptômes avaient acquis plus d'intensité à quatre heures du soir, et l'animal mourut le jour suivant, à six heures du matin. — *Ouverture du cadavre.* Le membre opéré était infiltré et vivement enflammé ; l'inflammation s'étendait jusqu'à la partie supérieure des muscles abdominaux : plusieurs points de la plaie étaient comme scarifiés. La vessie était remplie d'urine rougeâtre ; les membranes muqueuse et séreuse de cet organe étaient légèrement injectées. L'estomac, le canal intestinal, les reins et le foie, n'offraient aucune altération. Les poumons étaient crépitants et ne renfermaient presque point de sang. Le cœur était rempli de sang coagulé ; les pelotons graisseux contenus dans le ventricule droit de cet organe étaient rougeâtres.

Les résultats de cette expérience me semblent devoir fixer l'attention des observateurs : en effet, ils paraissent établir la nocuité de la *matière noire* des cantharides appliquée à l'extérieur, ce qui n'est point d'accord avec les observations de Robiquet, ni avec les expériences 27 et 28, dans lesquelles cette même matière n'a déterminé aucun accident lorsqu'elle a été introduite dans l'estomac.

Expérience XXX. — On introduisit dans l'estomac d'un petit chien environ 1 gr. 60 centigr. d'*extrait alcoolique de cantharides* délayé dans une petite quantité d'eau, et on lia l'œsophage. Au bout de soixante-dix heures, l'animal n'avait éprouvé aucun phénomène particulier ; il était abattu : on fut obligé de lui rendre la liberté.

Expérience XXXI. — Le 29 juillet, à huit heures du matin, on injecta dans le tissu cellulaire de la partie interne de la cuisse d'un petit carlin robuste 1 gr. d'*extrait alcoolique de cantharides*, mêlé avec une petite quantité d'eau. A midi, l'animal se tenait debout ; il évitait le mouvement, et semblait avoir une légère tendance au sommeil ; les inspirations, au nombre de 22 par minute, étaient laborieuses et profondes ; les muscles du tronc éprouvaient un frémissement comme convulsif. A cinq heures, même état. Le lendemain (30 juillet), les inspirations étaient encore plus profondes ; l'animal n'avait eu ni nausées, ni vomissements, ni déjections alvines ; il avait uriné. Le 31, il refusait les aliments et les boissons. Le 1er août, il semblait manger avec appétit, mais il était bientôt obligé d'y renoncer ; il avait une soif ardente ; les battements du cœur étaient forts et fréquents : du reste, la démarche était libre, et l'animal ne poussait aucune plainte. Le 2 août, l'abattement, qui avait toujours été en augmentant, était considérable ; il fut impossible de faire prendre des aliments et des boissons. Dans la soirée du même jour, on fut obligé de lui rendre la liberté ; on ne sait pas ce qu'il est devenu.

Expérience XXXII. — Ces deux expériences furent répétées sur d'autres chiens avec des doses d'*extrait alcoolique* plus fortes, et on détermina tous les symptômes de l'empoisonnement par les cantharides, et la mort. A l'ouverture du cadavre, on trouva des lésions analogues à celles dont j'ai parlé à l'expérience 12.

On voulut savoir quel était le principe actif de cet extrait alcoolique : déjà Robiquet avait annoncé positivement qu'il renfermait la substance épispastique par excellence, que l'on pouvait dissoudre au moyen de l'éther et d'une agitation prolongée pendant plusieurs jours ; il restait alors une matière jaune, comme extractive, insoluble dans l'éther et sans action sur l'économie animale.

Expérience XXXIII. — On appliqua sur le tissu cellulaire de la partie interne de la cuisse d'un petit chien robuste 6 gr. du *résidu* que l'on avait obtenu en agitant pendant un mois de l'*extrait alcoolique* de cantharides avec de l'*éther rectifié* que l'on avait souvent renouvelé. Huit jours après, l'animal n'avait éprouvé aucun phénomène sensible; il mangeait et buvait comme à l'ordinaire ; la plaie marchait vers la guérison, et il put servir quelques jours après, à faire de nouvelles expériences.

Expérience XXXIV. — La même dose de ce *résidu* fut introduite dans l'estomac d'un autre chien, et on obtint des résultats analogues.

Expérience XXXV. — On appliqua sur le tissu cellulaire de la partie interne de la cuisse d'un petit chien 20 centigr. de *cantharidine*. L'animal ne parut pas fortement incommodé. On répéta l'expérience avec 75 centigr. : les symptômes de l'empoisonnement ne tardèrent pas à se manifester, et ils furent en tout semblables à ceux qui ont été décrits à l'expérience 12. L'animal mourut au bout de trois heures. Les lésions cadavériques étaient analogues à celles dont j'ai déjà parlé.

Expérience XXXVI. — Introduite dans l'estomac, à la dose de 50, 60 ou 75 centigrammes, la *cantharidine* détermine l'inflammation, la corrosion, l'ulcération, des tissus et la mort; elle agit comme la poudre de cantharides, mais avec beaucoup plus d'énergie. Ce résultat est absolument semblable à celui qui avait été obtenu par Robiquet.

Expérience XXXVII. — Un petit lapin, ayant pris 10 centigr. de cantharidine, mourut au bout de trois heures, après avoir éprouvé de l'insensibilité, du refroidissement, et la paralysie des extrémités (Tomaso Pulino, *Annali universali*, t. LXXV, p. 434).

Expérience XXXVIII. — Avec 7 centigr. de *cantharidine* dissoute dans le lait, un second lapin tombe dans la prostration, devient immobile, et meurt après une demi-heure (*ibid.*).

Expérience XXXIX. — Sept centigr. de *cantharidine* et 15 gouttes d'eau cohobée de laurier-cerise firent périr presque instantanément un troisième lapin. Le cœur était vide et flasque, et l'estomac blanchâtre. Cinq jours auparavant, le même animal avait pris impunément, dans du lait, 20 gouttes d'eau cohobée de laurier-cerise. (*Ibid.*)

Expérience XL. — Avec 10 centigr. de *cantharidine* en dissolution, donnée à un lapin, on détermina une rapide prostration et des mouvements convulsifs des membres postérieurs. Douze gouttes d'éther ammoniacal, et ensuite 5 centigr. d'acétate de morphine, firent relever l'animal; mais il n'eut aucune agilité, et il mourut au bout de douze jours. L'estomac était rouge çà et là, et les méninges étaient injectées. (*Ibid.*)

Observation Ire. — « En 1572, dit Cabrol, nous fusmes visiter un pauvre homme d'Orgon en Provence, atteint du plus horrible et espouvantable *satyriasis* qu'on sauroit voir ou penser. Le faict est tel : il avoit les quartes; pour en guérir, prend conseil d'une vieille sorcière, laquelle lui fit une potion d'une once de semences d'orties, de 2 drachmes de cantharides, d'une drachme et demie de ciboules et autres, ce qui le rendit si furieux à l'acte vénérien, que sa femme nous jura son Dieu qu'il l'avoit chevauchée dans deux nuits quatre-vingt et sept fois, sans y comprendre plus de dix qu'il s'estoit corrompu; et mesmes, dans le temps que nous consultasmes, le pauvre homme spermatisa trois fois à notre présence, embrassant le pied du lict, et agitant contre iceluy, comme si c'eust esté sa femme. Ce spectacle nous estonna, et nous hasta à lui faire tous les remèdes pour abattre ceste furieuse chaleur; mais quel remède qu'on lui s'ceust faire, si passa-t-il le pas» (1).

Observation II. — Le même auteur rapporte que M. Chauvel, médecin d'Orange, fut appelé, en 1570, à Caderousse, petite ville proche sa résidence, pour voir un homme atteint de la même maladie : «A l'entrée de la maison, trouve la femme dudict malade, laquelle se plaignit à luy de la furieuse lubricité de son mary, qui l'avoit chevauchée quarante fois pour une nuict, et avoit toutes les parties gastées, estant contrainte les luy montrer, afin qu'il luy ordonnast des remèdes pour abattre l'inflammation et l'extresme douleur qui le tourmentoit. Le mal du mary estoit venu du breuvage semblable à l'autre, qui luy fut donné par une femme qui gardoit l'hospital, pour guérir la fièvre tierce qui l'affligeoit, de laquelle il tomba en telle fièvre, qu'il fallut l'attacher, comme s'il fust esté possédé du diable. Le vicaire du lieu fut présent pour l'exhorter, à la présence mesme dudict sieur Chauvel, lesquels il prioit le laisser mourir avec le plaisir. Les femmes le plièrent dans un linsceuil mouillé en eau et vinaigre, où il fut laissé jusqu'au lendemain qu'elles aloyent le visiter; mais sa furieuse chaleur fut bien abattue et esteinte, car elles le trouvèrent roide mort, la bouche riante, monstrant les dents, et son membre gangrené» (2).

Observation III. — «Un abbé de moyen âge, estant en cette ville pour solliciter un procès, sollicita pareillement une femme honeste de son mestier, pour deviser une nuict avec elle, si bien que marché fait, il arriva en sa maison. Elle recueillit M. l'abbé amiablement, et le voulant gratifier, luy donna pour sa collation quelque confiture, en laquelle y entroient des cantharides, pour mieux l'inciter au déduit vénérien. Or, quelque tems après, à savoir le lendemain, les accidents que j'ay par cy-devant declarez advinrent à M. l'abbé, en encore plus grands, parce qu'il pissoit et iettoit le sang tout pur par le siége et par la verge (3). Les médecins estant appelez, voyant l'abbé avoir tels accidents, avec érection de verge, cogneurent, à le voir, qu'il avoit pris des cantharides. Ils lui ordonnèrent des vomitoires et clystères faits d'orge mondé, de riz et de décoction de mauve, semence de lin, de fenugrec, d'huile de lys, suif de bouc ou de cérf, et puis après un peu de thériaque mixtionnée avec conserve de roses, pour faire sortir le poison dehors. Pareillement on luy donna à boire du laict, et on luy en fict aussi

---

(1) *Dissertation sur le satyriasis,* par Duprest-Rony, soutenue à l'École de médecine de Paris le 10 germinal an XII.

(2) Duprest-Rony, ouvrage cité.

(3) Ces accidents étaient une vive douleur à l'estomac et dans la vessie, un flux de ventre semblable à celui des dysentériques, une fièvre ardente, des vertiges, etc.

des injections en la verge et aux intestins, avec autres choses refrigérantes, glaireuses et gluantes, pour cuider, obtundre et amortir la virulence et malignité du venin. Or, son boire estoit eau d'orge et ptisanne; son manger estoit poulailles, veau, cheureau, cochon gras bouillus avec laictues, pourpier, mauue, violier de mars, orge; lesquels aliments lui estoient aussi médicaments, tant pour lascher le ventre, que pour adoucir et séder les douleurs de l'acrimonie du venin; et sur la région des reins, lumbes, et sur le perineum, mit plusieurs choses refrigérantes et humectantes. Davantage il fut baigné pour cuider, donner issue au venin par les pores du cuir, mais pour tous ces remèdes faicts selon l'art, M. l'abbé ne laissa de mourir avec gangrène de la verge. Et partant je conseille à telles dames ne prendre de telles confitures, et moins encore en donner à homme viuant, pour les accidents qui en adviennent » (1).

Observation IV. — N***, demoiselle âgée de quinze ans, d'un tempérament bilieux, d'une forte constitution, désespérée de se trouver sans aucun moyen d'existence, avala, le 12 juin 1812, environ 40 centigr. de poudre de cantharides; quelques heures après, elle ressentit une douleur très-vive dans la région hypogastrique, une ardeur brûlante avec prurit dans les parties de la génération, et un besoin constant d'uriner, qu'elle ne pouvait satisfaire que goutte à goutte au milieu des souffrances les plus cruelles. Quelques instants après, elle fut en proie à des convulsions horribles, pendant lesquelles ses membres étaient tordus; elle poussait des cris aigus et perdait souvent connaissance. (Lait, tisane de graine de lin, émulsion camphrée, lavements émollients.) Ces médicaments firent cesser les principaux accidents. Les jours suivants, elle ne se plaignait plus que de douleurs en urinant, et d'élancements de temps en temps autour du méat urinaire; son urine était très-rouge et couverte de petites pellicules noires. (Même traitement.) A son entrée à l'Hôtel-Dieu, le 26 juin, elle n'offrait aucun symptôme remarquable; sa santé continuait à s'améliorer; l'estomac et les instestins exerçaient librement leurs fonctions. (Gomme arabique édulcorée, lavements émollients; bols de camphre et de nitre, 32 gr.) Le 30, elle éprouvait encore une légère cuisson en urinant, qui se dissipa graduellement au bout de quelques jours (2).

Observation V. — Un jeune homme d'environ vingt et un ans, très-bien constitué, et sujet dans son enfance aux convulsions connues sous le nom d'*eclampsia puerorum*, avala quelques gouttes de *teinture de cantharides* : à l'instant même, il ressentit une ardeur aux lèvres, à la langue et à la membrane du palais; malgré tous les efforts qu'il fit pour rejeter la liqueur caustique contenue dans la bouche, la membrane muqueuse fut enflammée en peu d'heures; une tumeur considérable s'y manifesta, et il eut un ptyalisme des plus abondants. Il prit, par le conseil d'un chirurgien, du lait et beaucoup de boissons émollientes. Malgré l'usage de ces moyens, il éprouvait de temps en temps de cuisantes douleurs au creux de l'estomac et

---

(1) *OEuvres d'Ambroise Paré*, liv. XXI, *des Venins*, 12e édit., p. 500.
(2) Observation communiquée par Piquet de la Houssiette.

au milieu de la région ombilicale. Au bout de trois jours, après avoir soupé comme à l'ordinaire, environ une heure avant minuit, il est tout à coup saisi de convulsions horribles : tantôt il se jette et se roule sur son lit en désespéré; tantôt il se relève et s'élance en furieux vers le lit d'un de ses amis qui dormait dans une alcôve de la même chambre, empoigne les barres de fer des rideaux de ce lit, les plie comme des roseaux, en poussant des cris et des hurlements affreux : huit hommes des plus robustes pouvaient à peine le contenir. Aux convulsions, se joint un délire complet, furibond, presque frénétique; les convulsions laissent quelques intervalles; le délire continue sans interruption. Le médecin, qui rapporte cette observation, le vit à dix heures du matin pour la première fois; il le trouva dans un état affreux; les convulsions se succédaient presque sans interruption; les accès duraient des heures entières; on avait ensuite des calmes de quelques minutes; tantôt elles avaient la forme *emprosthotonos*, tantôt *opisthotonos*; tantôt il ouvrait la bouche, tantôt un *trismus* violent la lui serrait avec grincement très-fort des dents et un écoulement de salive écumeuse, mêlée quelquefois à des raies sanguinolentes; sa physionomie portait l'empreinte de l'effroi et du désespoir. Dans les convulsions, on voyait ses cheveux se hérisser sur sa tête; le regard fixe, les yeux étincelants, allumés, et leurs muscles, qui entraient successivement en convulsion, produisaient dans le globe de l'œil une rotation effrayante. La chaleur de la peau était naturelle; le pouls, développé et lent, ne donnait que cinquante-cinq pulsations par minute; en posant la main sur la région ombilicale et en exerçant une pression, les muscles abdominaux entraient en contraction; l'abdomen paraissait entièrement oblitéré au milieu, et les muscles semblaient être collés à l'épine, surtout les droits, qui avaient la roideur d'une corde des plus tendues; tout à coup la commotion se communiquait à tout le corps, les convulsions étaient générales, et la tête se renversait d'une manière épouvantable. On voulut appliquer sur l'endroit le plus douloureux de l'abdomen un bouillon gras et bien chaud dont on avait imbibé une éponge : à l'instant le malade s'élance furieux; la salive jaillit plus abondante et plus écumeuse; ses yeux deviennent plus féroces; le serrement de la gorge est presque étouffant; il pousse des hurlements terribles, semblables à des aboiements et immédiatement après ces symptômes, il tombe dans des convulsions générales, qui ne finissent que par des défaillances ou un assoupissement profond.

De semblables accès se renouvellent fréquemment; l'attouchement de la gorge, la pression du bas-ventre dans les endroits douloureux, et la simple vue de l'eau ou du bouillon, les reproduisent. Dans l'impossibilité de lui rien faire avaler, dans l'impuissance de rien injecter dans les gros intestins, on fit préparer un liniment composé de 500 gr. d'huile d'olives, 12 gr. de laudanum liquide, autant d'ammoniaque, et 5 gr. 50 centigr. de musc; on recommanda de frictionner avec ce liniment toute l'épine du dos depuis la nuque jusqu'à l'os sacrum, tout le bas-ventre, et principalement les endroits douloureux, toute la gorge, les bras et les cuisses. Ces frictions furent répétées tous les quarts d'heure, prolongées longtemps, et le malade fut env

II.

loppé dans des couvertures de laine bien chauffées. On commença à frictionner à onze heures : huit heures après, il paraît plus tranquille, et les accès qui reviennent sont moins longs et moins violents; il se plaint, dans l'intervalle d'un de ces accès, d'une forte douleur dans l'intérieur de la gorge; on l'examine, et on y découvre une légère rougeur qui s'étend de la partie supérieure et postérieure de la membrane du palais aux muscles du voile et à la luette. On veut lui faire avaler une petite cuillerée d'huile; aussitôt il éprouve de violents serrements; il fait de grands efforts; mais enfin il réussit à avaler ce peu d'huile sans que ni la vue ni le goût de ce fluide renouvellent les convulsions et les autres symptômes précédemment exposés.

Encouragé de ce qu'il commence à avaler quelque petite dose de ce liquide, on y mêle de la teinture d'opium, du musc et même du cinabre natif à de très-fortes doses, et on en donne de demi-heure en demi-heure. Dans la nuit, on réussit à lui faire prendre quelques petites doses de bouillon : depuis sept heures, il reprit presque en entier l'usage de ses sens. On lui annonce, à onze heures du soir, qu'un de ses amis doit partir : cette nouvelle produit une forte émotion; un violent accès se manifeste bientôt; il est accompagné de convulsions effroyables, et il dure une heure et demie presque sans interruption. Les symptômes hydrophobiques ne se réveillent pourtant pas, et après que le calme est rétabli il se plaint encore d'une soif violente; il boit dans la nuit une grande quantité de bouillon, évaluée par les assistants à plus de 6 kilogr. : il dort. Vers les cinq heures du matin, il eut une nouvelle attaque dont la durée ne passa pas une demi-heure; le pouls était tranquille; il se plaignait toujours d'une douleur obscure à l'ombilic et à la gorge. On continua à le frictionner de demi-heure en demi-heure. Le lendemain, il allait beaucoup mieux. On ordonna toutes les demi-heures une cuillerée d'huile contenant de l'opium et du musc; mais il avala tout à la fois les doses qui devaient lui servir pour toute la journée, c'est-à-dire 120 gouttes de teinture thébaïque, et 4 gr. 40 centigr. de musc mêlés avec 256 gr. d'huile; il ne s'ensuivit aucune altération ni dans le pouls ni dans la chaleur de la peau. Il continua à prendre dans la journée beaucoup d'eau, du bouillon et du vin; son appétit se réveilla; on lui prépara un hachis de poule de plus de 550 grammes en poids, et une soupe forte et nourrissante : il mangea avec plaisir. La journée entière se passa assez paisiblement, sans accès convulsif et sans aucune défaillance; il eut de la gaîté, des caprices, ce qui était probablement dû à l'impression de l'opium et du musc. Dans la nuit suivante, il eut un sommeil paisible de quelques heures; il continua à boire abondamment du bouillon, et il expectora quelques crachats teints de raies sanguinolentes. Dans la journée qui suivit, il eut, à plusieurs reprises, des évacuations copieuses et verdâtres; tous les symptômes étaient calmés; le malade mangea et continua à se frictionner et à boire. Deux jours après, il quitta le lit et n'observa plus aucun régime (1).

____

(1) *Mémoires de l'Académie de Turin*, années 1802 et 1803; histoire d'un

OBSERVATION VI. — M. E***, jeune homme de vingt-huit à trente ans, fut conduit à l'hôtel-Dieu de Clermont-Ferrand dans la nuit du 24 février 1800, dans l'état le plus déplorable : il se roulait dans les corridors en poussant les cris les plus déchirants. Après des interrogations réitérées, nous apprîmes qu'on lui avait fait prendre, il y avait environ une heure, un breuvage dans lequel on avait introduit à dessein des cantharides. F*** avait ressenti peu après une chaleur brûlante dans la gorge et une douleur très-vive vers l'estomac ; ces symptômes s'étaient rapidement exaspérés, et lorsqu'il fut porté à l'hôpital, il éprouvait en outre une douleur atroce vers la région rénale et à l'hypogastre, et il avait un priapisme très-fort ; la voix était faible, tremblante ; la respiration laborieuse ; le pouls était petit, concentré ; il avait une soif dévorante ; mais la constriction de la gorge était telle qu'il était impossible d'introduire une seule goutte de liquide sans donner lieu à des angoisses inexprimables. On essaya plusieurs boissons sans plus de succès. F*** manifesta bientôt un dégoût très-vif pour les liquides ; il les repoussait vivement lorsqu'on lui en présentait : cependant les accidents allaient en augmentant ; les douleurs d'entrailles étaient atroces ; il y avait des ténesmes et des envies fréquentes d'uriner ; mais le malade ne rendait, après les efforts les plus cruels, que quelques gouttes de sang par le rectum et par l'urèthre. On introduisit dans la vessie quelques injections d'huile d'amandes douces tiède, et on parvint même à lui faire garder un demi-lavement d'huile d'olives ; on appliqua de larges cataplasmes sur le cou ; on lui fit prendre des fumigations émollientes, et peu de temps après, on put lui faire avaler quelques petites cuillerées d'huile, mais toujours avec difficulté. On essaya de le mettre dans un bain tiède ; mais ce fut en vain : à peine y fut-il entré que les douleurs semblèrent devenir plus vives, et il fallut l'en retirer promptement. Néanmoins on fit une nouvelle tentative une heure après, et elle ne fut pas sans succès : le malade demeura environ douze minutes dans l'eau ; lorsqu'il en sortit, ses souffrances paraissaient un peu moins fortes, quoique le priapisme, l'hématurie et les douleurs d'entrailles, persistassent ; la déglutition devint un peu moins gênée, et on en profita pour lui faire avaler, à plusieurs reprises, soit de l'huile d'amandes douces, soit du lait ou une émulsion. En continuant ces moyens et en revenant aux bains tièdes plusieurs fois, nous eûmes la satisfaction de voir les accidents se modérer dans la journée. Le lendemain, il existait une chaleur très-vive dans tout le trajet du canal digestif ; le priapisme paraissait encore de loin en loin ; l'hématurie avait cessé ; mais l'émission de l'urine ne laissait pas d'être accompagnée de douleurs : il n'y eut point de selles. Ces symptômes allèrent en diminuant, et le sixième jour, F*** sortit de l'hôpital ; mais il conserva pendant quelque temps une sorte d'irritation dans l'estomac, et surtout à la gorge. Pendant plusieurs mois, il éprouva de la gêne dans la déglutition des liquides.

---

tétanos avec symptômes d'hydrophobie, produit par les cantharides (observation rapportée par Giulio, p. 15).

Des détails plus positifs nous apprirent qu'on lui avait fait prendre 4 gr. de poudre de cantharides dans un demi-verre de vin de Bordeaux (1).

OBSERVATION VII. — Mademoiselle ***, âgée de dix-neuf à vingt ans, décidée à se faire avorter, chargea la pointe d'un couteau de poudre de cantharides et l'avala. Des vomissements eurent bientôt lieu, et la malheureuse n'éprouva que de faibles incommodités. Le lendemain, elle répéta la dose de la veille et de la même manière. Tous les symptômes de l'empoisonnement ne tardèrent pas à se manifester ; on employa inutilement les mucilagineux, le lait, l'huile, etc. Le lendemain, la malade ne pouvait plus uriner, mais elle rendait par les parties de la génération quelques stries de sang ; enfin l'avortement eut lieu avec une légère perte. L'embryon, pris pour un caillot, fut jeté par les assistants. Dès ce moment, l'état devint plus alarmant ; vomissements fréquents ; dilatation considérable des pupilles, mouvemens convulsifs, sueurs froides, agonie ; mort le quatrième jour après la deuxième prise ; les facultés intellectuelles ne furent point troublées un seul instant. — *Ouverture du cadavre*. Le cerveau était le siége d'un engorgement sanguin ; l'épiploon, le péritoine, les intestins, l'estomac, l'œsophage, les uretères, les reins, et les parties internes de la génération étaient enflammés ; la bouche et la langue étaient dépouillées de leur membrane muqueuse. On a estimé que cette demoiselle avait pris environ 1 gr. 30 centigr. de poudre de cantharides. (Observation de MM. H ; *Gazette de santé*, mai 1819.)

OBSERVATION VIII. — Quatre ouvriers d'un âge adulte et d'une constitution forte et robuste, ayant vidé un flacon trouvé dans un magasin où ils étaient chargés d'un travail, et qui, au lieu d'une liqueur alcoolique potable, ainsi qu'ils le croyaient, était rempli de teinture de cantharides, éprouvèrent tous les symptômes d'un empoisonnement tel que le déterminent les cantharides. Un vomissement de sang accompagné d'un véritable étranglement et d'un sentiment de brûlure tout le long du canal alimentaire, une soif inextinguible, et une difficulté ou plutôt une impossibilité d'avaler ; une distension et une douleur continues dans la région abdominale, jointes au froid des membres et à un pouls fréquent et petit : tels étaient les symptômes. On ordonna des boissons émulsionnées avec du camphre et du nitre, l'application des sangsues à la région douloureuse de l'abdomen, des lavements émollients opiacés et camphrés, des pédiluves tièdes. Quatre jours après, deux de ces malheureux étaient hors de danger. Il n'en était point de même des deux autres, chez lesquels l'intensité des principaux symptômes résista au traitement indiqué, et qui tous les deux continuèrent à lutter contre une strangurie très-opiniâtre. On prescrivit des injections émollientes dans la vessie, et on administra à l'intérieur, toutes les deux heures, une poudre composée de 10 centigr. de camphre, de 5 centigr. de feuilles d'*uva ursi*, et de 50 centigr. de gomme arabique ; on fit frotter en outre la région rénale avec l'huile de térében-

____

(1) Observation communiquée par Biett.

thine; on joignit à ce traitement de temps en temps une légère saignée. Tous les malades étaient guéris au dixième jour. (Observation du Dr Graaf, extraite du *Journal de Hufeland*, année 1821.)

OBSERVATION IX. — Ambroise Paré rapporte qu'ayant appliqué un vésicatoire sur toute la face, dans le dessein de faire disparaître plusieurs gros boutons, il survint des accidents graves causés par les cantharides. « Et trois ou quatre heures après que le vésiccatoire fut reduit de puissance en effect, elle eut une chaleur merveilleuse à la vessie, et grande tumeur au col de la matrice avec grandes espreintes, et vomissoit, pissoit et aceloit incessamment, se jetant çà et là, comme si elle eust esté dans un feu, et estoit comme toute insensée et fébricitente : dont je fus alors émerveillé de telle chose. Et voyant que tels accidents venoient à raison des cantharides qu'on lui auoit appliquées pour faire le vésiccatoire, fut aduisé qu'on luy donneroit du laict à boire en grande quantité, aussi qu'on lui en bailleroit en clystères et injections, tant au col de la vessie que de la matrice. Semblablement elle fut baignée en eau modérément chaude, en laquelle auoit bouilly semence de lin, racines et feuilles de mauue, et guimauue, violiers de mars, jusquiame, pourpier, laictues : et s'y tint assez longtemps, à cause qu'en iceluy elle perdoit sa douleur. Puis estant posée dedans le lict et essuyée, on lui appliqua sur la région des lombes, et autour des parties génitales, onguent rosat, populeum, incorporez en oxycrat, afin de refréner l'intempérature de ces parties. Et par ces moyens les autres accidents furent cessez » (1).

OBSERVATION X. — En 1787, deux frères ayant avalé, dans une partie de débauche, de la poudre de cantharides délayée dans du chocolat, l'un d'eux périt en trois semaines de la dysenterie, et celui qui survécut mourut deux mois et demi après dans des angoisses terribles, à Paris, où il était venu chercher du secours. On trouva, à l'ouverture du cadavre, l'estomac et une portion de l'intestin duodénum parsemés, à l'intérieur, de tubercules fongueux, de varices, d'érosions, et de petits ulcères ; les reins et la vessie ne présentèrent d'ailleurs rien de particulier. (*Recueil périodique de la Société de médecine de Paris*, t. X, n° 56.)

OBSERVATION XI. — Un individu prit en deux fois, étant à jeun, 5 centigrammes de *cantharidine* ; il éprouva presque aussitôt un frisson général et un sentiment de froid le long de la colonne vertébrale ; la surface du corps était pâle, et la tête lourde. Les battements du pouls étaient diminués de cinq par minute. Au bout de quatre heures, il y eut une émisssion très-abondante d'urine. (Pullini, ouvrage cité.)

OBSERVATION XII. — Le Dr Pullini prit dans la matinée 10 centigr. de *cantharidine* en quatre doses. A la seconde, douleur sourde de la tête ; à la troisième, quelques vertiges ; après la quatrième, peau froide et humide, difficulté à se tenir debout, diminution de sept battements artériels par minute, urine brûlante et abondante, bien que les boissons fussent prises en très-petite quantité. Après le milieu de la journée, M. Pullini but de

____

(1) Paré, ouvrage cité, p. 500.

l'alcool et ensuite 10 gouttes d'ammoniaque liquide dans un verre d'eau, les vertiges se dissipèrent, et dans la nuit l'urine cessa d'être brûlante. Le lendemain, il ne restait plus qu'une lassitude. (*Ibid.*)

Symptômes de l'empoisonnement par les cantharides.

Les symptômes produits par les cantharides introduites dans l'estomac sont les suivants : odeur nauséabonde et infecte; saveur âcre, désagréable; nausées, vomissements abondants, déjections alvines copieuses et souvent sanguinolentes; épigastralgie des plus vives; coliques affreuses; douleurs atroces dans les hypochondres; ardeur dans la vessie; urine quelquefois sanguinolente; priapisme opiniâtre et très douloureux; pouls fréquent, dur; sentiment de chaleur très-incommode; face vultueuse; respiration pénible, accélérée; soif ardente, quelquefois horreur des liquides; convulsions, tétanos, délire, etc. On observe aussi la plupart de ces symptômes dans le cas où la poudre a été appliquée sur le tissu cellulaire ou sur la peau, et en outre l'inflammation ou la gangrène de ces parties.

Lésions de tissu produites par les cantharides.

Lorsque les cantharides ont été introduites dans l'estomac, on remarque quelquefois, dans la tunique interne du canal digestif, des tubercules fongueux, des varices, des ulcérations, des taches noires formées par du sang extravasé. Elles ne déterminent pas *toujours* l'inflammation de la membrane muqueuse de la vessie et des parties génitales : ce genre d'altération a *principalement* lieu lorsque l'individu ne succombe qu'un ou deux jours après l'empoisonnement; il manque en général chez la femme; et lorsqu'il a existé chez l'homme et qu'il a occasionné la gangrène du pénis, il disparaît après cinq ou six jours d'inhumation. Cependant, si l'ouverture du cadavre est faite, vingt-quatre heures après la mort, cette lésion pourra fournir des données importantes lorsqu'il sera démontré qu'elle n'est pas le résultat d'un cancer ulcéré de la verge, de la gangrène du scrotum après l'opération de l'hydrocèle, d'une infiltration urineuse suite d'une rupture de l'urèthre, rupture qui peut être l'effet d'une ulcération syphilitique, d'un rétrécissement, d'un cathétérisme maladroit ou forcé. Les lésions ne sont pas les mêmes dans le cas où la poudre a été appliquée à l'extérieur : la partie avec laquelle le poison a été mis en contact est infiltrée, enflammée ou scarifiée; la vessie et les organes génitaux sont ordinairement phlogosés; mais il est rare qu'on découvre la moindre altération dans le canal digestif.

Conclusions. 1° La poudre de cantharides, appliquée à assez forte dose sur la peau et sur le tissu cellulaire, ou introduite dans l'estomac de l'homme et des chiens, agit comme un poison irritant énergique ; elle est en outre absorbée et porte particulièrement son action sur la vessie et sur les organes génitaux (1).

2° Les propriétés délétères de la poudre de cantharides ne résident pas dans toutes les parties qui les constituent.

3° Ces propriétés doivent être attribuées à la *cantharidine*, au *principe volatil huileux*, et peut-être aussi à la matière noire (voyez expérience 29, p. 172).

4° L'huile verte, la substance jaune soluble dans l'alcool, et la *poudre de cantharides épuisée par l'eau*, produits dans lesquels on ne trouve ni la cantharidine, ni l'huile volatile, ne jouissent d'aucune propriété vésicante.

5° La poudre de cantharides, privée seulement du principe volatil, agit encore comme caustique, mais moins que la poudre ordinaire.

6° Les extraits aqueux et alcoolique de cantharides, qui contiennent de la cantharidine, sont plus énergiques que la poudre ; mais leur action serait plus vive s'ils n'étaient point débarrassés du principe volatil.

7° L'action physiologique des divers produits vénéneux des cantharides est absolument semblable à celle de la poudre.

8° La partie des cantharides soluble dans l'huile d'amandes douces, injectée dans les veines à une dose peu élevée, porte son action sur le système nerveux, et principalement sur la colonne vertébrale.

Traitement de l'empoisonnement par les cantharides.

On provoquera le vomissement en administrant une grande quantité d'eau albumineuse tiède, puis on aura recours aux boissons mucilagineuses, telles que la décoction de guimauve, de mauve, de graine de lin, etc., et aux bains tièdes. On injectera dans la vessie l'un ou l'autre de ces liquides adoucissants, afin de prévenir ou de guérir l'inflammation des organes génito-urinaires. On combattra l'inflammation gastro-intesti-

---

(1) Il est rare que les tissus et les fonctions des organes génito-urinaires soient altérés chez les chiens soumis à l'influence des cantharides, tandis qu'ils le sont à peu près constamment chez l'homme. J'avais signalé ce fait qui a été depuis confirmé par les expériences du Dr Pouunet. Ce médecin, en effet, n'a rien observé en expérimentant sept fois sur trois chiennes, et sur huit tentatives auxquelles il avait soumis sept chiens, il a noté *une seule fois* la turgescence des testicules, du pénis et la rougeur de ce dernier organe ; et encore la tuméfaction était indolente et ne dura pas un quart d'heure, jamais d'hématurie ; l'émission de l'urine se faisait sans douleur.

nale par des saignées générales et locales, si elle paraît trop intense. Enfin on prescrira le camphre seul ou associé à l'opium, soit en lavement, soit en potion, et l'on fera des frictions sur la peau de la partie interne des cuisses et des jambes avec 64 grammes d'huile dans laquelle on aura fait dissoudre 8 ou 10 grammes de camphre. L'huile d'olives administrée à l'intérieur, et tant prônée comme contre-poison des cantharides, ne jouit pas, ni à beaucoup près, de l'efficacité qu'on lui a attribuée ; aussi ne conseillerai-je pas d'en faire usage.

Si l'empoisonnement est l'effet de l'application des cantharides sur la peau, on ne cherchera point à faire vomir : on placera le malade dans un bain tiède, on lui donnera de cinq en cinq minutes un demi-verre d'eau de graine de lin nitrée et camphrée, on fera les frictions que je viens de conseiller, et s'il se plaint d'une vive douleur à la région de la vessie ou de l'estomac, on n'hésitera pas à appliquer douze ou quinze sangsues sur le point douloureux et à pratiquer une saignée générale : on insistera également sur l'emploi de linges imbibés d'eau de guimauve ou de lin, que l'on appliquera sur toutes les parties souffrantes.

Recherches médico-légales.

Synonymie. Cantharide des boutiques, cantharide vésicatoire, *cantharis vesicatoria, meloe vesicatorius, lytta vesicatoria,* genre d'insectes de l'ordre des coléoptères (1); de la section des hétéromères (2), de la famille des trachélides (3) (voyez ma *Médecine légale,* fig. 4, pl. XXI, 4ᵉ édition).

Caractères du genre cantharide. Crochets des tarses profondément bifides ; élytres (4) de la longueur de l'abdomen, flexibles, recouvrant deux ailes ; antennes filiformes, manifestement plus courtes que le corps, avec le troisième article beaucoup plus long que le précédent ; palpes maxillaires un peu plus gros à leur extrémité ; corps allongé, presque cylindrique ; tête grosse, presque en cœur ; corselet (thorax) petit comparativement à la longueur du corps, presque carré, un peu plus étroit que l'abdomen ; articles des tarses entiers ; mandibules se terminant en une pointe entière. *Cantharide vésicatoire.* Vert doré, antennes noires.

---

(1) Les *coléoptères* ont quatre ailes, dont deux supérieures, pliées simplement en travers, sont en forme d'étui crustacé et à suture droite ; ils ont des mandibules et des mâchoires pour la mastication.

(2) Les *hétéromères* ont cinq articles aux tarses antérieurs, et quatre aux deux derniers.

(3) Les *trachélides* ont la tête triangulaire ou en cœur, séparée du corselet par un rétrécissement brusque en forme de *cou.*

(4) Élytres, du grec έλυτρον, gaine, enveloppe, étui ; ailes supérieures des insectes qui en ont quatre.

Les cantharides renferment, d'après Robiquet : 1° une huile verte, fluide, insoluble dans l'eau, soluble dans l'alcool, et nullement vésicante ; 2° une matière noire, soluble dans l'eau, insoluble dans l'alcool, et qui, d'après cet auteur, n'est point vésicante ; 3° une matière jaune, visqueuse, soluble dans l'eau, soluble dans l'alcool à la température ordinaire, nullement vésicante ; 4° la *cantharidine* ; 5° une matière grasse, insoluble dans l'alcool, nullement épispastique ; 6° du phosphate de chaux, qui forme la base du squelette ; 7° du phosphate de magnésie ; 8° une petite proportion d'acide acétique ; 9° une plus grande quantité d'acide urique (*Annales de chimie*, t. LXXVI).

Les cantharides peuvent être réduites en une poudre impalpable, d'un gris sale, généralement mate, parsemée de points luisants très-brillants, à reflets métalliques, presque toujours de couleur verte dorée et jaune dorée, rarement bleue, plus rarement rouge. Si l'on change l'angle d'incidence sous lequel arrive la lumière, on perd tout à coup de vue les points étincelants, mais on en aperçoit d'autres qui brillent du même éclat. La poudre de cantharides offre une odeur âcre et nauséabonde ; lorsqu'on la met sur les charbons ardents, elle se décompose à la manière des matières animales, dégage une fumée d'une odeur fétide, et laisse du charbon pour résidu. L'eau distillée versée sur cette poudre se colore en jaune. L'éther sulfurique, mêlé à la poudre fine de cantharides, acquiert sur-le-champ une teinte jaune verdâtre. L'alcool ne tarde pas à se colorer en jaune ou en rouge, suivant le temps pendant lequel il a agi et son degré de concentration ; dans cet état, il porte le nom de *teinture alcoolique de cantharides*, que l'on prépare ordinairement dans les pharmacies, en substituant à l'alcool l'eau-de-vie ordinaire.

La *teinture alcoolique de cantharides* (des pharmacies) donne avec l'eau un précipité blanc laiteux, soluble dans un excès de ce liquide ; la dissolution conserve cependant une teinte blanchâtre légèrement opaline. L'*infusum* de tournesol la rougit légèrement, et y fait naître un précipité rose clair. Le cyanure jaune de potassium et de fer la fait passer au jaune-serin, la trouble, et en dépose, au bout de quelques instants, un précipité blanc, comme terreux, tirant légèrement sur le jaune. Les sulfures de potassium et de sodium en précipitent de gros grumeaux d'un jaune clair. La dissolution de carbonate de potasse la fait passer au jaune, et y occasionne, au bout de quelques instants, un précipité pulvérulent d'une belle couleur blanche. Les acides sulfurique et chlorhydrique la troublent tout à coup, et la font passer au jaune-serin ; le précipité ramassé est d'une couleur jaune verdâtre, et se présente sous forme de lames excessivement petites. L'acide azotique la précipite en jaune, et au bout de vingt-quatre heures, on voit paraître

à la surface du liquide une matière huileuse, rougeâtre, dont l'odeur
ressemble à celle de la graisse traitée par l'acide azotique. L'infusion de
thé y fait naître un précipité grumeleux très-abondant, d'une couleur
blanche jaunâtre.

La *cantharidine* est sous forme de petites lames micacées, d'une saveur
excessivement caustique, insoluble dans l'eau, soluble dans ce liquide
lorsqu'il est mêlé à la matière jaune, soluble dans l'alcool bouillant,
dont elle se dépose par le refroidissement en paillettes cristallisées à la
manière du blanc de baleine, soluble dans les huiles de térébenthine,
d'amandes douces et d'olives bouillantes, ainsi que dans l'éther. Elle est
fusible à 210° c. Chauffée un peu plus fortement, elle se sublime en par-
tie en petites aiguilles brillantes. Les acides azotique et chlorhydrique
la dissolvent à l'aide de la chaleur, sans altérer sa couleur, tandis que
l'acide sulfurique chaud se colore en la dissolvant. La potasse et la soude
caustiques liquides peu concentrées la dissolvent à froid.

Chocolat mélangé de cantharides. Plusieurs personnes qui avaient
mangé du chocolat ainsi altéré furent incommodées, et Barruel eut
rechercher quelle pouvait être la cause des accidents qui se manifestè-
rent. Ce chocolat, examiné près d'une croisée, surtout lorsqu'il était
frappé par la lumière du soleil, était parsemé de points brillants réflé-
chissant les couleurs verte et mordorée de la poudre de cantharides. On
le réduisit en poudre, que l'on fit digérer pendant douze heures avec
de l'éther sulfurique à 30° c.; on filtra la liqueur après l'avoir laissé
refroidir. Le *solutum* évaporé jusqu'à siccité a fourni un résidu blanc
assez volumineux, ayant l'apparence de suif ou de beurre de cacao.
Une portion de cette matière grasse, avec laquelle on s'est frotté une
partie de la lèvre, y a promptemet déterminé un sentiment de cuisson,
puis de la rougeur, et après quelques heures a produit une véritable
vésication, caractérisée par une phlyctène suivie d'érosion. (*Annales
d'hygiène et de médecine légale*, t. XIII, année 1835.)

*Cantharides mélangées à des liquides alimentaires, aux matières
vomies ou rendues par les selles, à celles que l'on trouve dans le canal
digestif après la mort, etc.* Voici comment M. Poumet conseille de
procéder. — Les *liquides alimentaires* et les *matières vomies* seront éten-
dus en couches très-minces sur des plaques de verre; dès qu'ils seront
desséchés, on les exposera à la lumière solaire, et l'on apercevra des
paillettes de cantharides, que souvent on ne verrait pas à la lumière
diffuse. Si on fait l'expérience pendant la nuit, on fera usage d'un
globe rempli d'eau, tenu à la main entre la lampe et les objets à exami-
ner; cet appareil projettera sur ces objets une lumière assez intense
pour laisser peu de chose à désirer.

Les matières *fécales* molles et pulpeuses seront délayées dans l'alcool, étendues en couches très-minces, et desséchées sur des plaques de verre; celles qui seraient moulées et dures seraient d'abord desséchées, puis dissoutes dans l'alcool et évaporées comme les précédentes.

MM. Arreat, Boussot et Michel, experts dans une affaire dont je parlerai bientôt (voy. p. 197), préfèrent, avec raison, dessécher les crottins entiers, après les avoir désinfectés, et multiplier ensuite leurs cassures; on aperçoit bien mieux les paillettes des cantharides qu'en suivant le procédé de M. Poumet.

Quant au *canal digestif*, après l'avoir séparé des parties environnantes, on l'insufflera fortement et on le fera sécher, en ayant soin de le tendre dans une direction verticale et de lester par un poids l'extrémité inférieure. Dans cet état, on divisera par tronçons la partie que l'on veut examiner, et on les coupera longitudinalement, de manière à avoir des fragments de la grandeur et de la forme d'une carte à jouer. Si l'on n'avait pas tendu ces tissus verticalement, de manière à effacer les anses, les courbures, etc., lorsqu'après la dessiccation on voudrait effacer les plis, afin d'avoir une surface plane, la membrane muqueuse se fendillerait et perdrait son aspect poli, et s'il se trouvait quelque parcelle de cantharides à l'endroit de ces éraillements, elle disparaîtrait.

Les matières qui recèlent en plus grande quantité des parcelles de cantharides sont, au premier rang, celles qui sont contenues dans les gros intestins; les fèces rendues pendant la vie sont quelquefois aussi très-riches; viennent en second lieu les mucosités renfermées dans l'intestin grêle, puis enfin celles qui tapissent l'estomac. Il en est de même pour le canal digestif : on trouve moins de cantharides dans l'estomac que dans les intestins, et le gros intestin, quoique fort court, en offre autant que l'intestin grêle.

Mais, dira-t-on, quelle importance attacher à la présence des paillettes, dès que les cantharides ne sont pas les seuls coléoptères qui présentent la coloration à l'aide de laquelle on prétend les reconnaître; ne savons-nous pas qu'on la remarque aussi dans la *scuterelle marquetée*, dans les *cétoines africaine, du chêne et dorée*; dans le *goliath brillant*, dans le *lamprime cuivreux*, dans l'*euclore verte et des vignes*, dans les *macraspes brillante et à quatre doigts*, dans le *bousier hesperus*; dans les *buprestes à bande, foudroyant, rude, unicolore et rétréci*; dans le *taupin resplendissant*, dans le *cicindèle champêtre*, dans les *elivines brillant et rutilant*, dans le *carabe doré*, et dans le *glaphyre du mélilot*? A cela je répondrai qu'excepté le *buprestre* peut-être, ces insectes ne sont ni vésicants ni vénéneux; de plus, quelques-uns ne se trouvent pas en France. Il faudrait donc pour s'exposer à l'erreur, je ne dis pas pour la rendre inévitable, ainsi que le dit M. Poumet, à qui j'ai emprunté ces détails, une foule de circonstances dont la réunion (condition obligée) est une supposition chimérique. Il faudrait, en effet, puisqu'on ne vend nulle part les objets dont je parle, les recueillir soi-même, les réduire en poudre très-fine, et les administrer en les regardant comme des cantharides, c'est-à-dire s'exposer à manquer le but qu'on se propose, faute de connaître les uns et les autres; et comme une pareille tentative ne déterminerait aucun symptôme d'empoisonnement, il serait de toute nécessité que la personne supposée fût précisément, et tout juste ce jour-là, sinon morte, au moins atteinte du côté de l'appareil digestif d'une maladie aiguë, grave, développée subitement, sans cause aucune appréciable; de plus, joignez à ces symptômes les troubles fonctionnels propres aux organes génito-urinaires. Je le répète, cette accumulation de conditions nécessaires est presque une impossibilité, ne se rencontrera peut-être jamais, et ne touche que très-peu à ma conviction. Cependant je conçois que l'opinion contraire trouve crédit auprès de quelques consciences qui ne sont cependant ni timorées ni méticuleuses; c'est là une de ces circonstances qui souvent se présentent devant les tribunaux. La vérité se montre à tous les regards : c'est bien elle; on la voit, non pas tout à fait à nu pourtant, un voile blanc la couvre encore; il est léger, d'une entière diaphanéité, ne dérobe rien à l'œil le moins exercé, au tact le plus obtus; mais enfin c'est toujours un voile. Alors des voix intérieures se font entendre, le doute s'élève, et la conviction s'évanouit. Le prévenu est absous; mais cet acquittement n'est pas l'innocence, et le temps ne la lui rendra jamais. (Ouvrage cité, p. 34.)

Est-il indispensable, pour affirmer qu'il y a eu empoisonnement par les cantharides, de retirer la *cantharidine ?* Évidemment non, si l'on a pu recueillir une ou plusieurs cantharides entières, ou bien une quantité de fragments ou de poudre de ces insectes suffisante *pour les bien caractériser,* et que l'on ait constaté, en outre, les symptômes et les altérations des tissus que ce poison détermine le plus ordinairement. Il n'en serait pas de même si l'expert n'avait pas pu se procurer une portion de l'insecte entier ou divisé; dans ces cas, il faudrait nécessairement chercher à extraire la cantharidine; et s'il ne parvenait pas à l'obtenir, il se tiendrait sur la réserve, et, suivant que le commémoratif, les symptômes et les lésions de tissu, se rapprocheraient plus ou moins de ceux que l'on observe dans l'intoxication qui m'occupe, il établirait des soupçons ou des probabilités d'empoisonnement. Il faut dire toutefois qu'il arrivera bien rarement que l'on retire de la cantharidine des matières suspectes à l'aide de l'éther, *alors que ces matières ne renfermaient pas des parcelles de cantharides visibles à l'œil nu,* parce que les cantharides ne contiennent guère que $1/250$ de leur poids de cantharidine, d'après Thierry, et qu'il est par conséquent presque impossible d'en obtenir en agissant sur une proportion de cantharides que l'œil n'aurait pas aperçue.

Cantharides dans un cas d'exhumation juridique. — Les expériences tentées par moi d'abord, et ensuite par M. Poumet, ne laissent aucun doute sur la possibilité de découvrir les cantharides après une inhumation prolongée.

EXPÉRIENCE Ire. — « Le 8 novembre 1826, on a enterré, dans une boîte mince de sapin, un intestin contenant 4 gr. de cantharides pulvérisées, un blanc d'œuf et de la viande. L'exhumation de la boîte a eu lieu le 13 août 1827 (278 jours, plus de 9 mois, après). La matière renfermée dans l'intestin était convertie en gras de cadavre, et on apercevait çà et là, même à l'œil nu, une multitude de points brillants d'un vert magnifique, qui étaient formés par la poudre de cantharides. En traitant cette masse par l'eau bouillante, le gras de cadavre entrait en fusion, et venait à la surface du liquide sous forme d'une couche huileuse, tandis que les particules brillantes se déposaient au fond du vase; on pouvait ainsi ramasser une assez grande quantité de ces particules, pour s'assurer qu'elles possédaient toutes les propriétés des cantharides pulvérisées. » (*Traité des exh. jurid.*, p. 312.)

EXPÉRIENCE II. — Le 7 septembre 1841, à une heure du soir, je fis prendre à un chien de petite taille 12 gr. d'emplâtre vésicatoire préparé à la pharmacie centrale des hôpitaux. Cette quantité, qui, d'après la formule, représente et contient à peu près 2 gr. 40 c. de poudre épispastique, fut divisée en 32 pilules égales, administrées toutes de suite dans du bœuf bouilli, haché, mâché. Dans la nuit du 7 au 8, l'animal rendit vingt et une des trente-deux pilules ingurgitées la veille, c'est-à-dire les deux tiers de la dose; il n'en avait donc conservé qu'un tiers, ou 80 centigr.: aussi, le 9, était-il complétement rétabli.

Le 9 septembre, à une heure du soir, je donnai à ce chien 4 gr. de poudre vésicante incorporée dans des confitures. De ce mélange, je fis 11 pilules, qui furent recouvertes de pains à chanter, et ingérées de suite.

A cette seconde tentative, le chien a eu deux vomissements abondants. Aucune pilule ne fut rendue entière, mais un tiers environ du poison fut rejeté. Cet animal est le seul qui ait présenté quelques symptômes du côté des organes externes de la génération. Le pénis était gonflé, distendu, roide, non douloureux au toucher; le gland sortait du prépuce, rouge écarlate, odorant; le chien le léchait à plusieurs reprises. Les testicules présentaient la même indolence et la même tuméfaction; pour se soulager, l'animal traînait et frottait rudement l'anus sur le carreau. Cet état dura à peine un quart d'heure, puis tout disparut. Trois jours après, il avait tout surmonté. Je fus obligé de le sacrifier, et je le pendis le 12 septembre, à une heure du soir, quarante-huit heures après la deuxième expérimentation, quatre-vingt-seize heures après le premier empoisonnement.

Le 13 septembre, je plongeai le cadavre dans un grand baquet. L'eau le recouvrit entièrement pendant les deux tiers du temps, après quoi il revint à la surface, et surnagea jusqu'à la fin. Il était resté quinze jours juste dans l'eau, lorsque, le 27 septembre, je procédai à l'ouverture du corps. Je retirai tout le canal digestif, mais ne l'examinai que le 5 octobre, c'est-à-dire vingt-trois jours après la mort. Les matières contenues dans l'estomac ont mis à nu une vingtaine de paillettes; celles de l'intestin grêle une dizaine seulement. Mais ce que je pus faire sortir du gros intestin donna un résultat beaucoup plus satisfaisant, 70 ou 80 paillettes. La face interne de l'estomac n'en a offert que 2. L'intestin grêle, 4 seulement; je n'en ai compté que 21 dans le gros intestin. (Poumet, thèse déjà citée.)

Expérience III. — Le 18 septembre 1841, à une heure du soir, je fis avaler à un chien de moyenne taille, tenu à la diète depuis plus de trente heures, 5 gr de cantharides pulvérisées, suspendues dans 95 gr. d'eau. Un quart environ fut rejeté immédiatement, de sorte que la dose conservée n'est guère que de 3 gr. 50 centigr. à 4 gr. De plus, comme ce chien aboyait fort et continuellement, je lui ai lié les deux mâchoires. Le lendemain 19, à sept heures du matin, l'animal était mort, roide et froid. Il a succombé hier, à peu près vers minuit, douze heures environ après l'ingestion du poison.

Le même jour, j'enveloppai le cadavre dans un morceau de toile, l'enfermai dans une boîte de sapin, et j'inhumai le tout à une profondeur telle qu'il y avait 0^m,65 cent. de terre par-dessus la boîte. Elle y resta pendant vingt-neuf jours, c'est-à-dire jusqu'au 18 octobre, époque à laquelle je procédai à l'exhumation et à la nécropsie. Le canal alimentaire est assez résistant dans toute son étendue; le plan musculeux est épais, facilement connaissable; sa coloration est d'un rose vermeil, excepté le rectum, qui est un peu distendu par des gaz; le reste de l'intestin est contracté et revenu sur lui-même. L'estomac renferme encore des mucosités blanchâtres qui, soumises aux procédés ordinaires d'investigation, ont fait briller 14 paillettes, débris des cantharides. De l'intestin grêle, j'ai retiré des matières blanchâtres aussi, et qui, traitées de même, m'ont fourni 10 points brillants. Les matières fécales retirées du gros intestin, dissoutes dans l'alcool, étendues, évaporées, ont fourni tant de paillettes, qu'il est impossible de les compter. A la marge de l'anus, dans le sillon interclunal, entre les poils, j'ai enlevé des restes de matières fécales au milieu desquels j'ai retrouvé 3 points, restes de cantharides. Environ 0^m,05 cent. de la portion cervico-thoracique de l'œsophage ont été tendus. Après dessiccation complète, j'ai compté sur la face muqueuse 7 ou 8 paillettes brillantes. A la face interne de l'estomac, j'ai pu compter un bon nombre de paillettes. L'intestin grêle n'en renfermait que quelques-unes. Enfin, dans le gros intestin, on en voyait briller 8 ou 10. (*Ibid.*)

Expérience IV. — Le 19 septembre 1841, à midi, j'administrai à un chien de petite taille, tenu à une diète absolue depuis trente heures, 3 gr. 50 centigr. du même poison, suspendu dans 90 gr. d'eau. Le surlendemain 19, à sept heures du matin, il fut trouvé mort, roide et froid; il avait eu deux vomissements et une seule selle.

Toutes les conditions de l'inhumation, de l'exhumation, de la nécropsie, sont identiquement les mêmes que celles de l'expérimentation précédente : je ne les répéterai donc pas.

Les matières retirées de l'estomac ont été délayées dans l'alcool, étendues par couches très-minces sur une plaque de glace. Après dessiccation, la quantité des paillettes était si grande, qu'il serait impossible de les compter. Celles qui étaient contenues dans l'intestin grêle, soumises aux mêmes moyens d'analyse, m'ont donné pour résultat vingt ou vingt-cinq parcelles brillantes. Quant aux fèces retirées du gros intestin, elles ne m'ont présenté que cinq paillettes visibles. Du pourtour de l'anus, j'ai enlevé, par le grattage, un détritus pulpeux, au milieu duquel brillent trois débris de coléoptères vésicants. Même résultat à la face interne d'une portion de l'œsophage. Le nombre des parcelles est bien plus grand sur la membrane muqueuse de l'estomac. L'intestin grêle en contient trois ou quatre très-facilement visibles à l'œil nu; mais, si l'on se sert de la loupe, on découvre des myriades de paillettes. Enfin, dans le gros intestin, je n'en ai retrouvé que huit ou dix. (*Ibid.*)

ExpériencE V. — Le 14 septembre 1841, à midi, je fis prendre à un petit chien, tenu à la diète depuis plus de trente heures, 38 cantharides entières : ces insectes n'avaient pas été choisis, mais pris au hasard; ils pesaient 2 gr. 80 centigr., et furent ingérés en 38 boulettes enveloppées dans du bœuf bouilli, haché, mâché. Dans la nuit, l'animal eut un vomissement de matières alimentaires, du milieu desquelles j'ai retiré 12 cantharides entières, ce qui réduit à 26 le nombre des coléoptères conservés, et, en poids, à 1 gr. 65 centigr. la dose du poison. Le 16, tout accident avait disparu : il fallut sacrifier le chien, et je le pendis; pendant la suspension, il y eut une selle dure. Le même jour, il fut enterré dans des conditions en tout et pour tout semblables à celles des expérimentations précédentes. Je le laissai en terre jusqu'au lundi 4 avril 1842, époque à laquelle je procédai à l'exhumation et à l'ouverture du cadavre (deux cents jours après la mort).

L'état de putréfaction de ce cadavre était beaucoup moins avancé que je ne pouvais le supposer : la peau n'était perforée en aucun endroit; les deux cavités thoracique et abdominale étaient distinctes et séparées par un diaphragme parfaitement intact; enfin le tube intestinal, dans toute sa longueur, avait conservé encore assez de résistance pour pouvoir être disséqué, insufflé et tendu : il en était de même de la vessie. A la marge de l'anus, dans le sillon interclunal, j'ai retrouvé un peloton de matières fécales pulpeuses, du milieu duquel j'ai retiré 15 cantharides presque toutes entières. Les matières extraites de l'estomac, évaporées, desséchées, ont fourni sept paillettes. Celles de l'intestin grêle n'en ont présenté que trois, dont deux se sont détachées. Le gros intestin, toujours plus riche que les deux autres portions du conduit alimentaire, contenait des matières fécales qui, délayées, évaporées, ont offert un nombre de paillettes assez grand pour ne pouvoir pas être compté. Rien à la face interne de l'estomac desséché. Une seule paillette sur celle de l'intestin grêle. Enfin le gros intestin a fourni sur sa membrane muqueuse huit ou dix débris assez gros, mais dont quelques-uns se sont détachés. (*Ibid.*)

EXPÉRIENCE VI. — Le 15 septembre 1841, à midi, j'administrai à un chien de petite taille, tenu à jeun depuis cinquante-deux heures, 4 gr. de cantharides pulvérisées, suspendues dans 100 gr. d'eau. Les symptômes prirent de suite une gravité extrême, et marchèrent avec la plus grande rapidité. L'animal eut des vomissements si fréquents, si abondants, que presque tout le poison ingurgité a été rejeté. La nuit, il eut une selle dure, moulée, de couleur marron. Il mourut le 16, à dix heures du matin, et fut, le même jour, inhumé comme dans l'expérience 5 (voy. p. 191). Il resta enterré jusqu'au lundi 4 avril 1842, époque à laquelle je procédai à l'exhumation et à l'ouverture du cadavre (deux cents jours après la mort).

Ce cadavre présente un état de putréfaction plus avancé que celui de l'expérience précédente. Les articulations tibio-tarsiennes et radio-carpiennes sont ouvertes; le sternum et l'os maxillaire inférieur sont à nu; l'anus est béant et largement ouvert; aucun reste de matière fécale ne se voit à son orifice. Le diaphragme est encore intact; l'estomac seul est distendu par des gaz; tout le canal digestif, enlevé de la cavité abdominale le 4 avril, jour de l'exhumation, a été conservé dans l'alcool pendant dix jours, et n'a été disséqué, vidé, insufflé, analysé, que le jeudi 14, c'est-à-dire deux cent dix jours ou sept mois après la mort. Les matières extraites de l'estomac ont présenté un grand nombre de paillettes brillantes; celles que j'ai retirées de l'intestin grêle se sont trouvées plus riches encore. Enfin le gros intestin renfermait des matières qui, analysées comme les précédentes, ont offert un bon nombre de débris de cantharides. L'estomac n'a pas pu être insufflé ni tendu; l'état avancé de putréfaction l'avait crevé en cinq endroits. Je l'ai divisé en deux portions, en coupant suivant la grande et la petite courbure. Ces deux moitiés, tendues, desséchées, sont les pièces les plus riches que j'aie rencontrées. L'intestin grêle était encore bien plus altéré; je l'ai tendu par portions, et n'ai pu en insuffler que trois petits morceaux très-courts. Après dessiccation de la face interne, j'ai vu briller une dizaine de paillettes très-distinctes.

Enfin le gros intestin, bien plus résistant que les deux autres, a pu être insufflé; après quoi il a présenté un bon nombre de débris de cantharides, surtout aux alentours de la valvule iléo-cœcale. (*Ibid.*)

QUESTIONS MÉDICO-LÉGALES CONCERNANT LES CANTHARIDES.

Affaire Poirier jugée par la cour d'assises de la Vendée le 21 août 1846. — Dans le courant du mois de mai 1846, le nommé Julien Hervouet, journalier au village de Bouvrais, commune de La Bernardière, éprouva, quelque temps après avoir mangé une soupe à laquelle il trouva un goût d'amertume très-prononcé, de violentes douleurs dans l'estomac et dans le bas-ventre. Le mal augmentait sans cesse, il ne pouvait rester en repos; la vessie était particulièrement le siége des douleurs les plus vives, il ne pouvait expulser qu'avec la plus grande peine quelques gouttes d'urine brûlante et mêlée de sang ; enfin, épuisé par deux heures de souffrances, il s'endormit, et en s'éveillant il se trouva beaucoup mieux.

Hervonet ne soupçonna point alors la cause de la maladie étrange qu'il avait éprouvée. Le 5 juillet dernier, les mêmes symptômes se renouvelèrent ; Hervonet fut réveillé pendant la nuit par de violentes douleurs d'estomac. Deux heures auparavant, il avait mangé une soupe qui avait le même goût d'amertume que celle qui lui avait occasionné de si graves accidents, au mois de mai précédent. Cette fois les souffrances furent plus vives et plus persistantes encore ; le mal ne céda qu'à de copieuses libations d'huile d'olives et de petit lait, qui firent évacuer tout ce qui était contenu dans l'estomac. Cette fois encore Hervonet ne soupçonna point un crime ; mais un troisième attentat, qui heureusement n'eut pas des suites aussi graves que les deux premiers, vint bientôt lui ouvrir les yeux sur les causes de ses indispositions.

Dans la soirée du 12 de ce mois, il trouva dans la soupe une substance noire qu'il prit d'abord pour quelques débris de légumes ; mais cette substance, très-compacte, se colla à son palais ; il la détacha avec ses doigts, l'examina à la lumière, mais ne put en reconnaître la nature ; il lui trouva toutefois le goût d'amertume qu'il avait appris à connaître par une double expérience. Le lendemain, en examinant cette substance, il crut reconnaître qu'elle contenait des mouches cantharides. Il s'empressa de la soumettre à M. Dreux, officier de santé à Cugaud, qui n'eut aucun doute à cet égard, et qui lui fit connaître que deux jours auparavant il avait vu le nommé Jean Poirier, son beau-frère, achetant des médicaments dans une pharmacie de Clisson.

Les soupçons d'Hervonet durent naturellement se fixer sur l'accusé ; il porta plainte à l'autorité locale. Dès qu'il sut qu'une dénonciation avait été portée contre lui par son beau-frère, Poirier prit la fuite ; mais il fut bientôt arrêté par la gendarmerie, qui s'était mise à sa poursuite. Il avoua alors qu'il avait acheté, le vendredi 10 juillet, un emplâtre de mouches cantharides chez le sieur Hévin, pharmacien à Clisson. Sur son indication, l'emplâtre fut retrouvé au pied d'un arbre, où il l'avait enterré. La moitié de l'onguent, composé d'un quart de cantharides, d'un quart de poix blanche, d'un quart de cire et d'un quart d'axonge, avait été enlevée à l'aide d'un instrument tranchant. Cette substance était absolument semblable à celle qui avait été mêlée la veille à la soupe d'Hervonet.

Les hommes de l'art appelés comme experts dans cette affaire ont déclaré que la matière trouvée dans la soupe d'Hervonet, qui leur a été représentée, était en tout semblable à la portion d'emplâtre trouvée dans la terre au pied d'un arbre, sur l'indication de Poirier.

Interpellés sur la question de savoir si une pareille substance ingérée dans l'estomac pouvait donner lieu à de graves accidents ou même occasionner la mort, ils ont répondu qu'elle pouvait déterminer une phlegmasie de la muqueuse digestive, exercer une influence fâcheuse sur les organes

II.   13

urinaires, et que ces accidents, poussés jusqu'à leur extrême limite, pouvaient occasionner la mort.

L'accusé est un très-mauvais sujet qui a déjà été condamné à deux années de prison pour escroquerie; il ne voulait se livrer à aucun travail: de là des discussions vives et fréquentes entre lui et son beau-frère, père de famille, honnête et laborieux, qui lui reprochait souvent sa paresse.

En conséquence, Jean Poirier est accusé:

1º D'avoir, dans le courant du mois de mai 1846, au village de Bouvrais, commune de La Bernardière, volontairement attenté à la vie de Julien Hervonet, son beau-frère, en mêlant à ses aliments des substances pouvant donner la mort plus ou moins promptement;

2º D'avoir, le 5 juillet 1846, au même lieu, volontairement attenté à la vie de Julien Hervonet, son beau-frère, en mêlant à ses aliments des substances pouvant donner la mort plus ou moins promptement;

3º D'avoir, le 12 juillet 1846, au même lieu, volontairement tenté de donner la mort à Julien Hervonet, son beau-frère, en mêlant à ses aliments des substances qui pouvaient lui donner la mort plus ou moins promptement, laquelle tentative, manifestée par un commencement d'exécution, n'a été suspendue ou n'a manqué son effet que par des circonstances indépendantes de la volonté dudit Jean Poirier, son auteur.

Après l'interrogatoire de l'accusé, il est procédé à l'audition des témoins.

Le premier témoin, Julien Hervonet, ne dépose qu'en vertu du pouvoir discrétionnaire de M. le président. Sa santé n'est pas altérée, bien qu'il déclare éprouver encore quelques douleurs d'estomac; il confirme en tous points les faits énoncés en l'acte d'accusation. Il ne peut soupçonner que son beau-frère, qui habite avec lui. Cette déposition est confirmée par celle de la femme Hervonet.

M. Dreux, officier de santé à Cugaud, a été consulté le 13 juillet par Hervonet, et a reconnu que la substance trouvée la veille par celui-ci dans sa soupe était une préparation de cantharides.

M. Evain, pharmacien à Clisson, a vendu, le 22 mai dernier, un emplâtre vésicatoire à l'accusé; il lui en a vendu un autre semblable le 10 juillet; c'est, suivant le témoin, ce dernier qui a été trouvé près du domicile d'Hervonet, seulement il en manque la moitié. Cet emplâtre pouvait contenir environ 2 gr. de mouches cantharides.

M. Bouchet, médecin à Bourbon-Vendée, a été, avec M. Pertagé, pharmacien, chargé d'expertiser l'emplâtre acheté à Clisson par l'accusé, et la substance trouvée dans la soupe d'Hervonet. Ils déclarent que cette dernière substance est une préparation de cantharides, en tout semblable à celle de l'emplâtre.

Interrogé sur la question de savoir si les symptômes manifestés chez Hervonet, lors de ses deux indispositions, indiquent un empoisonnement par les cantharides, M. Bouchet se prononce affirmativement, malgré l'absence de l'un des symptômes ordinaires de cet empoisonnement, et déclare toute fois que, d'après les données qui lui sont fournies, il pense que la dose administrée n'était pas suffisante pour occasionner la mort (1).

Aucun témoin ne dit avoir vu l'accusé commettre les crimes qui lui sont reprochés; seulement le témoin Vinet déclare qu'étant à causer, le 12 juillet, à la porte d'Hervonet avec le sieur Poirier, père de l'accusé, ce dernier entra seul dans la chambre où se trouvait la soupe d'Hervonet.

M. Duchaine, procureur du Roi, soutient l'accusation; la défense a été présentée par Me Surville.

M. le président pose, comme résultant des débats, les questions subsidiaires de maladie volontairement occasionnée en administrant des substances nuisibles.

Après une courte délibération, les jurés apportent une décision négative sur les deux premières questions de l'acte d'accusation, mais affirmative sur la troisième, sans circonstances atténuantes.

Jean Poirier a été condamné à la peine de mort. (*Journal de chimie médicale*, du 21 août 1846.)

Affaire de J. B., jugée par la cour d'assises de Vaucluse, les 7, 8 et 9 août 1850. — Le 22 janvier 1849, J. B., cultivateur-propriétaire, décéda à Irgrange, dans la commune de Mérindol; il fut inhumé, sans que personne se préoccupât ostensiblement de la cause de son décès, mais bientôt le bruit courut dans Mérindol qu'il était mort empoisonné par sa femme, à l'aide des mouches cantharides. Ce bruit se répandit aussi dans la commune de Puget, d'où le défunt était originaire et où était sa famille. Sur la plainte portée par les frères de J. B., la justice commença ses instructions; trois médecins furent commis, à l'effet de rechercher si la mort de J. B. avait été le résultat d'un empoisonnement. Après de longues expériences, les experts conclurent qu'il résultait pour eux la preuve que le corps de J. B. contenait une énorme quantité de paillettes de mouches cantharides; que ces paillettes innombrables avaient été introduites par le haut et par le bas dans le corps de J. B., et cela graduellement : partie quinze jours ou peut-être un mois avant la mort, partie (environ 2 grammes) la veille ou l'avant-veille de la mort; que ces paillettes ainsi introduites avaient causé dans le corps de J. B. des lésions immenses, non encore observées dans les investigations nécroscopiques, et dont on ne peut avoir idée qu'après les avoir vues; que ces lésions avaient incontestablement occasionné la mort de J. B., mort accompagnée des plus atroces douleurs, et qui avait dû être un inexprimable martyre.

L'empoisonnement étant prouvé, restait à en découvrir l'auteur.

J. B. était cultivateur et propriétaire aisé, jeune encore, sobre, rangé. Il était marié depuis seize ans avec Fortunée G., dont il avait eu deux enfants. Il était généralement aimé et estimé; malgré cette position hono-

---

(1) M. Bouchet a eu tort de faire *spontanément* cette déclaration; s'il eût été interpellé, il aurait dû répondre qu'il n'en savait rien (voyez la question de *quantité*, à la fin de ce volume).

rable, il n'était point heureux en ménage. Sa femme, Fortunée G., esprit mal fait, jouet de trois ou quatre tireuses de cartes, était sans ordre ni règle dans son ménage; elle détestait son mari et ne s'en cachait point. Plusieurs témoins attestent qu'elle a souvent fait des menaces contre son mari. Aux premiers symptômes de la maladie de ce dernier, un médecin conçut des soupçons d'empoisonnement; il fit des confidences à la famille de J. B., qui en était déjà instruite. Il a été établi par la déclaration de plusieurs témoins, que, durant la maladie de J. B., surtout dans la dernière période, Fortunée G., tantôt sous prétexte de s'appliquer un vésicatoire qu'elle prétendait faussement lui avoir été prescrit par son médecin, tantôt sous le prétexte d'en appliquer un bien grand à son mari, elle avait demandé, à cet effet, ou fait demander à plusieurs habitants de Mérindol, leurs mouches cantharides. De plus, il fut établi que, quelques heures après la mort de J. B., une femme avait demandé Fortunée G. pour lui remettre un paquet de poudre de cantharides. La veuve B. a été interrogée deux fois; elle nie avoir empoisonné son mari, mais elle insinue qu'il a bien pu être empoisonné par son frère ou par sa sœur. A l'audience, les faits avancés par l'accusation se sont développés de la manière suivante, sous le rapport de la science, par la déposition de M. Arreat, docteur en médecine, à Cadenet (Vaucluse).

Il résulte de l'examen des organes que la cavité buccale était tapissée presque en totalité par des mucosités blanchâtres et épaisses, symptôme d'une violente inflammation du tube digestif. Enlevées avec le dos du scalpel, elles laissaient apercevoir sur les côtés de la langue deux ulcérations aphtheuses de plusieurs millimètres carrés de surface, et sur la lèvre inférieure deux autres ulcérations de même nature et de même étendue. Les deux amygdales étaient profondément ulcérées, à moitié détruites, et recouvertes par un pus épais, abondant et jaunâtre, produit d'une inflammation intense et invétérée. L'œsophage offrait dans toute son étendue des traces non équivoques d'inflammation. Les intestins grêles présentaient une coloration brune et encore rougeâtre, indiquant qu'ils avaient été le siége d'une vive inflammation. Le foie offrait sur sa surface duodénale une coloration jaunâtre. La vessie présentait une coloration brunâtre; cet organe était tout à la fois racorni, ramassé sur lui-même et prodigieusement épaissi; sa surface interne était complétement tapissée par des taches noirâtres, espèces de tubercules fongueux, évidemment formés par du sang extravasé, reposant sur une muqueuse profondément altérée. On remarquait dans les reins les mêmes lésions que sur la surface interne de la vessie, dont ces cavités ne sont que le prolongement.

Après avoir rendu compte de cette première opération, qui eut, dit-il, pour résultat de faire naître dans son esprit et dans celui de ses collègues de graves présomptions d'empoisonnement, M. Arreat, l'un des trois médecins commis pour cette expertise (1), parle des diverses expériences aux-

____

(1) Les deux autres médecins appelés avec M. Arreat étaient MM. Boussot, médecin à Lauris, et Michel, médecin à Villelaure.

quelles il s'est livré sur les organes digestifs de J. B. et les matières qu'ils contenaient, lesquels avaient été mis de côté lors de l'autopsie. Il déclare que les intestins grêles n'ont présenté à leur surface aucune trace appréciable de poudre de cantharides; mais il était évident qu'ils avaient été, pendant la vie, le siége d'une violente inflammation. L'estomac laissait apercevoir çà et là, à l'œil nu, une multitude de paillettes ayant tous les caractères physiques de la poudre de cantharides appliquée sur la surface de la muqueuse ou incrustée dans sa substance. La membrane muqueuse de ce viscère se trouvait, sur toute son étendue, dans un état de phlogose très-intense, voisin de la gangrène. Le duodénum était d'une teinte rougeâtre tirant un peu sur le jaune. L'extrémité inférieure de la muqueuse était d'un rouge plus intense que la supérieure, et paraissait avoir été le siége d'une hémorrhagie pendant la vie du malade. Trois paillettes de cantharides y apparaissaient à l'œil nu.

Arrivant à l'ouverture du rectum, M. Arreat établit qu'il ne faut plus parler de lésion, qu'il ne faut plus chercher des paillettes de cantharides; qu'il est inutile également de s'appliquer à reconnaître et à distinguer la membrane muqueuse de cet organe, parce qu'elle n'existe plus, ou que si elle existe, elle est transformée en une bouillie purulente qui recouvre sa tunique musculeuse, présentant l'aspect d'un immense vésicatoire sur lequel on aurait volontairement laissé accumuler le pus pendant plusieurs jours. C'est pour la première fois, ajoute-t-il, que dans des recherches nécroscopiques on a vu un semblable exemple de désorganisation, et nous avons vivement regretté, mes collègues et moi, de ne connaître aucun procédé de conservation capable de traduire ultérieurement l'état pathologique de cette pièce aux regards et aux observations des hommes de l'art; car il est impossible de s'en faire une idée précise sans l'avoir vue.

L'expert parle ensuite des manipulations opérées sur les excréments, qu'ils ont eu soin de soumettre à la filtration avant de les examiner, afin de les priver plus promptement de l'alcool dont ils étaient imbibés. Après avoir été desséchées en partie au soleil, ces matières ont été étendues uniformément sur des plaques de verre, selon la méthode indiquée par les auteurs de toxicologie. Douze vitres de 2 décimètres carrés de surface ont été ainsi enduites, et il est résulté de cette préparation qu'il existait dans ces matières un nombre considérable de paillettes de cantharides, qu'il est très-facile d'apercevoir à l'œil nu, tant au-dessus de la surface de l'endroit qu'au-dessous.

Le témoin fait observer qu'ils ont regretté, ses collègues et lui, d'avoir eu recours à la pratique qui vient d'être indiquée, attendu qu'elle leur a donné des résultats moins avantageux que celle qui aurait consisté à soumettre purement et simplement les crottins entiers à la dessiccation, après les avoir désinfectés, et à multiplier ensuite leurs cassures. Il ajoute que deux ou trois fragments de crottins non délayés et soumis à la dessiccation ont été conservés par eux parmi les pièces de conviction, et qu'il sera facile à la cour et au jury de se convaincre combien cette dernière manière de procéder est supérieure à la première.

De tous les faits ci-dessus, M. Arreat croit pouvoir conclure :

1° Que J. B. est mort empoisonné par de la poudre de cantharides ;

2° Que cet empoisonnement a eu lieu, au moins douze ou quinze jours, mais peut-être un mois et plus, avant la mort ;

3° Qu'une intoxication violente et graduée a dû être employée, de vingt-quatre à quarante-huit heures avant la mort, dans un but criminel ;

4° Que les cantharides dont il a été retrouvé de si nombreux fragments, tant dans le cadavre de J. B. que dans la maison de sa veuve, ont dû être pulvérisées et préparées par une main étrangère à l'art du droguiste et à la science du pharmacien ;

5° Qu'on peut évaluer à 2 grammes au moins la dose administrée peu de jours avant la mort ;

6° Que J. B. a dû éprouver, sous l'influence de ces intoxications répétées et progressives, et pendant le temps qui s'est écoulé depuis le commencement de sa maladie jusqu'à sa mort, une constipation opiniâtre, des constrictions effrayantes, avec un sentiment de brûlure à la gorge et au fondement ;

7° Que si un ou plusieurs de ces phénomènes et des lésions pathologiques observées ont réellement manqué chez le patient, on doit attribuer leur absence non point à l'insuffisance de la matière toxique administrée, mais bien plutôt à l'exagération des doses.

MM. Seymard et Colignon, pharmaciens à Apt, ont examiné, sur la réquisition de M. le juge d'instruction, une seringue en étain ayant servi à J. B. pendant sa dernière maladie. Ils déclarent avoir trouvé, dans les diverses parties de cet instrument, des parcelles brillantes et verdâtres qui peuvent appartenir à des fragments de cantharides grossièrement brisées plutôt que pilées. Ces matières ont été recueillies par eux et déposées dans un tube de verre, qui est placé sous les yeux de MM. les jurés.

M. Seymard ajoute, sur l'interpellation de l'un des défenseurs, que si l'analyse chimique de la cantharide peut amener la découverte de la cantharidine, lorsqu'elle est faite immédiatement après la mort, il n'en est pas de même lorsque cette analyse n'est faite que plusieurs jours après, à cause de la décomposition de la substance qui compose cet insecte. Il fournit à cette occasion des explications pleines d'intérêt sur les propriétés vésicantes de la cantharide (1).

Dans cette affaire, la défense avait appelé à son aide M. le Dr Bernard, docteur en médecine à Apt. Comme cela arrive toujours, ce praticien avait à combattre le rapport des experts commis par la justice.

Le témoin présente à ce sujet de longues observations critiques ; il signale dans les opérations des experts, diverses lacunes qui lui paraissent avoir une importance sérieuse dans la cause ; les lésions existant sur le cadavre ne lui paraissent pas avoir été suffisamment décrites ; l'état de putréfaction

____

(1) La réponse de M. Seymard mériterait qu'on fit quelques expériences sur la poudre de cantharides placée dans les mêmes circonstances. Selon nous, cette poudre perd de la cantharidine, mais on pourrait encore en obtenir.

du cadavre rendait d'ailleurs, d'après lui, les recherches très-difficiles, une partie des organes se trouvant déjà complétement dénaturée, et il était dès lors impossible de tirer des faits observés aucune conclusion absolue. M. Bernard estime, d'après toutes ces considérations, que les causes de la mort de J. B. doivent être considérées comme douteuses, et que les premiers médecins ont eu tort d'affirmer dans leur rapport que cette mort devait être certainement attribuée à l'action des cantharides.

MM. Arreat, Michel, et Boussot, sont rappelés après cette déposition, et une discussion des plus animées s'engage entre eux et M. Bernard. M. Arcat prend le premier la parole, et démontre, par une citation du *Traité de toxicologie* de M. Orfila, que les expériences auxquelles il s'est livré, avec ses collègues, sur les intestins de J. B., ont été aussi complètes qu'elles pouvaient l'être, et qu'il était *parfaitement inutile dans ce cas de recourir à l'analyse chimique pour extraire la cantharidine des matières trouvées dans le cadavre, des parcelles de cantharides se présentant à l'œil nu, tellement nombreuses et avec des caractères tels, qu'il était impossible que l'œil le moins exercé pût s'y méprendre.* Il ajoute que toute l'argumentation de son collègue repose sur une erreur matérielle, et qu'il suffira d'une nouvelle lecture du rapport dressé par lui et ses collègues pour répondre à toutes les observations qui lui ont été faites.

M. le procureur de la République donne en effet une nouvelle lecture du rapport dressé par les experts à la suite de l'autopsie, et il en résulte que l'état de putréfaction du cadavre était bien moins avancé que ne l'a prétendu M. Bernard. A part quelques organes peu importants, le cadavre de J. B. était parfaitement conservé au moment de l'exhumation.

Cette lecture terminée, MM. les experts sont interpellés de nouveau par M. le président, et déclarent persister de plus fort dans leurs premières conclusions.

L'accusée a été condamnée aux travaux forcés à perpétuité. (*Journ. de chimie médicale*, novembre 1850.)

DES MOULES.

Il est parfaitement constaté que plusieurs individus ont éprouvé des accidents graves après avoir mangé des moules ; ces accidents ont quelquefois été suivis de la mort. Cette vérité sera mise hors de doute par les faits suivants.

Observation Ire. — Mademoiselle ***, âgée de seize ans, fort bien constituée, ne se trouvant point alors à une époque critique, mangea cinq ou six moules que l'on venait de faire cuire, et qui n'étaient pas encore apprêtées. Elle éprouva immédiatement après un étouffement très-violent qui allait en augmentant ; la face se gonfla, tout le corps se couvrit de plaques blanchâtres très-volumineuses et très-saillantes ; la malade éprouva des angoisses, transpira un peu, eut un larmoiement pénible. On lui administra quelques tasses d'eau sucrée, et quelque temps après on lui fit prendre par cuillerées 8 gr. d'éther dans 60 gr. d'eau de menthe. Les premières doses de ce mélange étaient à peine avalées, que les pustules s'affaissèrent et les autres accidents disparurent. Quelques tasses d'une infusion de feuilles d'oranger firent cesser aisément la fatigue et l'agitation qui avaient été la suite de cette indisposition. Un léger rhume dont cette demoiselle était affectée avant cet accident s'est trouvé entièrement dissipé. Le père de cette jeune personne n'éprouva aucune incommodité après avoir mangé une grande quantité de ces moules. Montègre, à qui j'ai emprunté cette observation, annonce qu'un événement semblable a eu lieu récemment dans son voisinage (1).

Observation II. — Le docteur Charlet rapporte le fait suivant : « Madame G..., âgée de quarante ans, d'un tempérament sanguin et lymphatique, jouissait d'une parfaite santé. Elle mangea des moules à dîner. Deux heures après, étant au spectacle, elle prit quelques portions d'orange, et éprouva aussitôt des frissons irréguliers, une douleur à l'épigastre, avec oppression et difficulté de respirer, inquiétudes générales ; la face devint rouge et gonflée ; l'étouffement fut en augmentant, au point que la malade ne pouvait se coucher à son retour chez elle ; à ces symptômes, se joignirent des démangeaisons très-vives et un enchifrènement subit et intense. M. Charlet prescrivit des sinapismes aux jambes et une fumigation tiède dans laquelle on mit, à plusieurs reprises, 12 gr. d'éther sulfurique, dont on dirigea les vapeurs dans la bouche et dans les fosses nasales au moyen d'un entonnoir. Bientôt la face pâlit, et les autres accidents se calmèrent. Au bout d'un quart d'heure, la malade s'endormit, et ne ressentit qu'un peu de fatigue les deux jours suivants. » (*Gazette de santé* du 21 mars 1813.)

On pourra encore voir, dans le cahier du 11 avril 1813 du même journal, deux exemples de cet empoisonnement, dont un a été guéri par M. Demangeon, et l'autre par un pharmacien.

Observation III. — « Le 18 septembre dernier, madame ***, âgée de trente ans, d'une santé délicate, mais alors bien portante, mangea à son dîner, avec d'autres aliments, environ dix moules, faisant partie d'un plat de coquillage accommodé à la poulette. Environ une heure après le repas, elle éprouva une gêne de la respiration, léger mal de tête, éternumens fréquents, expectoration et excrétion abondante du mucus des narines, en apparence tous les symptômes d'un violent rhume qui aurait marché avec une rapidité extrême. Bientôt, tous les symptômes croissant, la poitrine se remplit, et la respiration devint stertoreuse : alors les paupières supérieures seules commencent à se tuméfier, une démangeaison très-vive se fait sentir par tout le corps, et il se manifeste sur quelques parties, et notamment aux épaules, une éruption vésiculeuse semblable à celle que produit la piqûre des orties. La gêne de la respiration n'en allait pas moins en augmentant, et la tuméfaction des paupières supérieures croissait à vue d'œil. Au

____

(1) *Gazette de santé*, 1er mars 1812, p. 51.

bout de dix minutes, l'éruption disparaît, et des spasmes convulsifs s'emparent de la poitrine, au point de rendre la suffocation imminente. Il est remarquable que l'empêchement de la respiration avait surtout lieu dans le mouvement d'expiration, qui se faisait convulsivement et avec des douleurs atroces. Les angoisses, toujours croissantes, étaient telles, une heure après l'invasion des accidents, que la malade, près d'expirer, s'accrochait avec violence à tout ce qui l'entourait pour chercher quelques secours. M. le Dr Dulong administra une très-forte dose d'éther. A l'instant même, tous les symptômes se calmèrent comme par enchantement; la tuméfaction des paupières supérieures, qui avait persisté, alla en augmentant jusqu'au soir, au point d'empêcher la vision. Les paupières inférieures ne se tuméfièrent que le lendemain, et trois ou quatre jours après, la malade n'offrait qu'un état notable d'amaigrissement.» Il n'y a eu ni vomissements ni indigestion chez la personne qui fait le sujet de cette observation; elle n'était point à l'époque de ses évacuations menstruelles (1).

OBSERVATION IV. — Fodéré dit, dans son ouvrage sur la médecine légale, avoir fait l'ouverture du cadavre d'un homme qui mourut deux jours après avoir mangé des moules, et qui avait éprouvé des nausées, des vomissements, et le ténesme. Son pouls avait été petit, serré, et précipité; l'estomac et les intestins étaient légèrement phlogosés; il y avait aussi plusieurs lésions dans d'autres organes, mais elles dépendaient de maladies antécédentes (2).

OBSERVATION V. — Deux enfants, l'un âgé de neuf ans, l'autre de quatorze, mangèrent, le 1er juillet 1814, des moules corrompues. Le jour suivant, ils vomirent. Le lendemain, ils éprouvèrent beaucoup de difficulté à respirer, des tranchées, une soif intense; l'abdomen et la face se tuméfièrent; la peau se couvrit d'une éruption comme urticaire, accompagnée d'une démangeaison insupportable; ils continuaient à vomir des matières fluides, d'un vert obscur. Le plus jeune d'entre eux eut du délire, et fut plongé dans un état comateux; des contorsions convulsives se manifestèrent dans tout le corps et durèrent jusqu'au jour suivant, qu'il expira. Le 4 juillet, l'aîné offrait des symptômes fâcheux : son visage était d'un pâle cendré, les pupilles très-dilatées, la respiration difficile; il avait une soif inextinguible, des nausées et des tranchées; les extrémités étaient froides, le pouls fréquent et petit; il y avait des soubresauts des tendons. On administra vainement des évacuants : il périt quelques heures après. Il n'y avait presque point eu de déjections alvines chez ces deux individus (3).

OBSERVATION VI. — Le capitaine Vancouver, dans son voyage à la côte d'Amérique, dit avoir vu un de ses matelots périr dans un état d'assoupissement après avoir mangé des moules. Deux autres individus de l'équipage,

---

(1) *Gazette de santé*, 1er octobre 1812.
(2) Tome IV, p. 85.
(3) *An account of two cases of death from eating mussel, by George man Burrows*; London, 1815.

qui avaient mangé du même mets, se rétablirent après plusieurs jours, à l'aide d'une grande quantité d'eau chaude, qui excita le vomissement (1).

On peut lire encore un grand nombre d'observations du même genre dans le n° d'avril 1851 des *Annales d'hygiène et de médecine légale* (mémoire de MM. Chevalier et Duchesne).

Quelle est la cause des accidents produits par les moules et par les divers poissons venimeux? On a émis plusieurs opinions à ce sujet.

1° On a prétendu qu'ils dépendaient d'une *altération morbide* de ces animaux, et, dans ce cas, on a fait résider le venin tantôt dans toutes les parties de l'animal, tantôt dans un de ses organes. M. Burrows, dans son excellent mémoire sur les poissons venimeux, a rassemblé une multitude de faits curieux qui attestent, d'après les autorités de Quieros, Forster, Thomas, Clarke, Chisholm, Quarrier, etc., qu'on a mangé, sans aucun inconvénient, certains poissons frais qui ne paraissaient pas malades; mais que le lendemain ces mêmes poissons étaient très-vénéneux, quoiqu'ils eussent été salés. Il pense en conséquence que leurs effets délétères doivent être attribués à une altération particulière des fluides sécrétés et des fonctions de ces animaux; altération qui les dispose singulièrement à une prompte putréfaction. Leur venin, ajoute-t-il, est plus actif après l'anéantissement des forces vitales. Il combat d'ailleurs avec succès l'opinion de ceux qui font résider le venin dans une seule partie de l'animal, comme la peau, l'estomac, le canal intestinal, la vésicule du fiel et le foie.

2° On a cru que les propriétés vénéneuses de ces mollusques et des poissons vénéneux tenaient essentiellement *aux substances dont ils se nourrissaient;* ainsi on a tour à tour accusé la pomme du mancenillier (*hippomane mancinella*), des plantes marines narcotiques, telles que la *corallina opuntia,* des crabes, de petites étoiles marines, le frai que ces animaux renferment à certaines époques, la couperose verte (sulfate de fer), les préparations de cuivre, celles de baryte, etc. James Clarke, Chisholm, Beunte, ont principalement soutenu ces opinions. M. Burrows dit avec raison que les premières de ces hypothèses sont dénuées de fondement, qu'il n'y a aucun fait à leur appui, et il se borne en conséquence à examiner la valeur de celles qui font résider les propriétés délétères dans une substance minérale; le sulfate de fer, dit-il, est trop peu nuisible pour qu'on puisse le regarder comme la cause des accidents développés par ces animaux; quant aux préparations cuivreuses, comment concevoir leur introduction dans le corps de ces mollusques? Sans doute après leur dissolution dans l'eau : or les ana-

______

(1) Vancouver's, *Voyage of discovery,* vol. II, p. 286.

lyses de l'eau de la mer, faites dans différents lieux, n'y ont jamais démontré un atome de ce métal. D'ailleurs ces animaux ne seraient-ils pas tués après l'ingestion d'une préparation cuivreuse (1)? Et combien de fois n'a-t-on pas vu du poisson péché dans des eaux basses, près de la terre, où l'on ne pouvait pas découvrir un atome de cuivre, produire des accidents?

M. Bouchardat, dans une note insérée dans le tome XV des *Annales d'hygiène*, dit : « Il résulte de ces faits que les moules peuvent naturellement contenir une quantité de cuivre assez grande pour empoisonner. »

Cette opinion, combattue par quelques auteurs, n'est pas admise non plus par MM. Chevallier et Duchesne, qui, ayant cherché le cuivre dans les moules, n'en ont point trouvé ou bien n'en ont décelé que des quantités insignifiantes.

3° On a aussi pensé que les effets des moules dépendaient d'une *disposition particulière de l'estomac* (idiosyncrasie); telle a été l'opinion de plusieurs savants recommandables, et en particulier de mon honorable ami feu Edwards. Voici les faits sur lesquels il appuyait son opinion.

A. Un individu qui jouissait d'ailleurs d'une bonne santé, et qui avait eu des indigestions, chaque fois qu'il avait mangé des goujons, mangea d'un pâté dans lequel il y avait des boulettes faites principalement de chair de goujon : il les trouva excellentes, sans savoir ce qu'il avait mangé; mais, deux ou trois heures après, il éprouva du malaise à l'estomac, des nausées suivies de vomissements, et quelques autres accidents. La constance des effets nuisibles de cet aliment l'obligea d'y renoncer. Cette aversion particulière de l'estomac, sans que le goût y participe, peut naître inopinément pour un aliment dont on a constamment fait usage auparavant sans aucune espèce d'inconvénient.

B. Mme S*** avait toujours mangé de la truite, sans avoir été incommodée; rien n'avait sensiblement affecté sa santé, lorsqu'elle fut atteinte d'une forte indigestion, suivie de vomissements, après avoir mangé de ce poisson à dîner. Elle ne pouvait l'attribuer qu'à l'état accidentel de son estomac, qui ne pouvait ce jour-là supporter un aliment aussi sain; mais depuis cette époque, la plus petite quantité a constamment suffi pour produire une indigestion accompagnée de nausées et de vomissements. Ne songeant pas à l'affinité qu'il y a entre ce poisson et le saumon, elle croyait pouvoir en manger comme auparavant, mais elle en éprouva les mêmes effets que de la truite.

C. Un jeune homme qui s'était un peu affaibli par la débauche, soupçonnant que sa mère, qui était veuve, avait le projet de se remarier, en

______

(1) On est loin d'entendre que les animaux qui s'attachent au cuivre qui recouvre extérieurement les vaisseaux, et qui contient du vert-de-gris, ne soient pas nuisibles par la quantité de poison qui est appliqué à leur surface.

était vivement affecté. Un jour qu'il dînait avec la personne qui était devenue secrètement son beau-père, et qui était l'objet de sa haine, il éprouve une forte émotion pendant tout le temps du repas. Il avait mangé des moules, qui, dans d'autres occasions, ne lui avaient jamais fait de mal, mais qui, dans cette circonstance, lui occasionnèrent du malaise à l'estomac, et, quelque temps après, il eut une forte attaque d'une affection nerveuse qui présentait l'apparence de l'épilepsie : il roidissait ses membres, se tordait les bras; sa bouche écumait, et ses yeux étaient fixes. Cet état dura plusieurs heures; il se renouvela huit ou dix fois dans l'espace de quelques semaines, sans cependant s'étendre plus loin ni avoir aucune suite fâcheuse.

D. Parmi les personnes qui ont été incommodées pour avoir mangé des moules, plusieurs l'ont été à différentes reprises : tantôt elles ont pris cet aliment avec impunité; tantôt elles ont souffert beaucoup pour en avoir fait usage, ce qui correspond parfaitement aux effets que produisent quelquefois d'autres aliments. Edwards a connu des individus qui aimaient tant les moules, qu'ils ne voulaient pas y renoncer, quoiqu'ils en eussent été souvent incommodés : «Ce n'est qu'un mauvais quart d'heure à passer», disaient-ils. Il y en avait un qui passait pour avoir eu trois ou quatre maladies de ce genre, et qui ne s'y exposait pas moins, comptant toujours sur les occasions où il en mangeait sans inconvénient.

E. Une dame ne saurait guère manger une seule moule sans présenter les symptômes qu'on qualifie d'empoisonnement. Une autre a une disposition habituelle de l'estomac qui répugne absolument à l'oseille et aux petites raves, disposition que partage sa fille, et les moules ne leur sont pas contraires. Une autre dame ne peut manger des fraises sans éprouver une violente indigestion. Il en est de même d'une de ses sœurs, lorsqu'elle mange des harengs. Enfin une autre sœur ne peut manger des moules sans qu'elles lui causent du gonflement et des éruptions cutanées.

« Si, jusqu'à ce jour, dit Edwards, il a été impossible de prouver que les moules contiennent un venin nuisible à tous les individus en général, et que, d'une autre part, ces aliments ne produisent que des effets communs à plusieurs fruits et à des poissons, il est plus rationnel de les faire dépendre d'une disposition particulière de l'estomac, disposition qui peut se développer tout à coup, persister, ou cesser au bout de quelque temps. »

4° Suivant Lamouroux, les qualités délétères des moules pourraient peut-être dépendre *d'une écume jaunâtre, d'une matière que l'on appelle crasse, et qui se trouve dans la mer.* En attendant que cette opinion soit appuyée d'expériences directes qui la mettent à l'abri de toute objection, je crois devoir transcrire les détails que ce savant naturaliste a bien voulu me communiquer.

« J'ignore entièrement, dit-il, à quelle cause l'on doit attribuer la qualité délétère que les moules acquièrent à certaines époques de l'année. Dans l'été, sur les côtes du Calvados, on prévient les baigneurs de ne point se mettre dans l'eau quand la mer monte, parce que, d'après les marins, la crasse qu'elle apporte donne la gale. Cette gale se borne à une éruption urticaire plus ou moins forte, suivant l'organisation et l'état des individus.

« Cette crasse de la mer se présente sous forme d'une écume jaunâtre, mince et couvre quelquefois une étendue considérable, principalement lorsque le temps est beau et que le calme règne sur l'horizon. Si la mer est houleuse, cette écume, au lieu de s'apercevoir à deux ou trois cents pas du bord de l'eau, couvre la dernière vague qui vient mourir sur le rivage, et se dépose sur les corps que cette vague laisse à découvert en se retirant, pour revenir, une ou plusieurs secondes après, en s'avançant un peu plus sur la côte.

« L'expérience a prouvé : 1° que l'éruption urticaire est produite par cette écume jaunâtre; 2° que les liqueurs alcooliques, telles que l'éther, l'alcool et les eaux-de-vie, la guérissent presque instantanément; 3° que les moules que l'on pêche au large, que celles que la mer ne découvre qu'à l'époque des grandes marées, que celles qui ne restent à découvert que quelques instants, enfin que celles qui se trouvent sur les rochers exposés à des courants plus ou moins forts, ne sont jamais malfaisantes. D'après ces faits, ne serait-il pas possible que cette matière, cette écume jaunâtre fut la cause des qualités malfaisantes des moules qui, restant longtemps exposées à l'action de l'air, de la lumière et de la chaleur, se dessèchent, souffrent et reçoivent avec avidité la première eau que la marée leur apporte? Cette eau, produite par la première vague, est couverte de l'écume jaunâtre ; l'animal la reçoit dans sa coquille, la garde, et lorsque le pêcheur arrache la moule du rocher, elle s'y trouve encore. L'individu qui s'en nourrit doit éprouver dans l'estomac une irritation analogue à celle que cette écume produit sur la peau, et que l'on peut guérir par les mêmes moyens.

« Si l'eau est agitée par des courants, ou si la lame se brise contre les rochers, la moule reste fermée jusqu'à ce que l'épaisseur de la couche d'eau diminue ou détruise le mouvement des vagues; aussi ne trouve-t-on des moules malfaisantes que sur les côtes doucement inclinées et où les vagues s'étendent lentement sur la plage sans se briser et se réduire en écume.

« J'ignore encore quelle est la nature de cette matière écumeuse, de cette crasse de la mer. Je l'étudierai l'été prochain avec le microscope. Je ne serais pas étonné de la trouver composée de petites méduses, analogues à celles qui rendent la mer phosphorique à certaines époques de l'année, et dont la quantité peut difficilement s'imaginer.» (Lettre de Lamouroux, du 5 janvier 1818.)

5° M. Breumié a pensé que les accidents produits par les moules délétères devaient être attribués *à de petites étoiles de mer qui y pénètrent* ou qui s'y développent plus particulièrement dans certaines saisons de l'année. Les faits sur lesquels il fonde cette opinion sont les suivants: 1° Un chien assez robuste périt après avoir éprouvé des symptômes graves, pour avoir avalé trois de ces étoiles de mer *crues*. 2° Des accidents analogues, mais moins intenses, se manifestaient après l'ingestion de ces mêmes étoiles *cuites*, et il suffisait pour les calmer d'administrer du vinaigre aux animaux. 3° Les symptômes occasionnés par les moules se dissipent aussitôt que les petits animaux dont il s'agit sont expulsés par les matières vomies. Relativement à l'époque de l'année où les moules sont plus dangereuses, M. Breumié assure que, s'étant transporté sur les bords de la mer en été, il vit avec surprise qu'il n'y avait pas un de ces mollusques où l'on ne trouvât au moins une étoile, ce que l'on n'observe pas à d'autres époques de l'année.

Les expériences de M. Breumié ont depuis été répétées par M. Durondeau, qui est arrivé aux mêmes résultats.

On voit par ce qui précède combien il est difficile d'assigner la véritable cause des accidents produits par les moules ; je pense toutefois qu'il y a lieu d'accorder une certaine importance à l'opinion d'Edwards (voy. p. 203).

Symptômes et lésions de tissu produits par les moules (voy. p. 199).

Traitement de l'empoisonnement par les moules.

Le médecin appelé pour un cas de ce genre administrera un émétique, un purgatif ou un éméto-cathartique, suivant le temps qui s'est écoulé depuis l'ingestion de la substance délétère ; par ce moyen, il en déterminera l'expulsion, sans laquelle les symptômes deviendraient plus intenses et pourraient se terminer par la mort. Alors on fera prendre des morceaux de sucre contenant 10, 15, 20 ou 25 gouttes d'éther sulfurique, quelques cuillerées d'une potion antispasmodique, et on donnera pour boisson ordinaire de l'eau vinaigrée. On a proposé aussi de prescrire du thé très-chaud avec quelques cuillerées d'huile d'amandes douces. Dans les cas où il se manifesterait des symptômes d'inflammation dans le bas ventre, il faudrait les combattre par les moyens antiphlogistiques. Tels sont les préceptes qui découlent des observations faites jusqu'à ce jour. Il faut espérer que les savants voyageurs qui parcourent les pays où les occasions de voir des empoisonnements de cette nature sont fréquentes chercheront à déterminer quelle est la nature intime du poison de ces animaux, et les moyens capables de le détruire ou de s'opposer à ses effets.

DES HUITRES.

On peut lire dans le mémoire de MM. Chévallier et Duchesne plusieurs cas d'empoisonnement par les huîtres; on verra qu'il existe une grande analogie entre les accidents occasionnés par ces mollusques et ceux que déterminent les moules. « Les faits curieux révélés par l'analyse chimique et la présence certaine du cuivre dans des huîtres prises sur des doublages en cuivre, disent ces messieurs, peuvent peut-être, jusqu'à un certain point, donner la raison des accidents éprouvés par diverses personnes, et doivent, en tous cas, engager à s'abstenir des huîtres pêchées dans de telles conditions, ce qui est une rare exception; mais il faut nécessairement, et dans des cas beaucoup plus nombreux, admettre qu'il peut arriver des accidents avec des huîtres pêchées dans des localités où *il est impossible d'admettre la présence du cuivre; et d'ailleurs*, ce qui nous force de conclure ainsi, ce sont les faits d'abord, et puis l'analyse d'huîtres qui avaient produit des accidents et qui n'a pas fourni la moindre trace de cuivre.» (*Annales d'hygiène, avril 1851.*)

Le traitement à suivre dans cet empoisonnement est à peu près le même que celui qui a été indiqué pour les moules (voy. p. 206). Il importe de s'abtenir de l'usage des huîtres pendant les fortes chaleurs.

DES CRUSTACÉS.

Les exemples d'empoisonnement par les crustacés habituellement employés comme aliment sont excessivement rares; cependant on rapporte que les *écrevisses*, les *crabes*, la *langouste*, etc., ont quelquefois occasionné des accidents qui tenaient surtout à la difficulté avec laquelle ces animaux avaient été digérés.

DES POISSONS QUI PEUVENT PRODUIRE DES ACCIDENTS GRAVES LORSQU'ILS SONT INTRODUITS DANS L'ESTOMAC.

Du clupé cailleux-tassart (clupæa thrissa de Linnæus, yellow bild des Anglais) (1). — OBSERVATION. — Un nègre des États du Grand-Mogol mangea de ce poisson; à peine l'eut-il avalé, qu'il éprouva des convulsions horribles et mourut une demi-heure après. L'estomac et l'œsophage étaient très-enflammés.

---

(1) Voy. le mémoire du Dr Chisholm, dans *Edinburgh medical and surgical Journal*, october 1808, t. IV.

Dans le cas où l'action de ce poison est moins violente, il détermine une démangeaison par tout le corps, des coliques terribles, une contraction et une chaleur poignante à l'œsophage, des nausées, une grande chaleur à la peau, l'accélération du pouls, des vertiges, la perte de la vue, des sueurs froides, l'insensibilité et la mort. L'action de ce poison est tellement rapide que l'on a souvent vu à *Saint-Eustache* des individus qui expiraient pendant qu'ils en mangeaient encore; il paraît cependant que sa qualité vénéneuse dépend beaucoup du climat, puisqu'on le mange impunément à Puerto-Rico.

Coracinus fuscus major (*grany snapper* des Anglais). — Ce poisson affecte principalement les intestins, et occasionne un *choléra-morbus* accompagné de douleurs effroyables; il produit aussi une démangeaison à la surface du corps, dont il détermine quelquefois, mais très-rarement, la dénudation, et l'épiderme tombe, comme dans quelques espèces de lèpre. Ses effets durent très-longtemps, et il en résulte une maladie chronique caractérisée par la faiblesse et la paralysie des membres abdominaux, l'obscurcissement de la vue et la dureté de l'ouïe.

OBSERVATION. — Plusieurs individus mangèrent de ce poisson en 1786, et éprouvèrent les symptômes ci-dessus mentionnés; un d'entre eux offrit des phénomènes remarquables. Cet homme avait, depuis deux ans, un ulcère à la jambe qui avait résisté à tous les moyens curatifs que l'on avait mis en usage : au moment où il mangea le poisson dont je fais l'histoire, on était décidé à pratiquer l'amputation du membre, opération que l'on jugeait indispensable pour la conservation de l'individu. Peu d'instants après avoir avalé ce poison, il éprouva les symptômes dont j'ai parlé; mais, au bout de deux jours, la suppuration fut plus abondante, le pus fut plus épais et d'une meilleure couleur; toute la surface de la peau se couvrit de taches qui creusaient, et desquelles s'écoulait abondamment une substance d'une couleur blanche, épaisse et comme caillée. Cette sécrétion ne cessa qu'au bout de six semaines : alors l'ulcère marcha vers la guérison, et l'individu fut entièrement rétabli quelques semaines après, sans que l'on eût employé d'autres moyens.

Le *sparus pargos* de Forster (*porgee* des Anglais) produit des effets analogues à ceux du *coracinus*, mais ils sont beaucoup moindres dans les Indes occidentales.

Daurade ou *dofin* (*coryphæna cæruleo varie splendens*, *cauda bifurca*; *coryphæna hippurus* de Lacépède, *dolphin* des Anglais). — OBSERVATION. — Chisholm dit que ce poisson détermina chez un individu de l'île de Grenade un violent mal de tête, des nausées, une éruption de taches larges d'une couleur vermeille, une démangeaison insupportable, et un resserrement de la poitrine; ces symptômes cédèrent à un simple traitement.

Congre (*muræna major subolivacea, conger-eel* des Anglais). — Observation. — Dans le mois d'avril 1791, plusieurs individus de l'île de Grenade mangèrent de ce poisson. La nuit suivante, ils éprouvèrent des tranchées, le *choléra-morbus*, une sensation particulière dans les membres abdominaux, que l'on pourrait désigner sous le nom de *tiraillements convulsifs*. Un enfant qui en avait aussi mangé eut des défaillances. Les nègres souffrirent plus que les blancs : ils éprouvèrent tous un goût cuivreux et une sensation dans l'œsophage, comme s'il eût été excorié. Ces symptômes persistèrent pendant quinze jours chez les nègres et se terminèrent par la paralysie des extrémités inférieures. Un de ces individus eut une paralysie générale de tout un côté. Chez l'enfant, il se manifesta une éruption très-étendue dans le cuir chevelu, qui répandait une odeur fort désagréable. Ils furent tous rétablis, après avoir souffert pendant plusieurs mois.

Scombre (*scomber maximus, king fish* des Anglais). — Ce poisson, principalement la variété désignée sous le nom de *bastar king fish*, a déterminé quelquefois le *choléra-morbus* et une éruption de couleur rouge.

Dans ses recherches sur les poissons et les crustacés toxicophores, lues à l'Académie des sciences en 1819, M. Moreau de Jonnès range encore parmi les poissons venimeux le *diodon orbicularis*, poisson armé ; le *tetrodon mala*', la lune ; le *balistes veluta*, la vieille ; le *balistes monoceros*, la petite vieille ; l'*esox marginata*, la grande orphie ; le *sphyræna becuna*, la bécune ; les *sparus psittacus* et *erythrinus* et le *scomber carangus*. Parmi les crustacés toxicophores, on remarque le *cancer ruticola*, le toulouroux, et le *cancer bernhardus*, le soldat. Les symptômes déterminés par ces animaux sont des douleurs d'estomac et d'entrailles, d'abord faibles et intermittentes, puis continues, et progressivement violentes et même atroces, des nausées suivies de vomissements répétés, des éblouissements et des vertiges, un état spasmodique et même convulsif, un abattement ou plutôt une prostration de forces succédant aux douleurs spasmodiques de l'estomac, et présentant, sous l'aspect du coma, la crise finale de la maladie. On observe aussi quelquefois une inflammation de la peau semblable à l'éruption miliaire, accompagnée d'un sentiment de douleur brûlante, et suivie de desquamation de l'épiderme et de dépilation (1).

Observations, par le Dr Galiay de Tarbes. — Plusieurs ménages d'une même famille, dit l'auteur, s'étaient réunis à l'occasion d'un mariage célé-

---

(1) On lit dans le *Journal universel* que plusieurs vignerons de Saint-Privé (près Orléans) furent très-malades pour avoir mangé une anguille qu'ils avaient pêchée dans un fossé *très-bourbeux* ; des chiens et des chats, qui mangèrent les débris de l'animal, périrent le jour même ou le lendemain.

II.   14

bré depuis peu : ils étaient huit à table, tous en parfaite santé. Le thon qu'ils mangèrent parut à plusieurs d'entre eux avoir quelque chose d'insolite au goût ; ils en éprouvèrent tous les mêmes accidents, quoiqu'à des degrés divers, à l'exception de deux personnes qui avaient pris du café aussitôt après le repas (1).

Le premier de tous les symptômes, celui qui ne manqua jamais, fut une irritation instantanée de la bouche, accompagnée de petites phlyctènes chez les uns, du gonflement des gencives et des lèvres chez d'autres, et souvent d'une rougeur très-foncée de ces parties, et quelquefois aussi de la langue. Les phlyctènes étaient passagères. Venait ensuite la rougeur de toute la figure, des yeux et des oreilles, rougeur allant quelquefois jusqu'à la teinte de pourpre. Presque aussitôt venait une céphalalgie, toujours forte, occasionnant parfois des vertiges, des tintements d'oreille. Cette céphalalgie, qui était ordinairement très-longue, avait cependant des alternatives de décroissement et de recrudescence. Il apparaissait ensuite des éruptions urticaires, se montrant au cou et sur la poitrine, plus tard sur les diverses parties du corps, et excitant une inquiétante démangeaison.

Tous ces malades se disaient parfaitement exempts d'indigestion.

Un chien et un chat qui avaient mangé de ce thon en furent gravement incommodés : ils eurent des vomissements et de nombreuses évacuations alvines.

Avant l'arrivée du médecin, ces malades avaient fait usage de plusieurs boissons de fantaisie ; mais aucune ne s'était montrée aussi favorable que l'eau fraîche ou sucrée. Ils s'étaient très-bien trouvés de la respiration d'un air frais et libre, surtout de l'application de l'eau froide sur la figure et dans la bouche. Deux malades, seulement les plus indisposés, consentirent à prendre un vomitif. L'eau vinaigrée à petites doses produisit un très-bon effet. On l'a aussi recommandée dans l'empoisonnement par les moules. Une seule personne consentit à prendre un lavement à l'oxycrat : elle n'eut qu'à s'en louer.

Dans la même soirée, chez le Dʳ D..., sur cinq personnes qui mangèrent du thon, trois furent incommodées, dont l'une grièvement ; les deux personnes épargnées avaient pris du café. Les symptômes furent les mêmes que ceux précédemment indiqués. Un chat, d'une espèce assez forte, ayant mangé les restes de ce poisson, en fut très-malade.

Les mêmes accidents eurent lieu dans un pensionnat de petits garçons.

Ce ne furent pas là les seuls accidents. Peu de personnes, parmi celles qui firent usage de cet envoi de thon, échappèrent à son influence toxique. Le même jour, des accidents de même nature furent observés à Bayonne ; il n'y a pas jusqu'au thon le plus frais qui n'ait causé des accidents.

L'auteur a remarqué que le café pris le lendemain de ces accidents a beaucoup contribué au rétablissement de la santé. (*Journal de chimie médicale*, année 1846.)

_____

(1) D'après la nature des accidents décrits, on ne peut les attribuer à des cas d'indigestion.

La production du *poison des poissons* est, d'après le docteur Krugelstein, tout à fait analogue à celle du poison qui se développe dans le boudin ; dans l'un et dans l'autre cas, le principe vénéneux résulte de la décomposition putride de la graisse et du sang ; son développement est favorisé par l'action du *fumage* du poisson, à raison de l'huile empyreumatique que renferme la fumée ; dans l'estomac, cette décomposition est hâtée par la chaleur du viscère, et il s'y produit alors un gaz particulier dont la présence se trahit par une odeur *sui generis* et analogue à celle que présente l'haleine des ivrognes. Le degré d'activité de ce poison est en raison inverse de l'activité de la digestion. Les effets de cet empoisonnement ont beaucoup de ressemblance avec ceux de l'intoxication par l'*aqua toffana :* même affaiblissement lent et graduel des forces digestives et vitales, avec conservation parfaite de l'intelligence. Dans le cours de cet empoisonnement, on peut distinguer trois périodes : La *première* se signale par un sentiment de faiblesse générale, des vomissements répétés et de la diarrhée ; on observe en même temps des signes de congestion cérébrale, et une grande sécheresse des cavités nasales et pharyngées. La *deuxième période* se manifeste deux jours environ après l'invasion de la maladie : constipation opiniâtre, suppression de toutes les sécrétions, de la sueur, de la salive, etc. ; la sécrétion urinaire persiste seule ; elle est abondante, et la miction s'accompagne de crampes. Les signes les plus remarquables cependant sont les suivants : amaigrissement général, cessation des pulsations précordiales, toux semblable à celle du croup, paralysie de la paupière supérieure, inertie et immobilité de l'iris, dysphagie. *Troisième période :* les symptômes précédents s'exagèrent graduellement au point de se changer en aphonie complète, en cécité ; les extrémités inférieures se paralysent, les organes respiratoires fonctionnent à peine ; la mort a lieu paisiblement, en général, avant le dixième jour.

La guérison, après cet empoisonnement, est extrêmement lente à s'effectuer. Les cadavres se décomposent rapidement, sans cependant exhaler d'odeur putride.

Quant au traitement, la première indication consiste à administrer les vomitifs, tels que l'ipécacuanha, le vitriol blanc ; la seconde, à débarrasser les intestins à l'aide de mixtures salines oléagineuses et de lavements. Plus tard, on donne comme boisson une solution d'un demi-scrupule de foie de soufre dans un litre d'eau. (*Henke-Siebert's Zeitschr.*, 1848, H. 4.)

Il n'est peut-être pas sans intérêt de rapprocher des renseignements qui précèdent ceux que M. Autenrieth, dans un écrit spécial, a donnés sur l'empoisonnement par les *poissons salés*. Ce genre d'empoisonnement a été principalement observé en Russie, où le commerce de poissons salés forme une branche importante de l'industrie. Cet empoisonnement, qui n'a attiré l'attention que depuis peu de temps, se révèle par des nausées, des vomissements, un sentiment de poids à l'épigastre, et surtout par des phénomènes de narcotisme, tels que vertiges, affaiblissement des perceptions sensoriales, stupeur, perte de connaissance, etc.; enfin la mort arrive. Les autopsies ne démontrent nulle part ni inflammation, ni congestion, ni même aucune autre altération appréciable; les analyses chimiques tentées dans le but de trouver quelque principe vénéneux particulier sont jusqu'à présent restées infructueuses. Ce n'est qu'immédiatement après l'ingestion des poissons qu'on peut compter sur l'efficacité des médicaments (vomitifs); d'antidote, on n'en connaît point. Le principe vénéneux existe surtout dans les poissons salés que l'on mange *crus*, ainsi que c'est l'habitude du pays; ce principe est en général détruit complétement par la coction, mais cela est bien loin d'être constant. En recherchant les causes qui donnent aux poissons salés des propriétés toxiques, M. Autenrieth est arrivé aux conclusions suivantes :

1° Il est probable que beaucoup de poissons renferment déjà un principe vénéneux avant d'être salés.

2° Ce principe peut facilement se développer entre le moment de la pêche et celui où le poisson est soumis aux préparations d'usage. La température très-élevée du sud de la Russie, l'abondance extrême de la pêche, abondance qui est telle, que pour la mer Caspienne seulement elle fournit du travail à plus de deux cent mille hommes, rendent cette supposition très-probable.

3° Il faut admettre un concours de circonstances particulières, encore inconnues, pour expliquer la production d'un principe vénéneux toujours identique avec lui-même, car tout ce qui vient d'être dit ne peut rendre compte que de la *décomposition putride* du poisson.

4° Il n'est aucun genre de poisson dont on puisse dire que le principe toxique s'y développe de préférence; mais les différentes variétés du genre *huso* paraissent avoir donné lieu au plus grand nombre des empoisonnements.

5° L'imperfection des procédés de salaison qui fait que le sel ne pénètre pas suffisamment les tronçons de poissons volumineux, un emballage défectueux et permettant l'accès de l'air, des modes vicieux de conservation, sont autant de circonstances qui hâtent ou déterminent la décomposition.

6° Des analyses chimiques ont démontré, dans certains cas d'empoisonnement par les poissons salés, la présence de l'arsenic, du cuivre et même du mercure en globules; mais c'est là une intoxication accidentelle, n'ayant nul rapport avec celle qui nous occupe.

7° Les qualités du sel de Russie, inférieur à celui de Norvège, de Hollande et d'Angleterre, doivent sans aucun doute être regardées comme la principale cause de la décomposition plus facile et plus prompte du poisson salé en Russie qu'ailleurs.

8° Les empoisonnements dont il est question ici résultent particulièrement de l'usage du poisson pêché dans le midi de la Russie; celui du nord est sujet à un autre genre de corruption, et, quoiqu'il puisse être nuisible, il est rarement vénéneux. (*Preus. medic. Urns-Ztg.*, 1848, n°s 13-14.)

Traitement de l'empoisonnement par les poissons venimeux.

On suit la même marche que pour les moules (voy. p. 206).

Voyez, pour plus de détails, le mémoire de MM. Chevallier et Duchesne dans les *Annales d'hygiène*, n°s d'avril et de juillet 1851.

CLASSE DEUXIÈME.

DES POISONS NARCOTIQUES (1).

On désigne généralement sous le nom de *poisons narcotiques* ceux qui déterminent la stupeur, l'assoupissement, la paralysie ou l'apoplexie, et des mouvements convulsifs, et qui le plus ordinairement n'enflamment pas les parties avec lesquelles ils ont été mis en contact. Confondus pendant longtemps avec les *narcotico-âcres*, ils en diffèrent pourtant beaucoup : ainsi plusieurs de ces derniers non-seulement provoquent une vive excitation du système nerveux, qui n'a rien de commun avec un état comateux, mais développent encore une phlogose plus ou moins intense des tissus sur lesquels ils ont été appliqués; d'autres, à la vérité, n'exercent pas une irritation locale sensible, et pourraient sous ce point de vue être assimilés aux narcotiques, mais ils en diffèrent par l'intensité des accès convulsifs qu'ils occasionnent et surtout par les intervalles lucides qui séparent ces accès les uns des autres; tels sont les strychnos. Au reste, il faut l'avouer, rien n'est difficile comme d'établir des caractères qui distinguent les poisons narcotiques des narcotico-âcres, et de ranger ces poisons dans l'une ou l'autre de ces deux classes, chacun d'eux, si toutefois on en excepte les strychnos, offrant dans son mode

---

(1) Narcotique dérive du mot grec νάρκη, assoupissement.

d'action quelque chose de spécial : aussi serai-je sobre de généralités et m'étendrai-je davantage sur les descriptions particulières.

Symptômes.

Les poisons *narcotiques* donnent le plus souvent lieu à quelques-uns des *symptômes suivants :* engourdissement, pesanteur de tête, somnolence, vertiges, sorte d'ivresse, assoupissement, état comme apoplectique, délire furieux ou gai; douleurs légères d'abord, puis insupportables; cris plaintifs; mouvements convulsifs, partiels ou généraux; faiblesse ou paralysie des membres et en particulier des membres abdominaux, dilatation ou resserrement de la pupille (1), sensibilité dimi

---

(1) La pupille est-elle *nécessairement* dilatée dans l'empoisonnement par les narcotiques ? Telle est la question que M. le président de la cour d'assises de Paris adressa à Chaussier, dans l'affaire Castaing : « Je le pense, » répondit Chaussier; et comme j'avais établi dans ma déposition orale que, dans l'empoisonnement par les narcotiques, la pupille pouvait aussi bien être contractée que dilatée, M. le président fit observer à Chaussier que je n'étais point d'accord avec lui : « C'est fort possible, dit ce professeur; mais j'ai une expérience, et lui il n'en a pas » (*Journal des débats* du 15 nov. 1823). Cette manière *insolite* de résoudre une question importante ne parut satisfaire ni les magistrats, qui avaient besoin d'être éclairés, ni les gens de l'art, qui cherchaient à puiser dans ce procès célèbre des notions propres à les guider dans des cas analogues. Voici ce que l'observation apprend à cet égard : 1° chez tous les malades qui prennent de la morphine pure ou combinée avec les acides, la pupille reste *contractée;* il n'y a que très-peu d'exceptions à cet égard, pourvu que les doses de morphine soient administrées successivement et sans produire de trouble; 2° lorsque la morphine est donnée à forte dose, de manière à occasionner des vomissements, des angoisses, de l'agitation, etc., il y a *autant* de faits où les pupilles sont *contractées* que de faits où elles sont dilatées; on observe même dans ces cas une variété qui se remarque en peu d'instants (Bally, *Mémoire sur l'opium*); 3° administré à des chiens, à des chevaux et à des chats, à des doses capables de les empoisonner, l'acétate de morphine détermine tantôt le resserrement, tantôt la dilatation de la pupille (voy. *Mémoire sur l'acétate de morphine*, par MM. Deguise, Dupuy et Leuret; Paris, 1824); 4° tous les praticiens savent que, dans l'empoisonnement par l'opium, par le laudanum liquide de Sydenham, etc., la pupille est contractée, dilatée, ou dans l'état naturel. Parmi les faits publiés *avant l'affaire Castaing,* qui prouvent que la pupille peut être resserrée, je citerai l'observation consignée dans le *Traité de mat. méd.* d'Alibert, 3e édition, t. II, p. 60, 1814 (voy. p. 255 de ce vol.), et celle du Dr Suchet, imprimée en juin 1823 (voy. p. 257 de ce vol.). Depuis, MM. Ollivier et Marye ont inséré dans les *Arch. gén. de méd.* le fait de ce genre le plus extraordinaire (voy. p. 258 de ce vol.). On lit aussi une observation analogue dans le *Journal général de médecine* (année 1825). Chaussier s'est donc trompé, et s'est mis en opposition avec les faits les mieux avérés, lorsqu'en 1823, à l'occasion d'une accusation d'empoisonnement par l'acétate de morphine, il a voulu établir que les poisons narcotiques devaient *nécessairement* dilater la pupille.

nuée des organes des sens, nausées, vomissements, surtout si la substance narcotique a été appliquée sur la peau ulcérée ou sur le rectum ; pouls fort, plein, fréquent, ou rare ; respiration comme dans l'état naturel ou un peu accélérée.

Les symptômes développés par les poisons de cette classe sont à peu près les mêmes, soit que la substance vénéneuse ait été appliquée sur le tissu cellulaire, soit qu'elle ait été introduite dans l'estomac ou injectée dans les veines, caractères qui les distinguent d'un très-grand nombre de ceux de la classe précédente.

Lésions de tissu.

Pour ce qui concerne les *lésions de tissu*, on ne découvre *en général* aucune altération cadavérique dans le canal digestif des individus qui ont avalé un poison narcotique, si l'empoisonnement a été de courte durée ; et si l'on trouve dans les auteurs des faits contraires à cette assertion, cela dépend de ce que l'on avait administré souvent des substances irritantes capables de produire une inflammation.

Appliqués sur le tissu cellulaire ou sur le derme, les poisons narcotiques produisent une légère irritation, analogue à celle qu'occasionnerait tout autre corps étranger.

Les poumons offrent souvent des lésions semblables à celles dont j'ai parlé en faisant l'histoire des substances irritantes (voyez t. 1, p. 77), et il est assez remarquable que plusieurs des animaux atteints de cette lésion organique n'éprouvent, pendant la vie, aucun phénomène morbide qui puisse la faire soupçonner ; la respiration n'est ni accélérée ni gênée.

Le sang contenu dans les ventricules du cœur et dans les veines est souvent coagulé peu de temps après la mort, assertion qui est entièrement opposée à ce qu'ont avancé plusieurs médecins.

Les vaisseaux veineux qui rampent à la surface ou qui se distribuent au tissu du cerveau et des méninges sont souvent engorgés. Les lésions des autres organes m'ont paru inappréciables.

Action générale des poisons narcotiques.

Les poisons de cette classe n'exercent leur action funeste qu'après avoir été absorbés et portés dans le torrent de la circulation : aussi produisent-ils les mêmes effets, quel que soit le tissu de l'économie animale avec lequel ils aient été mis en contact. La mort est très-prompte dans le cas où ils ont été injectés dans les veines, elle l'est moins lorsqu'ils ont été appliqués sur le tissu cellulaire, enfin elle arrive plus tard quand ils ont été introduits dans l'estomac : peut-être que dans ce dernier cas ils éprouvent de la part des organes digestifs une altération qui diminue leur énergie. Ils affectent le système nerveux ; mais leur action présente, à cet égard, des différences assez notables pour qu'il soit impossible de les décrire d'une manière générale.

Traitement de l'empoisonnement par les narcotiques.

Voyez chacun d'eux en particulier.

DE L'OPIUM ET DE QUELQUES-UNS DES PRINCIPES IMMÉDIATS QU'IL RENFERME.

DE LA MORPHINE, $H^{18} C^{34} Az O^6 2HO$, ET DES SELS DE MORPHINE.

Action sur l'économie animale (1).

Introduite à l'état solide dans l'estomac de l'homme, elle agit comme l'acétate de morphine ; apparemment qu'elle se transforme en un sel soluble, à la faveur des sucs acides qui se trouvent dans ce viscère. Si elle a été administrée à une dose capable de produire du trouble, sans cependant donner lieu à des accidents graves, on remarque les effets suivants : céphalalgie peu durable, qui arrive quelquefois presque immédiatement après l'ingestion ; rêves effrayants, vertiges, affaiblisse-

---

(1) Les expériences que je fis sur les chiens, peu de temps après la découverte de la morphine, me conduisirent à la regarder comme une substance *active et irritante*. Cette manière de voir fut combattue tour à tour par MM. Magendie et Vassal, qui considéraient la morphine comme la partie sédative de l'opium. Vassal pensait en outre que l'acétate de morphine ne peut en général devenir poison que lorsqu'il est donné à haute dose. Il était assez naturel de croire que cette divergence d'opinions, sur une question susceptible d'être résolue par l'expérience, tenait à ce que les expérimentateurs n'avaient pas agi sur la même substance ; et en effet, la morphine, découverte par Sertuerner, celle que j'administrai aux animaux en 1817, contenait une telle proportion de *principe de Derosne* qu'elle fut indiquée par Sertuerner comme étant soluble dans l'éther, tandis qu'elle y est *insoluble* lorsqu'elle est pure. A cette époque, j'annonçai aussi la solubilité de la morphine dans l'huile d'olives, et l'on sait aujourd'hui qu'elle ne s'y dissout point, à moins qu'elle ne soit mêlée à une grande quantité de principe de Derosne. Doit-on s'étonner maintenant si les expériences faites sur la morphine débarrassée de toute matière étrangère diffèrent par leurs résultats de celles qui furent tentées en 1817 sur la même substance mêlée d'une quantité notable de principe de Derosne (narcotine) ?

ment de la vue ; *contraction* de la pupille dans les dix-neuf vingtièmes des cas , à moins que l'action ne soit violente, car alors il y a quelquefois dilatation de la pupille ; soubresauts, commotions violentes, vomissements opiniâtres lorsqu'elle est donnée tout à coup à la dose de 1 à 2 centigrammes. Un individu vomit pendant trois jours sans avoir presque un moment de repos, pour avoir pris 1 centigramme 16 milligrammes d'acétate de morphine. Il y a, dans ces cas, douleurs plus ou moins vives à la région épigastrique ou dans le trajet des intestins ; constipation constante, à laquelle succède quelquefois brusquement de la diarrhée ; le pouls est en général ramené au-dessous de l'état physiologique ; la respiration ne paraît influencée que dans le cas où le malade est atteint d'hémoptysie ; lenteur dans l'émission de l'urine chez l'homme, quelquefois même rétention complète ; démangeaison à la peau , sans sueur. Ce caractère est tellement constant , que le D' Bally ne balance pas à le regarder comme le symptôme le plus important de l'empoisonnement par la morphine : « Je n'oserais pas affirmer, dit-il, qu'un individu qui n'aurait pas éprouvé de la démangeaison à la peau eût été empoisonné par une préparation de morphine. » Le prurit dont il s'agit est assez souvent accompagné de petites élévations arrondies , sans couleur, à peine perceptibles. (Mémoire lu à l'Académie royale de médecine par le D' Bally.)

Les observations plus récentes de MM. Trousseau et Bonnet, qui ont administré les différents sels de morphine à un très-grand nombre d'individus, ne conduisent pas toujours aux mêmes résultats, quoiqu'elles s'accordent souvent avec celles du D' Bally. L'augmentation de la soif, disent-ils, est un des phénomènes qu'on observe le plus constamment à la suite de l'administration des opiacés ; la sécheresse de la bouche et de la gorge accompagne toujours la soif, et quelquefois même il existe en même temps de la gêne dans la déglutition ; les malades n'ont jamais éprouvé l'amertume de la bouche, et cependant ils vomissaient souvent. Cette amertume ne doit donc pas, comme l'a dit M. Bally, être considérée comme l'avant-coureur des vomissements : ceux-ci ont lieu chez plus des deux tiers des malades ; mais on observe encore plus fréquemment des envies de vomir avec un état de malaise et de dégoût pour toute espèce de nourriture , jusqu'à ce que les phénomènes encéphaliques soient dissipés ; car alors *souvent* l'appétit revient avec force. Ces vomissements ne sont pourtant pas la suite, comme l'a dit M. Bally, de l'ingestion de quantités excessivement petites de préparations de morphine. En commençant par 5 milligrammes et en allant jusqu'à 2 centigrammes 16 milligrammes par jour, nous avons déterminé des vomissements chez des hommes quatre fois sur dix , et chez des femmes six fois sur dix ; au reste, ces vomissements ne nous ont jamais paru accompagnés de symptômes de gastrite ; jamais des douleurs notables d'estomac ne se sont fait sentir , jamais la langue n'a éprouvé de modification remarquable ; la constipation a toujours suivi l'application de l'acétate de morphine à l'extérieur ; la diarrhée n'a été produite que par l'ingestion de plusieurs décigrammes de ce sel, après un usage de quelques jours, et encore avait-elle été précédée de constipation. La quantité de l'urine peut être augmentée ou diminuée ; la diminution se remarque beaucoup plus souvent que l'augmentation, surtout chez les hommes , et l'on doit s'étonner que M. Bally ait nié l'influence de ces sels sur la *sécrétion* urinaire ; il a mieux apprécié celle qu'ils exercent sur l'excrétion de ce fluide, en indiquant la difficulté qu'un grand nombre de malades éprouvent à uriner. La sueur est un phénomène presque constant : elle se montre moins promptement à la suite de l'administration intérieure, quelquefois elle ruisselle sur toute la surface de la peau; elle est en général plus abondante chez les femmes que chez les hommes. La peau est le siége de démangeaisons très-incommodes ; le plus souvent, les sueurs et les démangeaisons sont réunies, malgré l'assertion de M. Bally; elles peuvent cependant exister isolées, surtout au début de la médication. Ce prurit, existant souvent sans éruption d'aucune espèce, ne saurait être imputé à cette éruption. Le *prurigo* , l'*urticaire* et l'*eczéma*, sont les éruptions qui se manifestent le plus ordinairement dans cet empoisonnement; elles sont toujours accompagnées de démangeaisons qui les précèdent, ainsi que les sueurs. Il y a toujours chaleur et coloration plus vive de la peau , accélération du pouls et fréquence plus grande des mouvements de la respiration, ce qui n'est point d'accord avec les assertions du Dr Bally. *Nous avons toujours trouvé les pupilles resserrées ; jamais nous n'avons observé de délire, de cris, d'incohérence dans les idées.* Le sommeil produit par les sels de morphine peut être calme ou interrompu par quelques rêves pénibles; quelquefois le malade, plongé dans le coma , est insensible à la plupart des excitants. Parmi les phénomènes que nous venons de décrire, les uns se manifestent dès le jour où les sels de morphine sont employés pour la première fois ; les autres se font attendre plus ou moins longtemps. Les premiers sont la soif, les vomissements, le besoin fréquent d'uriner, la difficulté de l'excrétion urinaire, les sueurs, les démangeaisons, la somnolence, la contraction des pupilles, l'air d'abattement et de langueur répandu sur la figure. Les seconds, plus rares et plus longs à se manifester, sont la salivation, la suppression des selles ou la diarrhée, la supersécrétion de l'urine, l'apparition des règles, l'insomnie opiniâtre. Ces derniers, quoique méritant d'être notés, sont loin de pouvoir aider dans le diagnostic spécial des empoisonnements par les divers narcotiques , soit qu'on les examine isolés, soit qu'ils se combinent dans les rapports que nous avons cherché à faire connaître. Les phénomènes indiqués dans la première série peuvent donc servir seuls de moyens de diagnostic ; ils ne manquent jamais, et leur étude nous paraît devoir conduire à une détermination précise des caractères propres à distinguer le narcotisme produit par l'opium des affections qui peuvent le simuler. Avant d'entrer dans l'examen de ces faits, nous ferons remarquer que le narcotisme, suite de l'emploi des sels de morphine, peut consister seulement dans les symptômes que nous avons décrits, ou bien être porté jusqu'à la perte complète de connaissance. Il pourrait être confondu avec celui que détermine l'action des autres substances rangées parmi les narcotiques ou les narcotico-âcres, telles que la jusquiame, le stramonium, la belladone, etc. Or, ces médicaments, administrés à haute dose, causent une énorme dilatation des pupilles ; les malades sont dans le délire ; ils poussent des cris, et l'on est obligé de les attacher pour arrêter leurs mouvements désordonnés ; ils n'ont que rarement des éruptions à la peau ; on ne les voit point frotter contre les draps les diverses parties du corps, et rarement la transpiration est aussi abondante que lorsque les accidents ont été produits par la morphine. L'ivresse causée par les vins et l'alcool se rapproche un peu du narcotisme produit par les sels de morphine, et souvent il arrive que les malades comparent ce dernier état au premier. Dans l'un et l'autre cas, il y a des vomissements, une sueur abondante, du trouble dans les fonctions cérébrales ; mais dans l'ivresse, les vomissements n'ont point le caractère bilieux ; ils exhalent, ainsi que l'haleine, une odeur alcoolique qui est caractéristique ; les sueurs ne sont point compliquées de démangeaisons à la peau ; il y a un délire variable, et l'aspect de la face est celui d'une congestion, et non celui de la langueur et de l'abattement. (*Bulletin général de thérapeutique*, février 1832.)

Observation, par M. Bonjean de Chambéry. — Alexandre B***, originaire de Marseille, d'un tempérament bilioso-nerveux, d'une petite stature, et âgé de vingt-quatre ans, travaillait depuis deux mois, en qualité de commis, chez un pharmacien de cette ville, lorsque des chagrins, dont il ne fut pas possible d'approfondir la cause, le poussèrent au suicide. L'instrument de mort est bientôt choisi ; car, pour l'élève en pharmacie, cet instrument ne peut être que le poison ; en effet, B*** avait déjà jeté ses vues sur le plus puissant des narcotiques.

C'était un dimanche, et la douzième heure du 14 juillet venait de sonner. Profitant du moment où son chef était monté chez lui, B*** avale, d'une seule fois, 55 grains d'acétate de morphine délayé dans une once d'eau et autant de sirop de gomme ; puis, remettant une lettre au domestique de la maison, il lui dit : *Allez porter cela à mon maître, et dites-*

lui que je meurs empoisonné (1). Il était alors midi. Le chef de l'officine arrive en toute hâte, et fait avaler à ce malheureux (non sans l'y contraindre) 2 grains d'émétique dissous dans une once d'eau; quelques minutes après, on lui donne deux cuillerées à bouche d'huile d'olives, qui ne produisent aucun vomissement. B***, qui n'a éprouvé jusqu'ici d'autres symptômes que quelques légers vertiges qui se sont bientôt dissipés, va se promener avec un de ses amis; ils boivent ensuite, dans un café, une bouteille de bière à eux deux. Une heure s'était déjà écoulée depuis l'empoisonnement. A ce moment (une heure et demie), B*** ressent quelques vertiges, un engourdissement dans les membres, et une légère tendance au sommeil. Deux heures : on le conduit à l'hôpital civil, où, sous les auspices de MM. les Drs Songeon, Rey fils et Carret, on le soumet au traitement que je vais décrire.

Après avoir fait placer le malade dans un lit, on lui administre, en deux doses, et à une demi-heure d'intervalle, une potion composée comme suit: Émétique, grains iij; ipécacuanha, 24 grains; oxymel scillitique, ℥j; eau, ℥jv. On aide ces moyens en titillant l'arrière-bouche avec une barbe de plume, et, voyant que l'on ne peut réussir à provoquer le vomissement, on introduit jusque dans l'estomac une sonde œsophagienne, qui n'amène pas de résultats plus heureux.

Deux heures et demie. La face du malade, qui était restée pâle jusque-là, commence à se colorer en violet; les yeux s'injectent et sont convulsés en haut et en dehors; une sueur visqueuse se répand sur tout le corps. Les extrémités inférieures et les mains sont froides et livides, bien que la température de l'air soit à 20° cent. B*** ne répond que par monosyllabes aux questions qu'on lui adresse; enfin il tombe peu à peu dans une somnolence profonde. Sa tête, comme entraînée par un poids énorme, perd l'équilibre, et tombe en avant sur la région sternale. Le muscle élévateur de la paupière supérieure a perdu toute contractilité, et cette paupière ne s'élève que par une traction lente et pénible du frontal. Ce malheureux se laisse aller sur le côté, dès qu'on ne le soutient plus sur son séant; ses jambes fléchissent sous le poids du corps; en un mot, il est dans l'état d'un homme complétement ivre. La respiration est normale. Saignée d'une livre

---

(1) Cette lettre était ainsi conçue : «Monsieur et cher patron, mon ami Louis me quitte ; je ne puis rester seul, et je meurs empoisonné. Pardonnez-moi, je vous prie ; je viens de prendre un gros d'acétate de morphine.»

N. B. Ce Louis est un ouvrier marbrier, qui paraît avoir servi avec B..., et auquel ce dernier semble avoir voué une amitié peu commune. Ils avaient fait ensemble le voyage de Montevideo. B... avait également écrit deux autres lettres; l'une à monseigneur l'archevêque de Chambéry, à qui il demandait les secours de la religion avant d'aller paraître devant Dieu, tout en priant le vénérable prélat de lui faire faire les honneurs de la sépulture ; et l'autre lettre à sa mère. Sur le dos de cette dernière lettre, B... avait ajouté ces mots : *Écrire à ma mère mon repentir et ma mort.*

L'intelligence paraît se ranimér un peu, et le malade se plaint de ce que la déglutition ne peut plus s'opérer.

Le pouls, qui jusque là était resté mou, un peu fréquent, devient progressivement plus plein, dur, et rare. B*** est tourmenté par une démangeaison opiniâtre au front, au nez et aux lèvres, qu'il se frotte sans cesse. Ce phénomène, qui a commencé à se manifester à la première heure de l'intoxication, était à son maximum à la deuxième heure, et ne subsistait plus, à quatre heures du soir, qu'à de longs intervalles. Le malade est sans cesse excité par les moyens les plus énergiques : des frictions ammoniacales faites sur le bas-ventre et les extrémités, des moxas placés sur les jambes, des secousses réitérées du tronc, etc., sont tour à tour infructueusement mis en usage, tant la sensibilité est émoussée! La face est toute décomposée; les yeux sont ternes, enfoncés dans leurs orbites, et convulsés en haut et en dehors; toute la superficie du corps est d'un froid glacial. Les médecins, découragés, croient que le malade est arrivé au terme fatal.

Trois heures. On administre au malade la potion suivante, prise en deux doses, à un quart d'heure d'intervalle : teinture d'iode et hydriodate de potasse, ãã ℥j; eau, ℥iij. Immédiatement après avoir pris la deuxième dose, B*** a des régurgitations des substances qu'il avait prises, plutôt que des vomissements. On l'engage à se titiller la gorge, mais il s'endort, même en vomissant. On lui fait alors avaler, de cinq en cinq minutes, des infusions concentrées de café, qui amènent chaque fois de légers vomissements, de manière que le malade finit par remplir plusieurs cuvettes de matières vomies. Quatre heures. Le coma est des plus prononcés : pour tenir le malade éveillé, il faut le pincer, le chatouiller, et le secouer fortement. Il est très-docile aux prescriptions des médecins. Sa tête est si lourde, ses yeux sont si perçants, et ses membres si engourdis, qu'il laisse un mouvement à moitié fait, une parole à moitié dite. Le pouls, qui avait perdu de sa force par la précédente saignée, se relève et devient vibrant. On pratique une deuxième saignée aussi abondante que la première, et qui a pour effet encore de diminuer le coma. Quatre heures et demie. La face devient violacée; les membres se contractent et se roidissent; le malade perd la parole, et l'on s'efforce en vain de lui faire ouvrir les yeux. On frictionne l'épigastre avec de l'ammoniaque caustique, et on applique un sinapisme à chaque membre. B*** est tout à fait insensible à cette active médication. Cinq heures. Comme les signes de congestion encéphalique deviennent de plus en plus manifestes, on pratique une troisième saignée; l'on continue de faire prendre au malade de fortes infusions de café, et on lui met deux nouveaux sinapismes, un sur chaque épaule. Cinq heures et demie. Dès ce moment, date une légère amélioration. B*** ouvre les yeux, quoique avec beaucoup de difficulté; il parle, et cherche même à faire comprendre aux médecins qui l'entourent l'état de ses sens et de ses facultés. Je vais le voir à six heures; il me reconnaît parfaitement, m'adresse le bonjour, et me demande si je le crois bien malade. Sur ma réponse négative, il s'écria : *Je n'en ai donc pas assez pris? Comment, avoir cinquante-cinq grains d'acétate de morphine dans le corps, et ne pas mourir!* Puis il retomba accablé. Je cherche à le rassurer, en lui faisant comprendre que sa position n'était pas si mauvaise qu'elle pût justifier l'acte de désespoir auquel il s'est porté, et je fais tout mon possible pour lui faire entrevoir un avenir plus heureux. Ces quelques paroles affectueuses produisent une profonde impression sur le moral du jeune malade, qui, après avoir réfléchi un instant, comme celui qui cherche à rappeler ses sens, me dit avec un accent qui exprimait à la fois le regret de sa faute et le désir d'en échapper : *Ah! mon cher M. Bonjean, je souhaite guérir maintenant, mais c'est pour revoir ma pauvre mère!* Sept heures. Les symptômes déterminés par le poison s'affaiblissent par degrés. Le malade peut, jusqu'à un certain point, surmonter la tendance au sommeil. Ses idées sont nettes, et il voit, dit-il, comme à travers un nuage, tout ce qui vient de se passer. Huit heures et demie. B*** n'a plus rien à craindre des suites de cette énorme dose du plus puissant des narcotiques. Un infirmier passe la nuit auprès de lui, pour surveiller l'action des sinapismes, lui faire prendre du café, et le tenir éveillé. — 15 juillet, huit heures du matin. Le malade a vomi plusieurs fois dans la nuit, il vomit encore en ce moment, et les vomissements continuent dans la journée. On aperçoit sur son front une éruption vésiculeuse, qui explique les démangeaisons qu'il ressentait la veille sur cette région. On prescrit, pour tout remède, de légères infusions de mélisse. B*** se plaint d'étourdissements, de pesanteur de tête. «Si vous voulez connaître mon état, dit-il, lisez ce qu'on a écrit de l'ivresse des Chinois par l'opium.» Le 16 juillet, les accidents morbides disparaissent successivement ; et le 17, au matin, B*** sort de l'hôpital, complétement rétabli. Il a pris, en seize heures environ, sept livres d'infusion de café, trois fois plus chargée que celle que l'on prépare habituellement pour l'usage domestique. Il vient me visiter, et m'apprend que ce qui l'a le plus fatigué dans cette terrible circonstance, ce sont des renvois d'une amertume insupportable, qui lui rappelaient la saveur de la morphine, et dont il n'est point encore entièrement débarrassé. Il me dit enfin qu'il n'a aucune souvenance des douleurs qu'a dû lui occasionner l'application des caustiques de tout genre dont la superficie de son corps a été l'objet.

Voilà certainement une observation des plus remarquables que l'on connaisse. Cinquante-cinq grains d'acétate de morphine, pris en une seule dose, n'ont pas causé la mort! A quoi B*** doit-il donc d'avoir pu résister à cette énorme dose de poison? Essayons d'expliquer ce phénomène aussi étonnant qu'inattendu.

Il faut d'abord placer en première ligne le traitement énergique qu'on lui a fait subir, et qui seul était bien capable de maîtriser les effets de la substance délétère. Ensuite on se rappellera que le poison a été pris dans une trop petite quantité d'eau pour pouvoir être dissous, et que, peu de temps après, B*** a avalé de l'huile d'olives, qui, en tapissant les parois de l'estomac, a dû rendre ceux-ci moins perméables aux liquides. Or, voilà tout autant de circonstances qui ont dû nécessairement neutraliser en partie l'action de la morphine, en s'opposant à la prompte absorption de ce puissant narcotique. Ce qui semble étayer cette opinion, c'est la lenteur avec laquelle les premiers symptômes d'empoisonnement se sont manifestés ; car, durant près de deux heures après l'accident, B*** est resté dans son état normal : il s'est promené, il a visité ses amis, il est entré au café boire de la bière, et a pu, sans aide, se rendre à l'hôpital.

La bière, qu'il a prise une heure après l'époque fatale, a dû lui être plutôt préjudiciable, en dissolvant l'acétate de morphine et en facilitant ainsi l'absorption. Je me suis assuré que cette boisson fermentée n'exerce aucune action décomposante sur les sels solubles de morphine. Il n'en est pas de même de la solution d'hydriodate de potasse ioduré, considérée pourtant à tort, par quelques auteurs, comme le meilleur contre-poison des préparations opiacées. L'iode décompose, à la vérité, les sels de morphine, en donnant naissance à un composé insoluble d'hydriodate-ioduré de morphine, d'une belle couleur pourpre foncée ; mais l'expérience m'a appris qu'il fallait un grand excès de solution iodurée pour rendre complète la décomposition des sels de morphine, ce qui n'est pas sans inconvénient en l'espèce. L'hydriodate de potasse n'entre pour rien dans cette réaction ; ce sel ne sert qu'à maintenir à l'état de dissolution parfaite l'iode, qui seul ne peut être dissous par l'eau. Il n'y a donc que l'iode libre qui s'unit ici à la morphine. Comme la potion iodurée n'a été administrée au malade que deux heures et demie après l'intoxication, alors que l'estomac contenait déjà des solutions d'émétique, de l'ipécacuanha, de l'oxymel scillitique, de la bière, de l'huile, etc., il est permis de croire qu'elle a pu difficilement neutraliser le poison. Cependant on ne peut douter que cet antidote ne lui ait été favorable, puisqu'il a amené des vomissements qu'on avait en vain provoqués jusqu'alors par les moyens les plus puissants.

Dans cette circonstance, je crois qu'on se serait bien plus facilement rendu maître du poison, si on avait d'abord cherché à le combattre par une solution de tannin, ou, à défaut, par une décoction de noix de galle, d'écorce de chêne, ou de toute autre substance astringente, ainsi que le conseille M. Orfila. L'expérience suivante confirme l'opinion du savant professeur. Dix grains d'acétate de morphine ont été dissous dans deux onces d'eau distillée, et la dissolution filtrée a été traitée par une solution de tannin pur, en excès. Le mélange s'est immédiatement troublé, et n'a pas tardé à laisser déposer un abondant précipité floconneux, blanc jaunâtre, insoluble dans un excès de réactif, et renfermant toute la morphine combinée au tannin. La liqueur filtrée possédait une saveur astringente *sans trace d'amertume, et ne renfermant plus de morphine.* Le précipité, séché et traité par de l'acide acétique étendu, a fourni une dissolution amère, d'où la morphine a pu être facilement isolée par l'ammoniaque.

Pour terminer cette histoire remarquable, j'ajouterai que, suivant MM. les Drs Chevalley et Carret, la quantité de morphine prise par B*** peut bien avoir paralysé l'estomac au point d'avoir rendu l'absorption sinon impossible, du moins fort difficile ; en effet, si l'estomac n'avait pas été paralysé, comment cet organe aurait-il été insensible à l'administration de cinq grains d'émétique et de vingt-quatre grains d'ipécacuanha ?

Quoi qu'il en soit, je soumets toutes ces réflexions à l'appréciation des savants, et il est probable qu'elles ne seront pas sans utilité pour la science. (*Journal de chimie médicale*, année 1844.)

1° Lorsqu'on fait avaler à des chiens ou à des chats depuis 2 jusqu'à 6 grammes d'acétate de morphine, on voit, peu d'instants après, que le train postérieur est affaibli et la démarche peu assurée ; les animaux paraissent endormis, tremblent ou restent tranquilles, mais se réveillent au moindre bruit ; quelque temps après, ils s'agitent, et lorsqu'on les touche, ils parcourent rapidement le laboratoire, en traînant leurs membres pelviens, qui sont comme paralysés ; les battements du cœur sont grands, rares, intermittents, et quelquefois fréquents, surtout au début ; le pouls est serré et intermittent ; la respiration est lente, la température du corps diminuée ; les pupilles sont dilatées, resserrées, ou dans l'état naturel ; il y a parfois des vomissements, des selles, et une salivation plus ou moins abondante ; des cris plaintifs se font entendre. Au bout d'une ou de deux heures, les animaux éprouvent des mouvements convulsifs ; ils font des efforts pour se relever, et retombent ; quelques instants après, ils sortent de nouveau de cet état de calme, et sont agités de convulsions ; la bouche se remplit parfois d'écume. Il n'est pas rare, lorsque la mort doit terminer l'empoisonnement, d'observer, vers la fin de la maladie, un ou deux accès pendant lesquels les animaux sont couchés sur le ventre, les pattes écartées, la tête portée en arrière, les yeux fixes, la respiration bruyante, et les membres convulsés. — Si les chiens sont forts et adultes, ils peuvent supporter de fortes doses d'acétate de morphine sans périr ; s'ils sont jeunes et de moyenne stature, il suffit pour les tuer, dans l'espace de quatre à six heures, de leur faire prendre 2 ou 3 grammes de poison. Les effets de cette substance vénéneuse paraissent donc être les mêmes sur l'homme que sur les chiens, si ce n'est qu'il en faut une dose beaucoup plus forte pour occasionner la mort de ces derniers. À l'ouverture des cadavres, on ne découvre aucune altération du canal digestif ni des autres organes, ce qui tient probablement à ce que les animaux n'ont pas été sous l'influence du poison pendant un temps suffisant (voyez la note de la page 225).

2° Deux grammes d'acétate de morphine, injectés dans le tissu cellulaire de la partie interne de la cuisse des chiens de moyenne stature, les font périr au bout de quatre à six heures. Peu de temps après l'application du poison, le train postérieur est affaibli, et l'on voit arriver successivement les symptômes que détermine le même sel introduit dans l'estomac. Une heure environ avant la mort, les animaux se tranent sur le ventre, en écartant les pattes postérieures, et en exécutant avec celles de devant des mouvements semblables à ceux des chiens qui nagent; ils éprouvent aussi des convulsions. Les cadavres ne présentent aucune altération marquée. Que doit-on penser de l'opinion de Vassal, qui, cherchant à éclairer l'histoire physiologique de la morphine, range parmi les expériences curieuses et ingénieuses *dont il ne faut tenir aucun compte* celles qui ont pour objet l'application du poison sur le tissu cellulaire sous-cutané? (Voyez page 81 du mémoire intitulé *Considérations médico-chimiques sur l'acétate de morphine*.) Je demanderai à Vassal ce qu'il pourrait répondre de valable devant les tribunaux, dans un empoisonnement produit par l'emploi d'un topique rendu vénéneux par un sel de morphine ou par tout autre poison; avouerait-il son ignorance plutôt que de reconnaître l'*indispensable* nécessité des expériences du genre de celles qu'il veut combattre?

3° Lorsqu'on injecte dans la veine crurale ou dans la veine jugulaire de chiens forts et de haute stature 60 à 75 centigrammes d'acétate de morphine dissous dans l'eau, ou de morphine suspendue dans 32 grammes du même liquide, ces animaux éprouvent tous les symptômes de l'empoisonnement, et ne périssent ordinairement pas; la mort peut cependant survenir avec des doses moins considérables, si les animaux sont plus jeunes et plus petits.

4° Appliqué sur les nerfs, la moelle épinière et le cerveau des chiens, l'acétate de morphine produit des effets semblables à ceux qui résultent de son ingestion dans l'estomac, bien qu'ils soient plus intenses. Si on le met au contraire en contact avec le cervelet, on n'observe ni dilatation des pupilles ni paraplégie, et la respiration n'est pas altérée de la même manière que dans les cas précédents; toutefois les animaux ne tardent pas à périr. (*Recherches sur l'acétate de morphine*, par MM. Deguise, Dupuy et Leuret; Paris, 1824) (1).

---

(1) Désirant connaître quelle serait l'action de doses successivement croissantes d'acétate de morphine, M. Desportes a fait prendre, dans l'espace de vingt-six jours, à une poule adulte et vigoureuse, 27 grammes de ce sel. La première dose était de 6 milligrammes, et on continuait en doublant le plus souvent tous les deux jours. La lésion du canal digestif a marqué le commencement de l'expérience; elle s'est aggravée à mesure qu'on a augmenté les doses; elle a demeuré le phénomène dominant, pendant les trois quarts de l'état morbide; enfin elle a persisté pendant tout le cours de l'expérimentation. Du douzième au treizième jour, il s'est manifesté des phénomènes nerveux que l'on pourrait aussi bien attribuer à la gravité de l'affection gastro-entérique qu'à l'extension de l'action délétère du sel de morphine à l'appareil cérébral nerveux. Ces symptômes cérébraux ont disparu quelques heures après l'ingestion du poison dans l'estomac; ils consistaient dans un état d'hébétude, un simple trouble des habitudes, une diminution et une vacillation dans les mouvements de l'animal; on n'observait aucun

5° Le sulfate et le chlorhydrate de morphine agissent comme l'acétate.

6° L'action des sels de morphine est beaucoup moins intense que celle de la dissolution alcoolique de morphine, d'après quelques observations recueillies chez l'homme. M. Sertuerner prit, dans l'espace de trois quarts d'heure, 7 centigrammes de morphine dissoute dans 4 grammes d'alcool et étendue de plusieurs grammes d'eau distillée ; une rougeur générale, qu'on pouvait même apercevoir dans les yeux, couvrit bientôt sa figure, et principalement les joues, et les forces vitales semblaient

signe de congestion vers l'encéphale. Ces accidents nerveux se sont affaiblis les premiers, et se sont même dissipés le dix-septième jour, lorsqu'on a diminué la dose du poison. Dans tout le cours de l'expérience, il n'y a jamais eu d'augmentation dans les symptômes, chacun des jours où l'on a donné la même dose d'acétate que la veille ; au contraire, il est arrivé plusieurs fois que l'état morbide a été moins prononcé. Après avoir diminué un seul jour la quantité de sel, on interrompit l'intoxication le lendemain, et vers la fin de la journée et dans la nuit qui la suivit, le désordre gastro-intestinal qui existait éprouva une telle amélioration, qu'il devint possible que l'animal se rétablît. Le vingt-cinquième jour, la dose d'acétate administrée était de 5 grammes 30 centigrammes ; les symptômes gastro-entériques étaient fort intenses, et l'affection de l'appareil cérébral et nerveux plus prononcée. La mort eut lieu le vingt-sixième jour, et fut précédée de mouvements convulsifs, d'affaiblissement de la vue, etc. Si l'on fait attention, dit M. Desportes, que pour obtenir des symptômes incontestables de narcotisme, dont la durée a été seulement chaque jour d'une ou deux heures, il a fallu augmenter brusquement les doses du sel de morphine d'un tiers et du double, on concevra combien il eût été facile, en n'élevant au contraire la quantité de cette substance que de 5 centigrammes chaque jour, de ne donner lieu à d'autres phénomènes qu'à ceux qui ont signalé l'accroissement de la phlegmasie intestinale. Il y a plus ; il est possible d'amener cette inflammation à un degré mortel sans occasionner un seul phénomène incontestable de narcotisme.

Ouverture du cadavre faite immédiatement après. On ne découvre aucune trace d'inflammation ni d'engorgement vasculaire dans le cerveau et le cervelet ; il y a un épanchement séreux dans les ventricules du cerveau et à la base du crâne. La moelle de l'épine est saine ; elle offre seulement à la région dorsale, et dans l'étendue de 3 cent., un épanchement sanguin très-abondant entre la dure-mère et la pie-mère. Le tissu osseux est ecchymosé dans plusieurs points, et prend part ainsi à l'hémorrhagie. Le réseau vasculaire de la membrane muqueuse du jabot est évidemment injecté. L'estomac est dans l'état naturel. La membrane muqueuse des 18 premiers centimètres du canal intestinal est fortement enflammée et renferme une matière jaunâtre, semblable au pus ; le reste de l'intestin, jusqu'au rectum, paraît sain, et contient une matière pultacée verdâtre. La membrane muqueuse du rectum est d'un rouge vineux, enflammée et parsemée de granulations rouges. Le foie est dans l'état naturel. La vésicule biliaire est remplie de bile jaune verdâtre. Le cœur est flasque et contient peu de sang ; il y en a aussi fort peu dans le système artériel et veineux. Les poumons sont crépitants et dans l'état naturel. Le tissu des reins est très-friable ; en général tous les organes sont mous, amaigris ; les yeux sont très-flétris. (*Revue médicale* octobre 1824.)

être exaltées. Il avait une légère tendance au sommeil et des vertiges ; ces symptômes devinrent plus intenses : après la dernière dose de morphine, il ressentit une vive douleur dans l'estomac et un engorgement général ; il était près de s'évanouir. Il avala 160 à 180 grammes de vinaigre assez fort ; il eut des vomissements qui furent suivis d'un calme sensible, et sa santé ne fut pas altérée.

Il est impossible d'étudier l'action qu'exerce la dissolution alcoolique de morphine sur les chiens ; en effet, ces animaux, n'étant point habitués à l'usage des liqueurs spiritueuses, sont tellement impressionnables, qu'ils ne tardent pas à être enivrés par l'alcool étendu même de dix fois son volume d'eau : aussi ai-je remarqué dans mes expériences qu'une dissolution de morphine dans l'alcool concentré ou affaibli donne lieu aux mêmes symptômes, et détermine la mort dans le même espace de temps que la même quantité d'alcool au même degré de concentration et sans morphine.

7° Les préparations solubles de morphine sont absorbées ; leur action est plus vive lorsqu'on les injecte dans les veines que dans le cas où on les applique sur le tissu cellulaire ou sur le canal digestif. J'ai souvent administré à des chiens 2 grammes d'acétate de morphine dissous dans 80 grammes d'eau ; les animaux sont morts au bout de quinze, dix-huit ou vingt heures. Les foies, séparés immédiatement et traités par l'eau aiguisée d'acide acétique, ont fourni des liqueurs brunes que j'ai fait évaporer jusqu'à siccité. Les produits, traités par l'alcool concentré bouillant, ont donné des dissolutions que j'ai filtrées et rapprochées à une douce chaleur, presque jusqu'à siccité ; les masses, d'un brun noirâtre, qui restaient, *offraient une saveur amère, rougissaient parfaitement par l'acide azotique*, quand on les avait préalablement étendues d'un peu d'eau, et qu'on employait une assez forte proportion d'acide ; les chlorures de fer et d'or ne fournissaient point les colorations bleue et jaune que l'on aurait obtenues avec l'acétate de morphine.

Je me suis également assuré que le foie des chiens *non empoisonnés*, traité de même par l'eau aiguisée d'acide acétique, l'alcool, etc., laissait une masse brune, à peine amère, *qui ne rougissait pas* par l'acide azotique.

8° Elles ne donnent pas toujours lieu à une affection sanguine du cerveau, d'après M. Desportes ; toutefois elles ont en général la propriété de produire une fluxion sanguine, qui se dirige non pas uniquement vers l'encéphale, mais vers tel ou tel organe : ainsi l'opium et l'acétate de morphine disposent à l'hémorrhagie en général, et cette dernière se déclare, à raison de l'état actuel du sujet, dans le canal digestif ou les poumons, les fosses nasales les reins, la cavité cérébrale, etc.; enfin il est vraisemblable que l'action des préparations d'opium sur le corps cérébral doit amener, dans plusieurs cas, l'être vivant à la condition convenable nécessaire pour que la congestion sanguine s'effectue de préférence vers le cerveau. (Mémoire cité.) Qu'il y a loin de cette manière de voir à l'opinion émise par M. Flourens! Suivant ce physiologiste, l'opium (et il en est probablement de même des préparations de morphine) exercerait une action marquée sur le cerveau; à une dose et sous une forme déterminée, il agirait sur les *lobes cérébraux*. Cette partie de l'encéphale, la seule de cet organe qui serait affectée, pourrait être le siége d'une effusion sanguine qui servirait à constater l'action du poison. Chez les petits oiseaux, on pourrait, d'après cet auteur, suivre à l'œil nu et à travers les parois du crâne la formation et le développement de l'altération organique de la partie produite par l'action de la substance. (*Recherches expérimentales sur les fonctions du système nerveux*, par Flourens; Paris, 1824 (1).) Voyez page 266, pour le rôle que joue la morphine dans l'empoisonnement par l'opium.

Traitement de l'empoisonnement par la morphine et par les sels qu'elle fournit.

Il ne diffère point de celui qu'il faut employer dans l'empoisonnement par l'opium (voy. p. 271).

Recherches médico-légales.

Morphine. — La morphine est solide, blanche, ou colorée en jaune ou en brun, suivant son degré de pureté; elle cristallise en parallélipipèdes, et n'a point d'odeur. Lorsqu'on la met sur des charbons ardents, elle se décompose et laisse du charbon; si on la fait fondre dans un petit tube de verre, dont la température est fort peu élevée, elle devient transparente, mais elle reprend son opacité aussitôt que le tube commence à se refroidir; elle est presque insoluble dans l'eau, dans l'éther, et dans les huiles fixes; l'alcool la dissout facilement à chaud, et la laisse déposer en grande partie par le refroidissement. *Cette dissolution, d'une saveur amère, jouit de propriétés alcalines;* en effet, elle ramène au bleu le papier de tournesol rougi par un acide. L'acide azotique du commerce, versé par gouttes sur la morphine, lui communique une belle *couleur rouge;* l'acide acétique faible la dissout rapidement à froid. Du reste, tous les acides peuvent se combiner avec elle et former des *sels* cristallisables.

______

(1) Il a été reconnu depuis par Cuvier que la coloration en rouge était bornée à la paroi osseuse, et qu'on ne la retrouvait pas sur le cerveau, au moins d'une manière bien marquée.

Lorsqu'on met une parcelle de morphine finement pulvérisée en contact avec une très-petite quantité de sesquichlorure de fer non acide ou très-peu acide, *la morphine devient bleue*, caractère qui n'appartient ni à la narcotine, ni à la strychnine, ni à la brucine, ni à aucun autre alcali végétal. Si le sel de fer était très-jaune, on obtiendrait une nuance verte, produite par le mélange des couleurs jaune du sel de fer et bleue de la morphine. Les acides, l'alcool, et l'éther acétique non acide, font disparaître la couleur bleue à l'instant même ; aussi ne se manifeste-t-elle pas si l'on emploie un sel de fer acide ou lorsqu'on fait usage d'une dissolution alcoolique de morphine (Robinet). Elle se colore en jaune rougeâtre par l'iode, et en jaune orangé par le brome (Donné). Le chlorure d'or lui communique une couleur jaune, puis bleuâtre, et enfin violacée (Laroque et Thibierge).

L'*acide iodique* dissous, mêlé, ne fût-ce qu'avec un demi-milligramme de morphine ou d'un sel de cette base, avec 7,000 parties d'eau et de l'amidon, se colore fortement en bleu, se décompose, et il se précipite de l'iode, qui exhale une odeur très-vive. La quinine, la cinchonine, la vératrine, la picrotoxine, la narcotine, la strychnine, et la brucine, au contraire, ne séparent pas un atome d'iode de l'acide iodique (Sérullas). Ce caractère est sans importance, car nous savons que l'acide iodique peut être décomposé par un grand nombre de matières azotées ; l'urine fraîche, la salive, et la liqueur provenant de l'ébullition d'un lambeau d'estomac dans l'eau, *bleuissent* avec l'acide iodique et l'amidon (Simon et Langonné). La fibrine, l'albumine, le gluten, le caséum, la levure de bière, etc., se comportent de même avec l'acide iodique cristallisé ou en dissolution concentrée et l'amidon (Laroque et Thibierge).

Acétate de morphine. — Il est sous forme de dendrites ou de demi-sphères aiguillées dans l'intérieur, ou de poudre ; il est inodore, d'un blanc légèrement grisâtre, et d'une saveur amère ; mis sur les charbons ardents, il se boursoufle, se décompose, répand une fumée épaisse, et laisse du charbon ; l'acide sulfurique concentré le décompose et en dégage l'acide acétique ; l'acide azotique lui communique une belle couleur rougs ; *il se colore avec le sesquichlorure de fer* et l'acide iodique, comme la morphine ; l'eau et l'alcool le dissolvent rapidement : il est insoluble dans l'éther. La dissolution aqueuse donne un précipité blanc floconneux de morphine par l'ammoniaque : un excès de ce dernier corps dissout la morphine précipitée, en sorte qu'il est plus convenable, lorsqu'on agit sur de petites quantités, de faire bouillir le mélange d'acétate de morphine et d'ammoniaque pour volatiliser l'excès de ce dernier alcali ; alors la morphine se dépose sous forme de cristaux, à mesure que la liqueur se refroidit. Les infusions alcoolique et aqueuse de noix de galle précipitent l'acétate de morphine en blanc grisâtre; le précipité se dissout facilement dans l'eau ou dans un excès d'infusion, d'où il suit que, pour l'obtenir, il faut agir sur une dissolution d'acétate de morphine peu étendue. M. Dublanc, qui le premier a parlé de la propriété qu'a la noix de galle de décomposer les sels de morphine, regarde ce réactif comme un moyen précieux pour découvrir des atomes de ces poisons. Je ne saurais partager cette opinion (voy. p. 233).

Mélanges de morphine ou d'acétate de morphine et d'aliments végétaux ou animaux, ou de la matière des vomissements, ou de celle qui a été trouvée dans le canal digestif, etc. — Expérience Iʳᵉ. — Un mélange de matières alimentaires végétales et animales et d'acétate de morphine a été évaporé jusqu'à siccité, et traité par l'acide acétique concentré; la liqueur filtrée a été évaporée jusqu'à siccité, et le résidu de l'évaporation a été repris par l'alcool; enfin la dissolution alcoolique a été évaporée en consistance d'extrait. Celui-ci donnait *toutes les réactions de la morphine,* excepté qu'il rougissait d'abord par le sesquichlorure de fer, et qu'il ne devenait *bleu* qu'après avoir fait évaporer la liqueur. (Merk, de Darmstadt; *Journ. de pharmacie,* t. XVI, p. 382.)

Expérience II. — J'ai fait bouillir un foie humain avec de l'eau distillée; 200 grammes du *decoctum* brun obtenu ont été mêlés avec 20 centigr. d'acétate de morphine; j'ai évaporé jusqu'à siccité, et j'ai traité le produit par de l'alcool bouillant; le liquide filtré, et rapproché par l'évaporation jusqu'à ce qu'il fût desséché, a été soumis à l'action de l'eau bouillante aiguisée d'acide acétique; la liqueur, filtrée et évaporée jusqu'en consistance sirupeuse, offrait la couleur brune du café à l'eau. Elle *rougissait* parfaitement par l'acide azotique, et *bleuissait* par le sesquichlorure de fer; le chlorure d'or la jaunissait sans donner ensuite les nuances bleuâtre et violacée dont il a été parlé à la page 229.

Le *decoctum* d'un foie humain, auquel on n'avait pas ajouté d'acétate de morphine, traité de même, n'offrait aucune des réactions précitées.

Expérience III. — J'ai déjà dit que l'on obtenait avec le foie des animaux empoisonnés par l'acétate de morphine, et traité comme il vient d'être dit, une masse de saveur amère que l'acide azotique colorait en rouge (voy. 7ᵉ, p. 227).

Il résulte de ces expériences: 1° qu'alors même que la morphine et ses sels sont mélangés avec des matières organiques fortement colorées, il est possible de constater la totalité, ou du moins *un certain nombre,* de réactions de la morphine; 2° que celle de ces réactions qui se produit constamment est la coloration en rouge par l'acide azotique, tandis qu'il faut placer en seconde ligne la nuance bleue, produite par le sesquichlorure de fer.

Ici se présente une question grave. Le médecin légiste peut-il, à l'aide de ces simples colorations, en supposant même qu'il les ait obtenues toutes, conclure à l'existence de la morphine ou d'un de ses sels? Non assurément, car il ne serait pas impossible que, dans certaines maladies, les fluides animaux eussent subi des altérations encore inconnues, et qu'ils fournissent plusieurs des réactions indiquées. Une pareille conclusion ne devrait être tirée qu'autant que l'on serait parvenu à isoler la morphine ou le sel de morphine *en nature;* à plus forte raison, devrait-on se garder d'établir, d'après ces indices, qu'un individu est mort empoisonné par une préparation de morphine; on pourrait tout au plus élever quelques soupçons d'empoisonnement. Il n'en serait pas de même si le malade eût éprouvé les symptômes que détermine la morphine et si l'on avait retiré une partie de cette substance *en nature,* ou bien que l'on eût constaté d'une manière nette et précise toutes les réactions qui la caractérisent; dans ce cas, on devrait affirmer que l'empoisonnement avait eu lieu (1).

---

(1) MM. Ruspini et Cogrossi ont fait en 1851 une sage application de ce précepte, en déclarant, dans un cas présumé d'empoisonnement par la morphine, qu'ils ne pouvaient pas conclure affirmativement. Cette espèce a présenté des circonstances qui viennent tellement à l'appui de la restriction que je conseille d'apporter dans les conclusions, que je crois devoir la faire connaître avec détail.

Les liquides analysés se colorant en *rose* par l'addition de l'acide azotique, ou de l'acide sulfurique contenant un centième d'acide azotique, MM. Ruspini et Cogrossi avaient soupçonné l'existence de la *morphine* dans les matières soumises à leur examen. Il est vrai que ce caractère seul aurait pu démontrer aussi bien la présence de la *narcotine,* de la *strychnine,* etc., dans les substances étudiées; mais, si ces chimistes s'attachèrent plutôt à la recherche de la *morphine,* ce fut à cause d'un ensemble de caractères qui semblaient n'appartenir qu'à ce dernier *alcaloïde.* Les réactions caractéristiques de la *morphine* étant de se colorer en rouge par l'acide azotique concentré, en jaune de plus en plus faible, à mesure qu'on dilue davantage la solution; de donner une teinte bleue avec le sesquichlorure de fer, teinte qui disparaît par l'addition d'un acide, pour reparaître en ajoutant un alcali; de se colorer en rouge cramoisi avec l'acide iodique (et, c'est là, d'après Sérullas et Liebig, le réactif le plus sûr) et de céder ensuite l'iode à l'amidon qu'on y ajoute, en formant de l'iodure bleu d'amidon; de se teindre en bleu par le chlorure d'or; enfin de se manifester au goût par son amertume particulière, toutes les fois qu'elle ne se trouve pas être dans l'eau dans une proportion moindre de 0,00174; on essaya de tous ces réactifs pour constater la présence du poison soupçonné. Les essais par l'acide azotique et par l'acide iodique semblaient indiquer l'existence de la morphine; le chlorure d'or avait donné quelques traces d'action, mais très-mal caractérisées; le sesquichlorure de fer ne donna pas de réaction, à cause peut-être de la présence de matières animales; car une solution de gélatine animale, ajoutée à une solution de morphine, ne permit pas à celle-ci de se colorer par l'addition du sel ferrique. On essaya alors d'extraire l'alcaloïde présumé des substances qui devaient le renfermer; tous les efforts furent vains, et l'acide iodique seul continua à fournir quelques indices de la présence de la *morphine.* On administra à un lapin une certaine quantité

Procédé. Si le mélange est à peine coloré, il ne s'agit que de faire évaporer les liquides après les avoir filtrés, et de les traiter par l'alcool à 36 degrés, bouillant; ce menstrue dissout l'acétate de morphine et les graisses, et laisse les matières animales. On évapore la dissolution alcoolique jusqu'en consistance d'extrait, et on traite par l'eau distillée, qui dissout l'acétate sans toucher à la graisse; on filtre la dissolution, et on la fait évaporer jusqu'à ce que l'on obtienne le sel cristallisé. On peut, à l'aide de ce procédé, découvrir l'acétate de morphine dans l'estomac et dans les intestins grêles des animaux qui en ont pris, ainsi que dans les matières vomies peu de temps après l'ingestion du poison.

Si la dissolution alcoolique que l'on croit contenir la morphine est colorée en jaune rougeâtre, en brun, ou en noirâtre, il est préférable d'employer le procédé de M. Lassaigne. On fait évaporer le *solutum* jusqu'en consistance d'extrait; on traite le produit par l'eau, puis on y verse de l'acétate de plomb dissous, qui précipite les matières colorantes; la morphine se trouve alors dans le liquide décoloré; il faut, à la vérité, la débarasser de l'excès d'acétate de plomb par quelques bulles de gaz acide sulfhydrique; on chauffe pour chasser l'excès d'acide sulfhydrique, et on filtre à travers le charbon animal; on fait alors évaporer la liqueur, et, pour éviter de nouveau sa coloration, on la met dans

---

des liquides obtenus dans les opérations, ayant pour but l'extraction du poison; le lapin continua à se porter aussi bien que s'il n'avait rien pris; tandis que quatre grains d'acétate de morphine, dissous dans l'eau distillée, suffirent pour augmenter considérablement le nombre des battements de son cœur et pour lui paralyser temporairement les membres postérieurs. Tous ces essais n'avaient donc abouti qu'à un résultat fort douteux, l'acide iodique seul indiquant la présence de la *morphine*. On pensa alors, malgré l'opinion de Sérullas, de Liebig, de Lassaigne et d'autres, à soumettre ce réactif à une épreuve décisive. On fit bouillir des intestins de veau dans l'eau distillée, on filtra la solution, et l'ayant traitée ensuite par l'acide iodique et l'amidon, on eut la réaction *caractéristique et essentielle* de tous les sels de *morphine*. L'acide iodique n'est donc pas un réactif sûr pour cet alcaloïde. On chercha ensuite à reconnaître, dans les matières analysées, l'existence de l'*ergotine* ou de la *résine de seigle ergoté*; rien n'y fut découvert; mais ce que l'on trouva de plus remarquable dans la suite de cette recherche, ce fut que l'*ergotine* mêlée à la *morphine* ôtait à celle-ci la propriété de se colorer par l'addition du chlorure d'or. Comme on avait eu un résultat négatif pour la *morphine* dans le traitement des matières analysées par le sel d'or, on fut donc induit à soupçonner que cela pouvait tenir à la présence de l'*ergotine* dans les substances traitées par ce réactif.

Néanmoins l'ensemble de toutes les réactions mises en œuvre, et surtout la circonstance remarquable de la coloration *morphinique* de l'extrait d'intestins de veau, ne permirent pas à MM. Ruspini et Cogrossi de conclure qu'il y eût eu empoisonnement dans le cas spécial qui avait été soumis à leur examen. (*Journ. de chim. méd.*, mai 1851.)

le vide, sous la machine pneumatique, en plaçant à côté un vase rempli d'acide sulfurique concentré; en prenant cette précaution, il sera plus facile de constater les caractères de la morphine.

Ce procédé est bien supérieur à celui de M. Dublanc, qui consiste à précipiter la matière organique par la teinture alcoolique de noix de galle, et à décomposer par de la gélatine la liqueur tenant en dissolution le tannate de morphine (*Journal de pharmacie*, août 1824); en effet, cette méthode ne présente aucun avantage sur l'autre, et offre des inconvénients qui doivent la faire abandonner. J'ai mêlé 10 centigrammes d'acétate de morphine avec 64 centigrammes de vin rouge, autant de lait, de café à l'eau, et de bouillon; la masse a été partagée en deux parties égales. A l'aide du procédé de M. Lassaigne, j'ai obtenu de l'acétate de morphine d'un blanc jaunâtre, qui est devenu rouge par l'acide azotique; il était tout au plus mêlé avec un atome de sels étrangers. La méthode de M. Dublanc, au contraire, m'a fourni une masse rougeâtre composée de graisse, de gélatine, de plusieurs sels, et de morphine; en versant de l'acide azotique sur cette masse, elle devenait plus rouge, mais le changement de nuance était loin d'être aussi tranché que dans le cas où j'avais suivi l'autre procédé. Signalons maintenant d'autres inconvénients de la méthode de M. Dublanc : 1° si l'acétate de morphine est uni à des aliments gras, on devra l'obtenir mêlé de graisse, car aucun des réactifs employés ne sépare ce corps de l'acétate; 2° la morphine contiendra souvent de la gélatine; en effet, M. Dublanc conseille d'étendre d'eau la dissolution alcoolique de tannate de morphine avant d'y verser la gélatine; or l'alcool affaibli peut dissoudre cette dernière substance. 3° Il n'est nullement question, dans le procédé de M. Dublanc, d'un réactif qui puisse décolorer la liqueur; aussi la morphine que l'on obtient est-elle souvent colorée, et cette couleur peut être tellement brune qu'il soit difficile de constater les caractères essentiels de cette base; 4° M. Dublanc raisonne d'après l'hypothèse que les composés de tannin et de matière animale sont insolubles dans l'alcool, tandis que celui de tannin et de morphine y serait soluble; or il n'en est pas toujours ainsi : la noix de galle, par exemple, fournit avec l'extrait alcoolique de l'urine pure un précipité en grande partie soluble dans l'alcool; il y a plus, le composé de tannin et de morphine, que M. Dublanc dit se précipiter lorsqu'on verse de la noix de galle dans une liqueur contenant de la morphine, ne se dépose pas, s'il y a des acides libres dans la dissolution. (Voyez, pour ce dernier fait, le rapport de Vauquelin à l'Académie des sciences; *Annales de chimie et de physique,* p. 86, cahier de septembre 1824.)

Morphine et sels de morphine dans un cas d'exhumation juridique. — Expérience Ire. — Merck a trouvé la morphine qui était restée pendant huit à vingt jours en présence de matières animales et végétales.

Expérience II. — Le 2 juin 1842, on a mêlé 500 gr. d'eau distillée, 10 de levure de bière, 20 de sucre, et 0,3 d'acétate de morphine. Ce mélange n'a pas tardé à entrer en fermentation. Après plusieurs jours de contact, tout dégagement d'acide carbonique ayant cessé, on a évaporé jusqu'à siccité; puis on a repris par l'alcool bouillant; on a fait évaporer la liqueur alcoolique, et l'on a traité ce résidu par l'eau aiguisée d'acide acétique. Dans ce liquide évaporé en consistance sirupeuse, on a pu constater les caractères de la morphine.

Du vin rouge tenant en dissolution du chlorhydrate de morphine avait été conservé depuis le mois de juillet 1841 dans une bouteille imparfaitement bouchée. Le 15 juin 1842, le liquide exhalait une forte odeur d'acide acétique; il a été soumis au traitement qui vient d'être indiqué; la liqueur alcoolique, décolorée par le charbon animal, n'a pas cristallisé; mais, évaporée en consistance sirupeuse, elle a fourni un résidu qui rougissait par l'acide azotique, bleuissait par le sesquichlorure de fer, précipitait l'acide tannique, et réduisait le chlorure d'or. (Laroque et Thibierge.)

Expérience III. — Bien avant les travaux de ces expérimentateurs, nous avions consigné ce qui suit dans notre *Traité des exhumations juridiques :* Le 8 mars 1826, on mêla dans un bocal à large ouverture 6 gr. d'acétate de morphine dissous dans un litre d'eau, avec de la soupe maigre, du bouillon gras, de la graisse, et plusieurs parties d'un canal intestinal; le vase fut exposé à l'air. Le 26 mars, le mélange exhalait déjà une odeur fétide; le liquide filtré précipitait en blanc grisâtre par l'ammoniaque; évaporé jusqu'à siccité, il fournissait un produit jaunâtre qui devenait d'un *très-beau rouge* par l'acide azotique, et *bleu* par le sesquichlorure de fer; cependant cette dernière nuance était *moins intense que* celle que faisait naître le même réactif avec une quantité d'acétate de morphine égale à celle du produit employé; il y avait en outre çà et là quelques *points verdâtres*, résultat du mélange de la couleur bleue dont nous parlons avec la couleur jaune du produit. Le 9 avril suivant, le liquide filtré précipite encore en blanc grisâtre par l'ammoniaque, et fournit par l'évaporation un produit jaunâtre, que l'acide azotique *rougit* à merveille, mais que le sesquichlorure de fer *verdit;* à la vérité, cette couleur verte tire légèrement sur le bleu d'abord, puis sur le *brun.* Le 16 avril, la matière présente les mêmes caractères, si ce n'est que le sel de fer donne, avec le produit de l'évaporation, une couleur *verte olive sans nuance* bleue. Il en est de même le 18 juin, époque à laquelle la putréfaction a déjà fait les plus grands progrès (1).

____

(1) Craignant que la belle couleur rouge que développait l'acide azotique avec le produit de l'évaporation ne fût le résultat de l'action de cet acide sur la matière animale pourrie, plutôt que sur l'acétate de morphine, nous avons évaporé jusqu'à siccité un liquide excessivement fétide, ne contenant point de sel de morphine,

Le 1er août 1826, on filtre une portion de la liqueur, et on la traite par l'ammoniaque, qui y fait naître un précipité gris brunâtre de *morphine*; en effet, en faisant bouillir ce précipité avec de l'alcool et en décolorant la dissolution alcoolique à l'aide du charbon animal, on obtient par l'évaporation un produit solide, gris blanchâtre, qui *rougit* par l'acide azotique, et que le sesquichlorure de fer rend bleu verdâtre. Une autre portion de la liqueur, étant évaporée jusqu'à siccité, laisse une matière d'un jaune brun que l'on a traitée par l'alcool bouillant : la dissolution alcoolique est évaporée jusqu'à siccité, et le produit traité par l'eau distillée, puis par le sous-acétate de plomb, par l'acide sulfhydrique, et par le charbon animal purifié, comme l'a conseillé M. Lassaigne, et l'on obtient un liquide qui, étant évaporé au bain-marie, fournit un léger résidu d'un blanc jaunâtre, devenant d'un *très-beau rouge* par l'acide azotique, et d'un bleu verdâtre par le sesquichlorure de fer.

Le 18 mai 1827, quatorze mois dix jours après le commencement de l'expérience, le mélange était excessivement fétide et fortement alcalin, car la liqueur rétablissait instantanément la couleur bleue du papier de tournesol rougi par un acide; il n'en restait guère que 150 à 180 gr., la majeure partie ayant été employée aux divers essais dont j'ai parlé (1). Cette liqueur fut partagée en deux parties, *A* et *B*. La portion *A* fut évaporée et traitée successivement par l'alcool, par le sous-acétate de plomb, par l'acide sulfhydrique et par le charbon animal, comme l'a prescrit M. Lassaigne (2); on obtint un produit solide, légèrement jaunâtre, qui devenait *rouge* par l'acide azotique, mais que le sesquichlorure de fer, *loin de bleuir*, rendait *rouge* ou *brun :* ce produit solide, traité par l'eau distillée à la température ordinaire, ne se dissolvait pas en entier; la portion dissoute, filtrée et évaporée jusqu'à siccité, *rougissait* par l'acide azotique et *par le sel de fer,* tandis que ce réactif aurait dû la *bleuir;* la portion qui était restée sur le filtre *rougissait* aussi par l'acide azotique, et devenait bleue par le sesquichlorure de fer. La liqueur *B*, au lieu

---

et nous avons vu que le produit de l'évaporation devenait *simplement jaune* par l'acide azotique. Pour obtenir ce liquide, nous avions laissé à l'air dans un bocal ouvert, depuis le 8 mars jusqu'au 18 juin, 1 litre d'eau, de la soupe maigre, du bouillon gras, de la graisse et des intestins.

(1) Il est inutile d'indiquer que l'on avait ajouté de l'eau à mesure qu'il s'en était évaporé.

(2) A l'époque où M. Lassaigne proposa d'employer le charbon animal, l'attention des chimistes n'avait pas encore été éveillée sur ce fait capital, savoir que ce charbon absorbe et retient plusieurs substances vénéneuses ; on sait aujourd'hui que la morphine est dans ce cas; d'où il suit que les experts ne devront recourir à ce corps qu'autant que les liqueurs seront fortement colorées, ce qui n'arrivera pas souvent si le sous-acétate de plomb a été employé en quantité suffisante. Toujours est-il que si l'on s'était cru obligé de faire usage de ce charbon, il faudrait de toute nécessité faire bouillir, avec l'alcool à 36 degrés, le charbon dont on se serait servi, afin de dissoudre la morphine qu'il aurait pu retenir (voy. t. 1, p. 34 et 41).

d'être traitée par le procédé de M. Lassaigne, fut simplement filtrée et évaporée jusqu'à siccité; le produit, *d'une couleur très-brune*, fut tenu en ébullition, pendant quelques minutes, avec de l'alcool concentré; la dissolution alcoolique, fortement colorée en brun, fut chauffée avec du charbon animal purifié par l'acide chlorhydrique, et parfaitement lavé, puis filtrée à plusieurs reprises à travers une autre partie du même charbon; elle était presque incolore : en l'évaporant au bain-marie, il en résulta un produit jaunâtre qui *rougissait* à merveille par l'acide azotique, et qui devenait *bleu* par le sel de fer étendu d'eau, à moins toutefois que celui-ci ne fût employé en trop petite quantité, car alors il se développait une couleur rougeâtre. Le résultat fourni par la portion *B* de la liqueur, comparé à celui qu'avait donné la portion *A*, prouve évidemment qu'il y avait eu de l'avantage à ne pas traiter par le sous-acétate de plomb et par l'acide sulf-hydrique pour déceler la présence de la morphine.

Acétate de morphine étendu d'eau. — Le 18 juillet 1826, on introduisit dans un bocal à large ouverture, exposé à l'air, 326 milligr. d'acétate de morphine dissous dans un litre et demi d'eau; on ajouta environ le tiers d'un canal intestinal. Le 21 mai 1827, c'est-à-dire dix mois trois jours après le commencement de l'expérience, la putréfaction était à son comble. Le liquide fut filtré et évaporé à une douce chaleur; le produit de l'évaporation, qui était d'un brun presque noir, fut traité par l'alcool bouillant; la dissolution alcoolique, évaporée jusqu'à siccité, fournit un résidu qu'on traita par l'eau distillée aiguisée d'acide acétique. Cette nouvelle dissolution fut décolorée par le charbon animal purifié, avec lequel on la fit bouillir, et à travers lequel on la fit passer; ainsi décolorée, elle fut évaporée jusqu'à siccité. Le produit, d'une saveur amère, *rougissait* par l'acide azotique, mais *ne bleuissait point* par le sesquichlorure de fer; ce réactif lui communiquait aussi une couleur rougeâtre.

Ces expériences prouvant jusqu'à l'évidence que la morphine n'était point détruite, même plusieurs mois après que l'acétate avait été mêlé avec des matières animales, nous voulûmes savoir ce qui arriverait à une dissolution aqueuse de ce sel exposée à l'air, et nous ne tardâmes pas à reconnaître que *l'acétate se décomposait en partie, que l'acide acétique* de la portion décomposée se *détruisait*; tandis que *la morphine de cette même portion se précipitait*, sinon en totalité, du moins en grande partie. Voici les faits qui mettent ces vérités hors de doute.

1° Le 31 juillet 1826, on a fait dissoudre dans deux litres d'eau près de 6 gr. d'acétate de morphine. Au bout de dix mois d'exposition à l'air, la liqueur, qui était depuis longtemps couverte de moisissures, était trouble et surnageait un précipité assez abondant; filtrée et évaporée jusqu'à siccité, elle fournissait un produit jaunâtre, qui *bleuissait* par le sesquichlorure de fer, et *rougissait* par l'acide azotique. Le précipité qui était sur le filtre, lavé à plusieurs reprises avec de l'eau bouillante pour lui enlever tout ce qu'il pouvait contenir de soluble, fut traité par l'alcool bouillant : la dissolution alcoolique évaporée laissa cristalliser une quantité notable de morphine.

2° Le 19 mai 1827, on fit dissoudre dans un litre d'eau distillée 1 gr. 302 milligr. d'acétate de morphine; la liqueur filtrée et *transparente* rougissait légèrement le papier de tournesol, et fut abandonnée à l'air dans un vase à large ouverture. Huit jours après, on voyait déjà nager au milieu de la liqueur quelques flocons de moisissure. Le 3 août, ces flocons étaient beaucoup plus considérables, quoique le liquide fût encore assez transparent. Ce liquide rétablissait la couleur bleue du papier de tournesol rougi par un acide; il n'était pas sensiblement odorant; en approchant de sa surface une plume trempée dans de l'acide chlorhydrique, on ne voyait aucune trace des vapeurs blanches qui se seraient manifestées s'il s'était dégagé de l'ammoniaque. Le 27 février 1828, la liqueur était trouble, et les parois du local étaient tapissées de cristaux jaunâtres qui y adhéraient fortement. On filtra : le liquide, d'un jaune d'ambre, ayant été évaporé jusqu'à siccité, fournit un produit d'un gris jaunâtre qui *rougissait* par l'acide azotique, et qui *bleuissait* par le sesquichlorure de fer. Ce produit, ayant été traité par l'eau distillée bouillante, fut presque entièrement dissous, et sembla n'être que de l'acétate de morphine mêlé de très-peu de matière étrangère. Les moisissures et autres matières floconneuses qui étaient restées sur le filtre, d'une couleur grise brunâtre, *rougissaient* par l'acide azotique, et *bleuissaient* par le sel de fer. Après les avoir fait bouillir à plusieurs reprises avec de l'eau distillée, pour leur enlever tout ce qu'elles pouvaient contenir de soluble dans ce liquide, on les dessécha, et on les fit bouillir avec de l'alcool à 38 degrés, qui n'en dissolvit qu'une partie : la dissolution alcoolique ramenait lentement au bleu le papier de tournesol faiblement rougi, et, lorsqu'on l'évaporait, fournissait des cristaux de *morphine*. La matière qui était adhérente aux parois et au fond du flacon, ayant été détachée à l'aide de l'eau bouillante et épuisée par ce liquide, fut desséchée et bouillie avec de l'alcool à 40 degrés, qui la dissolvit presque en entier. La dissolution alcoolique était légèrement alcaline, et donnait, par l'évaporation, une quantité notable de morphine parfaitement cristallisée.

Cette décomposition de l'acétate de morphine dans l'eau a également été observée par M. Dublanc jeune; déjà Geiger avait vu le même sel, dissous dans l'alcool, éprouver une décomposition analogue; mais, comme l'a fait remarquer M. Dublanc, l'altération spontanée dont je parle a ses limites, et pourrait être prévenue en maintenant la liqueur acide (voy. *Journal de pharmacie*, année 1827, p. 264).

Il résulte de tous ces faits : 1° que dans un cas d'exhumation juridique, il est possible de constater, plusieurs mois après la mort, la présence de l'acétate de morphine ou de la morphine dans le canal digestif d'un individu qui aurait été empoisonné par une préparation de ce genre; 2° qu'il faut pour cela agir non-seulement sur les liquides, mais encore sur les matières solides, parce qu'en supposant même que l'empoisonnement eût été déterminé par une dissolution aqueuse d'acétate de morphine, celle-ci aurait pu être décomposée, et la morphine précipitée en partie; 3° qu'à la vérité il y aura moins de morphine précipitée qu'on ne le croirait au premier abord, parce qu'une partie de celle qui se sera déposée aura été redissoute par l'ammoniaque qui s'est formée pendant la putréfaction : on sait, en effet, qu'en précipitant la morphine par l'ammoniaque d'une dissolution peu étendue d'acétate, il suffit d'agiter le précipité pendant quelques instants dans un mélange d'eau et d'ammoniaque pour le *redissoudre;* 4° que pour obtenir la morphine qui peut exister dans les matières solides, il faut d'abord traiter ces matières à plusieurs reprises par l'alcool, puis évaporer les dissolutions alcooliques, et faire agir sur le produit de l'évaporation de l'eau aiguisée d'acide acétique : sans cette dernière précaution, il serait difficile de séparer la morphine du gras des cadavres qui se forme *abondamment* pendant le séjour des corps dans la terre; que si par hasard la liqueur était colorée, on pourrait à la rigueur la décolorer en la faisant chauffer avec du charbon animal *purifié*, et en filtrant à plusieurs reprises à travers ce même corps, sans avoir besoin de recourir au sous-acétate de plomb et à l'acide sulfhydrique, dont l'emploi nous a paru pour le moins inutile (voyez la note de la page 235); 5° qu'il est aisé de voir, en comparant l'action de l'acide azotique et du sesquichlorure de fer sur les matières qui ont fait l'objet des expériences précédentes, que l'acide azotique les a *constamment* rougies, lors même qu'elles étaient colorées, tandis que le sel de fer ne les a *bleuies* en général qu'autant qu'elles avaient été parfaitement décolorées, et encore, dans certains cas, il a développé une couleur rougeâtre, quoique ces matières fussent incolores; 6° qu'il y aurait témérité à prononcer *affirmativement* dans un cas d'exhumation juridique, qu'il y a eu empoisonnement par une préparation de morphine, parce qu'on aurait obervé *seulement* les deux colorations *rouge* et *bleue* dont nous venons de parler; qu'on ne pourrait tout au plus établir, d'après ces caractères, que de légères présomptions; 7° qu'il n'en serait pas de même si l'on obtenait, comme nous l'avons vu, de la morphine cristallisée, insoluble dans l'eau et dans l'éther, soluble dans l'alcool et dans l'acide acétique, fusible à une douce chaleur, *rougissant* par l'acide azotique, *bleuissant* par le sel de fer, et jouissant en un mot de tous les caractères connus de cette base : on devrait, dans ce cas, *affirmer* que la matière sur laquelle on a agi est de la morphine.

Telles sont les conclusions par lesquelles je terminais l'article *Acétate de morphine* de mon mémoire déjà cité. Il est difficile, comme on le voit, d'agir avec plus de circonspection, puisque je veux qu'on n'affirme qu'il y a eu empoisonnement par la morphine, qu'autant qu'on a constaté tous *les caractères* qui la font reconnaître dans l'état actuel de la science; pourtant M. Raspail m'a accusé de ne m'être attaché qu'à des phénomènes de coloration, alors que M. Bonastre a trouvé, dit-il, que certaines huiles volatiles se colorent en rouge et en bleu par les agents que je mets en usage pour découvrir la morphine. M. Raspail me faisant dire autre chose que ce que j'ai avancé, je prendrai le parti de ne pas lui répondre, d'autant plus qu'il paraît avoir en chimie organique et en toxicologie des idées que personne n'adoptera de sitôt. Pour ce qui concerne le fait indiqué par M. Bonastre, je défie M. Raspail de me citer une seule huile volatile qui partage *toutes les propriétés des alcalis végétaux vénéneux.*

DE LA PARAMORPHINE (THÉBAÏNE).

La paramorphine, alcali azoté, est blanche, en choux-fleurs, en mamelons, ou en prismes rhomboïdaux très-aplatis, d'une saveur âcre, styptique, fusible à 130° c., et se figeant à 110°, ce qui la distingue de la narcotine, de la codéine, de la morphine, et de la méconine; en fondant, elle perd 4 pour 100 d'eau. Elle est à peine soluble dans l'eau, et très-soluble dans l'alcool et dans l'éther froids. Les acides forts la résinifient et l'altèrent, tandis qu'ils se combinent avec elle et forment des sels cristallisables lorsqu'ils sont convenablement étendus. L'acide azotique ne la rougit point, à moins qu'il ne soit mélangé d'acide sulfurique et soumis à l'influence du protoxyde d'azote, de l'air atmosphérique, et même du gaz oxygène, car alors il lui communique une couleur rouge. Le sesquichlorure de fer ne la bleuit point; elle est toujours précipitée des sels acides par l'ammoniaque, ce que ne fait point la codéine. Elle a été découverte par Thibouméry, et étudiée par Pelletier.

Action sur l'économie animale.

EXPÉRIENCE 1re. — J'ai injecté dans la veine jugulaire d'un chien robuste, à jeun, 10 centigr. d'azotate neutre de *thébaïne* dissous dans 12 gr. d'eau; aussitôt après, l'animal a fait une inspiration profonde et a éprouvé des mouvements convulsifs avec opisthotonos, qui n'ont duré que quelques secondes; au bout d'une minute, il marchait en chancelant, comme s'il eût été ivre, sans que le train postérieur fût paralysé; il avait une tendance à l'assoupissement; trois minutes après, il a eu une selle copieuse : au bout de dix minutes, il semblait être à peu près dans l'état naturel. Le lendemain il était à merveille.

EXPÉRIENCE II. — A midi, j'ai injecté dans la veine jugulaire d'un chien d'assez forte taille 35 centigr. d'azotate de thébaïne dissous dans 20 gr. d'eau. L'injection n'était pas encore terminée que déjà l'animal éprouvait des mouvements convulsifs très-intenses avec renversement de la tête sur le dos; ces mouvements, presque continus dans les pattes antérieures, étaient moins prononcés et intermittents dans les extrémités postérieures; l'animal était couché sur le côté, insensible à tout ce qui se passait autour de lui, et dans l'impossibilité de se tenir debout. A midi quatre minutes, la tête, qui jusqu'alors avait été courbée en arrière, a repris sa situation naturelle, mais elle est devenue le siége d'un *branlement* non interrompu et qui, par moments, était excessivement rapide. Ce mouvement extraordinaire, et tel que je n'en avais jamais vu de pareil, était accompagné de convulsions dans les membres thoraciques, dont l'intensité était effrayante de temps à autre; les pattes postérieures, tantôt immobiles et appliquées sur l'abdomen, tantôt agitées de mouvements convulsifs, contrastaient singulièrement avec les antérieures; parfois les quatre membres exécutaient des mouvements semblables à ceux que l'on observe chez les chiens qui nagent. Pendant cet état, qui a duré douze minutes, le chien faisait des efforts pour se relever sur ses pattes sans pouvoir y parvenir; loin de là, ces efforts n'aboutissaient qu'à le déplacer en le faisant rouler sur lui-même et en le portant à une certaine distance du point qu'il occupait auparavant. Lorsqu'on le soulevait et qu'on essayait de le tenir debout, il retombait aussitôt. A midi dix-sept minutes, tous ces accidents commençaient à diminuer, et déjà l'animal pouvait faire quelques pas en chancelant, comme dans l'état d'ivresse : les extrémités postérieures n'étaient point paralysées. A midi vingt-deux minutes, il marchait assez librement et n'était presque plus sous l'influence du poison.

DE LA PSEUDOMORPHINE, $H^{18}\,C^{27}\,Az\,O^2$.

C'est Pelletier qui a trouvé ce principe dans l'opium, où il n'existe pas constamment; on le retire principalement des opiums, qui donnent, par leur précipitation au moyen de l'ammoniaque, un précipité de morphine très-chargé de narcotine.

La pseudomorphine est d'autant plus importante à connaître pour le toxicologiste, qu'elle possède trois des caractères les plus tranchants de la morphine, ainsi qu'on le verra plus bas; mais avec un peu d'attention, il n'est pas possible de confondre ces deux corps.

Cette substance est, pour ainsi dire, insoluble dans l'eau, car il en faut 13,000 fois son poids à froid, et 800 à chaud, pour la dissoudre.

Elle l'est encore moins dans l'alcool absolu et l'éther, mais les dissolutions de potasse ou de soude caustique la dissolvent en grande quantité; si l'on sature les bases par un acide, la matière se précipite en entraînant un peu de l'acide précipitant.

Elle est *incristallisable*, sans *saveur* sensible, et *neutre* aux réactifs colorés, ce qui la distingue de la morphine.

Les acides un peu étendus favorisent sa dissolution dans l'eau, mais non pas au même degré : ainsi les acides sulfurique et azotique la dissolvent à peine, l'acide chlorhydrique un peu plus, et l'acide acétique beaucoup plus.

L'acide sulfurique concentré la brunit et la dénature. L'acide azotique concentré agit sur elle comme sur la morphine, en lui faisant prendre une *couleur rouge* des plus intenses, et en la changeant en acide oxalique.

Elle décompose aussi l'acide iodique en mettant de l'iode à nu, comme la morphine; enfin elle devient d'un bleu intense par le contact de sels de sesquioxyde de fer, et particulièrement du sesquichlorure, comme la morphine. Elle est formée des mêmes principes que celle-ci, mais dans des proportions différentes.

DE LA NARCOTINE, $H^{25}C^{46}AzO^{11}$.

Action sur l'économie animale.

EXPÉRIENCE Ire. — Cinquante ou soixante centigr. de narcotine peuvent être appliqués sur le tissu cellulaire de la partie interne de la cuisse des chiens sans occasionner le moindre accident ; Bally en a fait avaler impunément à un homme jusqu'à 6 gr. 60 centigr. par jour sous forme de pilules : il avait commencé par 25, 50 ou 75 centigr.

EXPÉRIENCE II. — Quarante, cinquante ou soixante centigr. dissous dans 24 ou 32 gr. d'*huile d'olives,* et introduits dans l'estomac des chiens, déterminent les effets suivants : quinze ou dix-huit heures après leur administration, les animaux éprouvent des nausées qui ne tarderaient pas à être suivies de vomissements, si on ne s'opposait point à l'expulsion des matières contenues dans l'estomac ; ils paraissent plus faibles et comme dans un état de stupeur ; leurs extrémités postérieures fléchissent peu à peu ; la respiration est un peu accélérée : bientôt après ils se relèvent pour se porter en avant, et semblent plus éveillés. Cet état dure plusieurs heures, jusqu'à ce que la faiblesse soit assez considérable pour forcer les animaux à se coucher sur le ventre ou sur le côté, attitude dans laquelle ils meurent au bout de quelques heures. La mort est précédée de légers mouvements convulsifs dans les membres ; elle arrive à la fin du deuxième, du troisième ou du quatrième jour ; du reste, on n'observe ni vertiges, ni paralysie des extrémités, ni cris plaintifs, ni secousses convulsives fortes, comme cela a lieu avec la morphine et avec l'opium ; les organes des sens exercent librement leurs fonctions. A l'ouverture des cadavres, on ne découvre aucune altération dans le canal digestif. On remarque des effets analogues lorsqu'on administre 1 gr. 60 centigr. de ce principe dans 96 gr. d'huile : toutefois les animaux poussent quelques plaintes, surtout lorsqu'on les touche. Dans un cas de ce genre, où la mort n'était survenue qu'à la fin du troisième jour, la membrane muqueuse de l'estomac était enflammée et excoriée dans plusieurs de ses parties. Les intestins, le cœur, les poumons et le cerveau paraissent sains.

EXPÉRIENCE III.—La narcotine peut être donnée impunément aux chiens, à la dose de 2 gr. 20 centigr., si on la fait dissoudre dans de l'eau aiguisée d'acide *chlorhydrique* ou dans de l'acide *azotique.* Ce fait s'accorde à merveille avec les observations du Dr Bally, qui a souvent administré à l'homme, sans occasionner le moindre accident, 3 gr. 30 centigr. de ce corps dissous dans l'acide chlorhydrique très-faible.

EXPÉRIENCE IV.—Lorsqu'elle a été dissoute dans l'acide *acétique* très-étendu d'eau et introduite dans l'estomac des chiens à la dose de 1 gramme 60 centigr., elle produit les effets suivants : au bout de cinq minutes, les

II.   16

animaux paraissent effrayés et reculent; leur démarche est un peu vacillante; trois ou quatre minutes après, ils ne peuvent plus se soutenir, et tombent sur le côté; ils éprouvent des convulsions horribles; la tête, constamment agitée, se renverse sur le dos; la respiration est précipitée; la bouche se remplit d'écume; on entend de légères plaintes. Cet accès, dont la durée est de plusieurs minutes, est suivi d'un intervalle lucide pendant lequel les animaux restent couchés sur le côté, sans qu'il leur soit possible de se tenir sur leurs pattes; ils voient, ils entendent, et ne poussent aucune plainte. Deux à trois minutes après cet état de calme, il se manifeste un nouvel accès, semblable au précédent, qui dure deux ou trois minutes; ces attaques se renouvellent dix ou douze fois : alors les animaux ne restent plus un moment sans éprouver des mouvements convulsifs, moins forts toutefois que ceux que l'on avait remarqués pendant les accès; quelques heures après, les convulsions cessent et sont suivies d'une grande faiblesse et d'une stupeur marquée. La mort arrive six, huit ou dix heures après le commencement de l'expérience. M. Magendie a comparé l'état des animaux qui sont sous l'influence de cette dissolution à celui des chiens empoisonnés par le camphre. A l'ouverture des cadavres faite le lendemain, on voit que les vaisseaux de la dure-mère sont légèrement engorgés; que les poumons sont roses, crépitants et nullement gorgés de sang; que le cœur contient du sang noir coagulé; que la membrane muqueuse de l'estomac est rouge dans plusieurs de ses parties, noire et ecchymosée dans d'autres; que le foie, la rate et les intestins, sont dans l'état naturel, excepté la fin du rectum, qui offre une couleur rouge.

Cent soixante centigr. de narcotine dissoute dans l'acide acétique n'ont rien produit chez l'homme. M. Bally en a fait prendre, sur mon invitation, à douze paralytiques : il a commencé par leur en donner 25 centigrammes; bientôt après, il leur en a administré 75 centig. le matin et autant le soir; un seul individu a paru éprouver de légers vertiges. Ces malades étaient pourtant très-impressionnables, puisqu'ils ne pouvaient pas supporter la plus petite dose de strychnine sans être puisssamment excités.

Expérience V. — Soixante centigrammes de narcotine dissoute dans 8 gr. de *vinaigre* concentré peuvent être injectés dans le tissu cellulaire de la partie interne de la cuisse, sans qu'il en résulte d'inconvénient notable, tandis que la même dose d'acétate de morphine, appliquée sur le même tissu, donne lieu à tous les symptômes de l'empoisonnement.

Expérience VI. — Dissoute à la dose de 2 gr. 20 centigr. dans l'acide *sulfurique* affaibli, et introduite dans l'estomac des chiens, elle détermine, au bout de trois ou quatre heures, des effets semblables à ceux qu'elle produit lorsqu'elle est unie à l'acide acétique (voy. 4°, p. 241.) La mort arrive dans les vingt-quatre heures, et, à l'ouverture des cadavres, on trouve que la membrane muqueuse de l'estomac est le siége d'une assez vive inflammation.

Expérience VII. — Elle peut être injectée impunément dans la veine jugulaire à la dose de 5 centigr., lorsqu'elle a été dissoute dans l'huile *d'olives.* Il est des animaux qui en supportent 10 centigr. sans être incommodés, tandis qu'à la dose de 15 centigr., elle produit des effets funestes sur les chiens de petite stature : la tête se renverse sur le dos immédiatement après l'injection ; les animaux sont agités de mouvements convulsifs, et ne tardent pas à tomber dans un état de stupeur pendant lequel ils sont immobiles. Les yeux sont ouverts, et la respiration n'est pas profonde comme dans le sommeil. La mort arrive constamment dans les vingt-quatre heures, quelquefois au bout de deux minutes, tantôt au bout de quelques heures.

Il résulte évidemment de ces faits : 1° que la narcotine, solide ou dissoute dans l'acide chlorhydrique, peut être avalée impunément par l'homme à des doses très-fortes ; 2° que cent soixante centigr., en dissolution dans l'acide acétique, n'ont produit aucun effet sur plusieurs malades qui en ont pris ; 3° qu'elle est sans action sur les chiens, lorsqu'elle est introduite dans l'estomac à la dose de 2 à 3 grammes, après avoir été dissoute dans les acides chlorhydrique ou azotique ; 4° qu'elle détermine au contraire la plus vive excitation et la mort de ces animaux quand on leur en a fait avaler 2 grammes en dissolution dans les acides acétique ou sulfurique ; 5° qu'elle occasionne également la mort des chiens lorsqu'on la fait prendre en dissolution dans l'huile d'olives à la dose de 1 gramme 60 centigrammes, mais qu'alors, au lieu d'être excités, les animaux paraissent dans un état contraire ; 6° qu'elle n'agit pas lorsqu'on l'applique sur le tissu cellulaire à la dose de 60 centigrammes dissoute dans l'acide acétique ; 7° qu'elle tue promptement les chiens quand on l'injecte dans la veine jugulaire à la dose de 15 centigrammes dissoute dans l'huile ; 8° qu'il est impossible de décider actuellement si elle exerce sur l'homme la même action que sur les chiens ; car, d'une part, les effets sont semblables lorsqu'elle est administrée en poudre ou dans l'acide chlorhydrique, tandis qu'ils semblent différer quand on la donne dans l'acide acétique : mais le défaut d'action de la dissolution acétique chez l'homme ne tiendrait-il pas à ce qu'elle a été administrée à trop petite dose, surtout eu égard à la stature et à la force de l'homme comparées à celle des chiens ? 9° que dans tous les cas, elle produit sur ces derniers animaux l'excitation ou la stupeur, suivant qu'elle a été dissoute dans l'acide acétique ou dans l'huile, et qu'il importe par conséquent, avant d'assigner le rôle qu'elle joue dans l'extrait aqueux d'opium, de déterminer si elle est tenue en dissolution par un acide ou par une matière huileuse, comme cela paraît plus probable.

Traitement (voy. *Opium*; p. 271).

Recherches médico-légales.

La narcotine existe dans l'opium, indépendamment de la morphine. Elle est solide, blanche ou légèrement colorée en jaune, inodore, insipide, et cristallisée en prismes droits à base rhomboïdale. Chauffée graduellement dans un tube de verre, elle fond, comme les graisses, à une température peu élevée, devient transparente, et se conserve dans cet état même après le refroidissement; si on élève davantage la température ou qu'on la mette sur des charbons ardents, elle se décompose, et répand une fumée épaisse, d'une odeur ammoniacale. Elle est à peine soluble dans l'eau froide; l'alcool bouillant la dissout à merveille et la laisse déposer en grande partie par le réfroidissement; elle est très-soluble dans l'éther; l'huile d'olives et celle d'amandes douces la dissolvent lentement à une température inférieure à celle de l'ébullition. *Aucune de ces dissolutions n'agit sur les couleurs végétales à la manière des alcalis.* L'acide acétique la dissout à merveille à la température de l'ébullition, tandis qu'elle est très-soluble à froid dans l'acide chlorhydrique très-étendu d'eau; l'acide azotique du commerce la dissout à froid sans la faire passer *au rouge,* la dissolution est jaune; l'acide sulfurique la *jaunit,* et la liqueur prend une belle couleur *rouge de sang,* dès que l'on ajoute la plus légère trace d'acide azotique. Ces caractères suffisent pour distinguer la narcotine de la morphine.

DE LA CODÉINE, $H^{19} C^{54} Az O^5$, 2HO.

La codéine, découverte en 1832 par Robiquet, est sous forme de petites aiguilles très-blanches ou de prismes droits à base rhomboïdale, tantôt aplatis, tantôt allongés, et de plus de 15 millimètres de côté. Elle fond à 150 degrés environ; si on chauffe plus fortement, le liquide, résultat de la fusion, grimpe le long des parois du tube, semble fuir la chaleur, mais ne se volatilise pas. Mille parties d'eau à 15° dissolvent 12,6 de codéine, tandis qu'il s'en dissout 58,8 si l'eau est bouillante; en mettant plus de codéine dans ce liquide bouillant, la partie non dissoute forme une couche comme huileuse au fond du vase. La dissolution aqueuse concentrée dépose des cristaux de codéine par le refroidissement, et même alors elle est très-sensiblement *alcaline;* elle est soluble dans l'éther, et insoluble dans les alcalis; elle forme des sels avec les acides; l'azotate est très-facilement cristallisable. La codéine n'est point rougie par l'acide azotique, comme la morphine; les sels de sesquioxyde de fer ne la bleuissent pas, et l'infusion de noix de galle précipite abondamment ses dissolutions, caractères qui la distinguent essentiellement de la morphine.

Action sur l'économie animale.

Expérience. — On a injecté dans le tissu cellulaire de la partie interne de la cuisse d'un chien de moyenne taille, mais robuste, 20 centigrammes de codéine en dissolution dans l'eau distillée. Une demi-heure après, l'animal a paru inquiet, et son regard était fixe, les yeux brillants, les pupilles dilatées. Au bout d'un quart d'heure, l'animal souffrait évidemment; il se plaignait, et de légers mouvements convulsifs avaient lieu dans le train postérieur; cependant il ne bougeait pas de place; mais, quand on l'obligeait à marcher, il le faisait librement et cherchait de préférence les lieux obscurs. De temps en temps, une convulsion rapide se prolongeait d'une extrémité à l'autre du corps. Les pattes de derrière étaient roides, et lorsqu'on faisait lever l'animal, et qu'il voulait ensuite s'asseoir, il élevait le train postérieur, en faisant un bond, et retombait assis. Il rendait par la gueule une bave extrêmement liquide, et qui contenait à peine des traces d'albumine; il refusait de manger. L'injection avait eu lieu à deux heures et demie, et cet état se prolongea sans aucun changement jusqu'à neuf heures du soir. Les mouvements du cœur étaient accélérés ainsi que la respiration. A neuf heures, l'animal, qui n'avait pas uriné depuis l'injection du poison, rendit une grande quantité d'urine, et le lendemain il se portait bien. (Kunkel, *Journal de chimie médicale*, année 1833.)

D'autres expériences faites sur des lapins ont conduit M. Kunkel à conclure : 1° que la codéine diffère de la morphine en ce qu'elle ne paralyse pas, comme elle, les pattes postérieures; 2° qu'elle paraît jouir d'une vertu excitante très-prononcée; qu'elle occasionne des convulsions dans les membres et dans les muscles du cou ; enfin que dans les cas où elle détermine la mort, elle porte évidemment son action sur le cervelet et la moelle allongée, car deux fois on a remarqué le symptôme de la rétroprogression, et l'on a trouvé ces parties gorgées de sang; 3° qu'elle affecte les organes de la circulation, ce qui semble prouvé par l'accélération de la respiration et des battements du cœur pendant la vie, par l'inflammation des poumons après la mort, et par la quantité de sang noir qui distend les cavités du cœur; 4° qu'elle enflamme les parties avec lesquelles elle est mise en contact; 5° qu'elle agit plus puissamment lorsqu'elle est introduite dans le tissu cellulaire que dans l'estomac; 6° qu'elle est absorbée et qu'elle semble exercer une action spéciale sur les organes urinaires. (*Ibidem.*)

D'après M. William Gregory, d'Édimbourg, à la dose de 25 à 30 centigrammes, l'azotate de codéine détermine l'accélération du pouls, de la chaleur dans la tête et dans le foie, une excitation de l'esprit, analogue à celle qu'occasionnent les boissons spiritueuses, et qui dure assez longtemps; enfin une démangeaison de la peau qui commence à la tête et se répand sur tout le corps; quelques heures après, il survient une rémission désagréable avec nausées, et quelquefois vomissements.

Donnée à la dose de 5 à 10 centigrammes, d'après M. Barbier d'Amiens, la codéine n'agit ni sur l'encéphale ni sur la moelle épinière, mais elle exerce une action spécifique sur le plexus nerveux du grand sympathique; il lui a vu produire aussi le sommeil, mais sans pesanteur de tête, ni engourdissement, ni gonflement des yeux; au sortir de ce sommeil, le malade avait une figure gaie, animée, telle qu'on serait porté à admettre dans la codéine une vertu exhilarante; tandis que les personnes qui sont sous l'influence de la morphine ont la tête lourde, les paupières pesantes, une certaine pâleur, et se plaignent d'engourdissement, de vertiges et d'accablement.

D'après M. Martin-Solon, à la dose de 1 à 2 centigrammes, la codéine procure un sommeil facile, diminue la toux et l'expectoration sans produire de congestions cérébrales; toutefois il ne lui a pas reconnu une action spéciale sur le grand sympathique (*Arch. gén. de méd.*, t. IV, année 1834, p. 692).

Traitement de l'empoisonnement par la codéine (voy. Opium, p. 271).

DE LA MÉCONINE.

La méconine, découverte par M. Dublanc jeune, cristallise en prismes à six pans, dont deux faces plus larges et parallèles sont terminées par un sommet dièdre. Elle est inodore, d'abord insipide, puis offrant une saveur âcre; elle est fusible à 90°,5, et ressemble alors à une huile incolore. A 155° cent., elle peut être distillée *sans altération*; elle est soluble dans 18,56 p. d'eau bouillante et dans 265,75 d'eau froide, et beaucoup plus dans l'alcool, dans l'éther et dans les huiles essentielles. La plupart des alcalis la dissolvent sans contracter de combinaison avec elle. Les acides sulfurique et azotique, au contraire, la décomposent; la dissolution sulfurique est incolore, si elle a été faite avec l'acide étendu; mais, si on l'a concentrée à une très-douce chaleur, elle acquiert une belle couleur verte foncée. Elle ne paraît pas vénéneuse, car j'en ai injecté *impunément*, dans la veine jugulaire d'un chien, 20 centigrammes en dissolution aqueuse concentrée.

DE LA NARCÉINE.

La narcéine, découverte par Pelletier, est en aiguilles blanches et soyeuses, qui paraissent être des prismes à quatre pans; elle est inodore, d'une saveur légèrement amère, un peu styptique, fusible à 92°, décomposable au delà de 110° cent., sans se volatiliser, et fournissant un charbon volumineux, un liquide acide, une matière brune, bitumineuse, volatile, et des aiguilles blanches, qui paraissent avoir de l'analogie avec l'acide gallique. Elle se dissout dans 230 parties d'eau bouillante et dans 375 d'eau froide; elle est soluble dans l'alcool bouillant, et insoluble dans l'éther; elle est décomposée par les acides minéraux concentrés; si ces acides sont affaiblis, ils se combinent avec elle et forment des sels. Au moment où l'acide chlorhydrique touche la narcéine, celle-ci prend une couleur bleue magnifique, et si on ajoute assez d'eau pour dissoudre le sel, la dissolution est incolore; souvent, avant de se décolorer, la matière prend une teinte d'un rose violacé. L'acide azotique concentré ne rougit point la narcéine, qu'il transforme en acide oxalique. Elle ne paraît pas vénéneuse, car j'en ai injecté *impunément* dans la veine jugulaire d'un chien 20 centigrammes en dissolution soit dans l'eau, soit dans l'acide sulfurique très-affaibli.

DE L'OPIUM.

Action sur l'économie animale.

L'opium contient de la *morphine*, de la *pseudo morphine*, de la *codéine*, de la *paramorphine* (thébaïne), de la *narcotine*, de la *méconine*, de la *narcéine*, de la *porphyroxine*, de la *papavérine*, de l'acide *méconique*, un acide brun encore peu connu, un acide gras analogue à l'acide oléique, une huile volatile, une huile fixe, une substance ayant quelque analogie avec le *caoutchouc*, du mucilage, de la fécule, une résine, une matière végéto-animale, des débris de fibres végétales, des sulfates de chaux et de potasse, et quelquefois un peu de sable et de petits cailloux. On pense assez généralement que la morphine est combinée avec l'acide méconique; toutefois on sait que Robiquet a analysé des opiums ne contenant pas d'acide méconique, et l'on se rappelle que de son côté M. Dupuis a extrait du *sulfate de morphine* de certains échantillons d'opium. Quant à la *narcotine*, ce qui semble faire croire qu'elle est tenue en dissolution par une matière huileuse plutôt que par un acide, c'est qu'en traitant l'opium ou son extrait aqueux par l'éther, on dissout, outre la narcotine, une *huile*, tandis qu'on n'enlève pas un atome de la combinaison de morphine et d'acide méconique; il est assez probable, d'après cela, que l'éther ne dissoudrait point la narcotine si elle était tenue en dissolution par un acide.

Quelles sont, parmi ces substances, celles auxquelles il faut attribuer les propriétés médicamenteuses et toxiques de l'opium? On l'ignore, et l'on conçoit combien le problème est difficile à résoudre. Sans doute plusieurs de ces substances ne sont pas vénéneuses: telles sont l'huile

fixe, le mucilage, la fécule, le caoutchouc, la matière végéto-animale,
et les débris de fibres végétales; d'autres sont douées de propriétés toxi-
ques : telles sont la morphine, la codéine et la thébaïne. La narcotine
associée à certains agents agit aussi à la manière des poisons, et suivant
la nature de ces agents, elle exerce une action excitante ou stupéfiante;
la méconine et la narcéine, qui semblent à peu près inertes, acquièrent
peut-être des propriétés vénéneuses dans l'opium, par suite de combi-
naisons encore inconnues qu'elles contractent; peut-être aussi reste-t-il
encore à découvrir dans l'opium quelques nouvelles substances plus ou
moins actives. En attendant que de nouvelles recherches aient éclairé ce
sujet, constatons qu'il n'est aucune des matières contenues dans l'opium
dont l'action représente, à elle seule, ni à beaucoup près, celle qu'il
exerce sur l'économie animale.

ExPÉRIENCE Iʳᵉ. — A huit heures du matin, on a fait prendre à un petit
chien robuste 12 gr. d'*opium brut*. A dix heures, l'animal n'éprouvait
aucun phénomène sensible. A midi et demi, ses extrémités postérieures
étaient très-faibles et paralysées; il se tenait couché sur le ventre; les mus-
cles du tronc et de la face étaient le siége de mouvements convulsifs vio-
lents, en sorte que l'animal faisait des grimaces, et était déplacé à chaque
instant, quoiqu'il s'appuyât avec force sur ses quatre pattes. Sa physiono-
mie portait l'empreinte de la stupeur; les pupilles n'étaient pas plus dilatées
que dans l'état naturel; les organes de la vision et de l'odorat exerçaient
librement leurs fonctions; l'animal ne poussait aucune plainte, mais il pa-
raissait très-abattu; les battements du cœur étaient lents et faibles. A six
heures du soir, les secousses convulsives étaient plus fortes et plus fré-
quentes; le train de derrière était complétement paralysé. Il est mort dans
la nuit. On l'a ouvert le lendemain, et on a remarqué que la tête était légè-
rement renversée sur le dos, les pattes roides et éloignées les unes des
autres. L'estomac contenait la presque totalité de l'opium, que l'on pourrait
reconnaître à son odeur; la membrane muqueuse de ce viscère était enduite
d'une légère couche blanchâtre, facile à détacher, et n'offrait aucune trace
d'inflammation; les poumons présentaient plusieurs plaques livides gorgées
de sang, peu crépitantes.

Cette expérience, répétée sur d'autres chiens, avec l'*opium brut* ou
avec l'*extrait aqueux*, a fourni des résultats analogues. Quelquefois ce-
pendant les animaux ont vomi le poison après en avoir éprouvé des effets
plus ou moins marqués, et quelques-uns d'entre eux ont été rétablis sans
qu'on leur ait donné le moindre secours.

ExPÉRIENCE II. — A huit heures et demie du matin, on a introduit 8 gr.
d'*extrait aqueux d'opium* dans l'estomac d'un petit chien affaibli par une
expérience faite quelques jours auparavant, et on a lié l'œsophage. Vingt
minutes après, les extrémités postérieures commençaient à faiblir, et l'ani-
mal poussait des cris plaintifs. A onze heures, il était en proie à des mou-
vements convulsifs assez violents; il offrait un tremblement dans la tête et

une grande tendance à l'assoupissement, cependant il voyait et entendait bien. A trois heures, ses extrémités postérieures étaient complétement paralysées; l'animal faisait de temps à autre de légers sauts, semblables aux secousses qu'imprime aux grenouilles le fluide dégagé de l'appareil voltaïque. A six heures, il était couché sur le côté et dans un grand état de faiblesse. Il est mort à huit heures. On l'a ouvert le lendemain. Le canal digestif n'offrait aucune altération; le sang contenu dans les ventricules du cœur était noir et coagulé; les poumons présentaient des taches livides dont le tissu était dense et gorgé de sang.

Cette expérience, répétée plusieurs fois sur d'autres chiens, a fourni des résultats analogues. Lorsque la dose d'*extrait* ingéré a été de 12 à 16 gr., les animaux sont morts deux ou trois heures après avoir pris le poison. En général, les battements du cœur sont devenus plus forts et plus fréquents; il en est cependant quelques-uns chez lesquels la circulation a été ralentie.

Expérience III. — A sept heures quarante minutes, on a injecté dans le tissu cellulaire de la cuisse d'un petit chien 4 gr. d'*extrait aqueux d'opium* dissous dans 10 gr. d'eau; on a réuni les lambeaux de la plaie par quelques points de suture, et on s'est assuré que les battements du cœur étaient au nombre de quatre-vingt-dix par minute. Cinq minutes après, l'animal commençait à se plaindre; ses extrémités postérieures étaient faibles, et comme paralysées; le cœur offrait cent vingt pulsations par minute. Au bout de quinze minutes, la paralysie des membres postérieurs était complète, la circulation plus accélérée, et les contractions du cœur plus fortes qu'auparavant. A huit heures cinq minutes, l'animal était en proie à de violents mouvements convulsifs; il se tenait couché sur le ventre, les extrémités postérieures écartées et allongées, les antérieures crampponnées sur le sol, et la tête renversée en arrière; le cœur battait cent quarante fois par minute. Ces phénomènes n'ont duré que quelques instants, mais on pouvait les déterminer à volonté par une légère secousse imprimée à l'animal. A huit heures treize minutes, les membres étaient roides et fortement agités; la tête, lourde, offrait un tremblement très-remarquable; les muscles de la mâchoire inférieure étaient en proie à des mouvements convulsifs; les plaintes persistaient, et il n'y avait aucun ralentissement dans la circulation. Ces symptômes se sont aggravés, et l'animal est mort à huit heures vingt-cinq minutes; il avait conservé le libre usage des organes de la vision et de l'ouïe. On l'a ouvert sur-le-champ : le cadavre n'offrait aucune roideur; le cœur se contractait, il était un peu flasque; le sang contenu dans le ventricule gauche était fluide et d'un rouge peu vif. Les poumons, d'une couleur rose, étaient un peu moins crépitants que dans l'état naturel.

Expérience IV. — A sept heures et demie, on a appliqué sur le tissu cellulaire de la cuisse d'un chien fort et de moyenne taille 2 gr. d'*extrait aqueux d'opium* mêlé à 4 gr. d'eau. Sept minutes après, l'animal était couché sur le côté et avait une tendance marquée vers l'assoupissement; le pouls battait quatre-vingt-dix fois par minute. A sept heures trois quarts, les extrémités postérieures étaient faibles; l'animal était comme endormi, et se réveillait de temps en temps en sursaut; il offrait quelques mouvements convulsifs. A huit heures, la paralysie du train postérieur était complète. Vingt minutes après, le cœur battait cent trente fois par minute; les contractions étaient fortes, inégales et intermittentes; le tronc et la tête étaient le siége de convulsions violentes qui avaient lieu par secousses, et que l'on pouvait renouveler à volonté en touchant l'animal : alors il roidissait la tête et la renversait sur le dos; ses extrémités antérieures étaient cramponnées sur le sol; il ne poussait aucune plainte. A huit heures quarante-trois minutes, les battements du cœur étaient au nombre de cent cinquante par minute. A neuf heures un quart, l'agitation était augmentée, principalement dans les pattes antérieures, que l'animal débattait par intervalles et avec force. A onze heures et demie, la tête était tremblante, les secousses assez vives pour que tout le corps fût soulevé. Ces symptômes se sont aggravés progressivement, et l'animal est mort à une heure moins cinq minutes. On l'a ouvert le lendemain : les poumons étaient livides, gorgés de sang, denses et un peu crépitants; le sang contenu dans les ventricules du cœur était coagulé. Le canal digestif n'offrait aucune altération. La plaie était peu enflammée.

EXPÉRIENCE V. — A dix heures et demie du matin, on a appliqué sur le tissu cellulaire de la cuisse d'un petit chien 3 gr. d'*extrait aqueux d'opium*, et on a réuni les lambeaux de la plaie par quelques points de suture. L'animal n'a pas tardé à éprouver les symptômes décrits dans les expériences précédentes, et il est mort deux heures et demie après (1).

EXPÉRIENCE VI. — A une heure moins un quart, on a répété la même expérience avec 4 gr. d'extrait de *pavots noirs*. A deux heures, l'animal poussait des cris plaintifs; ses extrémités postérieures commençaient à fléchir; les pupilles étaient un peu dilatées, et il y avait une légère tendance à l'assoupissement; la respiration n'était ni laborieuse ni accélérée; les contractions du cœur, ralenties, étaient au nombre de cinquante-six par minute; la gueule était remplie de bave. Six minutes après, il a vomi, à deux prises différentes, une assez grande quantité de matières liquides. A deux heures et demie, l'assoupissement avait augmenté, et l'animal continuait à se plaindre. A quatre heures, les battements du cœur n'étaient pas plus accélérés. A six heures et demie, il marchait assez bien : il est mort cependant dans la nuit. La plaie était légèrement infiltrée de sang noirâtre; elle était peu enflammée. La membrane muqueuse de l'estomac était tapissée d'un mucus filant, épais, d'une couleur grisâtre. Les lobes inférieurs des poumons, gorgés d'un peu de sang, étaient rougeâtres. Le sang contenu dans les ventricules du cœur était noir et coagulé, et il n'y avait que quatre ou cinq heures que l'animal était mort.

---

(1) Il est essentiel de remarquer que 8 grammes du même extrait introduits dans l'estomac ne font périr les chiens qu'au bout de dix, douze, dix-huit ou vingt-quatre heures, alors même qu'on a empêché le vomissement en liant l'œsophage.

Expérience VII. — On a injecté dans l'anus d'un petit chien 4 gr. d'*extrait aqueux d'opium* dissous dans 32 gr. d'eau : la liqueur a été rejetée presque immédiatement après; cependant, au bout de deux minutes, l'animal a vomi deux fois, et il avait de la tendance à l'assoupissement. Cinq minutes après, il avait de la peine à se soutenir sur ses pattes de derrière, et paraissait plongé dans un profond sommeil. Le cœur n'offrait que cinquante-cinq pulsations par minute, mais ses contractions étaient fortes et un peu irrégulières. Une demi-heure après l'injection, les muscles de la face, du cou et de la mâchoire inférieure étaient agités de légers mouvements convulsifs; les pattes postérieures étaient de temps à autre le siége de secousses assez violentes ; les pupilles étaient moyennement dilatées; l'animal était peu sensible : cependant, lorsqu'on l'agitait brusquement, il cherchait à se relever en s'appuyant sur les pattes de devant, et retombait aussitôt. Ces symptômes ont duré pendant quelques heures, puis se sont dissipés insensiblement, en sorte qu'au bout de deux jours, et sans l'aide d'aucun secours, l'animal était parfaitement rétabli.

La même expérience, répétée sur d'autres chiens, a donné les mêmes résultats. Assez souvent cependant le poison est rejeté quelques instants après, et les animaux n'éprouvent que des vomissements et une légère paralysie des extrémités postérieures ; ceci a surtout lieu lorsqu'on substitue à l'extrait aqueux d'opium une décoction de capsules de *pavot*.

Quarin avait déjà observé que 5 centigrammes d'*opium* ou vingt gouttes de *laudanum* de Sydenham, donnés dans un lavement, avaient produit un malaise remarquable et un commencement de paralysie des membres abdominaux (*Animadversiones practicœ*, p. 234).

Cotunni, dans son ouvrage de *Ischiade nervosa*, § 42, dit qu'il croit que l'opium injecté en lavement peut avoir plus d'efficacité que de toutes les autres manières; cette opinion est aujourd'hui partagée par un très-grand nombre de praticiens éclairés.

Expérience VIII. — J'ai appliqué, sur le tissu cellulaire sous-cutané de la partie interne de la cuisse de dix chiens de moyenne taille, 1 ou 2 gr. d'extrait aqueux d'opium solide que j'ai délayé dans une petite quantité d'eau. Six de ces animaux ont été pendus vingt-huit; trente ou trente-six heures après l'application du poison et plusieurs heures après avoir lié le pénis. A l'ouverture des cadavres, faite immédiatement après la mort, j'ai trouvé dans les vessies de ces six chiens 180 gr. d'*urine*. J'ai versé dans la totalité de ce liquide un excès de sous-acétate de plomb, et j'ai traité par l'acide sulfhydrique, l'alcool, etc., comme l'a conseillé M. Lassaigne (voyez page 232). Les produits obtenus offraient quelques-unes des réactions de l'*acide méconique* et de la *morphine;* en effet, le liquide rougissait le sulfate de sesquioxyde de fer, et donnait au sulfate de bioxyde de cuivre une belle couleur émeraude; la matière solide rougissait par l'acide azotique et bleuissait par un mélange d'acide iodique et d'amidon.

Les foies, les rates, les reins, les poumons, et les cœurs de ces six animaux, coupés par petits morceaux, immédiatement après la mort, et laissés pendant dix jours dans l'alcool froid marquant 36 degrés, fournirent un *solutum* que je décantai et mis à part. Je fis ensuite bouillir pendant deux heures les divers fragments des viscères avec de l'alcool à 40 degrés; je filtrai et je réunis les deux dissolutions alcooliques. Le liquide fut ensuite distillé dans une grande cornue, jusqu'à réduction de moitié de son volume, puis filtré, pour en séparer une matière organique comme albumineuse qu'il tenait en dissolution et qui s'était en partie coagulée. La portion filtrée, traitée par l'alcool bouillant, le sous-acétate de plomb, etc. (voy. page 232, procédé de Lassaigne), fournit, quant à la présence de l'acide *méconique* et de la *morphine*, les mêmes résultats que l'urine.

EXPÉRIENCE IX. — J'ai répété ces expériences avec 4 et 6 gr. d'extrait d'opium dissous dans 120 gr. d'eau et introduits *dans l'estomac* de deux chiens de moyenne taille. J'ai réuni les viscères de ces deux chiens et je les ai traités comme précédemment. *Les résultats ont été identiques.* J'ai agi de même sur l'urine extraite de la vessie de ces deux animaux, et j'ai obtenu avec les agents précités plusieurs des colorations que donnent l'acide méconique et la morphine.

EXPÉRIENCE X. — On a injecté dans la veine jugulaire d'un gros chien 40 centigram. d'*extrait aqueux d'opium* dissous dans 12 grammes d'eau. Sur-le-champ l'animal est tombé sur le côté et paraissait endormi; ses extrémités postérieures étaient paralysées, et il lui était impossible de se tenir debout; les battements du cœur n'étaient pas plus fréquents qu'avant l'injection. Vingt minutes après, leur ralentissement était très-marqué; l'animal ne poussait aucun cri plaintif, et lorsqu'on le secouait, il se réveillait et retombait dans l'assoupissement quelques instants après. Le jour suivant, il marchait assez librement et n'était presque plus assoupi. Il a constamment refusé les aliments, et il est mort huit jours après l'injection, sans avoir éprouvé d'autre symptôme que de l'abattement et une légère tendance à l'assoupissement. On l'a ouvert cinq heures après sa mort : le cœur était flasque, et contenait du sang fluide et noirâtre. Les poumons, d'une couleur généralement rose, offraient dans chaque lobe huit ou neuf taches noires, au moins de la grosseur d'une lentille, de 2 millimètres d'épaisseur, formées par une substance dense, semblable au tissu du foie, et nullement crépitante; les autres portions des poumons contenaient de l'air. On voyait dans le lobe inférieur du poumon gauche une plaque d'environ 5 centimètres de long et 15 millimètres de large, d'une couleur livide, et qui, étant incisée, laissait écouler une assez grande quantité de sérosité roussâtre. La portion supérieure de la pie-mère, correspondant aux extrémités antérieure et postérieure du lobe droit du cerveau, était fortement injectée en rouge dans une étendue circulaire dont le diamètre était d'environ un centimètre; elle paraissait noire. Le ventricule droit contenait un peu de sérosité roussâtre, et les vaisseaux qui le parcourent intérieurement étaient d'un rouge vif et assez fortement injectés. Il n'y avait point de lésion dans l'hémisphère gauche.

La même expérience, répétée sur un autre chien robuste avec 25 centigrammes d'*extrait*, a fourni des résultats un peu différents. Immédiatement après l'injection, la tête a été portée en avant, les membres sont devenus roides ; enfin l'assoupissement, les convulsions et la paralysie des extrémités postérieures, n'ont pas tardé à se manifester. Le lendemain, l'animal paraissait tranquille et conservait une tendance marquée à l'assoupissement ; il a refusé les aliments, et il est mort cinq jours après. Le cerveau n'offrait *aucune lésion apparente ;* les poumons étaient à peu près comme dans l'expérience précédente.

Dans d'autres circonstances, j'ai vu des chiens se rétablir parfaitement et sans aucun secours, après avoir éprouvé des symptômes analogues à ceux dont je viens de parler, qui avaient été déterminés par l'injection de 15 à 20 centigrammes d'*extrait aqueux* dans la veine jugulaire.

EXPÉRIENCE XI. — A onze heures du matin, on fait prendre à un petit chien 12 gr. d'*extrait d'opium épuisé par l'éther* (1). A onze heures et demie, l'animal commence à éprouver de légers vertiges accompagnés de plaintes. A midi, il est agité et en proie à des mouvements convulsifs. A une heure, ces symptômes ont acquis de l'intensité ; le bruit le plus léger excite l'animal à changer de place. A une heure et demie, plaintes continuelles, soubresauts ; il est irritable, et le moindre bruit lui fait parcourir le laboratoire. A deux heures, état d'anxiété extrême ; il change de place à chaque instant ; la respiration est difficile et accompagnée de gémissements. A trois heures, il est couché sur le ventre ; les pattes de devant sont roides et agitées par des mouvements convulsifs ; la respiration est très-difficile et entrecoupée ; les gémissements sont continuels. A trois heures et demie, il est dans la même position, les extrémités postérieures écartées et celles de devant roides et serrées l'une contre l'autre ; la tête est fortement portée en arrière ; il est alors en proie à des mouvements convulsifs de tout le corps, et il expire à quatre heures vingt-cinq minutes. Cette expérience, répétée plusieurs fois, a offert les mêmes résultats.

EXPÉRIENCE XII. — Un gramme d'*extrait d'opium*, traité par l'ammoniaque pour en séparer la *morphine* et la *narcotine*, a été dissous dans de l'eau aiguisée d'acide acétique, puis tour à tour injecté dans l'estomac et dans le tissu cellulaire de la partie interne de la cuisse de plusieurs chiens *petits et faibles ;* ces animaux n'ont éprouvé que de légers symptômes d'empoisonnement, qui n'ont pas tardé plus d'une heure à se dissiper (2).

EXPÉRIENCE XIII. — Le *marc d'opium* ou l'opium épuisé par l'eau, dans lequel il y a beaucoup de narcotine et de la morphine, administré à des

---

(1) On sait que l'extrait d'opium épuisé par l'éther contient encore une quantité notable de *narcotine*.

(2) Il est difficile, pour ne pas dire impossible, d'enlever toute la morphine à l'extrait d'opium au moyen de l'ammoniaque.

chiens à la dose de 8 grammes, occasionne des accidents analogues à ceux que produit la narcotine dissoute dans l'huile (voy. p. 241); néanmoins les animaux se rétablissent d'eux-mêmes au bout de quelques jours.

Expérience XIV. — Huit gr. du même *marc*, laissés pendant dix heures dans un mélange de 64 gr. d'eau et d'autant de vinaigre du commerce, puis introduits dans l'estomac, déterminent la mort des chiens dans l'espace de trente ou quarante heures, ce que l'on peut expliquer facilement par la propriété qu'a le vinaigre affaibli de dissoudre la morphine et la narcotine qui font partie du marc.

Expérience XV. — On trouve dans quelques auteurs que l'*eau distillée d'opium* fortement saturée du principe aromatique peut déterminer l'ivresse et le sommeil lorsqu'elle a été prise à forte dose. Nysten, au contraire, dit en avoir avalé 64 gr. sans effet sensible. Il était important de constater quelle pouvait être l'action de ce liquide sur l'économie animale. On a distillé 2 kilogr. d'eau sur 750 gr. d'*opium* choisi; le liquide obtenu dans le récipient a été distillé de nouveau sur 700 gr. d'opium pur n'ayant pas encore servi; enfin on a recohobé le liquide volatilisé, sur 628 gr. d'opium de première qualité. L'eau distillée résultant de cette triple distillation était excessivement odorante, limpide, et sans action sur les dissolutions de sublimé corrosif, de sesquichlorure de fer et de noix de galle. On en a injecté 80 gr. dans la veine jugulaire d'un chien robuste et de moyenne taille, qui n'a paru en éprouver aucun effet. On en a introduit 1 kilogr. dans l'estomac d'un autre chien fort jeune et de petite stature, et le résultat a été le même : ce qui me porte à conclure que l'eau distillée d'opium n'est pas vénéneuse, tout en accordant qu'elle peut développer quelques phénomènes de narcotisme chez certains sujets irritables; il est évident, d'après ce qui précède, que l'animal que j'ai dit avoir été tué par ce liquide (voy. la note de la p. 158 de la 2e édit. de cet ouvrage, t. II) avait avalé de l'eau distillée d'opium contenant quelque matière vénéneuse étrangère.

Observation Ire. — Une demoiselle de vingt-deux ans s'empoisonna avec de l'*opium*. Voici les symptômes que l'on observa : immobilité et insensibilité parfaites; figure pâle, cadavéreuse; pupilles insensibles à la lumière, mâchoire inférieure pendante et très-mobile, muscles des membres et du tronc dans le relâchement, déglutition nulle, respiration le plus souvent peu apparente, quelquefois un peu bruyante; pouls un peu fréquent, moins de chaleur à la peau que dans l'état naturel. La respiration de l'ammoniaque, les frictions stimulantes, les vésicants, les antispasmodiques à l'intérieur, les lavements stimulants, furent employés sans succès. La malade vomit quelques matières liquides et noirâtres; elle ne reprit connaissance que pour retomber, un instant après, dans l'assoupissement, et mourut environ dix-sept heures après avoir pris l'opium. On ne fit pas l'ouverture du cadavre. (*Bibliothèque médicale*, année 1806; observation de Vermandois.)

Observation II. — Une dame, après plusieurs accès de mélancolie pour lesquels on lui avait administré vainement plusieurs remèdes antispasmo diques, avala un matin **4 gr.** d'*opium brut*. Aussitôt propension à l'état comateux, somnolence; pouls d'abord petit, presque insensible, ensuite large, plein et lent; respiration pénible, stertoreuse, quelquefois interceptée, etc. Lorsqu'on imprimait de fortes secousses à la malade, on la retirait pour quelques minutes de sa léthargie, et on obtenait alors des renseignements sur la manière dont elle avait procédé à son empoisonnement; mais bientôt on l'entendait se plaindre de ce qu'on l'avait réveillée, souhaiter une mort prompte, etc.; elle tournait vers les assistants des yeux ouverts, languissants et abattus. On eut beau lui administrer le tartre stibié, les boissons acidulées, lui faire des ustions aux jambes avec de l'eau bouillante, la panser avec une pommade irritante de cantharides, etc.; elle expira vers les onze heures du soir. (*Nouveaux éléments de thérapeutique* d'Alibert, t. II, p. 61, 3e édition; observation de Leroux.)

Observation III. — Une ancienne religieuse, âgée de soixante-quatre ans, était affectée d'une gangrène sénile dans deux doigts de chaque main, survenue à la suite d'engelures. Cette malade rapportait que la sensibilité de ses doigts était tellement liée à celle de l'estomac, que lorsqu'elle endurait la faim, elle perdait la faculté de s'en servir comme organe du toucher. Elle souffrait cruellement, et l'opium seul lui procurait les douceurs du sommeil. On ne sait à quelle heure de la nuit elle prit un julep calmant qu'on lui avait confié la veille pour son usage; mais, au point du jour, elle traversa une des salles de l'hôpital Saint-Louis pour satisfaire quelques besoins; à peine fut-elle de retour dans son lit qu'elle tomba dans un assoupissement profond; la respiration s'intercepta; le visage pâlit; le pouls était rare, les paupières abaissées, les yeux immobiles, *les pupilles resserrées* (voy. la note de la page 214); il y avait distorsion de la bouche, une sorte de râlement analogue à celui qui précède la mort. Le soir, mêmes symptômes; il y avait seulement une variation dans le pouls, tantôt plein et libre, tantôt petit et fréquent; les artères temporales battaient avec une sorte de frémissement. Je fis administrer deux lavements avec la crème de tartre, parce que la déglutition était impossible. La malade passa la nuit dans le même état et ne mourut que le lendemain, à cinq heures du matin. A l'ouverture, nous trouvâmes une concrétion fibreuse, filamenteuse et dense, dans le ventricule droit, et jetant une branche de 10 ou 12 centimètres dans chaque artère pulmonaire. La liqueur opiacée était encore dans l'estomac. (*Idem*, page 60.)

Observation IV. — Le 6 novembre dernier, M. Astley Cooper m'informa, sur les quatre heures de l'après-midi, qu'il venait de voir un jeune homme d'environ dix-huit ans, qui, sur les dix heures du matin, avait pris environ 192 grammes de *laudanum* qui étaient restés dans son estomac et avaient amené des symptômes qui paraissaient menacer d'une mort prochaine. M. Cooper, qui ne le vit que cinq heures après l'accident, m'avertit qu'il lui avait fait prendre, à trois heures et demie, une dissolution de 6 gr. de sulfate de zinc, lequel avait produit quelques nausées, et lui avait fait vomir environ 48 gr. d'un liquide qui exhalait une forte odeur d'opium. L'état léthargique avait graduellement augmenté; il était aussi tombé dans une insensibilité complète, et on avait appliqué des sinapismes sans aucun effet remarquable.

M. Cooper m'avait invité à voir ce jeune homme pour prendre quelques moyens ultérieurs que les circonstances pourraient suggérer, je m'y transportai à quatre heures et quelques minutes. Je trouvai le malade sur le parquet, posé sur ses genoux, ayant le corps penché en avant et soutenu par deux de ses amis, qui, comme je l'appris quelques instants après, étaient dans l'intention de le remettre dans son lit et de l'abandonner, n'espérant plus aucun succès des remèdes qu'on pourrait employer. Sa tête était penchée sur sa poitrine, ses yeux fermés, sa figure pâle, sa respiration lente et sonore, comme dans l'état apoplectique ; ses mains étaient froides, et le pouls marquait quatre-vingt-dix à quatre-vingt-seize pulsations par minute, mais d'une manière faible et irrégulière ; tous ses muscles étaient dans un état extrême de relâchement, et la chair de ses bras notamment était d'une mollesse extrême au toucher et sans élasticité.

Le vitriol bleu ou sulfate de cuivre fut le premier remède qui me vint à l'esprit pour produire le vomissement : environ 2 gr. de cette substance furent promptement dissous dans l'eau, et le malade étant brusquement relevé et fortement ébranlé, il ouvrit les yeux, et parut disposé à vouloir offrir quelque résistance aux tentatives qu'il nous voyait faire. Nous continuâmes cependant à verser dans sa gorge environ la moitié de la quantité de vitriol de cuivre, dose équivalente à 75 centigr., qu'il avala avec une difficulté telle, qu'on pouvait croire qu'il était au moment de rendre le dernier soupir. Immédiatement après, sa contenance, qui avait été pendant un instant animée, devint encore plus effrayante. Il y avait à peine une minute qu'il avait avalé la dose entière, qu'il rejeta subitement, par en haut, une grande quantité d'un fluide brunâtre, qui exhalait une forte odeur de laudanum, ce qui fut immédiatement suivi de deux vomissements analogues, dont la totalité put être évaluée à environ deux litres. On lui fit avaler de l'eau chaude, et on le transporta brusquement dans une autre chambre, dans l'intention de s'opposer à l'état d'engourdissement dans lequel il était. Ses membres, qui, au premier abord, étaient entièrement privés de mouvement, revinrent un peu à leur état de contraction, car il commença à se soutenir sur les jambes par le secours des personnes qui l'environnaient. Il continua cependant à avoir les yeux fermés, à moins qu'il ne fût éveillé par un appel brusque et soudain ; les pupilles étaient dilatées, la respiration apoplectique. Je recommandai fortement à ses amis, qui heureusement étaient très-actifs et très-intelligents, de le faire tenir le plus possible sur les jambes, et de le promener sans cesse autour de la chambre.

Quand je vins le voir, sur les neuf heures, je le trouvai assez bien remis pour faire cet exercice avec l'aide d'un de ses amis. Sa contenance paraissait plus naturelle ; mais il ne répondait encore que par monosyllabes quand il était pressé par des questions, et cela comme un homme dans un état d'ivresse extrême. Il avait vomi une ou deux fois dans l'après-midi, et me donna à entendre qu'il éprouvait un sentiment de froid dans le creux de l'estomac, une chaleur remarquable à la surface du corps, et un froid marqué aux extrémités. Malgré l'état d'amélioration que nous pûmes observer, le sommeil était toujours profond; il ronflait fortement, même lorsqu'on le promenait dans la chambre; et lorsqu'on l'éveillait subitement, il ouvrait les yeux et retombait aussitôt dans son assoupissement. M. Cooper vint aussi le voir dans la soirée, et nous nous accordâmes l'un et l'autre pour recommander qu'on le gardât continuellement dans le même état d'activité forcée pendant la nuit, et qu'on lui fît prendre des doses répétées d'asa fœtida avec l'alcali volatil, le camphre, et même le musc, si les autres stimulants ne paraissaient pas suffisamment actifs. Il fut de plus convenu qu'on appliquerait un vésicatoire sur la tête et des sinapismes aux pieds, et qu'on lui présenterait souvent du café et du thé, de même que du jus de citron, dont il avait pris de petites doses pendant la soirée avec un très-grand avantage. Nous recommandâmes aussi de ne pas le laisser, dans le courant de la nuit, plus d'une demi-heure sans le tirer de son assoupissement, afin de pouvoir lui faire prendre quelques médicaments ou quelques boissons nourrissantes.

En le voyant le lendemain matin 7 novembre, j'appris qu'à minuit, il avait été tellement mieux, que ses amis avaient pensé qu'il était inutile d'appliquer le vésicatoire : une petite quantité de julep camphré avec l'asa fœtida étaient les seuls médicaments qu'il avait pris; mais il avait très-fréquemment fait usage de thé, de café et de jus de citron, qu'il prenait avec le plus grand plaisir. On l'avait aussi empêché de dormir, le gardant sans cesse dans une constante agitation jusqu'à six heures du matin, heure à laquelle on le fit aller à son lit.

Je le vis le matin, entre neuf et dix heures; je le trouvai toujours endormi; mais, en approchant de lui, il s'éveilla subitement d'un air troublé d'abord, et, revenant bientôt à lui, il dit (et cela est exact) qu'il croyait avoir dormi trois ou quatre heures. Il se plaignait d'une sensation douloureuse dans la gorge, comme si elle eût été excoriée; il fit observer de plus qu'un lavement qui lui avait été donné était sorti peu à peu avec des matières, sans qu'il eût pu le sentir ou qu'il eût été capable de l'empêcher.

Le jour suivant, 8 novembre, il fut en état de se promener hors de la maison; son appétit n'était pas encore revenu, sans avoir cependant d'aversion pour les aliments; il se plaignait toujours de douleurs dans la gorge, et de plus à la base de la langue, douleurs qui paraissaient manifestement être l'effet des médicaments caustiques qui lui avaient été administrés. Il n'avait eu d'autre évacuation, depuis sa maladie, que celle qui avait été produite par le lavement qu'on lui avait donné; il était toujours pâle et abattu, se plaignant d'une sensation incommode au creux de l'estomac, n'allant cependant point jusqu'à la douleur; j'ordonnai une dose de rhubarbe et de calomélas. Peu de temps après, il fut parfaitement rétabli. (*Transactions médico-chirurgicales*, trad. de l'anglais, t. I, page 89; observation de M. Marcet.)

Observation V. — Le 3 août 1821, à sept heures du matin, Mme L*** administre par mégarde à son petit-fils, âgé de dix-sept mois, une demi-cuillerée de *laudanum liquide de Sydenham*, qui occasionna bientôt après les symptômes suivants : assoupissement profond, langue exécutant de bas en haut des mouvements oscillatoires d'une étonnante vitesse, *pupilles très-resserrées* (voy. la note de la page 214), globe oculaire immobile, paupières sans contractilité. Cependant le pouls avait conservé son rhythme et sa force habituels, la surface cutanée sa chaleur, et la face sa couleur naturelle; les phénomènes respiratoires s'opéraient librement. On fit prendre aussitôt 5 centigr. de tartre stibié dissous dans un tiers de verre d'eau sucrée : voyant, au bout d'un quart d'heure, que l'enfant n'avait point vomi, on lui fit avaler, toutes les cinq minutes et alternativement le plus possible, de l'eau sucrée tiède acidulée avec le vinaigre ou le jus de citron, une infusion de café, de fleurs de guimauve; on lui donna des lavements avec l'eau tiède vinaigrée, et on lui chatouilla souvent la gorge avec la barbe d'une plume-huilée; ces agents procurèrent d'abondantes évacuations par haut et par bas. A neuf heures, convulsions générales, gonflement général de la face et du cou; yeux fixes, proéminents; bouche écumeuse; pouls successivement lent, fréquent, irrégulier, fort, petit, intermittent; toute la périphérie du corps prend une teinte violacée, qui disparaît presque aussitôt. A dix heures et demie, mêmes symptômes; de plus, élévation et tension des parois abdominales; on applique trois sangsues sur les régions épigastrique et ombilicale, dans le dessein d'arrêter les progrès de la phlegmasie gastro-intestinale (1); on continue les autres médicaments. La tension ainsi que l'élévation de l'abdomen augmentent, les oscillations de la langue restent aussi fréquentes, les convulsions se rapprochent, le pouls s'affaiblit graduellement, la respiration devient haute, pénible, lente et entrecoupée par de longs soupirs; une abondante quantité de matières visqueuses, sanguinolentes, sort par la bouche et la fosse nasale gauche : la mort a lieu à quatre heures du soir, à l'instant où le ventre commence à diminuer de volume. Il fut impossible de faire l'ouverture du cadavre. (Observation rapportée par le D' Suchet, médecin à Châlons-sur-Saône; voy. *Gazette de santé*, 5 juin 1823.)

OBSERVATION VI. — M***, âgé de vingt-huit ans, d'une constitution robuste, d'un tempérament sanguin, dominé par la passion du jeu, prit, le 4 avril 1825, à huit heures du matin, dans l'intention de se suicider, 48 gr. de *laudanum de Sydenham*. Immédiatement après, il éprouva de légères nausées sans vomissement, et ne tarda pas à tomber dans un assoupissement marqué. A une heure de l'après-midi, Ollivier (d'Angers) et Marye trouvèrent le malade dans l'état suivant : décubitus sur le dos; assoupissement profond, dont on le tire difficilement en lui parlant à haute voix; face décolorée ainsi que les lèvres : on observe quelques taches jaunâtres à la lèvre supérieure, ainsi qu'à l'intérieur de la bouche, sur la langue, et à la peau de l'avant-bras droit; elles sont évidemment dues à la couleur safranée du laudanum. L'expression de la physionomie est calme; *les pupilles*

____

(1) Rien n'annonce qu'il y eût chez cet enfant une phlegmasie gastro-intestinale.

sont *excessivement contractées* (voy. la note de la page 214) ; le malade fixe les personnes qui l'entourent d'un air égaré et dit qu'il ne les distingue qu'à travers un brouillard. Nulle altération des facultés intellectuelles ; réponses lentes, mais justes ; les mots sont articulés difficilement ; pouls dur, régulier, assez développé et fréquent (cent neuf pulsations par minute) ; respiration tranquille, accompagnée par intervalles d'une espèce de grognement ; nulle douleur à l'épigastre et à l'abdomen, régions sur lesquelles on peut exercer une pression assez forte sans que le malade se plaigne. Il n'y a ni nausées, ni vomissements, ni déjections alvines, ni excrétion d'urine. On observe de temps en temps un léger tremblement de tout le corps, mais qui n'est que passager. Nuls mouvements convulsifs, nulle lésion de la sensibilité. Par intervalles éloignés, le malade ouvre spontanément les yeux et semble sortir de son sommeil léthargique ; mais bientôt cette espèce de rémission cesse, et l'assoupissement recommence. (15 centigrammes d'émétique dans un demi-verre d'eau chaude, suivis de deux tasses d'eau chaude ; lavement purgatif.) A trois heures et demie, il n'y a pas eu de vomissements ; le lavement a été rendu, et le malade a voulu se lever ; on l'a soutenu jusqu'aux lieux d'aisances ; sa démarche était celle d'un homme étourdi et endormi. L'assoupissement est plus insurmontable et continu. *Les pupilles sont tellement contractées qu'elles n'offrent à leur centre qu'un point presque imperceptible, et le malade se plaint de distinguer à peine les objets ;* pouls moins développé et moins fréquent (quatre-vingt-dix pulsations par minute), respiration avec grognement prolongé, du reste même état. (Saignée du bras de trois palettes : le sang tiré de la veine est très-rouge et se coagule promptement.) A cinq heures, même état ; narcotisme plus profond ; *pupilles toujours excessivement contractées ;* les réponses sont lentes, mais distinctes ; il ne souffre point. De temps en temps léger tremblement général qui dure quelques secondes : on parvient à lui faire boire en abondance une infusion très-forte de café ; les autres symptômes sont toujours les mêmes. Appelé à cette époque par Ollivier, je conseillai des lavements purgatifs, des sinapismes aux pieds, et pour boisson l'infusion de café et la limonade végétale prises alternativement. A huit heures du soir, continuation de l'assoupissement, qui est toujours profond. La respiration, accompagnée du même bruit, est devenue très-lente (quatre à cinq respirations par minute) ; même état du pouls (quatre-vingt-huit pulsations) ; peau froide et sèche ; *les pupilles sont toujours très-contractées ;* le malade distingue mal les personnes qui l'entourent, quoiqu'il les reconnaisse très-bien à leur voix ; paroles mal articulées. Les deux lavements purgatifs ont procuré plusieurs évacuations abondantes. Les sinapismes ne sont plus sentis par le malade, quoiqu'ils aient rubéfié la peau : on en applique deux autres aux mollets. Le malade a continué les mêmes boissons. (Potion antispasmodique fortement éthérée.) A onze heures du soir, quatre-vingt-dix pulsations, sueur générale, chaleur modérée, respiration lente et suspirieuse (quatre ou cinq inspirations par minute), lenteur des réponses, qui sont brusques, mouvement fréquent de la main vers le front ; idées vagues, quelquefois incohérentes ; il répète souvent les mots *passe, vingt francs, roulette; pupilles* extraordinairement *contractées ;* il continue de n'accuser aucune espèce de souffrance. Il boit toujours abondamment l'infusion de café et la limonade. Dans la nuit, l'assoupissement est interrompu par le délire qui se manifeste de temps en temps ; il y a quelques mouvements convulsifs ; le malade cherche à sortir de son lit ; sueurs froides sur tout le corps ; la respiration n'est plus aussi bruyante. A quatre heures du matin, le délire cesse complétement ; le malade boit souvent.

Le 5 avril, à huit heures du matin, assoupissement moins profond ; le malade parle plus volontiers et plus longuement ; prononciation moins difficile, respiration moins lente, pouls plein et dur (cent seize pulsations par minute), sueur générale et chaude ; *les pupilles sont toujours contractées ;* le malade distingue mieux les personnes qui l'entourent, mais il ne peut lire de l'écriture ordinaire ; émission d'un peu d'urine trouble et de couleur citrine ; il s'agite et se retourne fréquemment dans son lit ; nul trouble dans les facultés intellectuelles. (Saignée du bras de 436 gr., eau vinaigrée et limonade pour boisson.) A midi (vingt-huit heures après l'empoisonnement), pouls moins développé, régulier (cent dix pulsations par minute); *même contraction des pupilles,* même agitation, chaleur modérée de la peau ; assoupissement un peu moins profond. On fait lever le malade, qui marche seul sans être soutenu pendant une minute ; sa démarche est chancelante comme celle d'un homme à moitié endormi ; les jambes ne fléchissent pas sous lui ; il se plaint seulement d'être étourdi et de ne pas distinguer nettement les objets ; d'ailleurs il n'éprouve aucune douleur ; il est seulement tourmenté par le besoin d'uriner, qu'il ne peut satisfaire. (Lavement purgatif, limonade nitrée.) A trois heures, le pouls est plus souple, moins développé (cent pulsations) ; assoupissement moins profond, le malade cause plus volontiers : *contraction des pupilles un peu moindre.* Il y a une évacuation alvine ; le malade a uriné. A six heures et demie, pouls moins fréquent (quatre-vingt-dix pulsations) ; les symptômes du narcotisme commencent à diminuer ; *les pupilles sont toujours contractées,* mais le malade peut lire les papiers qu'on lui présente, ce qu'il ne pouvait faire dans la matinée ; difficulté d'uriner ; il semble que la vessie soit engourdie par l'effet du narcotisme ; les sinapismes commencent à le faire souffrir : d'ailleurs amélioration sensible dans l'état du malade. A neuf heures et demie, le narcotisme est en grande partie disparu, la parole est revenue libre ; chaleur modérée de la peau, évacuation abondante d'urine ; pouls assez développé (quatre-vingt-douze pulsations); *pupilles moins contractées.* (Lavement légèrement purgatif, limonade et eau vinaigrée.) La nuit a été calme, le sommeil naturel, troublé seulement de temps en temps par un hoquet qui fatigue le malade : il y a eu une évacuation assez abondante d'urine.

Le 16 avril, à huit heures du matin, tous les symptômes de narcotisme sont disparus ; le hoquet continue, sans douleur à l'épigastre ; le pouls est dur et assez fréquent (cent deux pulsations), *les pupilles sont à peu près revenues à leur dilatation naturelle. Les sinapismes sont dou-*

loureux. (Quinze sangsues à l'épigastre, limonade gommée, trois demi-lavements émollients; diète.) A six heures du soir, persistance du hoquet, agitation générale, peau chaude et sèche, pouls dur et fréquent (cent seize pulsations); le ventre et l'épigastre ne sont plus douloureux; soif intense. La nuit fut calme, le sommeil naturel. Le lendemain, le malade était rétabli. (*Archives générales de médecine,* avril 1825.)

OBSERVATION VII. — Le 11 mars, à huit heures et demie du soir, on amena à la maison de travail d'Islington une jeune fille âgée de dix-neuf ans, qui, une heure et demie avant son arrestation, avait avalé d'un seul trait 45 gr. de laudanum.

Au moment de son arrivée, elle témoignait une grande tendance à l'assoupissement; néanmoins elle pouvait encore répondre aux questions qu'on lui adressait avec une apparence de raison, quoique d'une manière brève.

Quatre grammes de sulfate de zinc furent administrés, et donnèrent lieu aussitôt à des vomissements. On eut ensuite recours à la pompe stomacale pour introduire dans l'estomac une grande quantité d'eau chaude, qui fut immédiatement après retirée, ainsi que les autres matières contenues dans la cavité de ce viscère.

La malade fut alors conduite dans la cour, malgré sa résistance; elle fut forcée de marcher, soutenue par deux hommes.

A dix heures du soir, la somnolence était portée au plus haut degré, et la malade demanda qu'on lui permît de s'asseoir; les bras pendaient, sans mouvement, le long du corps; les pieds paraissaient tout à fait incapables de soutenir le corps, et on fut, pour ainsi dire, contraint de la traîner par la cour. Elle répondait à haute voix aux questions qui lui étaient adressées, mais elle retombait aussitôt dans le même état de torpeur. Elle accusait de la douleur de tête et des vertiges; les pupilles étaient contractées au point d'offrir à peine le diamètre d'une tête d'épingle, et elles étaient complétement insensibles à l'action de la lumière (voy. la note de la p. 214); le pouls ne pouvait plus être trouvé; les extrémités étaient froides.

On fit boire une forte décoction de café; on plaça sous l'orifice des narines de l'ammoniaque caustique; on chatouilla les oreilles avec une plume, et on eut soin, aussitôt que les envies trop prononcées de dormir se manifestèrent, de pincer la malade et de la secouer fortement. Après avoir continué ces moyens, pendant un laps de deux heures, le pouls commença à reparaître, et la stupeur céda un peu.

La nuit, deux femmes furent chargées de surveiller la malade. On appliqua avec succès des sinapismes aux mollets, et on continua l'emploi de tous les moyens déjà mis en œuvre pour combattre la somnolence. Vers les quatre heures du matin, il y eut un mieux bien évident.

Le 12 mars, il y avait une amélioration très-grande; toutefois la malade se plaignait encore de somnolence et d'une violente céphalalgie. Les pupilles se dilataient et se contractaient d'une manière normale; la langue était chargée; il y avait de la constipation; le pouls, faible et petit, donnait 100 pulsations par minute. On administra 30 gr. de magnésie divisés en deux doses égales.

Le 13, le mieux avait fait des progrès; la céphalalgie avait diminué, et le sommeil avait été bon. Les sinapismes avaient donné lieu à une vésication très-forte.

Quelques jours plus tard, la jeune fille sortit tout à fait rétablie. (*Journal de chimie médicale*, année 1843, p. 458, par le Dr Lemple.)

OBSERVATION VIII. — Le 5 janvier 1843, au matin, madame X..., alors enceinte de six semaines, fit appeler M. Crommelinck. Cette dame, qui, deux mois auparavant, avait fait pour la seconde fois une fausse couche, à deux mois de grossesse, a éprouvé de vifs chagrins, et est encore agitée d'une scène de ménage; elle accuse un violent mal de tête, le pouls est accéléré, la face rouge, les yeux injectés.

Une saignée de 200 gr. est pratiquée immédiatement à l'un des bras; une potion calmante est prescrite, le repos est recommandé.

A peine M. Crommelinck était-il parti, que la malade fit sortir sa domestique, sous prétexte de faire une commission; puis aussitôt elle tenta de s'empoisonner. Elle prit environ 30 gr. d'opium brut cassé en plusieurs morceaux, qu'elle s'était antérieurement procuré pendant un séjour à Londres, et elle chercha à faire dissoudre le tout dans un élixir amer; mais, la chose n'allant pas assez vite à son gré, elle en avala le plus qu'il lui fut possible, car les fragments d'opium ne voulurent point franchir le gosier. Elle se rappela aussi, à ce moment, qu'elle possédait un petit flacon contenant à peu près 15 gr. de laudanum; elle courut à cette bouteille, et en avala le contenu d'un seul trait.

Enfin, pour succomber plus vite, elle arracha la bande qui avait été appliquée sur l'ouverture de la veine; la saignée se rouvrit, et il s'en écoula environ deux litres de sang; après quoi il survint une syncope.

Ce fut alors que la domestique rentra : cette fille, trouvant sa maîtresse baignée dans son sang, s'empressa de rappeler le médecin. M. Crommelinck, dès son entrée dans la chambre, fut tellement frappé de la physionomie de la malade, qu'il ne put s'empêcher de rapporter son état actuel à une cause autre que la faiblesse produite par l'hémorrhagie; il parcourut l'appartement, en examinant verres et bouteilles, et bientôt il mit la main sur un verre rempli d'un liquide spiritueux et au fond duquel se trouvaient encore plusieurs morceaux qui furent reconnus pour de l'opium de bonne qualité.

Un vomitif fut demandé immédiatement à la pharmacie la plus voisine; mais, avant que ce médicament fût apporté, la malade éprouva de violentes nausées, occasionnées sans aucun doute et par la trop grande quantité d'opium ingéré, et par la perte de sang portée jusqu'à la défaillance complète; elle reprit en partie connaissance, et le médecin profita de cette circonstance pour lui faire boire de l'eau tiède, et pour pratiquer quelques titillations dans la gorge à l'aide d'une barbe de plume. Cette manœuvre détermina des vomissements qui firent rejeter une grande quantité de liqueur brunâtre, que son odeur vireuse fit reconnaître pour un liquide de nature opiacée. Néanmoins, lorsque l'émétique fut apporté, M. Crommelinck crut devoir, par précaution, en administrer une certaine dose, à la suite de laquelle il y eut encore de nouveaux vomissements.

Des boissons acidules furent ensuite administrées, et, dès le soir, la malade entra dans une convalescence d'autant plus solide, que les difficultés qui l'avaient portée à se suicider purent être aplanies.

M. Crommelinck part de cette observation pour faire remarquer que le vieil adage *qui trop embrasse mal étreint* s'applique souvent au suicide; en effet, la plupart des poisons violents doivent n'être pris qu'à dose modérée pour avoir l'effet toxique désiré, et lorsqu'au contraire on les ingère en quantité démesurée, il arrive souvent que l'estomac se révolte, et, ne pouvant les supporter, les rejette par la voie du vomissement. (Crommelinck, *Gazette des hôpitaux*, du 20 avril 1843.)

Observation IX. — De jeunes Cophtes, dit Réaumur, qui buvaient quelquefois ensemble, voulant rabattre la vanité d'un d'entre eux qui se piquait d'être le plus fort buveur de tous, s'avisèrent de dissoudre, sans qu'il le sût, 4 gr. d'*opium* dans un verre de vin qu'il but; ils prétendaient par là l'endormir plus tôt et le faire paraître vaincu en peu de temps. Quelques heures après avoir pris cette boisson, le jeune homme fut en délire, extravagua, et tomba ensuite dans un profond assoupissement.

Le lendemain, ses camarades, qui l'allèrent visiter pour jouir de leur fausse victoire, furent fort surpris de le trouver sans pouls, livide, la bouche fermée, en un mot, mourant. On envoya chercher un prêtre, qui était aussi médecin, et qui tourmenta le malade par les remèdes les plus violents, car il mourut bientôt, après quinze heures de maladie. Le cadavre était couvert de tumeurs livides aux bras et aux cuisses, en forme de loupes grosses comme la tête d'un enfant de quatre mois (sang épanché par le relâchement des vaisseaux et du tissu cutané), exhalant une odeur insupportable qui attira tous les chats du voisinage, empressés de sauter sur le corps et de le lécher avec une grande avidité (1).

Observation X. — Lassus rapporte qu'une femme succomba après avoir pris 2 gr. d'*opium*. A l'ouverture du cadavre, on trouva l'estomac enflammé sans érosion; les vaisseaux cérébraux étaient gorgés. (*Mémoires de l'Institut, sciences physiques et mathématiques*, t. II, p. 107.)

Observation XI. — Un malade fut endormi et mourut pour avoir pris un lavement dans lequel on avait fait entrer 20 centigr. d'*opium* (2). Dans une autre circonstance, on a vu un emplâtre opiacé appliqué aux tempes rendre furieux et déterminer des spasmes dans la bouche (3).

Symptômes de l'empoisonnement par l'opium.

On remarque des effets très-variables chez les personnes empoisonnées par l'opium. En résumant ce qui a été dit dans les expériences et les observations qui précèdent, nous voyons qu'il est rare que les indi-

(1) *Académie des sciences*, t. XXXVIII, année 1735.
(2) Gaubius, *de Meth. concin. form.*, p. 420; Lugd.-Bat., 1762.
(3) Monro, in *Essais and observ. phys. and lit.*, vol. III, p. 297.

vidus vomissent, quoique, dans beaucoup de cas, ils éprouvent des nau-sées peu après l'ingestion du poison ; presque jamais on n'observe des douleurs abdominales ; la constipation est opiniâtre. Il y a vertiges, pro-pension au sommeil, à l'assoupissement et à l'état comateux ; aussi ne parvient-on pas à réveiller les malades, même en faisant du bruit près d'eux et en les excitant ; quelquefois cependant on les réveille pour quelques minutes à l'aide d'une forte secousse, et alors on s'aperçoit qu'ils sont en proie à un léger délire. Les yeux sont immobiles, lan-guissants et abattus, les pupilles plus souvent contractées que dilatées, l'iris insensible à la lumière ; la figure est calme et pâle. Les muscles sont dans le relâchement, et souvent ceux des membres abdominaux sont tellement affaiblis, qu'ils semblent paralysés ; ils sont agités de tremblements convulsifs, passagers et de courte durée ; quelquefois ces convulsions sont générales. Il est des malades qui ne souffrent pas, et qui sont dans un état de grande immobilité ; d'autres éprouvent des dou-leurs qui, sans être vives, se manifestent par des plaintes et des gémis-sements. La peau est en général fraîche et même très-froide et comme glacée ; elle est le siége de démangeaisons assez vives et presque toujours décolorée ; cependant il est des cas, notamment lorsqu'il y a des con-vulsions générales, où elle est bleuâtre par instants ; alors la face et le cou sont gonflés, la langue oscillante, etc. L'état du pouls varie extraor-dinairement suivant les individus, et chez la même personne, suivant l'époque de la maladie et plusieurs autres circonstances qu'il est difficile d'apprécier ; on l'a vu développé, dur, fréquent, ou petit, serré et plus fréquent encore ; il s'affaiblit surtout dans les cas où la maladie doit se terminer par la mort. La respiration, souvent peu apparente, est quel-quefois pénible, stertoreuse, intermittente et entrecoupée de longs sou-pirs. Certains malades expulsent des matières visqueuses par la bouche et par le nez ; il peut y avoir aussi distorsion de la bouche. La sécrétion de l'urine est en général diminuée et même supprimée. Lorsque les symptômes acquièrent trop d'intensité, la mort arrive ; au contraire, on les voit disparaître insensiblement quand le malade doit revenir à la santé.

C'est à tort que l'on pense généralement que l'empoisonnement par l'opium amène la mort au milieu d'un sommeil calme et indolent ; ceux des malades qui ont été guéris savent combien il arrive souvent que l'on se réveille *brisé, moulu,* après avoir souffert quelquefois des douleurs assez vives. Il importe ici de ne pas confondre les effets *d'une forte dose d'opium* chez un individu qui n'en a jamais pris, avec ceux que l'on observe chez les personnes qui s'habituent à l'action de *petites doses toujours croissantes* de ce poison.

Lésions de tissu produites par l'opium (voy. p. 215).

Conclusions sur l'action de l'opium.

Il résulte de ce qui précède : 1° que l'opium en substance détermine la mort des chiens les plus robustes dans l'espace de vingt à trente heures, lorsqu'il a été introduit dans l'estomac, à la dose de 8 à 12 grammes;

2° Que l'extrait aqueux d'opium obtenu avec de l'eau froide, et qui n'a subi qu'une évaporation, est plus actif que l'opium et que les extraits préparés en suivant un autre procédé;

3° Qu'il agit avec plus d'énergie quand il est appliqué sur le tissu cellulaire que lorsqu'il est avalé, ce qui tient probablement à ce qu'il est en partie digéré et transformé dans l'estomac en une substance moins nuisible;

4° Que son action est beaucoup plus vive lorsqu'on l'introduit dans les veines, dans la plèvre ou dans le péritoine;

5° Qu'injecté dans la carotide, il détermine encore la mort avec plus de rapidité;

6° Qu'il en faut une assez grande quantité pour tuer les animaux dans la vessie desquels il a été introduit;

7° Que son application sur le cerveau n'est pas mortelle, d'après Nysten; toutefois ce fait demande à être constaté par de nouvelles expériences, puisque nous savons que l'acétate de morphine tue assez rapidement les animaux sur le cerveau desquels il a été appliqué;

8° Que l'extrait d'opium privé de *morphine*, de *narcotine*, etc., par l'ammoniaque, peut être administré à très-forte dose sans occasionner l'empoisonnement; et s'il conserve quelquefois une légère action, cela tient à ce que la séparation de ces substances n'a pas été complète;

9° Que l'extrait d'opium, *épuisé par l'éther* pour en enlever la narcotine, comme l'a indiqué Robiquet, jouit de toutes ses propriétés véneuses, agit avec la même énergie, et paraît au moins aussi excitant que celui qui n'a pas été traité par l'éther (voy. exp. 11, p. 253).

10° Que la matière résineuse peu soluble produit les mêmes effets que l'extrait aqueux, d'après Nysten, mais à une dose beaucoup plus forte; elle n'enflamme pas la membrane muqueuse de l'estomac. Vicat avait déjà dit que l'extrait résineux d'opium avait été administré à un chien, sans inconvénient, à la dose de 75 centigrammes, et que Charas en avait avalé 30 centigrammes sans éprouver autre chose que de la gaieté (ouvrage cité, p. 220). La pellicule qui se sépare pendant l'évaporation de l'extrait est beaucoup moins énergique encore que la résine, d'après Nysten.

11° Que l'eau distillée d'opium, fortement saturée du principe qui se volatilise, peut à la rigueur déterminer des vertiges, le sommeil chez certains individus très-irritables, mais qu'elle n'est point vénéneuse;

12° Que le marc d'opium exerce aussi une action nuisible, à raison de la morphine et de la narcotine qu'il retient.

13° Qu'il est difficile, pour ne pas dire impossible, d'assigner au juste le rôle que jouent, dans l'empoisonnement par l'opium, la morphine, la narcotine, la thébaïne, la codéine, etc., et que ses effets résultent évidemment de l'action combinée de ces matières; que ce n'est pas à la narcotine qu'il faut particulièrement attribuer les phénomènes toxiques de l'opium (1), puisque l'extrait aqueux épuisé par l'éther, et contenant encore le sel de morphine, tue les animaux à peu près dans le même espace de temps que l'extrait ordinaire; que la narcotine ne peut pas être considérée comme la partie excitante de l'opium, tandis que la morphine en serait le principe narcotique, comme l'a annoncé Robiquet, d'après les expériences de M. Magendie; en effet, l'extrait d'opium épuisé par l'éther paraît au moins aussi excitant que celui dont on n'a séparé aucun atome de narcotine; que l'on ne saurait objecter avec

---

(1) J'ai voulu savoir jusqu'à quel point un *mélange* de morphine et de narcotine déterminerait les effets de l'opium, et j'ai fait prendre à un chien robuste de petite stature 1 gramme 30 centigrammes de morphine et autant de narcotine dissous dans l'acide acétique faible; six minutes après, le train postérieur était affaibli, la démarche chancelante; l'animal était couché sur le côté ou sur le ventre; il éprouvait de la somnolence, et ne se déplaçait en aucune manière quand on faisait du bruit auprès de lui; *il n'avait point de convulsions.* Demi-heure après, il lui était impossible de se tenir debout, et lorsqu'on le soutenait il retombait sur le ventre, ses quatre pattes écartées. Deux heures après le commencement de l'expérience, l'assoupissement était moins marqué; l'animal marchait, quoique difficilement; mais il avait des vertiges tels qu'il ne tardait pas à tomber. Au bout d'une demi-heure, une grande agitation, désir continuel de marcher; bientôt après, il se couche sur le ventre et paraît plus tranquille; il éprouve de pendant de temps à autre quelques légers tremblements et des mouvements de totalité. Une heure après, il fait de vains efforts pour se relever; il paraît ne plus entendre; la tête est branlante et portée tantôt en avant, tantôt en arrière. Six heures après le commencement de l'expérience, il offre des mouvements convulsifs et ne peut plus marcher; les pattes antérieures sont continuellement agitées; point de plaintes; la respiration est dans l'état naturel. Une heure après, le tremblement de la tête est beaucoup plus prononcé; les pattes sont immobiles, allongées et roides; l'animal est parfois soulevé en totalité. Au bout de deux heures, écume à la bouche, mouvements de tête plus prononcés; plaintes; du reste, même état. Ces derniers symptômes durent environ deux heures: alors l'animal devient immobile et expire au milieu d'une légère convulsion, douze heures après l'empoisonnement. La membrane muqueuse de l'estomac est tapissée d'un fluide muqueux, épais, brunâtre, très-adhérent; elle offre plusieurs taches rougeâtres qui sont de véritables ecchymoses. *Il est évident que les effets d'un pareil mélange se rapprochent assez de ceux que détermine l'opium dissous dans l'acide acétique.*

M. Magendie que la narcotine agit comme un puissant excitant quand elle est administrée dans l'acide acétique, car on sait que l'action de ce principe est stupéfiante ou nulle, suivant qu'on l'administre dans l'huile ou dans l'acide chlorhydrique. Il faudrait donc, pour que l'objection fût valable, démontrer que la narcotine est associée dans l'opium à un acide semblable à l'acide acétique, ce qui ne paraît pas vraisemblable (voy. p. 243).

14° Que l'opium ne détruit point la contractilité des muscles avec lesquels il a été mis en contact : un cœur plongé dans une dissolution d'opium se contracte encore pendant longtemps.

15° Que ses effets délétères ne dépendent point, d'après Nysten, de l'action qu'il exercerait sur les extrémités nerveuses de l'estomac, puisque les animaux soumis à l'influence de l'opium, et auxquels on a coupé la paire vague des deux côtés, meurent dans le même espace de temps que si la section n'eût pas été faite ;

16° Qu'il n'agit point sur l'économie animale comme les boissons alcooliques (voy. *Alcool*).

17° Qu'il est absorbé. Si les expériences que j'ai tentées dans le but d'éclairer cette question (8ᵉ et 9ᵉ, p. 251) ne m'ont pas permis d'isoler la morphine et l'acide méconique que pouvaient contenir les viscères et l'urine des animaux empoisonnés par l'opium, toujours est-il que j'ai obtenu des réactions qui ne me laissent aucun doute sur l'existence de ces deux corps dans ces viscères et dans cette urine. Il faut remarquer qu'il ne s'agissait pas ici d'une expertise médico-légale, dans laquelle on serait en droit d'exiger que l'on présentât la morphine *en nature*, mais bien d'expériences tentées dans un but physiologique, avec de l'*opium* que j'avais administré : or, dès qu'il est parfaitement constaté que ces viscères et l'urine de certains animaux à l'*état normal*, traités de même, ne donnent point les réactions précitées, on peut rigoureusement conclure, de ce qu'on les obtient avec les mêmes viscères et l'urine d'animaux soumis à l'influence de l'*opium*, que la préparation opiacée a été absorbée.

18° Que dans l'expérience de M. Desportes, il a agi d'abord sur le canal digestif, puis sur le cerveau. M. Flourens prétend qu'il exerce son action principale sur les lobes cérébraux (voy. page 228).

L'opium doit-il être rangé parmi les médicaments narcotiques ou parmi les excitants du système nerveux ? Cette question, agitée depuis longtemps par des physiologistes d'un très-grand mérite, est loin d'avoir été résolue d'une manière satisfaisante ; c'est assez indiquer combien elle offre de difficultés.

1° Balthazar-Louis Tralles, dans un traité intitulé *Usus opii salubris et noxius in morborum medela* (in-4°, ann. 1754), est le premier qui ait regardé l'opium comme un stimulant. Brown a partagé depuis cette opinion, qu'il a consacrée par ces mots : *opium, me hercle, non sedat.* Enfin plusieurs médecins pensent encore aujourd'hui que ce médicament est un excitant ; il accroît, disent-ils, les mouvements du cœur, et par conséquent la circulation devient plus rapide, les artères battent avec plus de force, le pouls est dur et plein. D'ailleurs les Turcs, qui prennent l'opium pur et sous forme d'extrait, trouvent dans son usage l'oubli de leurs maux ; mille images délicieuses, mille visions agréables, se présentent à leur imagination ; ils se livrent à des actions folles, extravagantes ; de bruyants éclats de rire, des propos insensés, les signalent ; ils ont plus de penchant aux plaisirs de Vénus ; toutes leurs passions, tous leurs désirs, sont exaltés ; une ardeur belliqueuse anime leur esprit ; ils sont près à braver impitoyablement la mort, précieuse ressource que savent mettre en œuvre les officiers des armées turques ; souvent même ils s'abandonnent à de violents accès de fureur ; ils tuent, égorgent ceux qui leur font résistance. Cet état dure quelques heures ; alors l'abattement, la langueur, succèdent : ils deviennent froids, mornes, tristes, stupides, et ont du penchant au sommeil. Écoutons l'illustre voyageur Chardin, lorsqu'il rend compte des effets d'une boisson préparée avec la coque et la graine de pavots. «Il y a, dit-il, la décoction de la coque et de la graine de pavots qu'on nomme *coquenar*, que l'on débite dans les cabarets de toutes les villes de Perse. C'est un grand divertissement de se trouver parmi ceux qui en prennent dans ces cabarets, de les bien observer avant qu'ils aient pris la dose, avant qu'elle opère, et lorsqu'elle opère. Quand ils entrent au cabaret, ils sont mornes, défaits et languissants ; peu après qu'ils ont pris deux ou trois tasses de ce breuvage, ils sont hargneux et comme enragés ; tout leur déplaît ; ils rebutent tout et s'entre-querellent ; mais, dans la suite de l'opération, ils font la paix, et chacun s'abandonnant à sa passion dominante, l'amoureux de naturel compte des douceurs à son idole ; un autre autre, demi-endormi, rit sous cape ; un autre fait le rodomont ; un autre fait des contes ridicules ; en un mot, on croirait alors se trouver dans un vrai hôpital de fous. Une espèce d'assoupissement et de stupidité suit cette gaieté inégale et désordonnée ; mais les Persans, bien loin de la traiter comme elle le mérite, l'appellent une extase, et soutiennent qu'il y a quelque chose de surnaturel et de divin en cet état-là. Dès que l'effet de la décoction diminue, chacun sort et se retire chez soi.»

2° D'une autre part, des savants recommandables, à la tête desquels je placerai M. le professeur Barbier d'Amiens, pensent que tous les phénomènes produits par l'opium sont le résultat d'une influence essentiellement débilitante. Cet observateur dit : «Par suite de cette action débilitante, les capillaires cutanés tombent dans le relâchement et l'atonie, et perdent leur force contractive et impulsive ; ce qui fait que ces vaisseaux se trouvent engorgés par un sang stagnant qui entrave dans son cours celui qui est lancé par le cœur, et qui est ainsi forcé de s'accumuler dans les artères. C'est aussi à la même cause, c'est-à-dire au séjour du sang dans les capillaires, qu'il faut rapporter la tuméfaction de la face et des yeux, la coloration de la peau, l'augmentation de la température que l'on observe après l'ingestion de l'opium. Toutes les personnes qui meurent empoisonnées par l'opium sont dans un état d'érection très-prononcé ; c'est un phénomène qu'on observe surtout chez les Turcs tués pendant un combat. C'est encore ici une érection purement passive, où les propriétés vitales n'entrent pour rien, où une cause physique agit seule. Si l'opium égaie et rend plus courageux les Orientaux, c'est parce qu'ils vivent sous un climat différent, qu'ils ont d'autres usages, d'autres mœurs, qu'ils usent par habitude de cette substance ; enfin que le plus souvent ils ne prennent pas l'opium pur, mais une préparation dans laquelle les ingrédients stimulants équilibrent au moins les stupéfiants.» (Barbier, *Pharmacologie gén.*, page 490, année 1810.)

3° Mayer, professeur à Francfort-sur-l'Oder, dans un travail intitulé *Considérations sur les effets de l'opium*, a envisagé l'action de cette substance sous un point de vue un peu différent : «A la dose de 1 à 3 centigrammes, dit-il, l'opium cesse d'être excitant, et peut aussi s'employer comme un calmant direct et immédiat dans les hypersthénies, par exemple, pour calmer les érections dans la blennorrhagie. Le même médicament exerce une stimulation spécifique sur les nerfs et sur le système de la circulation, dont il relève l'énergie, tandis qu'il produit l'atonie des muscles, et entrave ou suspend les fonctions des organes digestifs. Il suit de là que c'est à tort que l'on a voulu attribuer le calme produit par l'opium à une excitation antérieure, qui n'a lieu que lorsqu'il a été administré à haute dose, et qu'ainsi l'on ne peut comparer son effet à celui de la fatigue et d'un excès de nourriture, qui n'amènent le calme que par une faiblesse indirecte.»

Telles sont les principales opinions émises jusqu'à ce jour sur les effets immédiats de l'opium. Je pense qu'elles peuvent être combattues avec succès à l'aide des expériences que j'ai faites, et qui me portent à établir les faits suivants :

A. *L'opium, employé à forte dose, ne doit être rangé ni parmi les narcotiques ni parmi les excitants ; il exerce un mode d'action particulier, qui ne saurait être désigné exactement par aucune des dénominations actuellement en usage dans la thérapeutique.*

En effet, tous les animaux soumis à l'influence d'une assez forte dose de ce poison sont plongés, peu de temps après, dans un état d'assoupissement marqué ; leur tête devient lourde ; ils éprouvent des vertiges ;

leurs extrémités postérieures faiblissent et ne tardent pas à être entière-
ment paralysées (phénomènes qui annoncent une action stupéfiante di-
recte). Vingt-cinq, trente ou quarante minutes après, le pouls est plein,
fort, souvent accéléré; des mouvements convulsifs ont lieu; ces mou-
vements, faibles d'abord, deviennent bientôt tellement intenses, que
les animaux sont subitement relevés du sol, leur tête est fortement ren-
versée sur le dos, leurs extrémités se roidissent par intervalles et sont
agitées; ils poussent souvent des cris plaintifs (phénomènes qui annon-
cent une action stimulante). Cette excitation dure jusqu'au moment de
la mort, qui arrive au bout de deux, trois ou quatre heures; et pen-
dant tout le temps qu'elle a lieu, les symptômes de stupéfaction primi-
tivement développés persistent. Les animaux, loin d'être profondément
endormis, peuvent être tirés de leur état d'assoupissement par un bruit
léger, par le moindre contact, ou lorsqu'on approche de leurs yeux un
objet quelconque; souvent même, lorsqu'on les secoue, ils se roidissent
fortement, presque comme s'ils eussent pris de la noix vomique (1).
Qu'il y a loin de ces phénomènes à ceux que produisent l'ellébore et le
camphre! La première de ces substances, que je regarde comme essen-
tiellement *stupéfiante*, plonge les animaux, peu de temps après son
application, dans un état d'assoupissement parfait; la sensibilité et la
motilité paraissent détruites, au point qu'on croirait la vie éteinte trois
ou quatre heures avant que la mort arrive, si les phénomènes de la respi-
ration ne nous éclairaient sur le véritable état des choses (voy. *Ellébore*).
Le *camphre*, au contraire, détermine une excitation marquée du cer-
veau, dès que son application a eu lieu; l'inquiétude, l'agitation, les
mouvements convulsifs, les contorsions et les grimaces les plus horri-
bles dans la face : tels sont les phénomènes primitifs qu'il développe,
auxquels succèdent, quelque temps après, des symptômes de relâchement
et d'atonie que l'on peut considérer comme étant la suite d'une excita-
tion prolongée; d'ailleurs, dans l'empoisonnement par cette substance,
les animaux ont des intervalles lucides, et ils ne périssent ordinairement
qu'à la fin du troisième ou du quatrième accès.

B. *L'opium employé à petite dose paraît borner son action au déve-
loppement des symptômes que j'ai dit se déclarer d'abord, ceux qui an-
noncent la stupéfaction; quelquefois cependant il produit une excitation
très-intense, effet qui dépend de l'idiosyncrasie.*

C. *Je n'admets pas qu'il y ait identité d'action entre l'opium et les
liqueurs spiritueuses employées à forte dose.*

(1) Les expériences dont je parle ont été faites en injectant 2 grammes d'ex-
trait aqueux d'opium dans le tissu cellulaire. Je crois que cette manière d'opérer
est la plus propre à éclairer sur le mode d'action des poisons qui sont absorbés,
et qui pourraient subir quelque décomposition de la part des organes digestifs.

Traitement de l'empoisonnement par l'opium.

Les médicaments proposés jusqu'à ce jour pour combattre les effets de l'opium sont : 1° le vinaigre et les acides végétaux, 2° l'*infusum* et le *decoctum* de café, 3° la noix de galle, 4° la dissolution de chlore dans l'eau, 5° le camphre, 6° l'eau et les boissons émollientes, 7° la saignée. Je vais rapporter les expériences que j'ai faites pour constater l'efficacité de ces moyens; je parlerai ensuite de la marche que le médecin doit suivre dans un cas de cette nature.

Vinaigre et acides végétaux. On croit assez généralement que *le vinaigre et les acides végétaux sont des contre-poisons de l'opium.* Ces acides ne pourraient être des antidotes de l'opium qu'autant qu'ils le décomposeraient rapidement dans l'estomac ou qu'ils se combineraient avec lui, et le transformeraient en une substance dont les effets ne seraient pas nuisibles à l'économie animale : or je puis affirmer, d'après un très-grand nombre de faits recueillis avec soin, *qu'ils aggravent les symptômes de l'empoisonnement par l'opium, toutes les fois que celui-ci n'a pas été vomi.* Voici les preuves de cette assertion :

Expérience Irc. — On a fait prendre à un jeune chat 12 gr. de vinaigre contenant de l'opium en dissolution, et mêlé avec 24 gr. d'eau. Dix minutes après, l'animal était assoupi. Au bout de dix autres minutes, il était insensible et couché sur le côté; ses muscles offraient des mouvements convulsifs continuels, et tellement violents, que toutes les parties de l'animal étaient dans une agitation extrême; ces secousses persistaient encore trois heures après, mais l'animal jouissait d'une légère sensibilité. Il est mort cinq heures et demie après l'injection du liquide. On l'a ouvert le lendemain. Les muscles étaient rigides et contractés; le cœur contenait une assez grande quantité de sang coagulé.

Expérience II. — On a mêlé 8 gr. d'opium brut concassé avec 48 gr. de vinaigre distillé; quarante-huit heures après, cet acide avait dissous une assez grande partie du poison; il était d'une couleur rouge. On a ajouté 64 gr. d'eau, et on a introduit le mélange dans l'estomac d'un chien gros et robuste : l'œsophage a été lié. L'animal est mort cinq heures après; il avait offert les symptômes suivants : assoupissement, paralysie du train postérieur, tremblement de tête et secousses convulsives. On l'a ouvert le lendemain. La membrane muqueuse de l'estomac se détachait facilement, mais elle n'était pas enflammée. Les poumons étaient livides, gorgés de sang.

Expérience III. — Désirant connaître si les effets délétères observés dans l'expérience précédente dépendaient de la portion d'opium dissoute par le vinaigre ou du marc, on a donné à un autre animal robuste le liquide acétique obtenu en mettant 8 gr. d'opium brut en contact, pendant quarante-huit heures, avec 48 gr. de vinaigre; ce liquide a été filtré et étendu dans

64 gr. d'eau. Vingt-cinq minutes après, l'animal était sous l'influence du poison, et il est mort au bout de cinq heures. Le canal digestif n'offrait aucune trace d'inflammation.

Expérience IV. — A neuf heures du matin, on a introduit dans l'estomac d'un petit chien robuste 8 gr. d'extrait aqueux d'opium parfaitement mêlé avec 64 gr. de vinaigre distillé et 96 gr. d'eau ; on a lié l'œsophage. Dix minutes après, l'animal a fait des efforts pour vomir. A neuf heures et demie, il était assoupi. A neuf heures cinquante minutes, les pattes postérieures étaient très-faibles, et l'animal ne pouvait marcher sans les fléchir considérablement. On a détaché la ligature de l'œsophage, et on a introduit de nouveau dans l'estomac 64 gr. de vinaigre mêlé avec 128 gr. d'eau. A dix heures un quart, il ne pouvait plus lever les pattes de derrière, il marchait difficilement en les traînant, et offrait des mouvements convulsifs. A onze heures, ces mouvements étaient très-violents, et avaient lieu par secousses analogues à celles qu'offrent les grenouilles exposées à l'action de la pile voltaïque ; les membres étaient roides, étendus, et dans un grand état d'agitation. On lui a fait prendre de nouveau 32 gr. de vinaigre mêlé avec 64 gr. d'eau. Il a fait des contorsions horribles, s'est débattu et a expiré un quart d'heure après. La membrane muqueuse de l'estomac était légèrement enflammée.

Expérience V. — A midi, on a détaché et percé d'un trou l'œsophage d'un gros chien robuste ; on a introduit dans son estomac un cornet de papier contenant 8 gr. d'opium brut aussi divisé que possible. Vingt minutes après, on lui a fait prendre 96 gr. de vinaigre mêlé à une égale quantité d'eau, et on a lié l'œsophage. A deux heures, l'animal ne paraissait pas sous l'influence du poison. On a détaché la ligature, et on a introduit de nouveau dans l'estomac 250 grammes de vinaigre et 125 gr. d'eau. A cinq heures, il était couché sur le ventre, et ne pouvait pas se tenir un instant debout ; son corps, agité par des mouvements convulsifs violents, faisait des sauts en tous sens ; ses extrémités, roides et écartées, se débattaient presque continuellement. Ces symptômes ont continué jusqu'à huit heures, et l'animal est mort. On l'a ouvert le lendemain. L'estomac contenait une très-grande quantité de vinaigre et un peu d'opium ; sa membrane muqueuse, d'un rouge noir, se détachait facilement, et était ulcérée dans plusieurs points ; la tunique sous-jacente, d'une couleur foncée, était parsemée de stries noirâtres. Les poumons étaient gorgés de sang fluide.

Pour peu que l'on compare les effets que produisent l'opium et son extrait administrés seuls à ceux qu'ils occasionnent lorsqu'ils sont associés au vinaigre, on sera forcé de conclure : 1° que, dans le premier cas, les phénomènes de l'empoisonnement tardent plus à se manifester ; 2° qu'ils sont en général beaucoup moins violents ; 3° que la mort arrive constamment plus tard (1) ; 4° qu'ils ne sont presque jamais suivis de

____

(1) La plus grande énergie de l'opium, administré dans l'eau vinaigrée, dépend *en partie* de ce que l'eau acidulée s'empare de tous les matériaux de l'o-

l'inflammation de l'estomac, tandis que le vinaigre la détermine toujours lorsqu'il est un peu concentré.

Il est donc évident que l'emploi de cet acide donnera lieu aux accidents les plus graves, si les animaux auxquels on l'administre n'ont pas vomi le poison qui avait été introduit dans l'estomac. Il n'en est pas de même lorsque la substance vénéneuse a été expulsée par le vomissement ; dans ce cas, l'eau vinaigrée et les autres acides végétaux jouissent de la propriété de *diminuer les symptômes de l'empoisonnement, et même de les faire cesser entièrement.* Voici des expériences à l'appui de cette proposition importante :

EXPÉRIENCE Ire. — A huit heures du matin, on a appliqué sur le tissu cellulaire de la cuisse d'un chien de moyenne taille 2 gr. d'extrait aqueux d'opium dissous dans 6 gr. d'eau. A huit heures et demie, l'animal était assoupi et en proie à des convulsions violentes ; ses extrémités postérieures étaient presque complétement paralysées. On a introduit dans son estomac, à l'aide d'une sonde de gomme élastique et d'une seringue, 192 gr. d'eau vinaigrée. Cinq minutes après, les convulsions n'étaient pas diminuées. A onze heures, il était à peu près dans le même état. On a injecté de nouveau dans son estomac 128 gr. d'eau vinaigrée. A midi et demi, l'animal paraissait mieux ; il commençait à pouvoir se soutenir sur ses extrémités postérieures. On lui a donné 160 gr. d'eau vinaigrée ; à deux heures et demie, il n'avait plus de mouvements convulsifs, et il pouvait se tenir debout. On lui a administré de nouveau 128 gr. d'eau vinaigrée ; à cinq heures moins un quart, l'animal était sensiblement mieux (128 *grammes d'eau vinaigrée*) ; à sept heures du soir, il marchait librement. On lui a fait prendre une nouvelle dose du même liquide ; à dix heures et demie, il n'éprouvait aucun vertige et paraissait presque rétabli. (128 *grammes d'eau vinaigrée.*) Le lendemain matin, à sept heures, il était couché sur le côté, et avait une légère propension au sommeil. On lui donna 192 gr. d'eau vinaigrée, et les effets de l'opium cessèrent complétement. Le jour suivant, il prit des aliments, et il se portait à merveille dix jours après. On s'était assuré, par des expériences multipliées, que 1 gr. du même extrait, placé dans le tissu cellulaire, occasionnait constamment la mort des animaux de même taille en six, douze, quinze ou dix-huit heures.

EXPÉRIENCE II. — A sept heures et demie du matin, on a introduit dans l'estomac d'un petit chien 250 gr. d'eau vinaigrée ; on a lié l'œsophage. Immédiatement après, on a injecté dans le tissu cellulaire de la cuisse 1 gr. 60 centigr. d'extrait aqueux d'opium dissous dans 8 gr. d'eau. A huit heures moins cinq minutes, les extrémités postérieures étaient un peu faibles ; l'animal était assoupi et poussait de légères plaintes. A neuf heures,

____

pium, que l'eau ordinaire aurait dissous, et en outre de la narcotine et de la morphine qui restent dans le marc lorsqu'on se borne à traiter l'opium par l'eau (voy. *Marc d'opium*, p. 253).

II.

on a détaché la ligature de l'œsophage, et on a injecté dans l'estomac
128 gr. d'eau vinaigrée. A onze heures, les symptômes de l'empoisonne-
ment n'étaient pas plus intenses. (64 *grammes d'eau vinaigrée.*) A une
heure, la faiblesse des extrémités persistait; l'animal ne pouvait pas se
tenir longtemps debout, cependant il pouvait marcher. A deux heures dix
minutes, sa démarche était plus facile. (64 *grammes d'eau vinaigrée.*) A
six heures, il allait sensiblement mieux. On lui a fait prendre une nouvelle
dose du médicament; mais, comme on a cessé de le soigner, il est mort à
quatre heures du matin.

Il est certain que dans cette expérience l'eau vinaigrée a empêché les
symptômes de l'empoisonnement d'être portés au degré où ils l'auraient
été si elle n'eût pas été administrée; il n'est pas non plus douteux qu'on
n'eût fini par les faire disparaître entièrement, si l'animal n'eût pas été
aussi faible, et surtout si l'on avait continué à lui administrer ce médi-
cament pendant la nuit. Je pourrais rapporter un très-grand nombre
de faits analogues qui prouvent que, lorsque l'eau vinaigrée est employée
à plusieurs reprises dans les premières vingt-quatre heures de l'empoi-
sonnement, les symptômes diminuent d'intensité, quelque graves qu'ils
aient été d'abord. Je prouverai plus tard que les bons effets de cette
boisson ne dépendent pas de l'eau qu'elle contient.

EXPÉRIENCE III. — A huit heures moins cinq minutes, on a introduit dans
l'estomac d'un petit chien robuste 192 gr. d'eau acidulée avec de l'acide
tartrique; on a lié l'œsophage. Immédiatement après, on a injecté dans
le tissu cellulaire de la cuisse 1 gr. 60 centigr. d'extrait aqueux d'opium.
A huit heures un quart, les extrémités postérieures étaient un peu faibles.
A neuf heures, l'animal était assoupi; la faiblesse du train postérieur avait
augmenté. On a détaché la ligature de l'œsophage, et on a injecté dans
l'estomac 128 grammes d'eau tartrique. A onze heures, même état. (178
grammes du même médicament.) A deux heures, l'animal pouvait déjà
marcher; l'assoupissement était moindre. On lui a donné une nouvelle dose
du même médicament. A six heures du soir, le mieux se soutenait. (178
grammes d'eau tartrique.) On a cessé de le soigner, et il est mort à
quatre heures du matin.

EXPÉRIENCE IV. — Un autre animal a été soumis à la même expérience,
avec cette différence que la dose d'extrait injecté dans le tissu cellulaire
était de 2 gr. 60 centigr., et que l'œsophage n'avait pas été détaché. L'a-
nimal est mort vingt-deux heures après l'opération. On lui avait fait pren-
dre de l'eau tartrique à neuf reprises différentes, et l'on avait remarqué
une diminution dans les symptômes. Il a succombé dans la matinée, parce
qu'on avait cessé de lui administrer le médicament pendant la nuit. Il est
certain que, sans l'emploi de l'eau acidulée, il serait mort quatre ou cinq
heures après l'injection.

EXPÉRIENCE V. — A huit heures du matin, on a injecté dans le tissu cel-
lulaire de la cuisse d'un petit chien robuste 1 gr. 60 centigr. d'extrait

aqueux d'opium dissous dans 8 gr. d'eau. A neuf heures, l'animal était sous l'influence du poison ; on a introduit dans l'estomac 192 gr. de *limo-nade* ordinaire ; on a lié l'œsophage. A onze heures et demie, l'animal était en proie à des mouvements convulsifs assez forts ; le train postérieur était paralysé. (96 *grammes de limonade.*) A deux heures il était profondément endormi. On lui a fait prendre de nouveau 128 grammes de limonade ; on lui en a donné une nouvelle dose à six heures. A huit heures et demie, l'assoupissement était moins profond ; l'animal pouvait se soutenir sur ses extrémités postérieures. (128 *grammes de limonade.*) On a cessé de lui administrer ce médicament pendant la nuit, et il est mort à cinq heures du matin.

Infusum de café. — Expérience Ire. — A neuf heures du matin, on a introduit dans l'estomac d'un petit chien robuste 8 gr. d'extrait aqueux d'opium dissous dans 96 gr. d'une forte infusion de café à la température de 40 degrés ; on a lié l'œsophage (1). A onze heures, l'animal était à peine sous l'influence du poison ; ses extrémités postérieures commençaient à faiblir. On a détaché la ligature de l'œsophage, et on a injecté de nouveau, dans l'estomac, 96 gr. de la même infusion. A une heure, les pupilles étaient dilatées, l'animal marchait encore librement, et n'avait aucune tendance à l'assoupissement. On lui a fait prendre 250 gr. du même médicament ; aussitôt après, il a fait quelques efforts pour vomir, qui dépendaient probablement de la grande quantité de liquide contenu dans l'estomac. A trois heures, il était très-agité ; ses yeux sortaient des orbites, le corps était roide, et le train postérieur complétement paralysé ; de temps à autre, l'animal cherchait à se relever ; il se mouvait en tous sens en traînant les pattes de derrière, puis s'arrêtait tout à coup, cramponnait ses extrémités antérieures sur le sol, renversait la tête sur le dos, et paraissait souffrir beaucoup. Depuis le commencement de l'expérience, il avait conservé la faculté de voir et d'entendre. On lui a administré 192 gr. de la même infusion : les symptômes ont persisté, et il a expiré à quatre heures vingt minutes.

Expérience II. — A sept heures du matin, on a injecté dans le tissu cellulaire de la cuisse d'un chien de moyenne taille 2 gr. d'extrait aqueux d'opium dissous dans 4 gr. d'eau. A huit heures moins un quart, les extrémités postérieures étaient complétement paralysées ; l'animal avait une grande tendance à l'assoupissement, et il offrait de temps à autre des secousses convulsives violentes. On lui a fait prendre 128 gr. d'une forte infusion de café à la température de 40 degrés. A neuf heures, les symptômes persistaient ; on lui a administré une nouvelle dose de ce médicament, et on a continué à lui en donner toutes les deux heures jusqu'à dix heures du soir. A midi, les symptômes commençaient déjà à diminuer. A quatre

____

(1) L'*infusum* que j'ai employé dans toutes mes expériences a été préparé en versant 5 à 600 grammes d'eau bouillante sur 200 à 250 grammes d'excellent café réduit en poudre fine.

heures, l'animal n'avait plus de mouvements convulsifs et marchait librement. A sept heures du soir, il paraissait très-éveillé, il courait dans le laboratoire, comme s'il n'eût point éprouvé le moindre accident; il en était de même le lendemain matin. On l'a négligé dans la journée; les symptômes se sont manifestés de nouveau, et il est mort vers huit heures du soir.

EXPÉRIENCE III.—A huit heures et demie du matin, on a répété la même expérience sur un petit chien auquel on n'a injecté que 1 gr. d'extrait aqueux d'opium. Trois quarts d'heure après, l'animal offrait tous les symptômes de l'empoisonnement. On lui a fait prendre 128 gr. d'infusion de café; à dix heures et demie, il n'éprouvait aucun soulagement. On lui a donné une nouvelle dose du même médicament. A midi, les symptômes paraissaient un peu diminués. (128 gr. d'infusion de café.) A trois heures, les extrémités postérieures étaient très-faibles, et la tête offrait un tremblement très-marqué. A cinq heures, il n'y avait plus de mouvements convulsifs. (128 gr. d'infusion de café.) A huit heures, l'animal pouvait se tenir debout et marchait assez facilement; le tremblement de tête était entièrement dissipé. On a cessé de le soigner, et il est mort dans la nuit.

EXPÉRIENCE IV. — A neuf heures du matin, on a injecté dans le tissu cellulaire d'un petit chien robuste 2 gr. 20 centigr. d'extrait aqueux d'opium. A neuf heures un quart, les extrémités postérieures étaient faibles. On a introduit dans l'estomac 128 gr. d'infusion de café. A dix heures, l'animal étant à peu près dans le même état, on lui a fait prendre une nouvelle dose du même médicament. A onze heures et demie, il offrait des secousses convulsives violentes et il se tenait couché sur le côté. A trois heures, les symptômes de l'empoisonnement avaient diminué. (96 gr. d'infusion de café.) A six heures un quart, les mouvements convulsifs s'étaient dissipés; l'animal marchait librement; les extrémités postérieures étaient cependant un peu faibles. Il n'est pas douteux que si l'on eût continué les mêmes moyens, on aurait pu rétablir la santé de cet animal. On ne lui a donné aucun secours pendant la nuit, et il est mort le lendemain, à sept heures du matin.

Decoctum de café. — EXPÉRIENCE Ire. — A dix heures du matin, on a introduit dans l'estomac d'un gros chien 8 gr. d'opium brut concassé, mêlés avec 300 gr. d'une forte décoction de café; on a lié l'œsophage. A quatre heures, les extrémités postérieures étaient faibles, et l'animal n'avait qu'une très-légère tendance au sommeil. Il est mort le lendemain à quatre heures du matin. Les vaisseaux qui rampent sur la surface externe du cerveau étaient légèrement injectés; il n'y avait point de sérosité dans les ventricules; les poumons offraient plusieurs plaques d'un tissu dense et d'une couleur livide; le canal digestif était sain.

EXPÉRIENCE II. — A trois heures de l'après-midi, on a fait avaler à un chien robuste et de moyenne taille 96 gr. de café que l'on avait fait bouillir pendant une demi-heure dans 375 gr. d'eau; on a détaché l'œsophage, et on a introduit dans l'estomac 8 gr. d'opium brut concassé mêlé avec le *decoctum* provenant des 96 gr. de café; on a lié l'œsophage. Trois heures après, les symptômes de l'empoisonnement se sont déclarés, et l'animal est mort le lendemain, à une heure de l'après-midi.

EXPÉRIENCE III.—A deux heures, on a fait avaler à un chien de moyenne taille 5 gr. d'opium brut et 4 gr. d'extrait aqueux de la même substance. Quarante minutes après, l'animal était assoupi, et ses extrémités postérieures faiblissaient. On a injecté dans l'estomac, à l'aide d'une sonde de gomme élastique, 250 gr. d'une forte décoction de café. Quelques instants après, il a eu une selle composée de matières solides. A quatre heures et demie, les symptômes de l'empoisonnement n'étant pas diminués, on lui a fait prendre de nouveau 375 gr. de la même décoction et 192 gr. de poudre de café : l'animal est mort dans la nuit. Le canal digestif n'offrait aucune trace d'inflammation.

EXPÉRIENCE IV. — A neuf heures moins un quart, on a injecté dans le tissu cellulaire de la cuisse d'un petit carlin 1 gr. 30 centigr. d'extrait aqueux d'opium dissous dans 4 gr. d'eau. A neuf heures et demie, l'animal offrait tous les symptômes de l'empoisonnement. On lui a fait prendre 96 gr. d'une forte décoction de café. A onze heures moins un quart, il se plaignait beaucoup, et était tellement agité de mouvements convulsifs, qu'il a été impossible de lui injecter une nouvelle dose du médicament dans l'estomac. On lui a administré un lavement avec 192 gr. de décoction de café; les symptômes ont acquis plus d'intensité, et l'animal est mort à midi et demi.

OBSERVATION. — Soixante-deux centigr. d'acétate de morphine avaient été avalés une fois par un malade; 20 centigr. de tartre stibié n'ayant point amené de vomissements, on commença, au bout de trois heures seulement, et alors qu'il était déjà plongé dans un coma profond, à lui donner une infusion très-concentrée de café avec le marc. En douze heures, le malade prit aussi 320 gr. de café. Il sortit bientôt du coma et guérit. (*Répertoire de pharmacie,* mars 1847.)

Il résulte de ces expériences :

1° Que l'on ne doit point regarder l'*infusum* et le *decoctum* de café comme des contre-poisons de l'opium, parce qu'ils n'ont point la propriété de le décomposer dans l'estomac, ou du moins parce qu'ils ne le transforment pas en une substance qui soit sans action nuisible sur l'économie animale;

2° Que ni l'une ni l'autre de ces deux préparations de café, introduites avec l'opium dans l'estomac, n'augmentent l'action délétère de ce poison, comme cela a lieu pour le vinaigre, et par conséquent qu'il n'y a aucun danger à les employer dans le cas où l'individu ne pourrait pas vomir, tandis qu'il y en aurait beaucoup à faire usage de vinaigre dans les mêmes circonstances;

3° Que l'*infusum* de café bien préparé, administré à plusieurs re-

prises, diminue rapidement les accidents de l'empoisonnement par l'o-
pium, et peut même les faire cesser complétement.

Decoctum aqueux de la noix de galle. La noix de galle jouissant de
la propriété de précipiter les dissolutions d'opium, il était intéressant
de rechercher si elle ne serait pas l'antidote de ce poison. Voici les ex-
périences que j'ai tentées à ce sujet :

EXPÉRIENCE Ire. — On a versé un excès de *decoctum* aqueux de noix de
galle dans 16 gr. d'extrait aqueux d'opium dissous dans l'eau ; il s'est
formé un précipité abondant qui a été dissous en partie par l'excès de noix
de galle ; le liquide filtré a été introduit dans l'estomac d'un petit chien,
dont on a ensuite lié l'œsophage. Au bout de trois heures, les extrémités
postérieures commençaient à faiblir, et l'animal éprouvait de légers ver-
tiges. Bientôt après, les symptômes de l'empoisonnement par l'opium sont
devenus plus intenses, et l'animal est mort neuf heures après le commence-
ment de l'expérience.

EXPÉRIENCE II. — On a introduit dans l'estomac d'un chien robuste, de
moyenne taille, la portion du précipité obtenu dans l'expérience précédente,
et qui n'avait pas été dissoute par la dissolution de noix de galle ; on a lié
l'œsophage. Au bout de vingt heures, l'animal paraissait à peine éprouver
une légère faiblesse du train postérieur ; du reste, il n'offrait aucun sym-
ptôme d'empoisonnement. Quarante heures après le commencement de l'ex-
périence (sept heures du matin), il était expirant et en proie à tous les acci-
dents que détermine l'opium. Il est mort une heure après.

Il résulte de ces expériences : 1° que le précipité formé par la noix de
galle dans l'opium est vénéneux, mais qu'il l'est beaucoup moins que
l'opium ; 2° qu'il peut être dissous par un excès de décoction de noix de
galle, et qu'alors son action est plus énergique que dans le cas où il a
été administré seul ; 3° qu'il est néanmoins avantageux de faire usage
de cette décoction, dès les premiers temps de l'empoisonnement par les
préparations opiacées, puisqu'il est reconnu qu'elle les rend moins
actives.

Chlore dissous dans l'eau. On a annoncé, dans quelques ouvrages de
matière médicale, que le chlore diminuait l'action de l'opium sur l'éco-
nomie animale. En supposant ce fait vrai, j'ai cru pouvoir l'expliquer
par la facilité avec laquelle ce corps s'empare de l'hydrogène de cer-
taines substances végétales et animales, et les décompose ; il était pos-
sible que le résultat d'une pareille décomposition fût une matière in-
capable d'exercer une action nuisible sur l'économie animale : dans ce
cas, le chlore aurait été un *contre-poison de l'opium,* et par la même
raison il l'aurait été probablement d'un très-grand nombre d'autres sub-
stances vénéneuses appartenant au règne végétal. Ces considérations

m'ont paru assez importantes pour fixer toute mon attention, et j'ai tenté les expériences suivantes :

EXPÉRIENCE Ire. — On a introduit dans l'estomac d'un chien robuste 8 gr. d'extrait aqueux d'opium suspendu dans 300 gr. d'eau contenant du chlore (ce chlore liquide était assez faible pour ne pas décolorer l'encre) ; on a lié l'œsophage. Au bout de trois quarts d'heure, l'animal était sous l'influence du poison, et il a expiré cinq heures après. Le canal digestif n'offrait aucune trace d'inflammation, ce qui prouve que la dissolution de chlore était très-étendue, puisque nous avons vu p. 114 du t. Ier, qu'elle enflammait les tissus de l'estomac lorsqu'elle était moyennement concentrée.

EXPÉRIENCE II. — A neuf heures du matin, on a fait prendre à deux chiens 8 gr. d'opium brut enveloppé dans deux cornets de papier, et l'on a lié l'œsophage. A une heure, leurs extrémités postérieures étaient paralysées. On a détaché la ligature de l'œsophage, et on a introduit dans l'estomac 128 gr. de chlore dissous dans l'eau. A deux heures, les symptômes, loin de diminuer, étaient plus intenses. (Même dose de chlore.) A cinq heures du soir, on avait déjà administré deux nouvelles doses de ce médicament. Ces animaux sont morts dans la nuit. La membrane muqueuse de l'estomac était fortement enflammée.

EXPÉRIENCE III. — A neuf heures et demie, on a introduit dans l'estomac d'un fort chien un mélange de 8 gr. d'extrait aqueux d'opium et de 128 gr. d'une dissolution aqueuse de chlore moyennement concentrée ; on a lié l'œsophage. L'animal n'a pas tardé à faire des efforts pour vomir ; il a éprouvé tous les symptômes de l'empoisonnement par l'opium, et il est mort au bout de six heures. La membrane muqueuse de l'estomac était d'un rouge vif dans toute son étendue ; la tunique musculeuse sous-jacente était d'une couleur rosée ; l'intérieur du rectum offrait une inflammation assez marquée ; les poumons présentaient çà et là des plaques livides.

Ces expériences, répétées sur plusieurs animaux, ont constamment offert les mêmes résultats. Il est évident qu'au degré de concentration où le chlore pourrait décomposer l'opium dans l'estomac, il devrait être considéré lui-même comme un poison âcre, et que l'on ne saurait par conséquent l'employer comme *antidote* de cette substance vénéneuse. L'expérience 1re prouve aussi que, lorsqu'il est très-étendu et mêlé à l'opium dans l'estomac, il n'empêche pas les accidents de se développer. J'ai voulu savoir quels seraient les effets de la dissolution de chlore sur la maladie produite par l'opium lorsque ce poison ne se trouve plus dans l'estomac.

EXPÉRIENCE IV. — A neuf heures moins un quart, on a injecté dans le tissu cellulaire de la cuisse d'un petit chien robuste 2 gr. d'extrait aqueux d'opium dissous dans 4 gr. d'eau. A neuf heures six minutes, l'animal offrait tous les symptômes de l'empoisonnement par l'opium. On lui a administré 128 gr. d'eau contenant un peu de chlore. A dix heures et demie, son état ne paraissait pas changé. On lui a fait prendre de nouveau une dose du même médicament ; à une heure un quart, il avait eu plusieurs selles et il allait un peu mieux. (128 grammes d'eau contenant du chlore.) A trois heures, l'animal était tranquille ; les extrémités postérieures étaient moins faibles. (Nouvelle dose du médicament.) A cinq heures, il pouvait se soutenir ; à sept heures, il marchait assez librement. (128 gr. d'eau légèrement chlorée.) On ne lui a donné aucun secours pendant la nuit. Le lendemain, à sept heures du matin, il marchait en chancelant un peu et paraissait abattu ; on lui a fait prendre de nouveau 128 gr. du même médicament ; mais il est mort cinq heures après.

Cette expérience, répétée deux fois, a fourni les mêmes résultats ; d'où il suit qu'une faible dissolution de chlore peut diminuer les effets produits par l'opium, et pourrait probablement les faire cesser entièrement si son administration n'était pas interrompue ; cependant, comme ce médicament ne présente pas d'avantages marqués sur le vinaigre, et que sa préparation est assez compliquée, on doit lui préférer cet acide végétal, que les besoins journaliers rendent excessivement commun.

Camphre. Le camphre a été prôné par quelques médecins comme contre-poison de l'opium. J'ai voulu savoir jusqu'à quel point cette assertion était fondée.

Expérience Ire. — On a introduit dans l'estomac d'un petit chien robuste un mélange fait avec 8 gr. d'opium et autant de camphre concassé. Douze heures après, l'animal était sous l'influence de l'opium ; ses extrémités étaient légèrement paralysées. Il est mort trente-six heures après l'ingestion du mélange. Le canal digestif répandait une forte odeur de camphre. La membrane muqueuse de l'estomac était de couleur naturelle ; mais elle offrait près du pylore deux ulcères larges chacun comme une pièce de 1 fr., à bords relevés, noirâtres (1).

Expérience II. — On a introduit dans l'estomac d'un chien robuste et de moyenne taille un mélange fait avec 8 gr. d'extrait aqueux d'opium et autant de camphre dissous dans 64 gr. d'huile d'olives ; on a lié l'œsophage. Au bout d'une demi-heure, l'animal a été en proie à un accès convulsif horrible déterminé par le camphre, et il a expiré un quart d'heure après.

Dans d'autres expériences, on a varié les doses de ces deux substances, et on a remarqué que la mort avait constamment lieu lorsqu'elles étaient administrées en assez grande quantité, et que les phénomènes qui la précédaient dépendaient tantôt du camphre, tantôt de l'opium, suivant que l'un ou l'autre de ces poisons était en grand excès par rapport à l'autre.

---

(1) Nous verrons plus tard que cette altération cadavérique est due aux fragments de camphre.

Ces faits suffisent pour affirmer que le camphre ne décompose point l'opium et ne l'empêche point d'agir comme poison, et par conséquent qu'il n'est point son *antidote*; nous verrons cependant, à la fin de cet article, que le médecin peut employer avec succès de petites doses de ce médicament pour combattre les symptômes développés par une grande quantité d'opium.

Eau et boissons mucilagineuses. J'ai établi que l'eau acidulée avec les acides végétaux pouvait être d'une grande utilité dans l'empoisonnement par l'opium. Ne pourrait-on pas imaginer que les bons effets de cette boisson dépendent de la grande quantité d'eau qui entre dans sa composition ? Le désir de résoudre cette question m'a engagé à faire des expériences dont les résultats devaient d'autant plus exciter ma curiosité, que M. Porta, médecin italien, a annoncé positivement, dans un des cahiers du journal de Leroux, qu'*au moyen de l'eau froide, administrée en boisson et en lavement, et appliquée en fomentations sur le bas-ventre,* il a obtenu la guérison d'une dame que l'on avait empoisonnée par mégarde avec le *decoctum* de 96 grammes d'opium.

EXPÉRIENCE Iʳᵉ. — A hnit heures, on a introduit dans l'estomac d'un chien de moyenne taille 6 gr. d'extrait aqueux d'opium dissous dans 250 gr. d'eau à la température ordinaire ; on a lié l'œsophage. A huit heures et demie, l'animal commençait à être sous l'influence du poison. (192 gr. d'eau.) A neuf heures, les symptômes de l'empoisonnement étaient beaucoup plus intenses. On a administré de nouveau la même quantité d'eau. Il est mort à dix heures. Il est certain que la même proportion d'extrait dissous dans 32 ou 64 gr. d'eau n'aurait déterminé la mort qu'au bout de dix, douze ou dix-huit heures. (Voy. p. 248.)

EXPÉRIENCE II. — A sept heures trois quarts, on a introduit dans l'estomac d'un petit chien faible, à l'aide d'une sonde de gomme élastique, 250 gr. d'eau à la température ordinaire. Immédiatement après, on a injecté dans le tissu cellulaire de la partie interne de la cuisse 2 gr. d'extrait aqueux d'opium dissous dans 6 gr. d'eau. L'animal a vomi au bout de cinq minutes; aussitôt après, on a injecté dans l'estomac 192 gr. d'eau à la température ordinaire. A neuf heures, les symptômes étaient alarmants : on a fait une nouvelle injection du même liquide. Il a expiré à neuf heures et demie.

EXPÉRIENCE III. — Le lendemain, à la même heure, on a recommencé l'expérience sur un chien robuste et de moyenne taille, avec la même dose d'extrait d'opium. A midi et demi, on avait déjà introduit dans l'estomac 2 kilogr. d'eau que l'on avait divisés en cinq parties : l'animal n'en était pas moins sous l'influence du poison. Les symptômes, loin de diminuer, avaient acquis de l'intensité et il a expiré à trois heures, au milieu des convulsions les plus horribles.

EXPÉRIENCE IV. — On a substitué à l'eau ordinaire de l'eau liquide à zéro, et on en a administré en boisson et en lavement : l'animal est mort dès la

seconde prise, cinq quarts d'heure après l'application extérieure de 2 gr.
d'extrait aqueux. Cet animal était petit et robuste.

Expérience V. — On a obtenu les mêmes résultats en employant les décoctions mucilagineuses, au lieu d'eau ordinaire.

Ces expériences prouvent évidemment :

1° Que les bons effets des boissons acidulées ne dépendent pas de l'eau qu'elles renferment ;

2° Que ce liquide, ingéré dans l'estomac avec l'opium, facilite son absorption en le dissolvant, et par conséquent qu'il faut éviter d'en faire avaler beaucoup aux malades empoisonnés avec cette substance (1).

Saignée. La saignée a été préconisée par des médecins célèbres pour guérir la maladie produite par l'opium. Tissot dit : « S'il arrivait que, par imprudence, par méprise, par ignorance ou par mauvais dessein, on eût pris trop d'opium ou de quelque autre préparation dans laquelle il entre, comme thériaque, mithridat, diascordium, *laudanum li-quide*, etc., il faudra sur-le-champ faire une *saignée*, traiter le malade tout comme s'il avait une apoplexie sanguine, faire respirer beaucoup de vinaigre, et faire boire beaucoup de vinaigre dans de l'eau » (*Avis au peuple*, t. II, § 535, p. 230, 7ᵉ édit.). Plusieurs praticiens ont remarqué que l'opium agissait avec moins d'énergie lorsqu'il était administré à des personnes qui avaient perdu une grande quantité de sang. Ces considérations m'ont engagé à faire les expériences suivantes :

Expérience Iʳᵉ. — A huit heures trois quarts, on a appliqué sur le tissu cellulaire de la partie interne de la cuisse d'un chien robuste et de moyenne taille 2 gr. d'extrait aqueux d'opium dissous dans 6 gr. d'eau. Une demi-heure après, l'animal était sous l'influence du poison : on a ouvert une des veines des extrémités postérieures, et on a tiré 96 gr. de sang. A deux heures et demie, l'animal était sensiblement mieux : on lui a fait une nouvelle saignée. Un quart d'heure après, il marchait librement dans le laboratoire. A une heure, on l'a saigné de nouveau. Le lendemain, il paraissait rétabli.

Expérience II. — A huit heures trois quarts, on a recommencé l'expérience

____

(1) La faculté qu'a l'eau de dissoudre rapidement l'extrait aqueux d'opium contenu dans l'estomac permet de répondre à une question qui pourrait m'être adressée, savoir : *Si les expériences tentées en introduisant le vinaigre bien commerce dans l'estomac des chiens qui ont pris de l'extrait d'opium hâtent la mort, en est-il de même lorsqu'on administre simplement de l'eau vi-naigrée* (vinaigre très-étendu), *et que le poison n'a pas été expulsé par le vomissement ?* Je pense, d'après un très-grand nombre de faits, qu'il est en-core dangereux d'employer l'eau vinaigrée ; car cette boisson acidulée dissout mieux l'opium que ne le ferait l'eau seule, et par conséquent l'absorption est plus énergique.

sur un chien fort. A neuf heures un quart, il était assoupi, et les extrémités postérieures paraissaient complétement paralysées : on a ouvert une des veines de l'extrémité postérieure, et on en a tiré 64 gr. de sang. Vingt minutes après, mouvements convulsifs. A dix heures, on l'a saigné de nouveau; mais il a été impossible de faire sortir plus de 32 gr. de sang. A onze heures et demie, l'animal était dans un état fâcheux; on a cherché inutilement à le saigner, et il a expiré à une heure.

EXPÉRIENCE III.—La saignée des extrémités antérieures et postérieures a été pratiquée sur quatre autres animaux empoisonnés par la même dose d'extrait aqueux d'opium que l'on avait appliqué sur le tissu cellulaire de la partie interne de la cuisse. Deux d'entre eux sont morts à peu près comme s'ils n'eussent pas été saignés. Les deux autres vivaient encore deux jours après, et ne présentaient presque plus de symptômes d'empoisonnement. Ils sont morts le troisième jour, probablement parce qu'ils ont été négligés.

EXPÉRIENCE IV. — A sept heures du matin, on a ouvert la veine jugulaire droite d'un petit chien robuste, et on en a tiré 420 gr. de sang. Immédiatement après, on a appliqué sur le tissu cellulaire de l'extrémité postérieure 2 gr. d'extrait aqueux d'opium dissous dans 8 gr. d'eau. A huit heures un quart, l'animal était sous l'influence du poison; mais les symptômes n'étaient pas aussi intenses que chez un autre animal beaucoup plus fort qui n'avait pas été saigné, et sur la cuisse duquel la même dose d'extrait avait été appliquée à huit heures moins dix minutes. A neuf heures, secousses convulsives comparables aux mouvements qu'imprime aux grenouilles le fluide électrique dégagé de la pile de Volta; cependant cet animal pouvait se soutenir quelque temps debout, tandis que, chez l'autre, les extrémités postérieures étaient entièrement paralysées. A neuf heures et demie, on a tiré de nouveau 96 gr. de sang de la veine jugulaire. A onze heures, décubitus sur le côté, impossibilité de se tenir debout, tremblement continuel. (Nouvelle saignée de 64 gr.) Immédiatement après, respiration lente, laborieuse; les autres symptômes ont acquis plus d'intensité, et le chien est mort à midi et demi. Il est évident que cet animal a vécu au moins autant que s'il n'eût pas été saigné.

EXPÉRIENCE V.—A sept heures du matin, on a appliqué sur le tissu cellulaire de la partie interne de l'extrémité postérieure d'un petit chien fort 1 gr. 60 centigr. d'extrait aqueux d'opium dissous dans 8 gr. d'eau. Une demi-heure après, l'animal était sous l'influence du poison; on a tiré 128 gr. de sang de la veine jugulaire. A six heures du soir, on avait répété la même saignée cinq fois. A neuf heures, il allait bien. Le lendemain matin, on lui a administré deux bouillons, et il a été entièrement rétabli.

EXPÉRIENCE VI. — A huit heures, on a recommencé la même expérience sur un chien de moyenne taille. Une demi-heure après, il était sous l'influence du poison; on a pratiqué une saignée de 128 gr. à la jugulaire. A neuf heures moins un quart, mouvements convulsifs. A dix heures et demie, les symptômes paraissaient un peu diminués. (Nouvelle saignée de 96 gr.)

A midi, mieux marqué. A deux heures, même état. L'animal a cessé d'être soigné, et il est mort à cinq heures.

Dans deux autres circonstances, les chiens soumis à cette épreuve sont morts à peu près à l'époque à laquelle ils auraient succombé s'ils n'eussent pas été saignés (1).

Les faits suivants viennent à l'appui des expériences qui précèdent.

OBSERVATION Ire. — «Étant attaché, en 1810, au dispensaire général de Philadelphie, je fus appelé pour voir une vieille femme qui était plongée dans un état de stupeur profonde; sa respiration était stertoreuse et l'haleine avait une odeur opiacée; enfin on observait tous les symptômes qui indiquent une congestion cérébrale. Je la secouai fortement pour la réveiller; mais aussitôt après, elle retombait et paraissait profondément endormie. On ne put me donner aucun renseignement sur la cause de cette affection; mais je soupçonnai qu'elle avait été produite par le laudanum, soit par l'odeur que la malade exhalait par la bouche, soit parce que je trouvai auprès du lit une fiole vide dans laquelle il était aisé de voir qu'il y avait eu du *laudanum*. J'administrai 60 centigr. de tartre stibié en dissolution concentrée, et j'irritai le gosier avec les barbes d'une plume. Voyant, au bout d'une demi-heure, qu'il n'y avait aucune évacuation, je me décidai à faire prendre 1 gr. de sulfate de zinc; quelque temps après, le vomissement n'ayant pas eu lieu, et le pouls étant très-fort et très-fréquent, je crus devoir pratiquer une *saignée :* aussitôt que le sang coula, la malade vomit, et les symptômes d'empoisonnement diminuèrent. J'ordonnai les boissons acidules, et le lendemain il ne restait que de la fatigue et de la confusion dans les idées. La malade m'avoua qu'elle avait avalé, deux heures avant mon arrivée, 32 gr. de *laudanum,* dans le dessein de se suicider. » (Docteur Price, médecin à Philadelphie.)

OBSERVATION II. — Un homme très-robuste prit 64 gr. de laudanum liquide de Sydenham pour se suicider. Appelé pour lui donner des soins, le chirurgien Ross lui fit prendre du sulfate de zinc, qui détermina un vomissement très-abondant. Deux heures après, le malade fut en proie à un état comateux tout à fait semblable à celui que détermine la compression du cerveau : cette circonstance engagea M. Ross à pratiquer une saignée de 500 gr. Aussitôt que la veine eut été ouverte, l'assoupissement se dissipa, et le malade, au bout de deux heures, jouit d'un mieux extrêmement marqué. On lui fit prendre quelques délayants entremêlés de temps à autre de nouvelles doses de sulfate de zinc. Ce traitement réussit parfaitement. (*Revue médicale,* t. XI, année 1823.)

---

(1) Ces expériences ont été répétées sous mes yeux par le Dr Rousseau de Besançon, mon ami et mon élève, qui en a fait le sujet d'une dissertation inaugurale, soutenue à la Faculté de médecine de Paris, dans le mois d'août 1815.

Il résulte de ces faits : 1° que la saignée n'a jamais aggravé les symptômes de l'empoisonnement par l'opium, ni accéléré le moment de la mort ; 2° qu'elle a paru utile dans quelques circonstances, et même qu'elle a suffi pour rétablir des animaux qui auraient péri si on ne l'eût pas pratiquée ; 3° qu'elle me semble devoir être faite chez les individus pléthoriques et robustes soumis à l'influence de l'opium, surtout lorsque déjà il s'est écoulé quelque temps depuis l'empoisonnement, et que l'on n'a pas à craindre qu'elle hâte l'absorption ; 4° enfin qu'il est préférable d'ouvrir la veine jugulaire à tout autre veine.

M. Yeatman s'est élevé contre l'emploi de la saignée dans l'empoisonnement par l'opium. Voici les faits qui lui paraissent prouver les dangers d'une pareille pratique.

OBSERVATION Ire.— M. Myers, ayant avalé 12 gr. d'opium, fut en proie à tous les symptômes de l'empoisonnement par cette substance : on lui fit avaler 8 gr. de sulfate de zinc dissous dans l'eau ; on lui chatouilla la gorge avec une plume, ce qui le fit un peu vomir ; une cuillerée de moutarde, délayée dans de l'eau tiède et aiguisée de vinaigre, procura des vomissements abondants. Le pouls se releva, la chaleur revint ; le malade put se tenir debout et même marcher dans sa chambre avec un aide. Quelques heures après, il parlait très-raisonnablement et ne se plaignait que d'un léger mal de tête, d'étourdissements et de faiblesse. On lui prescrivit une potion purgative, l'usage des acides acétique et citrique, et du fort café. Au bout de quelques heures, M. Yeatman retourna le voir, mais il le trouva mourant. Un prétendu médecin, qui l'était venu visiter, lui avait tiré 420 gr. de sang de l'*artère temporale* : il expira peu après dans une syncope.

OBSERVATION II. — Un homme est reçu dans un hôpital pour une maladie peu importante. Il tombe, quelques jours après, dans un état voisin de l'apoplexie, que l'on prend pour cette maladie ; on lui fait, en conséquence, une saignée de 500 gr. à la jugulaire : il s'évanouit et meurt immédiatement après, sans aucun retour à lui-même. On sut ensuite que cet homme avait pris une trop forte dose de laudanum. (*Gazette de santé* du 21 avril 1816.)

Je suis loin de regarder ces deux observations comme étant de nature à prouver les dangers de la saignée dans l'empoisonnement par l'opium : en effet, dans la première, le malade n'a été saigné que longtemps après l'empoisonnement, lorsqu'il pouvait être regardé comme étant presque rétabli. Le second fait offre des résultats tellement contraires à ceux qui ont été rapportés par MM. Ollivier, Price, Ross, etc., qu'il ne saurait être de quelque valeur. Comment se refuser à admettre que les malades observés par ces médecins n'aient dû en grande partie leur salut aux saignées qui leur ont été faites ?

L'examen détaillé que je viens de faire de la valeur de chacun des moyens proposés pour combattre l'empoisonnement qui m'occupe, me permet de tracer la marche que doit suivre le médecin appelé pour un cas de ce genre.

1° *Il administrera, à plusieurs reprises, la décoction de noix de galle,* pour transformer en une substance moins active la préparation opiacée (voy. p. 278), et il procédera de suite à l'extraction des liquides contenus dans l'estomac, à l'aide de la seringue décrite à la page 30 du tome Ier : il est peu de cas d'empoisonnement où l'emploi de cet appareil soit suivi d'un aussi grand succès que dans celui qui m'occupe. Si on ne peut pas se procurer de suite de la décoction de noix de galle, et qu'on ne puisse pas faire usage de la seringue dont je parle, *on favorisera l'expulsion du poison par le vomissement,* en faisant avaler des émétiques forts, capables de réveiller la contractilité de l'estomac : tels sont le tartrate de potasse antimonié, à la dose de 25 ou 30 centigr. le sulfate de zinc, à la dose de 75 à 90 centigr., ou le sulfate de cuivre à la dose de 15 à 20 centig. : ce dernier sel, administré en plus grande quantité, pourrait occasionner la mort en déterminant l'inflammation de quelques portions du canal digestif, comme je l'ai observé dans plusieurs expériences tentées à ce sujet. Quand même on pourrait faire usage de la décoction de noix de galle, dès les premiers temps de l'empoisonnement, on devrait recourir bientôt après aux vomitifs. La décoction dont il s'agit est encore indiquée après l'emploi des émétiques, pour diminuer l'action de la portion de la substance vénéneuse qui n'aurait pas été expulsée.

2° *On évitera de faire dissoudre les émétiques dans une grande quantité d'eau, ou de remplir l'estomac de liquides mucilagineux, acides, et même aqueux, dans le dessein de faire rejeter l'opium,* à moins qu'on ne puisse extraire ces liquides de suite, à l'aide de la seringue ; en effet, ces boissons ne déterminent pas toujours le vomissement, elles ont le grand inconvénient de dissoudre le poison et d'en faciliter l'absorption.

3° *On pratiquera une saignée à la jugulaire, si l'individu est fort et pléthorique, et lorsqu'on n'aura plus à craindre que l'absorption soit favorisée par l'écoulement du sang;* on la répétera suivant le tempérament du malade.

4° *Alors on administrera alternativement de l'eau acidulée avec du vinaigre, du citron, ou de l'acide tartrique, et une forte infusion de café chaud;* on donnera ces boissons à petite dose, que l'on renouvellera souvent, par exemple de dix en dix minutes. Je suis convaincu qu'il serait dangereux d'administrer les acidules avant l'expulsion du poison.

5° On pourra employer, de douze en douze heures, des lavements de camphre. On aura soin de bassiner le lit du malade, et on lui brossera rudement les bras et les jambes.

6° La respiration artificielle a produit d'excellents effets dans un cas d'empoisonnement par une forte dose d'opium, où le pouls était presque éteint, le cœur à peine sensible, la respiration presque nulle, et la mort imminente. (*Journal de chimie médicale*, année 1838, p. 410.)

7° S'il y avait déjà longtemps que l'individu eût pris l'opium, et que l'on soupçonnât qu'il se trouve dans les gros intestins, on aurait recours aux lavements purgatifs.

Les préceptes que je viens d'établir diffèrent de ceux que l'on trouve dans Bulliard et dans quelques autres ouvrages, où l'on a fait mention de la manière de traiter l'empoisonnement par l'opium ; cependant j'ai la certitude que les moyens que je propose sont salutaires ; je les ai souvent mis en usage chez des animaux empoisonnés avec une dose d'opium tellement forte, qu'ils auraient dû succomber au bout de deux ou trois heures, et j'ai réussi à les guérir. A la vérité, mes expériences ont été faites sur les chiens, et l'on pourrait m'objecter que les résultats pourraient être différents chez l'homme. Cette objection est peu fondée ; car l'opium est absorbé et détermine les mêmes *effets* sur l'homme que sur les chiens : donc les moyens propres à les combattre ne peuvent point différer ; d'ailleurs je suis convaincu, comme je l'ai déjà prouvé, qu'on a singulièrement exagéré la différence qu'il doit y avoir entre ces deux espèces d'animaux, par rapport au mode d'action que les substances vénéneuses exercent.

Recherches médico-légales.

Opium brut. L'opium ou le suc épaissi des capsules du pavot blanc (*papaver somniferum*) est pesant, compacte, homogène, pliant, d'un brun rougeâtre au dehors, légèrement luisant, opaque, plastique, un peu susceptible d'adhérer aux doigts ; sa cassure offre une teinte verdâtre ou noirâtre ; son odeur est fortement virulente et nauséabonde ; sa saveur est âcre, amère et chaude. Il s'enflamme lorsqu'on l'approche d'une bougie allumée, et il brûle d'une vive clarté : son odeur alors n'est point narcotique. Mis sur des charbons ardents, il se décompose comme les substances végéto-animales, répand une fumée épaisse, d'une odeur ammoniacale, et laisse du charbon pour résidu. Il se dissout en partie dans l'eau, quelle que soit la température, et lui communique une couleur brune plus ou moins foncée ; l'eau chaude le ramollit et le réduit en une pâte molle, en sorte qu'on peut le débarrasser des matières qui lui sont étrangères en le passant avec expression. Le vinaigre, le suc de citron, le vin et l'alcool peuvent également opérer la dissolution d'une partie de l'opium. L'acide azotique, employé en assez grande proportion, le rougit.

L'opium de *Smyrne*, traité par 1 kilogr. $^1/_2$ d'eau, a fourni, pour 128 gr., une quantité d'extrait aqueux solide contenant 29 gr. de morphine impure. Il est en masses plus ou moins volumineuses, souvent déformées et aplaties, mélangées à leur surface, et même à l'intérieur, de graines de *rumex*. L'opium de *Constantinople* n'a donné que 21 gr. 10 centigr. de morphine. Il est en petits pains aplatis, de 6 à 8 centimètres de diamètre, constamment recouverts d'une feuille de pavot dont la nervure médiane partage le disque en deux parties. L'opium d'*Égypte* n'a fourni que 15 gr. 5 centigr. de morphine. Il est en pains orbiculaires plus larges que les précédents, ne présentant à leur surface que les débris d'une feuille (Guibourt).

Si l'on joint aux caractères précités ceux qui se tirent de la dissolution aqueuse d'opium dont je vais parler, il est impossible de ne pas le reconnaître aussitôt.

Dissolution aqueuse d'opium. Liquide transparent, d'un jaune plus ou moins foncé, ayant l'*odeur* et la saveur de l'opium, rougissant le papier de tournesol, et précipitant en blanc légèrement jaunâtre par une petite quantité d'ammoniaque; ce précipité renferme de la morphine et de la narcotine. En versant dans la dissolution aqueuse d'opium quelques gouttes d'acide iodique dissous, et en agissant avec une très-petite quantité d'amidon en poudre ou en gelée, l'iode est mis à nu, et le liquide acquiert une couleur bleue (iodure d'amidon). Le sesquichlorure et le sulfate de sesquioxyde de fer lui communiquent une couleur rouge vineuse, sans la troubler, par suite de l'action du sel de fer sur l'acide méconique. L'acide azotique fonce un peu la couleur de cette liqueur sans la rougir, à moins qu'on n'emploie une grande quantité d'acide.

Mélanges d'opium ou d'extrait d'opium et de substances alimentaires, de la matière des vomissements, de celle que l'on trouve dans le canal digestif, etc. — Expérience 1re. — M. Christison a mêlé avec 125 gr. de *porter* ou de lait la partie soluble de 50 centigr. d'opium; il n'a pu constater d'autres propriétés de la morphine que sa saveur amère; le sesquichlorure de fer décelait à peine l'existence de l'acide méconique.

Expérience II. — Chez une femme qui avait succombé en cinq heures après avoir pris 64 gr. de laudanum, il lui a été impossible de reconnaître soit la morphine, soit l'acide méconique; on a seulement vu que les liqueurs étaient amères.

Expérience III. — Une autre fois, agissant sur les matières retirées de l'estomac d'une femme qui avait pris la même dose de laudanum, on n'a reconnu que la saveur amère de l'opium; l'acide azotique n'agissait qu'imparfaitement sur la morphine; pourtant les matières avaient été extraites de l'estomac à l'aide d'une pompe aspirante *quatre heures* après l'empoisonnement.

Expérience IV. — Dans un autre cas où l'individu avait pris 28 gr. de laudanum, des vomissements avaient eu lieu deux heures après, et l'on ne put constater ni l'odeur ni la saveur du laudanum, ni aucune indication de la présence de l'acide méconique.

M. Christison procédait ainsi dans ses recherches : il évaporait les mélanges à siccité ; les résidus étaient repris par l'alcool ; les liqueurs filtrées étaient elles-mêmes évaporées, et les résidus dissous dans l'eau. Les liquides filtrés étaient ensuite décomposés par le sous-acétate de plomb, puis par l'acide sulfhydrique, comme il a été dit à la page 232.

« J'ai insisté, dit M. Christison, sur toutes ces circonstances, pour que les médecins connussent l'étendue de leurs ressources. Il me paraît que ces ressources ont été évaluées beaucoup trop par les chimistes et par les médecins légistes, lors de la publication des procédés pour reconnaître la morphine ; je suis heureux de trouver, depuis la publication de ces remarques, qu'elles coïncident avec l'opinion d'un homme aussi recommandable que le professeur Buchner, qui dernièrement a reconnu que l'analyse chimique propre à constater l'existence de l'opium est souvent *inutile*, même dans le cas où il existe une grande quantité de cette substance. »

Extrait aqueux d'opium. Il est solide, brun, d'une saveur amère, et d'une odeur différente, suivant la manière dont il a été préparé ; le plus souvent, elle ressemble à celle de quelques autres extraits, et n'a aucune ressemblance avec celle de l'opium ; dans d'autres cas, elle est *vireuse*, comme celle de l'opium. Il se dissout très-bien dans l'eau ; la dissolution rougit le papier de tournesol, et précipite des flocons d'un jaune sale par l'eau de chaux et par une petite quantité d'ammoniaque (morphine et narcotine). Ces flocons ramassés sont jaunâtres. Il se comporte avec les sels de sesquioxyde de fer, l'acide iodique et l'amidon, comme la dissolution aqueuse d'opium. L'acide azotique le rougit, s'il est employé en assez grande quantité. On peut en extraire l'acide méconique et la morphine avec le sous acétate de plomb, comme si l'on agissait avec la dissolution aqueuse.

L'extrait d'opium est loin de contenir toujours la même proportion de narcotine ; s'il a été préparé avec beaucoup d'eau, il en renferme à peine, tandis qu'il en fournit constamment une quantité notable si l'on a employé moins d'eau pour l'obtenir : cela tient à ce que la narcotine est particulièrement dissoute à la faveur d'une matière qui ne jouit plus de la faculté de la dissoudre lorsqu'on l'étend d'eau.

Laudanum de Rousseau. Liquide préparé en faisant fermenter un mélange d'opium, de miel blanc, de levure de bière et d'eau, en filtrant, en évaporant jusqu'à réduction de moitié, à peu près, et en y ajoutant de l'alcool rectifié pour le conserver. Il est d'une couleur brune très-

II.

foncée, en général très-visqueux, surtout lorsque la fermentation du miel a été incomplète, n'ayant plus d'odeur vireuse, et beaucoup plus actif que le laudanum de Sydenham; l'ammoniaque y fait naître un précipité blanc; les sels de sesquioxyde de fer, étendus d'eau, le rougissent fortement; si, après l'avoir mêlé avec de l'eau, on y met de l'acide iodique et *très-peu d'amidon*, il se dépose une poudre violette ou bleue. L'acide azotique finit par le *rougir*, s'il a été employé en assez grande quantité.

Laudanum liquide de Sydenham. Liquide préparé avec l'opium, le safran, la cannelle, le girofle et le vin d'Espagne. Il offre une couleur rouge orangée foncée; sa saveur est extrêmement amère; son odeur, à la fois de safran et de girofle, est très-forte; sa consistance est assez épaisse; il rougit le papier de tournesol. L'eau distillée ne le trouble point; l'ammoniaque le précipite en jaune foncé; le dépôt ramassé paraît d'un blanc jaunâtre (morphine et narcotine); l'eau de chaux y fait naître un précipité blanc jaunâtre, soluble dans un excès d'eau de chaux; mêlé avec *très-peu d'amidon*, de l'eau et de l'acide iodique, il se colore en bleu; les sels de sesquioxyde de fer, étendus d'eau, sont *fortement rougis*, à raison de l'acide méconique qu'il contient: ce caractère est un des plus sensibles. L'acide azotique le *rougit*, à moins qu'on n'en emploie pas une quantité suffisante.

Pour qu'il ne reste aucun doute sur la nature des diverses dissolutions d'opium, on en extraira la morphine et l'acide méconique. Pour cela on la précipitera par le sous-acétate de plomb dissous, et l'on obtiendra du méconate de plomb insoluble, et de l'acétate de morphine en dissolution mêlé de l'excès de sous-acétate de plomb. Le méconate de plomb, après avoir été lavé, sera décomposé par l'acide sulfurique faible, comme l'a proposé M. Caventou; la liqueur filtrée contiendra l'acide méconique : il suffira de l'évaporer jusqu'à siccité pour avoir celui-ci à l'état solide (1). Il est préférable de décomposer le méconate de plomb par l'acide sulfurique affaibli, que par l'acide sulfhydrique, ainsi que cela s'est pratiqué jusqu'à ce jour; en effet, MM. Laroque et Thibierge ont fait voir que l'on décelait quelquefois l'acide méconique à l'aide de l'acide sulfurique, là où le traitement par l'acide sulfhydrique était impuissant. Quant à la dissolution contenant l'acétate de morphine, on la fera traverser par un courant de gaz acide sulfhydrique, pour décom-

----

(1) L'acide méconique est souvent blanc, pulvérulent, ou en belles écailles micacées, ou en longues aiguilles d'une saveur aigre, rougissant le tournesol, soluble dans 4 parties d'eau bouillante, se décomposant lorsqu'on le chauffe, et fournissant entre autres produits de l'acide *pyroméconique* sous forme de longues aiguilles ramifiées en barbes de plume. Il fait passer *au rouge intense*, sans les précipiter, le sesquichlorure et le sulfate de sesquioxyde de fer.

poser l'excès de sous-acétate de plomb; on filtrera, afin de séparer le sulfure de plomb noir. La liqueur, rapprochée par l'évaporation à une douce chaleur, si elle est par trop colorée, sera décolorée par le charbon animal bien lavé, puis soumise à l'évaporation spontanée sous le vide de la machine pneumatique; le produit, cristallin ou non, d'une nuance jaune ou jaunâtre, offrira tous les caractères des sels de morphine : on pourra même en retirer la morphine, en la précipitant par une petite quantité d'ammoniaque, après l'avoir fait dissoudre dans l'eau.

Que penser du moyen proposé par M. Heuzler (voy. *Journ. de chim. méd.*, juillet 1848) pour reconnaître de petites quantités d'opium en nature, et qui consiste à traiter l'opium par l'éther sulfurique bouillant, qui dissout de la méconine, de la narcotine et de la porphyroxine? On fait ensuite évaporer l'éther, et l'on traite le produit par l'eau, qui dissout la méconine, puis par l'alcool, qui dissout la narcotine et la porphyroxine. On cherche ensuite à reconnaître cette dernière substance, en la chauffant avec de l'acide chlorhydrique étendu, qui se colore en rouge, et à l'aide d'autres réactions ayant presque toutes pour objet la production de couleurs variées. L'opium est si facile à reconnaître par les moyens déjà indiqués, et le procédé de M. Heuzler est si peu probant, que je ne crois pas devoir conseiller de le mettre en pratique.

Les faits suivants démontreront jusqu'à l'évidence combien MM. Christison et Buchner se sont trompés (voy. p. 289).

Expérience V. — Cinquante centigr. d'*opium* de Smyrne ont été divisés dans 125 gr. de bière; le mélange a été traité par le procédé suivi par le Dr Christison. La liqueur contenant l'acétate de morphine a fourni, par les réactifs, *tous les caractères de la morphine;* mais tous nos efforts pour obtenir la morphine cristallisée ont été infructueux. Le méconate de plomb décomposé, soit par l'acide sulfurique, soit par l'acide sulfhydrique, *ne nous a point donné* d'acide méconique. (Laroque et Thibierge.)

Expérience VI. — Nous avons fait plusieurs mélanges de 125 gr. de bière avec 25 ou 50 centigr. d'*extrait* d'opium. Ces mélanges ont été traités par le procédé proposé par le docteur Christison, si ce n'est que le méconate de plomb a été décomposé par l'acide sulfurique affaibli; il nous a toujours été facile de reproduire les *réactions de la morphine;* toujours aussi nous avons obtenu les *colorations de l'acide méconique* dans les liqueurs provenant du mélange de 50 centigr. d'*extrait* et de 125 gr. de bière. Mais, quoi que nous ayons pu faire, nous n'avons jamais pu parvenir à caractériser l'acide méconique dans les liqueurs provenant du mélange de 25 centigr. d'*extrait* et de 125 gr. de bière. (*Ibid.*)

Expérience VII. — Dans nos expériences sur des mélanges de 125 gr. de lait avec 50 centigr. d'*opium* et 50 ou 25 d'*extrait*, nous avons *toujours* pu constater la présence de la morphine et de l'acide méconique (*ibid.*).

EXPÉRIENCE VIII. — Nous avons également retrouvé la morphine et l'acide méconique dans des mélanges de 125 gr. de bouillon et de 50 centigr. d'*opium* et de 25 centigr. d'*extrait*. Il faut noter que, dans ce cas, lorsqu'on traite par le sous-acétate de plomb, il se forme un abondant précipité, qui, outre le méconate, renferme du sulfate et du chlorure de plomb; on peut se débarrasser de ce dernier en ajoutant assez d'eau pour le dissoudre; par ce moyen, on n'a besoin que d'une faible quantité d'acide sulfurique. (*Ibid, Journal de chimie médicale*, octobre 1842.)

EXPÉRIENCE IX. — J'ai fait bouillir pendant une heure un foie humain coupé en morceaux avec un litre d'eau distillée; la liqueur décantée, d'un brun-café, a été additionnée de 50 centigr. d'*extrait* d'opium dissous dans 30 gr. d'eau; le liquide a été évaporé jusqu'à siccité, et le résidu traité par l'alcool; la dissolution filtrée, réduite à une douce chaleur jusqu'en consistance de sirop, était brune noirâtre et très-amère; étendue d'un peu d'eau et traitée par une assez forte proportion d'acide azotique, elle devenait d'un *rouge magnifique*; mais les chlorures de fer et d'or ne donnaient pas les réactions qu'ils fournissent avec l'extrait d'opium seul.

EXPÉRIENCE X. — J'ai introduit dans l'estomac d'un chien à jeun 2 gr. d'extrait aqueux d'opium dissous dans 125 gr. d'eau, et je l'ai pendu six heures après. Les matières contenues dans l'estomac étaient d'un brun noirâtre; je les ai fait bouillir pendant dix minutes, pour coaguler les parties albumineuses; j'ai filtré, et j'ai partagé la liqueur en deux parties égales. *A*, évaporé jusqu'à siccité, a donné un produit que j'ai traité par l'alcool bouillant; la liqueur filtrée, de couleur noirâtre, a été à son tour évaporée jusqu'en consistance d'extrait; j'ai délayé une portion de cet extrait dans de l'eau, et j'y ai ajouté de l'acide azotique, qui d'abord ne l'a point coloré; mais en augmentant la quantité d'acide, la liqueur est devenue d'un rouge clair; le sesquichlorure de fer a communiqué une couleur rouge de sang, et le sulfate de bioxyde de cuivre, une couleur verte émeraude (à cause de l'acide méconique).

B a été décomposé par le sous-acétate de plomb; la liqueur, filtrée et débarrassée de l'excès de plomb par l'acide sulfhydrique, a été filtrée et évaporée à une douce chaleur jusqu'en consistance de sirop; elle était alors d'un *brun clair*; l'acide azotique y a développé une *couleur rouge magnifique*; le chlorure de fer, employé en assez forte proportion, l'a *bleuie*; le sulfate de bioxyde de cuivre l'a colorée en vert-émeraude, quoiqu'elle ne *contînt pas* d'acide méconique; évidemment cette coloration tenait à la production du vert résultant de la couleur jaune de la matière suspecte et de la couleur bleue du sulfate de cuivre; ce qui ne laisse aucun doute sur l'*infidélité du bioxyde de cuivre pour déceler l'acide méconique dans les liquides organiques colorés en jaune ou en brun jaunâtre*.

EXPÉRIENCE XI. — Les matières contenues dans le canal alimentaire; les *foies*, les *rates*, etc., des chiens à l'*état normal*, traités comme il vient d'être dit, ne laissent jamais de résidus susceptibles d'être colorés en *rouge* par l'acide azotique et en *bleu* par le sesquichlorure de fer.

Il résulte de ces expériences : 1° que s'il est fort difficile d'obtenir la morphine cristallisée et d'isoler l'acide méconique dans l'empoisonnement par l'opium, par l'extrait d'opium, et par les diverses espèces de laudanum, à moins que l'on n'agisse sur des proportions considérables de ces corps, il est toujours aisé, lorsqu'on opère avec soin, de constater la présence de la morphine à son amertume, à sa réaction sur l'acide azotique et sur le sesquichlorure de fer, employés en assez grande quantité, et celle de l'acide méconique, à la coloration rouge qu'il fait naître dans le sesquichlorure de fer ;

2° Que pour obtenir la couleur bleue avec le sesquichlorure de fer, il faut avoir préalablement séparé de la préparation opiacée l'acide méconique à l'aide du sous-acétate de plomb, autrement cet acide colorerait le sel de fer en rouge ;

3° Qu'il ne suffit pas, dans une expertise médico-légale, pour *affirmer* qu'une matière suspecte contient une préparation d'opium, d'avoir constaté l'amertume de cette matière, et sa coloration en *rouge* et en *bleu* par l'acide azotique et par le sesquichlorure de fer ; que ces caractères peuvent faire *soupçonner* la présence d'un composé d'opium, et qu'il faut *nécessairement*, pour se prononcer d'une manière certaine, avoir isolé un sel de morphine ou de la morphine et de l'acide méconique ;

4° Que s'il est possible d'obtenir ce dernier résultat en agissant sur la matière des vomissements ou sur celle que l'on retire du canal digestif, parce que ces matières peuvent contenir une quantité notable de préparation opiacée, il paraît difficile, pour ne pas dire impossible, qu'il en soit ainsi lorsqu'on agit seulement sur la portion de substance vénéneuse qui a été portée dans le foie, la rate et les reins, par suite de l'absorption ; car, dans ce cas, la proportion de morphine et d'acide méconique est trop faible pour qu'il soit permis de la déceler autrement que par les réactions colorées qui ont été indiquées aux expériences 8 et 9 (pag. 292) ;

5° Que l'on peut cependant *affirmer* qu'une personne a été empoisonnée par une préparation opiacée, si elle a éprouvé *les symptômes* de l'intoxication par cette substance, et que l'on ait pu constater que les matières suspectes étaient amères, qu'elles se coloraient en rouge par l'acide azotique et en bleu par le sesquichlorure de fer ; à plus forte raison, devrait-il en être ainsi dans les cas où, au lieu de ces simples colorations, on aurait pu extraire la morphine et l'acide méconique (voy. expérience 10, p. 292) ;

6° Qu'il faut bien se garder d'établir qu'il n'y a pas eu empoisonnement par l'opium, par cela seul que les matières suspectes dont il s'agit n'ont pas été colorées en rouge ou en bleu par les réactifs précités, parce qu'il peut arriver que l'opium administré ne contînt pas d'acide méconique, ou que la proportion de morphine et d'acide méconique contenue dans la *petite quantité* de matière soumise à l'examen des experts fût trop faible pour pouvoir être décelée au milieu de liquides presque toujours fortement colorés. Ce serait ici le cas d'invoquer tout ce qui se rapporte au commémoratif et aux symptômes.

Comme on voit, je me suis particulièrement attaché, à propos de la recherche de l'opium, aux caractères propres à faire reconnaître la morphine et l'acide méconique, et je ne me suis pas occupé de la narcotine, de la codéine, de la paramorphine, etc.; c'est qu'en effet ces dernières substances sont fort difficiles à caractériser, tandis qu'il est aisé de reconnaître la morphine et l'acide méconique : aussi l'expert devra-t-il, pour ne pas s'exposer à encourir le moindre reproche, déclarer que ce n'est ni l'opium, ni l'extrait d'opium, ni le laudanum qu'il a décelés, mais bien des matières qui, jusqu'à présent, n'ont été trouvées que dans l'opium et dans ses préparés.

Procédé. A peu de chose près, et sauf la modification introduite par M. Caventou dans l'extraction de l'acide méconique, ce procédé appartient à M. Lassaigne. Si la matière suspecte est *liquide* (vomissements, matières trouvées dans le canal digestif), on l'évapore jusqu'en consistance sirupeuse, à une température au-dessous de l'ébullition ; on traite le produit par l'alcool concentré et bouillant ; on laisse refroidir la liqueur alcoolique ; on la filtre et on l'évapore de nouveau jusqu'en consistance de sirop ; on dissout le produit dans l'eau distillée, et on filtre de nouveau ; la liqueur filtrée est traitée par un excès de sous-acétate de plomb, qui y fait naître un précipité contenant du méconate de plomb, tandis que la morphine reste en dissolution ; on fait passer à travers celle-ci un courant de gaz acide sulfhydrique, pour séparer l'excès de plomb ; on filtre la liqueur refroidie, et on l'évapore au bain-marie ; si elle est encore colorée, on la filtre à plusieurs reprises sur du charbon animal purifié à l'aide de l'acide chlorhydrique faible (voy. la note de la page 235); la liqueur ainsi décolorée sera mise dans le vide, sous la machine pneumatique, en plaçant à côté un vase rempli d'acide sulfurique concentré. Sans cette précaution, il serait quelquefois difficile de constater les caractères essentiels de la morphine, la coloration en rouge par l'acide azotique, et en bleu par les sels de sesquioxyde de fer. Quant au précipité du méconate de plomb, il suffit, pour en extraire l'acide méconique, de le bien laver, puis de le traiter par l'acide sulfurique étendu d'eau ; il se formera du sulfate de plomb insoluble, et la liqueur filtrée contiendra l'acide méconique ; en l'évaporant, on obtiendra cet acide cristallisé ou pulvérulent.

Si la matière est *solide* (vomissements, matières contenues dans le canal digestif, tissus de l'estomac, foie, rate, etc.), après l'avoir divisée en petits fragments, on y ajoutera de l'eau aiguisée d'acide acétique, et on fera bouillir pendant quinze ou vingt minutes ; on filtrera, puis on évaporera la liqueur, à une douce chaleur, jusqu'à siccité ; le produit sera traité par l'alcool, le sous-acétate de plomb, etc., comme il vient d'être dit à l'occasion des matières liquides.

Opium, dans un cas d'exhumation juridique.—Expérience Ire.—Le 16 mai 1827, on introduisit dans un flacon à large ouverture, exposé à l'air, 4 gr. d'opium en fragments, 10 litres d'eau, et plusieurs portions d'un canal intestinal. Le 6 août suivant, on filtra le mélange, qui exhalait une odeur des plus infectes. On voyait dans la matière restée sur le filtre des fragments d'un rouge brun qui, au premier abord, auraient pu être pris pour de l'opium, mais qui n'en avaient ni l'odeur ni la texture. Le liquide filtré, de couleur brunâtre, rougissait assez fortement le tournesol ; on le traita par la magnésie, par l'alcool, etc., et on obtint un produit solide, d'un blanc jaunâtre, qui devenait d'un très-beau rouge par l'acide azotique (morphine).

Expérience II. — Le 8 novembre 1826, on enterra à 76 centimètres de profondeur une boîte mince de sapin, dans laquelle il y avait un gros intestin, contenant du pain, de l'extrait d'opium, du blanc d'œuf, de la viande, et de la soupe maigre. On procéda à l'exhumation de cette boîte le 18 août 1827, neuf mois dix jours après l'inhumation. La matière renfermée dans l'intestin, traitée à plusieurs reprises par l'eau distillée tiède, puis par la magnésie, par l'alcool, etc., fournit un léger résidu d'un gris tirant un peu sur le jaune, d'une saveur faiblement amère, devenant d'un *rouge orangé clair* peu intense par l'acide azotique, et ne bleuissant point par le sesquichlorure de fer.

Il résulte évidemment de ces expériences : 1° que la morphine qui existe dans l'opium ne s'altère pas plus par son contact avec les matières animales que celle qui fait partie de l'acétate ou d'un autre sel de morphine ; 2° qu'il y a néanmoins plus de difficulté à démontrer la présence de cette base lorsque l'exhumation a pour objet un cadavre dans le canal digestif duquel on a introduit de l'opium, que quand il s'agit simplement d'un sel de morphine ; 3° que dans aucun cas il ne faudra prononcer *affirmativement* sur l'existence d'un empoisonnement par l'opium qu'autant qu'on aura reconnu celui-ci à ses propriétés *physiques* et *chimiques*, ce qui n'est pas impossible même plusieurs jours après la mort, ou bien, s'il n'a pas été permis de le reconnaître, qu'autant qu'on en aura retiré la morphine jouissant de tous les caractères indiqués à la page 228, et encore ne faudrait-il pas conclure alors d'une manière absolue que l'empoisonnement a eu lieu par l'opium, mais bien par l'opium ou par une de ses préparations, par la morphine ou par un sel de morphine.

DU PAVOT INDIGÈNE.

Ce pavot peut occasionner des accidents graves, analogues à ceux que détermine l'opium, quoique moins intenses. Plusieurs exemples d'empoisonnement, rapportés par le Dr Mélier et par d'autres praticiens, mettent cette assertion hors de doute (*Archives générales de médecine*, t. XIV). On sait que le pavot indigène contient les principes actifs de l'opium.

OBSERVATION Ire. — Une mère, pour calmer son nourrisson, âgé de six semaines, lui avait administré plusieurs cuillerées à café d'une décoction concentrée de *têtes* de pavot. Environ un quart d'heure après l'ingestion de ce liquide, l'enfant était tombé dans un sommeil profond, dont les parents ne purent le tirer, malgré tous les efforts faits pour y parvenir.

Trente-six heures s'étaient déjà écoulées depuis le commencement de ce narcotisme profond, lorsqu'on réclama les conseils de M. Pupke.

A son arrivée, ce médecin trouva l'enfant dans un état à peu près désespéré : les yeux étaient enfoncés dans les orbites ; les paupières, à demi ouvertes, étaient entourées d'un cercle livide ; les pupilles étaient dilatées, insensibles ; la face était pâle et tirant sur le bleuâtre ; les extrémités étaient presque paralysées ; la respiration très-accélérée ; le pouls excessivement fréquent, tremblant et petit ; le front baigné d'une sueur froide ; la mâchoire inférieure pendante. De temps en temps, l'enfant produisait un certain bruit à l'aide de sa langue, qui sortait de la bouche. Il n'y avait eu ni évacuations alvines ni émission d'urine, depuis l'invasion des accidents. La faculté de sucer semblait ne plus exister ; toutefois la déglutition s'exerçait assez bien.

Il n'y avait plus possibilité de tenter l'expulsion du poison, par des motifs que tous les praticiens comprendront facilement sans qu'il soit besoin de les énoncer. Dans cette occurrence, M. Pupke fit prendre de suite à l'enfant quelques petites cuillerées de café noir ; il passa ensuite à l'usage du thé camphré et des lavements vinaigrés camphrés. En outre il fit plonger, aussi promptement que possible, le petit malade dans un bain chaud camphré.

Sous l'influence de cette médication, les accidents se dissipèrent peu à peu, et l'enfant fut rendu à la santé. (*Medicinische Zeitung*, 1844, n° 38.)

Le cas dont il vient d'être question nous paraît d'autant plus important et d'autant plus digne d'être signalé à l'attention des praticiens, que nous avons la certitude que, chez nous aussi, certaines nourrices, pour avoir plus de liberté et se trouver moins astreintes auprès des jeunes enfants confiés à leurs soins, ont la funeste habitude de leur administrer une décoction de tête de pavot, par petites cuillerées, jusqu'à ce qu'il en résulte l'assoupissement. Sans doute, ces femmes ne recourent à l'emploi de ce moyen que parce qu'elles ignorent tout le mal qui peut en être la suite pour les nourrissons; car il n'est pas besoin que des accidents de narcotisme soient produits, pour que les jeunes enfants éprouvent une influence fâcheuse de la boisson opiacée qui leur est donnée ainsi sans nécessité; en effet, la décoction de pavot dérange l'équilibre des fonctions digestives, et prédispose aux congestions pulmonaires et surtout encéphaliques: affections graves auxquelles les jeunes sujets ne sont déjà que trop exposés par suite de leur constitution. On ne peut donc donner trop de publicité aux cas d'empoisonnement de ce genre, qui sont recueillis dans telle ou telle autre localité, afin de prémunir, contre une pratique aussi dangereuse que celle-là, les personnes qui sont appelées à donner des soins aux enfants du premier âge. (*Note du rédacteur du Journal de chimie médicale.*)

Les cas d'empoisonnement par les préparations médicamenteuses obtenues avec le pavot sont nombreux; tout récemment encore, l'*Écho de la frontière*, publié à Valenciennes, citait les faits qui suivent:

Observation II. — Le pavot, que l'on nomme œillette dans le pays, et que l'on cultive dans les environs de Valenciennes et de Cambrai, pour faire de l'huile domestique, est le véritable opium du Nord. En faisant une incision près de la tête de la plante, avant sa maturité, il en découle une liqueur dont les effets narcotiques sont de la nature de l'opium. Des enfants d'un des faubourgs de Cambrai viennent d'en faire la terrible expérience. Au nombre de trois, ils ont sucé des têtes de pavot avant la maturité, et, repus de ce singulier mets, ils sont rentrés chez eux, où ils n'ont pas été longtemps sans éprouver le besoin de dormir.

Vers le milieu de la nuit, leur mère fut éveillée par le bruit extraordinaire de leur respiration : c'était un râlement laborieux et aigu. Les parents approchent de leur couche, et trouvent que ces petits malheureux avaient la paupière dilatée, l'œil hagard, le visage pâle, et le corps convulsif. Tout annonçait les terribles effets du poison ingéré. Le médecin appelé ne put sauver que deux enfants; on fit de vains efforts pour introduire l'émétique dans l'estomac du plus jeune: la déglutition était arrêtée; le moribond écumait; il mourut quatre heures plus tard. (Voy. *Journal de chimie médicale*, p. 138, année 1845.)

DE L'HYOSCIAMINE.

Geiger et Hesse ont retiré cet alcali des graines de l'*hyosciamus niger*. Il est en aiguilles incolores, transparentes, à éclat soyeux, groupées ou en étoiles. Il est inodore quand il est sec ; s'il est humide, surtout lorsqu'il est impur, il offre une odeur très-désagréable et étourdissante ; sa saveur est âcre, semblable à celle du tabac; il est un peu plus soluble dans l'eau que l'atropine, très-soluble dans l'alcool et dans l'éther; ces dissolutions présentent une réaction alcaline très-énergique. Distillé avec précaution, il fond en un liquide huileux et se volatilise en grande partie; une autre portion se décompose et dégage des vapeurs ammoniacales. Chauffé avec de l'eau, il s'en volatilise une petite portion; sa dissolution aqueuse donne, avec la teinture d'iode, un précipité abondant couleur de kermès. La noix de galle la précipite en blanc, et le sel d'or en blanc jaunâtre; elle ne se trouble point par le chlorure de platine. L'hyosciamine forme avec les acides des sels neutres qui cristallisent facilement en partie, et qui se comportent avec les réactifs comme la dissolution aqueuse. Elle détermine une dilatation de la pupille qui persiste très-longtemps. (*Journ. de pharm.*, février 1834.)

DE LA JUSQUIAME (HYOSCIAMUS).

Cette plante appartient à la famille des solanées de Jussieu, et à la pentandrie monogynie de Linné (voy. ma *Médecine légale*, 4ᵉ édit., pl. IV).

Caractères du genre. Calice campanulé, allongé, persistant, à cinq dents; corolle infundibuliforme, à cinq angles inégaux et obtus; cinq étamines déclinées; capsule à deux loges, s'ouvrant par une espèce de couvercle qui occupe son tiers supérieur.

Caractères de la jusquiame noire. Linn., sp. 257. Sa racine est fibreuse et annuelle; sa tige, haute de 61 à 65 centimètres, est cylindrique, épaisse, rameuse à sa partie supérieure, toute couverte de poils longs et visqueux; ses feuilles sont éparses, alternes, et quelquefois opposées en même temps sur le même pied; elles sont grandes, ovales, aiguës, profondément sinueuses sur les bords, sessiles, molles, velues et visqueuses. Ses fleurs, d'un jaune sale, sont veinées de lignes pourpres; elles sont presque sessiles, disposées en longs épis, et toutes tournées d'un même côté. Le calice est monosépale, campanulé, persistant, à cinq dents grandes, écartées et aiguës; il est visqueux et velu à l'intérieur. La corolle est infundibuliforme, oblique et irrégulière; son tube est cylindrique, plus étroit que le calice; le limbe est à cinq divisions inégales et obtuses. Les étamines, au nombre de cinq, sont déclinées, à peine saillantes hors de la corolle; leurs filets sont subulés et velus; les anthères sont ovoïdes, à deux loges de couleur pourpre foncée. L'ovaire est presque globuleux, glabre, à deux loges renfermant chacune un très-grand nombre de petits ovules attachés à deux trophospermes convexes et appliqués sur le milieu de la cloison; cet ovaire est surmonté par un style violacé que termine un stigmate simple, convexe et glanduleux. Le fruit est une sorte de capsule ovoïde très-obtuse, enveloppée de toutes parts par le calice, offrant deux loges qui renferment une grande quantité de petites graines réniformes ; elle s'ouvre par une espèce d'opercule ou de couvercle placé à sa partie supérieure, à la manière des boîtes à savonnette. Ce caractère distingue le genre jusquiame de toutes les autres plantes de la famille des solanées. La jusquiame croît abondamment aux environs de Paris, le long des chemins, des murailles, dans les décombres et les lieux incultes; elle fleurit en été. (Richard, *Bot. méd.*)

Action sur l'économie animale.

Expérience Ire. — On a fait avaler à un petit chien 8 gr. de feuilles *sèches* de jusquiame parfaitement pulvérisée : l'animal n'a paru éprouver aucune incommodité. On a donné à un autre chien 90 gr. de racine fraîche de jusquiame noire coupée en petites rondelles, *et cueillie au mois d'avril : on a lié l'œsophage. Quarante heures après, l'animal n'avait éprouvé d'autre phénomène que de l'abattement; il en était de même trois jours après l'opération.

Expérience II. — Le même jour (22 avril), on a fait prendre à un autre chien 250 gr. de suc provenant de 1 kilogr. 500 gr. de racine fraîche de jusquiame noire *cueillie au mois d'avril*, que l'on avait pilée avec 60 gr. d'eau et 30 gr. de la racine contuse : on a lié l'œsophage. Trois heures après, l'animal était un peu assoupi. Au bout de deux heures, ses extrémités postérieures étaient faibles et fléchissaient facilement; les pupilles étaient dilatées, et l'assoupissement un peu plus marqué : du reste, l'animal n'éprouvait ni vertiges ni convulsions; il conservait le libre usage des sens et du mouvement. Le lendemain matin, ces symptômes paraissaient moindres, mais il était légèrement abattu : cet état a continué toute la journée, et il est mort dans la nuit. — *Ouverture du cadavre le lendemain.* Nulle altération dans le canal digestif. L'estomac contenait une grande portion de la racine ingérée; les poumons offraient çà et là des plaques livides, plus denses que dans l'état naturel, peu crépitantes, gorgées de sang fluide et d'un liquide comme séreux.

Expérience III. — Le 22 *avril*, on a pilé environ 3 kilogr. de feuilles et de tiges de jusquiame noire fraîche, et on a donné les 360 gr. de suc qu'elles ont fourni à un petit chien robuste; on a lié l'œsophage. Vingt-quatre heures après, l'animal marchait librement et ne paraissait que légèrement assoupi.

Expérience IV. — Le 30 *juin*, à huit heures du matin, on a fait prendre à un petit chien robuste 60 gr. de *decoctum* obtenu en faisant bouillir 45 gr. de racine de jusquiame noire dans 90 gr. d'eau; on a lié l'œsophage. Une demi-heure après, l'animal a fait des efforts pour vomir, et s'est plaint. A dix heures, il était couché sur le côté, et dans un état de grande insensibilité : on l'a mis sur ses pattes, et il est tombé sur-le-champ comme une masse inerte; il offrait par intervalles des mouvements convulsifs dans différentes parties du corps ; les organes des sens n'étaient plus impressionnables ; la respiration était profonde et lente. Ces symptômes ont persisté, et il est mort à dix heures et demie. On l'a ouvert sur-le-champ : le cœur se contractait et était distendu par du sang fluide, d'une couleur rouge vermeille dans les cavités aortiques, et noirâtre dans le ventricule pulmonaire. Les poumons étaient roses et comme dans l'état naturel. Le canal digestif ne paraissait offrir aucune altération.

Expérience V. — On a introduit dans l'estomac d'un chien très-fort 8 gr. d'extrait aqueux de jusquiame acheté chez un *pharmacien ;* on a lié l'œsophage. L'animal est mort huit jours après, sans avoir éprouvé d'autre symptôme que l'abattement inséparable de l'opération.

Expérience VI. — On a répété la même expérience sur un petit chien avec 28 gr. du même extrait. L'animal est mort cinquante heures après, sans que l'on ait observé aucun phénomène remarquable. L'ouverture du cadavre n'a fait voir aucune lésion dans les tissus.

Expérience VII. — A six heures du matin, on a introduit dans l'estomac d'un petit chien 24 gr. d'extrait aqueux de jusquiame acheté chez *un autre pharmacien,* et dissous dans 60 grammes d'eau ; on a lié l'œsophage. Dix minutes après, l'animal a fait des efforts pour vomir, qu'il a souvent réitérés dans l'espace d'un quart d'heure. A six heures vingt-cinq minutes, il a poussé quelques cris plaintifs ; la respiration était profonde. A six heures trois quarts, nouvelle plainte, intégrité parfaite des sens et des mouvements, respiration très-profonde et très-accélérée. Même état à sept heures. A huit heures un quart, on l'a trouvé mort. Le cœur ne se contractait plus et était très-chaud ; il contenait, dans le ventricule gauche, plusieurs caillots d'un rouge vif ; les cavités droites renfermaient des caillots noirâtres ; les poumons et le canal digestif paraissaient sains.

Expérience VIII. — On a fait une plaie au dos d'un petit chien ; on a mis en contact avec le tissu cellulaire 12 gr. d'extrait aqueux de jusquiame acheté chez le *même pharmacien,* et on a réuni les lambeaux : l'animal était mort quatre heures après. On en a fait l'ouverture au bout de cinquante minutes : le cœur était très-chaud ; il ne contenait plus de sang fluide ; on voyait dans le ventricule droit quelques petits caillots noirâtres.

Expérience IX. — A huit heures six minutes, on a appliqué sur le tissu cellulaire de la cuisse d'un chien robuste et de moyenne taille 8 gr. d'extrait aqueux de jusquiame, *préparé en faisant évaporer au bain-marie le suc de la racine fraîche de jusquiame noire en pleine végétation ;* on a ajouté 8 gr. d'eau. A neuf heures moins dix minutes, l'animal éprouvait de l'inquiétude, il était agité et poussait des cris plaintifs ; le pouls battait 150 fois par minute. A neuf heures, vomissement. A onze heures et demie, décubitus sur le côté, plaintes continuelles. A midi, état de grande insensibilité, faiblesse des extrémités postérieures, légers mouvements convulsifs. Mort à une heure. Les poumons étaient livides, denses et gorgés de sang : il n'y avait aucune altération dans le canal digestif ni dans le membre opéré.

Expérience X. — On a fait une plaie au dos d'un chien caniche très-fort; on a mis en contact avec le tissu cellulaire 16 grammes d'extrait *résineux* de jusquiame acheté chez un *pharmacien* : on a réuni les lambeaux par quelques points de suture. Deux heures après, l'animal, qui n'avait offert aucun phénomène remarquable, commençait à éprouver des vertiges. Dix minutes après, sa démarche était assez chancelante pour qu'il ne pût faire deux pas sans tomber ; ses extrémités postérieures étaient très-faibles, et il conservait l'usage de ses sens ; il était à peu près dans le même état une heure après. Le lendemain matin, il paraissait rétabli, cependant il refusait les aliments. Quatre jours après l'opération, il se tenait couché sur le côté, avait de nouveau quelques vertiges, et ne voulait prendre aucun aliment. Il est mort dans la nuit. Les ventricules du cerveau ne contenaient aucun liquide ; les vaisseaux veineux de la face externe de cet organe étaient gorgés et distendus ; les poumons, généralement d'un rouge foncé, offraient quelques taches noirâtres ; ils étaient un peu moins crépitants que dans l'état ordinaire ; la plaie était un peu enflammée.

EXPÉRIENCE XI. — On a appliqué sur le tissu cellulaire de la cuisse d'un petit chien 9 gr. du même extrait, acheté chez un *autre pharmacien*. L'animal est mort au bout de sept jours, sans avoir offert d'autre symptôme que de l'abattement et de l'inappétence. On n'a point trouvé de lésion notable à l'ouverture du cadavre.

EXPÉRIENCE XII. — A huit heures du matin, on a injecté dans la veine jugulaire d'un petit carlin fort 1 gramme 50 centigr. d'extrait aqueux de jusquiame acheté chez *un pharmacien* et dissous dans 16 gr. d'eau. Tout à coup l'animal a éprouvé de légers vertiges ; il a marché en chancelant pendant quatre ou cinq minutes, puis s'est arrêté ; ses extrémités postérieures sont devenues de plus en plus faibles ; il était assoupi, cependant il conservait l'usage de ses sens. Vingt minutes après, voyant qu'il était à peu près dans le même état, on a injecté dans l'autre veine jugulaire 50 centigr. du même poison dissous dans 4 gr. d'eau. Sur-le-champ l'animal a paru complétement endormi ; ses extrémités postérieures étaient beaucoup plus faibles ; il s'est couché sur le ventre, les quatre pattes écartées, la tête un peu relevée et inclinée du côté gauche, sans aucun mouvement convulsif ; on l'a secoué et remis debout ; il s'est réveillé, est resté pendant quelques secondes, puis a repris sa première attitude. Le lendemain, il allait assez bien, et il a mangé un peu. Le jour suivant, il a été de nouveau pris de vertiges, et il est mort dans la nuit, environ soixante-huit heures après l'injection. Les poumons étaient un peu rouges, parsemés de quelques petites taches noirâtres. Le cerveau n'offrait rien de remarquable.

EXPÉRIENCE XIII. — On a injecté dans la veine jugulaire d'un petit chien 2 grammes 60 centigr. du même extrait dissous dans 24 gr. d'eau. L'injection était à peine terminée que l'animal a été assoupi ; il a eu quelques légers mouvements convulsifs des extrémités, et il est mort. On n'a point fait l'ouverture du cadavre.

EXPÉRIENCE XIV. — On a injecté dans la veine jugulaire d'un petit chien 1 gramme d'extrait aqueux de jusquiame suspendu dans 8 gr. d'eau. Au bout de dix minutes, l'animal a fait des efforts pour vomir et a rejeté des matières filantes, mêlées de bile. Vingt minutes après l'injection, ses extrémités postérieures faiblissaient, sa tête était pesante, et il était assoupi sans éprouver aucun vertige. Un quart d'heure après, l'assoupissement était plus marqué ; cependant on pouvait le réveiller facilement en faisant du bruit. Le lendemain il allait à merveille. On a injecté dans l'autre veine jugulaire 2 gr. 45 centigr. du même extrait suspendu dans 16 gr. d'eau. Sur-le-champ l'animal a écarté et roidi les pattes de derrière ; la tête s'est renversée sur le dos ; il y avait un tremblement marqué des muscles du tronc. Il est mort trois minutes après. On l'a ouvert sur-le-champ : le cœur ne battait plus ; le sang des deux ventricules était tout coagulé, celui que renfermait la cavité aortique était rouge vermeil. Les poumons étaient roses et peu gorgés de sang. Le canal digestif n'était le siége d'aucune altération sensible.

Observation Ire. — Beaudoin et Laudet mangèrent le 12, à neuf heures du matin, de jeunes pouces de jusquiame noire, cuites dans de l'huile d'olives. Bientôt la terre parut fuir sous leurs pas ; leur aspect devint stupide, leur langue se paralysa, et leurs membres s'engourdirent. M. Choquet, médecin de l'hôpital de Puerto-Real, près de Cadix, fut appelé le même jour à deux heures de l'après-midi, et il les trouva ayant les yeux hagards, les pupilles très-dilatées, le regard fixe et hébété, la respiration difficile, le pouls petit et intermittent ; il y avait, en outre, aphonie, trismus, rire sardonique, perte de sentiment, déterminations vicieuses des fonctions de l'intellect, qui, jointes à de la somnolence, rendaient ces malades typhomanes ; les extrémités étaient froides, les membres abdominaux paralysés, les membres thoraciques agités par des mouvements convulsifs : à tous ces symptômes alarmants, se joignait encore la carphologie.

M. Choquet, après avoir vaincu le resserrement des mâchoires, fit prendre à chacun des malades la moitié d'une solution de 50 centigr. de tartrate de potasse antimonié, dans 1 kilogr. d'eau. Laudet vomit une assez grande quantité de liquide, dans lequel il fut facile de distinguer les parties d'une plante altérée par la coction. On continua l'usage de l'eau émétisée, et on administra des lavements purgatifs, ce qui détermina, chez Laudet, des vomissements et d'abondantes évacuations alvines. L'état de manie avec délire, mais sans fureur, dans lequel se trouvait Beaudoin, le rendait peu docile ; il prit beaucoup moins de solution émétique ; aussi n'eut-il que de légères évacuations. On fit succéder à ces moyens l'administration du vinaigre de vin à grande dose, des frictions sèches sur toute l'habitude du corps, et particulièrement sur le bas-ventre. A dix heures du soir, Laudet éprouvait déjà un mieux sensible ; son délire avait cessé, la difficulté de respirer était moindre ; il était éveillé ; il avait recouvré une partie de sa chaleur naturelle, le sentiment et la parole ; les autres symptômes n'avaient éprouvé qu'un peu de diminution. La paralysie de Beaudoin et sa somnolence avaient aussi un peu diminué ; mais il semblait que les autres symptômes s'étaient exaspérés, et sa folie étant extrême, il était assez difficile à contenir. M. Choquet fit continuer l'usage du vinaigre, les lavements purgatifs et les frictions, pendant la nuit du 12 au 13. Le 13, à sept heures du matin, Laudet se servait avec facilité de ses membres; il avait le pouls parfaitement développé et le ventre libre; il jouissait de toutes ses facultés intellectuelles; il ressentait seulement un peu de céphalalgie sus-orbitaire, résultat de la mauvaise disposition de ses organes digestifs : une diète sévère et l'usage d'une limonade végétale en triomphèrent bientôt. Beaudoin, qui avait cherché à s'enfuir pendant la nuit, avait été arrêté par la garde de l'hôpital ; et comme il se le rappelait confusément, son délire portait essentiellement sur l'assassinat, la désertion, les baïonnettes et le conseil de guerre; il avait le pouls très-accéléré, mais plus régulier et moins serré que pendant la journée du 12. Il conservait le regard fixe, l'air hagard, et le ventre était extrêmement dur et tendu. Attribuant la durée de ces accidents à ce que le malade n'avait eu que de très-légères évacuations, on lui administra 3 gr. 30 centigr. de poudre purgative sous forme de bol : ce drastique, joint à la continuation des lavements purgatifs, détermina plusieurs selles. Vers midi, le pouls s'était considérablement élevé; la respiration était devenue grande, et une sueur abondante, qui fut aussitôt suivie du relâchement du ventre, vint terminer cette utile sécrétion; enfin, à quatre heures du soir, Beaudoin était presque aussi bien que son camarade; il avait également recouvré l'usage de ses facultés, la parole, le sentiment et le mouvement. Deux jours de régime et l'usage d'une limonade végétale ont suffi ensuite pour mettre ces deux militaires en état d'aller reprendre leur service (1).

OBSERVATION II. — M. le docteur Picard dit: «Un clystère ordonné à une dame atteinte d'un ulcère à la matrice, avec la décoction de jusquiame noire, produisit, en très-peu de temps, les symptômes suivants : face extrêmement rouge, embarras de la langue, état d'engourdissement et perte du mouvement du bras droit, de la jambe et de la cuisse du même côté, somnolence, respiration précipitée, beaucoup de difficulté dans les fonctions de l'entendement; enfin presque tous les symptômes qui caractérisent une attaque d'apoplexie, excepté le stertor et la distorsion de la bouche. Ces symptômes furent combattus avec l'oxycrat, et la malade fut parfaitement rétablie» (2).

OBSERVATION III. — Wepfer rapporte que plusieurs religieux firent collation avec des racines de chicorée sauvage, parmi lesquelles on avait mêlé, par mégarde, deux racines de jusquiame. Quelques heures après avoir été couchés, les uns éprouvèrent des vertiges, les autres une ardeur à la langue, aux lèvres et au gosier; il y en eut qui ressentirent des douleurs vives à la région iliaque et à toutes les articulations : les facultés intellectuelles et l'organe de la vue furent pervertis chez quelques-uns; ils ne pouvaient plus lire correctement et sans ajouter des mots; ils se livrèrent à des actions folles, ridicules. Celui qui en avait mangé le plus, et qui au-

---

(1) Observation par M. Choquet, docteur en médecine (*Journal de Leroux et Corvisart*, avril 1813, p. 335).

(2) Fodéré, *Traité de médecine légale* déjà cité, t. IV, p. 25, 2ᵉ édition.

paravant voyait très-bien, ne distingua plus les objets qu'à l'aide de lunettes. Ils furent guéris par l'eau distillée de genièvre (1).

OBSERVATION IV. — Un homme et sa femme, trompés par la douceur des racines de jusquiame noire, en mangèrent; ils éprouvèrent d'abord de la difficulté à avaler, puis ils devinrent frénétiques et stupides. Ces symptômes se dissipèrent d'eux-mêmes. Lindern a vu une pareille imprudence suivie de gestes extravagants, de délire, de sommeil avec ronflement, et enfin la mort. (Vicat, ouvrage cité, p. 200.)

OBSERVATION V. — Boerhaave éprouva un tremblement et de l'ivresse pour avoir préparé un emplâtre dans lequel il entrait de la jusquiame.

OBSERVATION. VI. — Potovillat dit que neuf individus prirent du bouillon dans lequel on avait fait cuire des racines de jusquiame noire en place de panais. Quelques-uns d'entre eux perdirent la parole, et tous furent agités de mouvements convulsifs; ils éprouvèrent de la distorsion dans la bouche et dans les membres, le rire sardonique, et une fureur horrible. Lorsqu'ils furent rétablis par les moyens appropriés, ils voyaient les objets doubles dans les premiers moments, puis ils leur paraissaient d'une couleur écarlate (2).

OBSERVATION VII. — Grunwald a vu le *decoctum* des feuilles de cette plante, administré en lavement, donner lieu à un délire furieux (3). Plusieurs praticiens ont remarqué des symptômes d'empoisonnement après l'administration d'un lavement préparé avec l'extrait de jusquiame.

OBSERVATION VIII. — Un jeune enfant âgé de trois ans mangea, au rapport de son frère, plus ancien que lui de deux ans, une grande quantité des semences d'une plante qui croissait spontanément le long du mur environnant le cimetière du village. Il fut constaté que cette plante n'était autre que la jusquiame.

Les parents, qui s'étaient absentés pour aller à l'église, trouvèrent, en rentrant, l'enfant étendu sur le sol, et complétement privé de connaissance. Il se débattait, et ses lèvres étaient couvertes d'écume; la face très-rouge; les muscles du visage et des membres étaient alternativement le siége de mouvements convulsifs.

On donne d'abord du lait tiède et de l'huile; mais, ces moyens restant impuissants à conjurer les accidents, le père, de plus en plus inquiet sur le sort de son fils, se hâta d'appeler un médecin de la ville voisine.

A son arrivée, M. Eitner administra un vomitif, qui provoqua l'expulsion d'une forte quantité de semences de jusquiame; néanmoins l'état de narcotisme qui s'était développé persévéra. Alors le médecin prescrivit une application de sangsues aux tempes, des compresses froides sur la tête, et des sinapismes aux mollets. A l'intérieur, il fit prendre l'eau chlorée, et, pour boisson, il conseilla l'eau acidulée avec le vinaigre.

---

(1) Wepfer, *Cicutæ aquaticæ historia et noxæ*, p. 230, année 1679.
(2) *Philosophical transactions*, vol. XL, p. 446.
(3) Grunwald, *Éphémérides des cur. de la nat.*, an 9, app., p. 179.

Comme il existait de la constipation, on donna, à plusieurs reprises, un lavement préparé avec l'infusion de séné composé.

Ce traitement suffit pour ramener l'enfant à la santé; toutefois il conserva encore, pendant huit jours et plus, une démarche vacillante. (Eitner, *Gazette des hôpitaux* du 19 janvier 1843.)

OBSERVATION IX. — M. Courtay, médecin à Vaison (Vaucluse), a constaté en 1851 quatre cas d'empoisonnement par la jusquiame. Quatre frères, ayant cru recueillir du *panais,* prirent de la jusquiame, et en firent, avec de la viande, un plat qu'ils mangèrent à leur goûter. Deux heures après, l'un était en démence, l'autre ressemblait à un idiot, un autre était tombé dans un accès de fureur, et il fallait six hommes pour le contenir; le quatrième fut atteint moins gravement, ayant mangé moins que les autres. De prompts et abondants vomissements, provoqués par de l'émétique, parvinrent à arrêter le mal. Un chien qui avait mangé du même plat avait pris la fuite, et avait été retrouvé le lendemain, à une demi-lieue de là, dans un état de stupeur. (*Abeille médicale* du 3 mai 1851.)

Conclusions. Il résulte des faits précédemment exposés : 1° que le suc et le *decoctum* des racines de jusquiame noire *en pleine végétation* déterminent des accidents graves lorsqu'on les introduit dans l'estomac, mais que leurs effets sont moindres si on les emploie au commencement du printemps; 2° que le suc des feuilles est moins actif; 3° que l'extrait aqueux, préparé en faisant évaporer au bain-marie le suc de la plante fraîche en pleine végétation, jouit à peu près des mêmes propriétés toxiques que le suc, tandis qu'il est incomparablement moins actif lorsqu'il a été obtenu par décoction de la plante peu développée ou trop desséchée, ce qui explique pourquoi *certains extraits de jusquiame que l'on trouve dans le commerce ne sont doués d'aucune action vénéneuse,* et jouissent à peine de quelques propriétés médicamenteuses; 4° que ces préparations agissent à peu près de la même manière soit lorsqu'on les applique sur le tissu cellulaire, soit lorsqu'on les introduit dans l'estomac, soit enfin lorsqu'on les injecte dans les veines : dans ce dernier cas, il en faut une très-petite quantité pour produire la mort; 5° qu'elles sont absorbées, portées dans le torrent de la circulation, et qu'elles exercent une action remarquable sur le système nerveux, que l'on peut comparer à une aliénation mentale, à laquelle succède une stupéfaction marquée; 6° qu'elles ne déterminent point l'inflammation des tissus de l'estomac; 7° qu'elles paraissent agir sur l'homme comme sur les chiens. Suivant M. Flourens, la jusquiame détermine une effusion sanguine dans les lobes cérébraux, comme l'opium (voy. p. 228). Tout porte à croire qu'elles doivent la plupart de leurs propriétés toxiques à l'*hyosciamine.*

Jusquiame blanche (*hyoscyamus albus*). Prise à la dose de 1 gramme 35 centigrammes, elle a occasionné l'assoupissement, des convulsions,

II.

des soubresauts des tendons, et de l'insensibilité; dans un autre cas, son usage a détruit la faculté d'avaler, a aliéné l'esprit et éteint la voix; symptômes qui, à la vérité, n'ont pas été de durée (1).

OBSERVATION. — Dans le mois d'avril 1792, dit Fodéré, on porta par mégarde, à bord de la frégate française *la Sardine*, une grande quantité de jusquiame que les matelots avaient cueillie dans une des îles Sapienzi, en Morée, où se trouvait le bâtiment. On en mit une partie dans la chaudière des matelots, et le reste dans celle de quelques maîtres de l'équipage. A quatre heures, tout le monde dîna. On ne tarda pas à éprouver des vertiges, des vomissements, des convulsions, des coliques, et des selles copieuses, qui, frappant tout l'équipage, déterminèrent à tirer le canon et à faire tous les signaux d'usage pour rappeler les embarcations. M. Picard arriva à bord, et aperçut le deuxième canonier Ribergue faisant mille grimaces et des contorsions analogues à la *danse de Saint-Guy*. Il se fit apporter la plante dont on s'était servi, et reconnut la *jusquiame blanche*. Il soutint les évacuations par haut et par bas, et il usa ensuite de boissons vinaigrées. Ceux qui n'éprouvèrent pas d'évacuations furent quelque temps dans un état maladif, et eurent une convalescence très-longue; les autres ne tardèrent pas à se rétablir. Il fallut cependant joindre les antispasmodiques les plus puissants aux remèdes évacuants, pour que Ribergue recouvrât entièrement la santé. (*Médecine légale*, déjà citée, t. IV, p. 23.)

Jusquiame dorée (hyosciamus aureus). M. de Voilemont a fait prendre le *decoctum* de cette racine à des chiens. « Il leur survient, dit-il, un tremblement et une faiblesse dans les jambes; les vieux chiens sont cinq à six jours sans vouloir ni boire ni manger, et meurent ensuite. Les jeunes, au contraire, boivent excessivement, ne mangent presque rien, et, au bout de huit à dix jours, sont bien portants. »

Les *hyoscyamus physaloïdes* et *scopolia* sont également vénéneux.

M. Runge, docteur de l'Université de Berlin, a communiqué en 1824, à l'Académie des sciences, un mémoire dans lequel il propose un nouveau moyen pour découvrir l'empoisonnement déterminé par la *jusquiame*, la *belladone* et le *datura stramonium*. Suivant lui, le suc frais, la décoction et l'extrait de ces plantes, appliqués sur l'œil du chat, en dilatent prodigieusement la pupille; il en est de même de la matière active de ces végétaux, qu'il dit avoir séparée, et qu'il a désignée sous le nom de *koromegyn* (2). Les autres substances vénéneuses, les plantes alimentaires, la gélatine, la salive, l'urine, le suc gastrique, la bile,

---

(1) Hamilton, *Essays and observations*, p. 243.

(2) Le *koromegyn* retiré de ces plantes n'est pas identique; on doit par conséquent en reconnaître un de *jusquiame*, un de *belladone*, et un de *stramonium*. Vauquelin n'a jamais pu obtenir ces principes, même en suivant les procédés indiqués par l'auteur.

l'œuf, etc., ne changent point le diamètre de la pupille du chat. L'action sur l'œil des trois végétaux dont je parle est encore la même lorsqu'on les a mêlés avec des matières animales et que le mélange s'est putréfié. Les substances contenues dans le canal digestif des chiens tués par l'un ou l'autre de ces trois poisons, ayant été dissoutes dans l'eau et concentrées par l'évaporation, ont fourni un liquide qui dilatait prodigieusement la pupille des chats. L'urine d'un lapin, que l'on avait nourri pendant huit jours avec ces végétaux frais, appliquée sur l'œil des chats, agissait de la même manière. Les excréments trouvés dans le rectum de cet animal, ayant été traités par l'eau, donnèrent un liquide qui opérait une dilatation beaucoup moindre. Le sang tiré des poumons et du foie, ainsi que la bile, étaient sans action sur l'œil.

Voici les préceptes auxquels il faut se conformer lorsqu'on veut déterminer les effets d'une de ces substances sur la pupille : 1° on n'agira que sur un œil, afin de mieux apprécier la dilatation par la comparaison avec l'autre ; 2° le chat étant tenu sur les genoux, on ouvrira avec le pouce et l'index les deux paupières, et l'on bassinera à plusieurs reprises, au moyen d'un pinceau trempé dans la liqueur, le bord de la paupière inférieure ; 3° si le liquide est acide ou alcalin, on le neutralisera pour prévenir l'inflammation de la conjonctive ; 4° on tournera la tête du chat de manière que les deux yeux se trouvent également exposés à la lumière, car une différence d'incidence de ce fluide en produit une dans la grandeur des pupilles. (Mémoire inédit lu à l'Institut.)

M. Casaseca va plus loin que M. Runge ; suivant lui, il n'y a pas seulement dilatation de la pupille de l'œil sur la paupière duquel on a appliqué l'extrait de *datura stramonium*, mais bien aussi contraction très-marquée de l'autre. Le phénomène ne se produit bien qu'au bout de quelques heures, et le rapport des axes de ces pupilles, dans le sens horizontal, est de 6 à **1** ; celui de l'œil droit, en effet, avait 3 lignes de longueur ; celui de l'œil gauche, une demi-ligne. (*Gazette médicale*, 23 août 1851.)

J'ai répété les expériences du Dr Runge, et j'ai remarqué : 1° qu'en appliquant sur l'œil du chat les matières trouvées dans l'intestin d'un chien qui était resté pendant trente-six heures sous l'influence de l'extrait de *datura stramonium*, la pupille se dilatait ; 2° que l'urine et le sang de cet animal ne changeaient point l'état de la pupille ; 3° que l'urine d'un lapin que j'avais nourri pendant trois semaines avec de la jusquiame et de la *belladone*, n'a jamais occasionné le moindre changement dans la pupille du chat, ce qui ne s'accorde point avec les observations du Dr Runge, dont le travail ne saurait avoir aucune importance en médecine légale. Je sais que depuis mes recherches, M. Allan dit avoir trouvé de la *daturine* dans l'urine provenant de la vessie d'un homme qui avait été empoisonné par le *stramonium*. Plus tard, il aurait reconnu la même substance toxique dans deux autres cas d'empoisonnement; celui d'un homme âgé de quarante ans, et celui de son fils, âgé de douze ans; dans les deux cas, la *daturine* fut découverte par le procédé de M. Henry (*Journ. de chim. méd.*, n° de mai 1851). Quoi qu'il en soit, il est évident qu'on n'osera jamais *affirmer* qu'il y a eu empoisonnement par la jusquiame, la *belladone* ou le stramonium, malgré le dire récent de M. Casaseca, parce que les matières retirées du canal digestif ou les fluides des sécrétions auront dilaté la pupille du chat; c'est tout au plus si l'on pourrait regarder ce fait comme propre à établir quelques probabilités d'empoisonnement, alors que les symptômes et les lésions de tissu seraient de nature à faire croire qu'il a pu avoir lieu.

Traitement de l'empoisonnement par la jusquiame.

On doit traiter cet empoisonnement comme celui qui a été produit par l'opium, si ce n'est que l'on ne fait point usage de la décoction de noix de galle (voy. pag. 286).

DE LA LAITUE VIREUSE.

Cette plante appartient à la syngénésie polygamie égale de Linné, et à la famille des chicoracées de Jussieu (voy. ma *Médecine légale*, 4e édition, pl. IV *bis*).

Caractères du genre laitue. Involucre imbriqué, cylindrique et un peu renflé à sa partie inférieure; réceptacle nu, plane; aigrette stipitée, poilue.—*Laitue vireuse.* Fleurs jaunes, disposées en panicule rameux à l'extrémité des branches : l'involucre est formé d'écailles lancéolées, imbriquées et dressées. Le réceptacle, un peu alvéolé, porte environ vingt à vingt-cinq demi-fleurons hermaphrodites. Le fruit est ellipsoïde, très-comprimé, bordé d'une membrane saillante, et couronné par une aigrette soyeuse, formée de poils blancs, nacrés et articulés. La racine est bisannuelle; la tige est dressée, rameuse dans sa partie supérieure, cylindrique, glabre, haute de trois à quatre pieds et glauque; les feuilles sont semi-amplexicaules, les inférieures très-grandes, presque entières, sagittées, obtuses, denticulées, ayant les nervures de la face inférieure épineuses, les supérieures plus petites, aiguës et pinnatifides. Elle croît dans les haies, sur les murailles et les bords des chemins : elle fleurit en juillet. (Richard.)

Action sur l'économie animale.

Expérience 1re. — On a fait avaler à un chien robuste environ 750 gr. de feuilles fraîches de laitue vireuse : l'animal n'a pas paru incommodé.

Expérience II. — On a appliqué sur le tissu cellulaire du dos d'un chien 8 gr. d'extrait aqueux de laitue vireuse acheté chez un pharmacien. Cinq jours après, l'animal avait des vertiges tels qu'il lui était impossible de se tenir debout : il avait constamment refusé les aliments, mais il n'avait éprouvé aucun symptôme remarquable. Il est mort le même jour. On n'a point trouvé d'altération sensible dans les organes intérieurs.

Expérience III. — On a répété la même expérience sur un petit chien. Au bout de deux jours, l'animal, qui n'avait été que légèrement assoupi, a eu des vertiges légers, et il est mort soixante-dix heures après l'opération. Les ventricules du cerveau ne contenaient point de liquide ; les vaisseaux veineux extérieurs de cet organe étaient distendus et injectés en noir. Les poumons offraient quelques plaques d'un rouge brun ; leur tissu était un peu plus dense que dans l'état naturel.

Expérience IV. — A sept heures et demie du matin, on a fait la même expérience sur un gros chien robuste, avec 8 grammes d'extrait de laitue vireuse préparé en *évaporant au bain-marie le suc de la plante fraîche.* L'animal n'a rien éprouvé dans la journée. A neuf heures et demie du soir, il se plaignait un peu. A onze heures, il commençait à avoir des vertiges. Le lendemain matin, à sept heures, on l'a trouvé mort. Il a été ouvert sur-le-champ. Les pattes étaient allongées, très-écartées, et dans un état de roideur marqué. Le sang contenu dans les ventricules du cœur était noir et coagulé. Les poumons et le canal digestif n'offraient point d'altération sensible. Le membre opéré était à peine enflammé.

Expérience V. — A huit heures du matin, on a introduit dans l'estomac d'un petit chien 12 grammes du même extrait dissous dans 64 gr. d'eau, et on a lié l'œsophage. Le lendemain, à midi, on n'avait observé aucun phénomène remarquable. L'animal est mort le jour suivant, à six heures du matin. L'ouverture du cadavre n'a éclairé en aucune manière sur la cause de la mort.

Expérience VI. — On a injecté dans la veine jugulaire d'un chien de moyenne taille 2 grammes du même extrait acheté chez un pharmacien, et dissous dans 16 gr. d'eau. Au bout de deux minutes, l'animal a vomi quelques aliments à moitié digérés ; il a parcouru rapidement le laboratoire, puis s'est arrêté ; sa tête était pesante ; il paraissait un peu assoupi, et ses extrémités postérieures commençaient à faiblir. Sept minutes après l'injection il a eu des vertiges ; sa marche était chancelante, et, au bout de deux minutes, il est tombé sur ses pattes de derrière ; quelques instants après, il s'est couché sur le côté ; il voyait, il entendait bien ; sa respiration était un peu gênée et accélérée. Il est resté six minutes dans cet état : alors on l'a secoué ; il a fait sept ou huit pas sans chanceler, et il est retombé ; la tête s'est renversée sur le dos ; ses pattes ont été agitées de légers mouvements convulsifs; il a poussé quelques cris plaintifs, a fait d'infructueux efforts de vomissement, et a expiré au bout de trois minutes. On l'a ouvert sur-le-champ. Le sang contenu dans le cœur était fluide, sans altération dans sa couleur. Les poumons, crépitants, roses, ne contenaient qu'une petite quantité de sang.

Expérience VII. — On a injecté dans la veine jugulaire d'un petit chien robuste 2 grammes 60 centigr. du même extrait dissous dans 12 gr. d'eau. Sur-le-champ l'animal a été assoupi, a rendu quelques excréments jaunâtres, est tombé sur le côté, et a expiré trois minutes après sans offrir le moindre mouvement convulsif. L'ouverture du cadavre a été faite dans le même instant. Le cœur ne battait plus; le sang contenu dans le ventricule gauche était rouge et fluide; presque tout celui que renfermait la cavité droite était coagulé et noir. Les poumons, roses, crépitants, surnageaient l'eau.

On lit dans Vicat : «La laitue vireuse enivre ceux qui en mangent ou qui respirent la vapeur qui s'en élève lorsqu'on la fait cuire; en un mot, on en peut retirer un opium aussi actif que celui que fournit le pavot» (ouvrage cité, pag. 209). Il est aisé de voir que l'assertion de cet auteur est inexacte, en comparant le peu d'activité de l'extrait de cette plante avec les propriétés énergiques de l'opium et surtout de son extrait.

Les faits que je viens de rapporter me portent à croire : 1° que l'extrait de laitue vireuse, préparé en évaporant le suc de la plante à une douce chaleur, est plus actif que celui qui a été obtenu par décoction; 2° qu'il est absorbé et porté dans le torrent de la circulation, et que son action est plus intense et plus rapide lorsqu'il est injecté dans la veine jugulaire que dans les cas où il est appliqué sur le tissu cellulaire de la cuisse : ce dernier mode d'application est suivi d'effets plus marqués que lors de l'injection de l'extrait dans l'estomac ; 3° qu'il agit sur le système nerveux à la manière des narcotiques. M. Flourens pense que l'extrait de laitue vireuse agit sur les lobes cérébraux comme l'opium (voy. p. 228).

Traitement de l'empoisonnement par la laitue vireuse.

Il ne diffère point de celui que l'on emploie dans l'empoisonnement par la jusquiame (voy. p. 308).

DE LA SOLANINE.

La solanine est une substance alcaline végétale, composée d'oxygène, d'hydrogène, de carbone et d'azote, découverte en 1821, par M. Desfosses, dans les baies de morelle et de douce-amère, et dans les tiges de cette dernière plante. Elle est en prismes quadrangulaires aplatis, blancs, opaques, semblables à la cholestérine, inodores, et d'une saveur âcre, légèrement amère et nauséabonde. Elle est fusible au-dessus de 100°, et se prend, par refroidissement, en une masse citrine transparente ; si l'on élève davantage la température, elle se décompose et fournit, entre autres produits, une huile pyrogénée fétide, un peu animalisée. L'eau, l'éther, l'huile d'olives et l'essence de térébenthine, la dissolvent difficilement ; elle est très-soluble dans l'alcool, et la dissolution ramène au bleu le papier de tournesol rougi par un acide. L'acide azotique ne lui communique pas une couleur rouge : elle forme avec les acides des sels neutres d'une saveur amère, peu ou point cristallisables, indécomposables par l'eau, et décomposables par les alcalis, qui en précipitent la solanine sous forme de flocons gélatineux.

Action de la solanine sur l'économie animale.

EXPÉRIENCES. — M. Desfosses a administré plusieurs fois de la solanine à des chiens et à des chats : toujours elle a occasionné, à la dose de quelques décigrammes, de violents vomissements, bientôt suivis d'un assoupissement qui durait plusieurs heures. Il en a fait avaler successivement jusqu'à 40 centigrammes à un jeune chat : l'animal a vomi une quantité considérable de matières muqueuses ; il a ensuite éprouvé une forte somnolence, qui a duré près de trente-six heures ; mais il n'en est pas mort. Un centigramme d'acétate de solanine pris par M. Desfosses a suffi pour occasionner de fortes nausées. La solanine paraît donc exercer sur l'économie animale des effets à peu près semblables à ceux de l'opium. (*Bulletin de la Société médicale d'émulation*, mars 1821.)

DES DIVERSES ESPÈCES DE SOLANUM.

Solanum dulcamara. Il résulte des expériences faites par M. Dunal, que la douce-amère peut être administrée à forte dose sans inconvénient. Il a fait prendre à des chiens jusqu'à 128 grammes de son extrait aqueux sans qu'ils aient éprouvé le moindre accident. Il en a été de même d'un de ces animaux à qui on administra 180 baies mûres de la même plante. Un coq, qui en avala 50, ne parut point incommodé. Désirant connaître l'influence de l'état de maturité de ces fruits, on fit prendre à un chien 100 baies de douce-amère avant leur maturité : elles ne développèrent aucun symptôme. Fages a employé l'extrait aqueux de cette plante, à très-forte dose, sur un homme atteint de dartres ; au quarante-septième jour du traitement, le malade prenait par jour, en une seule dose, 40 grammes d'extrait aqueux de douce-amère. Dans une autre circonstance, ce médicament fut porté impunément à la dose de 128 grammes, que l'on divisait en deux prises (1).

On lit cependant, dans le *Journal de Hufeland* (année 1822), une observation du D' Schlegel, dans laquelle l'emploi dans les vingt-quatre heures d'une décoction faite avec les tiges fraîches de douce-amère dans laquelle on avait mis 32 grammes d'extrait de la même plante, détermina l'obscurcissement de la vue, des vertiges, un tremblement de tous les membres, la paralysie de la langue, et une sueur froide sur tout le corps. Ces symptômes cédèrent bientôt à une potion dans laquelle entrait le carbonate de potasse. *Rara non sunt artis.*

Solanum nigrum (morelle). Cette plante a aussi fixé l'attention de M. Dunal; il a fait prendre à des cochons de mer, à des chiens et à des coqs, depuis 30 jusqu'à 100 baies de *solanum nigrum* et de *solanum villosum*, sans qu'ils aient paru éprouver la moindre incommodité. Il a mangé lui-même, à plusieurs reprises, une assez grande quantité de ces baies sans aucun inconvénient. M. Dunal pense, d'après ces faits, que les histoires d'empoisonnement par les morelles, consignées dans les ouvrages de Gmelin, d'Alibert, et dans les *Éphémérides des curieux de la nature*, appartiennent plutôt aux fruits de l'*atropa belladona*, qui était rangée parmi les *solanum* par les botanistes antérieurs à Tournefort. Il est évident que l'observation rapportée par Wepfer (*de Solano furioso*, p. 222, livre cité) appartient également à la *belladone*.

J'ai fait quelques expériences, dans le dessein de déterminer quelle était l'action de l'extrait aqueux de morelle préparé en évaporant au bain-marie le suc de la plante fraîche.

EXPÉRIENCE Ire. — A sept heures du matin, on a introduit dans l'estomac d'un petit chien très-fort 30 gr. de cet extrait dissous dans 112 gr. d'eau, et on a lié l'œsophage. A quatre heures, l'animal ne paraissait avoir éprouvé aucune incommodité. Le lendemain, à huit heures du matin, il était légèrement abattu; à cinq heures du soir, il ne présentait aucun phénomène remarquable. Le jour suivant, à six heures du matin, il était insensible et immobile. Il a expiré un quart d'heure après. On l'a ouvert à sept heures et demie. Les membres étaient flasques; le cœur ne contenait point de sang; les poumons offraient çà et là des plaques d'un rouge foncé, moins crépitantes que dans les autres parties, qui étaient d'une couleur se. Il n'y avait aucune altération dans le canal digestif.

EXPÉRIENCE II. — On a recommencé la même expérience avec 24 gram. extrait sur un petit chien. L'animal est mort au bout de quarante-huit heures, et a offert les mêmes symptômes et les mêmes lésions cadavériques.

____

(1) *Histoire naturelle médicale et économique des solanum*, par M. Dunal, p. 70, 73, 99.

EXPÉRIENCE III. — A huit heures du matin, on a appliqué sur le tissu cellulaire de la cuisse d'un petit chien carlin 8 gr. du même extrait dissous dans 6 gr. d'eau. L'animal est mort quarante-six heures après, et il n'avait présenté aucun phénomène remarquable pendant les quarante premières heures : alors il est tombé dans un état de grande insensibilité. A l'ouverture du cadavre, on a observé un léger engorgement dans les poumons ; les autres organes étaient sains ; la plaie était très-peu enflammée.

OBSERVATION Ire. — Trois enfants, demeurant dans un village près de Nantes, sortirent, le 27 août 1838, pour se livrer à leurs jeux ; ils rentrèrent le soir, demandant de l'eau pour apaiser leur soif, et ils se couchèrent sans avoir voulu souper. Au milieu de la nuit, l'aîné de ces enfants, âgé de neuf ans, qui la veille, avant de sortir, s'était plaint d'un léger mal de tête, s'éveilla en poussant des gémissements arrachés par une violente céphalalgie ; il se plaignait de nausées, de vertiges et de coliques, faisant des efforts pour aller à la selle, mais ne pouvant y parvenir. Bientôt il survint des vomissements copieux de matières glaireuses d'abord, puis d'un liquide épais et de couleur verte noirâtre ; les pupilles étaient extrêmement dilatées ; il distinguait à peine les objets qui l'environnaient ; la face était vultueuse, et une sueur abondante coulait par tout son corps ; la soif était inextinguible ; il accusait sans cesse un violent mal de tête. Bientôt la parole cessa d'être libre, la respiration devint stertoreuse, et le corps fut pris de convulsions et de roideur tétanique ; enfin cet enfant mourut à deux heures du matin, avant qu'on eût pu lui porter aucun secours.

Pendant que ce malheureux succombait, son frère, âgé de cinq ans, commençait à accuser des vertiges, des nausées et des coliques ; il vomit comme lui des matières alimentaires, puis un liquide vert noirâtre. Ce fut le lendemain 28, à six heures du matin seulement, que M. Pihan Dufeilley fut appelé près de lui, assisté du Dr Morisson. Ces médecins trouvèrent le petit malade couché sur le dos, plongé dans une prostration qu'interrompaient de temps à autre quelques mouvements convulsifs. La face était gonflée et vultueuse, les pupilles alternativement dilatées et rétrécies, la peau brûlante et couverte de sueur, le pouls fréquent et un peu irrégulier. La soif était très-vive, mais les liquides étaient aussitôt rejetés par le vomissement. Des sangsues furent appliquées, à l'instant même, derrière les oreilles. Le soir, les accidents avaient plus de gravité, le coma était plus profond. Des sangsues furent placées aux jambes. Le lendemain 29, le coma, l'agitation convulsive, et les cris plaintifs, continuèrent. On appliqua de nouvelles sangsues aux oreilles, et on ordonna un purgatif qui fut aussitôt rejeté que pris ; alors des vésicatoires furent mis aux jambes, et on fit des frictions, avec l'onguent napolitain, derrière les oreilles et sur les parties latérales du cou, à la dose de 2 gr. et de demi-heure en demi-heure.

En même temps, la sœur de ces deux petits malheureux, âgée de trois ans, était prise de symptômes absolument semblables. Ce fut alors que, frappés de la similitude de ces accidents chez trois personnes de la même famille, les médecins soupçonnèrent une cause identique. Après de nombreuses questions, ils apprirent d'un enfant du voisinage que les deux aînés avaient cueilli et mangé en abondance d'une sorte de graine rouge, et qu'ils en avaient donné à leur sœur. Cette graine, qu'ils se firent représenter, était celle du *solanum nigrum* ou morelle noire : l'empoisonnement était évident. Sous l'influence d'une médication énergique, les accidents se dissipèrent ; mais, sous l'influence d'un régime alimentaire trop rapide, ces enfants eurent une rechute, et succombèrent à une longue et douloureuse agonie. (*Journal de chimie médicale*, t. VI, p. 143.)

OBSERVATION II. — Pierre Simon et Nicolas Mehlé, habitant deux maisons voisines dans le faubourg de Neuf-Brisac, à Colmar, jouissaient habituellement d'une santé parfaite, lorsque, le 7 septembre 1842, entre onze heures et midi, ils rentrent tous les deux de la promenade, refusent de dîner et demandent à se mettre au lit. A peine couchés, des symptômes tout à fait insolites éclatent chez l'un et l'autre. Les parents, qui me rendent assez mal compte de ces accidents primitifs, me disent que les enfants se plaignaient beaucoup, comme s'ils souffraient de coliques violentes, qu'ils ne pouvaient pas s'endormir, qu'ils étaient en proie à une agitation tout à fait extraordinaire, etc.; que, d'après ces signes et de ce qu'ils ont refusé leur dîner, on a supposé qu'ils auront probablement mangé des raisins et se seront donné une indigestion ; qu'alors un officier de santé qui passait leur administra un vomitif (15 centigr. de tartre stibié); mais, voyant que le remède ne produisait pas son effet et que les convulsions survenaient, ils se sont décidés à faire appeler un médecin.

J'arrivai trois heures après l'accident, et voici les symptômes présentés par les deux malades :

Facies fortement congestionné, empreint d'égarement et d'anxiété; yeux ouverts, humides et brillants ; pupilles des deux côtés à leur *nec plus ultra* de dilatation, trismus, agitation convulsive générale des plus intenses; tremblements, soubresauts violents; cris perçants, comme ceux que l'on observe dans les cas d'hydrocéphalie; taches rouges, comme scarlatineuses, couvrant irrégulièrement presque toute la surface cutanée; chaleur sèche et brûlante, pouls petit et très-fréquent.

L'intelligence paraît anéantie ; les malades ne semblent rien comprendre à tout ce qui se passe autour d'eux; mais de temps en temps ils profèrent des paroles mal articulées, comme celles d'un homme en délire ou dans un état d'ivresse.

Un mouvement singulier qu'on remarque au milieu de leurs convulsions, c'est que souvent ils étendent leurs petites mains, comme pour saisir un objet; puis, les reportant avidement à la bouche, simulent le mouvement de mastication et de déglutition. (Ils croient qu'ils sont encore à manger des raisins, s'écrient les assistants.) C'est alors aussi qu'on s'aperçoit de la coloration de la paume de leurs mains en un bleu verdâtre.

La respiration est rapide, mais libre; la langue ne s'aperçoit point; la déglutition s'opère quand on leur écarte fortement les mâchoires pour leur faire avaler des liquides tels que du lait, une potion émétisée ; le ventre est météorisé au point qu'il semble se ballonner presqu'à vue d'œil ; du reste, point de vomissements ni de selles.

Je m'empresse aussitôt de déterminer le vomissement ; mais ni les titillations réitérées de la luette et de l'arrière-gorge, ni l'administration de l'émétique et de l'eau tiède, ne purent y parvenir ; c'est alors que, me rappelant combien de fois j'ai vu le calomel donné à des enfants dans un but quelconque déterminer des vomissements, je prescris 5 centigr. de calomel répété de cinq minutes en cinq minutes, et j'ai la satisfaction de voir survenir, après la troisième dose, plusieurs vomissements renfermant des débris verdâtres méconnaissables, et quelques évacuations alvines.

Jusqu'à présent il n'y a que le titre de cette observation qui ait fait voir quelle a été la cause de ces accidents ; c'est que je n'ai pas voulu interrompre la filiation des événements ; mais il est temps de dire qu'au premier moment, personne ne savait à quoi attribuer ces accidents, si ce n'est à une indigestion. Mais le développement des symptômes, leur intensité, la dilatation extraordinaire des pupilles, la difficulté de déterminer le vomissement (estomac narcotisé), les taches rouges de la peau, etc., tout cela n'était guère fait pour nous laisser longtemps dans le doute sur la nature des accidents que nous avions à combattre : aussi, à force d'interrogations et de recherches, nous avons découvert une petite fille de sept ans, qui s'est trouvée avec ces enfants au moment où ils ont commis leur imprudence, et qui est allée, le soir même de l'événement, m'apporter plusieurs branches de morelle chargées de leurs fruits, me disant que c'est de cela qu'ils avaient mangé ; qu'elle les a trouvées derrière les haies, tout près de la ville, et qu'elle-même n'avait pas osé y toucher, parce que sa mère lui avait souvent dit que c'était un poison. J'ai fait examiner la plante par un pharmacien de la ville, M. Schædlin, qui a confirmé que c'était bien la morelle, et non la belladone ni aucune autre plante semblable.

Une fois cette première indication remplie, je donne de nouveau aux malades un peu de lait coupé avec de l'eau, je les plonge dans un bain tiède, et je leur prescris une potion dans laquelle entre une forte dose d'acétate d'ammoniaque et de sirop diacode. Bientôt les accidents commencent à s'amender ; vers minuit l'agitation se calme, les convulsions cessent, quelques selles ont encore lieu, et vers trois heures du matin les deux enfants sont tout à fait calmes et s'endorment.

A la visite du matin, je les trouve l'un et l'autre levés, habillés, ayant recouvré l'usage de tous leurs sens, prenant leur déjeuner de fort bon appétit, et ne conservant plus, de tout cet orage de la veille, qu'un reste de dilatation des pupilles assez prononcé, et un peu d'incertitude dans la démarche. La parole était parfaitement libre, et les taches rouges avaient entièrement disparu.

Depuis, ces enfants se portent parfaitement bien. (Hirtz, de Colmar ; *Gazette médicale de Strasbourg*, du 5 décembre 1842.)

Les observations de Dunal, et les expériences que j'avais tentées sur les animaux, m'avaient porté à conclure, dans la 3ᵉ édition de cet ouvrage : 1° que l'extrait de morelle est *peu vénéneux* ; 2° qu'il est lentement absorbé, et qu'il détruit la *sensibilité* et la *motilité*.

Quel n'a pas dû être mon étonnement en voyant M. Hirtz me faire dire que je prétendais que la morelle *n'est pas un poison !* J'avais annoncé que cette plante n'est pas, ni à beaucoup près, aussi vénéneuse qu'on l'avait cru, et je persiste dans ma manière de voir, même après l'observation rapportée par M. Hirtz, à qui je conseille, en passant, de citer plus fidèlement les auteurs qu'il veut combattre. En admettant que les accidents éprouvés par Simon et Mehlé aient été occasionnés par le *solanum nigrum*, que peut-on conclure relativement à l'énergie de cette plante, des effets intenses qu'elle aurait produits chez des enfants de *trois ans*, surtout lorsqu'on ne sait pas si la dose ingérée n'aurait pas été par trop considérable (1) ?

Il résulte de ces faits : 1° que le *solanum nigrum* est doué de propriétés vénéneuses, à la vérité peu énergiques, qu'il doit à la *solanine* ; 2° qu'il est absorbé et qu'il détruit la sensibilité et la motilité.

Solanum nigrum, villosum, nodiflorum, miniatum. Le suc de ces plantes, appliqué sur les yeux, occasionna une légère dilatation de la pupille, et rendit l'organe insensible à l'impression d'une vive lumière. Ces effets durèrent pendant deux, trois, quatre ou cinq heures, et ils furent constamment moindres que ceux que l'on obtient en frictionnant ces mêmes parties avec le suc de *belladone* (Dunal).

Solanum fuscatum (melongena fructu rotundo, cum spinis violaceis de Tournefort).

Expérience Iʳᵉ. — On a fait avaler à un chien la pulpe et les graines de quinze baies de cette espèce : la respiration n'a point tardé à être difficile ; les muscles de l'abdomen se contractaient et se relâchaient avec intensité ; les lèvres étaient tremblotantes, la bouche écumeuse ; l'animal faisait des efforts infructueux de vomissement ; la chaleur du corps était très-augmentée ; et il se jetait tantôt d'un côté, tantôt de l'autre. Une heure et demie

---

(1) A l'occasion de cette observation, M. Hirtz embrasse l'opinion émise, il y a quelque temps, par le professeur Forget, savoir : « que la première chose à faire, en cas d'empoisonnement, c'est d'expulser l'ennemi par la voie la plus courte, puis de combattre les accidents consécutifs par les moyens rationnels médicaux et non chimiques. » Cette opinion est insoutenable et dangereuse ; quiconque lira attentivement ce que j'ai écrit sur les antidotes en général, sur l'époque où ils doivent être administrés pour agir fructueusement, et sur le traitement de la première période de l'intoxication, reconnaîtra facilement l'erreur commise par le professeur de Strasbourg (voy. t. 1, p. 29).

après, il était plus calme et avait vomi une grande quantité de poison : il ne tarda pas à être parfaitement rétabli. (Dunal, p. 104.) (1).

Traitement. Il est le même que celui qui a été décrit en parlant de la jusquiame (voy. p. 308).

DE L'IF.

L'if (*taxus baccata*) est une plante sur les propriétés de laquelle on a émis des opinions diverses. Rai, Berkley, Matthiole, Bauhin, Jules-César, etc., affirment qu'elle est vénéneuse. Lobel, Camerarius, Haller, Bulliard, etc., pensent différemment. «J'ai avalé plusieurs fois, dit Bulliard, des baies d'if, à l'exemple des enfants, qui donnent à ce fruit le nom de *morviaux*; je me suis tenu longtemps, et dans les grandes chaleurs, dans des lieux plantés d'ifs nouvellement taillés; je n'en ai jamais éprouvé la moindre incommodité» (ouvrage cité, p. 157).

M. Grognier, professeur à l'École royale vétérinaire de Lyon, a fait des expériences que je crois devoir rapporter.

EXPÉRIENCE Ire. — Vers le commencement de l'automne de 1816, on prit 240 gr. de fruit d'if (*taxus baccata*) dont on avait ôté les pepins; on les fit bouillir dans un litre d'eau jusqu'à réduction de moitié; la décoction fut donnée à un chien barbet qui était à jeun; sa santé n'éprouva aucune altération.

EXPÉRIENCE II. — Huit hectogr. de pepin d'if, mêlés à une quantité double d'avoine, ont été présentés à un cheval également à jeun; il les a mangés avec difficulté, et il n'a donné aucun signe d'empoisonnement.

EXPÉRIENCE III. — Le suc extrait des feuilles de ce végétal a été donné à la dose de 50 gr., et ensuite de 1 hectogr., à un chien barbet de moyenne taille, âgé d'environ quatre ans, et il n'a déterminé d'autres effets que le vomissement. Un autre chien plus petit a succombé après avoir pris 40 gr. de la même substance.

EXPÉRIENCE IV. — Quatre hectogr. de feuilles fraîches d'if ont été mis en décoction dans un litre et demi d'eau, jusqu'à réduction de moitié. Les deux tiers du liquide obtenu ont été donnés à un chien de moyenne taille, et le restant à un petit chien : l'un et l'autre ont eu les pattes et la gueule

(1) Le beau mémoire de M. Dunal est terminé par le paragraphe suivant : «Les faits que nous avons rapportés sont en opposition avec l'opinion générale, qui est que *tous* les *solanum* sont des poisons. Les causes de cette opinion sont : 1° qu'on a quelquefois confondu des plantes très-différentes, en attribuant aux unes les propriétés des autres; 2° qu'on n'a pas considéré que les propriétés des plantes devaient être examinées d'organe à organe; 3° qu'on a cru, sans examen, aux préceptes trop généraux de Linné : *Planta quæ genere conveniunt etiam virtute conveniunt; quæ ordine naturali continentur etiam virtute proprius accedunt.*»

liées pour empêcher le vomissement. Aucun signe d'empoisonnement ne s'est manifesté. Le lendemain, on a augmenté de 1 hectogr. la dose de l'if; on l'a traité de la même manière : les résultats n'ont pas été différents. Nous nous sommes assuré que les poules ne recherchaient pas les fruits d'if, comme on l'a prétendu. (*Gazette de santé*, 1ᵉʳ novembre 1817.)

EXPÉRIENCE V. — J'ai injecté dans la veine jugulaire d'un gros chien robuste 2 gr. 20 centigr. d'extrait aqueux préparé avec les feuilles de cette plante, et dissous dans 16 gr. d'eau. Deux minutes après, l'animal a éprouvé des vertiges; sa tête paraissait lourde; ses extrémités postérieures commençaient à fléchir. Cinq minutes après, il était assoupi et sur le point de tomber, lorsqu'il a été réveillé subitement. Ces symptômes ont diminué, et le lendemain l'animal paraissait rétabli. On a recommencé la même expérience sur un chien de moyenne taille, moins fort que le précédent; il a éprouvé des symptômes analogues, et il est mort dans la nuit. On n'a pu découvrir aucune altération cadavérique.

Je crois, d'après ces différents résultats, que l'if doit être rangé parmi les narcotiques, et que les opinions diverses des auteurs à ce sujet dépendent de ce que l'on a examiné des ifs de divers âges et exposés dans des lieux différents. Il paraît cependant que toutes les parties de cette plante ne sont pas vénéneuses.

DE QUELQUES AUTRES PLANTES RÉPUTÉES NARCOTIQUES.

Sureau à grappes (*sambucus racemosa*). M. V., propriétaire à Versailles, entra un matin dans la chambre de ses deux fils, dont l'un était âgé de dix, et l'autre de huit ans. Qu'on juge de son effroi, à la vue du plus jeune, Léopold, qui, à demi renversé du lit, la tête sur le sol, gisait sans connaissance et sans mouvement. Sa face pâle, ses yeux injectés et saillants, sa peau froide et insensible, sa pupille dilatée et fixe, ses mouvements convulsifs; tout annonçait une congestion cérébrale. On appela M. Leroi, médecin à Versailles, qui, après avoir saigné le jeune malade et l'avoir soumis à un traitement énergique, chercha vainement les causes d'un mal si soudain et si étrange.

Au bout d'une heure, l'état de cet enfant était toujours le même. Son frère aîné, qui jusqu'à ce moment n'avait éprouvé aucune souffrance, et qu'on venait d'éloigner du lit du jeune malade, fut tout à coup pris de vertiges; il chancela et tomba dans un état comateux, accompagné de symptômes analogues à ceux que l'on avait remarqués chez Léopold. Plus de doute dès lors pour le médecin, ces deux jeunes enfants étaient empoisonnés.

MM. Vitry, Le François, Thibaut, appelés également par le père de famille, partagèrent l'opinion du Dʳ Leroi. Mais quel était le poison? Les enfants n'avaient pris aucun aliment depuis quatorze heures; il n'existait aucune substance vénéneuse. On prit des renseignements, et on apprit que, la veille, les deux enfants s'étaient promenés dans les bosquets qui avoisinent Trianon; qu'ils avaient cueilli une grande quantité de petits fruits rouges. Bientôt le frère aîné, grâce à l'efficacité de prompts secours, reprit connaissance, et avoua que son frère et lui avaient, dans leur promenade, mangé, son jeune frère surtout, une grande quantité de petites graines rouges qu'ils avaient recueillies; il en montra même quelques-unes qu'il avait conservées : c'étaient des *baies* du sureau à grappes; et les médecins constatèrent également, dans les déjections alvines des enfants, la présence de ces graines, dont la vertu toxique et dangereuse ne peut plus laisser de doute. Les deux enfants, après quelques jours de souffrance, sont aujourd'hui hors de danger.

On ne peut s'empêcher de frémir en pensant aux suites irréparables et mortelles qu'aurait eues cette catastrophe, si les effets du poison avaient éclaté plus tôt dans la nuit, et si les secours de l'art étaient arrivés quelques instants plus tard; on ne peut être que bien douloureusement préoccupé à la vue des mille périls de ce genre qui menacent nos enfants au sein même de leurs jeux, dans nos jardins, nos promenades, et sous les yeux de leurs familles, périls dont peuvent à peine les préserver la prudence la plus vigilante et la sollicitude la plus éclairée. (*Journal de chimie méd.*, p. 568, année 1844.)

Actæa spicata. Linnæus dit que les baies de cette plante ont excité un délire furieux suivi de la mort. Colden rapporte que l'ingestion de ces fruits et d'une teinture préparée avec la racine de cette plante a été suivie de beaucoup de malaise et de sueurs froides, sans qu'il y ait eu cependant d'autres accidents (1). Le Monnier affirme que son extrait a tué des poules. J'ai souvent fait prendre à des chiens depuis 150 jusqu'à 200 grammes de decoctum d'*actæa spicata* cueilli dans le mois de mai, et je n'ai observé aucun phénomène sensible.

Physalis somnifera. Plenck range la racine de cette plante parmi les narcotiques, et dit qu'elle a moins de propriétés délétères que l'opium.

Azalea pontica. Gmelin rapporte que le miel recueilli dans les fleurs de cette plante occasionna à dix mille soldats grecs des vomissements, la dysenterie, de l'ivresse, et qu'ils devinrent furieux.

Ervum ervilia (ers). Binninger a remarqué que le pain dans lequel entrait la graine de cette plante avait tellement affaibli les membres abdominaux des individus qui en avaient mangé, qu'ils étaient obligés de s'appuyer sur deux crosses lorsqu'ils marchaient (2). Valisneri a vu des paralysies incurables causées par cette nourriture (3). Les chevaux et

---

(1) Colden, *Act. Upsal.*, ann. 1743, p. 132.
(2) *Observ. et curat. med.*, cent. v, obs. 70, p. 571.
(3) *Galera di Minerva*, t. IV, p. 220.

les poules éprouvent des phénomènes analogues de la part de cette graine.

Lathyrus cicera. Les graines de cette légumineuse jouissent à peu près des mêmes propriétés vénéneuses que celles de l'ers, d'après Divernoi.

Le *peganum harmela* est aussi rangé par Plenck parmi les narcotiques.

Paris quadrifolia. On croit que cette plante occasionne le vomissement et des spasmes. Gesner en avala 4 grammes dans du vin et du vinaigre ; il eut des sueurs copieuses, et il éprouva de la sécheresse dans le gosier (Gesnerus, 1 *epist. med.*, fol. 53).

Le *safran* est regardé par quelques médecins comme un poison narcotique. J'ai fait des expériences qui prouvent qu'il n'est point délétère pour les chiens, ou du moins qu'il ne l'est qu'à un degré très-faible.

EXPÉRIENCE Ire. — On a introduit dans l'estomac d'un petit chien 12 gr. de safran que l'on avait fait infuser dans 32 gr. d'eau pendant douze heures; l'*infusum* a aussi été ingéré, et on a lié l'œsophage. Cinq jours après, l'animal n'avait éprouvé aucun symptôme remarquable; il était un peu abattu. Il est mort le jour suivant, et il a été impossible de découvrir la moindre altération cadavérique.

EXPÉRIENCE II. — On a appliqué, sur le tissu cellulaire de la partie interne de la cuisse d'un petit chien faible, 4 grammes de safran mêlé avec 8 gr. d'eau. L'animal est mort à la fin du quatrième jour, et il n'avait présenté d'autre phénomène que de l'abattement. L'ouverture du cadavre n'a point éclairé sur la cause de la mort.

DE L'ACIDE CYANHYDRIQUE (PRUSSIQUE).

Action sur l'économie animale.

Schrader, Emmert, Coullon, Ittner, Robert, Gazan, Callies, Magendie et moi (1), nous avons tour à tour examiné les effets de l'acide cyanhydrique sur l'économie animale ; mais c'est surtout aux travaux d'Emmert et de Coullon que nous sommes redevables des connaissances les plus précises sur ce sujet.

---

(1) Schrader, *Journ. allemand*, par Yellen et Tromsdorff, 2e extrait, XXIe vol., 1er cahier, 1re lettre.

Dissertatio inauguralis medica de venenatis acidi borussici in animalia effectibus, par C.-F. Emmert, p. 12 ; Tubingæ, martii 1805.

Ittner, *Beitræge sur Geschichte den Blansœure.*

Robert, *Annales de chimie*, t. XCII.

Gazan, *Essai sur les effets de l'acide prussique*, dissertation inaugurale; Paris, 1815.

Callies, *Essai sur l'acide prussique*, etc., dissert. inaugurale; Paris, 1817.

Magendie, *Annales de chimie et de physique*, décembre 1817.

Expériences faites par Coullon sur les carnivores et les rongeurs.
— Lorsque l'acide cyanhydrique médicinal tue promptement ces animaux, leur chute suit, au même instant, l'introduction du poison dans l'estomac : aussitôt ils portent la tête sur le dos et sont saisis d'une roideur tétanique générale ; la circulation et la respiration sont troublées ; les inspirations se font promptement et avec bruit, tandis que sur la fin les expirations sont plus longuement filées ; enfin la mort, toujours annoncée par l'immobilité des paupières, survient en peu d'instants, et, après le relâchement qu'elle détermine immédiatement, le froid et la roideur saisissent les cadavres avec d'autant plus de célérité que la vie a cessé plus promptement.

Lorsque l'acide cyanhydrique agit plus lentement, on n'aperçoit aucun changement dans la première, la seconde, et quelquefois la troisième minute après l'introduction du poison ; mais après, les animaux ouvrent la bouche et sont essoufflés ; la respiration devient active, bruyante, et de plus en plus difficile ; les mouvements du cœur sont tumultueux ; la salive s'échappe de la bouche ; ils chancellent, et tous, excepté les plantigrades, fléchissent d'abord les membres pelviens, et tombent saisis de fortes convulsions et toujours d'opisthotonos très-marqué. Quelques-uns poussent des cris d'autant plus forts, que la dose d'acide a été plus considérable ; les yeux sont étincelants et proéminents, surtout chez les rongeurs ; le tétanos qui survient rend le thorax immobile et suspend la respiration souvent pendant quelques minutes ; ensuite elle se rétablit, et les individus tombent dans un relâchement complet ; quelquefois il reprennent leurs forces et même se relèvent pour vomir, ce qui les soulage beaucoup ; mais l'agitation convulsive recommence dans les membres thoraciques, et épargne les pelviens, qui presque toujours sont moins agités : l'opisthotonos se renouvelle ou naturellement ou par une impulsion donnée, et alterne quelquefois avec l'emprosthotonos, ou bien il est longtemps permanent. Tour à tour se succèdent une courte rigidité et un relâchement plus prolongé de tous les membres, et, dans cette dernière circonstance, tous les muscles de ces mêmes membres, ceux de la face, de l'abdomen, et surtout ceux du thorax, tremblent souvent visiblement. L'urine et les matières fécales sont rendues plusieurs fois, et leur sortie est toujours précédée d'un éréthisme général ; le sentiment diminue et s'éteint dans tout le corps, et d'abord dans les membres pelviens, mais moins dans la queue que partout ailleurs ; les yeux sont fixes, tandis que les paupières sont souvent mobiles ; les pupilles se dilatent, cependant quelquefois elles se contractent par intervalles. Les yeux perdent peu à peu le sentiment, les paupières se ferment, tous les sens s'abolissent ; la langue est pendante, les angles de la bouche sont de travers, le ventre est agité et rentré en dedans ; la respiration, qui auparavant n'avait cessé d'être pénible, devient quelquefois stertoreuse, se suspend même pendant une minute, puis revient, mais pour peu de temps, et la vie cesse ordinairement dans l'espace d'une à quelques heures, mais rarement après vingt-quatre. Les battements du cœur, proportionnément plus rares et plus faibles que les mouvements respiratoires, cessent peu après la respiration, et dès lors les muscles, surtout ceux du thorax, éprou-

II.   21

vent pendant quelques minutes un frémissement très-appréciable au toucher.

L'ouverture des cadavres fait voir les organes musculeux longtemps irritables, notamment le cœur, et dans celui-ci presque toujours l'oreillette et le ventricule droits ; les intestins sont longtemps agités par leur mouvement péristaltique, mais la propriété qu'ont les nerfs de propager les irritations est promptement abolie ; le système sanguin veineux est gorgé de sang très-noir et très-fluide ; le système artériel est vide, parfois cependant l'aorte contient un peu de sang noir ; presque toujours il y a des taches aux poumons ; souvent la pie-mère est injectée, et la base du crâne baignée de sérosité. Tous les autres organes sont dans l'état naturel.

Les *oiseaux* perdent, par l'usage de l'acide cyanhydrique, beaucoup plus promptement la vie que les mammifères.

Les *reptiles* et les *poissons* offrent des phénomènes contraires à ceux que présentent les animaux à sang chaud diurnes : ainsi il n'y a point de convulsions ; les membres thoraciques perdent plutôt leurs mouvements que les pelviens, et la vie s'éteint graduellement et lentement.

L'acide cyanhydrique ne paraît pas agir aussi énergiquement sur les *mollusques* et sur les *vers* que sur les autres animaux.

Les *crustacés* paraissent mourir plus tôt que les mollusques, mais moins promptement que les batraciens, et par conséquent moins encore que les animaux à sang chaud, avec lesquels cependant ils ont un point de contact par la similitude de leurs phénomènes convulsifs.

Parmi les *insectes*, les uns, *aquatiques*, sont lentement atteints par l'acide cyanhydrique, comme les animaux à sang froid ; les autres, essentiellement *aériens*, se rapprochent davantage des animaux à sang chaud par la promptitude avec laquelle il les saisit ordinairement, et surtout par l'agitation, la roideur ou le tremblement qu'il détermine chez la plupart, tandis qu'il les en éloigne par l'ordre inverse dans lequel leurs parties cessent de se mouvoir et l'absence des évacuations, et par là l'on trouve encore d'autres rapprochements avec les crustacés et les sauriens. (Coullon, *Recherches et considérations médicales sur l'acide cyanhydrique*; Paris, 1819.)

Expériences faites par M. Magendie. — Expérience 1ʳᵉ. — L'extrémité d'un petit tube de verre, trempée légèrement dans un flacon contenant quelques gouttes d'acide cyanhydrique *anhydre* pur, fut transportée immédiatement dans la gueule d'un chien vigoureux. A peine le tube avait-il touché la langue, que l'animal fit deux ou trois grandes inspirations précipitées et tomba roide mort. Il fut impossible de trouver, dans ses organes musculaires locomoteurs, aucune trace d'irritabilité. (Magendie, *Annales de chimie et de physique*, décembre 1817.)

Expérience II. — Quelques atomes d'acide cyanhydrique *anhydre* furent appliqués sur l'œil d'un chien ; on observa des effets semblables et aussi meurtriers (*idem*).

Expérience III. — On injecta dans la veine jugulaire d'un chien une goutte d'acide cyanhydrique *anhydre* étendu de 4 gouttes d'alcool ; l'animal mourut sur-le-champ, comme s'il eût été frappé d'un boulet ou de la foudre (*idem*).

OBSERVATION Ire. — M. Coullon dit, page 127 de l'ouvrage cité : « J'ai avalé successivement 20, 30, 40, 50, 60, 80 et 86 gouttes d'acide prussique dans autant d'eau ; je trouvai cette liqueur d'une amertume insupportable. Je n'éprouvai rien aux premières doses ; ce ne fut qu'aux dernières que j'observai ce qui suit : après les avoir prises, j'eus à l'instant, pendant quelques minutes, une sécrétion de salive plus abondante, et deux ou trois petites nausées ; mon pouls, qui, avant ce temps, ne donnait que cinquante-sept à cinquante-huit pulsations par minute, en marqua très-sensiblement, au bout de dix minutes, soixante-dix-sept et soixante-dix-huit ; mais dans une heure et demie il revint à son premier type. Je sentis, pendant quelques minutes, une pesanteur de tête et une légère céphalalgie qui semblait siéger sous le cuir chevelu du sinciput. Pendant plus de six heures, j'éprouvai une anxiété précordiale assez marquée, alternant avec une légère douleur pulsative dans cette partie, sans que la pression la rendît plus sensible. »

OBSERVATION II. — On lit dans les *Annales de chimie* du mois d'octobre 1814, que M. B., professeur de chimie, oublia sur une table un flacon qui renfermait de l'alcool chargé d'acide cyanhydrique ; la domestique, séduite par l'odeur agréable du liquide, en avala un petit verre. Au bout de deux minutes, elle tomba morte, comme si elle eût été frappée d'apoplexie. On ne fit pas l'ouverture du cadavre.

OBSERVATION III. — Le Dr Bertin de Rennes, après avoir avalé, à deux reprises et impunément, une cuillerée à café d'acide cyanhydrique médicinal, qui était apparemment très-affaibli, prit, le 3 septembre 1824, à sept heures du soir, après avoir bien dîné cinq heures auparavant, à peu près la même dose d'acide cyanhydrique médicinal, préparé dans un des premiers établissements de la capitale. Il s'administra cette quantité en deux doses, et à quelques secondes d'intervalle. Il sortit à l'instant de l'officine dans laquelle il venait de faire l'expérience ; mais il avait à peine fait trois pas dans la rue, qu'il ressentit dans la tête une espèce d'ébranlement qui lui annonça qu'il allait éprouver des accidents. Il rentra de suite, et tomba comme s'il eût été foudroyé. Le pharmacien, troublé, administra du *lilium de Paracelse* et de l'*ammoniaque*, dont il ne put faire passer que quelques gouttes, à cause du serrement des dents. — *Symptômes primitifs*. Perte subite de connaissance et du sentiment ; trismus, coucher en supination, difficulté toujours croissante de respirer ; froid des extrémités ; respiration bruyante et râleuse ; odeur d'amandes amères s'exhalant de la bouche, distorsion de celle-ci ; petitesse du pouls, qui est même imperceptible à gauche, tandis qu'il se fait plus fortement sentir au poignet droit, par suite d'une intensité prédominante et habituelle des pulsations artérielles de ce côté ; face vultueuse et comme gonflée, de même que le cou ; pupille fixe et dilatée ; en un mot, état d'un homme apoplectique qui va expirer. (Frictions avec la teinture de cantharides et l'ammoniaque pure ;

application de compresses trempées dans le même mélange, larges sina-
pismes.) Le trismus va en augmentant; bientôt il s'accompagne du renver-
sement du tronc en arrière. Au bout d'une heure, il survient une violente
convulsion, dans laquelle tout le corps se roidit, en même temps que les
bras se tordent et se contournent en dehors. Le serrement des mâchoires
devient extrême. Cette exacerbation convulsive, pendant laquelle on croit
que le malade va périr, ne dure que quelques minutes. On s'aperçoit aussi
que le ventre, et surtout la région épigastrique, sont météorisés; le gon-
flement semble même croître à vue d'œil. On parvient à glisser une cuiller
de fer entre les arcades dentaires, et, à la faveur d'un léger écartement,
on introduit les barbes d'une plume jusque dans la gorge. La stimulation
qu'elles produisent détermine des nausées et des efforts qui font rejeter des
mucosités noirâtres. On cherche à administrer quelques cuillerées de café
seul, et ensuite avec l'huile essentielle de térébenthine. Le malade porte
plusieurs fois automatiquement les pouces à ses lèvres, comme si quelque
détermination instinctive eût provoqué ce mouvement. Un médecin fait
appliquer de la glace sur la tête.

Persistance, pendant deux heures et demie, de cet état, au bout des-
quelles le malade commence à manifester quelque sentiment. «J'ai pris de
l'acide prussique, dit-il; donnez-moi de l'air, et laissez-moi mourir.» Il
reconnut à l'instant ses amis qui entouraient son lit. Il demanda du café,
qu'il ne put prendre, à cause de l'état de sa bouche, irritée et ulcérée dans
quelques endroits par les substances qu'on y avait introduites. Les facultés
intellectuelles revinrent peu à peu à leur intégrité; mais il existait une
dyspnée considérable, accompagnée d'un râle très-marqué. De temps en
temps, une quinte de toux faisait expectorer un peu de mucus opaque d'un
blanc jaunâtre, et le râle diminuait pour un moment. Il se fit appliquer
des sinapismes aux pieds et aux jambes, et prit un lavement fortement
purgatif, qui procura cinq ou six évacuations. Chaque fois qu'il se levait
après une selle, il se dégageait par la bouche une certaine quantité de gaz
ayant la saveur et l'odeur de l'acide cyanhydrique. Il n'y eut pas le
moindre symptôme de paralysie. Le malade sortait de son lit et y rentrait
avec assez de facilité. Vers six heures du matin, la dyspnée et le râle
avaient diminué; il put être transporté en chaise chez lui, et monter un
second étage sans aide et sans fatigue.

Le 4 septembre. Météorisme de la région de l'estomac; nulle douleur
dans cet organe; face vultueuse, embarras de la tête, peau un peu chaude,
pouls un peu plein. (Sirop de gomme et de groseilles framboisé.) Le malade
se plaint beaucoup de l'état de l'arrière-bouche et de la langue, qui offrent
une rougeur inflammatoire intense et d'assez profondes ulcérations (1).

Le 5. Application de douze sangsues à l'épigastre, qui dissipe une légère
douleur dont cette région était le siége. Le soir, embarras plus marqué de
la tête, fièvre, nul sommeil, continuation du mal de gorge, et impossibi-
lité de faire prendre aucune boisson chaude. Le malade éprouve tous les

____

(1) Cette inflammation ne peut être attribuée qu'à l'ammoniaque employée.

symptômes d'un catarrhe pulmonaire intense ; il rend à peine 160 gr. d'urine par jour, quoiqu'il boive abondamment d'une décoction nitrée.

Le 9. L'oppression et la difficulté de respirer continuent. Les quintes de toux sont très-fatigantes, la peau plus sèche ; la fièvre catarrhale est encore augmentée par l'usage des boissons froides, devenues les seules tolérables ; le visage est légèrement bouffi.

Le 11. L'irritation étant beaucoup moindre, on administre une infusion légèrement aromatique, qui détermina une moiteur générale ; la fièvre cessa, et le malade put avaler quelques légers potages.

Bertin éprouvait le jour, quand il se retournait dans son lit, et la nuit lorsqu'il se réveillait, une extrême difficulté de respirer, qui ne lui paraissait point tenir à l'affection catarrhale. Il put sortir, pour la première fois, treize jours après l'accident ; mais la faiblesse générale, et l'oppression déterminée par le moindre effort, ont persisté pendant plus de quinze jours. La santé est actuellement aussi bonne qu'elle ait jamais été. (*Revue médicale*, année 1825, t. Ier.)

Observation IV. — M. B., élève en pharmacie, avala, le 30 juin 1822, 3 grammes et demi d'acide cyanhydrique : tout porte à croire qu'il périt immédiatement après : on s'aperçut seulement le lendemain matin qu'il était mort. — *Ouverture du cadavre*, faite le 2 juillet. La putréfaction n'avait pas encore fait de grands progrès ; *toutefois* le scrotum était bleu et dépouillé çà et là de son épiderme ; il y avait aussi plusieurs taches d'un bleu rougeâtre au visage, à la poitrine, au cou, aux épaules ; la cuisse gauche offrait quelques phlyctènes. Le cadavre n'exhalait point l'odeur d'amandes amères. Les pupilles n'étaient ni *resserrées* ni *dilatées ;* les dents n'étaient pas serrées, et la langue s'appliquait immédiatement derrière elles. L'abdomen n'était point météorisé. Le pénis se trouvait dans un état de demi-érection, et la partie de la chemise qui le couvrait était salie par du sperme ou de l'humeur prostatique. Il ne s'écoulait rien ni par le nez ni par la bouche ; les membres étaient médiocrement mobiles, les ongles bleus et les doigts fléchis. L'estomac et la plus grande partie des intestins se déchiraient avec la plus grande facilité ; le premier de ces viscères contenait une bouillie épaisse, chymeuse, répandant l'odeur d'acide cyanhydrique ; sa face interne était sensiblement rouge, et présentait des stries sanguinolentes, notamment au voisinage des deux orifices : les intestins aussi étaient rouges dans plusieurs de leurs parties, tant à l'intérieur qu'à l'extérieur. Le foie, la rate et les reins, de couleur ordinaire, contenaient beaucoup de sang fluide d'un violet foncé ; *la bile était d'un bleu foncé.* Le pancréas et la vessie étaient dans l'état naturel. La couleur des muscles était sensiblement plus foncée qu'elle n'a coutume de l'être. Les poumons étaient sains, violets, et remplis de sang de la même couleur. Les cavités antérieures du cœur étaient gorgées de sang fluide, mêlé avec un peu de coagulum, dont on trouvait aussi une petite quantité dans les postérieures. Il n'y avait de sérosité ni dans le péricarde ni dans les plèvres. La langue n'était pas rouge ; mais le larynx, la trachée-artère, et l'œsophage jusqu'à l'estomac, avaient une teinte violacée, et la trachée-artère contenait beaucoup de sang. L'encéphale était dans l'état normal ; mais il y avait une si grande quantité de sang dans les vaisseaux et dans les sinus du crâne, qu'on le vit couler à flots dès après l'incision des téguments de la tête, et lorsqu'on en détacha la peau. *Le sang ne répandait point l'odeur d'amandes amères.* (Observation du Dr Mertzdorf ; *Journal complémentaire,* t. XVII, p. 367.)

OBSERVATION V. — En 1830, on prescrivit à sept épileptiques du sirop cyanhydrique. Ce sirop, qui, d'après les intentions du médecin, devait contenir, conformément à la formule de M. Magendie $\frac{1}{120}$ d'acide cyanhydrique, avait été préparé à la pharmacie centrale, avec 9 parties de sirop de sucre et 1 partie d'acide médicinal, d'après la formule de l'ancien Codex. Chaque malade, ayant pris 11 gr. 50 centigr. de ce sirop, se trouva avoir avalé 1 gr. 15 centigr. d'acide médicinal, dose exorbitante, et que l'homme le plus robuste ne saurait supporter sans périr presque immédiatement ; évidemment la formule du Codex était monstrueuse, et l'on devait se hâter de la remplacer par celle qui était généralement employée par les praticiens de Paris, et dans laquelle l'acide cyanhydrique n'entre que pour $\frac{1}{130}$: aujourd'hui que la substitution dont je parle a eu lieu, on ne verra plus se renouveler d'aussi affligeantes méprises. Sept minutes après l'ingestion du sirop, tous les malades étaient étendus sur leur lit, sans connaissance ; ils avaient tous éprouvé des convulsions. La respiration était bruyante et agitée, la bouche écumeuse, le corps couvert de sueur, et le pouls fréquent. Bientôt, à l'excitation générale, succède un affaissement dont la marche graduelle, quoique rapide, ne s'arrêta qu'à la mort. Les mouvements respiratoires diminuèrent de fréquence et d'étendue ; le pouls se ralentit et s'affaiblit à chaque minute et d'une manière inquiétante ; la sueur et les extrémités devinrent froides, et la mort survint. Chez quelques malades, la face et les téguments du crâne avaient été fortement injectés ; chez d'autres elle avait été très-pâle ; la pupille était en général médiocrement dilatée. Il ne paraît pas qu'il y ait eu de vomissements ; l'un des malades a seulement fait de violents efforts pour vomir, à une époque peu éloignée du moment de la mort.

On voulut faire prendre à ces malheureux des bains de pieds très-chauds ; la plupart expirèrent avant l'emploi de ce moyen ; celui d'entre eux qui vécut le plus longtemps, ayant laissé mettre ses pieds dans l'eau chaude, fut pris quelque temps après, et tout à coup, de convulsions générales très-violentes, sous l'influence desquelles il s'élança hors de l'eau par un mouvement extrêmement brusque. Il sentit manifestement l'impression de l'eau ; car, pendant le moment qui précéda ces convulsions, sa figure exprima de vives douleurs, et la respiration devint plus accélérée. La face, les conjonctives et toute la tête, s'injectèrent au plus haut degré. La veine fut largement ouverte ; il s'en écoula un sang noir et très-liquide, dont le jet cessa au moment de l'affaissement des parois de la veine distendue par l'effet de la ligature. On s'efforçait de le faire couler à l'aide de frictions exercées de bas en haut, et d'ablutions avec de l'eau chaude, lorsqu'on s'aperçut que le malade n'existait plus. Le premier malade est mort après quinze ou vingt minutes ; le septième a vécu trois quarts d'heure. (Note communiquée à M. Adelon par l'élève de garde.)

Les cadavres furent ouverts par M. Adelon, Marc et Marjolin, et l'on trouva, avec des degrés différents d'intensité :

Une inflammation manifeste de la membrane muqueuse de l'estomac et de l'intestin grêle, avec un développement remarquable des cryptes muqueux de cette membrane, une injection légère du tissu cellulaire sous-péritonéal de ce même estomac et de l'intestin grêle (1), la rate ramollie et souvent ramenée à un tissu pultacé, les veines du foie remplies d'une assez grande quantité de sang noir et fluide, les veines d'une couleur violette foncée, un peu ramollies, gorgées de sang, et laissant détacher avec facilité la membrane extérieure qui les recouvre ; le cœur d'un tissu assez ferme, tout à fait vide de sang, ainsi que les grosses artères ; les grosses veines, au contraire, pleines d'un sang noir très-liquide ; le sang partout fluide et n'offrant nulle part la moindre trace de caillot ; la membrane muqueuse du larynx, de la trachée-artère et des bronches, d'un rouge foncé qui ne s'efface pas par le lavage, et les bronches remplies jusqu'à leur profondeur d'un liquide spumeux sanguinolent ; les membranes du cerveau injectées, les sinus de la dure-mère gorgés d'une assez grande quantité de sang noir et fluide ; le tissu du cerveau un peu plus mou que dans l'état naturel, et du reste paraissant sain, ainsi que la moelle de l'épine ; la membrane muqueuse de la vessie était blanche, ainsi que celle du pharynx et de l'œsophage. Nulle partie n'exhalait l'odeur d'amandes amères, et n'offrait des signes de putréfaction, et dans tous les cadavres existait une roideur cadavérique prononcée (2).

Observation VI. — D. de L., homme robuste, âgé de trente-six ans, au moment même d'être arrêté comme voleur, tire de sa poche une petite fiole cachetée, et, après en avoir cassé le goulot, avale presque toute la liqueur qu'elle renferme, et qui peut être évaluée à 31 gr. 25 centigr. Cette liqueur exhalait une odeur d'amandes amères tellement forte, que toutes les personnes présentes en furent incommodées. D. peut à peine faire quelques pas en avant ; il faut le soutenir, il s'affaisse sur lui-même, et tombe sans proférer le moindre mot. Quatre à cinq minutes après cet événement, le médecin le trouve sans pouls et sans respiration. Au bout de quelques autres minutes, une seule expiration extrêmement forte semble coller les côtes contre les vertèbres dorsales. Les mains et les pieds sont froids comme glace, les muscles de la face sont affaissés, les yeux entr'ouverts, encore brillants, mais privés d'irritabilité, le teint est d'un pâle terne, la bouche fermée ; la poitrine et l'abdomen, encore chauds, sont couverts d'une sueur visqueuse ; le front et la face sont secs et froids.

Après une minute et demie, deux expirations pareilles à celle qui vient

____

(1) Lorsque l'acide cyanhydrique tue promptement les animaux, il ne détermine point l'inflammation des tissus sur lesquels on l'a appliqué.

(2) Nous constatâmes pourtant cette odeur huit jours après la mort, Gay-Lussac et moi, dans les liquides trouvés dans l'estomac.

d'être décrite ont lieu, avec les mêmes mouvements convulsifs des muscles de la poitrine, mais sans aucun mouvement semblable de la bouche ou de tout autre muscle. Au bout de quatre heures, on transporte le cadavre, et, pendant ce transport, on entend encore un son, une sorte de gémissement produit par la sortie d'une portion d'air du thorax.

Le soir, le cadavre est étendu roide, et l'on est frappé de l'aspect brillant de l'œil, à moitié ouvert. C'est l'œil d'un jeune homme animé par une forte passion. La pâleur de la face n'est plus aussi terne qu'auparavant, et cette pâleur douce forme un contraste remarquable avec le brillant de l'œil, qui d'ailleurs ne conserve pas la moindre trace d'irritabilité.

Le lendemain, on fait l'ouverture du cadavre. La face offre l'aspect propre au sommeil paisible ; aucun muscle du reste du corps n'indique de contraction spasmodique, pas même les doigts. Les yeux sont toujours entr'ouverts et brillants. Le dos et la nuque sont roides ; on y remarque un grand nombre de taches livides. La bouche est fermée naturellement. Le bas-ventre est légèrement rétracté ; la poitrine a perdu un peu de sa voussure. Le cadavre exhale une forte odeur d'amandes amères. En incisant les téguments de la tête, on voit s'écouler de leurs vaisseaux une certaine quantité de sang livide ; cet écoulement a lieu aussi pendant qu'au moyen de la scie, on enlève la partie supérieure du crâne, qui est très-dure. Ce sang recueilli pesait plus d'un kilogr. Le défunt avait préparé lui-même l'acide prussique, et vraisemblablement avec des amandes amères, dont il manquait un tonneau. Le sang exhalait fortement l'odeur d'amandes amères. La dure-mère était couverte d'un sang épais, noirâtre, et tous ses vaisseaux étaient comme injectés. Avant que l'on eût pu enlever la faux du cerveau, il sortit, entre les deux hémisphères, au delà de 375 gr. d'un sang épais et livide, dont l'odeur d'amandes amères était si pénétrante, qu'elle affecta douloureusement les narines des personnes occupées à la dissection. Ce sang fut mis de côté pour l'examiner chimiquement. La pie-mère, ainsi que les vaisseaux cérébraux, étaient gorgés de sang. Le cerveau, dont la couleur et la consistance étaient naturelles, coupé par tranches, offrait partout dans sa substance grise et médullaire une foule de points avec exsudation sanguine. Les plexus choroïdes, ainsi que les vaisseaux de la base du crâne, étaient gorgés de sang, et ces derniers étaient, en outre, couverts d'un épanchement sanguin. On trouva à la base, du côté gauche seulement, une collection séreuse légèrement colorée en rouge. Le cervelet et la moelle allongée n'ont rien présenté de particulier.

Après avoir ouvert le bas-ventre, on trouva les intestins contractés, d'un volume moindre qu'à l'ordinaire, mais plus rouge que dans l'état naturel, et fortement enflammés en plusieurs endroits. L'intérieur du foie était rempli d'un sang noir et fluide. La rate était d'un brun noirâtre et gorgée d'un sang noir. La vessie était remplie d'urine, et l'estomac rempli aux deux tiers d'aliments. Le contenu de l'estomac, dans lequel on ne pouvait plus distinguer la nature de ces aliments, exhalait fortement l'odeur d'amandes amères. Les membranes de l'estomac étaient fortement enflammées, et sphacélées en plusieurs endroits. Sa tunique villeuse se séparait par la moindre pression avec l'ongle. Les autres viscères abdominaux n'ont rien présenté d'extraordinaire.

Les poumons n'offraient aucune adhérence ; mais ils avaient l'air moins affaissés, et étaient plus lourds et plus compactes qu'à l'ordinaire. Leur surface était plus rouge que dans l'état naturel, et parsemée en plusieurs endroits de points noirs. Intérieurement, surtout vers leur portion inférieure et postérieure, ils étaient gorgés d'un sang livide, huileux et visqueux, quoique liquide, de sorte que leur surface postérieure avait l'air d'être hépatisée. Le cœur et le péricarde n'ont rien offert de remarquable ; le ventricule antérieur et l'oreillette gauche étaient remplis de sang épais et noir. Toutes les veines étaient pleines de sang, et les artères vides.

A chaque ouverture d'une cavité quelconque, particulièrement de la tête et du bas-ventre, on remarqua une odeur pénétrante d'amandes amères.

Partout le sang a été trouvé d'un noir bleuâtre, non coagulé, mais cependant épais comme de l'huile. Ce sang avait l'air d'avoir été teint par du bleu de Prusse, et conserva longtemps l'odeur des amandes amères.

L'analyse chimique des restes du poison a prouvé qu'il consistait en une solution spiritueuse très-concentrée d'acide prussique. La quantité de liquide avalé pouvait contenir à peu près 1 gr. 127 milligr. de cet acide. (Hufeland, *Bibliothèque médicale*, t. LIV, p. 92.)

Symptômes de l'empoisonnement déterminé par l'acide cyanhydrique.

On peut rapporter à trois périodes les symptômes éprouvés par l'homme et par les chiens à qui on a fait prendre des doses d'acide cyanhydrique qui ne les tuent qu'au bout de dix, douze, quinze ou vingt minutes. Dans la *première*, de peu de durée, ils ont des vertiges, leur tête semble lourde et leur démarche est chancelante ; la respiration est difficile et les battements du cœur plus forts. A l'instant même, commence la *seconde période*, pendant laquelle il y a des convulsions atroces avec renversement de la tête en arrière, roideur de tous les membres, et une insensibilité générale. A cet état, qui dure une ou plusieurs minutes, succèdent les symptômes de la troisième période, qui consistent dans un coma grave, avec relâchement de tous les muscles et une grande insensibilité ; on dirait l'animal mort, si on ne le voyait respirer, et si l'on ne sentait pas les battements du cœur. Cette période, beaucoup plus longue que les deux autres, se termine par la mort, si les animaux ne sont pas convenablement secourus ; quelquefois elle est interrompue par de nouveaux accès tétaniques de peu de durée (voyez, pour plus de détails, les expériences de Coullon, à la page 321). Indépendamment de ces effets, on remarque une *douleur épigastrique* dans l'homme et dans le chien ; des *convulsions* dans les animaux à sang chaud diurnes, les crustacés et les insectes aériens, tandis que les mammifères nocturnes, les oiseaux de nuit , les animaux à sang froid et les insectes aquatiques n'en éprouvent point ; le *vomissement*, chez les bimanes, les carnivores, les oiseaux rapaces, passereaux, gallinacés, phénomène que l'on n'observe presque jamais dans les rongeurs, et jamais dans les chevaux, les plantigrades, les reptiles batraciens, sauriens, ophidiens, les insectes, et les zoophytes ; *la perte du mouvement et de la sensibilité des membres thoraciques* avant celle des membres abdominaux, dans les taupes, les lézards, les écrevisses, les insectes, ce qui a lieu dans un ordre inverse pour les autres animaux ; des *déjections abondantes* dans les carnassiers ; la *salivation* chez ces mêmes animaux, et quelquefois chez l'homme ; une *sécrétion* particulière aux gastéropodes, aux vers à sang rouge, etc. L'invasion de ces divers symptômes est soudaine, et la marche de la maladie très-rapide.

Lésions de tissu produites par l'acide cyanhydrique.

L'acide cyanhydrique ne détermine point l'inflammation des tissus sur lesquels il a été appliqué, lorsqu'il tue *promptement*. Si quelques médecins ont émis une opinion contraire, c'est que l'acide qui faisait le sujet de leurs observations avait agi sur les organes en même temps que des substances irritantes. Les vaisseaux dont l'ensemble constitue le système sanguin veineux sont gorgés de sang noir, huileux, épais. La contractilité des muscles volontaires d'abord, puis celle du cœur et des intestins, est anéantie immédiatement ou peu de temps après la mort. Plusieurs parties du corps, et surtout le cerveau, la moelle épinière, le sang et le cœur, exhalent quelquefois une odeur d'amandes amères. Si l'acide cyanhydrique ne tue les animaux qu'au bout de quelques minutes, d'une demi-heure, etc., on peut observer les lésions qui ont été décrites à la page 327, en parlant de l'empoisonnement des sept épileptiques (voy. aussi p. 322, les résultats fournis par les ouvertures des cadavres faites par Coullon).

S'il est vrai que dans beaucoup de cas les cadavres se conservent longtemps sans se pourrir, il n'en est pas moins certain que le contraire peut avoir lieu. Ainsi , dans les deux observations rapportées par Mertzdorf (*Journal complémentaire des sciences médicales*, t. XVII, p. 265), la putréfaction était déjà très-avancée *vingt-neuf heures* après la mort. Chez celui des deux individus qui s'était empoisonné au mois de février, la décomposition putride était même beaucoup plus avancée que chez le second, qui succomba au mois de juillet.

Je ne saurais passer sous silence une observation *erronée* de MM. Rey et Gouvert, experts dans l'affaire de Chambéry, dont je parlerai bientôt.

D'après ces messieurs, le malade, dont l'état a été décrit par Hufeland (voy. p. 327), et qui avait réellement été empoisonné par l'acide cyanhydrique, avait offert les mêmes lésions cérébrales que celui de Pralet, qui, comme je l'ai prouvé, dans deux consultations médico-légales (voy. *Ann. d'hyg.*, 1841 et 1843), était mort apoplectique. Rien n'est plus faux, et rien ne se ressemble moins que les lésions constatées chez ces deux individus. Chez le malade de Hufeland, on voit tous les caractères de ces congestions sanguines intenses, avec exsudation sanguine plus ou moins abondante, qu'on observe habituellement après la mort des individus qui succombent rapidement à la suite de symptômes tétaniques ; je les ai vus un bon nombre de fois sur les animaux, comme chez l'homme, après l'empoisonnement par les strychnos ; on les voit aussi à la suite des congestions rachidiennes avec hématorachie. Chez Pralet, l'altération a consisté en une apoplexie proprement dite, c'est-à-dire en une hémorrhagie avec irruption de sang dans les ventricules et sous la tente du cervelet, et déchirure de la substance cérébrale ; on verra qu'il existait à la base des ventricules un *caillot de sang gros comme un œuf.*

Conclusions. 1° L'acide cyanhydrique de Gay-Lussac est un des poisons les plus actifs ; l'acide médicinal, qui contient beaucoup d'eau, n'agit avec autant d'intensité que le précédent qu'autant qu'il est employé à une dose beaucoup plus forte : du reste, à cette différence près, leur mode d'action est identique ; 2° ses effets sont moins marqués lorsqu'il a été dissous dans l'eau que dans le cas où il a été dissous dans l'alcool, et surtout dans l'éther ; 3° il perd ses propriétés vénéneuses par son exposition prolongée à l'air, la vapeur d'acide cyanhydrique qui se dégage alors tendant sans cesse à ramener le liquide à l'état aqueux ; 4° il jouit encore d'une assez grande énergie quand il a été transformé en partie en une substance charbonneuse (*paracyanogène*) par son séjour dans des vaisseaux fermés, à moins qu'il ne se soit écoulé assez de temps pour que sa décomposition ait été complète ; 5° il est nuisible aux différentes classes d'animaux, plus à ceux qui ont le sang chaud qu'aux autres ; 6° son action est d'autant plus intense, tout étant égal d'ailleurs, qu'il est employé en plus grande quantité, qu'il reste plus longtemps en contact avec les organes, que les individus sont plus jeunes, la sensibilité plus exquise, la circulation plus active, et que les organes de la respiration ont plus d'étendue ; 7° il exerce son action délétère, quel que soit le tissu sur lequel il a été appliqué, les nerfs, la dure-mère et tous les organes blancs exceptés ; 8° cependant il est des animaux, tels que les chiens et les lapins, dont la peau est tellement dure, qu'il serait impossible de déterminer l'empoisonnement chez eux en appliquant cet acide sur le système cutané ; 9° l'intensité de son action varie suivant la partie avec laquelle il a été mis en contact : ainsi il est très-vénéneux lorsqu'il est introduit dans le système artériel; il l'est moins, injecté dans le système veineux, la trachée-artère, les poumons; moins encore s'il est introduit dans les cavités séreuses; son action est moins énergique lorsqu'on l'administre à l'intérieur sous forme de boisson ou de lavement; enfin il agit encore plus faiblement quand on l'applique sur des blessures, et la mort arrive plus tôt dans le cas où la blessure a été faite aux membres antérieurs; 10° ses effets sont moins intenses lorsqu'il est appliqué sur une partie qui ne communique plus avec le cerveau ou avec la moelle épinière; 11° il est absorbé, porté dans le torrent de la circulation pour agir d'abord sur le cerveau, et ensuite sur les poumons, sur les organes du sentiment et sur les muscles des mouvements volontaires, dont il détruit l'irritabilité; 12° il anéantit également ment la contractilité du cœur et des intestins; 13° il agit sur l'homme comme sur les chiens.

MM. Bonnefin et Brown-Sequard concluent de leurs expériences, 1° que ce n'est pas en agissant directement sur les muscles que l'acide cyanhydrique occasionne des convulsions; 2° que ce n'est pas non plus en agissant directement sur les nerfs moteurs, qu'il détermine des convulsions; 3° que ce n'est pas par suite d'une action sur les nerfs centripètes qu'il produit ces convulsions; 4° que celles-ci proviennent d'une action exercée par lui sur les diverses parties du centre cérébro-rachidien, capables de donner lieu à des mouvements quand on les excite; 5° qu'il y a lieu de croire qu'il n'excite pas, et qu'il ne fait qu'accroître l'énergie de la faculté réflexe des parties du centre cérébro-rachidien sur lesquelles il agit (Dissertation inaugurale de M. Bonnefin, soutenue à Paris, le 29 août 1851).

Traitement de l'empoisonnement par l'acide cyanhydrique.

Parmi les moyens préconisés pour combattre l'empoisonnement par l'acide cyanhydrique, ceux qui doivent nous occuper ici sont : l'ammoniaque, l'infusion concentrée de café, l'huile de térébenthine, la saignée, les affusions d'eau froide sur la tête, et le *chlore*. Examinons la valeur de chacun de ces moyens.

Ammoniaque. On s'accorde assez généralement encore à regarder l'administration de cet alcali à *l'intérieur* comme un moyen puissant de remédier aux effets de l'acide cyanhydrique, quoique j'aie publié, dès l'année 1826, qu'il n'était d'aucune utilité; en effet, soit que l'on administre en même temps aux chiens un mélange d'acide cyanhydrique et d'ammoniaque, soit qu'après avoir fait avaler l'acide, on attende que les symptômes de l'empoisonnement se soient manifestés pour introduire dans l'estomac l'ammoniaque étendue ou concentrée, les accidents de l'empoisonnement n'en sont pas moins les mêmes, et la mort arrive à peu près à la même époque que si l'ammoniaque n'eût pas été administrée. Dès lors il serait absurde de considérer l'alcali volatil comme l'antidote de l'acide cyanhydrique ; pour pouvoir être réputé tel, il faudrait qu'étant administré avec le poison, il en empêchât les effets, comme la magnésie, par exemple, s'oppose à l'action malfaisante des acides sulfurique, azotique, etc., concentrés, quand elle est employée en même temps que ces acides, et en assez grande quantité pour les saturer.

Il est également impossible de regarder l'ammoniaque *introduite dans l'estomac* comme un *médicament* propre à faire cesser les symptômes de l'empoisonnement par l'acide cyanhydrique ; les expériences de M. Herbst, consignées dans le numéro de mars 1829 du *Journal complémentaire*, confirment à cet égard ce que j'avais établi plusieurs années auparavant. Dans ces expériences, on a bien vu, après que les chiens avaient avalé 4, 8 ou 16 grammes d'ammoniaque concentrée, le spasme violent des muscles diminué, les forces vitales tout à coup vivement stimulées ; mais l'affaissement n'en reprit pas moins le dessus, et la mort survint. Ajoutons encore, pour mieux faire ressortir le peu d'avantages de la médication ammoniacale dans l'empoisonnement dont il s'agit, que cet alcali *pur*, comme on a conseillé de l'employer si on voulait en obtenir de bons effets, excorie à l'instant même les parties qu'il touche, comme la langue, la gorge, etc., de sorte que le sang coule de la bouche.

Mais faudra-t-il conclure de ce que l'alcali volatil introduit dans l'estomac ne remédie pas aux effets funestes que détermine l'acide cyanhydrique, que l'inspiration *d'une eau légèrement ammoniacale* soit également sans aucune espèce d'utilité ? Les faits suivants me semblent propres à résoudre cette question.

Expérience 1re. — Un chien du poids de 4 kilogr., âgé d'environ quatre mois, assez robuste, ayant avalé 8 gouttes d'acide cyanhydrique *médicinal* (au sixième) étendu de 12 gouttes d'eau, ne tarda pas une demi-minute à éprouver de l'anhélation, de la difficulté à respirer, des vertiges, etc. Au bout d'une minute, il est tombé sur le côté, agitant ses membres d'une manière convulsive, sans connaissance, et ayant la tête fortement renversée sur le dos. Sur-le-champ on le mit sur une table, et on arrosa le museau, la bouche et les parties environnantes, avec de l'eau ammoniacale composée d'une partie d'alcali volatil concentré, et de 12 parties d'eau ; on continua ainsi pendant un quart d'heure, en laissant quelques intervalles d'une demi-minute environ, pendant lesquels on cessait l'emploi du médicament. Au bout de ce temps, l'animal put se tenir sur ses pattes et marcher presque comme dans l'état naturel ; depuis lors on n'a vu reparaître aucun des symptômes de l'empoisonnement par l'acide cyanhydrique. Il est à remarquer qu'à chaque arrosement ammoniacal le chien semblait de plus en plus éveillé.

EXPÉRIENCE II. — Un chien de moyenne taille, robuste, mais affaibli par une expérience faite deux jours auparavant, a avalé *dix* gouttes du même acide cyanhydrique médicinal, étendu de 15 gouttes d'eau : aussitôt après, anhélation, vertiges, chute, opisthotonos. On lui fait inspirer de l'eau ammoniacale, mais les symptômes de l'empoisonnement sont très-graves; à chaque inspiration de la liqueur, l'animal paraît se réveiller; il en est de même lorsqu'on arrose son museau avec l'eau ammoniacale. Malgré cela la maladie devient de plus en plus intense, et la mort a lieu au bout de quarante minutes. Je pense que ce chien n'aurait pas vécu au delà de huit à dix minutes sans le secours de l'eau ammoniacale.

EXPÉRIENCE III. — Un chien de moyenne taille, âgé de quatre mois, avale dix gouttes du même acide cyanhydrique médicinal étendu de *douze* gouttes d'eau; il ne tarde pas une demi-minute à être sous l'influence du poison. Aussitôt après on lui fait respirer de l'eau ammoniacale, et on a arrosé son museau avec la même liqueur. Les effets ont été les mêmes que dans l'expérience précédente, si ce n'est que l'animal est mort au bout de *dix-sept minutes*.

EXPÉRIENCE IV. — Un chien robuste, d'une assez forte taille, du poids de 15 kilogr. environ, âgé de deux ans à peu près, avale 6 gouttes du même acide cyanhydrique étendu de *huit* gouttes d'eau. Au bout de cinq minutes, il ne paraissait pas sous l'influence du poison ; il vomit à deux reprises, et un quart d'heure après il était comme avant l'expérience. Alors on lui administra *huit* gouttes du même acide étendu de *dix* gouttes d'eau distillée. Demi-minute après, vertiges, faiblesse, chute sur le côté, et, au bout d'une demi-minute, mouvements convulsifs, opisthotonos, état spasmodique très-marqué. On arrose le museau avec de l'eau ammoniacale, que l'on fait également inspirer : les convulsions et la rigidité durent pendant cinq minutes, et sont remplacées par un état de flaccidité et d'insensibilité générales. Chaque fois que le médicament est approché du museau, l'animal fait une inspiration profonde. Vingt minutes après la chute, nouvelle attaque d'opisthotonos : les membres sont roides, la tête fortement renversée en arrière, trismus violent, écume à la bouche, immobilité du thorax : tout porte à croire que la vie est prête à s'éteindre. Néanmoins on insiste sur l'emploi de l'eau ammoniacale. L'accès tétanique ne dure que quelques secondes, et on lui voit succéder le même état d'insensibilité et de relâchement dont j'ai déjà parlé. Trois quarts d'heure après le commencement de l'expérience, l'animal, qui n'avait pas manqué, chaque fois qu'on lui faisait flairer de l'eau ammoniacale, de faire une profonde inspiration et de se réveiller, paraît vouloir se soulever ; il ouvre les yeux, regarde autour de lui : son état est évidemment amélioré. On le met sur ses pattes, mais il ne peut pas encore se tenir debout. On continue de temps en temps, pendant dix minutes, l'usage de l'eau ammoniacale, et alors on voit qu'il essaie de marcher, les pattes étant demi-fléchies. Cinq minutes après, il se tient debout et marche en vacillant ; les extrémités antérieures sont plus faibles que les postérieures ; la démarche devient de plus en plus assurée, en sorte qu'une heure cinq minutes après la première attaque d'opisthotonos, il peut être regardé *comme guéri*. Le lendemain, il est un peu abattu et fatigué, sans éprouver d'accident notable ; deux jours après, il était à merveille.

EXPÉRIENCE V. — Le même chien, qui la *veille* avait été guéri par l'*eau chlorée*, après avoir pris 6 gouttes d'acide (voy. expérience 5, p. 343), avala à midi *huit* gouttes d'acide cyanhydrique étendu de *neuf* gouttes d'eau. Demi-minute après, invasion des symptômes de l'empoisonnement, et au bout d'une minute, opisthotonos : aussitôt on fait usage de l'eau ammoniacale, qui, dans les premiers instants, paraît agir favorablement ; mais bientôt après la respiration devient précipitée et comme stertoreuse ; il semble qu'une portion du médicament ait pénétré dans les voies aériennes. L'animal est tour à tour dans un état spasmodique violent et dans un état d'insensibilité et de relâchement. Cinq quarts d'heure après le commencement de l'expérience, l'affaissement est si prononcé, et la respiration est tellement gênée et stertoreuse, que l'on est sur le point d'abandonner l'animal à lui-même ; le danger paraît imminent. *On essaie l'eau chlorée.* Quelques minutes après, l'animal lève la tête et semble prendre part à ce qui se passe autour de lui : on ne tarde pas à remarquer que le médicament agit favorablement, et on ne cesse d'en faire usage qu'au bout d'une demi-heure ; alors le rétablissement paraît prochain. A trois heures, l'animal *peut se tenir sur ses pattes et marcher*, à la vérité lentement. Le lendemain *il n'est plus sous l'influence de la substance vénéneuse*; il n'éprouve que les symptômes d'une inflammation des voies aériennes. Le jour suivant, ces symptômes sont beaucoup plus intenses, et l'animal *succombe*. A *l'ouverture du cadavre*, on peut se convaincre que la *mort doit être attribuée à la phlogose des organes de la respiration*, car la surface interne du larynx est d'un rouge violacé, et enduite d'une assez grande quantité de mucus ; la membrane muqueuse de la trachée-artère offre une couleur semblable ; les bronches et leurs divisions sont saines ; les poumons sont gorgés de sang d'une couleur violette assez foncée ; l'intérieur de la bouche est évidemment enflammé.

Il résulte des expériences qui précèdent, que l'inspiration d'une eau légèrement ammoniacale peut guérir l'empoisonnement par l'acide cyanhydrique en stimulant le système nerveux profondément affaissé ; toutefois l'usage de ce médicament ne serait suivi d'aucun succès s'il était employé trop tard, ou si la dose d'acide ingérée était assez forte pour tuer les chiens dans un très-court espace de temps. Il est inutile de dire combien on pourrait aggraver l'état de l'individu empoisonné si, au lieu de faire inspirer de l'eau légèrement ammoniacale, on avait recours à l'ammoniaque liquide caustique, qui déterminerait une inflammation des voies aériennes.

Infusion concentrée de café. J'ai souvent administré à des chiens un mélange de huit, dix ou quinze gouttes d'acide cyanhydrique, et de 120 à 180 grammes d'infusion concentrée de café. L'empoisonnement a eu lieu comme si l'acide eût été donné dissous dans une pareille quantité d'eau. Souvent aussi j'ai introduit dans l'estomac des chiens empoisonnés par l'acide cyanhydrique, et sans plus de succès, des doses de la même infusion cinq à six fois plus considérables que la précédente; d'où je conclus que cette infusion n'est ni l'antidote de l'acide cyanhydrique, ni un médicament propre à combattre les symptômes qu'il détermine.

Huile de térébenthine. J'ai substitué souvent l'huile essentielle de térébenthine à l'infusion de café, et les résultats n'ont pas été plus heureux. Deux chiens, auxquels on avait fait avaler huit gouttes d'acide cyanhydrique médicinal étendu de dix gouttes d'eau, sont tombés sur le côté au bout d'une minute. Aussitôt on leur a fait inspirer de l'huile essentielle de térébenthine, et on a arrosé leur museau avec la même liqueur; on n'a cessé l'emploi de ce médicament, sous cette forme, qu'après un quart d'heure. Les accidents n'en ont pas moins été en augmentant, et les animaux sont morts, l'un seize minutes, l'autre dix minutes après le commencement de l'expérience.

Saignée. On sait que le Dr Hume a beaucoup préconisé la saignée dans le traitement qui m'occupe : il dit qu'un chien auquel on avait fait prendre de l'acide cyanhydrique, et qui était en proie à des convulsions terribles, se releva sur ses pattes et parut se trouver beaucoup mieux dès qu'il eut perdu une certaine quantité de sang. J'ai répété cette expérience plusieurs fois, et je l'ai variée en ouvrant en même temps la veine jugulaire et la veine crurale, ou les deux veines jugulaires; j'ai même commencé, dans certains cas, par saigner l'animal avant de l'empoisonner; et jamais je n'ai obtenu le rétablissement complet, non pas que je pense que les émissions sanguines, pratiquées en temps opportun, ne pourront jamais être utiles dans l'empoisonnement par l'acide cyanhydrique, car elles doivent diminuer la congestion cérébrale en même temps qu'elles expulsent hors du corps une partie de l'acide qui avait été absorbé et porté dans le torrent de la circulation.

Affusions d'eau froide. Le Dr Herbst a publié un mémoire intéressant sur les avantages des affusions d'eau froide dans l'empoisonnement par l'acide cyanhydrique. Il résulte des expériences qu'il a tentées que les effets de ce poison, même lorsqu'il a été introduit dans l'organisme en quantité plus que suffisante pour produire la mort, peuvent être combattus avec succès, dans un court espace de temps, par les affusions froides sur la tête, le dos, et même le corps entier. «Lorsqu'on a employé des quantités d'acide hydrocyanique assez faibles pour ne point être mortelles par elles-mêmes, dit cet auteur, deux ou trois affusions d'eau froide suffisent déjà pour faire cesser les troubles auxquels le poison avait donné lieu; mais, si la dose de l'acide était plus considérable, il faut répéter plus souvent et prolonger davantage l'emploi des affusions. Le succès de ce moyen dépend aussi de la célérité qu'on apporte à le mettre en usage. Le plus sûr moyen de pouvoir compter sur lui est de l'employer immédiatement après l'ingestion de l'acide hydrocyanique, ou tout au moins pendant la durée de la période spasmodique, tandis que les muscles sont dans l'état de contraction, les yeux durs, fixes, insensibles et immobiles dans leurs orbites, la tête penchée en arrière, et les extrémités étendues, droites. A cette période, succède le relâchement général du corps; la respiration devient de plus en plus lente, presque insensible; le pouls également lent, faible, à peine perceptible, et un instant après, la mort a lieu. Mais, dans cet état de paralysie, les affusions froides raniment la vie, qui était sur le point de s'éteindre. Il se manifeste alors un nouveau spasme dans les muscles, qui deviennent durs. Les extrémités redeviennent immobiles, et tout rentre peu à peu dans l'état normal.» (*Journal complémentaire du Dictionnaire des sciences médicales*, n° de mars 1829.)

Des assertions aussi importantes méritaient d'être vérifiées par de nouvelles expériences :

EXPÉRIENCE Ire. — Soixante centigr. d'acide cyanhydrique médicinal ont été dissous dans 11 gr. 719 milligr. d'eau, et administrés à un petit chien âgé de trois mois, et du poids de 2 kilogr. 500 gr. : aussitôt après, l'animal est tombé sur le côté et a éprouvé tous les accidents de l'empoisonnement par l'acide cyanhydrique. Dans le même instant, on a fait des affusions d'eau à 3° + 0° sur la tête, le dos, et même sur les autres parties du corps : ce moyen a été continué presque sans interruption pendant *vingt minutes*, c'est-à-dire jusqu'au moment de la mort de l'animal : la quantité d'eau employée peut être évaluée à trois grands seaux. — Un chien un peu plus âgé et un peu plus fort que le précédent, auquel on avait fait prendre la même dose d'acide cyanhydrique sans employer l'eau froide, est mort *trois* minutes après l'ingestion du poison.

EXPÉRIENCE II. — Quarante centigr. d'acide cyanhydrique médicinal dissous dans 8 gr. d'eau distillée ont été introduits dans l'estomac d'un chien robuste, de moyenne taille, et à jeun : à peine ce liquide était-il avalé, que l'animal est tombé sur le côté, et a éprouvé tous les symptômes de l'empoisonnement. On l'a aussitôt mis sous le robinet d'une fontaine qui fournissait abondamment de l'eau froide; ce liquide tombait à la fois sur la tête et sur le dos; pendant quatorze minutes que l'animal a vécu, il n'a pas cessé un instant de recevoir un jet d'eau considérable.

EXPÉRIENCE III. — *Six gouttes* d'acide cyanhydrique médicinal étendu de 4 gr. d'eau ont été données à un petit chien assez robuste, âgé d'environ 5 mois. Au bout d'une minute, l'animal a parcouru rapidement, et en poussant quelques cris, les diverses parties du laboratoire; environ une minute après, il avait des vertiges et vacillait comme dans l'ivresse; cet état ayant duré à peu près une minute, et les symptômes ayant acquis plus d'intensité, il y a eu chute sur le côté, et environ quatre minutes après le

II.

commencement de l'expérience, opisthotonos et vomissement : alors on a placé le chien sous le robinet de la même fontaine, et on a laissé tomber de l'eau sur sa tête et son dos, pendant vingt-huit minutes sans interruption ; l'animal a encore vomi deux fois ; on l'a mis sur une table, où il est resté pendant trois minutes dans un grand état d'immobilité et de flaccidité, cherchant à respirer. On l'a soumis de nouveau à l'action de l'eau froide ; mais cette fois, au lieu d'un jet continuel, on a alternativement ouvert et fermé le robinet de manière à mieux imiter les affusions. Au bout de cinq minutes, on a cessé l'emploi de l'eau, pour voir si le chien ne chercherait pas à se relever. Voyant, après dix minutes de repos, qu'il était toujours dans le même état d'immobilité, on l'a remis sous le robinet, où il a encore reçu des affusions pendant six minutes. Depuis ce moment jusqu'à celui de sa mort, qui a eu lieu deux heures et demie après le commencement de l'expérience, l'animal est resté flasque, immobile, et sans pousser la moindre plainte.

Expérience IV. — Un chien du poids de 4 kilogr., âgé d'environ quatre mois, assez robuste, a avalé 8 gouttes d'acide cyanhydrique médicinal, étendu de 12 gouttes d'eau distillée : demi-minute après, il a éprouvé de l'anhélation, des vertiges, et, au bout d'une minute, il était tombé sur le côté, la tête fortement renversée sur le dos, et les membres agités de mouvements convulsifs : dans le même instant, on a fait des affusions d'eau froide sur la tête et le long de la colonne vertébrale. Ce moyen a été continué pendant trente-deux minutes, c'est-à-dire jusqu'au moment où le chien est mort. Il est à remarquer que cet animal avait déjà été empoisonné deux fois par 8 gouttes d'acide cyanhydrique médicinal, et guéri, pour la première fois, quatre jours auparavant, par l'eau chlorée (voy. expérience 4, p. 342), et l'autre fois, deux jours après, par l'eau ammoniacale (voy. expérience 1, p. 333). La même dose d'acide, donnée à deux chiens à peu près de même force, dans la même matinée, les a tués dans l'espace de quinze à dix-huit minutes.

Expérience V. — Un chien robuste, âgé de six mois environ, de forte taille, du poids de 15 kilogr. à peu près, prit à midi, étant à jeun, 6 gouttes du même acide cyanhydrique médicinal étendu de 8 gouttes d'eau. Voyant, au bout d'une demi-heure, qu'il n'éprouvait aucun accident, on lui administra la même dose d'acide dans la même quantité d'eau : dix minutes après, vertiges, anhélation, faiblesse des extrémités. Au bout d'une minute, chute sur le côté, mouvements convulsifs assez violents, opisthotonos, trismus : alors on arrose la tête et la nuque avec de l'eau refroidie au moyen de la glace, et marquant 2° au-dessus de 0 : à l'état spasmodique, qui continue pendant une minute, succède un assez grand relâchement de peu de durée, puisque, cinq minutes après le commencement de l'expérience, le chien relève la tête et peut se tenir sur ses pattes ; il marche deux minutes après, et *le rétablissement est parfait*. Il est inutile de dire que les affusions d'eau froide ont été continuées pendant tout le temps de l'empoisonnement. Cet animal servit le lendemain à une autre expérience.

EXPÉRIENCE VI. — Le chien qui fait le sujet de l'expérience précédente, et qui, la veille, avait été guéri par l'eau chlorée (voy. expérience 6, p. 343), avala 9 gouttes du même acide cyanhydrique étendu de 10 gouttes d'eau. Une minute après, anhélation, vertiges, chute sur le côté sans mouvements convulsifs ni perte de connaissance. On jugea inutile de secourir cet animal, qui, étant empoisonné pour la troisième fois, et ayant pris la veille 27 gouttes d'acide, commençait évidemment à s'habituer à l'action du poison ; cinq minutes après, il se releva et put marcher. Au bout de quatre minutes, on lui donna 6 gouttes d'acide cyanhydrique dans 6 gouttes d'eau. Quelques instants après, anhélation, vertiges, impossibilité de se tenir debout, mais point de chute sur le côté ni de mouvements convulsifs. Trois minutes après, même état ; vomissements de matières liquides, jaunes, et comme bilieuses : cette évacuation ne dissipe pas complétement les vertiges ; l'animal reste encore faible ; on lui administre 4 gouttes du même acide dont l'effet se borne à augmenter les vertiges et la faiblesse. Quoique persuadé que cet état doit cesser de lui-même au bout d'un certain temps, on se décide à employer les affusions d'eau à 2° au-dessus de 0, qui agissent évidemment d'une manière favorable et hâtent la guérison.

EXPÉRIENCE VII. — Ce même chien avala, *deux jours après*, 12 gouttes du même acide étendu de 12 gouttes d'eau. Voyant, au bout de trois minutes, qu'il n'éprouvait aucun accident notable, on lui en administra 10 gouttes dans 10 gouttes d'eau. Demi-minute après, invasion des symptômes de l'empoisonnement, chute, mouvements convulsifs, violent opisthotonos ; aussitôt on a recours aux affusions d'eau refroidie au moyen de la glace, et à 3° + 0. Six minutes après, le chien semble vouloir lever la tête et sortir de l'état d'insensibilité et de relâchement dans lequel il est plongé ; au bout de dix minutes, il cherche à se relever, mais il retombe ; deux minutes après, il peut se tenir debout et marche en vacillant. Cet état d'ivresse se dissipe peu à peu, au point que, vingt-cinq minutes après l'invasion des symptômes de l'empoisonnement, la démarche est assurée et libre.

EXPÉRIENCE VIII. — Le même chien avala, le lendemain, à midi six minutes, 16 gouttes du même acide étendu de 17 gouttes d'eau. Au bout d'une minute, il eut des vertiges, tomba sur le côté, et n'éprouva que de légères convulsions. On pensa qu'en l'abandonnant à lui-même, il ne tarderait pas à se rétablir ; et effectivement, à midi quatorze minutes, il s'était relevé et pouvait marcher en vacillant un peu. Aussitôt après, on lui fit prendre 8 gouttes du même poison dans une égale quantité d'eau. A peine cette nouvelle dose était-elle ingérée, que les accidents de l'empoisonnement se manifestèrent avec intensité. On attendit *trois minutes* après l'apparition des mouvements convulsifs et de l'opisthotonos, pour le soumettre à l'action de l'eau froide : on voulait savoir jusqu'à quel point ce moyen serait utile, étant appliqué lorsque déjà la maladie aurait fait des progrès notables ; l'eau était à la température de 3° + 0. A chaque affusion, l'animal, qui était plongé dans un grand état de relâchement et d'insensibilité, semblait plus éveillé ; et, vingt minutes après l'emploi de ce moyen, il exécutait des mouvements comme pour se lever et se mettre sur ses pattes. Quatre seaux d'eau ayant été employés dans l'espace de trois quarts d'heure, on crut pouvoir suspendre l'usage du médicament, et on abandonna le chien à lui-même. La maladie, au lieu de s'amender, fit de nouveaux progrès, et se termina par la mort dix heures après le commencement de l'expérience. Je pense que cet animal n'aurait pas succombé si les affusions eussent été continuées, ou si on les avait mises en pratique dès l'apparition de l'opisthotonos : dans tous les cas, il est démontré pour moi que la vie a été singulièrement prolongée par l'eau froide.

Observation. — Un homme de soixante ans, dont la tête était dérangée par des excès et des pertes d'argent, voulut se suicider en avalant de l'acide cyanhydrique. La chose faite, il en avertit sa femme, et immédiatement il tomba sans connaissance sur un sofa, sans pousser un cri et sans éprouver aucune convulsion, mais avec une respiration lente et gênée. Il était nuit, et il se passa près d'une demi-heure avant qu'on pût avoir du secours. Lorsque M. Christison arriva, deux confrères commençaient à pomper avec la sonde les liquides qui pouvaient se trouver encore dans l'estomac. A la respiration convulsive avait succédé bientôt une respiration régulière avec inspiration soufflante et expiration plaintive. L'immobilité avait été complète dès l'abord, et les membres étaient dans un relâchement complet ; les yeux étaient largement ouverts, les pupilles un peu contractées ; la face et la tête rouges et congestionnées ; le pouls à 100 pulsations, faible et régulier. La perte de connaissance était si complète, que l'introduction de la sonde avait pu avoir lieu sans que le malade parût s'en apercevoir. On retira ainsi environ six onces d'un liquide aqueux presque transparent et incolore, n'exhalant presque aucune odeur spéciale, au moins pour les assistants, car M. Christison crut y sentir une légère odeur d'amandes amères. L'estomac fut évacué ainsi à plusieurs reprises ; on approcha à diverses fois un flacon d'ammoniaque sous les narines, sans que la connaissance parût revenir. Dans ces circonstances, M. Christison songea au moyen de Herbst : il fit soutenir la tête du malade en dehors du sofa, au-dessus d'un baquet, et, saisissant un pot d'eau à large ouverture, il versa sur la tête de l'eau froide en abondance, d'une hauteur d'un pied environ, et cela pendant deux minutes. A mesure que l'eau tombait sur la tête, la respiration devenait plus profonde, plus large, et moins bruyante ; la tête et la face perdaient leur turgescence, et l'on vit les yeux se tourner de côté dans la direction d'une personne qui adressait au malade une question à voix haute. Immédiatement, et sans aucun traitement, le malade revint à lui, quoique d'une manière lente ; une heure et demie après le moment où il avait donné l'alarme, il pouvait répondre *oui* ou *non* aux questions qu'on lui adressait, et se tourner sur le côté sans aucun aide ; cependant, si on l'abandonnait à lui-même, il retombait dans l'assoupissement, avec plaintes et tendance au frissonnement. Au bout de trois heures, la sensibilité était revenue, quoiqu'il y eût toujours de l'assoupissement. Le malade dormit, la nuit, profondément ; le lendemain, il avait toute sa connaissance et son intelligence naturelle. M. Christison analysa le liquide retiré de l'estomac, et y reconnut la présence d'une quantité notable d'acide cyanhydrique ; il apprit ensuite du malade qu'il avait acheté chez un droguiste 4 gr. environ de cet acide, que l'on sut être au 30e : de sorte que l'empoisonnement avait eu lieu par une dose de 7 à 10 centigr. d'acide anhydre.

Nous appellerons l'attention sur la modification que M. Christison a fait subir au procédé de M. Herbst : il a remplacé les affusions froides proprement dites par une simple douche sur la tête, de deux minutes de durée, et ce moyen a suffi pour tirer le malade de l'état comateux dans lequel il était resté, malgré les aspirations d'ammoniaque et l'introduction de la sonde stomacale. Nul doute cependant que la pompe stomacale n'ait été pour quelque chose dans la guérison, en débarrassant l'estomac d'une partie du poison qui n'avait pas encore été absorbée. C'est donc un moyen qui ne devra jamais être négligé dans les cas de ce genre. (*Monthly journal.*)

Quoique cette observation ne soit pas aussi concluante qu'on pourrait le désirer en faveur des affusions froides, puisque celles-ci n'ont été employées qu'une demi-heure après l'empoisonnement, et que, lorsque l'acide prussique n'a pas causé la mort pendant cet espace de temps, il y a beaucoup de chances pour le malade de guérir naturellement, cependant on doit tenir grand compte de ce fait ; il est de nature à confirmer les recherches du docteur Herbst et celles qu'après lui a faites M. Orfila. A ce sujet, nous regretterons que les praticiens d'Angleterre, où les empoisonnements par l'acide cyanhydrique semblent être bien plus fréquents que chez nous, ne profitent pas plus exactement des occasions qu'ils ont d'étudier cette espèce d'empoisonnement, dont l'histoire, chez l'homme, est encore fort incomplète. (*Gazette des hôpitaux,* août 1850.)

Ces divers résultats prouvent que les affusions d'eau froide sont un excellent moyen de remédier aux effets funestes déterminés par l'acide cyanhydrique, parce que nous savons, par des expériences faites antérieurement, que l'animal qui fait le sujet de l'expérience 3, et qui a vécu deux heures et demie, serait mort au bout de dix à douze minutes si ces affusions n'eussent pas été employées, et que ceux qui ont servi à la 1re et à la 2e expériences eussent péri deux ou trois minutes après l'ingestion du poison, si on les avait abandonnés à eux-mêmes ; tandis qu'ils ont vécu, l'un vingt minutes, l'autre quatorze. Je peux en dire autant des animaux qui font le sujet de la 4e et de la 8e expériences. A la vérité, je serais bien plus en droit de reconnaître l'influence salutaire des affusions si, au lieu d'avoir vu périr ces cinq animaux, j'eusse pu les rétablir, comme l'ont été ceux qui ont servi aux expériences 5, 6 et 7 ; mais n'avons-nous pas les faits rapportés par le Dr Herbst, dans lesquels des chiens empoisonnés par l'acide cyanhydrique ont été parfaitement guéris par les affusions d'eau froide, et ne savons-nous pas d'un autre côté que l'activité de ce poison est telle que, lorsqu'il a été employé à une dose sensiblement plus forte que celle qui est nécessaire pour tuer, il porte une atteinte funeste au système nerveux, à laquelle il est impossible de remédier?

Chlore. M. Siméon, pharmacien à l'hôpital Saint-Louis, ayant à préparer, dans le mois d'avril 1843, de l'acide cyanhydrique anhydre, et craignant les vapeurs qui pourraient s'échapper, imagina de dégager du chlore à côté de l'appareil. Cette simple précaution l'ayant préservé de toute incommodité, il pensa que le chlore pourrait agir efficacement pour combattre les symptômes de l'empoisonnement qui m'occupe, et tenta les expériences suivantes :

Expérience Iʳᵉ. — Deux gouttes d'acide cyanhydrique, préparé par la méthode de Vauquelin, furent appliquées sur la conjonctive d'un chat : quelques secondes après, l'animal éprouva tous les symptômes de l'empoisonnement; au bout d'une minute et demie, on lui présenta sous le museau une faible dissolution aqueuse de chlore, qui ne parut rien produire d'abord ; mais, deux minutes après, le chat, qui ne semblait pas avoir respiré jusqu'alors, fit une profonde inspiration; les battements du cœur devinrent plus forts et plus réguliers; il ouvrit la gueule et sortit la langue, comme s'il eût cherché à se mettre le plus possible en contact avec le chlore. Au bout de trois quarts d'heure, l'état de l'animal ne permettait pas encore d'assurer qu'il guérirait, quoiqu'on n'eût pas cessé de lui faire inspirer l'eau chlorée, avec laquelle on arrosait même de temps en temps le museau et les parties environnantes. Ce ne fut qu'une demi-heure après qu'il put se tenir sur ses pattes, et faire quelques pas. Six heures après le commencement de l'expérience, la démarche était libre, et la santé paraissait entièrement rétablie, à l'exception d'un léger tremblement qui ne cessa qu'au bout de vingt-quatre heures.

Expérience II. — La même expérience, répétée sur un chien, donna les mêmes résultats.

Expérience III. — Un chien robuste, de moyenne taille et du poids de 9 kilogr. environ, fut empoisonné en ma présence par M. Siméon, qui, à l'aide d'un tube de verre, instilla dans la gueule deux gouttes du même acide cyanhydrique dont on s'était servi dans l'expérience première : au bout d'une minute, la tête était fortement renversée sur le dos, les membres roides et agités de mouvements convulsifs, l'insensibilité complète; l'animal était fortement sous l'influence du poison : on arrosa le museau, la langue, les narines et les parties environnantes, avec de l'eau chlorée, composée de 1 partie de chlore liquide concentré et de 4 parties d'eau; l'animal était couché sur une table, et sa tête baignait dans une portion de ce même liquide. Au bout d'une heure, il fut permis d'espérer que le moyen employé serait suivi de succès: on cessa alors les arrosements d'eau chlorée, que l'on avait continués assez régulièrement, en laissant cependant quelques intervalles. Une heure après, le chien paraissait entièrement rétabli et mangea avec appétit.

Expérience IV. — J'instillai dans la gueule d'un petit chien assez robuste, du poids de 4 kilogr., âgé de quatre mois environ, huit gouttes d'acide cyanhydrique médicinal (au sixième), étendu de douze gouttes d'eau. Une minute après, l'animal était en proie à tous les symptômes de l'empoisonnement ; l'opisthotonos était très-marqué. On fit sur-le-champ usage d'eau chlorée, comme dans l'expérience précédente, et au bout d'une demi-heure, le rétablissement paraissait complet.

Expérience V. — Un chien noir, de moyenne taille, robuste, âgé d'environ deux ans, du poids de 10 kilogr., avala six gouttes du même acide cyanhydrique étendu de 8 gouttes d'eau distillée. Une minute après, il était évidemment sous l'influence du poison ; on remarquait de l'anhélation, des vertiges, de la faiblesse, et au bout d'une minute, des mouvements convulsifs violents et une grande rigidité ; la tête était renversée sur le dos. Alors on commença à faire usage d'eau chlorée, comme dans les expériences précédentes ; cinq minutes après, l'animal, qui était tombé dans un état d'insensibilité et de relâchement remarquables, pouvait se tenir debout et marcher; on le regarda comme guéri, et c'est alors seulement qu'il vomit des matières bilieuses. Le rétablissement *paraissait complet* dix minutes après le commencement de l'expérience.

Expérience VI. — Un chien robuste, âgé de six mois environ, de forte taille, du poids de 15 kilogr., *celui qui la veille* avait été guéri par les affusions d'eau froide (voy. expér. 5, p. 338), avala, à six heures du matin, six gouttes du même acide, étendu de huit gouttes d'eau; voyant, au bout de dix minutes, qu'il n'éprouvait aucun accident, on lui fit prendre la même dose, qui ne produisit pas plus d'effet, alors on instilla dans la gueule six gouttes du même poison : deux minutes après, vomissement abondant de matières liquides, un peu filantes, sans aucun autre symptôme. Au bout d'une demi-heure, l'animal était à merveille, on lui administra *neuf* gouttes du même acide, étendu de six gouttes d'eau: vingt secondes après, environ, vertiges, anhélation, chute sur le côté, opisthotonos des plus violents; aussitôt on emploie l'*eau chlorée*, comme dans les expériences précédentes, et, au bout de dix minutes, on peut assurer que l'animal ne succombera pas; effectivement il peut marcher trois quarts d'heure après.

Il n'est guère possible, d'après ce qui précède, de contester les avantages de l'inspiration de l'eau faiblement chlorée dans l'empoisonnement qui m'occupe ; je regarde même ce médicament comme supérieur aux affusions d'eau froide et à l'inspiration de l'eau ammoniacale. Il était important de savoir jusqu'à quel point son usage pourrait être suivi de succès en l'employant plusieurs minutes après l'invasion des symptômes.

Expérience Ire — Un chien robuste, de moyenne taille, avala 8 gouttes du même acide étendu de 8 gouttes d'eau; demi-minute après, il éprouva de l'anhélation, des vertiges, et ne tarda pas à tomber sur le côté : alors il était en proie à des mouvements convulsifs et à l'opisthotonos. *Quatre minutes* après l'invasion des symptômes, je commençai à lui faire respirer de l'eau chlorée et à en jeter sur le museau; l'animal, qui était dans un état de relâchement et d'insensibilité, ne tarda pas à se réveiller et à faire des efforts pour se relever; au bout de douze minutes, il put se tenir sur ses pattes, et trois minutes après il marchait sans vaciller: dès cet instant, il fut considéré comme guéri.

EXPÉRIENCE II. — Un chien un peu plus fort que le précédent avala 10 gouttes d'acide dans 10 gouttes d'eau. Les accidents furent les mêmes, se manifestèrent à la même époque, et cessèrent par le même moyen, au bout de six minutes. Ici l'eau chlorée ne fut mise en usage que *cinq minutes* après l'invasion des symptômes.

EXPÉRIENCE III. — Le lendemain on fit prendre au premier de ces chiens, qui était parfaitement rétabli, 12 gouttes du même acide dans 12 gouttes d'eau. Au bout d'une demi-minute, l'invasion des symptômes de l'empoisonnement eut lieu. *Quatre minutes* après, les accidents sont très-graves, et alors seulement on commence à employer l'eau chlorée; l'animal paraît chercher ce médicament avec avidité, et semble soulagé chaque fois qu'il en inspire; malgré cela, son état empire, et la mort arrive vingt-deux minutes après le commencement de l'expérience.

EXPÉRIENCE IV. — Le chien qui fait le sujet de l'expérience deuxième, ayant avalé 11 gouttes d'acide étendu de 10 gouttes d'eau, tomba sur le côté demi-minute après, éprouva des mouvements convulsifs, et ne tarda pas à être plongé dans un état de relâchement et d'insensibilité. *Quatre minutes* après, on eut recours à l'eau chlorée, qui dissipa peu à peu les accidents; l'animal pouvait être considéré comme guéri trois quarts d'heure après le commencement de l'expérience, et cependant son état avait été tellement grave, que l'on avait cru la mort inévitable.

EXPÉRIENCE V. — Au commencement de février 1842, je parlais, dans une de mes leçons à la Faculté, de l'acide cyanhydrique, et je voulais rendre mes auditeurs témoins des effets foudroyants que produit cet acide *anhydre* sur l'économie animale. En conséquence, j'en appliquai 3 gouttes sur chacune des conjonctives, pensant bien que la mort serait instantanée. Mais, soit que l'acide fût déjà en partie décomposé, soit qu'il contînt un peu d'eau, l'animal ne tarda pas à éprouver les trois périodes de l'empoisonnement (voy. p. 329); cinq minutes après l'application de l'acide, il était dans un état d'insensibilité, de coma, et de relâchement tels qu'on l'aurait cru mort, si l'on n'eût pas senti les battements du cœur. Je me décidai alors à le soumettre simultanément à l'action de l'eau chlorée et des affusions d'eau froide comme il vient d'être dit, et je pus me convaincre peu après qu'il ne tarderait pas à être rétabli; en effet, trois quarts d'heure après, il marchait et courait dans l'amphithéâtre, comme s'il n'eût jamais été empoisonné.

Il résulte de ces faits que, dans les cas où la dose d'acide cyanhydrique est assez forte pour tuer les chiens en quinze à dix-huit minutes, l'eau chlorée peut les empêcher de périr, lors même qu'elle n'est employée que quatre ou cinq minutes après l'empoisonnement.

Marche à suivre dans le traitement de l'empoisonnement par l'acide cyanhydrique. Après avoir examiné séparément la valeur de chacun des moyens préconisés contre l'empoisonnement par l'acide cyanhydrique, je dois tracer la marche qu'il convient de suivre pour remédier aux accidents qu'il occasionne. On se hâtera d'administrer un émétique fort si le poison a été introduit dans l'estomac, tandis qu'on prescrirait un lavement purgatif si les secours ne pouvaient être donnés que tard, c'est-à-dire lorsque tout porterait à croire que l'acide a franchi le pylore. Dès qu'on sera appelé, on placera sous le nez du malade un flacon contenant de l'eau chlorée (4 parties d'eau et une partie de chlore liquide), ou de l'eau ammoniacale (une partie d'ammoniaque liquide des pharmacies et 12 parties d'eau); on insistera d'une manière toute particulière sur l'inspiration de ces gaz, et surtout du premier, en laissant cependant de très-légers intervalles pendant lesquels le malade se reposera. Dès les premiers instants aussi, on aura recours aux affusions de l'eau la plus froide que l'on pourra se procurer; ce liquide sera versé sur la tête, sur la nuque et sur tout le trajet de la colonne vertébrale : une vessie remplie de glace sera placée sur la tête, où on la laissera jusqu'à la disparition des symptômes de l'empoisonnement. La saignée à la jugulaire ou au bras, ou l'application des sangsues derrière les oreilles, seront indiquées, plus tard, pour combattre les symptômes de congestion cérébrale, quoique j'aie dit plus haut que les émissions sanguines *employées seules* eussent été insuffisantes pour guérir cet empoisonnement. A l'aide de ces moyens, dont on peut faire usage simultanément, et auxquels on peut recourir dès l'invasion des symptômes, on est à peu près certain d'obtenir le plus grand succès, à moins que la dose du poison avalée n'ait été assez forte pour porter une atteinte funeste au système nerveux avant qu'il ait été possible de les mettre en pratique. On emploiera aussi des frictions sur les tempes avec la teinture de cantharides et l'ammoniaque, et des sinapismes aux pieds. Le malade sera mis à l'usage des boissons adoucissantes.

Tout porte à croire que la méthode de traitement que je viens de conseiller sera probablement employée avec avantage dans l'empoisonnement par plusieurs autres substances vénéneuses : c'est ce qu'il importe d'examiner.

Recherches médico-légales.

L'acide cyanhydrique *pur* et *anhydre* est liquide à la température ordinaire, incolore, transparent, et d'une odeur très-forte, insupportable, analogue à celle des amandes amères; sa saveur, d'abord fraîche, devient âcre, irritante, et excite la toux; son poids, spécifique à 7°, est de 0,70583 ; il rougit à peine la teinture de tournesol. Il est très-volatil, et entre en ébullition à 26°, 5 th. centigr., sous une pression de 76 centimètres. Lorsqu'on en verse une ou deux gouttes sur l'extrémité d'une bande de papier, une portion se vaporise presque instantanément, et enlève assez de calorique à l'autre partie pour la faire passer à l'état solide : ce phénomène a lieu même à la température de 20° th. cent. Abandonné à lui-même dans un vaisseau fermé, il se décompose, brunit, et finit par noircir ; cette décomposition, qui a quelquefois lieu en moins d'une heure, s'opère presque constamment avant le quinzième jour, à moins que le flacon dans lequel l'acide est contenu n'ait été soigneusement privé du contact de la lumière, car alors *souvent* l'acide n'a pas été décomposé au bout d'un temps beaucoup plus long. Il s'enflamme à l'air par l'approche d'un corps en combustion. Il est soluble dans l'eau ; la dissolution constitue l'acide *hydraté* que je vais décrire. L'alcool dissout mieux l'acide anhydre que l'eau.

Acide cyanhydrique hydraté. Il ne diffère du précédent que parce qu'il est étendu d'eau : comme lui, il est liquide, incolore et transparent ; il offre la même odeur et la même saveur, mais à un degré moins prononcé ; son poids spécifique varie suivant la quantité d'eau qu'il renferme ; il est de 0,91608 lorsqu'il contient 2 parties d'eau et une d'acide, et de 0,999679 quand il renferme 5 parties d'eau en volume ; ce dernier est l'acide *médicinal* dit au sixième ; il est moins volatil que le précédent, et ne se congèle point lorsqu'on en verse quelques gouttes sur du papier à la température ordinaire de l'atmosphère ; il n'éprouve point la même altération que l'acide découvert par Gay-Lussac quand on le laisse dans un vaisseau fermé ; il ne s'enflamme point lorsqu'on le met en contact avec un corps allumé, mais si on le chauffe et qu'on reçoive sa vapeur dans un récipient, celle-ci est susceptible de s'enflammer par l'approche d'un morceau de soufre allumé.

Versé, lors même qu'il serait très-étendu d'eau, dans une dissolution d'azotate d'argent, il y fait naître un précipité de *cyanure d'argent* blanc, caillebotté, lourd, insoluble dans l'eau, insoluble ou excessivement peu soluble dans l'acide *azotique* à la température ordinaire, facilement *soluble* dans cet acide *bouillant* et dans l'ammoniaque (1). Ce précipité, lavé et desséché, a fort peu de tendance à se colorer en violet ; il est décomposé par la chaleur de manière à fournir de l'argent métallique, et *une partie du cyanogène* qui entre dans sa composition (voy.

---

(1) Le cyanure d'argent, en se dissolvant dans l'acide azotique bouillant, est décomposé ainsi qu'une partie de l'eau de cet acide ; il se forme de l'acide cyanhydrique, qui se dégage, et de l'oxyde d'argent, qui se dissout dans l'acide ; en sorte que la dissolution ne contient que de l'azotate d'argent.

page 406 pour les caractères de ce gaz). Je me suis assuré : 1° que si le cyanure d'argent n'a pas été bien desséché, il ne donne point de cyanogène ; 2° que lorsqu'on chauffe 5 *centigrammes* de ce cyanure sec dans un petit tube de verre dont l'une des extrémités a été effilée à la lampe, on obtient une quantité de cyanogène suffisante pour faire brûler ce gaz avec la flamme purpurine qui le caractérise ; pour cela, dès que le cyanure d'argent a été assez chauffé pour devenir d'un brun foncé, on approche une allumette enflammée de l'ouverture excessivement étroite du tube ; le gaz brûle pendant quinze ou vingt secondes environ.

M. O. Henry, pour faire mieux connaître le cyanure d'argent, a proposé le caractère suivant, dont j'ai été à même d'apprécier l'exactitude et la sensibilité. On fait bouillir pendant cinq à six minutes, dans un matras, 2 ou 3 centigr. de cyanure avec la moitié *tout au plus* de son poids de chlorure de sodium ou de potassium, et 20 ou 25 grammes d'eau distillée ; il se forme du chlorure d'argent insoluble et du cyanure de potassium ou de sodium solubles ; si la proportion de chlorure de sodium ou de potassium était trop forte, le cyanure d'argent serait en partie dissous, et l'on n'obtiendrait pas les résultats dont je vais parler ; il en serait de même si l'on n'avait pas suffisamment fait bouillir la liqueur. On laisse refroidir celle-ci, puis on la filtre ; on ajoute alors dans le produit filtré une petite quantité d'oxyde de fer hydraté verdâtre récemment préparé (protoxyde mélangé d'un peu de sesquioxyde) ; on chauffe légèrement, et on filtre de nouveau ; déjà l'oxyde de fer a réagi sur le cyanure soluble, en sorte que la liqueur contient du cyanure ferruré de potassium ou de sodium ; en la traitant par un sel de fer sesquioxydé, on obtient sur-le-champ une coloration *bleue*, et si elle renferme une quantité notable de cyanure de potassium ou de sodium ferrugineux, il se fait de suite un dépôt de *bleu de Prusse ;* dans le cas contraire, le précipité a toujours lieu, mais seulement au bout d'un certain temps. Le sulfate de bioxyde de cuivre y fait naître un précipité *brun-marron* ou d'une teinte rougeâtre. (*Journal de pharmacie,* janvier 1837.)

Le procédé suivant est tellement sensible, qu'il permet de déceler même *un demi-milligramme* de cyanure d'argent. On met dans un petit tube de verre bouché à l'une de ses extrémités, long de 3 centimètres, et d'un diamètre de 2 à 3 millimètres, un petit morceau de *potassium* de la grosseur d'un grain de semoule ; on place au-dessus de celui-ci le cyanure argentique, et on chauffe jusqu'au rouge obscur le tube à la flamme d'une lampe à l'alcool ; on coupe le tube refroidi à l'endroit où est la matière calcinée ; on traite celle-ci par quelques gouttes d'eau distillée dans un verre, et l'on obtient facilement, par l'addition successive de quelques gouttes de sulfate ferroso-ferrique et d'acide chlorhydrique, un précipité de *bleu de Prusse* (Lassaigne).

M. Taylor, de son côté, préfère, pour reconnaître des *traces* de cyanure d'argent, d'humecter celui-ci avec de l'acide chlorhydrique concentré, de le placer dans *un* verre à montre, et d'appliquer sur ce verre *un autre* verre de même forme, au centre duquel se trouve une goutte de sulfhydrate d'ammoniaque ; celui-ci, par une douce évaporation, se transforme en sulfocyanure d'ammoniaque, lequel devient d'un beau *rouge de sang*, quand on le mêle avec une très-petite goutte de sulfate très-peu acide de sesquioxyde de fer (voy. p. 350, et *Annales d'hygiène*, t. XXXVIII, p. 438).

L'acide cyanhydrique hydraté *ne précipite point* les sels de fer ; mais, si on le mêle avec quelques gouttes de dissolution de potasse, et qu'on ajoute un mélange de sulfate de protoxyde et de sesquioxyde de fer dissous, la liqueur devient bleue, et il ne tarde pas à se déposer du *bleu de Prusse* ; à la longue, la coloration et le dépôt deviennent plus intenses par l'action de l'air ; le précipité est composé de proto et de sesqui-cyanure de fer, et il est insoluble dans l'acide chlorhydrique. Pour peu que l'on ait employé un léger excès de potasse, ce qu'il est difficile d'éviter, le précipité, au lieu d'être bleu, est verdâtre ou d'un brun rougeâtre, parce qu'il est mêlé de protoxyde et de sesquioxyde de fer, qui ont été séparés par l'excès de potasse ; dans ce cas, il suffit de verser sur ce précipité quelques gouttes d'acide chlorhydrique pour dissoudre les oxydes de fer ; alors le dépôt est bleu, et uniquement formé de bleu de Prusse.

La réaction des sels de fer sur l'acide cyanhydrique, qui, au premier abord, paraît devoir être d'une grande valeur en médecine légale, est de beaucoup inférieure à celle de l'azotate d'argent, parce que lorsqu'il s'agit de déceler des atomes d'acide cyanhydrique mélangé avec des quantités notables de matière organique, loin d'obtenir un dépôt de bleu de Prusse, il ne se produit qu'une coloration bleue de la liqueur, coloration exactement semblable à celle que fournissent, avec les deux sulfates de fer, *certains liquides animaux ne contenant point d'acide cyanhydrique*, comme je le dirai plus loin. A la vérité, cette dernière coloration disparaît par l'addition de quelques gouttes d'acide chlorhydrique, ce qui n'a pas lieu quand le dépôt renferme du bleu de Prusse. J'ajouterai que le précipité fourni par l'azotate d'argent donne facilement du *cyanogène* gazeux quand on le chauffe après l'avoir desséché, ce qui permet d'*affirmer* qu'il existe un composé cyanhydrique dans la liqueur où le précipité de cyanure d'argent s'est formé, tandis qu'il n'en est pas de même avec le bleu de Prusse, lequel *ne fournit point* de cyanogène gazeux quand on le décompose par le feu. Je dirai, en parlant de l'empoisonnement prétendu de Pralet, combien l'oubli de ces faits a donné lieu à des conséquences fâcheuses.

Le sulfate de bioxyde de cuivre n'est point précipité par l'acide cyan-hydrique ; mais, si on ajoute de la potasse, on observe des phénomènes qui varient suivant que les dissolutions sont *concentrées* ou *affaiblies ;* dans le premier cas, on obtient avec l'*acide médicinal* un précipité vert-pomme, qui devient d'un vert plus foncé si on a ajouté assez de potasse pour saturer tout l'acide ; ce précipité, composé de cyanure de cuivre et de bioxyde de cuivre en excès, s'il est traité par une certaine quantité d'acide chlorhydrique pur, fournit du bichlorure de cuivre solu-ble, et laisse du *cyanure de cuivre jaune verdâtre* quand il est hu-mide, et *vert-pré* lorsqu'il a été desséché à l'air, et il suffit d'ajouter une plus grande quantité d'acide chlorhydrique sur ce précipité jaune verdâtre pour le décomposer et le transformer en protochlorure de cui-vre blanc, insoluble dans l'eau et soluble dans l'acide chlorhydrique. Si, au lieu d'agir avec une dissolution *concentrée* de sulfate de bioxyde de cuivre et de l'acide cyanhydrique *médicinal*, on emploie ces liqueurs *très-étendues d'eau* et de la potasse, il suffira de verser de l'acide chlo-rhydrique dans le mélange pour dissoudre le bioxyde de cuivre que la potasse aura précipité, et pour que la liqueur prenne *un aspect laiteux plus ou moins intense ;* ce trouble disparaîtra au bout d'une demi-heure ou de trois quarts d'heure, et la liqueur reprendra sa transparence, si elle était étendue d'eau, et, dans le cas contraire, si on l'étend d'une assez grande quantité de ce liquide.

M. Lassaigne a proposé l'emploi du sulfate de bioxyde de cuivre en dissolution *affaiblie* pour reconnaître les traces d'acide cyanhydrique qui pourraient exister dans une liqueur, se fondant sur ce que la sensi-bilité de ce réactif est deux fois aussi grande à peu près que celle des sels de fer, et M. Devergie a considéré ce mode d'expérimentation *comme une des pierres de touche de l'acide cyanhydrique* (*Médecine légale,* t. III, p. **629**). Rien ne serait plus dangereux que d'adopter une pareille manière de voir ; aussi ne balancerai-je pas à rejeter l'emploi du sul-fate de bioxyde de cuivre dans les expertises médico-légales relatives à l'empoisonnement par l'acide cyanhydrique, d'abord parce qu'il est moins sensible que l'azotate d'argent ; en second lieu, parce que le pré-cipité blanc que l'on obtient, en laissant ramasser le dépôt laiteux dont j'ai parlé, ne fournit point de *cyanogène* gazeux quand on le décompose par le feu, et enfin, parce que ce dépôt laiteux peut être confondu avec une foule d'autres précipités, surtout lorsqu'on agit sur des liquides animaux ou végétaux ; il peut même arriver, dans ces cas, qu'il ne se produise pas de manière à être *parfaitement caractérisé* dans des mé-langes organiques *contenant de l'acide cyanhydrique ;* d'ailleurs, quelle nécessité y a-t-il de recourir à un réactif *inutile* et si peu probant, lorsque les sels de fer, et surtout l'azotate d'argent, remplissent si bien le but?

M. Liebig a indiqué, pour reconnaître des traces d'acide cyanhydrique, un réactif qu'il regarde comme de beaucoup supérieur à ceux que l'on connaissait; ce réactif, étudié avec soin dans ses applications à la médecine légale par M. Taylor, est le sulfhydrate d'ammoniaque. Voici comment il faut s'en servir. On place de l'acide cyanhydrique dilué dans un verre de montre, que l'on couvre d'un verre semblable, au centre duquel se trouve une goutte de sulfhydrate d'ammoniaque; on maintient les choses ainsi durant une ou deux minutes, et lorsque l'acide est très dilué, on prolonge l'exposition pendant dix à trente minutes. Aucun changement n'apparaît dans ce dernier sel; mais, si l'on retire le verre de montre qui le renferme, après un intervalle de trente secondes à dix minutes, suivant la proportion d'acide cyanhydrique, on obtiendra du sulfocyanate d'ammoniaque, en évaporant la goutte de sulfhydrate d'ammoniaque à une douce chaleur et jusqu'à siccité. L'addition du sulfate de sesquioxyde de fer au résidu sec fait naître immédiatement la couleur rouge de sang, dont l'intensité est proportionnelle à la quantité de sulfocyanate. Deux gouttes d'acide cyanhydrique très-affaibli donnent une réaction évidente, tandis qu'une goutte d'azotate d'argent conserve sa transparence et ne donne pas de cyanure d'argent, après une demi-heure d'exposition aux vapeurs de deux gouttes du même acide. On réussit donc avec le sulfhydrate d'ammoniaque à déceler la présence de l'acide cyanhydrique, alors que l'azotate d'argent avait complétement échoué.

Des expériences tentées par M. Taylor avec l'eau de laurier-cerise, l'eau d'amandes amères, les amandes amères, l'huile essentielle de ces amandes, l'acide cyanhydrique décomposé, tout à fait noir et conservé depuis trois ans, le cyanhydrate d'ammoniaque, le cyanure de potassium, et les cyanures d'argent et de mercure, ont prouvé la supériorité du sulfhydrate d'ammoniaque sur tous les réactifs proposés pour reconnaître l'acide cyanhydrique.

Pour savoir jusqu'à quel point on pourrait déceler des traces d'acide cyanhydrique au milieu des *liquides en putréfaction*, M. Taylor ajouta une goutte de cet acide très-dilué à 4 grammes de matières putréfiées; en quelques minutes, la présence de l'acide put être démontrée de la manière la plus satisfaisante. Dans une autre expérience, faite avec 4 grammes d'un mélange de sang, de mucus, de bile, etc., pourris, l'on obtint les mêmes résultats. Il est à remarquer que, dans ces deux cas, il eût été impossible de recourir à l'azotate d'argent pour découvrir l'acide cyanhydrique, la vapeur colorant de suite le sel d'argent *en noir*.

En résumant son travail, M. Taylor dit : «La preuve de la présence de l'acide cyanhydrique repose sur deux faits : 1° la *grande volatilité* d'un composé de cyanogène dans un état tel qu'il puisse s'unir au soufre pour former l'acide sulfocyanique ; 2° la production d'une *couleur rouge* intense au moyen d'un sel de sesquioxyde de fer, couleur qui est entièrement détruite par quelques gouttes de bichlorure de mercure. Il croit qu'il n'existe aucune substance connue des chimistes, autre que l'acide cyanhydrique, qui réunisse toutes ces conditions, d'où il suit *qu'il n'est pas nécessaire* d'avoir d'autres réactifs pour caractériser le poison. L'épreuve par le bleu de Prusse peut être employée *quelquefois* comme moyen corroborant ; l'essai préliminaire par l'azotate d'argent *aidera* dans beaucoup de cas où les résultats *paraîtraient douteux.* Il est bien entendu que le nouveau procédé ne sert qu'à démontrer *la présence du* poison ; quant à l'analyse *quantitative,* elle réclame, comme précédemment, la distillation et l'emploi de l'azotate d'argent. Si l'on a recours à la distillation pour l'analyse *qualitative,* il convient de placer dans le récipient un peu de sulfhydrate d'ammoniaque pour fixer la vapeur, quand la proportion du poison est peu considérable. On peut substituer au sulfhydrate d'ammoniaque d'autres *polysulfures* alcalins, mais alors la réaction chimique avec l'acide prussique n'est jamais complète avant l'application de la chaleur aux liqueurs mélangées ou au sulfure dont on se sert pour absorber la vapeur.

Sous le titre d'*objections,* M. Taylor a examiné un petit nombre de faits, que l'on pourrait au premier abord opposer au système de recherches qu'il propose de suivre ; ainsi il dit : 1° il y a peut-être des composés de cyanogène capables de s'unir avec le soufre pour donner naissance à de l'acide sulfocyanique et produire les effets qui viennent d'être décrits ; je n'en connais aucun, et s'il en existait, ce serait la preuve de la présence d'un poison énergique, le cyanogène ; 2° l'acide sulfocyanique existe dans la salive, mais il y est combiné avec une base, et il ne peut pas se volatiliser à la température ordinaire, de manière à s'unir au sulfhydrate d'ammoniaque et à induire l'observateur en erreur. 3° On broya une certaine quantité de graine de moutarde blanche, qui contient de la *sulfosinapisine* susceptible de se convertir en acide *sulfocyanique ;* la pulpe, soumise à l'action du sulfhydrate d'ammoniaque, jaunit, mais au bout d'un quart d'heure, il ne se trouvait pas du sulfocyanate dans le résidu de l'évaporation ; l'addition du sulfate de sesquioxyde de fer fit prendre à cette pulpe une couleur *rouge sombre.* (Taylor, *London medical gazette,* avril 1847, ou *Annales d'hygiène et de médecine légale,* t. XXXVIII, p. 429.)

Il est impossible de laisser passer un pareil travail sans le soumettre à un examen critique ; plus la position scientifique des hommes à qui il est dû est élevée, plus il importe de prémunir lés lecteurs contre les erreurs d'une application inconsidérée.

Il n'est pas nécessaire, dit M. Taylor, d'avoir recours à d'autres réactifs pour caractériser l'acide cyanhydrique. Comment, vous auriez la hardiesse de conclure en justice qu'un mélange quelconque contient de l'acide cyanhydrique, quand l'azotate d'argent et les sels de fer n'accuseraient pas la présence de cet acide, et que vous n'auriez pas pu sentir l'odeur de cet acide, par cela seul que vous auriez constaté une coloration rouge? Depuis quand les experts ont-ils été autorisés à caractériser un toxique d'après une simple coloration ; ne voyez-vous pas que la graine de moutarde blanche, qui, suivant vous, ne contenait pas de *sulfocyanate*, est pourtant colorée en *rouge sombre*, c'est-à-dire en une couleur bien voisine du rouge de sang, et combien ne peut-il pas exister de matières produites pendant la putréfaction qui colorent à peu près de même le sulfate de fer?

L'azotate d'argent, dites-vous, *noircissait lorsqu'on le mêlait aux liquides pourris, et n'était plus propre à déceler l'acide cyanhydrique.* C'est une erreur ; en effet, la couleur noire tenait à la présence d'une certaine quantité d'argent qui avait été réduit par la matière organique, et si vous eussiez traité le précipité noir par l'acide azotique froid, vous auriez dissous cet argent, tandis que le cyanure d'argent insoluble aurait apparu avec sa couleur blanche, et il eût été facile de le caractériser.

Ne peut-il pas arriver, a dit M. Guérard, rédacteur des *Annales d'hygiène*, *qu'il existe dans certains estomacs des matériaux propres à transformer l'amygdaline en essence d'amandes amères ?* M. Filhol n'a-t-il pas prouvé que presque toutes les substances azotées d'origine végétale produisent cet effet dans un temps plus ou moins long ; une infusion de farine de blé, d'orge, ou de seigle, a fourni ce résultat dans cinq ou six heures ; celle du maïs, dans trois ou quatre jours ; or, s'il y a eu formation d'essence d'amandes amères, celle-ci agira sur le sulfhydrate d'ammoniaque, et ultérieurement sur le sulfate de fer, comme le ferait l'acide cyanhydrique, et pourtant il n'y aura eu aucune trace de cet acide ingéré.

Ces considérations sont de nature à diminuer singulièrement les applications utiles du réactif proposé par MM. Liebig et Taylor ; le sulfhydrate d'ammoniaque doit être regardé comme un moyen de plus à ajouter à ceux qui étaient déjà connus pour constater la présence de l'acide cyanhydrique, et nullement comme un agent suffisant pour affirmer qu'une matière organique quelconque contient de l'acide cyanhydrique, qui aurait été avalé dans le dessein de déterminer un empoisonnement.

Sirop d'acide cyanhydrique. — Ici on peut avoir à résoudre deux problèmes : 1° le sirop contient-il de l'acide cyanhydrique? 2° combien en renferme-t-il ? Pour résoudre le *premier problème*, j'ai tenté les expériences suivantes :

Expérience Ire. — J'ai distillé dans une cornue, au bain-marie, 16 gram. de sirop de sucre dissous dans autant d'eau et additionné de 20 centigr. d'acide cyanhydrique médicinal ; le produit, recueilli dans un récipient qui plongeait dans l'eau froide, contenait de l'acide cyanhydrique, reconnaissable à son odeur et à l'aide de l'azotate d'argent ; j'avais pourtant cessé l'opération au moment où à peine le quart de la liqueur avait passé dans le ballon.

Expérience II. — Dans une expertise médico-légale par Gay-Lussac, MM. Magendie, Barruel et moi, nous procédâmes à la distillation en vases clos d'un sirop cyanhydrique préparé à la Pharmacie centrale ; et, pour qu'aucune trace d'acide volatilisé ne nous échappât, nous reçûmes le produit de la distillation dans un tube fort long presque entièrement rempli d'azotate d'argent dissous ; il se dégagea de l'acide cyanhydrique, que nous reconnûmes à l'odeur et à l'action qu'il exerçait sur l'azotate d'argent.

Expérience III. — J'ai ajouté à 16 gram. de sirop de sucre *non acide* étendu de la même quantité d'eau, de 20 à 40 centigr. de *cyanure de potassium* solide, sec et récemment préparé ; le mélange, distillé comme il vient d'être dit, a fourni un liquide qui n'exhalait point l'odeur d'acide cyanhydrique et qui ne troublait pas l'azotate d'argent.

Expérience IV. — En répétant cette expérience avec un sirop *acide acheté chez un pharmacien,* et qui répandait une assez forte odeur d'acide cyanhydrique, j'ai obtenu dans le ballon un liquide contenant de l'acide cyanhydrique, puisqu'il était odorant comme cet acide, et qu'il donnait, avec l'azotate d'argent, du cyanure d'argent ; mais ici le cyanure de potassium avait été en partie décomposé par l'acide contenu dans le sirop qui l'avait transformé en acide cyanhydrique et en un sel de potasse.

Expérience V. — J'ai distillé avec les mêmes précautions 16 grammes de sirop de sucre mêlé avec 16 gr. d'eau et 20 centigr. de cyanure de mercure pur. Le produit distillé ne répandait point l'odeur d'acide cyanhydrique et ne donnait point de cyanure d'argent par l'azotate de ce métal.

Expérience VI. — J'ai décomposé, par un excès de sulfate d'ammoniaque, 20 centigr. de cyanure de baryum, et j'ai filtré pour séparer le sulfate de baryte ; le cyanhydrate d'ammoniaque contenu dans la liqueur a été mêlé à 16 gr. de sirop de sucre dissous dans 16 grammes d'eau. Le mélange distillé, comme il a été dit, a fourni un liquide incolore, d'une odeur à la fois ammoniacale et cyanhydrique, bleuissant le papier rouge de tournesol et précipitant du cyanure d'argent par l'azotate de ce métal.

Expérience VII. — En répétant cette expérience avec du sirop contenant du cyanhydrate d'ammoniaque alcalin, préparé avec l'acide cyanhydrique et l'ammoniaque ou le carbonate de cette base, j'ai obtenu les mêmes résultats.

II.

Il résulte de ces expériences que l'on peut constater la présence de l'acide cyanhydrique dans un sirop en le distillant, puisque le sirop fait avec cet acide est le *seul* qui, étant chauffé, fournisse un produit volatil contenant de l'acide *cyanhydrique ;* en effet, les sirops préparés avec des cyanures ne donnent point d'acide cyanhydrique à la distillation, à moins qu'ils ne soient acides, ou que le cyanure ne soit déjà altéré par l'acide carbonique de l'air. Quant aux sirops dans lesquels on aurait fait entrer du cyanhydrate d'ammoniaque, ils fourniraient dans le ballon, outre l'acide cyanhydrique, de l'ammoniaque facile à reconnaître ; j'ajouterai d'ailleurs qu'on ne prépare jamais pour les usages médicinaux un sirop cyanhydro-ammoniacal.

Cela étant, on reconnaîtra le sirop cyanhydrique : 1° à son odeur ; 2° à l'action qu'exerceront sur lui l'azotate d'argent et les sels de fer après qu'il aura été étendu d'eau (voy. p. 346). Dans la plupart des cas, les sirops des officines ne renferment point de chlorures solubles ou en contiennent assez peu pour qu'on ne doive pas se préoccuper de leur existence ; cependant, comme il peut arriver qu'il en soit autrement, je dois dire que, dans ce cas, il faut, après avoir précipité le sirop par l'azotate d'argent et avoir obtenu du cyanure et du chlorure d'argent, traiter le dépôt bien lavé par l'acide azotique pur et bouillant, qui ne dissoudra que le cyanure d'argent ; si l'on opère cette dissolution en vases clos, et que l'on reçoive l'acide cyanhydrique dans un *solutum* d'azotate d'argent, on obtiendra du *cyanure d'argent* pur, facile à caractériser (voy. p. 347).

Second problème. Combien le sirop renferme-t-il d'acide cyanhydrique ? Si, au lieu de se borner à déterminer qu'il existe de l'acide cyanhydrique dans un sirop, on voulait encore apprécier la proportion d'acide qu'il renferme, on étendrait ce sirop d'eau distillée, et on le précipiterait par un excès d'azotate d'argent. Il ne s'agirait que de calculer combien la quantité de cyanure d'argent, recueilli et séparé du chlorure avec lequel il pourrait être mêlé, contient de cyanogène, et combien celui-ci représente d'acide cyanhydrique.

On sait que le cyanure d'argent est formé de

$$327,17 \text{ de cyanogène,}$$
$$1351,60 \text{ d'argent ;}$$

L'acide cyanhydrique de

$$96,34 \text{ de cyanogène,}$$
$$3,66 \text{ d'hydrogène.}$$

Supposons que le sirop ait fourni 50 centigrammes de cyanure d'argent, on dira : si 1678,77 de cyanure d'argent (327,17 de cyanogène

+ 1351,60 d'argent) contiennent 327,17 de cyanogène, combien 50 centigrammes de cyanure renfermeront-ils de cyanogène ?

$$1678,77 : 327,17 :: 50 : x. \qquad x = 9 \text{ centigr. } 7 \text{ milligr. de cyanogène.}$$

$$\frac{327,17 \times 50}{1678,77} = 9 \text{ centigr. } 7 \text{ milligr.}$$

Les 50 centigrammes de cyanure d'argent contiennent donc 9 centigrammes 7 milligrammes de cyanogène ; il ne s'agira plus que de savoir combien cette proportion de cyanogène représente d'acide cyanhydrique ; or, nous savons que 96,34 de cyanogène exigent 3,66 d'hydrogène pour former cet acide : combien les 9 centigrammes 7 milligrammes en exigeront-ils ?

$$96,34 : 3,66 :: 9,7 : x. \qquad x = 3 \text{ milligr. } \tfrac{7}{10} \text{ d'hydrogène.}$$

$$\frac{3,66 \times 9,7}{96,34} = 3 \text{ milligr. } \tfrac{7}{10}$$

En additionnant 9 centigrammes 7 milligrammes de cyanogène et 3 milligrammes $\frac{7}{10}$ d'hydrogène, on trouvera que l'acide cyanhydrique contenu dans la proportion de sirop qui avait fourni 50 centigrammes de cyanure d'argent est de 10 centigrammes $\frac{7}{10}$ de milligramme.

Il semblerait, au premier abord, qu'il devrait être plus avantageux, pour *apprécier* la proportion d'acide cyanhydrique contenu dans un sirop, de recourir à la distillation. L'expérience prouve qu'il n'en est rien. Dans l'expertise médico-légale soumise à l'examen de Gay-Lussac, Magendie, Barruel, et moi, et dont j'ai déjà parlé, il s'agissait de déterminer combien il y avait d'acide dans du sirop cyanhydrique préparé à la Pharmacie centrale ; nous procédâmes à la distillation en vaisseaux clos (voy. p. 353), et nous ne retirâmes que les *deux tiers* de l'acide du sirop ; nous nous assurâmes ensuite, en préparant un sirop cyanhydrique nous-mêmes, *qu'il était impossible d'en extraire*, par ce procédé, *plus des deux tiers*, tandis qu'en précipitant directement le sirop cyanhydrique par l'azotate d'argent, comme j'ai conseillé de le faire depuis, *on obtient la totalité de l'acide.*

On dira sans doute qu'en procédant par la voie de la précipitation directe, on ne peut pas affirmer que le cyanure d'argent obtenu provienne de l'acide cyanhydrique que le sirop pourrait contenir, plutôt que des cyanures de potassium et de mercure ou du cyanhydrate d'ammoniaque avec lesquels il aurait pu être préparé. Cela serait vrai, si l'on ne s'était pas assuré d'avance, à l'aide de la distillation (voy. p. 354), que c'est réellement de l'acide cyanhydrique que le sirop renferme.

N'y a-t-il pas lieu de s'étonner que M. Taylor, dans un mémoire spécial sur l'acide cyanhydrique, publié en 1847, c'est-à-dire dix-sept ans après la connaissance des expériences précitées, continue à dire : «Quant à l'analyse *quantitative*, elle réclame, comme *précédemment*, la distillation et l'emploi du nitrate d'argent» (*Annales d'hygiène*, t. XXXVIII, p. 441). L'erreur est par trop évidente.

Que penser aussi de l'objection faite par M. Devergie, qui persiste à soutenir que la précipitation directe constitue un procédé moins sûr que la distillation, pour déterminer *la proportion d'acide cyanhydrique contenue dans la liqueur suspecte* ? «Les liquides, dit-il, peuvent contenir des chlorures, des phosphates ou des carbonates qui viendraient augmenter la quantité du précipité, et *laisseraient à penser que la proportion d'acide cyanhydrique est très-considérable*» (*Médecine légale*, t. III, p. 632, 2e édition). J'ai signalé le premier la complication que pourrait faire naître la présence des chlorures, des phosphates et des carbonates, dans un liquide cyanhydrique, et j'ai prouvé que rien n'était facile comme de séparer et de doser le cyanure d'argent dans ce cas particulier (voy. p. 361); j'avouerai que je ne sais comment qualifier le motif allégué par mon confrère pour donner la préférence au procédé qui consiste à distiller les liquides. Quoi ! parce qu'un expert pourra supposer un instant, vu l'abondance du précipité, qu'une liqueur traitée par l'azotate d'argent contient une quantité considérable d'acide cyanhydrique, il faudrait renoncer à un excellent procédé, alors qu'il lui est impérieusement prescrit de débarasser le cyanure d'argent du chlorure, du phosphate ou du carbonate d'argent avec lesquels il pourrait être mêlé, avant de se prononcer sur la proportion de cyanure réellement existante! Heureusement qu'à la page suivante M. Devergie donne la mesure du degré de confiance qu'il accorde lui-même à l'assertion que je combats; non-seulement il annonce, que dans l'expertise dont j'ai parlé nous avons obtenu, *par la distillation*, moins d'acide cyanhydrique que nous n'en avions mis dans le sirop, mais encore il conseille de fractionner le sirop en deux portions, dont l'une sera traitée *directement par l'azotate d'argent*, et l'autre par la distillation. Pour être conséquent avec lui-même, il aurait dû rejeter le traitement direct, puisque, d'après lui, *il est moins sûr que l'autre*. On jugera facilement de l'embarras des experts qui opèrent pour la première fois, en prenant pour guide les préceptes contradictoires et erronés donnés par M. Devergie, qui n'a pas nettement posé les deux questions que l'on peut avoir à résoudre, savoir : *s'il existe de l'acide cyanhydrique dans un sirop, et combien il y en a.*

Mélanges d'acide cyanhydrique et de liquides alimentaires, ou de la matière des vomissements, ou de celle que l'on trouve dans le canal digestif après la mort. — Le vin, la bière, le cidre, le thé, le café, la gélatine, l'albumine, le bouillon, le lait, etc., ne sont ni colorés ni précipités par l'acide cyanhydrique ; il est même difficile d'admettre, avec M. Devergie, qu'au bout d'un certain temps, ces mélanges puissent acquérir une couleur brune plus ou moins noirâtre, dépendant de la décomposition subséquente de l'acide, parce que celui-ci se trouve toujours suffisamment étendu par ces liquides pour ne pas éprouver le genre de décomposition que subit l'acide cyanhydrique anhydre (voy. p. 345).

EXPÉRIENCE VIII. — J'ai chauffé au bain-marie, dans une cornue, 100 grammes d'un mélange de lait, de bouillon, de café, et de 20 centigram. d'acide *cyanhydrique médicinal;* à peine le tiers du liquide avait-il été distillé, que le produit recueilli dans un ballon entouré d'eau froide répandait l'odeur d'acide cyanhydrique, et fournissait avec l'azotate d'argent un précipité abondant de cyanure d'argent. L'opération ayant été répétée avec la même proportion d'acide et 300 gr. du mélange alimentaire, j'ai obtenu au moins autant de cyanure d'argent que lorsque j'agissais sur 100 gram. seulement.

EXPÉRIENCE IX. — J'ai distillé de même des mélanges semblables faits depuis quatre à cinq jours et conservés dans des bocaux bien bouchés, et les résultats ont été les mêmes. Un de ces mélanges, opéré le 29 août, ne fut distillé que le 8 octobre suivant, après avoir été conservé dans un bocal bien bouché : le liquide exhalait une odeur très-fétide, et cependant il fournit de l'acide cyanhydrique.

EXPÉRIENCE X. — En distillant de la même manière 600 gr. de ce mélange *non additionné d'acide cyanhydrique,* j'obtenais dans le récipient un liquide incolore n'exhalant point l'odeur d'acide cyanhydrique, et ne se troublant point par l'azotate d'argent

EXPÉRIENCE XI. — En distillant 100 gr. d'un liquide *légèrement* pourri, provenant d'un cadavre humain, en partie décomposé, et 6 gouttes d'acide cyanhydrique médicinal, j'ai obtenu dans le ballon un liquide dans lequel il m'était souvent difficile de sentir l'odeur de l'acide cyanhydrique, et qui, loin de rougir le tournesol, était alcalin. L'azotate d'argent le précipitait en blanc, et l'acide azotique dissolvait le dépôt presque en entier, car la liqueur ne conservait qu'une teinte opaline et rosée. Le sulfate ferroso-ferrique, additionné de potasse, y faisait naître un précipité *vert bleuâtre* disparaissant quelquefois *complétement* dans l'acide chlorhydrique, en laissant une liqueur jaune ; tandis que, dans certains cas, la liqueur restait trouble et verte, et déposait du *bleu de Prusse* au bout d'un certain temps. Le sulfate de protoxyde de fer et la potasse donnaient un précipité vert, également soluble dans l'acide chlorhydrique, qui, dans certaines circonstances cependant, laissait une liqueur trouble verte, d'où il se précipitait à la longue du bleu de Prusse.

EXPÉRIENCE XII. — J'ai souvent distillé de la même manière les mêmes liquides *légèrement* pourris, *sans addition d'acide cyanhydrique;* les produits de la distillation étaient transparents ou légèrement opalins, d'une odeur fétide, et notablement alcalins. L'azotate d'argent ne les troublait pas ou bien les précipitait en blanc jaunâtre; le dépôt se dissolvait en grande partie dans l'acide azotique pur, et laissait une liqueur évidemment *opaline*, comme cela avait eu lieu avec le liquide cyanhydrique de l'expérience 11; le sulfate ferroso-ferrique et la potasse fournissaient un précipité *vert bleuâtre, semblable à celui qu'avait produit la liqueur fétide cyanhydrique;* le sulfate de protoxyde de fer donnait un précipité *vert foncé* tirant sur le *bleu;* à la vérité, ces précipités, traités par l'acide chlorhydrique, *disparaissaient* et laissaient des liqueurs jaunes, *sans précipitation de bleu de Prusse.* En traitant par quelques gouttes de sulfate de bioxyde de cuivre et de la potasse pure les liquides provenant de ces distillations, j'ai constamment obtenu des précipités d'un bleu verdâtre, qui, étant dissous dans de l'acide chlorhydrique, ont laissé des liquides quelquefois aussi opalins que ceux qui avaient été produits avec des liqueurs fétides légèrement *cyanhydriques.*

EXPÉRIENCE XIII. — J'ai précipité 100 gr. de lait, de bouillon, et de café, par de l'azotate d'argent; ce précipité, bien lavé et desséché, a été décomposé, en vaisseaux clos, par de l'acide azotique étendu d'eau; les gaz qui se sont dégagés pendant l'opération ont été reçus dans une longue colonne d'azotate d'argent dissous, et aussitôt ce sel a été décomposé et a donné un précipité blanc, caillebotté, en *partie* soluble dans l'acide azotique *froid, et complétement soluble* dans cet acide *bouillant* avec dégagement d'*odeur cyanhydrique;* il s'était donc produit de l'acide cyanhydrique, pendant la décomposition de la matière organique qui faisait partie du précipité que j'avais obtenu avec le mélange alimentaire et l'azotate d'argent.

EXPÉRIENCE XIV. — J'ai ajouté 20 centigr. d'acide cyanhydrique médicinal à 200 gr. de lait, de bouillon et de café, et j'ai versé dans ce mélange un excès d'azotate d'argent dissous; le précipité, bien lavé et desséché, a été divisé en deux parties égales *A* et *B*. La portion *A*, traitée par l'acide azotique comme dans l'expérience 13, m'a fourni une quantité de cyanure d'argent au .moins quintuple de celle que j'avais obtenue dans cette expérience. *B*, de couleur de café torréfié, traité par le chlorure de sodium et l'oxyde de fer *vert* hydraté, comme il a été dit à la page 347, m'a donné un liquide d'un bistre clair, qui précipitait en *bleu* par le sulfate de sesquioxyde de fer, en *brun-marron* par le sulfate de bioxyde de cuivre, et en blanc par l'azotate d'argent.

EXPÉRIENCE XV. — J'ai précipité 60 gr. du même mélange alimentaire *non additionné d'acide cyanhydrique* par l'azotate d'argent; le précipité, bien lavé et desséché, soumis à l'action du chlorure de sodium et de l'oxyde de fer *vert* hydraté (voy. p. 347), m'a fourni un liquide ne contenant pas une trace de cyanure, et qui ne subissait par conséquent aucune altération de la part du sulfate de sesquioxyde de fer ni du sulfate de bioxyde de cuivre.

EXPÉRIENCE XVI. — Lorsqu'on empoisonne des chiens en leur faisant avaler 15 à 20 gouttes d'acide cyanhydrique médicinal dissous dans 20 à

25 gr. d'eau, ils périssent au bout de quelques minutes; si on les ouvre *immédiatement* après la mort, pour séparer le foie et recueillir les matières contenues dans l'estomac, on verra qu'il suffit d'introduire celles-ci dans une cornue après les avoir étendues d'eau, si elles sont épaisses, et de les chauffer au bain-marie, pendant une heure environ, pour obtenir de l'*acide cyanhydrique dans le récipient.* Si on filtre la liqueur contenue dans la cornue, pour la séparer des portions coagulées et des autres matières solides qu'elle pouvait renfermer, et qu'on la traite par de l'azotate d'argent, on obtiendra un précipité de couleur rose, rougeâtre, brune ou grise, qui, étant lavé, desséché et traité par le chlorure de sodium et l'oxyde de fer *vert* hydraté, se comportera comme il a été dit à la page 347, si toutefois l'acide cyanhydrique n'avait pas été entièrement volatilisé pendant la distillation.

Si, après avoir coupé le foie en petits morceaux, on le chauffe, à l'instant même, dans une cornue avec de l'eau distillée et qu'on entretienne la liqueur à une légère ébullition, pendant une heure, la vapeur reçue dans un long tube rempli, jusqu'aux deux tiers de sa hauteur, d'azotate d'argent dissous et refroidi, précipitera ce sel en blanc, à mesure qu'elle se condensera; ce précipité, peu abondant, brunira bientôt et finira par noircir. Si on le lave avec de l'eau distillée jusqu'à ce que les eaux de lavage soient incolores et insipides, et qu'on le chauffe dans un petit ballon avec de l'acide azotique concentré et pur, il sera en grande partie dissous et *ne donnera aucune trace d'acide cyanhydrique;* du moins, dans les expériences que j'ai tentées, je n'ai jamais pu sentir l'odeur de cet acide; et, en recevant dans l'azotate d'argent le gaz produit par l'acide azotique, je n'ai jamais obtenu un précipité blanc se comportant avec les réactifs comme le cyanure d'argent; quelquefois l'azotate d'argent devenait opalin, mais le trouble ne disparaissait pas dans l'acide azotique bouillant.

Il m'a été également impossible de constater la présence de l'acide cyanhydrique dans l'urine des animaux ainsi empoisonnés.

Il résulte des faits qui précèdent : 1° qu'en distillant les mélanges dont il s'agit, qu'ils soient frais ou pourris, et alors même qu'ils ne contiennent qu'un quinze centième de leur poids d'acide médicinal, on obtient de l'acide cyanhydrique dans le récipient, pourvu que l'on ait eu la précaution d'entourer celui-ci d'eau froide.

2° Qu'en distillant les mêmes liquides *frais, sans addition* d'acide cyanhydrique, on n'obtient pas d'acide cyanhydrique dans le ballon.

3° Qu'en distillant les mêmes liquides *pourris* et non additionnés d'acide cyanhydrique, on recueille souvent dans le récipient des liquides transparents ou légèrement opalins, d'une odeur fétide; et notablement alcalins. Dans plusieurs de mes expériences, l'azotate d'argent ne troublait point ces liquides ou bien les précipitait en blanc jaunâtre; le dépôt se dissolvait en grande partie dans l'acide azotique pur, et laissait une liqueur évidemment *opaline,* comme cela avait eu lieu avec

le liquide cyanhydrique de l'expérience 11 (voy. p. 357); le sulfate fer-
roso-ferrique et la potasse fournissaient un précipité *vert bleuâtre, sem-
blable à celui qu'avait produit la liqueur fétide cyanhydrique;* le sulfate
de protoxyde de fer donnait un précipité *vert foncé* tirant sur le *bleu;* à la
vérité, ces précipités verts, traités par l'acide chlorhydrique, *disparais-
saient* et laissaient des liqueurs jaunes, *sans qu'il restât du bleu de
Prusse au fond des verres.* En traitant par quelques gouttes de sulfate
de bioxyde de cuivre et de la potasse pure les liquides provenant de ces
distillations, j'ai constamment obtenu des précipités d'un bleu ver-
dâtre, qui, étant dissous dans l'acide chlorhydrique, ont laissé des
liquides quelquefois aussi opalins que ceux qui avaient été produits
avec des liqueurs fétides légèrement *cyanhydriques.*

4° Qu'il serait dès lors dangereux, dans certaines expertises médico-
légales, d'attacher une trop grande importance à la *coloration bleue ou*
d'un *bleu verdâtre* que ferait naître le sel de fer dans une liqueur que
l'on supposerait pouvoir contenir de l'acide cyanhydrique.

5° Que lorsqu'on a empoisonné des chiens en leur faisant avaler 15 ou
20 gouttes d'acide cyanhydrique médicinal dissous dans 20 à 25 grammes
d'eau, il suffit de distiller en vaisseaux clos, peu de temps après la
mort, les matières contenues dans le canal digestif pour obtenir une
certaine quantité d'acide cyanhydrique dans le récipient, tandis qu'il
ne m'a jamais été possible d'en retirer ni du foie ni de l'urine de ces
mêmes animaux, en procédant de même, ce qui tient probablement à
la rapidité avec laquelle cet acide détermine la mort et se volatilise, et
peut-être même à ce qu'il est décomposé par les tissus et les fluides de
l'économie animale.

6° Que lorsqu'il s'agit de constater la présence de l'acide cyanhydrique
dans un liquide suspect, et que l'on a transformé cet acide en cyanure
d'argent, on aurait tort, pour reconnaître ce cyanure, d'attacher une
trop grande importance au caractère qui consiste à le faire bouillir avec
de l'acide azotique pour le faire passer à l'état d'acide cyanhydrique
(voy. la note de la p. 346), parce qu'il arrive souvent, en précipitant
par l'azotate d'argent certains liquides alimentaires dans lesquels *il
n'existe point d'acide cyanhydrique,* qu'il se forme un précipité, lequel
étant traité par l'acide azotique bouillant *donne de l'acide cyanhydrique;*
évidemment, dans ces cas, la production de cet acide est le résultat de
l'action de l'acide azotique sur la *matière organique* contenue dans le
précipité qui s'était formé en versant l'azotate d'argent dans les liquides
alimentaires. Il est dès lors infiniment préférable, pour reconnaître le
cyanure d'argent, de le chauffer, pour en séparer le cyanogène, ou de
le décomposer par le potassium (voy. p. 347).

Procédé. On chauffera au bain-marie, dans une grande cornue, les matières vomies ou celles qui auront été retirées du canal digestif, après avoir constaté, à l'aide du papier de tournesol, jusqu'à quel point elles sont acides ; si ces matières étaient par trop épaisses, on les délaierait dans une certaine quantité d'eau distillée avant de les soumettre à l'action de la chaleur ; on adaptera au col de la cornue, à l'aide d'un bouchon, un tube de sûreté à deux branches, dont l'une, horizontale, communiquera avec la cornue, et dont l'autre, droite et longue au moins d'un mètre, viendra se rendre dans un tube-éprouvette à peu près de la même longueur, rempli jusqu'aux deux tiers d'une dissolution d'azotate d'argent ; celle-ci ne tardera pas à se troubler et à donner un précipité blanc caillebotté. On suspendra l'opération une heure après que l'eau du bain sera entrée en ébullition. On laissera déposer le précipité formé dans le tube-éprouvette, et, après avoir décanté le liquide, on le traitera par l'acide azotique pur et froid, qui dissoudra le carbonate d'argent qu'il pourrait contenir ; le cyanure d'argent restant sera lavé, desséché, à la température de 100° c., et pesé. On le reconnaîtra aux caractères qui lui sont propres, et notamment à la propriété qu'il a de fournir du cyanogène quand on le décompose par le feu (voy. p. 347).

En admettant que l'on ait obtenu du cyanure d'argent, on ne sera pas autorisé à *conclure* que la matière suspecte renfermait de l'acide cyanhydrique *libre* ; car il pourrait se faire qu'elle contînt du cyanhydrate d'ammoniaque, ou bien un ou plusieurs cyanures solubles qui auraient fourni de l'acide cyanhydrique par l'action que les acides contenus dans cette matière auraient exercée sur ces cyanures ; toutefois on sera grandement porté à croire qu'elle renfermait de l'acide cyanhydrique si elle n'était pas acide, ou si elle l'était à peine, et qu'avant d'être distillée elle répandît une odeur d'acide cyanhydrique, sans mélange d'odeur ammoniacale.

Qu'à la suite de cette opération on ait obtenu ou non du cyanure d'argent, on filtrera le liquide restant dans la cornue, afin de le séparer des matières solides coagulées ou de celles auxquelles il pouvait être mêlé avant d'être chauffé ; s'il était trop épais pour pouvoir être filtré, on ajouterait une certaine quantité d'eau distillée. On précipitera la liqueur filtrée par un excès d'azotate d'argent dissous ; le précipité, suffisamment lavé, sera traité par l'acide azotique pur et froid, qui dissoudra le carbonate et le phosphate d'argent, etc., sans attaquer le cyanure et le chlorure d'argent qui auraient pu se former (1). Après avoir décanté

---

(1) Si on voulait séparer le chlorure d'argent, on ferait bouillir en vases clos le mélange de cyanure et de chlorure avec de l'acide azotique pur et concentré ; le chlorure resterait indissous, tandis que le cyanure serait décomposé et fourni-

l'acide azotique, on lavera le précipité, et l'on déterminera s'il contient du cyanure d'argent; pour cela, on le desséchera, et on en chauffera quelques centigrammes dans un petit tube de verre afin d'en obtenir du cyanogène (voy. p. 347); le restant sera traité par le chlorure de sodium et l'oxyde de fer *vert* hydraté, comme il a été dit à la même page. Si l'on obtient du cyanogène, et que d'un autre côté il se soit formé du cyanure de potassium et de fer par l'action successive du chlorure de sodium et de l'oxyde de fer, on *affirmera* que ce précipité contenait du cyanure d'argent; en effet, les expériences 14 et 15 m'autorisent à tirer cette conclusion. On se tromperait étrangement si l'on croyait pouvoir établir que ce précipité renferme du cyanure d'argent, par cela seul qu'en le décomposant par l'acide azotique en vases clos, on aurait obtenu de l'acide cyanhydrique susceptible de transformer en cyanure d'argent l'azotate de ce métal à travers lequel on le ferait passer, car nous savons par l'expérience 13 (voy. p. 358) que le précipité résultant de l'action des matières organiques *non additionnées d'acide cyanhydrique* sur l'azotate d'argent, fournit de l'acide cyanhydrique quand on le chauffe avec de l'acide azotique.

Supposons que l'on soit parvenu à démontrer dans le précipité dont je parle la présence du cyanure d'argent, faudra-t-il conclure pour cela que le liquide contenu dans la cornue, et déjà soumis pendant une heure à l'action de la chaleur, renfermait de l'acide cyanhydrique? Non certes, car il se serait comporté de même avec l'azotate d'argent, s'il n'eût tenu en dissolution que du cyanure de potassium, du cyanure de mercure, ou tout autre cyanure soluble. L'expert devrait donc se borner à dire, dans l'espèce, que le liquide de la cornue renferme un composé de cyanogène.

Si les matières vomies et celles qui ont été trouvées dans le canal digestif n'ont point fourni d'acide cyanhydrique, on coupera en petits morceaux l'*estomac* et les *intestins*, et on les laissera pendant une heure ou deux en contact avec l'eau distillée en les agitant dans un flacon bouché, puis on introduira le tout dans une grande cornue, et on procédera à la distillation au bain-marie; le liquide distillé, ainsi que celui qui restera dans la cornue, seront examinés comme il a été dit à la page 361. On agira de même sur le *foie* si toutes ces recherches avaient été infructueuses.

Quant à l'*urine*, on la précipitera directement par l'azotate d'argent, et l'on traitera le précipité épuisé par l'acide azotique affaibli et froid,

---

rait de l'acide cyanhydrique, lequel étant reçu dans un *solutum* d'azotate d'argent donnerait de nouveau du cyanure d'argent *pur*, facile à reconnaître (voyez p. 346).

soit par la chaleur pour obtenir du cyanogène, soit par le chlorure de sodium et l'oxyde *vert* de fer, pour former du cyanure de potassium et de fer (voy. p. 347).

Je dois rappeler toutefois qu'il m'a été impossible, dans les expériences que j'ai tentées, de démontrer la présence de l'acide cyanhydrique soit dans le foie, soit dans l'urine (voy. 5°, p. 360).

On ne devra jamais négliger, avant de chauffer ou de décomposer les matières suspectes par l'azotate d'argent, *de les flairer attentivement, pour savoir si elles n'exhalent point l'odeur d'acide cyanhydrique.* Ce caractère, l'un des plus importants, s'il a été parfaitement constaté, peut à lui seul aplanir bien des difficultés lorsqu'il s'agira de déterminer s'il existe ou non de l'acide cyanhydrique *libre* dans ces matières; non pas que je prétende qu'il suffise pour *affirmer* qu'elles en renferment réellement; une pareille conclusion ne doit être formulée qu'autant que l'on a obtenu de l'acide cyanhydrique; mais on sera porté à établir des soupçons plus ou moins fondés sur son existence, d'après cette odeur, et alors même que l'analyse chimique n'aura fourni que des résultats négatifs, surtout si les symptômes éprouvés par les malades, et les lésions cadavériques, sont de nature à fortifier ces soupçons. Les expériences faites par M. Lassaigne me font un devoir de procéder ainsi; après avoir empoisonné plusieurs animaux avec de l'acide cyanhydrique, cet expérimentateur a trouvé une partie de cet acide dans les viscères où il l'avait introduit; jamais il n'a pu en déceler dans le cerveau, dans le cervelet, dans la moelle épinière ni dans le cœur des animaux qu'il avait empoisonnés, *et pourtant tous ces viscères exhalaient l'odeur de l'acide cyanhydrique.* Cela prouve, comme je l'ai déjà dit, que l'impression produite sur l'organe de l'odorat par cet acide peut être considérée comme un moyen plus sensible qu'aucun des réactifs précédemment mentionnés, pour faire soupçonner la présence de ce toxique dans nos organes.

Lorsqu'on opère sur des matières déjà pourries, il peut arriver, si la proportion de la préparation cyanhydrique qu'elles renferment est très-faible, que cet acide ait été entièrement volatilisé ou décomposé, et qu'on n'en découvre plus. Mais il peut se faire qu'il n'en soit pas ainsi, surtout lorsque la quantité d'acide mêlé à ces matières était assez considérable; dans ce cas, on l'obtient comme il vient d'être dit, soit à l'état d'acide cyanhydrique, soit à l'état de cyanhydrate d'ammoniaque. Ici on devra se rappeler que l'on s'exposerait à commettre des erreurs graves, si, au lieu de suivre rigoureusement la marche que j'ai tracée, l'on se bornait à constater que les liquides distillés colorent et précipitent les sels de fer en bleu, l'azotate d'argent en blanc, et les sels de cuivre en blanc laiteux, sans s'inquiéter de la nature de ces précipités, parce qu'il est avéré que des matières organiques *pourries, non additionnées d'acide cyanhydrique*, peuvent se comporter de même (voy. expérience 12, p. 357).

***

QUESTIONS MÉDICO-LÉGALES
relatives à l'empoisonnement par l'acide cyanhydrique.

Affaire Pralet devant le sénat de Chambéry. — Le sieur Pralet, ancien procureur de la ville de Chambéry, âgé de soixante-quatre ans, doué d'une forte constitution, avait eu, en 1819, une attaque d'apoplexie qui avait laissé quelques traces. Le mercredi 13 janvier 1841, vers huit heures et demie du soir, à la fin d'un repas léger, il se trouve mal, perd connaissance, et meurt à deux heures de la nuit, six heures environ après l'invasion de la maladie. Le corps est enseveli le 16 janvier et exhumé le 20 du même mois. Les docteurs Gouvert et Rey procèdent aussitôt à l'ouverture du cadavre. Le lendemain, ces médecins, réunis à MM. Soujeon, Domenget, et Bebert, se livrent à l'examen chimique d'un certain nombre d'organes de ce cadavre; de son côté, M. Calloud, pharmacien à Chambéry, entreprend le 23 des recherches qui doivent avoir pour but de déterminer quelle a pu être la cause de la mort. *Tous les avis sont unanimes* pour déclarer que le sieur Pralet a succombé à un *empoisonnement par l'acide cyanhydrique*, et le sieur Héritier, neveu du défunt, est accusé d'avoir commis ce crime. Ce prévenu demande mon avis.

Première consultation. Je m'attachai à démontrer : 1° que le sieur *Pralet n'était pas mort empoisonné par l'acide cyanhydrique*; 2° *qu'il avait succombé à une attaque d'apoplexie.*

Faits scientifiques de la cause.—Symptômes et lésions anatomiques. Le 13 janvier dernier, le sieur Pralet avait été bien portant et gai comme à l'ordinaire; il avait dîné avec du salé, du bouilli, des pommes de terre au gratin, et du fromage. A huit heures du soir, il mange un petit morceau de pain avec du fromage et boit trois ou quatre verres de vin blanc. A peine a-t-il bu le dernier verre de vin, étant debout à l'angle de la cheminée, qu'il chancelle, se trouve mal, et perd connaissance : sa langue paraît s'épaissir; on l'asseoit sur une chaise, on le frotte avec du vinaigre, on applique des linges chauds à la région épigastrique; on lui fait sentir de l'éther, et on lui administre une ou deux cuillerées d'élixir de la Grande Chartreuse. Immédiatement après il vomit; on donne une autre cuillerée d'élixir, et il vomit une grande quantité de matières acides et vineuses. Le malade reprend alors connaissance, et paraît soulagé. Il dit qu'il n'éprouve aucune douleur; pourtant ses traits sont abattus, la face est pâle, la langue et la bouche sont légèrement *déviées à gauche* et enduites d'un peu de bave. Il était alors dix heures. On ordonne une infusion de mélisse, qui est vomie, et l'on prescrit un lavement d'eau tiède salée, qui n'est pas gardé;

on fait prendre une infusion de thé, qui est également vomie, et on applique des sinapismes. A minuit, la face est livide et les traits profondément altérés : il y a de nouveau perte de connaissance et insensibilité ; on peut pincer fortement le bras droit sans que le malade s'en aperçoive ; la bouche est encore *plus déviée à gauche* et écumeuse ; *roideur tétanique du bras gauche*. On ouvre largement la veine médiane céphalique droite, et l'on recueille lentement environ 400 gr. de sang fluide et noirâtre ; une demi-heure après, ce sang était encore fluide ; on tente, mais en vain, de faire avaler au malade une vingtaine de gouttes d'ammoniaque liquide dans une cuillerée d'eau. Le pouls, qui, jusqu'à ce moment, était resté grand, régulier, et nullement fréquent, s'affaiblit insensiblement, et le malade expire vers deux heures du matin, *sans avoir éprouvé de convulsions*.

A l'ouvertnre du cadavre, faite sept jours après la mort, par MM. Rey et Gouvert, on constate l'état suivant : le corps n'exhale point d'odeur putride, et il n'est point roide ; la face est décolorée, la bouche est entr'ouverte, les yeux clos et flétris ; les téguments de la partie inférieure du cou, et supérieure de la poitrine et des épaules, offrent une couleur grisâtre, ainsi que ceux du scrotum et du pénis, qui sont gonflés, de même que ceux qui couvrent les parties latérales et inférieures de la poitrine. On voit sur les autres parties de la peau des maculations rosacées, différentes des vergetures. Les veines sous-cutanées sont injectées de sang noir ; les ongles sont bleus et les articulations mobiles. Le tissu cellulaire sous-cutané de l'abdomen a plus de 6 centimètres d'épaisseur ; l'épiploon est très-gras et très-volumineux ; lorsqu'on le soulève, on sent une *odeur vive* différente de celle que répandent les cadavres en putréfaction, *et que l'on ne saurait caractériser*. Il n'y a point de météorisme. Les intestins offrent une teinte légèrement rosée. L'estomac est affaissé sur lui-même ; son système veineux superficiel est injecté, surtout du côté du cardia. La rate, noire, a la consistance d'un caillot de sang, facile à déchirer, et exhale *une odeur que l'on ne peut assimiler à aucune odeur connue*. Le foie, moins dense et moins résistant, présente la même odeur ; la vésicule du fiel est ample et vide ; les reins et la vessie sont dans l'état naturel ; le péricarde est vide ; le cœur, flétri, mou, est vide de sang, et n'a pas la couleur rouge qui lui est propre. L'aorte, les carotides, les veines jugulaires et abdominales, sont également vides : toutes les parois artérielles sont rosées et injectées. Les poumons, très-petits, mous, et nullement crépitants, sont infiltrés de sang noir, et répandent l'odeur dont j'ai déjà parlé. La langue est gonflée ; la bouche, le pharynx, l'œsophage et la trachée-artère, sont dans l'état naturel, à l'exception de quelques mucosités sanguinolentes dont ils sont enduits, et d'une plus forte injection de leur système veineux. Le cerveau est fortement injecté, à sa surface, d'un sang très-noir, qui transsude sur tous les points ; en soulevant les hémisphères, on aperçoit un *caillot dense et noir*, du volume d'un *gros œuf*, qui s'échappe de la partie inférieure des ventricules, et exhale l'odeur déjà mentionnée : il existe au-dessous de la tente du cervelet un *épanchement* de même nature, *très-abondant*. La moelle épinière est saine. On ne peut concevoir, disent

MM. Rey et Gouvert, *une congestion cérébrale* plus prononcée et plus forte. Je n'ai pas besoin de relever l'inexactitude de cette expression, lorsqu'il s'agissait d'une hémorrhagie cérébrale des mieux caractérisées.

Le rapport de ces médecins se termine par une conclusion d'autant plus hasardée, qu'ils ne connaissaient pas encore les résultats des analyses chimiques; je la copie textuellement : «M. Pralet a succombé à une congestion cérébrale, produite elle-même par l'ingestion d'un principe narcotique et sédatif, qui a laissé partout des *traces non équivoques* de son action et de sa puissance. L'odeur forte, persévérante et abondante qui s'est manifestée au fur et à mesure, tant des ouvertures des cavités que des diverses solutions de continuité que nous avons été dans le cas de pratiquer sur ledit cadavre, et que nous ne saurions mieux comparer, ainsi que tous les assistants, qu'à celle des amandes amères (1), nous fait croire que le principe vénéneux et sédatif à l'action duquel a succombé le sieur Pralet est l'*acide prussique*. Tout ce qui a été observé, sans exception aucune, d'anormal, dans l'autopsie faite, est donné par les auteurs de médecine légale, et notamment par MM. Orfila et Lassaigne, comme des indices ou symptômes *non équivoques* de l'empoisonnement par l'acide prussique. Nous nous réservons de compléter notre rapport sur une matière aussi grave, lorsque nous aurons procédé et fait procéder par les gens de l'art à l'examen chimique des objets contenus dans le vase scellé par nous; et si nous ne vous avons point encore parlé des matières contenues dans l'estomac et les intestins, c'est que nous n'avons point voulu les exposer à l'air avant le moment où l'on procédera à l'analyse chimique.»

Analyse chimique. Si l'on examine les rapports de MM. Bebert et Calloud, on voit qu'ils présentent l'un et l'autre un certain nombre de caractères qui, à la rigueur, pourraient faire soupçonner au premier abord l'existence de l'acide cyanhydrique dans le liquide avec lequel ils avaient opéré, mais qui sont évidemment insuffisants pour établir ce fait. D'un autre côté, on remarquera des différences sensibles entre les résultats obtenus par ces deux expérimentateurs, quoiqu'ils aient agi sur des liquides à peu près identiques.

Suivant M. Calloud, le liquide distillé offrait une odeur qui avait quelque chose de celle de l'amande amère. D'après M. Bebert, cette odeur était forte et nauséabonde, analogue à celle des organes avec lesquels on avait préparé le liquide; à la vérité l'acide sulfurique développait l'odeur d'acide cyanhydrique. Comment ajouter la moindre importance à ce caractère, dès qu'il est assez peu tranché pour que l'un des chimistes l'ait énoncé *timidement*, tandis que l'autre ne l'a pas constaté avant d'avoir ajouté de l'acide sulfurique ? Il est des corps que l'on peut sans doute caractériser par l'odeur : tels sont l'acide sulfureux, l'ammoniaque, l'éther sulfurique, etc.; mais, pour que le caractère offre de la valeur, il faut qu'il soit très-prononcé, qu'il frappe à l'instant tous ceux qui cherchent à le reconnaître; autre-

____

(1) Dans tout le cours du rapport, il est dit, au contraire, qu'on n'a pas pu d'abord apprécier cette odeur.

ment il est plutôt susceptible d'induire en erreur que d'éclairer l'expert. Or, dans l'espèce, il n'en est pas ainsi : le liquide exploré avait une odeur fétide, puisqu'il provenait de la distillation, avec de l'eau, de matières déjà putréfiées, et c'est au milieu de cette odeur que l'on veut déceler celle d'une très-petite proportion d'acide cyanhydrique! Cela n'était pas possible : aussi voyons-nous les deux chimistes s'exprimer en termes qui ne doivent inspirer aucune confiance.

Le liquide suspect rougit *faiblement* le tournesol pour M. Bebert, et il est *sensiblement* acide pour M. Galloud. Quoi qu'il en soit de cette légère nuance d'expression, j'admettrai l'acidité, et j'avouerai qu'elle a dû d'autant plus fixer l'attention des deux experts, que les matières soumises à la distillation, dans l'état de décomposition où elles étaient, auraient dû fournir un liquide alcalin, rétablissant la couleur bleue du tournesol rougi par un acide. Mais cette acidité dépose-t-elle en faveur de l'acide cyanhydrique, et n'existe-t-il aucun autre acide *volatil* pouvant passer à la distillation, dans les conditions où l'on était placé, qui ait pu la faire naître? Prout, et après lui Tiedemann et Gmelin (*Recherches sur la digestion*), ont mis hors de doute l'existence de l'acide chlorhydrique *libre* dans le suc gastrique de plusieurs animaux (Berzelius, *Traité de chimie*, t. VII, p. 148). Children n'a-t-il pas reconnu dans les matières de l'estomac humain la présence de cet acide libre (*Annals of philosophy*, juillet 1824)? On sait d'ailleurs, à n'en pas douter, que, dans certains cas d'indigestion grave, déterminée surtout par les liqueurs alcooliques, cet acide se développe quelquefois dans l'estomac : or il est volatil, et peut bien, en passant dans le récipient, communiquer au produit de la distillation une acidité au moins aussi notable que celle qui a été observée dans l'espèce. Si, dans cet état de la question, je prouve plus bas que l'on n'a pas démontré la présence de l'acide cyanhydrique dans le liquide suspect, il faudra bien admettre que le caractère dont il s'agit ne peut constituer un élément de quelque importance pour éclairer l'expert.

M. Bebert dit avoir déterminé la formation d'un précipité *rouge brun* de cyanure de cuivre, en traitant le liquide suspect avec un *quart de goutte* de dissolution de potasse caustique, et une *petite* solution de *sulfate de cuivre*. J'ai répété trente fois cette expérience avec de l'acide cyanhydrique médicinal, de la potasse et du sulfate de cuivre concentrés ou étendus d'eau à divers degrés; j'ai employé ces corps à des doses très-variées, sans avoir jamais fait naître un pareil précipité; une fois seulement, j'ai vu la liqueur acquérir une teinte rougeâtre, qui a bientôt disparu. Le même chimiste obtint, avec une légère solution de *sulfate de cuivre*, de la potasse caustique, et le liquide suspect, un précipité *vert-pomme*, qui devint blanc par l'addition de l'acide chlorhydrique. Cette réaction appartient évidemment à l'acide cyanhydrique : il y a plus, elle suppose que cet acide existe en assez grande quantité dans le liquide distillé; mais la même expérience, répétée par M. Galloud, ne donne plus qu'un *trouble bleuâtre*, que l'acide chlorhydrique dissout en laissant le liquide *à peine opalin*. Comment concilier ces divers résultats, lorsqu'on agit sur des liquides identiques : serait-ce que M. Bebert aurait opéré sur une proportion de liquide beaucoup plus forte que M. Calloud? On ne sait rien à cet égard, et dès lors il est prudent de ne pas accorder à ce caractère la valeur qu'il pourrait avoir, sans la dissidence que je signale.

L'azotate d'argent a fourni, dans les deux expertises, un *léger précipité blanc*, insoluble dans l'acide azotique, et soluble dans l'ammoniaque. La sensibilité de ce réactif pour l'acide cyanhydrique est telle, qu'à des doses, même faibles, ce poison le précipite abondamment : or nous venons de voir, à l'occasion du sulfate de cuivre, que le liquide de M. Bebert devait être assez riche en acide cyanhydrique pour fournir, avec l'azotate d'argent, un précipité blanc *abondant*. Il n'en est pourtant rien. Mais il y a mieux; la production d'un pareil précipité, fût-il cent fois plus considérable, ne prouverait rien dans l'espèce : ce n'est pas en s'assurant qu'il est insoluble dans l'acide azotique, et soluble dans l'ammoniaque, que l'on établit l'existence du cyanure d'argent, puisque le chlorure d'argent se comporte de même. Que l'on admette, comme je l'ai dit plus haut, que le liquide suspect contenait de l'acide chlorhydrique libre, et l'on obtiendra un précipité semblable à celui qui a été vu dans l'espèce. Il aurait fallu, pour porter la conviction dans l'esprit des magistrats, prouver que le précipité blanc, insoluble dans l'acide azotique froid, se dissolvait dans le même acide bouillant, avec dégagement d'acide cyanhydrique, caractère que ne possède point le chlorure d'argent. Tel qu'il a été décrit, ce précipité ne prouve aucunement qu'il y eût de l'acide cyanhydrique dans la liqueur suspecte; les auteurs de médecine légale qui ont traité ce sujet sont tous d'accord sur ce point.

Le *sulfate ferreux* et la potasse donnent à M. Bebert un précipité *blanc laiteux*, à *reflet verdâtre*, ce que je n'ai jamais pu obtenir en employant l'acide *cyanhydrique* et ces réactifs étendus ou concentrés, et à des doses excessivement variées. M. Calloud remarque, au contraire, que le liquide *jaunit*, qu'il est *opalin*, et qu'il ne se trouble que quelques heures après; le lendemain, ce liquide était à la fois *décoloré*, un peu *opalin* et *bleuâtre*, *décoloration* qu'il est difficile de concilier avec une couleur *bleuâtre*, et il s'était déposé un précipité *vert bleu grisâtre*. Ici les différences sont tellement frappantes, qu'on ne saurait attacher la moindre valeur à un pareil caractère.

Le *sulfate ferrique* et la potasse fournissent à M. Calloud, qui agit sur 48 gr. du liquide suspect, une teinte bleue, et, au bout de *trois jours seulement*, il se dépose du bleu de Prusse, si l'on chauffe le mélange. M. Bebert obtient, au contraire, de *suite et à froid*, avec du bichlorure de fer et de la potasse, un précipité qui n'est pas bleu, mais d'un *bleu noirâtre*. Je ferai remarquer la différence de ces résultats, sous le rapport de la coloration des précipités et de leur mode de formation; j'ajouterai qu'il aurait fallu traiter ces précipités par quelques gouttes d'acide chlorhydrique, pour enlever l'excès de sesquioxyde de fer, ce qui aurait permis de bien juger la couleur du bleu de Prusse; enfin je demanderai comment il se fait que, dans une affaire de cette gravité, on se soit contenté de colorations aussi peu caractéristiques, au lieu de s'assurer que c'était bien le bleu de Prusse qui constituait les précipités. Dira-t-on que M. Bebert a reconnu que les deux précipités fournis par le sulfate ferreux et le bichlorure de fer contenaient du bleu de Prusse, parce qu'ils sont devenus d'un *brun grisâtre*, lorsqu'ils ont subi l'action de l'ammoniaque produite par la décomposition putride des matières organiques contenues dans le liquide suspect? Cette altération de couleur est évidemment insuffisante pour établir un pareil fait.

Et c'est d'après l'ensemble de caractères aussi incertains que l'on se prononce affirmativement sur l'existence de l'acide cyanhydrique dans le liquide distillé!! J'avoue que c'est là une hardiesse dont je ne me sentirais pas capable. En médecine légale, lorsqu'on est obligé de s'en rapporter à de simples réactions, il faut que celles-ci soient *nettes, tranchées,* et *sans équivoque;* il faut encore qu'elles soient toujours les mêmes, quelle que soit la main qui opère. Mais il est un précepte médico-légal dont on ne doit jamais s'écarter, et qui a été complétement négligé ici : toutes les fois qu'après avoir obtenu des réactions plus ou moins probantes (1), *il est possible de retirer de la matière suspecte un métal ou un corps qui ne laisse aucun doute sur la nature du poison que l'on recherche, il faut absolument extraire ce métal ou ce corps.* Se contenterait-on, par exemple, dans un empoisonnement par une préparation arsenicale, de dire que le liquide suspect précipite en blanc ou en blanc grisâtre par l'eau de chaux, en jaune plus ou moins foncé par l'acide sulfhydrique, etc.? Non certes, et l'on exigera, avec raison, que l'on présente l'arsenic. Eh bien, dans l'espèce qui m'occupe, on pouvait, on *devait* extraire du *cyanogène,* gaz facile à caractériser; j'ai formellement prescrit de compléter ce caractère en chauffant le cyanure d'argent, afin d'obtenir ce gaz, dont j'ai donné les propriétés essentielles à la page 406 de ce volume. Je dis qu'on *devait* extraire ce gaz dans l'espèce, parce qu'évidemment les réactions obtenues par les divers agents employés étaient plus qu'insuffisantes. Cette omission seule, dans le cas dont il s'agit, annule, suivant moi, les conclusions des rapports de MM. Bebert et Calloud.

Et que l'on ne dise pas que, pour donner plus de valeur à ces conclusions, MM. les experts, et surtout M. Calloud, ont fait des expériences comparatives avec les réactifs employés par eux, et de l'eau distillée ou de l'eau légèrement cyanhydrique, ou avec le liquide provenant de la distillation de matières organiques avec ou sans addition d'acide cyanhydrique, et qu'ils ont trouvé les réactions de cet acide quand ils en avaient mis, tandis qu'ils ne les ont pas eues lorsqu'il n'y en avait pas! Les résultats de ces expériences seront aisément combattus par les considérations suivantes: 1° si l'on fait agir sur ces réactifs de l'eau cyanhydrique pure, et par conséquent privée de matières organiques, on n'obtiendra jamais l'*ensemble* des réactions décrites par MM. Bebert et Calloud, réactions, au reste, qui

---

(1) C'est-à-dire qui sont insuffisantes pour *caractériser* un toxique et ne laisser aucun doute sur sa nature.

II.

diffèrent passablement entre elles, comme je l'ai démontré ; 2° les liquides obtenus par la distillation au bain-marie, après un contact de trente-six heures, d'une certaine quantité d'eau distillée, de *six gouttes d'acide cyanhydrique médicinal*, et de matières organiques de cadavres *légèrement* pourris, et qui se trouvaient par conséquent dans la condition où était celui du sieur Pralet, ne m'ont que rarement offert d'odeur cyanhydrique ; loin de rougir le tournesol, ils étaient alcalins ; l'azotate d'argent donnait un précipité blanc, soluble presque en entier dans l'acide azotique, laissant une liqueur plus ou moins opaline et rosée ; le sulfate ferroso-ferrique, qui est de toutes les préparations de fer celle qui découvre le mieux l'acide cyanhydrique, fournissait, par l'addition de la potasse, un précipité *vert bleuâtre, disparaissant quelquefois complétement* dans l'acide chlorhydrique, en laissant une liqueur jaune ; tandis que, dans certains cas, la liqueur restait opaline et *verte*, et déposait du *bleu de Prusse* au bout d'un certain temps ; le sulfate ferreux et la potasse donnaient un précipité vert également soluble dans cet acide, qui, dans certaines circonstances cependant, laissait une liqueur opaline verte, d'où il se précipitait à la longue du bleu de Prusse ; on obtenait, avec le sulfate ferrique et la potasse, un précipité *jaune rougeâtre de sesquioxyde de fer* ; enfin le sulfate cuivrique et la potasse faisaient naître un léger précipité bleuâtre, qui, traité par l'acide chlorhydrique, laissait un liquide *rose* tellement *peu opalin*, que l'on se demandait s'il n'était pas transparent ; sont-ce là des caractères francs et nets de l'acide cyanhydrique ? Non, certes, il y en avait pourtant. Qui oserait affirmer, à l'aide de ces seuls caractères, que les liquides dont il s'agit contenaient de l'acide cyanhydrique ? 3° J'ai préparé plusieurs liquides en distillant au bain-marie, au bain de sable à une douce chaleur, à ce même bain à une chaleur un peu plus forte, des matières organiques au même degré de putréfaction que les précédentes, avec des quantités variables d'eau, *mais sans addition d'acide cyanhydrique* : ces liquides étaient transparents ou légèrement opalins, d'une odeur fétide, et notablement alcalins ; l'azotate d'argent ne les troublait pas ou bien les précipitait en blanc jaunâtre : le dépôt se dissolvait en grande partie dans l'acide azotique pur, et laissait une liqueur évidemment *opaline*, comme cela avait eu lieu avec le liquide fétide obtenu en distillant un mélange de matières organiques pourries et d'acide cyanhydrique ; le sulfate ferroso-ferrique et la potasse fournissaient un précipité *vert bleuâtre*, semblable à celui qu'avait donné la liqueur fétide cyanhydrique ; le sulfate ferreux faisait naître un précipité vert foncé tirant sur le *bleu* : à la vérité, ces deux précipités, traités par l'acide chlorhydrique, disparaissaient en laissant des liqueurs jaunes, sans qu'il restât du bleu de Prusse au fond des verres. On ne peut trop insister, dans l'intérêt de la vérité, sur l'omission faite par MM. Bebert et Galloud, qui n'ont jamais songé à traiter par l'acide chlorhydrique les précipités obtenus avec les divers sulfates de fer employés par eux, et qui se sont contentés de constater leur coloration pour affirmer qu'ils étaient formés par du bleu de Prusse, car il ressort de mes expériences que ces colorations sont on ne peut plus trompeuses. En traitant ces liqueurs par quelques gouttes de sulfate de bioxyde de cuivre et de la potasse pure, j'ai constamment obtenu des précipités d'un bleu verdâtre qui, étant dissous dans l'acide chlorhydrique, ont laissé des liquides quelquefois aussi *opalins* que ceux qui ont été produits avec des liqueurs fétides légèrement *cyanhydriques*.

Il résulte incontestablement de ces faits, que les expériences comparatives tentées par M. Calloud ne motivent en aucune façon les conclusions qu'il en a tirées, conclusions, encore une fois, sans valeur réelle.

Symptômes et lésions de tissu. Il ne me sera pas difficile de démontrer : 1° que les symptômes observés chez Pralet ne sont pas ceux que détermine l'acide cyanhydrique; 2° que les lésions constatées après la mort diffèrent essentiellement de celles qui sont le résultat de l'action de cet acide; 3° que ces symptômes et ces lésions sont évidemment le fait d'une attaque d'apoplexie.

Première proposition. *Les symptômes observés chez le sieur Pralet ne sont pas ceux que détermine l'acide cyanhydrique.* Pour justifier cette assertion, j'examinerai tour à tour les accidents développés par cet acide chez les animaux et chez l'homme, à une dose qui ne soit pas immédiatement mortelle, et qui permettra par conséquent de mieux apprécier ces accidents. Lorsqu'on administre à des *chiens robustes* huit, dix ou douze gouttes d'acide cyanhydrique médicinal, dans 25 ou 30 gr. d'eau, ces animaux ne tardent pas à éprouver des symptômes que l'on peut rapporter à trois périodes : dans la *première*, de peu de durée, ils ont des vertiges; leur tête semble lourde, et leur démarche est chancelante; bientôt ils tombent sans connaissance; à l'instant même, commence la *seconde* période, pendant laquelle il y a des convulsions atroces avec renversement de la tête en arrière, et roideur de tous les membres. A cet état, qui dure une ou plusieurs minutes, succèdent les symptômes de la *troisième* période, qui consistent dans un coma grave, avec relâchement de tous les muscles, et une insensibité générale; on dirait l'animal mort, si on ne le voyait pas respirer, et si l'on ne sentait pas les battements du cœur. Cette période, beaucoup plus longue que les deux autres, se termine par la mort, si les animaux ne sont pas convenablement secourus; quelquefois elle est interrompue par de nouveaux accès tétaniques de peu de durée.

Coullou, qui a fait de nombreuses expériences sur l'action de l'acide cyanhydrique sur les mammifères, confirme ce qui vient d'être dit, et s'exprime ainsi : «Les animaux chancellent, et tous, excepté les plantigrades, fléchissent d'abord les membres pelviens, et tombent saisis de fortes convulsions, et toujours d'opisthotonos très-marqué; le tétanos qui survient rend le thorax immobile, et suspend la respiration souvent pendant quelques minutes; ensuite elle se rétablit, et les individus tombent dans un relâchement complet,» etc. (*Recherches et considérations médicales sur l'acide hydrocyanique, etc.*; Paris, 1819.)

Les effets de cet acide chez l'homme ont la plus grande analogie avec ceux que l'on observe chez les animaux. Il me suffira de rapporter les deux faits suivants : 1° le Dr Bertin, ancien directeur de l'École de médecine de

Rennes, avala, le 3 septembre 1824, à sept heures du soir, en deux fois, et à quelques secondes d'intervalle, deux cuillerées d'acide cyanhydrique médicinal; il avait fait un dîner copieux cinq heures auparavant. Quelques instants après, il ressentit à la tête une sorte d'ébranlement, et tomba comme un homme frappé d'apoplexie foudroyante; il perdit subitement la connaissance, le mouvement et le sentiment; la face était vultueuse et comme gonflée, ainsi que le cou; la pupille était fixe et dilatée; les mâchoires étaient fortement contractées et rapprochées; la respiration, difficile, était bruyante et râleuse, le pouls extrêmement petit, et les extrémités froides; il s'exhalait de la bouche une odeur d'amandes amères; bientôt après, *la tête se renversa en arrière*; il y eut des *convulsions violentes*, pendant lesquelles tout le corps se roidit, en même temps que les bras se tordaient et se contournaient en dehors. (*Revue médicale*, t. I, année 1825.)

2° Sept épileptiques périrent à Bicêtre, dans l'espace d'une demi-heure à trois quarts d'heure, pour avoir pris chacun une quantité d'acide cyanhydrique médicinal dans laquelle il y avait environ 25 ou 28 centigr. d'acide anhydre. Tous ces individus perdirent connaissance, et éprouvèrent des *convulsions tétaniques*; les mouvements convulsifs ayant cessé, la perte de connaissance était complète, la respiration bruyante et agitée, la bouche écumeuse, le pouls fréquent; bientôt, à l'excitation générale, succéda *un affaissement* dont la marche graduelle, quoique rapide, ne s'arrêta qu'à la mort.

Qu'y a-t-il de commun entre ces symptômes, si constamment les mêmes dans l'empoisonnement par l'acide cyanhydrique, et ceux qu'a éprouvés Pralet? Quand a-t-on vu dans cet empoisonnement l'un des bras seulement affecté de *roideur tétanique*, et par contre, pourquoi, si l'acide cyanhydrique a été la cause de la mort, n'a-t-on pas remarqué cette *période convulsive* avec *opisthotonos*, qui ne manque jamais quand l'empoisonnement a duré, je ne dirai pas six heures, comme dans l'espèce, mais dix, quinze ou vingt minutes seulement? Et qu'on ne dise pas qu'il n'y a rien de fixe à cet égard, et que les symptômes peuvent varier suivant l'âge, la constitution, l'état de vacuité ou de plénitude de l'estomac, etc. On ne saurait admettre une pareille objection, parce que, dans *tous les cas* où l'acide dont il s'agit n'a pas tué instantanément, on a noté les accidents que j'ai signalés, surtout les mouvements convulsifs avec opisthotonos, et qu'il serait impossible, à ceux qui voudraient soutenir le contraire, de s'étayer soit des observations recueillies jusqu'à ce jour chez l'homme, soit des expériences faites sur les animaux.

Dira-t-on, par hasard, que le cadavre de Pralet est resté chaud pendant deux jours, qu'il était encore flexible quarante heures après la mort, et que les viscères exhalaient l'odeur d'acide cyanhydrique lorsque l'on procéda à l'autopsie, phénomènes que l'on voudrait faire dépendre de la mort par cet acide? Mais depuis quand a-t-on vu que la *persistance de la chaleur* soit un signe de mort par ce poison; l'a-t-on remarquée chez le soldat dont Hufeland nous a transmis l'histoire (*Bibliothèque médicale*, t. LIV);

chez les sept épileptiques décédés à Bicêtre, chez cet élève en pharmacie dont parle Mertzdorf (voy. *Journal complémentaire*, t. XXII), la voit-on chez les animaux qui ont succombé à l'action de ce poison? Non certes. Quant à la *rigidité cadavérique*, on observe tout le contraire de ce qui a été remarqué chez le sieur Pralet; le soldat cité plus haut était étendu *roide*, le soir même de la mort; tous les cadavres des épileptiques de Bicêtre offraient une *roideur prononcée* trente-six heures après la mort (voyez pages 327 et 328 de ce volume); chez le sujet examiné par Mertzdorf, les membres n'étaient que médiocrement mobiles; enfin la *rigidité cadavérique* se manifeste constamment chez les animaux tués par l'acide cyanhydrique, quelquefois même peu d'heures après la mort. Quelle foi peut-on ajouter au caractère tiré de l'odeur d'amandes amères qu'aurait répandue le cadavre de Pralet (point sur lequel on est loin d'être d'accord), lorsque nous voyons MM. Marc, Marjolin et Adelon, déclarer que nulle partie des cadavres des épileptiques de Bicêtre n'exhalait l'odeur d'amandes amères; qu'il en était de même chez l'élève en pharmacie dont j'ai parlé, et que nous savons, à ne pas en douter, qu'il n'est pas rare de ne pas reconnaître cette odeur dans les organes des animaux empoisonnés par l'acide cyanhydrique? On m'objectera qu'un fait positif a beaucoup plus de valeur que mille faits négatifs, et la perception de l'odeur d'amandes amères chez Pralet doit dès lors être prise en grande considération. Soit : mais je demanderai, à mon tour, où est ce fait positif, et pourquoi MM. Rey et Gouvert parlent toujours d'une odeur forte, véhémente, dont ils ne peuvent pas *apprécier l'essence*, dans le corps du rapport, tout en disant, dans leurs conclusions, que cette odeur est celle des amandes amères? On ne peut tenir aucun compte de pareilles assertions.

DEUXIÈME PROPOSITION. *Les lésions constatées après la mort du sieur Pralet, diffèrent essentiellement de celles qui sont le résultat de l'action de l'acide cyanhydrique.* Je me bornerai à faire ressortir les principales différences entre l'état cadavérique de Pralet et celui des animaux qui succombent à l'empoisonnement dont il s'agit, et des sept épileptiques déjà mentionnés. Toujours le système sanguin veineux a été trouvé gorgé de sang très-noir et fluide; dans l'espèce, les veines jugulaires et abdominales étaient toutes vides. La membrane muqueuse du larynx, de la trachée-artère et des bronches, est ordinairement d'un rouge foncé, qui ne s'efface pas par le lavage, et les bronches sont remplies, jusqu'à leur profondeur, d'un liquide spumeux sanguinolent; souvent il existe, dans quelques parties des poumons, des taches noirâtres ou couleur de lie de vin. Rien de semblable n'a été noté chez le sieur Pralet. Dans l'empoisonnement par l'acide cyanhydrique, on trouve les membranes du cerveau injectées, les sinus de la dure-mère gorgés d'une plus ou moins grande quantité de sang noir et fluide; la base du crâne peut être baignée de sérosité, mais on n'a jamais constaté de traces d'une hémorrhagie cérébrale, *pas le moindre caillot de sang*. Ici, au contraire, on aperçoit à la partie inférieure des ventricules, sans désigner au juste sur quel point, un *caillot dense et noir*, du volume *d'un gros œuf*, et au-dessous de la tente du cervelet, un *épanchement* de même nature *très-abondant*.

On pourra s'étonner, après ce parallèle, de lire dans les conclusions du rapport rédigé par MM. Rey et Gouvert : «que tout ce qui a été observé, sans exception aucune, d'anormal, dans l'autopsie du sieur Pralet, est donné par les auteurs de médecine légale, et notamment par MM. *Orfila* et Lassaigne, comme des indices ou symptômes *non équivoques* de l'empoisonnement par l'acide prussique.» Je me suis constamment gardé de propager de semblables erreurs.

Mais il est encore quelque chose de plus étonnant dans le rapport de ces messieurs. Dans le procès-verbal de nécropsie, du 20 janvier 1841, ces docteurs n'ont émis qu'une opinion dubitative, se réservant de caractériser la substance vénéneuse lorsqu'ils auraient pu joindre aux résultats de l'autopsie ceux des analyses chimiques ; et pourtant, le lendemain, avant que ces analyses fussent commencées, ils dressent un rapport *définitif*, dont les conclusions sont que *tout leur fait croire* que le principe vénéneux et sédatif à l'action duquel a succombé le sieur Pralet est *l'acide prussique*. Que signifient ces mots, *tout nous fait croire?* Est-ce l'odeur qu'exhalait le cadavre? Mais ils s'efforcent d'établir, dans chaque page de leur rapport, qu'ils n'ont pas pu apprécier cette odeur. Est-ce par hasard l'ensemble des symptômes éprouvés par le malade? Non certes ; car le procès-verbal, contenant l'exposé de ces symptômes, ne leur a été connu que le 18 février 1841, près d'un mois après l'époque où ils tiraient leurs conclusions. Est-ce seulement d'après les lésions observées qu'ils se seraient prononcés? Mais, indépendamment de ce qu'il y aurait d'exhorbitant et de contraire à la raison, d'attribuer une telle importance à des altérations cadavériques, qui peuvent n'être pas toujours les mêmes, et qui dès lors, ne doivent être considérées que comme un élément du jugement, n'ai-je pas démontré que les lésions observées étaient plutôt de nature à éloigner l'idée d'un empoisonnement par l'acide cyanhydrique, qu'à le faire admettre?

Concluons donc, à notre tour, que les altérations cadavériques constatées dans l'espèce ne sont pas le fait d'un empoisonnement par l'acide cyanhydrique ; et ajoutons qu'il n'existe pas un seul auteur de médecine légale qui n'ait donné des lésions organiques produites par cet acide une description complétement différente de ce qui a été vu par MM. Rey et Gouvert.

TROISIÈME PROPOSITION. *Les symptômes et les altérations cadavériques observés chez le sieur Pralet sont évidemment le fait d'une attaque d'apoplexie.* Il suffira, pour justifier cette assertion, de passer en revue le petit nombre de symptômes indiqués dans la description incomplète qui nous a été remise de la maladie du sieur Pralet, et d'examiner les altérations cadavériques constatées après sa mort. On sait que l'apoplexie est plus fréquente à l'âge de soixante à soixante-dix ans qu'à toute autre époque de la vie ; que les individus qui en ont déjà éprouvé une attaque sont plus exposés à en avoir d'autres; que l'invasion de cette maladie est, en général, brusque, et que la mort peut arriver en quelques heures; que, si la perte de connaissance ne suppose pas nécessairement une apoplexie, du moins est-il vrai que celle-ci n'a jamais lieu sans qu'elle se soit manifestée, ou sans que le malade ait éprouvé un trouble quelconque des facultés intellectuelles; que l'épaississement et la paralysie de la langue ont lieu si souvent, qu'il n'est presque pas d'auteur qui n'ait fait mention de l'embarras de la parole dans cette maladie; qu'il n'est pas rare d'observer des vomissements, surtout lorsque l'attaque a lieu pendant ou peu de temps après les repas, et que, dans ce cas, le malade peut recouvrer momentanément l'usage de ses facultés intellectuelles; que cette affection est presque toujours exempte de douleurs; que l'on voit presque autant d'apoplectiques avoir la face pâle que l'on en trouve l'ayant plus colorée que dans l'état ordinaire; qu'il est commun d'observer la déviation à gauche ou à droite de la langue et de la bouche, qui sont souvent enduites de bave; que le pouls peut être fort, plein, dur, ou petit et très-faible, rare ou fréquent; que la roideur convulsive et comme tétanique des membres paralysés est un symptôme constant de l'hémorrhagie des ventricules du cerveau (Ernest Boudet, *Mémoire sur l'hémorrhagie des méninges*, in-8°, année 1839). Je pourrais, au besoin, citer un bon nombre de faits à l'appui de cette assertion, indépendamment de ce qui a été dit par M. Boudet.

On sait que les *altérations cadavériques* constatées dans les organes de la digestion, de la circulation et de la respiration, du sieur Pralet, n'offrent rien d'incompatible avec ce que l'on observe à la suite des attaques d'apoplexie, tandis que le caillot de sang et l'épanchement du même fluide dans les ventricules du cerveau et sous la tente du cervelet constituent l'altération caractéristique d'une forme aujourd'hui bien connue d'apoplexie.

Si, à ces considérations déjà si décisives, j'ajoute quelques-uns des faits consignés dans les dépositions du Dr Borson, le seul médecin qui ait vu le malade pendant l'attaque, ainsi que la déclaration de mademoiselle Fanny Pralet, sœur du défunt, mes convictions n'en seront que plus fortes. « J'interrogeai, dit M. Borson, M. Héritier, pour savoir si son oncle n'était pas sujet aux *hémorrhoïdes*; il me répondit que oui, *et qu'elles n'avaient pas flué depuis huit mois*. J'avais soigné plusieurs fois M. Pralet dans diverses affections; il avait eu, antérieurement à mon entrée dans la maison, une attaque d'*apoplexie*, et j'avais toujours *présumé qu'il succomberait à une affection de cette nature*, dont la *première avait déjà laissé chez lui quelques traces*. En me rendant auprès du malade, dans la nuit du 13 janvier, vers minuit et demi, je dis à M. Héritier, qui m'accompagnait : *Il s'agit ici d'une attaque d'apoplexie qui probablement emportera votre oncle*. M. Pralet ne voulait jamais boire que du vin pur; trois jours avant sa mort, il m'assura qu'il continuait à boire *chaque jour trois bouteilles de vin sans eau*. Je n'ai été frappé d'aucune *odeur particulière* à ma première visite; la matière des vomissements et le sang tiré de la veine n'offraient rien de remarquable sous ce rapport. » De son côté, mademoiselle Fanny Pralet répond, lorsqu'on lui demande quels ont été les premiers symptômes de la maladie de son frère : «Il paraissait chercher sa chaise ; je reconnus aussitôt qu'il avait mal, *comme cela lui prenait en beaucoup d'autres occasions, où il vomissait après avoir mangé.* Mon frère avait une lassitude dans les jambes depuis longtemps, il avait un *assoupissement* qui me faisait beaucoup de peine ; il *dormait* tous les après-midi, et même très-longtemps. Je le secouais, parce que je craignais toujours une attaque *comme il en avait* déjà pris une. Quand il enfilait une maladie, il commençait *toujours par vomir* ; il avait toujours froid aux pieds. Il venait *rouge* parfois, et je craignais toujours *une attaque d'apoplexie.*

Il résulte évidemment de l'ensemble de ces données, que le sieur Pralet est mort d'une attaque d'*apoplexie.*

Conclusions. 1° Les symptômes observés chez le sieur Pralet ne sont pas ceux que détermine l'acide cyanhydrique ;

2° Les lésions constatées après la mort diffèrent essentiellement de celles qui sont le résultat de l'action de cet acide ;

3° Ces symptômes et ces lésions sont évidemment le fait d'une attaque d'apoplexie ;

4° Aucune des analyses tentées par MM. Calloud et Bebert ne prouve que l'on ait retiré de l'acide cyanhydrique.

5° Alors même qu'il serait établi que cet acide existait dans les organes du sieur Pralet, on ne devrait pas moins affirmer que la mort a été le résultat d'une attaque d'apoplexie, la présence de l'acide pouvant dépendre de ce qu'il s'en serait développé spontanément pendant la vie du malade, de ce qu'il s'en serait produit peut-être à une certaine époque de la putréfaction, ou bien enfin de ce que l'on aurait injecté dans le rectum ou dans l'estomac une certaine quantité d'eau *légèrement* cyanhydrique.

D'où il résulte que Pralet n'est pas *mort* empoisonné.

Deuxième consultation. J'ai sous les yeux la réponse faite par les experts de Chambéry à ma première consultation, ainsi que le mémoire rédigé par les professeurs de Gênes, sur l'invitation du sénat de Savoie ; j'ai lu attentivement ces diverses pièces, et je ne saurais assez exprimer le sentiment pénible que j'ai éprouvé en voyant avec quelle obstination les premiers experts persistent à soutenir une opinion entièrement contraire aux vrais principes de la science, et dont l'adoption consacrerait la possibilité d'établir l'existence d'un empoisonnement, je ne dirai pas seulement sans preuves, mais alors qu'il est parfaitement établi que la mort est due à une attaque d'apoplexie. Déjà les experts de Gênes se sont prononcés de la manière la plus explicite, et, comme moi, ils ont dit : *Pralet a succombé à une apoplexie ; Pralet n'est pas mort empoisonné par l'acide cyanhydrique.* Si cette autorité ne suffit pas au sénat de Savoie, je le conjure d'invoquer celle des corps savants les plus renommés de l'Europe, tels que l'Institut de France, l'Académie royale de médecine, la Société royale de Londres, etc.: le cas est assez grave, et les conséquences peuvent être assez terribles, pour qu'un tribunal aussi illustre que le sénat cherche à s'entourer des plus grandes lumières. Le résultat de ces consultations n'est point douteux pour moi ; partout on dira : *Pralet a succombé à une attaque d'apoplexie, Pralet n'est pas mort empoisonné par l'acide cyanhydrique.* Ma conviction est tellement profonde à cet égard, que, s'il en était autrement, je renoncerais à jamais à la culture d'une science que mes efforts ont peut-être contribué à éclairer. Avec une pareille conviction, on doit le sentir, la tâche que je vais remplir, en réfutant la réponse de MM. les experts de Chambéry, sera plutôt douloureuse que difficile : lorsqu'une argumentation repose sur un sable mouvant, le plus léger souffle suffit pour l'anéantir.

J'entre en matière, et je suis l'ordre des réponses ; en réfutant celles-ci, ma consultation, qui les a motivées, conservera toute sa force.

Réponses faites par MM. Soujeon, Domenget et Bebert.

«M. Orfila, dit-on, a cherché les éléments de son opposition dans les dissemblances qui existent entre les résultats de nos opérations analytiques et ceux obtenus par M. Calloud. Mais ces expérimentateurs sont loin d'avoir opéré dans des conditions parfaitement identiques : les liquides soumis à l'analyse ne devaient point être de part et d'autre saturés d'une égale quantité de principe acide, ni de principes organiques volatilisés, par la raison que notre opération a précédé celle de M. Calloud, et que les experts, ayant procédé séparément, n'ont pas retiré de la distillation un poids égal de produit. Quelques-uns des réactifs dont on s'est servi, ceux surtout à base de fer, quoique nominativement les mêmes, n'étaient pas cependant sans quelques nuances entre eux ; eux-mêmes ont été employés à des doses inégales, et les précipités qui en ont été le résultat ont été décrits sous l'influence d'une lumière différente, due soit aux fréquentes variations atmosphériques du mois de janvier, soit encore à la différence de clarté des laboratoires. »

Cette réponse pourra bien éblouir les hommes étrangers à la science, mais nullement ceux qui procèdent à l'examen des faits avec la rigueur qu'on apporte de nos jours en matière aussi délicate. Qu'importe que l'analyse de M. Bebert ait précédé de deux jours celle de M. Calloud, si, comme cela n'est pas douteux, les matières sur lesquelles opérait ce dernier avaient été conservées en vases clos. A-t-on voulu dire par là que M. Bebert avait dû extraire plus d'acide cyanhydrique, puisqu'il procédait plus tôt à l'analyse. Alors je demanderai pourquoi, au contraire, M. Calloud obtient, à un degré plus marqué, quelques-unes des réactions attribuées à l'acide cyanhydrique : ainsi, pour M. Calloud, le liquide distillé a une odeur qui a quelque chose de l'amande amère ; pour M. Bebert, cette odeur est forte et nauséabonde. Pour M. Calloud, le liquide est *sensiblement* acide ; pour M. Bebert, il l'est faiblement ; pour M. Calloud, le sulfate ferreux et la potasse donnent un précipité qui, le lendemain, est *vert bleu grisâtre*, tandis que, pour M. Bebert, le précipité est *blanc laiteux*, à reflet ver-dâtre.

Quant aux réactifs, je demanderai quelles sont donc les différences qu'ils présentaient, et qui établissaient des nuances entre eux? Le sulfate de bioxyde de cuivre, l'azotate d'argent et la potasse, ne se trouvent-ils pas dans les laboratoires sous *le même état*, et s'il est vrai que les sels ferreux peuvent présenter quelques différences, en ce que, dans certains cas, ils renferment un peu de sel ferrique, ne sait-on pas que cela ne modifie en rien les réactions de l'acide cyanhydrique, surtout lorsqu'on laisse les mélanges à l'air pendant quelque temps, comme cela eut lieu dans l'espèce? Il est vrai que j'ajoute quelque importance à la *quantité* des réactifs dont on s'est servi : si l'un des experts a employé beaucoup plus de sel de cuivre ou de fer que l'autre, la teinte des liqueurs a dû être différente; si l'un d'eux a agi avec une trop forte proportion de potasse, les précipités obtenus peuvent n'avoir pas eu les mêmes nuances. Mais, indépendamment de ce que je n'admettrai pas que des experts commettent une pareille maladresse, on ne ferait que donner plus de poids au reproche que j'ai fait, dans ma première consultation, de ne pas avoir cherché à enlever par l'acide chlorhydrique l'excès d'oxyde de fer qui était mélangé avec le *prétendu* bleu de Prusse.

J'ose à peine aborder la partie de la réponse qui a trait à l'influence de la lumière; c'est comme si l'on disait : La lumière a joué un tel rôle, que nous avons pu établir qu'un précipité était vert, lorsqu'il était bleu. Ce n'est pas, certes, en opérant ainsi que l'on peut inspirer de la confiance aux magistrats.

Je conclus, quant à ce premier fait, que mes remarques sur la dissidence des résultats restent tout entières après la réponse des experts de Chambéry, et que ces experts, loin de les atténuer, les aggravent. Du reste, on verra, en examinant le travail de M. Calloud, ce que je pense *au fond*, de ces dissidences.

2° La seconde réponse a pour but de soutenir, plus que jamais, que les matières suspectes exhalaient l'odeur d'acide cyanhydrique, malgré les doutes que j'ai élevés à cet égard dans ma consultation; et l'on croit se donner de la force en citant un passage de mes écrits où j'ai dit que l'odeur constitue un des caractères les plus importants de l'acide cyanhydrique.

Avant de réduire la prétention des experts de Chambéry à sa juste valeur, établissons les vrais principes de la science sur ce point. Il arrive quelquefois, *mais plus rarement qu'on ne pense*, que les organes des individus empoisonnés par l'acide cyanhydrique, *autres que le canal digestif* (quand l'acide a été introduit dans l'estomac), répandent une odeur d'acide cyanhydrique : si cette odeur est *franche* et *bien caractérisée*, on est en droit de *soupçonner* l'existence de cet acide. Des expériences ultérieures faites avec les réactifs, et surtout l'extraction du cyanogène, pourront seules permettre à l'expert d'*affirmer* que cet acide existe dans les matières suspectes. Qu'importe que le caractère tiré de l'odeur soit le plus sensible de tous : est-ce à dire, pour cela, qu'il suffit à lui seul pour prononcer? Non, certes. «Il serait imprudent d'admettre, ai-je toujours dit, que l'acide cyanhydrique a occasionné l'empoisonnement, seulement d'après l'odeur d'amandes amères (page 363 de ce volume). Voyons maintenant si, dans l'espèce, l'odeur sentie par les experts a été l'odeur franche et bien caractérisée de l'acide cyanhydrique. Le 21 janvier, on constate qu'une partie du cœur, de l'estomac, des poumons, de la rate, des muscles et des intestins, de la matière pulpeuse du cerveau et du sang trouvé dans ce dernier, répandent une *odeur peu analogue à celle des organes semblables de corps morts, déjà soumis aux effets de la putréfaction.* Était-ce l'odeur de l'acide cyanhydrique? Non, car on l'aurait dit. Plus tard, dans la même journée, on distille avec précaution un huitième de la liqueur, et on sent l'odeur de *chou rouge:* ce n'est pas encore là l'odeur de l'acide cyanhydrique; et pourtant il ne faut pas être bien habile, en fait d'expertise, pour ne pas savoir que lorsqu'il existe de l'acide cyanhydrique dans une liqueur suspecte, et qu'on distille celle-ci, c'est surtout dans le premier huitième qui s'est volatilisé que se *trouve la majeure partie de l'acide cyanhydrique.* Le 22, on s'assure que le produit du premier récipient est liquide, incolore, *d'une odeur forte et nauséabonde, analogue à celle des organes dont il est le résultat.* Est-ce là caractériser l'odeur de l'acide cyanhydrique, lorsqu'on s'est borné à nous dire que l'odeur de ces organes *était peu analogue à celle des organes semblables de corps morts déjà soumis aux effets de la putréfaction?* Jusqu'ici rien ne peut faire soupçonner l'acide cyanhydrique; tout, au contraire, nous autorise à penser que les experts n'avaient pas encore senti ce corps, car ils l'eussent dit explicitement. Eh bien! pour quiconque a l'habitude de recherches de ce genre, la question n'est pas indécise. On n'a pas senti l'acide cyanhydrique, parce qu'il n'y en avait pas dans les organes, ni avant, ni après la distillation, attendu qu'on doit le sentir nettement dans les conditions où l'on était placé, toutes les fois qu'il s'y trouve. Mais, dira-t-on, nous avons parfaitement reconnu l'odeur en versant de l'acide sulfurique. Ici je me garderai bien de donner un démenti aux experts; je me bornerai à leur rappeler ce qui nous arriva, à Vauquelin et à moi, dans une expertise médico-légale : la matière suspecte fut mise sur les charbons ardents, à quatre reprises différentes, et *deux fois seulement* nous crûmes reconnaître *l'odeur d'ail* (odeur bien autrement sensible que celle de l'acide cyanhydrique); nous nous assurâmes bientôt après que cette matière *ne contenait pas un atome d'acide arsénieux* (voy. t. I, p. 460). D'ailleurs les experts de Chambéry pourraient-ils affirmer sur l'honneur que, par suite de l'action de l'acide sulfurique sur un liquide organique distillé, et qui était dans des conditions particulières, *il est impossible* qu'il ne se soit pas dégagé une odeur ayant quelque analogie avec celle de l'acide cyanhydrique?

Je suis évidemment autorisé à dire, en paraphrasant la conclusion des experts de Chambéry : «C'est donc avec juste raison que M. Orfila cherche à débiliter la preuve que nous tirons de l'odeur que répandait le liquide sur lequel nous avons opéré; cette odeur, nous sommes tellement loin de l'avoir appréciée, trois fois sur quatre, que nous ne l'avons même pas mentionnée, et pour le cas où nous l'avons indiquée, nous nous étions

placés dans des circonstances extraordinaires qui ne nous permettent de
rien conclure. »

3° « En avançant, M. Orfila semblerait vouloir même élever des doutes sur
l'acidité du liquide, etc. » J'en demande pardon à MM. les experts: j'admets
l'acidité, et j'ai lieu de m'étonner qu'ils me prêtent un langage que je n'ai
pas tenu. Je n'ai pas dit non plus que l'acidité fût due à de l'acide chlor-
hydrique; je me suis seulement demandé, sous forme de doute, si elle ne
pourrait pas être due à de l'acide chlorhydrique, ce qui est fort différent.
Il est aisé d'avoir raison quand on dénature le sens des mots. Maintenant,
si j'arrive au fond de la question, je ne sais comment qualifier cette as-
sertion : *Il résulte du troisième rapport d'autopsie, que l'estomac et
le tube intestinal étaient vides; donc il n'y avait pas d'acide chlor-
hydrique.* Ces messieurs penseraient-ils, par hasard, que lorsqu'il existe
de l'acide chlorhydrique dans le tube digestif, il s'y trouve par *litres*, et
ne sait-on pas, au contraire, qu'un estomac et un canal intestinal, *en ap-
parence vides*, peuvent fournir, par un lavage fait avec soin, et par la
distillation, la petite quantité d'acide chlorhydrique qui baignait la sur-
face interne du tube digestif? On ajoute : *D'ailleurs, nos autres expé-
riences repoussent complétement la présence de l'acide chlorhydrique.*
Cela n'est pas vrai, car l'acidité constatée par vous, et la réaction obtenue
avec l'azotate d'argent, et si incomplétement décrite, appartiennent autant
à l'acide chlorhydrique qu'à l'acide cyanhydrique. En médecine légale, il
faut, pour se mettre à l'abri des objections, s'entourer de toutes les pré-
cautions, et se conformer avant tout aux exigences des plus simples élé-
ments de la science; ainsi je ne me serais jamais avisé de songer à l'exis-
tence de l'acide chlorhydrique, si l'on avait dit que le précipité obtenu par
l'azotate d'argent était soluble dans l'acide azotique bouillant; une pareille
omission, en présence de tout ce qui a été écrit d'élémentaire en chimie,
est impardonnable.

« 4° Nous disons qu'en ajoutant au produit de la distillation de la po-
tasse caustique légèrement ferrugineuse, et immédiatement après une pe-
tite solution de sulfate de cuivre, nous avons obtenu un précipité rouge
brun de cyanure de cuivre. M. Orfila dit que les choses ne se passent pas
ainsi. Mais s'est-il placé dans les mêmes conditions que nous; son liquide
provenait-il de la distillation de matières organiques; a-t-il employé de la
potasse ferrugineuse? Non, certes. »

A cela M. Orfila répond qu'il s'est exactement placé dans les mêmes con-
ditions que ces messieurs; que ces conditions sont faciles à faire naître, et
qu'il est par conséquent aisé de s'assurer de l'exactitude des résultats
qu'il a annoncés. Que l'on distille de l'eau sur un *canal digestif sain ou
pourri*; le liquide distillé neutre, ou à peine acide, offrira l'odeur du
bouillon ou de viande cuite ou bien une odeur infecte. Que l'on ajoute au
liquide de l'acide cyanhydrique, de la potasse *ferrugineuse*, et du sulfate
de bioxyde de cuivre; que l'on augmente ou que l'on diminue les doses
de tel ou de tel autre réactif, et l'on obtiendra un précipité *verdâtre*, un
précipité de *bleu de Prusse*, ou un précipité *bleu verdâtre*, et non un

précipité rouge brun (je n'ai obtenu celui-ci qu'une fois) : à la vérité, si l'on opère mal, que la proportion de fer contenu dans la potasse soit considérable, il pourra se déposer du sesquioxyde de fer *rouge brun*. «Le zèle du défenseur ne l'a donc pas empêché de voir les choses comme elles sont.» J'ajouterai à ce propos que, depuis trente ans que je m'occupe de médecine légale, il ne m'est jamais arrivé ni de défendre, ni d'attaquer un accusé : telle n'est pas la mission d'un expert, mission toute scientifique, qui tantôt favorise le prévenu, tantôt l'accable. Il est vrai que je me suis toujours élevé contre une expertise scientifique dans laquelle l'imprudence et l'ignorance prêtaient à la science un langage qu'elle désavouait.

5° Les experts se félicitent de ce que j'accorde que le précipité vert-pomme obtenu avec la liqueur suspecte, la potasse pure, et le sulfate de bioxyde de cuivre, appartient à l'acide cyanhydrique, et ils ajoutent que «la force *probante* de cette expérience n'est nullement compromise par les légères différences qui se sont présentées dans l'expérience répétée par M. Calloud; d'ailleurs M. Orfila se garde bien de dire que le résultat constaté par ce dernier chimiste n'est pas lui-même une preuve péremptoire.»

On ne torture pas mieux les faits, on n'interprète pas plus avantageusement pour soi mon silence. Je me suis borné à faire ressortir les différences des résultats obtenus par les deux experts, à me demander comment on pourrait les concilier, et on dit que je me garde bien de ne pas considérer le résultat de M. Calloud comme une preuve péremptoire. Qu'on se rassure, je vais m'expliquer : j'ignorerais les premiers éléments de la science, si j'osais dire que le trouble *bleuâtre*, aperçu par M. Calloud, est occasionné par l'acide cyanhydrique; et quant à la force *probante* du précipité vert-pomme dont parle M. Bebert, je lui dirai qu'il n'est pas un homme instruit qui ne sache que, de tous les réactifs employés pour déceler l'acide cyanhydrique, le plus mauvais est, sans contredit, le sulfate de bioxyde de cuivre; j'ajouterai, pour ne rien laisser subsister de son argumentation, qu'il est *impossible* qu'une liqueur qui contient assez d'acide cyanhydrique pour précipiter ce sulfate en *vert-pomme* ne précipite pas très-abondamment l'azotate d'argent : or, le précipité obtenu avec ce dernier corps, dans l'espèce, était fort *peu abondant*, d'après le dire des experts. Ce point est trop important, trop facile à constater, trop élémentaire, pour que le sénat ne cherche pas à le vérifier; *il suffit à lui seul pour détruire toute la partie scientifique de l'accusation.* Je le répète, une liqueur cyanhydrique qui précipite le sulfate de cuivre en *vert-pomme doit* précipiter très-abondamment l'azotate d'argent; le contraire a lieu dans l'expertise que je combats : donc elle ne mérite pas la plus légère attention.

«6° Il eût été complétement inutile de tenter, comme l'indique M. Orfila, de faire dissoudre le précipité blanc (cyanure d'argent) dans de l'acide azotique bouillant, pour n'obtenir d'autre résultat qu'un dégagement d'acide cyanhydrique. Cette opération, en effet, ne pouvait *avoir d'autre but* que celui de nous rappeler l'odeur de l'acide prussique, et nous ne l'aurions certes pas omise, si nous n'avions fait sur tout le liquide suspect qu'une seule expérience ; mais la projection d'acide sulfurique ayant déjà dévoilé l'odeur de manière à ne nous laisser aucun doute, etc. »

J'ai dû relire plusieurs fois ce passage avant de croire à son contenu. Quoi ! l'un des meilleurs moyens de distinguer si le précipité est formé de cyanure ou de chlorure d'argent consiste à voir s'il se dissout ou non dans l'acide azotique bouillant ; et vous ne craignez pas de dire qu'on ne pourrait avoir d'autre but que d'obtenir un dégagement d'acide cyanhydrique, avec l'odeur qui le caractérise ! Non, messieurs ; l'expérience devait *tout simplement* vous faire connaître *s'il y avait* ou non de l'acide cyanhydrique dans la liqueur suspecte ; c'est assez dire combien il était important de la tenter, dans l'espèce. J'ajouterai qu'elle n'avait pas pour but, comme vous le dites, d'obtenir l'odeur d'acide cyanhydrique ; car vous devez savoir que lorsqu'on opère bien, cet essai se fait en vases clos, que le gaz est amené dans un *solutum* d'azotate d'argent, sans qu'il *soit possible de le sentir* ; que là il est transformé en cyanure d'argent pur ; que ce cyanure est ensuite chauffé pour en obtenir le cyanogène, et que s'il n'est pas assez abondant pour fournir une quantité appréciable de ce gaz, la science ne manque pas de moyens de le reconnaître, alors même qu'il n'en existe qu'un demi-milligramme, comme je le démontrerai en répondant à M. Calloud. Agir autrement, c'est agir avec une inconcevable légèreté, et pousser jusqu'au dernier terme l'oubli des plus simples éléments de la science toxicologique.

7° Pour justifier les résultats obtenus en précipitant la liqueur suspecte par le sulfate ferreux et la potasse (précipité d'un blanc laiteux à reflet verdâtre), MM. les experts s'appuient sur la propriété des sels de protoxyde de fer, connue de tous les chimistes, savoir qu'ils sont précipités en *blanc* par le cyanure de potassium et de fer, et que le précipité passe successivement par des nuances diverses pour arriver au *bleu*. Ici la justification tourne contre les experts ; en effet, si les sels de protoxyde de fer sont d'abord précipités en *blanc, à l'instant même* ce précipité *bleuit*. Or, dans l'espèce, le précipité est resté *blanc* ; le lendemain, il se trouvait encore sous une forme nébuleuse, ce qui veut dire apparemment qu'il n'était pas changé ; et ce n'est que le surlendemain qu'on l'a trouvé d'un *brun grisâtre*, par suite de la réaction de l'ammoniaque. Les éléments de la science que l'on invoque pour soi, dans ce cas, viennent donc à l'appui de la thèse que je défends. D'ailleurs, pourquoi MM. les experts dédaignent-ils de répondre à l'objection que j'ai tirée de l'énorme différence des résultats obtenus par M. Bebert et par M. Calloud ? Que signifient aussi tous ces doutes élevés à l'occasion de la nature et de la pureté des réactifs, ainsi que de l'identité des matières sur lesquelles nous avons opéré vous et moi ? Vous devez bien penser qu'en vous attaquant, je m'étais rigoureusement placé dans les conditions que vous indiquiez.

8° En terminant, MM. les experts s'efforcent de prouver qu'ils ont déterminé la nature des divers précipités qu'ils avaient obtenus. Je ne rapporterai pas les preuves qu'ils émettent à l'appui de cette assertion : on peut se convaincre, en les lisant à la page 65 du cahier intitulé *Extrait de la procédure,* que ces preuves sont toutes *illusoires et sans valeur.* J'en appelle aux hommes versés dans la science : reconnaître du bleu de Prusse et du cyanure de cuivre, en s'assurant que l'acide chlorhydrique ne change pas le premier de ces précipités, et blanchit l'autre; conclure à la présence du cyanure d'argent, parce que le précipité a conservé sa couleur blanche, c'est tout simplement agir comme on l'eût fait au xiiie siècle.

Ici se place une observation grave dont je dois faire justice.

«S'il fallait faire tous les essais que conseille M. Orfila, nous ne craindrions pas de dire qu'il faudrait renoncer à jamais à faire intervenir la chimie légale dans les débats judiciaires. Et plus loin : Nous ajouterons que M. Orfila se combat lui-même, lorsqu'il refuse toute force probante à l'expérience portée sous le n° 3 de notre rapport, parce que nous n'avons pas extrait le cyanogène du cyanure d'argent que nous avons obtenu. Cet auteur ne s'élève-t-il pas avec force, dans sa *Médecine légale,* contre l'opinion de M. Devergie, qui dit «qu'il est, en médecine légale, un principe qui ne souffre pas d'exception; c'est que toutes les fois qu'on constate la présence d'un poison métallique, il faut en extraire le métal comme preuve irrécusable des précipités qu'on a obtenus.» N'enseigne-t-il pas qu'un principe aussi absolu pourrait avoir les conséquences les plus fâcheuses? Et s'il parle ainsi, lorsqu'il s'agit d'un poison métallique, tiendrait-il un langage différent lorsqu'il s'agira d'un poison végétal? Non, sans doute.»

La réponse est facile.

On doit renoncer à l'intervention de la chimie légale toutes les fois qu'elle ne peut pas éclairer les magistrats; mieux vaut cent fois ne rien dire que d'avancer des faits inexacts, qui doivent nécessairement induire la justice en erreur. Combien de fois ne nous arrive-t-il pas, à nous qui sommes si souvent requis par les tribunaux, de répondre : Nous n'avons rien trouvé; ou bien : Nos résultats nous permettent d'élever quelques soupçons d'empoisonnement? Et quand nous affirmons, c'est que nous pouvons porter le poison devant la cour, ou dérouler une série d'expériences telles que la conviction pénètre tous les esprits. La question ainsi posée, je dirai que la chimie légale est assez avancée pour jeter une vive lumière sur un bon nombre d'affaires, quand elle n'est pas appliquée par des mains inhabiles; sa part est assez riche pour qu'on ne doive tenir aucun compte de l'étrange proposition des experts de Chambéry.

L'objection que j'ai faite à M. Devergie, je la maintiens, quoi qu'en disent mes contradicteurs. Oui, il serait inouï d'exiger que l'on retirât le potassium, le calcium, le baryum, de la potasse, ou de ses sels, de la chaux, de la baryte et de leur composés, parce que ces composés sont faciles à caractériser, qu'à l'état d'alcalis on peut constater leurs propriétés, les transformer en sels, et les distinguer de tous les autres corps aussi facilement que l'on distingue le jour de la nuit. D'ailleurs les procédés d'extraction de ces métaux sont assez difficiles pour qu'on n'en obtienne que des quantités à peine sensibles quand on agit sur des atomes. Est-ce à dire pour cela qu'il ne faut pas tenter l'analyse des composés vénéneux végétaux quand il est possible d'en retirer un élément susceptible de nous faire connaître leur nature : et où MM. les experts de Chambéry ont-il vu que je n'ai pas constamment soutenu ces principes? Qu'ils lisent à la page 361 de ma *Médecine légale* (t. III, 3ᵉ édit.) ce que je dis en parlant du procédé du docteur Christison que j'ai adopté; ils verront que ce médecin se borne à démontrer la présence de la morphine et de l'acide méconique, et *lorsqu'il a pu la constater*, il conclut à l'existence de l'opium ou d'une préparation opiacée; et à la page 436, à l'occasion de la noix vomique, n'ai-je pas donné pour précepte de retirer la *strychnine*, et à la page 306 de mon *Traité des exhumations juridiques*, à propos de l'acétate de morphine, n'ai-je pas dit «qu'il y aurait témérité à prononcer *affirmativement*, dans un cas d'exhumation juridique, qu'il y a eu empoisonnement par une préparation de morphine, parce qu'on aurait observé *seulement* les deux colorations rouge et bleue que déterminent l'acide azotique et le sesquichlorure de fer, et qu'il faudrait nécessairement avoir obtenu de la morphine cristallisée.» Et aux pages 309 et 310, la même recommandation n'est-elle pas faite, en parlant des sels de brucine et de strychnine; et enfin, à la page 378 de ma *Médecine légale* (t. III, 3ᵉ édit.), ce qui est applicable à l'espèce, en donnant les caractères du cyanogène, après avoir dit que le cyanure d'argent fournissait ce gaz lorsqu'on le chauffait, n'ai-je pas suffisamment indiqué qu'il fallait retirer ce corps?

Qu'on ne vienne donc pas argumenter à vide, et que l'on reconnaisse qu'on n'a tenu aucun compte des vrais principes qui régissent actuellement la science ayant pour objet de rechercher ceux des poisons végétaux qui peuvent être décelés par des moyens chimiques.

J'ajouterai, à l'occasion de la huitième réponse, que je n'ai pas été peu surpris de lire «que j'ai laissé percer, malgré moi, la conviction que le rapport des experts de Chambéry avait produite sur moi, lorsque je dis, en termes exprès, qu'ils pouvaient et qu'ils devaient extraire le cyanogène; évidemment donc, je pense que le cyanogène existait dans le précipité qu'ils avaient obtenu.» Je me flatte d'être un homme sérieux; or c'est mal me connaître que de me croire capable de penser autrement que j'écris : ce serait tout simplement de la félonie. Je dirai donc qu'il peut convenir aux experts de Chambéry de donner à ma phrase une interprétation qui leur est défavorable; mais qu'en réalité, ils se sont trompés; ils pouvaient et ils devaient extraire le cyanogène, *si le précipité était du cyanure d'argent :* tel est le sens de cette phrase, qui se trouve justifié par tout le contenu de mon mémoire; en l'interprétant autrement, on m'accuse d'absurdité, voire même d'iniquité.

Je terminerai par l'examen des trois propositions consignées à la page 66 des *Extraits de la procédure*, et je prouverai qu'elles n'ont pas plus de portée que le reste.

«M. Orfila, dit-on, se place complétement hors de la question, puisqu'il est établi que les matières organiques soumises à la distillation n'étaient pas encore entrées en putréfaction.»

J'irai aussi loin que possible, et je concéderai, ce que je suis loin de croire, que le cadavre *n'était aucunement putréfié.* Dans cette hypothèse, même, je dirai hautement que les caractères à l'aide desquels on a voulu établir l'existence de l'acide cyanhydrique sont illusoires et insuffisans; je demanderai à tout homme impartial et éclairé si les éléments sur lesquels on s'appuie permettent d'affirmer que la liqueur suspecte contenait de l'acide cyanhydrique. Voyez ce qui est justement exigé aujourd'hui dans l'empoisonnement par l'acide arsénieux : on vous présente une poudre blanche, inodore, sentant l'ail quand on la met sur les charbons ardents, soluble dans l'eau bouillante; le liquide aqueux précipite en jaune par l'acide sulfhydrique; ce précipité est soluble dans l'ammoniaque. Certes, rien n'est plus net, rien n'est plus franc; l'expert n'hésite pas à conclure que la poudre dont il s'agit est de l'acide arsénieux. Cette conclusion est pourtant prématurée et sans valeur, car il aurait fallu prouver que le précipité jaune produit par l'acide sulfhydrique contenait de l'arsenic, en retirant ce corps. La production de ce toxique lèvera tous les doutes, et pourra seule donner à l'expertise la valeur à laquelle elle a droit de prétendre. Et vous voulez, sur la foi de quelques précipités insignifiants, sur la couleur desquels vous êtes en dissidence, que vous n'avez pas soumis aux épreuves *auxquelles* vous étiez tenus de les soumettre, affirmer qu'il y a eu empoisonnement. C'est l'oubli le plus complet des justes exigences de la science.

«M. Orfila ne pouvait pas obtenir l'acide cyanhydrique médicinal, alors même qu'il en avait ajouté, parce que cet acide s'était combiné avec l'ammoniaque du liquide pourri; il en eût été tout autrement s'il eût ajouté de l'acide sulfurique.» Ici l'erreur est par trop grossière : en effet, la chimie la plus élémentaire ne nous apprend-elle pas qu'en distillant, *sans addition d'acide sulfurique,* un liquide contenant du cyanhydrate d'ammoniaque, on obtient de l'acide cyanhydrique dans le récipient, que le cyanhydrate ait été fait directement avec l'acide et le carbonate d'ammoniaque, ou qu'il ait été obtenu par double décomposition du cyanure de baryum et du sulfate d'ammoniaque. On conçoit qu'on puisse aisément se donner raison vis-à-vis des gens étrangers à la médecine légale, lorsqu'on part d'un fait essentiellement faux, et qu'on lui fait jouer un rôle que la science désavoue.

Et qu'importe que vous ayez constaté une *seule fois* que le précipité obtenu avec le sulfate ferroso-ferrique ne disparaissait pas dans l'acide chlorhydrique; à qui persuaderez-vous que cela suffisait pour prouver que ce précipité était du bleu de Prusse?

Réponses faites par M. Calloud.

«Il y a des cas où l'on peut avoir affaire soit à de petites quantités de substances, soit à des substances peu maniables, de déperdition facile, ou bien encore à des corps dont les propriétés physiques sont sans caractère : alors si ces corps ont *des caractères chimiques bien tranchés,* tels que le bleu de Prusse que peut former l'acide prussique, il est rationnel, il me semble, de s'attacher à la *recherche de ces derniers caractères,* au lieu

II.

de perdre son temps et sa peine à isoler des corps dont les propriétés physiques ne pourraient fournir des indications précises sur leur nature.

«Ainsi, dans le cas dont il s'agit, en supposant qu'il eût été possible de le faire, si j'avais extrait quelques gouttes d'acide prussique, qu'aurai-je représenté? Quelques gouttes d'un liquide incolore, volatil, d'une odeur particulière; mais ces dernières propriétés pouvant se simuler avec quelques gouttes d'alcool ou d'eau aromatisée à l'essence d'amandes amères, il aurait fallu recourir à des réactions chimiques pour avoir des caractères plus positifs. Du reste, le précepte admis par la défense, en citant M. Orfila, n'est pas un précepte rigoureux et sans exception aux yeux de M. Orfila lui-même. L'on peut voir, page 18 de sa Consultation, que ce savant admet qu'il y a des cas, en médecine légale, où l'on peut s'en tenir à des réactions» (Page 79 de l'*Extrait de la procédure*.)

Il serait difficile de donner plus d'armes contre soi, que n'en donne M. Calloud dans ces deux alinéas

«Si les corps, dit-il, ont des caractères *chimiques bien tranchés*, tels que le *bleu de Prusse*, il est rationnel de s'attacher à la *recherche de ces caractères*.» Je le demande à M. Calloud, qu'a-t-il fait pour rechercher les caractères du *bleu de Prusse?* Rien, absolument rien. A-t-il cherché à vérifier s'il était soluble ou non dans l'acide chlorhydrique? Non. L'a-t-il décomposé par la chaleur? Non. L'a-t-il mis en contact avec une dissolution alcaline? Non. C'était pourtant là les principaux caractères chimiques qu'il aurait fallu chercher à constater.

Perdre son temps et sa peine à isoler des corps dont les propriétés physiques ne pourraient fournir des indications précises sur leur nature! On voit déjà qu'il s'agit du cyanogène que j'avais reproché à ces messieurs de n'avoir pas extrait. Comment, le cyanogène n'a pas de caractères physiques qui puissent éclairer sur sa nature? Si vous aviez pris le précipité blanc que vous dites, *sans l'avoir prouvé*, être du cyanure d'argent, et si, après l'avoir *desséché*, vous en eussiez introduit quelques atomes dans un tube de verre fermé par un bout, et dont l'autre extrémité eût été ensuite effilée à la lampe, vous auriez vu, en chauffant, du gaz cyanogène se dégager, vous l'eussiez enflammé à mesure qu'il sortait, et vous auriez reconnu qu'il brûlait avec une belle flamme *purpurine, qui n'appartient qu'à lui,* et qui par conséquent, dans l'espèce, aurait mis hors de doute l'existence du cyanure d'argent. Vous auriez encore pu reconnaître ce cyanure (et il n'en fallait que très-peu pour cela) en le chauffant avec un peu de chlorure de sodium et de l'eau, en filtrant, en chauffant la liqueur filtrée avec un peu d'oxyde de fer vert hydraté, en la filtrant de nouveau: le liquide filtré eût précipité les sels de fer en *bleu* (bleu de Prusse), ceux de cuivre en *brun-marron,* etc. (procédé publié par O. Henry). Enfin vous auriez pu, en n'agissant que sur *un demi-milligramme* de cyanure d'argent, d'après la méthode de M. Lassaigne, obtenir du cyanure de potassium. Voici cette méthode: Mettez dans un petit tube de verre bouché à l'une de ses extrémités, long de 3 centimètres, et d'un diamètre de 2 à 3 millimètres, un petit morceau de potassium, de la grosseur d'un grain dé semoule ; placez au-dessus de celui-ci le cyanure argentique , et chauffez le tube jusqu'au rouge obscur à la flamme d'une lampe à alcool ; coupez le tube refroidi à l'endroit où est la matière calcinée ; traitez celle-ci par quelques gouttes d'eau distillée dans un verre, et vous obtiendrez facilement, par l'addition successive de quelques gouttes de sulfate ferroso-ferrique et d'acide chlorhydrique, un précipité de *bleu de Prusse*, et par le sulfate de cuivre, un précipité *brun-marron*.

Voilà tout ce que vous pouviez faire, tout ce que vous deviez faire pour établir que le précipité blanc était du cyanure d'argent, et, au lieu de cela, vous vous bornez à dire que ce précipité ne se dissout pas dans l'acide azotique froid, ce qui est dérisoire.

On a donc tort de dire qu'on n'aurait représenté que *quelques gouttes d'un liquide incolore volatil*, etc., car on aurait obtenu un gaz, ou toute autre chose de très-probant.

Je sais qu'on me répondra que le précipité du prétendu cyanure était en si faible proportion, qu'il eût été impossible de constater les caractères dont je viens de parler. A cela, je répliquerai que, s'il en était ainsi, le devoir des experts était de s'abstenir ; et puisqu'ils se trouvaient dans l'impossibilité de constater que ce fût là un composé de cyanogène, ils devaient déclarer à la justice que le résultat de leurs expériences n'était aucunement concluant.

Vous dites, après moi, qu'il y a des cas, en médecine légale, où l'on doit s'en tenir à des réactions. Soit : mais ce n'est pas dans l'espèce, car je viens de prouver que, à l'instar de l'acide arsénieux, des préparations d'antimoine, de plomb, etc., l'acide cyanhydrique peut fournir un de ses éléments, le cyanogène, aussi facile à reconnaître que le sont l'arsenic, l'antimoine, le plomb, etc.

Plus loin, M. Calloud, en abordant l'examen de ma consultation, dit : «Deux faits hypothétiques dominent l'argumentation par laquelle la consultation médico-légale soutient sa quatrième proposition : la première de ces hypothèses est l'état de putréfaction du cadavre du sieur Pralet ; la seconde est relative à l'identité de position des deux expertises chimiques. Or il est démontré que le cadavre n'était point pourri, et que les deux expertises n'ont pas été faites dans les mêmes conditions. Donc les objections de la consultation ne s'appuient sur aucune base solide.»

Quant à la putréfaction, je ne puis que répéter ce que j'ai déjà dit en répondant à M. Bebert (p. 388). Alors même que le cadavre eût été frais, ce qui n'est pas, les résultats obtenus par les experts étaient assez incomplets pour qu'on n'en dût tenir aucun compte.

Voyons maintenant ce que nous devons penser de l'identité des deux expertises. Écoutons M. Calloud.

«J'opère deux jours *plus tard* que M. Bebert : il est plus qu'incertain que nous ayons agi sur les *mêmes quantités* de matières, tels organes pouvant en contenir plus que tels autres. La proportion *d'eau* employée par nous n'a pas dû être la même ; les appareils dont nous nous sommes servis pour distiller, et le mode d'opération adopté, n'étaient pas identiques : M. Bebert obtient sept onces de liquide, j'en recueille seulement quatre.»

En vérité, ceci n'est pas sérieux. Qu'a-t-on voulu dire, qu'en définitive, on a obtenu des liquides contenant des quantités inégales d'acide cyanhydrique? Soit : je demande alors à M. Calloud de prendre *cent dissolutions* d'acide cyanhydrique dans des *liquides organiques pourris ou non pourris*, de faire en sorte que les proportions d'acide varient, pour 100 gr. de liquide, depuis 1 centigr. jusqu'à 1 gr., de verser dans chacune de ces dissolutions, ainsi que cela a été fait par M. Bebert et par lui, du sulfate ferreux et de la potasse, du sulfate ferrique et de la potasse, ou bien du sulfate de bioxyde de cuivre et de la potasse, et je le défie d'obtenir *une seule fois* l'ensemble des résultats qui ont été décrits par eux. Peu importe qu'ils forcent les doses de tel ou de tel autre réactif; *jamais* ils ne produiront, avec l'acide cyanhydrique, ce qu'ils ont vu avec les matières provenant du cadavre de Pralet. Que l'on ne vienne donc plus nous dire que les différences remarquées dans les réactions précitées s'expliquent par la différence des liqueurs.

M. Calloud s'étonne de ce que je lui ai reproché de n'avoir pas exactement indiqué la température à laquelle il avait opéré, puisqu'il avait agi avec un bain d'eau saturée de sel et bouillant. M. Calloud sait mieux que moi qu'il n'avait point dit, dans son premier rapport, que le bain fût saturé de sel; il a réparé cette omission dans sa réponse, et justifié par là mon observation.

A l'occasion de l'odeur prussique des matières distillées, M. Calloud dit que cette odeur ne lui a pas paru assez prononcée pour qu'il puisse rien en inférer. C'est pourtant avec un liquide qui ne sent pas l'acide prussique qu'il dit avoir obtenu les réactions de cet acide, alors que l'on sait que l'organe de l'odorat est, de tous les moyens propres à faire déceler ce corps, le plus sensible, quoiqu'il soit insuffisant pour mettre son existence hors de doute.

Quant à l'acidité des liquides et à leur action sur le sulfate de bioxyde de cuivre, je m'en réfère à ce que j'ai dit en répondant à M. Bebert.

Mon objection sur l'azotate d'argent, que M. Calloud ne croit pas sérieuse, l'est tellement, qu'elle suffit à elle seule pour ne rien laisser subsister des travaux chimiques des experts de Chambéry; je ne reviendrai pas sur ce que j'ai établi à cet égard dans le commencement de ma réponse, à M. Calloud. D'ailleurs, depuis quand a-t-on vu, en médecine légale, chercher à démontrer, par des raisonnements, qu'il existe ou non de l'acide chlorhydrique dans une liqueur, quand il suffit d'une expérience élémentaire pour lever tous les doutes? Entrer dans une pareille voie, ce serait établir un principe funeste; aussi les raisonnements apportés par M. Calloud, à la page 84 de l'*Extrait de la procédure*, pour prouver qu'il n'y avait point d'acide chlorhydrique dans la liqueur, ne seront-ils considérés que comme un moyen impuissant d'atténuer une faute que rien ne saurait excuser. Voici comment s'exprime M. Calloud : «Il est évident que, si de l'acide chlorhydrique avait pu exister dans le verre contenant le liquide suspect, après l'introduction du sulfate de cuivre et de la potasse, le trouble bleuâtre qui est survenu n'aurait pas eu lieu, ou il aurait été moins intense que dans l'autre verre. D'autre part, la quantité du même acide que nous y avons introduite se serait trouvée plus que suffisante pour y développer la limpidité parfaite qu'elle a produite dans le verre n° 4, limpidité qui n'a pas eu lieu dans le verre n° 3. Je dis encore que, si le résultat du verre *B* du troisième tableau, figurant dans la troisième colonne à droite, avait été produit par l'acide chlorhydrique supposé dans le liquide, en raison de son peu d'intensité, on pourrait être certain que le trouble opalin léger, mais manifeste, du troisième verre du quatrième tableau n'aurait pas eu lieu; car ce dernier résultat indique autant d'acide cyanhydrique dans le liquide des expériences, que l'autre indiquerait d'acide chlorhydrique. Il résulte nécessairement, des *raisonnements* que je viens de faire, que l'acide chlorhydrique n'existait pas dans le liquide de mes expériences. Or les caractères que j'ai obtenus avec le nitrate d'argent appartiennent exclusivement aux acides cyanhydrique et chlorhydrique; celui-ci n'existant pas, ces caractères prouvent avec évidence l'acide cyanhydrique. »

J'en dirai autant de cet autre raisonnement, plus incroyable encore que les précédents, si cela est possible, et qui se trouve à la page 85. Il s'agissait, *notez-le bien*, de prouver qu'il y avait ou non de l'acide chlorhydrique. Que fait-on? on vous dit : «Vous voyez bien qu'il n'y en avait pas, car les sulfates de cuivre et de fer démontrent que les liqueurs contenaient de l'acide cyanhydrique. » Comme s'il était impossible qu'il existât à la fois de l'acide chlorhydrique et de l'acide cyanhydrique dans un même liquide!!!

A l'occasion de tous ces précipités verts, bleus, etc., M. Calloud ne conçoit pas que je lui aie reproché de n'avoir point lavé le précipité bleu avec de l'acide chlorhydrique : « Le lavage par cet acide, en pareille circonstance, devenait inutile, dit-il, car le précipité était bleu, et cet acide n'est employé que pour faire reparaître la couleur bleue quand le précipité est vert. »

En vérité, on ne sait que penser d'une pareille explication. Comment M. Calloud ne voit-il pas qu'en le blâmant de n'avoir pas traité le précipité par l'acide chlorhydrique, il ne s'agissait nullement de couleur verte ou bleue, mais bien de constater l'*un des caractères importants du bleu de Prusse*. Il sait que ce bleu ne se dissout pas dans l'acide chlorhydrique, tandis que d'autres précipités *bleus* obtenus avec des matières organiques, *pourries ou non*, s'y dissolvent : c'est donc une omission incompréhensible que de n'en avoir pas fait l'essai, omission que ne sauraient justifier les explications, au moins singulières, que l'on met en avant.

«L'exemple cité par M. Orfila, d'un empoisonnement par une préparation arsenicale, à propos de la nécessité d'extraire un des éléments du poison, est mal choisi; car une particule d'arsenic métallique, dès l'instant qu'elle est visible, est *maniable*. Il n'en est plus de même d'une ou de quelques bulles de cyanogène, gaz incolore. » (P. 86.)

Quoique M. Calloud me fasse ici une très-belle position, je n'en abuserai pas, et je me bornerai à lui dire que, depuis 1815, nous enseignons dans nos cours que, malgré l'*incoloréité* du gaz cyanogène, ce gaz est aussi *maniable* que l'arsenic; que nous l'obtenons facilement, que nous constatons son odeur *particulière*, que nous le faisons brûler avec une flamme *purpurine* (caractère qui lui est propre), que nous le dissolvons dans l'eau, et qu'avec cette dissolution nous précipitons l'azotate d'argent en blanc, et le sulfate ferroso-ferrique aidé de potasse en *bleu* (bleu de Prusse); en un mot, que nous le reconnaissons aussi *facilement que nous distinguons l'arsenic*, et qu'il n'en faut que quelques bulles pour vérifier *tous* les caractères précités. Il ne reste donc rien sur ce point de l'argumentation de M. Calloud.

J'ai déjà trop souvent répondu au contenu de l'alinéa qui termine la page 86, pour que je me dispense d'y revenir. Voici cet alinéa : «Il est vrai que la consultation pense avoir détruit la double concordance dont je viens de parler, et par suite, les fondements rationnels de mes conclusions, en opposant à mes résultats des résultats d'expériences qu'elle a faites, à son dire, avec des matières organiques de cadavres, qui étaient dans les mêmes conditions que celles avec lesquelles j'ai opéré moi-même. Mais déjà j'ai démontré qu'il n'en était point ainsi, que les matières dont elle s'est servie dans ses expériences étaient pourries, d'odeur fétide, et que le liquide qu'elle a obtenu était ammoniacal; tandis que, de mon côté, j'ai eu un liquide acide provenant de matières qui n'étaient point en corruption, qui n'avaient absolument aucune odeur fétide. Il est fort naturel, il me semble, qu'en se plaçant ainsi dans des conditions toutes différentes, la consultation ait obtenu des résultats différents.»

Réponse à MM. Gouvert et Rey.

Je ne discuterai pas d'abord avec ces messieurs quelles sont les règles essentielles de logique d'après lesquelles on doit se guider dans l'étude des sciences physiques, mais je m'attacherai à prouver que le raisonnement et l'expérience sont complétement d'accord ici pour appuyer l'*opinion contraire* à celle qu'ils veulent établir.

Sous le titre de premier tableau, MM. les experts persistent à considérer comme des symptômes de l'empoisonnement par l'acide cyanhydrique la *contracture tétanique du bras*, le *renversement de la tête qu'ils appellent premier degré de l'opisthotonos*, la *non-coagulation d'un sang noir que onctueux*. Mais il n'existe aucun fait dans la science qui autorise qui que ce soit à avancer qu'on ait jamais observé, dans l'empoisonnement dont il s'agit, une *contracture permanente bornée à un seul membre*. C'est donc une assertion toute gratuite, et *les contractions tétaniques* dont on parle, et avec lesquelles on confond la *contracture musculaire* qui existait chez Pralet, *ne sont point permanentes*; elles se manifestent toujours, quand elles ont lieu, soit dans le tronc seul, soit dans les quatre membres *à la fois, et simultanément; jamais* on ne les a vues bornées à un seul membre. En outre, elles se développent par accès, dont la durée est à peine de quelques minutes, et auxquels succède un état d'affaissement et de flaccidité générale des muscles. Ajoutons que ce n'est pas *lentement*, *progressivement*, et quatre heures après l'empoisonnement, qu'on voit survenir ces contractions tétaniques, mais bien peu d'instants après l'ingestion du poison, et l'apparition de ce spasme convulsif est *subite*.

Véritablement aucun observateur ne pourra comprendre comment MM. les experts ont pu confondre deux états si essentiellement différents l'un de l'autre.

Le *renversement de la tête en arrière*, que ces messieurs qualifient de premier degré d'opisthotonos, a-t-il ici plus de valeur symptomatique? Il ne serait pas impossible que cette situation de la tête eût été en grande partie la conséquence de la manière dont celle-ci était soulevée par les oreillers. Mais, en admettant que ce renversement ait été réellement produit par une contraction tétanique des muscles du cou, nous verrons plus loin, en appréciant les effets de la lésion trouvée sur le cadavre, à quelle cause ce phénomène doit être attribué.

Quant à la *non-coagulation du sang une demi-heure après avoir été retiré de la veine*, je demanderai si c'est bien sérieusement que l'on signale ce fait comme un des signes de l'empoisonnement. Indépendamment des circonstances, aussi nombreuses que variées, qui influent sur la liquidité du sang, et sur la persistance de sa fluidité, dans l'état de santé comme dans l'état de maladie, je rappellerai que, dans les apoplexies qui tuent après avoir laissé les malades pendant quelques heures seulement dans un état de torpeur et d'assoupissement, avec respiration stertoreuse, la mort est occasionnée par l'asphyxie, et ces messieurs savent probablement qu'un des effets de ce genre de mort est de rendre le sang plus liquide et moins coagulable. Telle est l'explication toute naturelle du phénomène si singulièrement interprété ici par MM. les experts.

A la vérité, ces messieurs terminent ce premier paragraphe en disant que les phénomènes qu'ils viennent de signaler *deviendront décisifs en se concordant avec les lésions organiques qui seront décrites dans le second tableau*. Si donc ils reconnaissent eux-mêmes que ces phénomènes n'ont pas de valeur absolue, voyons s'ils empruntent une signification plus *décisive* de leur rapprochement avec les lésions cadavériques.

Dans le DEUXIÈME TABLEAU, MM. les experts discutent et apprécient la nature des altérations observées sur le cadavre. C'est ici qu'on va juger jusqu'à quel point ils ont suivi *les règles essentielles de logique* qu'ils ont exposées au début de leur rapport.

Tout consiste, d'après leur manière de voir, à déterminer si *l'apoplexie qui a causé la mort de M. Pralet est* SECONDAIRE *ou* SYMPTOMATIQUE (distinction qui, pour le dire en passant, est plutôt fondée sur les mots que sur les choses), c'est-à-dire: «la mort a-t-elle été le résultat d'une cause extérieure introduite dans le corps : tel serait l'acide prussique, ainsi que nous le prétendons; ou bien cette apoplexie n'est-elle qu'idiopathique, c'est-à-dire, dont le défunt portait en lui les causes et les dispositions, sans

l'influence d'aucune cause extérieure, ainsi que le prétend la défense?
Voilà le problème à résoudre.»

On va voir quels sont les arguments, vraiment incroyables, sur lesquels ces experts n'ont pas hésité à se fonder pour formuler une assertion d'une aussi haute gravité. Et d'abord, après avoir exprimé l'étonnement que leur causa l'existence *«d'une odeur particulière* qu'ils ne peuvent de suite apprécier, et l'état de conservation du cadavre après *sept* jours d'inhumation,*»* ces messieurs exposent successivement les faits suivants, comme preuve de l'empoisonnement par l'acide cyanhydrique :

«1° L'odeur dont nous avons déjà parlé, disent-ils, se renforçait de plus en plus dans les divers mouvements que l'on imprimait au cadavre, ainsi qu'au fur et à mesure qu'on ouvrait les cavités; elle était telle, que *nous commençâmes alors à croire pouvoir la qualifier d'*odeur d'amandes amères*, et nous ne voulûmes le faire qu'après de mûres réflexions, et des observations réitérées sur les différentes parties du cadavre, et un laps de temps suffisant pour bien nous en convaincre.»

Ces messieurs qualifient cette odeur de *vive et importune*, parce qu'elle incommoda la plupart des personnes qui la respirèrent longtemps : pendant deux jours, M. Gouvert éprouva un resserrement pénible à la gorge, et M. Rey père eut des coliques et de la diarrhée.

Quoique j'aie déjà insisté, dans mon premier mémoire, sur tout ce qu'il y a de vague et d'insuffisant dans la manière dont MM. les experts s'expriment, pour affirmer ensuite que l'odeur qui existait était bien celle des amandes amères, j'ajouterai encore ici quelques mots à ce sujet. A qui pourront-ils faire croire qu'une odeur aussi caractéristique, lors même qu'elle est très-peu intense, ait exigé autant d'hésitations et de réflexions pour être reconnue? Si elle avait de l'analogie avec d'autres odeurs, on comprendrait l'incertitude qui aurait pu exister d'abord; mais l'odeur de l'acide cyanhydrique est un de ses caractères propres, on ne peut la confondre avec aucune autre; et pourtant ces messieurs n'auraient pu parvenir à la reconnaître qu'*après de mûres réflexions et des observations réitérées sur les différentes parties du cadavre !!!* Je ne pense pas que personne puisse croire qu'il faille de semblables tâtonnements pour déterminer la nature d'une odeur aussi tranchée; et quand on n'arrive à une pareille découverte qu'à la suite de recherches aussi persévérantes, on doit craindre que le résultat signalé ne soit la conséquence de préventions dont les meilleurs esprits ne savent pas toujours se défendre.

Il n'est pas vraisemblable que MM. les experts aient cité l'incommodité que l'un deux a éprouvée, et celle dont M. Rey père a été atteint, comme preuves à l'appui de la nature particulière de l'odeur qu'ils avaient enfin découverte; car ils ne peuvent ignorer que les accidents mentionnés n'ont *jamais été causés par l'inspiration de l'acide cyanhydrique*, tandis qu'il est assez ordinaire de les observer chez les personnes qui ne sont pas habituées à l'ouverture des cadavres. Tous les élèves qui fréquentent les amphithéâtres de dissection, au début de leurs études, confirmeraient au besoin cette observation.

Enfin, si cette odeur est devenue de plus en plus forte et pénétrante au fur et à mesure qu'on ouvrait les diverses cavités du corps, et qu'on découvrait ainsi successivement les organes du ventre, de la poitrine et du crâne, c'était le résultat tout naturel de l'exposition de plus en plus prolongée du cadavre à l'air.

«Si nous insistons, disent ces messieurs, sur ce symptôme d'empoisonnement par l'acide prussique (l'odeur d'amandes amères), c'est qu'il est reconnu par tous les auteurs pour être le plus caractérisé et le plus caractéristique. »

En effet, chacun concevra sans difficulté que messieurs les experts insistent autant pour établir qu'ils ont reconnu l'odeur prussique dans le cadavre; car ce fait, bien avéré, alors que les expériences chimiques ne prouvent rien, offrait une certaine importance pour soutenir l'assertion toute gratuite d'empoisonnement qu'ils ont émise. Il est vrai que, dans un bon nombre de cas d'empoisonnement de ce genre, l'odeur d'acide cyanhydrique n'existait pas sur le cadavre; mais si cette preuve manquait dans ces divers cas, on savait, à n'en pas douter, que l'acide cyanhydrique avait été administré; tandis qu'ici l'ingestion de ce poison n'est pas plus prouvée que la réalité de son odeur, si caractéristique, ne l'a été lors de l'autopsie.

2° Après l'odeur prétendue d'amandes amères, MM. les experts signalent, comme seconde preuve d'empoisonnement, *l'état de conservation du cadavre et la mollesse de tous ses tissus.*

D'abord je ferai remarquer qu'il importait à ces messieurs de bien établir qu'il n'y avait pas de putréfaction, pour qu'on ne pût pas attribuer à un commencement de décomposition putride le développement d'odeurs qui pouvaient masquer ou simuler plus ou moins celle qui était la conséquence de l'empoisonnement supposé. Cependant leurs remarques démontrent que, malgré cet état prétendu de conservation, le cadavre avait déjà subi des changements produits par la fermentation putride. Ainsi *l'odeur vive et importune qui s'en exhalait, la mollesse de tous ses tissus, cette souplesse d'un tissu laineux* que les parties molles des membres offraient au toucher, *la mobilité de toutes les articulations, la tuméfaction des parties sexuelles,* sont autant de phénomènes de putréfaction qu'on observe surtout dans les cas où il y a tendance à la momification naturelle du cadavre. J'ignore complétement si la nature du sol du cimetière peut favoriser ce mode de destruction des corps; toujours est-il que l'époque de l'année où l'inhumation a été faite (le 14 janvier 1841) pourrait avoir contribué à la conservation du cadavre, et à déterminer un commencement de dessiccation des parties molles : quant à *cette souplesse d'un tissu laineux* que présentaient au toucher les parties molles, je l'ai asez souvent remarquée pour pouvoir affirmer ici qu'elle est due à l'emphysème interstitiel (développement de gaz) qui se manifeste alors dans la profondeur des tissus mous, et qui contribue beaucoup à leur conservation, en favorisant leur desséchement ultérieur.

Il n'est donc aucunement extraordinaire de voir, après six ou sept jours d'inhumation, un cadavre en apparence aussi bien conservé que l'était celui de M. Pralet. C'est un fait que j'ai eu nombre de fois l'occasion de constater dans des exhumations faites sur divers points des cimetières de Paris. Là où le sol est sablonneux, ou constitué par un terrain d'alluvion et sec, la conservation des corps est souvent très-remarquable, non pas seulement après six, huit ou quinze jours d'inhumation, mais même après six semaines et deux mois, surtout quand le corps a été déposé dans la terre pendant un temps froid et sec.

Et c'est en présence de faits semblables, qui ne peuvent être ignorés des hommes instruits, que MM. les experts veulent tirer de l'état de conservation du corps de M. Pralet une preuve de l'empoisonnement, et cela, en s'appuyant même sur ce que j'ai écrit dans ma *Toxicologie*. Mais, quand on cite un auteur, on doit le citer avec exactitude, et ne pas lui prêter une opinion absolue qu'il n'a point émise. C'est ainsi que ces messieurs me font dire : «*Il est certain* que ce poison a la propriété de retarder la putréfaction, et de conserver les cadavres» (Orfila, t. II, p. 165); tandis que je me suis exprimé en ces termes : *Les cadavres* PEUVENT *être conservés long-temps sans se pourrir.*

Or, en avançant qu'après l'empoisonnement par l'acide cyanhydrique, les cadavres *pouvaient* se conserver longtemps sans se pourrir, *je n'affirmais pas qu'il en était toujours ainsi,* comme on pourrait l'inférer de l'interprétation de MM. les experts, parce que je savais que, dans les deux cas rapportés par Mertzdorf (*Journ. compl. des sciences médic.*, t. XVII, p. 265), cet observateur, résumant les différents phénomènes qu'il avait constatés sur les deux cadavres, fait remarquer que, dans les deux, *la putréfaction* était déjà très-avancée, *vingt-neuf heures après la mort;* chez celui des deux individus qui s'était empoisonné au mois de *février,* la décomposition putride était même beaucoup plus marquée que chez le second, qui succomba au mois de *juillet.* Avec de pareils exemples, et ceux que j'ai cités plus haut, sur la conservation naturelle des corps, quelle valeur peut avoir l'affirmation donnée par MM. les experts sur la cause spéciale qui aurait préservé de la putréfaction le cadavre de M. Pralet?

Ces messieurs n'ont eu sous les yeux qu'un cadavre, *six ou sept jours après son inhumation,* alors que toute excitation galvanique était impossible sur son système musculaire, et cependant ils n'hésitent pas à dire: «Il est *certain* que c'est tout à la fois à la propriété conservatrice de l'acide prussique et *à celle qu'il a d'anéantir rapidement l'action du cerveau, et, par suite, toute impression des muscles volontaires et l'action du fluide galvanique,* que doivent être rapportées la mobilité des articulations et la mollesse des tissus, observées sur le cadavre de François Pralet.»

Si je ne lisais pas cette phrase dans le rapport de MM. Rey et Gouvert, je ne pourrais y croire. Cette explication n'est-elle pas la preuve la plus contestable de la prévention déplorable que les experts ont apportée dans toutes leurs recherches? Mais, Messieurs, le plus simple bon sens, et l'observation la plus vulgaire, ne prouvent-ils pas que la mobilité des articulations et la mollesse des tissus était *uniquement* la conséquence du temps

écoulé depuis la mort (sept jours)? Croiriez-vous, par hasard, que la ri-
gidité cadavérique peut persister aussi longtemps, quel que soit l'état de
conservation du corps? Je ne puis penser que telle soit votre opinion, et je
regrette encore ici que vous n'ayez pas fait une sage application des règles
de logique que vous avez exposées en débutant.

3° Une autre série de phénomènes *caractérise* encore l'empoisonnement
par l'acide prussique, suivant ces experts : c'est la présence d'un sang noir
et onctueux, qui remplit tout le système capillaire veineux, tandis que les
artères et les grosses veines sont vides; les organes parenchymateux, tels
que le foie, la rate, les poumons, sont infiltrés du même sang, *et tous
très-ramollis, et toujours sans apparence de putréfaction.*

Quel est le médecin tant soit peu familiarisé avec les recherches cada-
vériques qui oserait ainsi avancer que la présence d'un *sang noir et
comme onctueux* (termes du rapport de nécropsie), dans le système capil-
laire veineux et dans les organes parenchymateux, est un phénomène *ca-
ractéristique* de l'empoisonnement par l'acide prussique? Mais, pour peu
qu'on ait ouvert de cadavres à divers degrés de putréfaction, on a pu
constater que ces caractères physiques du sang n'ont rien de spécial, n'ont
aucune signification particulière, attendu qu'on les observe assez commu-
nément, et indistinctement, sur la plupart d'entre eux, surtout quand plu-
sieurs jours se sont déjà écoulés depuis la mort. Et l'on sait que le décès
de M. Pralet datait de sept jours, lorsqu'on procéda à l'autopsie.

Je dois aussi signaler ici une contradiction vraiment inconcevable entre
les faits que MM. les experts constatent et leurs assertions : «*Tous les or-
ganes étaient très-ramollis,* disent-ils, *et toujours sans apparence de
putréfaction.*» Mais, Messieurs, vous ne vous apercevez donc pas que
vous niez l'évidence, que ce ramollissement si prononcé de tous les organes
est justement la preuve la plus positive de cette putréfaction dont vous ne
voulez pas convenir qu'il y ait eu la moindre apparence? Votre dénégation,
en présence de la matérialité du fait que vous ne voulez pas reconnaître,
ne démontre-t-elle pas encore ici qu'il y a de votre part un motif grave
pour persister dans cette opinion? Ce motif, je l'ai déjà indiqué: c'est
qu'il vous importe qu'on ne puisse supposer que vous ayez confondu l'o-
deur des émanations putrides avec l'odeur toute spéciale de l'acide prus-
sique.

Il est donc, pour moi, hors de doute que le sang contenu dans le ca-
davre de M. Pralet ne devait les caractères signalés qu'à la décomposition
putride. Je ne serais pas éloigné de croire que MM. les experts ont pensé
de même; car nous allons voir tout à l'heure qu'à ces caractères ils en
ont ajouté un autre plus décisif, dont il n'avait point été fait mention jus-
qu'ici.

4° C'est dans ce paragraphe que MM. les experts, s'expliquant sur la
nature de l'altération trouvée dans le cerveau, disent : *Nous convenons,
avec la défense, qu'on y reconnaît tout ce qui caractérise une apo-
plexie très-aiguë.*» Mais, ajoutent-ils, quand on rapproche cette lésion
du cerveau des trois phénomènes si caractéristiques (on vient de voir jus-

qu'à quel point ils sont caractéristiques), et qu'on n'observe jamais, *même au plus léger degré, dans les apoplexies aiguës et idiopathiques,* on ne peut douter que celle qui a frappé M. Pralet était *secondaire* ou *symptomatique.*

Je ne reviendrai pas sur les divers arguments que j'ai présentés en démontrant tout ce qu'il y a d'erroné dans les assertions et les explications de ces messieurs, sur l'odeur, l'état de conservation du corps, et la présence d'*un sang noir et onctueux* dans les capillaires veineux, qui constituent, suivant eux, les trois phénomènes caractéristiques de l'empoisonnement qui aurait déterminé l'apoplexie; mais j'ai à examiner un surcroît de preuves que MM. les experts n'ont pas craint d'invoquer dans une affaire aussi grave : ce qu'on va lire passe véritablement toute croyance, et autoriserait plus que le doute sur tous les faits rapportés par les experts.

C'est maintenant *la nature du sang épanché* qui leur fournit la confirmation la plus péremptoire de l'empoisonnement par l'acide prussique; en effet, après avoir cité l'observation de Hufeland, sur laquelle je vais revenir, et à laquelle ils assimilent, sous tous les rapports, celle de M. Pralet, MM. les experts rappellent que Hufeland nous apprend que «partout le sang a été trouvé d'un noir *bleuâtre,* non coagulé, mais cependant épais comme de l'huile; *ce sang avait l'air d'avoir été teint par du bleu de Prusse, et conserva longtemps l'odeur |d'amandes amères.*»

«Chez François Pralet, continuent ces messieurs, nous avons *trouvé partout* un sang de même nature, *surtout dans le cerveau;* ce sang n'avait aucune apparence fibrineuse, et cela, sept jours après la mort!!! »

En transcrivant cette phrase, je me demande encore si j'ai bien lu. Mais, Messieurs, l'assertion que vous annoncez ici est contraire à la vérité; je ne puis, quoique à regret, m'exprimer autrement; avez-vous bien réfléchi à toute la portée qu'elle peut avoir; et c'est sur la foi du serment que vous affirmez un pareil fait? Mais nulle part, dans votre *rapport de nécropsie,* écrit sous la date du 21 janvier 1841, le lendemain de l'autopsie, en parlant des caractères du sang, vous ne dites autre chose, sinon qu'il était *noir comme onctueux, et d'une odeur particulière,* et le 20 décembre suivant, c'est-à-dire *onze mois* après avoir procédé à cette opération, vous déclarez que ce sang était *partout de la même nature* que celui du sujet de l'observation de Hufeland, c'est-à-dire *qu'il était d'un noir bleuâtre, qu'il avait l'air d'avoir été teint par du bleu de Prusse, et qu'il exhalait l'odeur d'amandes amères!!*

Voilà ce que vous déclarez, Messieurs, et personne ne comprendra autrement la partie de votre rapport où ce fait est énoncé, et que j'ai transcrite textuellement; il n'y a point là équivoque dans les termes de votre rédaction; le sens en est clair et affirmatif; ai-je donc en tort de dire que cette assertion n'était pas vraie?

Et c'est immédiatement après avoir ainsi proclamé qu'il y avait identité entre deux faits si différents, de manière à établir la réalité du second par celle du premier, que vous attaquez la bonne foi des experts de Paris et de Genève, au sujet de l'observation d'Hufeland : *ils ont,* dites-vous, *pris dans cet exemple d'empoisonnement ce qu'ils ont cru favorable à leur opinion, et gardé le silence sur tout ce que ce cas présente de plus important à la solution de la présente question..... Et pour faire apprécier le degré de confiance que nous devons inspirer, vous vous arrêtez de préférence à rapporter les détails de l'autopsie* QUE NOUS AVONS EU L'ADRESSE DE CACHER, *parce qu'elle renferme des arguments décisifs en faveur de votre opinion.*

Je ne pense pas que la probité scientifique de mes collègues, pas plus que la mienne, ait à redouter la moindre atteinte des insinuations injurieuses de MM. Gouvert et Rey : la citation qui précède a donné la mesure de la leur. Voilà toute ma réponse à des personnalités qu'il est déplorable de voir jetées au milieu d'une discussion qui n'aurait jamais dû perdre son caractère grave et scientifique.

Je reviens à l'observation rapportée par Hufeland, que MM. les experts assimilent en tous points à celle dont M. Pralet est le sujet ; car, disent-ils, on dirait que *l'une a été calquée sur l'autre.* Je ne m'arrêterai pas seulement à l'autopsie, comme l'ont fait ces messieurs ; mais je rechercherai d'abord s'il y a eu quelque analogie entre les symptômes signalés dans les deux cas, puisque, pour MM. les experts, la lésion du cerveau a été la même sur les deux cadavres. C'est par cette comparaison que je réfuterai celle que ces messieurs ont établie entre ce qu'ils appellent *apoplexie symptomatique sous l'action de l'acide prussique,* et *apoplexie idiopathique.* Je me bornerai à dire ici que, dans les deux tableaux où ils ont exposé les caractères différentiels de ces deux espèces d'apoplexie, ces messieurs ont tracé une symptomatologie qui est démentie complétement par l'observation clinique (1).

---

(1) Comme il importe que chacun puisse apprécier cette partie de l'argumentation de MM. les docteurs Gouvert et Rey, je crois devoir donner ici une copie textuelle de ce fragment de leur rapport.

« Résumons-nous en retraçant à côté l'un de l'autre les deux tableaux de cipaux caractères appartenant aux deux apoplexies, en admettant avec la défense que l'apoplexie de François Pralet était dans l'ordre des plus aiguës, et éminemment sanguine.

« *Apoplexie symptomatique sous l'action de l'acide prussique.*	« *Apoplexie idiopathique.*
« 1° Figure pâle, yeux ternes, narines propres.	« 1° Figure gonflée, couleur vineuse, ainsi que les lèvres ; yeux turgescents, sclérotiques injectées ; narines, et souvent la bouche, remplies d'un mucus sanguinolent.
« 2° Fraîcheur du cadavre, sa conservation sans l'odeur cadavéreuse ; mollesse des tissus et grande flexibilité des articulations.	« 2° Aspect mortel et cadavéreux, odeur cadavéreuse, marche ordinaire vers les degrés successifs de la putréfaction, contractilité des tissus et roideur des articulations, pour le plus tard, douze ou quinze heures après la mort.

Dans le cas rapporté par Hufeland, quatre ou cinq minutes après que l'individu est tombé sans proférer une seule parole, le médecin le trouve sans pouls et sans respiration; il n'a pas recouvré la connaissance jusqu'à la fin. Au bout de quelques minutes, une seule expiration extrêmement forte semble coller les côtes contre les vertèbres dorsales; après une minute et demie, deux expirations pareilles ont lieu avec les mêmes mouvements convulsifs des muscles de la poitrine, mais sans aucun mouvement semblable de tout autre muscle ou de la bouche : celle-ci est fermée, et, [...]près la mort, il est encore noté qu'elle *est fermée naturellement*. Re[...]t glacial des mains et des pieds, les muscles de la face affais[...]x entr'ouverts, encore brillants, mais privés d'irritabilité; le teint d'un pâle terne, le front et la face secs et froids, la poitrine et l'abdomen encore chauds et couverts d'une sueur visqueuse.

Au bout de quatre heures, on transporte le cadavre, et pendant ce transport, on entend encore un son, une sorte de gémissement.

On sait que l'individu avait succombé *quelques minutes* après l'inges-

---

« 3° Système musculaire parfaitement insensible à l'action du fluide galvanique. Ce phénomène important ne peut être constaté que quelques heures après la mort, ou, au plus, un jour ou deux après.

4° Odeur d'amandes amères *inséparable* de la mort, produite par l'acide prussique, et dont la manifestation ou la force est toujours relative à sa dose et au degré de sa concentration.

5° Lésions évidentes sur les organes [...] cavités, telles que vacuité des [...]seaux et plénitude du système [...] capillaire, surtout du cutané; [...]mation de la muqueuse des voies [...]stives; viscères parenchymateux amollis et infiltrés d'un sang noir tout particulier, le cœur vide et décoloré.

« 6° Plénitude des veines et des sinus cérébraux, infiltration et épanchement dans les cavités ou sur quelque autre point; membranes injectées, ainsi que les hémisphères.

« 7° Le sang noirâtre, onctueux, fluide ou mi-fluide, et sans *apparence de fibrine*.

« 8° Mouvements convulsifs et tétaniques plus ou moins prononcés, selon la susceptibilité de l'individu. »

« 3° Action vive et longtemps soutenue du fluide galvanique sur le système locomoteur, circonstance commune à toutes les morts promptes, sauf à celle produite par l'acide prussique.

« 4° Nulle odeur, sauf celle propre à l'état cadavéreux.

« 5° Rien de semblable ne s'observe dans l'apoplexie idiopathique.

« 6° Mêmes phénomènes, variables seulement par des nuances indépendantes de la maladie.

« 7° Le sang conserve sa couleur ordinaire, se coagule par la présence de la fibrine, et se caille très-rapidement.

« 8° Ces mouvements ne se rencontrent presque jamais ou rarement dans l'apoplexie idiopathique aiguë. »

tion du poison, et conséquemment que le bruit entendu lors du transport du cadavre est résulté de la sortie de l'air du thorax, déterminée sans doute par les secousses qui furent alors imprimées au corps. Il n'est pas rare, en effet, d'entendre un bruit semblable sur des cadavres d'individus morts même depuis plusieurs jours, quand le corps est soulevé et déplacé avec secousses.

Quant à ces expirations convulsives notées dans l'observation, pour quiconque connaît les phénomènes de l'empoisonnement par l'acide prussique, il ne sera pas douteux qu'elles ont été autant de contractions tétaniques du tronc qui ont certainement rendu la mort plus rapide en suspendant la respiration.

M. Pralet, au contraire, après la perte momentanée de connaissance, est revenu à lui sous l'influence des liquides excitants qu'on lui a fait prendre, et assez complétement pour pouvoir répondre «qu'il n'éprouvait ni maux de tête, ni douleurs au creux de l'estomac, ou à quelque autre part.» Chez lui, la face était plutôt pâle, la langue et la bouche légèrement déviées à gauche, et enduites d'un peu de bave (deux heures après l'attaque). Deux heures plus tard (à minuit), traits plus profondément altérés, perte complète de la connaissance et de la sensibilité; *bouche plus déviée à gauche*, et écumeuse; bras gauche dans un état de *roideur tétanique*, déglutition impossible; le pouls, qui était resté jusque là grand, régulier, et non fréquent, s'est affaibli insensiblement, et le malade a expiré sans convulsions vers deux heures du matin, *six heures* après l'attaque.

Existe-t-il la moindre analogie, je le demande, entre les symptômes qu'on a observés dans ces deux cas? Comment! le premier succombe en quelques minutes, après avoir éprouvé ces accès de contractions tétaniques qui tuent en suspendant les mouvements respiratoires; le pouls est resté insensible dès le début, et la perte de connaissance n'a pas cessé de persister jusqu'à la mort; aucune déviation de la bouche n'a existé. Le second recouvre la connaissance peu après s'être trouvé mal, et la conserve pendant plus de trois heures; la bouche est déviée à gauche; cette déviation augmente progressivement, en même temps qu'une contracture permanente du bras gauche *seulement* se manifeste : alors perte complète de connaissance, insensibilité; le pouls reste grand, régulier et non fréquent, pendant plusieurs heures.

Dira-t-on que les différences dans les symptômes ont dépendu de la différence des doses du poison, puisqu'on veut qu'il y en ait eu d'administré à M. Pralet? Mais on comprend que, dans ce cas, il y ait des différences dans l'intensité des effets produits, et non dans leur nature. On ne peut donc comparer les symptômes éprouvés par M. Pralet à ceux qu'a présentés le sujet de l'observation de Hufeland.

MM. les experts prétendent que l'identité est également parfaite entre la lésion cérébrale qu'on a trouvée chez l'un et chez l'autre. Mais ce rapprochement n'est pas plus fondé que celui qu'ils ont voulu établir entre les symptômes; en effet, que trouva-t-on chez le sujet de l'observation de Hufeland? «Une injection considérable de sang livide dans les vaisseaux des

téguments du crâne, et qui exhalait fortement l'odeur d'amandes amères
(ce sang recueilli pesait plus de 1 kilogr.); la dure-mère couverte d'un
sang épais, noirâtre, et tous ses vaisseaux comme injectés; plus de 700 gr.
d'un sang épais et livide, qui sortit entre les deux hémisphères avant que
l'on eût pu enlever la faux du cerveau; la pie-mère et les vaisseaux céré-
braux gorgés de sang, une foule de points avec exsudation sanguine à la
surface de toutes les coupes pratiquées sur le cerveau; les plexus choroïdes,
ainsi que les vaisseaux de la base du crâne, gorgés de sang, et ces derniers
couverts, en outre, d'un épanchement sanguin; à la base, du côté gauche
seulement, collection séreuse légèrement colorée en rouge.»

Sur le cadavre de M. Pralet, le cerveau était fortement injecté à sa sur-
face, d'un sang très-noir, avec transsudation sur tous ses points; *un cail-
lot dense et noir,* du volume d'un gros œuf, s'est échappé de la partie
inférieure des ventricules, en exhalant fortement l'odeur précitée (c'est-à-
dire «une odeur forte et particulière qu'on ne sut pas d'abord apprécier»);
au-dessous de la tente du cervelet, il y avait un épanchement de la même
nature et très-abondant.

D'après les détails qui précèdent, il est évident que la lésion anatomique
est complétement différente dans ces deux cas. Dans le premier, on voit
tous les caractères de ces congestions sanguines intenses avec exsudation
sanguine plus ou moins abondante, qu'on observe habituellement après la
mort chez les individus qui succombent rapidement à la suite de symptômes
tétaniques; je les ai vus un bon nombre de fois sur les animaux, comme
chez l'homme, après l'empoisonnement par les strychnos : on les remarque
aussi à la suite des congestions rachidiennes avec hématorachie. Enfin on
ne dit pas dans quelle situation était la tête quand on ouvrit le crâne, et
je ne doute pas qu'une grande partie de ce sang liquide, qui s'écoula pen-
dant l'examen du cerveau et de ses membranes, provenait du canal ver-
tébral.

Chez M. Pralet, l'altération a consisté en une apoplexie proprement dite,
c'est-à-dire en une hémorrhagie avec déchirure de la substance cérébrale;
à la vérité, MM. les experts ont négligé, sinon d'examiner, au moins de
dire s'il y avait quelque lésion de la substance médullaire dans l'un des
ventricules latéraux : le fait est très-probable, et c'est sans doute de ce point
que l'hémorrhagie a fait ensuite irruption dans les cavités ventriculaires
elles-mêmes. Et ici je rappellerai encore à ces messieurs ce résultat de
l'observation clinique que j'avais déjà mentionné dans mon premier mé-
moire : des faits nombreux et recueillis avec soin ont aujourd'hui démon-
tré que, dans les cas d'apoplexie avec irruption du sang dans les ventricules,
il y a constamment contraction de l'un ou de l'autre des membres para-
lysés, ce qui n'a pas lieu dans le cas où le foyer est circonscrit dans la
pulpe cérébrale; je renverrai de nouveau ces messieurs au travail de
M. E. Boudet que j'ai déjà cité. Un autre effet de la présence du sang au-
dessous de la tente du cervelet, et autour de la moelle allongée et de la
moelle épinière dans sa partie cervicale, c'est de déterminer une contrac-
tion comme tétanique, avec renversement de la tête en arrière. Or, si

cette situation de la tête de M. Pralet a été la conséquence non pas de la manière dont elle était soulevée par les oreillers, mais bien d'une contraction tétanique; cette dernière résultait, sans aucun doute, de l'épanchement de sang que MM. les experts ont trouvé sous la tente du cervelet.

Ainsi donc congestion vasculaire intense avec exsudation sanguine à la surface des membranes du cerveau, chez le sujet de l'observation de Hufeland; apoplexie proprement dite, ou hémorrhagie cérébrale avec irruption du sang dans les ventricules et sous la tente du cervelet, chez M. Pralet: telle a été la nature réelle de la lésion cérébrale chez ces deux individus, et aucun médecin versé dans l'étude de l'anatomie pathologique ne contredira l'opinion que j'émets ici. La lésion cérébrale n'était donc pas la même dans les deux cas.

En second lieu, le siége particulier de l'hémorrhagie cérébrale chez Pralet rend parfaitement raison de la contracture du bras gauche et du renversement de la tête en arrière, s'il a existé, et démontre de la manière la plus évidente que ces symptômes n'ont point été la conséquence de l'ingestion de l'acide prussique, dont les effets sont d'ailleurs complétement différents.

La réponse de MM. Rey et Gouvert se termine par une proposition tellement contraire aux dogmes de la science, que je serais coupable de la laisser sans réfutation : « L'analyse chimique n'eût-elle rien fait découvrir dans le cas qui nous occupe, disent ces messieurs, *nous n'en resterions pas moins convaincus* qu'il y a eu empoisonnement par l'acide prussique, parce que le corps du délit se reconnaît de deux manières, c'est-à-dire par la présence matérielle, ou par ses effets, lorsque cesdits effets lui sont exclusivement propres, et ne peuvent être produits que par lui. »

Tous les maîtres de l'art enseignent qu'on ne peut affirmer qu'il y a empoisonnement qu'autant qu'on a découvert le poison : *Unicum signum certum dati veneni, est criterium chemicum inventi veneni* (Plenck, *Toxicologia*). Quant à ce que ces messieurs appellent ses effets, depuis qu'on s'est livré à leur étude on s'est assuré qu'ils ne peuvent être considérés que comme des *auxiliaires* propres à éclairer, et que, dans aucun cas, il ne suffisent pour établir une conviction. On tremble quand on songe que des questions médico-légales qui intéressent l'honneur et quelquefois la vie des accusés peuvent être résolues d'après des principes tels que celui que je viens de combattre.

Résumé et conclusions. Dans une affaire de cette gravité, les amis de l'humanité ne peuvent que se réjouir de voir le sénat de Savoie procéder avec une sage lenteur, appeler autour de lui toutes les lumières avant de prononcer son jugement. Étranger à la partie scientifique de la cause, son embarras doit être extrême lorsqu'il entend des hommes en qui il a placé sa confiance affirmer que Pralet est mort empoisonné par l'acide cyanhydrique, tandis que, de plusieurs points de l'Europe, un cri unanime s'élève pour blâmer une pareille conclusion, et pour affirmer que Pralet a succombé à une attaque d'apoplexie. Dans cette situation, s'il m'était permis d'ouvrir un avis, je proposerais d'adresser à un corps savant de

II.   26

haute renommée une série de questions sur l'affaire en litige; et ces questions je les poserais ainsi :

Première question. Est-il vrai que MM. Soujeon, Domanget et Bebert, aient choisi, comme ils le disent, les expériences que la science leur indiquait comme les plus propres à constater d'une manière irréprochable la présence de l'acide cyanhydrique dans le liquide provenant de la distillation à laquelle ils avaient procédé?

La réponse serait celle-ci : Ces messieurs ont sans doute choisi les trois ou quatre moyens indiqués par les auteurs pour reconnaître l'acide prussique; mais ils n'ont poussé aucune expérience assez loin pour qu'on ne puisse leur reprocher de ne pas s'être conformés aux exigences de la science qu'ils invoquent.

Deuxième question. Les expériences rapportées par ces experts prouvent-elles qu'il y ait eu de l'acide cyanhydrique dans la liqueur, *comme ils le disent,* et peut-on admettre avec eux que, prises séparément, et surtout réunies, elles permettent d'insister *en toute sécurité, et sans la moindre hésitation,* sur les conclusions qu'ils ont données dans leur premier rapport.

La réponse serait celle-ci : Les expériences dont il s'agit ne prouvent pas qu'il y eût de l'acide cyanhydrique dans la liqueur, car elles sont toutes incomplètes; si les experts eussent compris l'étendue de leurs devoirs, ils se seraient assurés, avant tout, que le précipité bleu était du bleu de Prusse, et que le précipité blanc argentique contenait du cyanogène; aussi voyons-nous avec un sentiment pénible que l'on ose conclure, en *toute sécurité, et sans la moindre hésitation,* ainsi qu'ils l'ont fait.

Troisième question. Les raisons exposées par M. Calloud, et les nombreuses expériences qu'il a faites pour en confirmer la valeur, sont-elles suffisantes, comme il le dit, pour détruire les objections présentées par la défense contre son travail?

La réponse serait celle-ci : Non-seulement ces objections conservent toute leur force, mais elles en acquièrent une nouvelle par les aveux et les explications, au moins singulières, données par cet expert dans la réponse du 3 mars 1842.

Quatrième question. MM. Rey et Gouvert ont-ils été autorisés à déclarer, d'après les symptômes observés chez Pralet, et les lésions cadavériques constatées à l'ouverture du corps, que le malade était mort empoisonné par l'acide cyanhydrique?

La réponse serait celle-ci : Quand on a vu quelques animaux empoisonnés par l'acide cyanhydrique, que l'on a eu occasion d'observer un certain nombre de cas d'empoisonnement par cet acide chez l'homme, et que, d'un autre côté, on a étudié avec soin la marche et les résultats de l'apoplexie, il n'est pas permis même de faire soupçonner que la mort de Pralet ait reconnu d'autre cause que l'apoplexie. Il y a mieux, alors même que l'on n'a pas assisté à des expériences toxicologiques sur l'acide cyanhydrique, que l'on n'a jamais vu cet empoisonnement chez l'homme, il est impossible, en se tenant uniquement à la lecture de ce qui a été écrit sur la matière, de supposer un instant que Pralet ait succombé à une intoxication par l'acide prussique ;

D'où il faudra conclure :

1° QUE PRALET N'EST PAS MORT EMPOISONNÉ PAR L'ACIDE CYANHYDRIQUE ;

2° QU'IL A SUCCOMBÉ A UNE ATTAQUE D'APOPLEXIE.

En attendant que le sénat ait pris un parti à cet égard, je déclare être prêt à affirmer, sous la foi du serment, le contenu de mes deux consultations. Je me présenterai à Paris devant telle autorité judiciaire qui pourra être désignée ; j'irai à Chambéry, si cela est jugé nécessaire ; et si les lois du royaume de Savoie autorisent un débat contradictoire, et qu'il ait lieu, je ne ferai pas défaut, trop heureux de pouvoir démontrer, par un petit nombre d'expériences, que la science compte encore des hommes qui ne voient pas avec indifférence et sans effroi les coups funestes qu'on ose lui porter.

Paris, ce 5 novembre 1842.

Les lecteurs des *Annales* connaissent les deux consultations médico-légales publiées par M. Orfila, sur l'accusation d'empoisonnement intentée à Chambéry contre le sieur Héritier, accusation fondée tout à la fois sur les rapports des médecins qui avaient fait l'ouverture du corps de M. Pralet, et sur les analyses chimiques des experts de Chambéry et d'Annecy. Non-obstant la surabondance des preuves qui démontraient qu'il n'y avait pas eu empoisonnement, le ministère public, dans l'audience ouverte le 20 janvier dernier, avait conclu à la peine de mort. Les trois jours suivants furent employés par le défenseur à la discussion des arguments scientifiques sur lesquels le ministère public avait fondé son opinion, discussion dont les éléments lui étaient fournis par les deux mémoires de M. Orfila.

Hâtons-nous de dire que ses efforts ont été couronnés d'un plein succès. Après une délibération prolongée pendant deux jours, sur les pièces nombreuses de ce procès, le sénat de Chambéry a rendu un arrêt qui *renvoie l'accusé avec inhibitions de molestie, sans frais ni dépens*; M. Héritier a été mis immédiatement en liberté. Le renvoi *avec inhibitions de molestie sans dépens* est exactement ce que nous appelons en France le *renvoi de l'accusation*.

Nous ne pouvons trop revendiquer ici la part que la science a eue dans cette affaire, car c'est à elle seule que l'inculpé doit son acquittement. Il n'y avait pas de crime ; la mort de M. Pralet était naturelle, et causée par une attaque d'apoplexie. La démonstration de cette vérité a été mise dans tout son jour par M. Orfila, au milieu des préventions de toute nature qui entouraient l'accusation. Un pareil succès, qui répond surtout aux reproches d'insuffisance et d'incertitude que certaines personnes adressent assez souvent encore à la médecine légale, est la plus haute récompense que puisse ambitionner celui qui puise ainsi dans la science les moyens de combattre des erreurs qui peuvent compromettre tout à la fois l'honneur et la vie des hommes. (Note du rédacteur des *Annales d'hygiène et de médecine légale*, page 474 du tome XXIX, juillet 1843.)

Suffit-il de constater la présence de l'acide cyanhydrique dans les matières vomies, dans le canal digestif, ou dans le foie d'un individu que l'on soupçonne avoir été empoisonné par cet acide, pour affirmer que l'empoisonnement a eu réellement lieu? Non certes. Je puiserai les preuves de cette assertion dans trois ordres de faits: 1° il se développe quelquefois chez l'homme sain ou malade de l'acide cyanhydrique; 2° il n'est pas démontré qu'il ne s'en produise pas à une certaine époque de la putréfaction; 3° l'acide cyanhydrique peut avoir été introduit dans le canal digestif après la mort.

A. *L'acide cyanhydrique se développe quelquefois chez l'homme sain ou malade.* Sans attacher de l'importance à ce qui a été dit sur certaines urines *bleues* dans lesquelles il y aurait eu du *bleu de Prusse*, ce qui est loin d'être démontré pour moi, je dirai que, dans certaines circonstances, la sueur d'individus bien portants, surtout celle des aisselles et des parties génitales, exhale l'odeur de l'acide cyanhydrique. Brugnatelli a analysé de l'urine d'hydropiques dans laquelle cet acide existait. Dans un cas d'hydropisie ascite, Goldefy-Dorhs dit avoir trouvé de l'acide cyanhydrique dans le *sérum* gluant qui avait été extrait par la ponction? Ne savons-nous pas que Tiedemann et Gmelin ont retiré du *sulfocyanure de potassium* de la salive de deux individus dont l'un ne fumait pas, et que Treviranus avait déjà entrevu ce sel (*Journ. de chim. médic.*, année 1838)? J'ajouterai qu'il est conforme à la raison de ne pas nier la possibilité de la formation spontanée d'acide cyanhydrique dans quelques cas pathologiques. Nous savons pertinemment que, sous l'influence de certains agents, tels que le calorique, l'acide azotique, les alcalis, etc., le carbone, l'azote et l'hydrogène des matières organiques se combinent, dans les proportions voulues, pour donner naissance à cet acide, et quelquefois seulement à du cyanogène, et nous n'admettrions pas que, dans des circonstances maladives données et encore inconnues, le carbone, l'azote et l'hydrogène, pussent se combiner de manière à constituer l'acide cyanhydrique! Y aurait-il là quelque chose de plus étonnant que ce que nous voyons journellement lorsque l'urine est chargée de sucre de raisin, comme dans le diabète, ou bien quand elle renferme de la *cyanourine*, ou bien encore quand il y a production de calculs urinaires d'oxyde cystique ou d'oxyde xanthique, matières de nouvelle formation, qui n'existaient certes pas dans nos tissus ni dans nos fluides à l'état normal?

B. Il n'est pas démontré qu'il ne se produise pas d'acide cyanhydrique à une certaine époque de la putréfaction. — Nous sommes loin de connaître les divers produits de la putréfaction dans l'air, dans la terre, dans l'eau, dans le fumier et dans les fosses d'aisances; nous savons encore moins à quelles époques de la putréfaction ces produits se développent; nous ignorons complétement quelles sont les modifications qu'ils peuvent éprouver sous le rapport de leur nature et du moment où ils se manifestent, suivant le genre et la durée de la maladie qui a déterminé la mort, l'âge, la constitution des individus, etc. Mais nous savons que dans tous les cas de putréfaction, les éléments constitutifs des cadavres se dissocient pour se combiner autrement et former des composés nouveaux; tantôt c'est de l'eau, du gaz acide carbonique, de l'acide acétique, de l'ammoniaque, des carbures d'hydrogène, etc., qui se dégagent en entraînant une portion de matière à demi pourrie, qui les rend si fétides; tantôt c'est de l'ammoniaque, des acides gras, de l'acide lactique, des matières jaunes azotées, des savons, qui se forment. Qui oserait affirmer que, dans des circonstances données, la putréfaction n'engendre pas, à une époque plus ou moins rapprochée de celle de la mort, de l'acide cyanhydrique, tout comme elle a engendré de l'ammoniaque, de l'acide acétique, etc.? Qui affirmerait encore, en présence des faits relatés à la page 404, qu'il ne se développe pas, pendant la putréfaction, des matières susceptibles de se comporter avec l'azotate d'argent, les sulfates de fer et de cuivre, d'une manière analogue à celle de l'acide cyanhydrique? Il est dès lors nécessaire de se tenir en garde, et, lorsqu'on est appelé à se prononcer sur l'existence de l'acide cyanhydrique dans des matières organiques déjà pourries, de mettre une certaine réserve dans les conclusions du rapport. Non pas que je prétende qu'à raison de la possibilité que j'admets, il faille toujours rester dans le doute, et ne jamais conclure qu'il y a eu empoisonnement par l'acide cyanhydrique; une pareille thèse ne serait pas soutenable : quand, par exemple, *un individu aurait éprouvé les accidents que détermine constamment l'acide cyanhydrique, que les altérations cadavériques seraient analogues à celles que l'on observe dans l'empoisonnement par cet acide*, et que l'on découvrirait dans les matières contenues dans les organes digestifs ou dans ces organes eux-mêmes distillés avec de l'eau à une douce chaleur, assez d'acide cyanhydrique pour le *bien caractériser*, parce que, tout en ignorant au juste ce qui se passe dans les diverses phases de la putréfaction, il est avéré, au moins pour les premières périodes de la décomposition putride, que les organes digestifs distillés avec de l'eau, ne donnent pas des liquides offrant les caractères *tranchés* de l'acide cyanhydrique ; je dis seulement qu'il faut user d'une grande circonspection, surtout lorsque l'acide cyanhydrique n'a pas été *caractérisé*, et que plusieurs des réactions obtenues avec les liquides suspects peuvent être confondues avec celles que fournissent les liquides préparés de la même manière et seulement avec des matières organiques pourries.

C. *Il ne serait pas impossible que l'acide cyanhydrique eût été introduit dans le canal digestif après la mort* (voy. t. 1, p. 56 et suiv.).

DU CYANOGÈNE.

Le cyanogène, composé de carbone et d'azote, est gazeux, d'une odeur très-vive, pénétrante, et d'une saveur très-piquante, rougissant la teinture de tournesol, et d'un poids spécifique de 1,864. Si on approche de lui un corps en combustion, il absorbe l'oxygène et brûle avec une flamme de couleur bleuâtre *mêlée de pourpre*. L'eau en dissout quatre fois et demie son volume ; le *solutum* est incolore et précipite abondamment l'azotate d'argent en blanc ; le cyanure déposé jouit des propriétés indiquées à la p. 346. Saturée par un atome de potasse, puis traitée par un mélange de sulfate de protoxyde et de sesquioxyde de fer, la dissolution aqueuse de cyanogène fournit un précipité de *bleu de Prusse*, tandis que le cyanogène sans addition de potasse ne trouble point les sels de fer.

Action sur l'économie animale. Si l'on administre à des chiens, même robustes, 50 à 60 grammes d'eau saturée de cyanogène, et récemment préparée, ils éprouvent tous les accidents de l'empoisonnement par l'acide cyanhydrique, et succombent au bout de deux ou trois minutes. A l'ouverture des cadavres, on constate des altérations analogues à celles que détermine l'acide cyanhydrique.

DU CYANURE DE POTASSIUM.

Le cyanure de potassium, si souvent employé aujourd'hui dans les ateliers où l'on applique l'or, l'argent, le platine, etc., sur d'autres métaux, par un procédé galvanique, mérite de fixer toute notre attention, à cause de l'action énergique qu'il exerce sur l'économie animale, quand il a été *bien préparé*. Nous verrons bientôt cependant que l'on débite dans le commerce du cyanure de potassium sinon *inerte*, du moins doué à peine de quelques propriétés toxiques *fort différentes de* celles que possède le premier ; nous établirons encore que le cyanure de potassium le plus actif, au moment où il vient d'être préparé, peut perdre en partie ses propriétés délétères, s'il est ancien et qu'il ait été exposé pendant longtemps à l'influence de l'air humide, ou bien si, étant récent, on l'a fait bouillir pendant quelques heures avec de l'eau.

On obtient le cyanure de potassium par trois procédés : 1° en faisant arriver de l'acide cyanhydrique dans une dissolution alcoolique de potasse pure, ainsi que l'a proposé Wiggers ; 2° en calcinant en vaisseaux clos le cyanure jaune de potassium et de fer; 3° en calcinant avec de la potasse la chair musculaire, le sang, etc., et en traitant le produit par l'alcool bouillant.

Cyanure de potassium obtenu par la méthode de Wiggers. Il est solide, blanc, doué d'une saveur âcre, alcaline, amère, et d'une odeur très-prononcée d'acide cyanhydrique, indécomposable à la température la plus élevée, s'il n'est pas alcalin et s'il n'a pas le contact de l'air, décomposable au contact de l'air s'il est chauffé au rouge blanc, très-soluble dans l'eau et moins soluble dans l'alcool. Les acides affaiblis en dégagent l'acide cyanhydrique *sans effervescence.* Sa dissolution aqueuse rétablit la couleur bleue du papier rouge de tournesol, et n'est point troublée par l'eau de chaux ; les sulfates de protoxyde et de sesquioxyde de fer y font naître des précipités bleus, ou qui acquièrent cette couleur par l'addition de quelques gouttes d'acide chlorhydrique (bleu de Prusse); le sulfate de bioxyde de cuivre, s'il est employé en assez grande quantité, la précipite en *vert-pomme,* qui passe au blanc quand on ajoute une petite proportion d'acide chlorhydrique, et la liqueur reste opaline. L'azotate d'argent en précipite du cyanure d'argent (voy. p. 346). Un gramme de cyanure de potassium récemment préparé m'a fourni 1 gramme 72 centigrammes de cyanure d'argent.

Cyanure de potassium préparé en décomposant en vaisseaux clos et à une température rouge le cyanure jaune de potassium et de fer, en traitant le charbon qui reste dans la cornue par une très-petite quantité d'eau, en filtrant et en évaporant la liqueur jusqu'à siccité à une douce chaleur. Ce cyanure ne diffère de celui du Codex qu'en ce qu'il a été traité par l'eau ; c'est lui que les pharmaciens de Paris débitent le plus souvent. Ses propriétés physiques et chimiques sont à peu près les mêmes que celles du précédent; toutefois il renferme, sous un poids donné, un peu moins de cyanure que lui, et il contient du carbonate de potasse ; en effet, lorsqu'on le décompose par les acides faibles, il dégage de l'acide cyanhydrique et de l'acide carbonique *avec effervescence,* et sa dissolution aqueuse précipite l'eau de chaux en blanc.

Cyanure de potassium préparé en calcinant la chair musculaire ou le sang avec de la potasse. On dessèche la chair jusqu'à ce qu'elle puisse être réduite en poudre fine; on mêle celle-ci avec du carbonate de potasse; on calcine le mélange dans un creuset fermé pendant une heure à la température capable de fondre le verre; puis on chauffe au rouge blanc pendant une heure ou une heure et demie ; le produit refroidi est traité par l'alcool bouillant, et le *solutum* est rapidement évaporé jusqu'à siccité.

Ce cyanure est abondamment débité dans le commerce par certains fabricants de produits chimiques ; il est moins coûteux que les autres, et il peut être employé avec avantage dans les arts, puisqu'il dissout facilement les cyanures d'or, d'argent, de platine, etc. ; pourtant il renferme à peine du cyanure de potassium, ainsi que l'on pourra en juger par l'exposé de ses propriétés. Il est solide, blanc, d'une saveur alcaline, ayant à *peine* l'odeur d'acide cyanhydrique. Les acides affaiblis le décomposent avec effervescence, en dégageant beaucoup d'acide carbonique et fort peu d'acide cyanhydrique. Sa dissolution aqueuse rétablit avec énergie la couleur bleue du papier rouge de tournesol ; elle précipite *abondamment* par l'eau de chaux (carbonate de chaux) ; le sulfate de protoxyde de fer la précipite en *blanc verdâtre* (carbonate de fer), et en ajoutant de l'acide chlorhydrique il ne reste presque pas de bleu de Prusse ; le sulfate de sesquioxyde de fer y fait naître un précipité *rougeâtre*, qui ne laisse pas davantage de bleu de Prusse quand on y verse quelques gouttes d'acide chlorhydrique. Le sulfate de bioxyde de cuivre la précipite en *bleu* (carbonate de cuivre mêlé d'hydrate de bioxyde) et le dépôt se dissout presque complétement dans l'acide chlorhydrique, sans rendre la liqueur opaline. L'azotate d'argent y fait naître un précipité de cyanure d'argent. Un gramme de ce cyanure ne m'a fourni que *six centigrammes* de cyanure d'argent, tandis que celui de Wiggers en a donné 1 gramme 72 centigrammes.

Quant aux altérations que peut éprouver le cyanure de potassium *le mieux préparé*, on sait, par les expériences de M. Pelouze, qu'en chauffant une dissolution concentrée de ce cyanure dans l'eau, on la transforme en *ammoniaque* et en *formiate de potasse*, sel qui n'exerce aucune action nuisible sur l'économie animale.

En abandonnant à lui-même le cyanure de potassium le mieux préparé à l'action de l'air humide, il passe peu à peu à l'état de carbonate de potasse.

Action du cyanure de potassium sur l'économie animale.

Cyanure de Wiggers. — Expérience 1re. — J'ai souvent administré à des chiens robustes et de forte taille 1 gr. 5 décigr. de ce cyanure récemment préparé ; les animaux ont éprouvé des vertiges, et sont tombés au bout de quelques secondes ; immédiatement après ils ont été en proie à des mouvements convulsifs avec opisthotonos ; la mort est survenue entre la cinquième et la huitième minute, et a été précédée de tous les phénomènes qui caractérisent l'empoisonnement par l'acide cyanhydrique. A l'ouverture des cadavres, on remarque, dès que le crâne est ouvert, qu'il s'écoule une grande quantité de sang noir et liquide provenant de la section des *sinus* qui étaient gorgés de sang. La dure-mère est à l'état normal, et ses vaisseaux sont vides. La pie-mère est injectée dans ses ramifications les plus fines. Le cerveau n'est pas injecté; les ventricules ne contiennent aucun liquide. Les plexus choroïdiens sont gorgés de sang; lorsqu'on incise le corps strié, on voit une foule de petits vaisseaux qui traversent sa substance. Le pont de Varole et le cervelet paraissent dans l'état naturel. La pie-mère rachidienne est aussi injectée que celle du cerveau; la moelle n'est pas altérée. Les poumons sont d'un rouge vif, parsemés de plaques brunes; ils sont gorgés de sang et peu crépitants. Le péricarde est vide et ses vaisseaux injectés. L'oreillette et le ventricule droits du cœur contiennent une grande quantité de sang, en partie liquide. Les organes renfermés dans l'abdomen ne présentent rien de particulier.

EXPÉRIENCE II. — MM. Malagutti, Guyot et Sarzeau, administrèrent à un chien barbet adulte, de forte taille, n'ayant pas mangé depuis vingt-quatre heures, 110 gr. d'une pâtée contenant 12 gr. d'une dissolution préparée avec 1 gr. de cyanure de potassium et 50 gr. d'eau distillée. Une partie fut rejetée peu de temps après. Aussitôt on observa les phénomènes suivants : (trois heures vingt-cinq minutes) :

Chute sur le flanc droit; allongement et roideur tétanique des membres thoraciques et abdominaux; secousses convulsives générales, rapides et peu prolongées; respiration stertoreuse d'une fréquence ordinaire; pouls irrégulier et très-fréquent; paupières largement écartées, pupilles dilatées, œil flamboyant. A trois heures trente-cinq minutes, respiration accélérée, haletante; efforts pour se relever. A trois heures quarante minutes, nausées, vomissement de mucus gastrique contenant une petite quantité de matière alimentaire et un peu de bile. Les matières vomies n'ont fourni à l'analyse aucune trace de cyanure. Après le vomissement, prostration, respiration assez large, d'une fréquence moyenne, devenant tout à coup petite et très-précipitée; tremblement rapide, général, peu prolongé; défécation, émission involontaire et par jet continu d'une quantité assez considérable d'urine claire. A trois heures cinquante minutes, l'animal se couche sur le ventre; sa respiration est alternativement lente et profonde, ou haletante et précipitée. A quatre heures, il refuse de boire; on l'excite, on l'appelle, et pour la première fois, un léger mouvement de la queue annonce le retour de l'intelligence, de la sensibilité. Il se tient sur ses quatre pattes et veut marcher; mais la tête est lourde, le regard éteint, hébété, les mouvements mal assurés, comme dans l'ivresse. A quatre heures dix minutes, retour de la gaieté; pouls à 90, après avoir été irrégulier, précipité et très-fréquent; respiration normale; progression offrant un mélange singulier d'irrégularité et d'un défaut de fermeté; les jambes se lèvent lourdement et retombent de même, comme affaissées sous le poids du corps. A quatre heures vingt minutes, les phénomènes précédents s'affaiblissent avec une assez grande rapidité; les allures normales reparaissent, et à cinq

heures, le chien dévore avec appétit un morceau de pain qu'on lui donne.
(Communication inédite de M. Malagutti.)

Expérience III. — A trois heures, on ouvre la gueule et on injecte, dans
le pharynx d'un chien de chasse de taille ordinaire, et à jeun, une solution
de 50 centigr. de cyanure de potassium; dix secondes après, mouvements
convulsifs généraux; chute sur le flanc; respiration courte, fréquente;
pouls difficilement saisissable; yeux convulsés en haut, pupilles dilatées. A
trois heures cinq minutes, résolution des membres; insensibilité; inspira-
tions brusques, profondes; expiration courte. A trois heures dix minutes,
un vomissement de mucus gastrique; émission d'urine par jet continu. A
trois heures douze minutes, quelques frémissements musculaires. Une mi-
nute après, le chien était mort. On fait l'ouverture du cadavre quatre
heures après. — *Crâne.* Rien de notable du côté du cerveau et de ses
membranes, sauf un peu de congestion anormale; la couleur et la densité
de la substance cérébrale n'offrent aucune altération appréciable. Il en est
de même de la moelle épinière et de ses annexes. — *Poitrine.* Poumons
crépitants, d'une teinte foncée, légèrement congestionnés, offrant çà et là
sous les plèvres quelques taches ecchymotiques superficielles, de 2 à 3 cen-
timètres d'étendue; cœur volumineux et ferme; ventricule droit plein de
sang liquide et demi-coagulé; le gauche contient moins de sang avec les
mêmes caractères; taches ecchymotiques sur le feuillet viscéral du péri-
carde. — *Abdomen.* Estomac revenu sur lui-même; membrane muqueuse
du grand cul-de-sac rouge-cerise. Rien de notable dans le petit intestin;
foie un peu hyperémié. (*Ibid.*)

Expérience IV. — A trois heures vingt-six minutes, on injecta 3 décigr.
de cyanure de potassium dissous dans une petite quantité d'eau, dans le
pharynx d'un chien de 60 cent. de longueur, et de 33 cent. de hauteur. Dix
secondes après, toux légère, inspiration râlante, chute sur le flanc, con-
vulsions, roideur tétanique; plus de respiration apparente jusqu'à trois
heures trente minutes quarante-cinq secondes. Alors cinq inspirations suc-
cessives et convulsives (suspirieuses); mort apparente. A trois heures trente-
deux minutes dix secondes, vomissement de mucus gastrique, exhalant
l'odeur d'amandes amères; la matière ne rougit pas le papier de tournesol.
A trois heures trente-six minutes dix secondes, tremblement général con-
vulsif; plus de respiration. A trois heures trente-six minutes trente se-
condes, le cœur cesse de battre; l'animal succombe une minute après. — *Ou-
verture du cadavre* vingt-quatre heures après. — *Crâne.* Un peu de con-
gestion dans les vaisseaux des membranes cérébrales; rien de notable dans
le tissu du cerveau; moelle épinière et annexes sans altération appréciable.
— *Thorax.* Poumons crépitants, mais légèrement engorgés, principale-
ment sous les points où se trouvent, comme chez les sujets de la 2e ex-
périence, des taches ecchymotiques; cœur gorgé de sang demi-coagulé;
veines pulmonaires, *id.* — *Abdomen.* Membrane muqueuse de l'estomac à
peine rosée, d'une grande fermeté; rien de notable dans le reste de l'in-
testin; foie peut-être plus hyperémié; rien du côté de la rate; reins sains;
vessie vide. (*Ibid.*)

Expérience V. — On introduit, dans le pharynx du chien qui avait servi à faire l'expérience 2, 3 décigr. de cyanure dissous dans 20 grammes d'eau. L'animal tombe comme foudroyé ; son corps se roidit tétaniquement ; la respiration devient stertoreuse. Il y eut une résolution complète des membres, alternant avec des mouvements convulsifs ; perte complète de connaissance ; vomissements acides, sans odeur d'amandes amères ; émission involontaire d'urine et de matières fécales ; prostration extrême ; enfin retour graduel à la santé, accompagné des phénomènes indiqués à l'expérience 2, trois quarts d'heure après l'ingestion du cyanure de potassium. (*Ibid.*)

Expérience VI. — J'ai fait bouillir pendant *huit heures*, dans une capsule de porcelaine, *avec* 150 *grammes d'eau distillée*, 3 grammes de cyanure de potassium, récemment préparé par le procédé de Wiggers, et j'ai ajouté de l'eau à mesure qu'il s'en volatilisait. Alors j'ai évaporé le sel jusqu'à siccité, et je me suis assuré, après l'avoir desséché et laissé refroidir, qu'il avait encore une odeur très-prononcée d'acide cyanhydrique ; toutefois les acides affaiblis le décomposaient avec effervescence, et l'eau de chaux faisait naître dans sa dissolution aqueuse un précipité blanc de carbonate de chaux, ce qui n'avait pas lieu avec le même sel avant d'avoir été soumis à l'ébullition.

J'ai administré à un chien de forte taille et robuste 2 gr. de ce cyanure solide ; à l'instant même, l'animal est tombé et a éprouvé tous les accidents de l'empoisonnement par l'acide cyanhydrique ; il est mort au bout de *trois minutes*.

Expérience VII. — J'ai fait prendre 30 centigrammes de ce même cyanure à un autre chien faible, *qui n'a pas éprouvé la moindre incommodité*. Deux heures après, le chien étant bien portant, je lui ai donné *vingt-cinq centigrammes* du même cyanure, *mais qui n'avait pas été traité par l'eau bouillante ;* trois minutes après, l'animal *était mort* après avoir présenté les symptômes de l'empoisonnement par l'acide cyanhydrique.

Expérience VIII. — J'ai fait bouillir pendant trois heures et demie, en *vases clos*, une dissolution aqueuse *concentrée* de cyanure de potassium, préparé d'après le procédé de Wiggers, et j'ai ajouté de l'eau à mesure qu'il s'en évaporait ; vers la fin de l'opération, on voyait çà et là, dans la liqueur, des points noirs charbonneux ; j'ai alors évaporé celle-ci jusqu'à siccité, et j'ai administré *deux grammes* du produit à un chien robuste : l'animal a été comme foudroyé ; quelques secondes s'étaient à peine écoulées, qu'il éprouvait déjà tous les symptômes de l'empoisonnement par l'acide cyanhydrique, et il est mort au bout de sept minutes.

Expérience IX. — J'ai abandonné à lui-même et au contact de l'air, dans une assiette plate, 2 gr. de cyanure de potassium, récemment préparé par le procédé de Wiggers, et finement pulvérisé ; au bout de six jours, le sel avait sensiblement attiré l'humidité de l'air, et était déjà en partie liquide ; il exhalait une odeur d'acide cyanhydrique beaucoup moins prononcée que celui qui avait été conservé en vaisseaux clos. Au quatorzième jour, il était presque entièrement liquéfié et à peine odorant; cependant, lorsqu'on le traitait par de l'acide sulfurique affaibli, il donnait une assez grande quantité d'acide cyanhydrique; dissous dans l'eau et mis en contact avec l'eau de chaux, il précipitait assez abondamment en blanc.

A neuf heures un quart du matin, j'ai administré à un chien robuste, et d'assez forte taille, 25 centigr. de ce sel solide; trois minutes après, l'animal a éprouvé des vertiges, qui sont devenus de plus en plus intenses; à neuf heures dix-neuf minutes, il est tombé sur le côté, et il a été en proie à tous les accidents que détermine l'acide cyanhydrique; toutefois ces accidents n'étaient pas très-violents; aussi ont-ils été en s'affaiblissant pour disparaître complétement sept heures après l'empoisonnement.

Cyanure préparé en décomposant en vaisseaux clos, et à une température rouge, du cyanure jaune de potassium et de fer. — EXPÉRIENCE X. — J'ai administré à des chiens de forte taille et robustes 1 gr. 5 décigr. de ce cyanure, acheté chez un des meilleurs pharmaciens de Paris, ou bien préparé par moi peu d'instants avant. Les animaux sont morts quatre, six ou sept minutes après l'empoisonnement, en présentant tous les symptômes de l'empoisonnement par l'acide cyanhydrique, et, à l'ouverture des cadavres, j'ai constaté des altérations semblables à celles qui ont été décrites à l'occasion du cyanure préparé par le procédé de Wiggers. (Voy. p. 408.)

Cyanure préparé en calcinant la chair musculaire avec de la potasse. — EXPÉRIENCE XI. — J'ai souvent fait avaler à des chiens faibles ou robustes *un, quatre* ou *six grammes* de ce cyanure sec et *récemment* préparé; au bout de cinq à dix minutes, les animaux ont vomi à plusieurs reprises, et n'ont pas tardé à se rétablir.

EXPÉRIENCE XII. — J'ai obtenu des résultats semblables en faisant prendre le même cyanure dissous dans l'eau et aux *mêmes doses.*

EXPÉRIENCE XIII. — J'ai injecté dans l'estomac de chiens robustes et de moyenne taille *six grammes* de ce cyanure, dissous dans 60 gr. d'eau, et j'ai aussitôt lié l'œsophage. Quelques minutes après, les animaux faisaient de violents efforts pour vomir, qui se prolongeaient pendant une ou plusieurs heures; ils étaient abattus, marchaient librement, et *n'éprouvaient aucun des symptômes que détermine l'acide cyanhydrique.* Le lendemain, j'enlevais la ligature de l'œsophage. Les chiens ne paraissaient pas sensiblement plus malades que la veille; toutefois l'abattement était un peu plus marqué; ils ne vomissaient plus et marchaient encore assez librement. Ce n'est guère que du deuxième au troisième jour que la mort survenait, sans convulsions ni douleurs; seulement elle était précédée de fièvre et d'un grand abattement, comme cela arrive lorsqu'on a administré plusieurs grammes de *carbonate de potasse.* A l'ouverture des cadavres, l'estomac était légèrement enflammé, et l'on remarquait, vers le grand cul-de-sac, quelques ulcérations et un petit nombre d'ecchymoses. Le cerveau ne paraissait être le siége d'aucune altération.

EXPÉRIENCE XIV. — J'ai obtenu des résultats analogues en administrant les *mêmes doses* de ce cyanure, et en donnant peu après 80 ou 100 gr.

d'eau légèrement vinaigrée. Je n'ai jamais vu les accidents acquérir plus d'intensité par l'addition de cet acide faible.

OBSERVATION I.—Un malade, atteint d'une névralgie du tronc, prit successivement, et en plusieurs jours, quatre lavements préparés chacun avec 200 gr. d'eau et 30 centigr. de cyanure de potassium *humecté ou en bouillie*. Il ne fut pas incommodé. Un cinquième lavement, donné trente-six heures après le quatrième, fut préparé avec la même dose de cyanure *bien sec*. Le malade mourut au bout d'une heure, après avoir éprouvé les symptômes suivants : convulsions générales, battements de cœur, respiration lente et difficile, refroidissement des membres, dilatation des pupilles, yeux fixes. (Fait communiqué par moi aux rédacteurs des *Annales d'hygiène* ; voyez t. XI, année 1834.)

OBSERVATION II. — On lit dans la *Gazette des tribunaux* du 13 décembre 1842 que, le 29 mars de la même année, M. Macé, médecin, prescrivit à M. Lessechop une potion composée de 4 *grammes de cyanure* de *potassium*, de 64 gr. d'eau de fleurs d'oranger, et de 15 gr. de sirop ; le malade devait prendre trois cuillerées par jour de ce médicament : dès la première prise, il fut comme foudroyé et mourut au bout de trois quarts d'heure environ. MM. Malagutti, Sarzeau et Guyot, de Rennes, chargés par le ministère public de rechercher la cause de la mort, ne décelèrent aucune trace de cyanure de potassium dans l'estomac, ni dans le duodénum, ni dans l'œsophage ; ils s'assurèrent qu'il manquait au vase contenant la potion livrée à Lessechop une quantité d'environ une cuillerée, et que le cyanure était bon. Le 7 décembre 1842, la cour royale de Rennes condamna M. Macé à 50 francs d'amende, à trois mois de prison, et aux frais, pour avoir commis un empoisonnement par imprudence.

OBSERVATION III. — Un médecin, appelé auprès d'un malade qui souffrait violemment d'hémorrhoïdes internes, prescrivit la potion suivante : cyanure de potassium, 8 gr. ; eau de camomille, 60 grammes ; sucre blanc, 8 gr. ; une demi-cuillerée à bouche toutes les quatre heures. Le malade, ayant pris une cuillerée à café qui pouvait contenir à peine 100 gouttes de liquide, mourut une heure après. Le médecin qui avait prescrit la potion, mandé auprès du moribond, et croyant avoir prescrit du *cyanure jaune de potassium et de fer*, prit une cuillerée à café du médicament, le tint pendant quelque temps dans sa bouche et en avala environ les trois quarts ; mais, ressentant une constriction particulière dans la gorge, il rejeta le reste. Sa vue s'obscurcit ; il éprouva des vertiges, des nausées, des bourdonnements d'oreille, et perdit presque entièrement connaissance. Après avoir pris quelques tasses de lait, il était guéri le lendemain. A l'ouverture du cadavre de la victime, on constata la présence du poison dans le gros intestin et dans les matières fécales qui y étaient contenues. (Note de M. Weidner, conseiller aulique ; *Journal de chimie médicale*, octobre 1846.)

Conclusions. Il résulte de ce qui précède : 1° que le cyanure de potassium, préparé soit par le procédé de Wiggers, soit en calcinant le cyanure jaune de potassium et de fer, est un poison excessivement énergique, capable d'occasionner une mort prompte à la dose de quelques centigrammes, et qu'il agit exactement comme l'acide cyanhydrique.

2° Que le prétendu cyanure de potassium obtenu en calcinant la chair musculaire desséchée avec de la potasse, tel qu'il est débité par certains fabricants de produits chimiques et par quelques pharmaciens, contient *à peine du cyanure*, qu'il est en grande partie formé de carbonate de potasse, de chlorures, etc., qu'il est peu vénéneux, et qu'il exerce sur l'économie animale la même action que le *carbonate de potasse*. On conçoit dès lors qu'un pareil cyanure, administré par des médecins, à la dose de *quelques centigrammes*, ne doive produire aucun des résultats heureux qu'ils espéraient obtenir. Tout porte à croire que ce corps a été préparé avec un excès d'alcali, et l'on sait que dans ce cas le cyanure de potassium se transforme à une chaleur rouge en ammoniaque et en formiate de potasse, et que celui-ci ne tarde pas à passer à l'état de carbonate de potasse.

3° Que s'il est vrai qu'une dissolution aqueuse *concentrée* de cyanure de potassium se décompose en ammoniaque et en formiate de potasse lorsqu'on la fait bouillir en vaisseaux clos, cette décomposition s'opère pourtant assez lentement pour que le sel ne soit pas entièrement altéré après une ébullition de trois heures et demie (expérience 8, p. 411).

4° Qu'il en est de même du cyanure de potassium que l'on a fait bouillir pendant huit heures dans une *grande quantité* d'eau et avec le *contact de l'air* (expériences 6 et 7, p. 411).

5° Que si le cyanure de potassium est décomposé par l'action simultanée de l'eau et de l'acide carbonique contenus dans l'air, lorsqu'il est en contact avec cet agent, cette décomposition n'est complète qu'au bout d'un temps assez long, puisque après quatorze jours, du cyanure de potassium, qui avait été presque entièrement liquéfié par l'humidité atmosphérique, conservait encore des propriétés toxiques énergiques (voyez expérience 9, p. 411).

6° Que les chimistes et les médecins ont évidemment exagéré les inconvénients qu'il pouvait y avoir soit à traiter le cyanure de potassium par l'eau et à faire évaporer rapidement la dissolution, soit à déboucher souvent les flacons dans lesquels ce sel est renfermé, parce qu'il résulte des expériences qui précèdent que dans ces diverses circonstances le sel ne s'altère que très-lentement et partiellement.

Recherches médico-légales.

Si le cyanure de potassium est solide et sans mélange, on reconnaîtra que c'est un cyanure à l'aide des caractères indiqués à la page 407, et l'on s'assurera qu'il contient du potassium par le chlorure de platine, l'acide perchlorique, etc. (voy. *Potasse*, t. I, p. 286).

S'il fait partie d'une potion, d'un mélange alimentaire, de la matière des vomissements, ou de celle que l'on aura retirée du canal digestif, et que la liqueur soit trop colorée pour donner, avec les agents dont j'ai parlé à la page 407, les réactions indiquées, on l'introduira dans une cornue avec quelques décigrammes d'acide acétique pur, et on procédera à la distillation en recueillant le produit volatilisé dans un *solutum* refroidi d'azotate d'argent; si l'on obtient du cyanure d'argent, on pourra conclure que la liqueur suspecte contient un cyanure ou de l'acide cyanhydrique; mais, si en traitant la liqueur qui restera dans la cornue par la chaleur et par l'alcool concentré, comme je l'ai dit à la page 286 du tome I (expérience 2), il reste de la potasse; tout portera à croire qu'elle contenait du cyanure de potassium plutôt que de l'acide cyanhydrique. Dans beaucoup de circonstances, on pourra même, sans ajouter de l'acide acétique, retirer de l'acide cyanhydrique en distillant des liqueurs qui contiendront du cyanure de potassium; c'est qu'en effet ces liqueurs sont naturellement acides, et que le cyanure est décomposé par les acides qu'elles renferment, quelque faibles qu'ils soient.

DU LAURIER-CERISE (PRUNUS LAURO-CERASUS de Linné, et mieux CERASUS LAURO-CERASUS).

Cet arbrisseau appartient au genre cerisier de la famille des rosacées de Jussieu.

Calice campaniforme, caduc, à cinq lobes; corolle à cinq pétales; fruit charnu, arrondi, glabre, un peu sillonné d'un côté; étamines en nombre indéterminé; fleurs en pyramide, d'un blanc peu éclatant; écorce lisse, d'un vert brun: feuilles persistantes, simples, entières, oblongues, fermes, luisantes, pétiolées, tantôt panachées de blanc, tantôt panachées de jaune, munies de deux glandes sur le dos ou sur leur face inférieure. Cet arbrisseau croît spontanément près de la mer Noire, aux environs de Trébisonde; on le cultive dans les jardins; ses fleurs et ses feuilles ont la saveur de l'amande amère.

Les feuilles de laurier-cerise renferment de l'acide cyanhydrique, de l'huile essentielle, du tannin, de la chlorophylle, de l'*extractif*, un *principe amer* analogue à l'amygdaline et pourtant susceptible de transformer l'émulsine en acide cyanhydrique et en huile essentielle d'amandes amères.

Action du laurier-cerise sur l'économie animale.

Eau distillée de laurier-cerise. Elle contient de l'acide cyanhydrique et une huile essentielle particulière. Elle a l'odeur d'amandes amères et fournit du bleu de Prusse (cyanure de fer) au bout de quelques heures, lorsqu'on la mêle avec une petite quantité de potasse ou de magnésie, de sulfate de sesquioxyde de fer et d'acide sulfurique. L'azotate d'argent y fait naître un précipité blanc de cyanure d'argent ; si on laisse ramasser ce précipité, lorsque l'eau ne précipite plus par l'azotate d'argent, et qu'on filtre, il suffira de faire bouillir pendant quelques instants, avec quelques gouttes de potasse, la liqueur filtrée, pour que l'on puisse y démontrer de nouveau, soit par le sulfate de fer, soit par l'azotate d'argent, la présence de l'acide cyanhydrique *qui s'est formé pendant l'ébullition ;* seulement, en employant l'azotate d'argent, on obtiendra un précipité mélangé d'oxyde et de cyanure, à cause de l'excès de potasse de la liqueur, mais il sera aisé de séparer ces deux composés par l'acide azotique froid, qui dissoudra l'oxyde et laissera le cyanure.

Madden (1), Mortimer (2), Brown-Langrish (3), Nicholls (4), Stenselius, Heberden, Watson, Vater (5), Rattrai, l'abbé Rozier, Duhamel (6), et Fontana (7), ont fait successivement des expériences avec ce liquide; j'en ai aussi tenté un très-grand nombre : voici les principaux résultats.

Expérience Ire. — J'ai fait une plaie sur le dos d'un petit chien, et j'ai injecté dans le tissu cellulaire environ 48 grammes d'eau distillée de laurier-cerise. Au bout d'une demi-heure, l'animal a vomi une assez grande quantité de matières alimentaires. Trois minutes après, il a rejeté des matières verdâtres, glutineuses et écumeuses. Trente-cinq minutes après l'opération, il a fait plusieurs tours circulaires dans le laboratoire; sa tête paraissait lourde; ses extrémités ont faibli, les postérieures d'abord, puis les antérieures; il pouvait à peine se soutenir. Cinq minutes ne s'étaient pas encore écoulées, qu'il est tombé sur le côté, a renversé la tête sur le dos, et ses pattes ont été agitées de légers mouvements convulsifs; on pouvait le déplacer comme une masse inerte, et il lui était impossible de se tenir debout; la respiration était gênée et accélérée; il conservait l'usage de ses sens. Dix minutes après, il a poussé des cris plaintifs très-aigus. Ces symptômes ont persisté jusqu'à la mort, qui a eu lieu une heure et demie après l'application de la substance vénéneuse. La sensibilité avait diminué par degrés dans les organes de la vue et de l'ouïe. — *Ouverture du cadavre.* Les vaisseaux de la surface postérieure du cerveau étaient noirs, très-distendus, et gorgés de sang; il n'y avait point de liquide dans les ventri-

(1) Lettre dans les *Transactions philosoph.*, ann. 1731.
(2) *Ibid.*
(3) Brown-Langrish, *Expér. de méd. sur les animaux.*
(4) Voy. *OEuvres phys. et méd.* de Richard Mead, art. *Opium.*
(5) *Dissertatio de lauro-cerasi.*
(6) *Traité des arbres et des arbustes.*
(7) *Traité du poison de la vipère.*

cules de cet organe. Les poumons étaient plus rouges que dans l'état naturel. Le canal digestif n'offrait aucune altération sensible.

La même expérience, répétée sur un chien plus fort, a fourni les mêmes résultats.

EXPÉRIENCE II. — Fontana ouvrit la peau du bas-ventre à un gros lapin; il blessa légèrement les muscles, dans lesquels il introduisit environ deux ou trois cuillerées à café de cette eau. En moins de trois minutes, l'animal tomba en convulsions, et peu après il mourut. (Ouvrage cité, p. 127.)

EXPÉRIENCE III. — J'ai injecté dans l'estomac d'un chien très-fort 128 gr. de ce liquide *filtré*, et j'ai lié l'œsophage. Au bout de trois minutes, vertiges, marche chancelante, faiblesse des extrémités postérieures, chute sur le côté, avec renversement de la tête sur le dos, libre usage des sens; l'animal se relève subitement et ne tarde pas à retomber; un instant après, il s'efforce à se tenir sur ses pattes, reste debout pendant deux minutes, marche ensuite, chancelle, et tombe de nouveau; alors la respiration devient accélérée, la tête se penche en avant, les membres sont agités de légers mouvements convulsifs; l'animal ne se débat pas; il est, au contraire, comme dans un état d'insensibilité; les sens n'exercent plus leurs fonctions. Quatre minutes après l'invasion de l'accès, il se couche sur le dos, écarte les pattes postérieures, qui sont très-allongées, et respire avec un peu de difficulté; les battements du cœur sont réguliers et peu fréquents, la langue rose, la tête dans la position naturelle; les mouvements convulsifs continuent à être légers; l'agitation et le choc n'occasionnent aucune roideur tétanique, la queue est tremblotante. Dix-huit minutes après l'injection du poison, l'animal paraissait mort; il était immobile. Il expira dans cet état au bout de six minutes. On l'ouvrit sur-le-champ. Le sang contenu dans le ventricule gauche était rouge; il était fluide dans tous les vaisseaux et dans toutes les cavités. Les poumons, roses, crépitants, n'étaient point gorgés. Le canal digestif était sain; on voyait quelques aliments dans l'estomac; les ventricules du cerveau ne contenaient ni sérosité ni sang. Les vaisseaux de cet organe étaient injectés.

J'ai obtenu des résultats analogues en employant 128 gr. d'eau distillée de laurier-cerise *non filtrée*.

EXPÉRIENCE IV. — Madden rapporte trois expériences dans lesquelles des chiens prirent le même poison, l'œsophage n'ayant pas été lié, et on observa les mêmes symptômes que ceux que je viens de décrire : deux de ces animaux vomirent, et l'un d'entre eux fut rétabli après avoir eu des convulsions pendant dix minutes.

EXPÉRIENCE V. — Cent vingt-huit grammes d'eau distillée de laurier-cerise *épuisée d'acide cyanhydrique*, ou du moins traitée par la potasse et le sulfate de fer, jusqu'à ce qu'elle ne fournît plus de bleu de Prusse, ont été introduits dans l'estomac de chiens robustes qui n'ont pas tardé à éprouver des vertiges et tous les accidents de l'empoisonnement; ils sont morts au bout d'une heure. L'eau dont il s'agit, celle qui a été privée d'acide cyanhydrique, renferme évidemment les éléments de cet acide, puisqu'il suffit de la faire chauffer un peu en y ajoutant quelques gouttes

II.

d'une dissolution de potasse, pour qu'aussitôt le sulfate de fer y produise un précipité bleu abondant. (Ollivier d'Angers.)

EXPÉRIENCE VI. — Injecté dans l'anus, à la dose de 32 ou de 64 gr., ce liquide développe les mêmes accidents, et la mort a lieu dix, douze ou quinze minutes après. Madden a cependant observé que, dans ce cas, il y avait des convulsions violentes, surtout dans les muscles du cou et de l'épine; tétanos des extrémités, et de l'écume à la bouche. Mortimer, secrétaire de la Société royale de Londres, rapporte que, dans quelques-unes des expériences faites avec ce poison, le rectum et le foie étaient enflammés; le dernier de ces organes était presque livide; les poumons, rétrécis, étaient également rouges et enflammés. On a aussi trouvé quelquefois une cuillerée d'eau environ dans le péricarde.

EXPÉRIENCE VII.— Browne-Langrish fit prendre à un cheval, atteint d'une fistule, une chopine d'eau distillée de feuilles de laurier-cerise : l'animal éprouva sur-le-champ les phénomènes décrits, et l'écoulement de la fistule fut supprimé. Le lendemain, on lui fit avaler la même dose du poison : mêmes accidents et sueur abondante au commencement. On suspendit les expériences pendant trois jours, et l'écoulement reparut. Le cinquième jour, on lui donna de nouveau trois chopines du liquide, et il mourut en quatre minutes et demie.

EXPÉRIENCE VIII. — Fontana fit avaler à des anguilles de l'eau distillée de laurier-cerise : immédiatement après, ces animaux se contractèrent, puis restèrent immobiles et insensibles à tout agent mécanique; le cœur battait encore un peu, et cessa de se contracter plus tôt que quand on leur coupe la tête; enfin ils moururent en peu de secondes (1).

EXPÉRIENCE IX. — On a injecté dans la veine jugulaire d'un fort chien 12 grammes de ce liquide; l'injection était à peine terminée, que l'animal est tombé sur le côté; la tête s'est renversée sur le dos, et ses extrémités ont été agitées de légers mouvements convulsifs; la bouche était écumeuse; la respiration gênée, accélérée; les organes des sens, insensibles. Au bout de quatre minutes, il a cherché à se relever, mais il est retombé; alors la tête était dans sa position naturelle : tantôt l'animal la portait un peu en avant sur le thorax, tantôt il la renversait légèrement sur le dos; les muscles de la face et des paupières offraient par intervalles des mouvements convulsifs peu intenses. Dix minutes après, la respiration était encore accélérée et gênée, la langue rouge, la conjonctive injectée; les organes des sens commençaient à recouvrer leur sensibilité. Au bout de cinq minutes, l'animal paraissait profondément assoupi : on l'a mis sur ses pattes; il les a fléchies en se couchant sur le ventre; sa tête tremblait considérablement; il la portait çà et là, et cherchait à la relever un peu; mais elle était pesante et tombait; l'animal se couchait alors sur le côté; il n'y avait plus de convulsions dans les membres; les organes des sens avaient recouvré leur sensibilité. Vingt minutes après l'injection, la

____

(1) Fontana, ouvrage cité, p. 128.

plupart de ces symptômes avaient diminué d'intensité; l'animal pouvait se tenir debout et marcher; sa démarche était cependant assez chancelante; le tremblement de tête avait disparu; la respiration s'exerçait comme dans l'état naturel; enfin, un quart d'heure après, il ne conservait qu'une légère tendance à l'assoupissement. Au bout de deux jours, il a très-bien mangé. Le lendemain, il était parfaitement rétabli.

EXPÉRIENCE X. —Quatorze grammes du même liquide ont été injectés dans la veine jugulaire d'un petit chien robuste: sur-le-champ l'animal a paru tellement stupéfié, qu'on le croyait mort; les battements du cœur étaient rares, la respiration était presque suspendue. Il a expiré deux minutes après. On l'a ouvert aussitôt: le sang contenu dans le ventricule gauche était fluide, et d'un rouge moins vif que dans l'état naturel; les poumons étaient roses et crépitants.

Ces deux expériences ne sont point d'accord avec celles du célèbre Fontana, qui dit n'avoir observé aucun effet délétère en injectant dans la veine jugulaire de deux lapins une bonne cuillerée à café de cette substance vénéneuse (ouvrage cité, p. 131).

EXPÉRIENCE XI. — Browne-Langrish injecta 128 gr. du même liquide dans l'estomac d'un chien: l'animal éprouva tous les symptômes décrits ci-dessus, et mourut vingt-deux minutes après.

EXPÉRIENCE XII.—Fontana mit à découvert le nerf sciatique d'un gros lapin; il le blessa avec une lancette, et couvrit tout le trajet blessé de coton humecté avec 15 gouttes d'eau distillée de laurier-cerise; il disposa ensuite les parties de manière que la substance vénéneuse ne pût se communiquer aux parties voisines; la suture extérieure fut faite, et l'animal ne parut aucunement incommodé (ouvr. cité, p. 129).

OBSERVATION Ire. — Une femme, faisant provision d'eau de laurier-cerise, en donna une bouteille à Marthe Boyse, sa domestique, qui la porta à Anne Boyse, sa mère, comme un bon cordial. Celle-ci en fit présent à F. Eaton, tenant boutique, laquelle en donna 64 gr. pour régaler Marie Whaley, qui n'en but que les deux tiers, puis s'en alla; F. Eaton but le reste. La première, entrant dans une boutique, se plaignit d'un violent mal d'estomac: on la porta chez elle, et dès ce moment elle perdit la parole et mourut en une heure et demie, sans vomissements, ni convulsions, ni évacuations, ni changement extérieur. A. Boyse, avertie de cet accident, ne voulut pas y croire, et, pour prouver que c'était un excellent cordial, elle en versa dans un verre trois cuillerées, qu'elle but, et, quelques minutes après, en avala deux autres, tant elle était persuadée de sa vertu; mais elle mourut en très-peu de temps, sans faire la moindre plainte et sans convulsions. F. Eaton, qui en avait peu pris, échappa à la mort par un émétique » (1).

____

(1) *Transactions philosophiques*, année 1731, lettre de Madden.

OBSERVATION II. — Donellan donna à un parent dont il devait hériter une médecine contenant de l'eau de laurier-cerise : le malheureux éprouva des convulsions, eut de l'écume à la bouche, un serrement des mâchoires, et les yeux fixes. Il expira une heure après (1).

OBSERVATION III. — Fodéré dit : « Tandis que je faisais mes cours à Turin, en 1784, la femme de chambre et un domestique d'une maison noble de cette ville dérobèrent par gourmandise, à leur maître, une bouteille d'eau distillée de laurier-cerise, qu'ils prirent pour une excellente liqueur qu'on tenait enfermée afin de la conserver. Craignant d'être surpris, ils se hâtèrent d'en avaler l'un après l'autre plusieurs gorgées ; mais ils payèrent bientôt le prix de leur infidélité, car ils périrent presque sur-le-champ avec des convulsions. Leurs cadavres ayant été portés à l'Université, on trouva l'estomac légèrement enflammé, et le reste dans l'état sain » (2).

OBSERVATION IV. — En 1728, deux femmes ayant pris de ce liquide, à la dose, l'une de plus de 40 gr. en une heure de temps, et l'autre de deux cuillerées à bouche, la première perdit l'usage de la parole, éprouva un sentiment pénible dans l'estomac, et expira sans vomissement, sans déjections alvines, et sans convulsions ; la seconde fut s'asseoir sur une chaise, et mourut aussitôt après sans convulsions ni autre commotion apparente.

OBSERVATION V. — Un jeune homme mourut en peu de minutes pour avoir bu une partie de l'eau distillée de laurier-cerise contenue dans une fiole ; il éprouva une vive affection de l'estomac (3).

OBSERVATION VI. — Une petite fille de huit mois environ, d'une assez bonne constitution, et jusqu'alors peu maladive, paraissait souffrir de la dentition, et avait en même temps un embarras intestinal. Le médecin appelé prescrivit des évacuants. Le lendemain, à la visite, il trouve de l'irritation au ventre ; aussitôt trois sangsues sont appliquées sur cette partie, et la potion suivante est prescrite :

> Pr. : Eau de cerises noires. . . . .   120 gr.
> Sirop de Tolu.   30
> Myrte et calomel.   1
> Laudanum.   3

A donner par cuillerées, d'heure en heure. La prescription est portée chez un pharmacien, qui est absent, en même temps que son premier élève est remplacé par son second élève. Celui-ci, ne trouvant pas sous la main le flacon contenant l'eau de cerise noire, croit pouvoir la remplacer par une égale quantité d'eau de laurier-cerise. A peine l'enfant a-t-elle pris une demi-cuillerée à café de la potion ainsi préparée, qu'elle pousse un cri, renverse la tête en arrière, et est agitée par des convulsions, puis expire au bout de quelques instants.

---

(1) *London chronicle*, 1718, n° 3797.
(2) Fodéré, *Traité de médecine légale*, t. IV, p. 27, 2e édition.
(3) Murray, *Apparatus medic.*, t. III, p. 213.

Le mot empoisonnement ayant été prononcé, la justice ordonna que l'autopsie fût faite; voici le résultat du rapport dressé à cette occasion.

Nécropsie vingt-quatre heures après la mort. La roideur cadavérique existe encore; le ventre, légèrement dur, est un peu tuméfié. L'encéphale et la moelle épinière n'offrent rien qui mérite d'être noté. L'estomac contient deux petites cuillerées d'un liquide jaunâtre et sans odeur. La membrane muqueuse est injectée vers la grande courbure. Le reste du tube digestif est à l'état normal.

Le liquide contenu dans l'estomac de l'enfant, examiné avec soin, ne présente pas de traces d'acide prussique; mais celui que contenait la fiole apportée de chez le pharmacien renferme une grande quantité de cet acide, ainsi que l'ont démontré 1° des expériences faites sur des lapins, et sur un chien qui, après en avoir pris une cuillerée à café, sont morts au bout de deux minutes de convulsions; 2° des expériences chimiques par lesquelles on a constaté dans cette potion la présence d'une plus grande quantité d'acide prussique que n'en contient ordinairement l'eau de laurier-cerise faite dans les circonstances les plus favorables. (*Journal de chimie médicale*, janvier 1843.)

Huile de laurier-cerise (1). — Elle est jaune fauve si elle est récente, d'un jaune foncé si elle est ancienne, d'une odeur très-prononcée d'amandes amères, plus pesante que l'eau et très-soluble dans ce liquide; elle ne trouble point l'azotate d'argent, à moins qu'on ne l'ait préalablement fait bouillir avec de la potasse très-étendue d'eau, car alors *il s'est développé de l'acide cyanhydrique,* et il se forme un précipité blanc de cyanure d'argent.

EXPÉRIENCE. — On a mêlé 4 gr. de cette huile avec 3 kilogr. d'eau ordinaire; on a agité le tout, et on a fait prendre 64 gr. du mélange à un chien : l'animal a été tellement paralysé, qu'il n'était plus irritable par aucun agent. Il est mort en une demi-minute (2).

Duhamel rapporte (*Traité des arbres et des arbustes de la France*) qu'il pensa être suffoqué par l'odeur forte d'amandes amères qui s'échappa en faisant l'ouverture d'un chien tué par l'huile dont il s'agit.

Fontana prépara une huile en distillant les feuilles de laurier-cerise dans des vaisseaux de verre, sans addition d'eau. Il en fit prendre 2, 3 ou 4 gouttes à des lapins, à des tortues de terre, à des pigeons et à des grenouilles, qui moururent peu de temps après, et qui offrirent des symptômes analogues à ceux dont j'ai parlé.

Ollivier d'Angers a tué des cochons d'Inde en moins d'une heure, en leur faisant avaler 4 gouttes d'huile de laurier-cerise, obtenue soit par la simple distillation des feuilles du laurier avec de l'eau, soit en distillant l'eau

____

(1) Cette huile a été préparée en cohobant et en recohobant trois ou quatre fois l'eau distillée sur de nouvelles feuilles.

(2) Nicholls, voy. *The medical works of Richard Mead; Laurel water,* p. 139, ann. 1765.

de laurier-cerise épuisée d'acide cyanhydrique par la potasse et le sulfate de protoxyde de fer.

Extrait aqueux de laurier-cerise. — EXPÉRIENCE Ire. — On a fait une plaie à la partie interne de la cuisse d'un chien; on a injecté dans le tissu cellulaire 4 gr. de cet extrait. Dix jours après, l'animal vivait, et n'avait éprouvé d'autre symptôme que de l'inappétence.

EXPÉRIENCE II. — On a répété l'expérience sur un petit chien avec 10 gr. du même extrait. Vingt-quatre heures après, l'animal n'avait rien éprouvé, il marchait très-bien; il était cependant un peu abattu. Il est mort quarante-huit heures après l'opération. Le cœur, les poumons et le canal digestif paraissaient sains; la blessure était peu enflammée.

EXPÉRIENCE III. — Fontana fit prendre environ 1 gr. 60 centigr. de cet extrait à un cochon d'Inde et à un lapin : ils n'en furent pas incommodés. Soixante-quinze centigr., administrés à plusieurs pigeons furent aussi sans effet. (Ouvrage cité, p. 155.)

Il résulte de ce qui précède, 1° que l'eau distillée et l'huile de laurier-cerise agissent sur les animaux comme l'acide cyanhydrique; 2° que l'eau distillée doit ses propriétés vénéneuses à cet acide et à l'huile qu'elle contient; 3° que l'extrait aqueux de la même plante n'est point vénéneux ou ne l'est que très-peu, ce qui dépend sans doute de ce que l'acide cyanhydrique et l'huile ont été volatilisés lorsqu'on a fait évaporer le liquide jusqu'en consistance d'extrait.

Traitement (voy. *Acide cyanhydrique*, p. 332).

DES AMANDES AMÈRES.

Action sur l'économie animale.

Les amandes amères contiennent de l'amygdaline, substance qui, sous l'influence de l'eau, transforme l'émulsine en acide cyanhydrique, en huile d'amandes amères, incolore, très-vénéneuse, et en sucre cristallisable.

EXPÉRIENCE Ire. — Un chat de deux mois avala 4 gr. d'amandes amères pilées. Peu de temps après, il traînait les pattes postérieures, devint paralytique, et éprouva quatre accès épileptiformes. Le soir, la respiration était haletante, et il mourut. L'estomac était rouge à ses orifices et contenait du mucus. Le cœur et les oreillettes étaient remplis de sang fluide. Il y avait un épanchement de sang dans tout le côté droit.

EXPÉRIENCE II. — On fit prendre à des pigeons un peu moins de quatre grammes d'amandes amères pilées : ils marchèrent pendant quelques minutes; mais bientôt leurs jabots et leurs cous se gonflèrent, leurs plumes se dressèrent; enfin ils tombèrent comme épileptiques; leur tête se renversa sur le dos; ils restèrent immobiles et insensibles, et ne tardèrent pas à expirer. L'œsophage fut trouvé un peu enflammé, très-dilaté et plein de mucus ; le duodénum contenait un chyle visqueux et jaune ; le sang des vaisseaux sous-axillaires était liquide et vermeil ; le cervelet était gorgé de sang ; les poumons paraissaient sains. (Wepfer, *de Cicuta aquatica*, p. 239 et 241.)

EXPÉRIENCE III. — Ces expériences ont été répétées avec succès par M. Gérard, professeur à l'École centrale de la Lozère.

EXPÉRIENCE IV. — Les renards, les écureuils, les coqs, les poules, les cigognes, les canards, les serins, les fouines, sont tués par ces amandes, d'après les faits rapportés par Dioscoride, Fœnisius, Matthiole et Tabernæmontanus, Vicat, Deyeux, etc.

EXPÉRIENCE V. — A midi, j'ai introduit dans l'estomac d'un petit chien robuste vingt amandes amères, coupées chacune en trois morceaux, et j'ai lié l'œsophage. Au bout d'une heure et demie, l'animal commençait à éprouver des vertiges et de la faiblesse dans les extrémités postérieures ; il est mort à six heures du soir. L'ouverture du cadavre a été faite une heure après. L'animal était encore chaud ; le cœur ne se contractait plus, et contenait une très-petite quantité de sang. Les poumons étaient grisâtres. L'estomac, sain, renfermait tous les fragments des amandes, et exhalait une forte odeur d'*acide cyanhydrique*, tandis qu'avant l'ingestion ces semences étaient inodores ; le duodénum était tapissé d'une substance analogue, par sa texture et par sa couleur, à la matière jaune de la bile ; on n'observait aucune lésion dans le canal digestif.

EXPÉRIENCE VI. — J'ai fait avaler à un petit chien six amandes amères que l'on avait grossièrement pilées. Au bout d'une heure, il les a vomies et a été parfaitement rétabli. Le lendemain, on a répété l'expérience avec le même nombre d'amandes partagées chacune en deux portions, et on a lié l'œsophage. Quatre heures après, l'animal n'avait rien éprouvé. Il n'est mort qu'à la fin du quatrième jour, et dans un grand état d'abattement. On n'a point ouvert le cadavre.

EXPÉRIENCE VII. — J'ai appliqué sur le tissu cellulaire de la cuisse d'un chien de moyenne taille six amandes amères grossièrement pulvérisées. Trente heures après, l'animal n'offrait aucun symptôme remarquable, et il n'est mort qu'à la fin du quatrième jour.

OBSERVATION. — On avait donné par mégarde un sac d'amandes amères, au lieu d'amandes douces, à un petit garçon de deux ans et demi, qui, après en avoir mangé la plus grande partie, et probablement parce que l'amertume finissait par l'en dégoûter, offrit le restant à sa sœur, âgée de cinq ans.

La mère, qui ne soupçonnait rien de suspect dans ces amandes, apprécia le contenu du sac à 100 gr. environ.

Immédiatement après l'ingestion des amandes, les deux enfants éprouvèrent un changement si grand et si rapide dans leur apparence extérieure, que les parents alarmés envoyèrent sans retard réclamer les soins de M. Schlesier.

Le garçon, qui gambadait encore un quart d'heure auparavant, était couché dans le coin d'une causeuse; il était pâle, la face grippée, les traits défigurés, la pupille dilatée, la respiration suspirieuse; il y avait somnolence continuelle, et un relâchement remarquable de tous les membres. Il venait d'éprouver plusieurs vomissements spontanés qui avaient procuré l'expulsion d'une grande quantité d'amandes amères grossièrement mâchées, dont la nature était facilement reconnaissable à l'odeur prononcée d'acide cyanhydrique qu'elles exhalaient.

La petite fille, qui en avait mangé une moindre dose, était atteinte des mêmes symptômes que son frère, mais à un degré moindre.

Outre l'emploi de lotions vinaigrées froides que l'on fit pratiquer sur toute la surface du corps des deux malades, on leur administra un fort vomitif par doses répétées de quart d'heure en quart d'heure, jusqu'à ce que la totalité des matières contenues dans l'estomac eût été entièrement rejetée, et que l'eau tiède, qu'on faisait boire en grande quantité pour faciliter l'action du vomitif, fût rendue pure et sans aucune odeur d'amandes amères. Alors on fit prendre à plusieurs reprises de l'eau sucrée avec quelques gouttes d'ammoniaque liquide. On exposa les petits malades au contact du grand air, et, au bout de quelques heures, ils se trouvèrent parfaitement rétablis.

Plusieurs évacuations alvines liquides, dues à l'action secondaire du vomitif, ne présentèrent aucune trace de l'odeur qui est propre à l'acide cyanhydrique. (*Journ. de chim. méd.*, année 1843, par le Dr Schlesier.)

Il résulte de ces faits que les amandes amères agissent d'une manière analogue à celle de l'acide cyanhydrique, et qu'il faut par conséquent combattre l'empoisonnement qu'elles déterminent par les mêmes moyens.

Tout porte à croire que les feuilles de pêcher, les fruits à noyau, les pepins des pommes et de divers corps contenant de l'acide cyanhydrique, exercent sur l'économie animale une action délétère plus ou moins intense.

Action de l'huile d'amandes amères sur l'économie animale.

L'huile essentielle d'amandes amères est formée, suivant Robiquet, d'un principe cristallisable non azoté et inerte, et d'un principe incristallisable azoté très-vénéneux (1). Elle est incolore, transparente, d'une odeur d'amandes amères, d'une saveur brûlante et aromatique, vola-

---

(1) On prouve ce fait en distillant l'huile d'amandes amères et en ne recueillant d'abord que la moitié environ de la quantité soumise à la distillation : ce premier produit étant séparé, on continue l'opération pour obtenir le reste de l'huile : on voit alors que cette dernière portion se prend en une masse cristalline presque aussitôt après qu'elle a le contact de l'air, tandis que l'autre n'a point perdu sa limpidité huit jours après son exposition à l'air.

tile, indécomposable par la chaleur, et soluble dans les acides azotique et sulfurique; elle est extrêmement vénéneuse, et agit à peu près comme l'huile empyreumatique de tabac.

EXPÉRIENCE. — M. Villermé a fait prendre à un moineau une gouttelette de la portion incristallisable; l'animal put à peine exécuter un léger mouvement d'ailes, redressa la tête et périt en moins de vingt-cinq secondes. Le principe cristallisable administré à un autre moineau de même force ne produisit aucun effet. Une seule goutte de la portion incristallisable n'eut pas un effet instantané sur un cochon d'Inde: ce n'est qu'au bout de deux minutes que ses pattes devinrent chancelantes; sa tête tombait alternativement à droite et à gauche; le train de derrière, plus affaibli, le força de s'accroupir, et il décrivit alors des arcs de cercle dont la ligne dorsale était le rayon : à ce mouvement, succédèrent des convulsions des membres thoraciques, et après quatre minutes, il s'affaissa tout à fait. Au bout de sept minutes, les convulsions recommencèrent, et la respiration ne s'effectuait qu'avec de violents efforts, qui étaient accompagnés d'un léger bruissement pendant l'inspiration, et d'une forte contraction des muscles abdominaux pendant l'expiration. Trois minutes après, les mouvements avaient totalement cessé, et la respiration était devenue tout à fait insensible. A la treizième minute, les battements du cœur n'étaient plus perceptibles que par un léger frémissement très-accéléré. Leur fréquence diminua ensuite; ils devinrent très-rares et très-irréguliers; enfin tout mouvement fut éteint à la dix-huitième minute. Il est à remarquer que pendant tout le temps que l'animal n'éprouvait pas de convulsions, ses muscles étaient dans un tel état de relâchement, et toutes les parties offraient une si grande flexibilité, qu'à en juger seulement par les apparences, on eût facilement cru que l'animal était mort. — Dans une autre expérience, l'animal, après avoir éprouvé le balancement de tête et les signes de prostration déjà indiqués, eut des mouvements convulsifs qui déterminaient une contraction et un allongement alternatifs qui paraissaient des plus douloureux, et qui semblaient affecter principalement les membres thoraciques. Ce ne fut qu'après cinq heures quarante-cinq minutes d'une agonie continuelle, que l'animal succomba. — Le principe cristallisable non azoté n'agit pas sur les cochons d'Inde. (*Journ. de pharm.*, t. VIII, p. 301.)

OBSERVATION Ire. — Un homme de quarante-huit ans, hypochondriaque, prit, le 8 février 1819, à huit heures du matin, 8 grammes d'huile éthérée d'amandes amères; quelques minutes après, les traits du visage se contournaient spasmodiquement; les yeux, tournés en haut, devenaient fixes et semblaient sortir des orbites; la poitrine se soulevait spasmodiquement, et les mouvements en étaient précipités. Vingt minutes environ après l'empoisonnement, il était sans connaissance, les yeux ouverts et fixes, les pupilles immobiles, la respiration stertoreuse, lente, et toujours de plus en plus rare. Le pouls, aux avant-bras et aux carotides, et les pulsations du cœur, étaient difficiles à sentir, et les battements ne se succédaient qu'après un intervalle de deux secondes. La déglutition ne pouvait plus se faire.

L'haleine exhalait une forte odeur d'amandes amères. Dix minutes après, le sujet n'existait plus. — *Ouverture du cadavre, vingt-neuf heures après la mort.* Déjà la putréfaction était très-avancée. Les pupilles étaient plutôt *contractées* que dilatées. Un sang presque pur coulait du nez et de la bouche, toutes les fois qu'on retournait le corps; ce liquide, et tout le cadavre tant à l'intérieur qu'à l'extérieur, *exhalaient une forte odeur d'amandes amères.* Les dents étaient serrées les unes contre les autres, les lèvres plus pâles que bleues, les doigts fléchis, et les ongles bleus. La mobilité des membres n'offrait rien de remarquable. En incisant l'abdomen, l'odeur d'amandes amères devint très-marquée. L'estomac et l'intestin, très-rouges et distendus par des gaz, s'échappèrent aussitôt de la cavité; les environs des deux ouvertures stomacales étaient plus rouges que le reste de la surface externe du viscère. On trouva dans l'estomac environ 192 gr. d'un fluide brunâtre qui sentait fortement les amandes amères; sa face interne était très-rouge, et parsemée de stries sanguinolentes: celle de l'intestin présentait aussi en grande partie les mêmes caractères; l'odeur d'amandes amères diminuait sensiblement à mesure qu'on allait de l'estomac vers le rectum. Le foie, la rate et les reins, contenaient du sang liquide d'un violet obscur; *la bile était d'un bleu foncé.* La vessie renfermait un peu d'urine trouble. Il n'y avait dans le sac péritonéal ni sérum limpide ni fluide sanguinolent. Les poumons, flasques, parsemés de nombreux tubercules, fort adhérents à gauche, contenaient peu de sang, et étaient plutôt affaissés que distendus; ils nageaient dans un fluide sanguinolent qui remplissait les plèvres. Le cœur, flasque aussi, était distendu par des gaz, et presque vide, car il n'y avait que ses cavités postérieures qui continssent un peu de sang violet et liquide. La langue, l'œsophage, et la trachée-artère, étaient dans l'état normal. Tous les vaisseaux, et quelques sinus du crâne, étaient gorgés de sang liquide, violet, sentant moins les amandes amères que celui du bas-ventre. La surface de la pie-mère était couverte d'un épanchement séreux sous l'arachnoïde. Les sinus latéraux contenaient de la sérosité sanguinolente, et les plexus choroïdes y regorgeaient de sang. La substance cérébrale était molle. (Observation du Dr Mertzdorf; *Journ. complém. des sciences méd.*, t. XVII, p. 366.)

OBSERVATION II. — M. ***, droguiste, avale par mégarde 16 gr. environ d'huile d'amandes amères. Une demi-minute après, il pâlit, tombe en syncope, éprouve des convulsions; son visage acquiert la pâleur de la mort, et son pouls devient imperceptible. M. Chavasse arrive sans délai; il trouve le malade au lit; la syncope s'était dissipée quelques minutes après, et on l'avait couché; il vomit immédiatement beaucoup d'aliments et de bile sentant fortement l'acide cyanhydrique. Pâleur mortelle, froid général; pouls d'abord petit, fréquent, intermittent, ensuite lent et régulier; *delirium;* le malade balbutie avec incohérence; mouvements convulsifs, surtout des paupières; ensuite rire sardonique, visage gai, yeux brillants, respiration courte et haletante; attaques de suffocation, retour des convulsions par accès. (Eau chaude, sulfate de zinc.) Le malade vomit; on réchauffe le corps à l'aide de bouteilles d'eau chaude, de sachets et de linges chauds, puis on administre un mélange d'eau-de-vie et d'ammoniaque délayés dans de l'eau. L'amélioration fut instantanée. On continua la potion suivante : ammoniaque, 4 gr.; teinture de cardamome, 32 gr.; mixture de camphre, 234 gr. Le malade est guéri. (*Gazette des hôpitaux* et *Journal de chimie*, t. VI, p. 92.)

OBSERVATION III. — Une petite fille de huit ans avala une cuillerée à café d'un mélange vendu, par un droguiste, pour ratafia, et composé d'une partie d'huile essentielle d'amandes amères et de sept parties d'alcool; la quantité d'huile essentielle avalée fut d'environ sept gouttes. Lorsqu'on vit l'enfant après l'accident, elle était dans un état complet d'insensibilité; les yeux étaient brillants, sans expression; les pupilles dilatées; absence de pouls aux radiales; les carotides battaient avec force et vitesse; flaccidité des membres, contraction violente des mâchoires.

On eut recours à des affusions froides, à des frictions stimulantes, et aux vomitifs. Les matières rejetées exhalaient une forte odeur d'acide prussique. Au bout de vingt minutes, la circulation se rétablit; l'enfant ouvrit les yeux, et put répondre aux questions qui lui furent adressées. (Smith de Cliston, *Gazette des hôpitaux* du 27 février 1845.)

CLASSE TROISIÈME.

DES POISONS NARCOTICO-ACRES.

On ne devrait désigner sous le nom de poisons *narcotico-âcres* que ceux qui déterminent à la fois l'inflammation des parties qu'ils touchent et le narcotisme; mais il n'en est pas ainsi, les auteurs ayant rangé dans cette classe un très-grand nombre de substances qui n'enflamment point les tissus, et d'autres qui ne produisent le narcotisme qu'après avoir donné lieu à la plus vive excitation, d'où je crois pouvoir conclure que cette classe renferme des objets fort disparates, dont il n'est guère possible d'indiquer les caractères dans une définition générale (voy. *Poisons narcotiques*, à la page 213). Il me semble utile d'établir plusieurs groupes, dans chacun desquels je rangerai les poisons qui se rapprochent le plus par leur mode d'action.

ARTICLE PREMIER.

DE LA SCILLE, DE L'OENANTHE, DE L'ACONIT, DE L'ELLÉBORE, DU VARAIRE, DE LA VÉRATRINE, DU COLCHIQUE, DE LA BELLADONE, DU DATURA, DE LA NICOTINE, DU TABAC, DE LA DIGITALE, DES DIVERSES ESPÈCES DE CIGUE, DU LAURIER-ROSE, DU MOURON DES CHAMPS, DE L'ARISTOLOCHE, DE LA RUE, DU TANGUIN, ET DU CYANURE D'IODE.

Symptômes déterminés par ces poisons.

Agitation, cris aigus, délire plus ou moins gai, mouvements convulsifs des muscles de la face, des mâchoires et des membres; pupilles dilatées, contractées, ou dans l'état naturel; pouls fort, fréquent, régulier, ou petit, lent, irrégulier; douleurs plus ou moins aiguës à l'épigastre et dans les diverses parties de l'abdomen; nausées, vomissements opiniâtres, déjections alvines. Quelquefois, au lieu d'une grande agitation, on observe une sorte d'ivresse, un grand abattement, de l'insensibilité, un tremblement général, et les malades n'ont aucune envie de vomir. Les symptômes que je viens d'énumérer peuvent ne pas se présenter tous chez le même individu; mais ceux qui se sont manifestés ne cessent jamais complétement pour reparaître quelque temps après, comme cela a lieu pour les poisons rangés dans deux autres groupes de cette classe, dont je parlerai bientôt.

Lésions de tissu produites par ces poisons.

Les organes qui ont été pendant quelque temps en contact avec les substances qui font l'objet de cet article sont le siége d'une inflammation plus ou moins intense, semblable à celle que produisent les irritants (voy. t. I, p. 75). Les poumons, le sang, et le cerveau, présentent des altérations analogues à celles que développent les poisons narcotiques (voy. p. 215).

Action de ces poisons sur l'économie animale.

Ils sont tous absorbés; ils agissent particulièrement sur le cerveau ou sur quelques autres parties du système nerveux, et déterminent des phénomènes d'excitation et de narcotisme auxquels les animaux succombent; ils produisent en outre une irritation locale plus ou moins intense, qui ne doit pas être regardée comme la principale cause de la mort.

Traitement de l'empoisonnement déterminé par ces poisons.

1° Si le poison a été avalé depuis peu de temps, et qu'il n'ait pas occasionné des vomissements abondants, on administrera un évacuant composé de 10 à 15 centigrammes de tartrate de potasse antimonié, et de 1 gramme d'ipécacuanha, dissous dans une petite quantité d'eau ; par ce moyen, on favorisera promptement l'expulsion du poison, et l'on ne craindra pas de hâter son absorption, vu que la quantité de liquide dans lequel l'émétique a été dissous n'est pas considérable. On pourra aider l'effet du vomitif en titillant le gosier avec les barbes d'une plume.

2° S'il y a déjà quelque temps que le poison a été avalé, et qu'il soit permis de soupçonner qu'il se trouve dans le canal intestinal, on fera prendre un éméto-cathartique composé de 10 à 15 centigrammes d'émétique, et de 30 à 40 grammes de sulfate de soude (sel de Glauber). On donnera aussi des lavements purgatifs.

3° Si, à l'aide de ces moyens, on parvient à faire rejeter la substance vénéneuse, et que le malade offre les symptômes d'une congestion cérébrale, on n'hésitera pas à pratiquer une saignée, qui sera faite de préférence à la veine jugulaire, et qu'on renouvellera suivant le tempérament de l'individu et l'avantage qu'elle aura procuré : ce moyen ne m'a jamais paru nuisible, et souvent j'en ai retiré de bons effets. On devrait également y avoir recours, dans le cas où l'administration des évacuants n'aurait été suivie d'aucun résultat, et qu'il y aurait congestion cérébrale.

4° On fera ensuite usage de boissons acidulées, et principalement de l'eau vinaigrée, que l'on donnera à petites doses souvent renouvelées ; ce médicament m'a paru surtout utile lorsqu'il était affaibli et administré immédiatement après l'expulsion de la substance vénéneuse ; en effet, s'il était un peu concentré, il ajouterait à l'irritation que déterminent tous ces poisons, et augmenterait l'inflammation des tissus du canal digestif. C'est probablement par la même raison qu'il m'a semblé peu efficace vingt, vingt-cinq ou trente heures après l'empoisonnement, lorsque déjà les phénomènes inflammatoires s'étaient manifestés. Je suis convaincu que l'emploi des boissons acidulées est, en général, nuisible avant l'expulsion du poison : 1° parce qu'elles ne favorisent pas le vomissement ; 2° parce qu'elles dissolvent les parties actives et facilitent leur absorption (voyez les détails des expériences faites avec l'opium, p. 271).

5° Si, à l'aide de ces médicaments, on était parvenu à faire cesser les symptômes nerveux, il faudrait s'occuper sans délai de combattre l'inflammation, qui est presque toujours la suite de l'administration de ces substances vénéneuses; à cet effet, on remplacerait les boissons acidulées par des infusions ou des décoctions adoucissantes, comme l'infusion de fleurs de mauve, de violette, ou l'eau de gomme; l'application de quelques sangsues sur l'abdomen pourrait aussi être utile.

Il est rare que les substances vénéneuses dont je parle aient été appliquées à l'extérieur. Si cela arrivait, il faudrait suivre les mêmes préceptes, à l'administration des évacuants près; on devrait en outre pratiquer une ligature au-dessus de la partie empoisonnée et cautériser la plaie, afin de s'opposer à l'absorption du poison et à son transport dans le torrent de la circulation. On pourrait également recourir aux ventouses.

DE LA SCILLE ET DE LA SCILLITINE.

La scille appartient à la famille des liliacées de Jussieu et à l'hexandrie monogynie de Linné.

Le bulbe de scille rouge (oignon) est très-volumineux, il offre souvent la grosseur d'une tête d'enfant; il est composé de plusieurs lames ou squames superposées; les plus extérieures de ces tuniques sont grandes, larges, minces, transparentes, rouges, presque sèches, et friables; les plus intérieures sont blanches, très-épaisses; celles qui sont placées entre les deux couches dont je parle sont très-amples, épaisses, et recouvertes d'une pellicule d'un blanc rosé; elles renferment un suc visqueux sans odeur, très-amer et très-irritant. Le bulbe de scille répand une odeur subtile, fort âcre et pénétrante, comme celle de raifort. Il est composé de *scillitine*, de gomme, de tannin, de citrate de chaux, de matière sucrée, de ligneux, et d'un principe âcre et irritant.

Scillitine. — Elle est blanche, fragile, transparente, d'une cassure résineuse, d'une saveur amère, déliquescente, soluble dans l'alcool. Elle se ramollit au feu et ne donne point d'acide mucique lorsqu'on la traite par l'acide azotique.

Action de la scille et de la scillitine sur l'économie animale.

Expérience Iʳᵉ. — A neuf heures et demie du matin, on a introduit dans l'estomac d'un petit chien robuste 80 gr. d'oignon de scille entière, en partie à l'état de pulpe, en partie à l'état liquide; on a lié l'œsophage. Vingt minutes après, l'animal a fait de violents efforts pour vomir, qu'il a renouvelés souvent pendant la demi-heure suivante, et il a poussé des plaintes. A dix heures et demie, on l'a trouvé mort. On l'a ouvert à onze heures : le cœur ne se contractait plus; il était rempli de sang noirâtre et coagulé.

Les poumons étaient roses et crépitants. Le canal digestif n'était le siége d'aucune altération sensible.

EXPÉRIENCE II. — A huit heures du matin, on a répété la même expérience sur un petit chien. Cinquante minutes après, l'animal a commencé à faire des efforts pour vomir, et il les a continués pendant dix minutes: alors les battements du cœur sont devenus fréquents, réguliers et assez forts; les inspirations profondes et un peu accélérées, les pupilles très-peu dilatées, et le visage étonné. L'animal n'éprouvait point de vertiges; il n'était agité d'aucun mouvement convulsif, et il cherchait à mordre lorsqu'on le menaçait. A neuf heures vingt minutes, la respiration était beaucoup plus accélérée et laborieuse; les organes des sens et du mouvement exerçaient leurs fonctions. Un quart d'heure après, l'animal s'est couché sur le ventre, et il avait une légère tendance à l'assoupissement; il s'est écoulé de sa bouche un peu de sérosité sanguinolente. A neuf heures quarante-cinq minutes, on l'a secoué, il a cherché de nouveau à mordre, s'est levé et a parcouru le laboratoire; sa démarche était un peu lente : il s'est couché de nouveau, et a offert un léger tremblement convulsif des pattes antérieures qui n'a duré que quelques instants. A dix heures, la respiration était beaucoup moins accélérée, et rien n'aurait pu faire soupçonner que l'animal fût près de succomber. Tout à coup il a poussé des cris plaintifs et s'est relevé; la respiration s'est accélérée de nouveau, et il est tombé sur le côté; la tête était renversée sur le dos, et les membres très-agités et très-roides. Une minute après, les cris ont cessé, les membres se sont relâchés, et il n'a vécu que trois minutes, pendant lesquelles on a remarqué de légers mouvements convulsifs dans diverses parties du corps. L'*ouverture du cadavre* a été faite sur-le-champ. Le cœur était distendu et ne se contractait que lorsqu'on le touchait avec la pointe du scalpel; le sang qu'il contenait était fluide; celui que renfermaient les cavités aortiques offrait une couleur rouge, un peu moins vive qu'elle ne l'est ordinairement. Les poumons étaient roses et presque comme dans l'état naturel. Le canal digestif ne présentait aucune altération.

EXPÉRIENCE III. — A sept heures du soir, on a fait une incision à la partie interne de la cuisse d'un chien de moyenne taille, et on a introduit dans la plaie 8 gr. de poudre de scille : on a réuni les lambeaux de la blessure. Quelques minutes après, l'animal a poussé des cris plaintifs. Le lendemain, à six heures du matin, on l'a trouvé mort. Le cadavre était froid et roide, la plaie très-peu enflammée. Les poumons étaient livides, gorgés de sang, et peu crépitants. Le canal digestif n'offrait point d'altération.

EXPÉRIENCE IV. — A huit heures du matin, on a appliqué sur le tissu cellulaire de la cuisse d'un chien de moyenne taille, assez robuste, 2 gr. de poudre de scille mêlée avec 4 gr. d'eau. A onze heures, l'animal ne paraissait éprouver aucune incommodité; il en était de même à quatre heures. A minuit, il a eu un accès en tout semblable à celui que j'ai décrit dans l'expérience 2e, et il est mort. Le membre opéré était très-enflammé; il n'y avait point de lésion remarquable dans les organes intérieurs.

Plenck fait mention d'un enfant qui eut des convulsions pour avoir pris de la scille.

Je crois pouvoir conclure des faits qui précèdent : 1° que les effets meurtriers de la scille doivent être attribués, du moins pour la plus grande partie, à la scillitine, substance purgative, émétique, et pouvant occasionner la mort lorsqu'elle est concentrée ; 2° qu'ils dépendent de son absorption et de l'action qu'elle exerce sur le système nerveux ; 3° que les poumons ne présentent point de lésion organique, et que l'accélération de la respiration paraît tenir à l'influence nerveuse ; 4° que cependant elle détermine une irritation locale d'autant plus énergique que la mort tarde plus à survenir ; 5° qu'elle excite le plus souvent des nausées et des vomissements.

Traitement (voy. p. 429).

DE L'ŒNANTHE.

Cette plante appartient à la famille des ombellifères de Jussieu, et à la pentandrie digynie de Linné (voy. pl. xiii de ma *Médecine légale*, 4e édition). — *Caractères du genre.* L'involucre est composé de plusieurs folioles linéaires, ainsi que les involucelles ; les pétales des fleurs centrales sont égaux, cordiformes ; ceux des fleurs de la circonférence sont inégaux entre eux ; les fruits sont ovoïdes, allongés, marqués de côtes longitudinales, couronnés par les cinq dents du calice et par les deux styles, qui sont fort longs et persistants. — *Caractères de l'œnanthe crocata* (Linné, sp. 365). Sa racine, qui est vivace, est composée d'un faisceau de tubercules charnus, allongés, de la grosseur du petit doigt, remplis d'un suc laiteux blanchâtre, qui devient d'une couleur jaune safranée quand il est exposé à l'air ; sa tige est dressée, rameuse, cylindrique, fistuleuse, cannelée, haute de trois à quatre pieds, également laiteuse. Les feuilles sont grandes, à pétioles dilatés à la base, trois fois ailées, et formées de folioles profondément incisées ; elles sont d'un vert foncé et glabres ; les ombelles sont composées de rayons courts et nombreux, en sorte que les ombellules sont très-rapprochées les unes des autres ; l'involucre est formé par plusieurs petites folioles linéaires, ainsi que les involucelles ; les fleurs sont blanches et serrées les unes contre les autres ; les pétales des fleurs extérieures sont inégaux et plus grands ; les deux styles sont grêles et très-longs ; les fruits sont ovoïdes, allongés, relevés de côtes longitudinales, et couronnés par les cinq dents du calice et par les deux styles, qui sont persistants. Cette plante croît dans les prés et les lieux humides de la France. (Richard, *Bot. méd.*)

OBSERVATION Ire. — Le 10 avril 1677, un bourgeois de La Haye mangea, avec un de ses amis, des racines d'œnanthe. Peu après ils sentirent l'un et l'autre un grand feu au gosier et à l'estomac, qui fut suivi d'aliénation d'esprit, de vertiges, de cardialgie, d'envie de vomir et de flux de ventre. L'un eut des convulsions violentes, l'autre saigna du nez; celui qui en avait mangé le plus mourut au bout de deux heures, l'autre au bout de trois (1).

OBSERVATION II. — Trois prisonniers français, se promenant à Pembroke, cueillirent et mangèrent par mégarde une petite quantité d'œnanthe avec du pain et du beurre. L'un d'eux ne tarda pas à éprouver des convulsions violentes : on le saigna, et il mourut peu de temps après. Les deux autres dînèrent et furent aussitôt attaqués de convulsions : l'un périt, l'autre fut guéri par la saignée et par un vomitif qu'il eut la plus grande peine à avaler. Plusieurs camarades qui avaient aussi mangé de cette plante furent émétisés et rétablis : aucun d'eux n'éprouva de symptômes comateux (2).

OBSERVATION III. — Watson rapporte qu'un homme avala par mégarde une cuillerée pleine de suc d'*œnanthe crocata* préparé avec une seule racine. Environ une heure et demie après, il éprouva des convulsions et un spasme tels dans les muscles de la mâchoire, qu'il était impossible de séparer l'os maxillaire inférieur du supérieur. Il mourut trois heures et demie après l'ingestion de la substance vénéneuse. (*Philosophical transactions a further account*, p. 856, année 1758.)

OBSERVATION IV. — On lit dans le tome IX du *Recueil périodique de médecine* (année 1758) une observation de M. Rochard, relative à l'empoisonnement de trente-six soldats par la racine d'*œnanthe crocata* : l'un d'eux mourut au milieu des convulsions les plus atroces et après avoir fait de très-grands effots pour vomir. L'estomac était sain ; la surface externe des intestins grêles offrait une couleur pourpre et des taches sphacélées; les gros intestins, de couleur ordinaire, présentaient çà et là des plaques gangréneuses. Les autres viscères abdominaux étaient dans l'état naturel. Les trente-cinq autres militaires éprouvèrent des douleurs vives au cœur, des éblouissements, des vomissements fréquents, des cardialgies et des syncopes : on leur administra l'émétique en lavage, des lavements, et ils furent guéris.

OBSERVATION V. — Allen, dans un ouvrage intitulé *Synopsis medicinæ*, fait mention de l'empoisonnement de quatre individus par cette plante.

OBSERVATION VI. — M. Charles fut appelé pour soigner toute une famille qui avait mangé des racines d'œnanthe. Des bouffées de chaleur âcre se portant à la tête, une ardeur mordicante à la région épigastrique, et de petites taches rosacées, de figure irrégulière, s'élargissant successivement : tels étaient les phénomènes produits par le poison. Ces taches, qui n'excédaient pas le niveau de la peau, s'étaient manifestées d'abord à la face,

______

(1) Van der Wiel, *Observationum pariorum*, etc., t. 1, p. 182; Leydæ, 1727.
(2) *Transactions philosophiques*, p. 227; Londres, année 1746. *Extract of Howel's letter.*

II.

puis sur la poitrine et sur les bras ; le père seul avait l'abdomen tendu comme un ballon. On administra les mucilagineux, le lait et les huileux [1].

OBSERVATION VII. — « Le 15 messidor an X, on apporta à l'hospice principal de la marine à Brest les cadavres de trois soldats de la 82e demi-brigade. Ces malheureux Belges, trompés par la ressemblance de la racine de l'œnanthe crocata avec une dont ils usent dans leur pays, en mangèrent en grande quantité ; sa saveur douceâtre flattait leur palais et contribua à les maintenir dans leur erreur. Ils ne tardèrent pas à éprouver un malaise général, des nausées, des vertiges et des vomissements. Les convulsions les plus violentes se succédèrent avec tant de rapidité, qu'ils succombèrent en moins d'une heure et avant tout secours.

« *Autopsie cadavérique.* Rien de particulier à l'habitude du corps. Un des cadavres fut conservé pendant quatre jours, et, à cette époque, on ne remarquait aucun signe de putréfaction. Le cerveau et ses membranes étaient sains ; les poumons distendus, leurs vaisseaux pleins d'un sang noir et dissous. Dans les bronches, la trachée-artère et la bouche, se trouvait un liquide mousseux et blanchâtre. Les poumons d'un des cadavres présentaient à leur surface externe quelques pétéchies ; les cavités des deux systèmes circulatoires étaient vides, le cœur sain ; l'estomac resserré et phlogosé à son cul-de-sac et à sa petite courbure, ses parois épaissies ; la membrane muqueuse d'un brun foncé, et baignée d'une quantité considérable de mucus ; les intestins ballonnés et leurs vaisseaux injectés ; les systèmes à sang rouge et à sang noir, gorgés d'un fluide de même nature, dissous et noirâtre : les désordres étaient absolument les mêmes chez les trois individus [2].

OBSERVATION VIII. — Un homme âgé d'environ quarante ans mangea, le matin à jeun, un morceau de racine d'*œnanthe crocata* : à peine était-il rendu à son domicile, qu'il se plaignit d'une grande chaleur dans la gorge ; puis, une demi-heure après, il perdit la parole, tomba sans connaissance, et fut pris de convulsions terribles, qui durèrent environ trois quarts d'heure et finirent par la mort, sans qu'il fût possible de lui administrer aucun secours, les dents ayant toujours été fortement serrées. Le cadavre, dont il fut impossible de faire l'ouverture, exhalait une odeur très-mauvaise quinze heures après la mort ; les parties génitales étaient toutes violacées ; le reste du corps n'offrait point cette couleur. (*Journal général de médecine*, etc., janvier 1825 ; observation du Dr Bry.)

OBSERVATION IX. — Un homme, qui avait été chargé de râper cette plante pour en extraire le suc, éprouva une irritation sur les mains et les bras avec douleurs lancinantes et une éruption ortiée avec gonflement de la face, accélération du pouls, etc. ; cet état ne se dissipa qu'au bout de quinze jours (Cormerais et Pihan-Dufeilley.)

OBSERVATION X. — Vingt-un condamnés étaient employés, le 4 février

----

[1] *Archives cliniques de Montpellier*, no 134.
[2] Dunal, dissertation inaugurale déjà citée, t. I, p. 23.

1843, aux travaux sur le bord du canal de l'arsenal de Woolwich ; à onze heures, huit ou dix d'entre eux s'étaient approchés, pour nettoyer leurs outils, d'un étang voisin où il y avait une grande quantité d'*œnanthe crocata*. L'un d'eux, prenant cette plante pour du céleri, en arrache un pied, le lave, le goûte, et en offre à ses compagnons, qui aussitôt en arrachent une plus grande quantité, qu'ils mangent et distribuent à tous les autres ouvriers. Vingt minutes après onze heures, au moment où ils allaient se mettre en rang pour aller dîner, et lorsque plusieurs mangeaient encore ces racines, dont leurs poches étaient pleines, l'un d'eux fut pris subitement de convulsions qui ne durèrent que peu de temps, mais lui laissèrent une extrême pâleur, un aspect hagard, et ne tardèrent pas à le reprendre. Pendant qu'on s'occupait de lui, un second individu tombait dans le même état, puis un troisième et même un quatrième. Arrivé à midi moins un quart, pour leur donner des soins, le D' Bossey vit neuf hommes, tous jeunes et forts, se débattant dans de violentes convulsions, et sans connaissance. Trois, dans l'état le plus déplorable, étaient sous un hangard, trois venaient de tomber dans la cour, et trois autres se débattaient dans les convulsions sur le pont du navire.

Des trois premiers, Wilkinson était mourant, la face congestionnée et livide ; l'écume sanguinolente qui sortait de sa bouche et de ses narines, sa respiration stertoreuse et convulsive, la prostration et l'insensibilité complètes, ne laissaient aucun espoir. Tout ce qu'on put faire fut de lui soulever la tête et les épaules ; au bout de cinq minutes ; il était mort.

Knight, le second, qui se trouvait presque dans le même état apoplectique, ne pouvait rien avaler. On écarta avec force la mâchoire inférieure, malgré la résistance des muscles voisins ; on établit dans son estomac, au moyen de la pompe gastrique, un double courant d'eau tiède, qui entraîna quelques feuilles ; mais la violence des spasmes ne permettait que difficilement la manœuvre de l'instrument. Il mourut au bout d'un quart d'heure.

Le troisième, Wilson, avait aidé à porter les deux premiers, et quand il fut arrivé près de la cour, on le vit pâlir et être pris de convulsions violentes ; après l'accès, on chercha à le faire vomir, mais les convulsions recommencèrent, et l'on ne put retirer de l'estomac, à l'aide de la pompe, que quelques débris de racines et de feuilles ; et ce malheureux expira pendant l'un de ces accès, à midi et demi.

Des vomitifs administrés à ceux qui étaient tombés dans la cour amenèrent des vomissements abondants, et surtout une grande quantité de débris de racines, imparfaitement mâchées, et dont la sortie fut suivie d'un soulagement notable. Des frictions chaudes furent pratiquées sur les extrémités, tandis qu'à l'intérieur on administrait l'ammoniaque et le rhum avec un gruau clair, jusqu'à ce que la réaction fût établie complétement. Des vomitifs furent administrés aux trois malades qui étaient sur le pont du navire, ainsi que de fortes saignées au bras et à la jugulaire ; et, à l'aide de la pompe, on obtint quelques débris de la racine qu'ils avaient mangée, et on les envoya à l'hôpital, où on leur administra des soins plus entendus, qui cependant ne purent empêcher deux des malades de succomber : l'un, le neuvième jour ; l'autre, le onzième de leur entrée à l'hôpital.

Ainsi, sur six morts produites par cette plante toxique, quatre eurent lieu dans l'heure qui suivit l'ingestion, et deux au bout de plusieurs jours, et toujours par l'effet des accidents primitifs, savoir : la disposition à la syncope et à la prostration. Ce qui ajoute encore à l'intérêt de cette observation, c'est que les symptômes n'ont pu être combattus avec efficacité par les stimulants, qui n'amenaient qu'une réaction difficile et accompagnée d'une irritabilité toute spéciale. Il est probable cependant que cette continuation des mêmes accidents, pendant toute la durée de la maladie, a moins tenu à l'énergie de la première impression reçue par l'économie, qu'à la continuation de l'influence de la substance malfaisante, à mesure qu'elle s'avançait dans le canal digestif. (*Journ. de chim. méd.*, année 1845 ; par le Dr Bossey.)

Il est parfaitement constaté que la plante dont je viens de faire l'histoire est l'*œnanthe cicutæ facie* de Lobel (voy. Lobel's *Adversaria*, publié en 1572). Wepfer s'est trompé en la confondant avec la ciguë, comme il l'a fait dans son ouvrage, p. 15, *Historia cicutæ aquaticæ*.

Il résulte de ces faits que l'*œnanthe crocata* exerce une irritation locale, énergique, et qu'elle agit fortement sur le système nerveux, après avoir été absorbée.

L'*œnanthe apiifolia* de Brotero diffère de la précédente en ce que la tige n'est point rousse, que les feuilles en sont plus divisées, les folioles plus aiguës, qu'elle a cinq folioles à l'involucre, et que le suc, au lieu d'être d'un jaune safrané, est aqueux et incolore. Vacher rapporte que dix-sept soldats mangèrent de la racine de cette plante : trois d'entre eux périrent, les autres furent sauvés par l'émétique (*Recueil périodique de médecine*, t. XVIII, année 1763).

DE L'ACONITINE.

Hesse a retiré l'aconitine des feuilles de l'*aconitum napellus*. Elle est blanche, grenue, non cristalline, de l'éclat du verre, inodore, d'une saveur amère, puis âcre, inaltérable à l'air, peu soluble dans l'eau, très-soluble dans l'alcool, moins soluble dans l'éther ; ces dissolutions sont *alcalines* ; le *solutum* aqueux ne précipite pas le chlorure de platine. Elle forme avec les acides des sels neutres qui paraissent incristallisables, et qui donnent avec le chlorure d'or un précipité épais, d'un jaune blanchâtre, peu soluble dans l'acide chlorhydrique. L'acide azotique la dissout sans la colorer. Chauffée, elle fond à 80° c. et ne se volatilise pas ; à 120° elle commence à brunir, et fournit des vapeurs ammoniacales en se décomposant. Appliquée sur l'œil, elle dilate la pupille pendant fort peu de temps. Elle est très-vénéneuse.

DE L'ACONIT.

L'aconit est un genre de la famille des renonculacées de Jussieu, et de la polyandrie trigynie de Linnæus (voy. pl. vi de ma *Médecine légale*, 4e édition). — *Caractères du genre.* Calice coloré, pétaloïde, caduc, pentasépale ; sépale supérieur en forme de casque, grand, et concave en dessous ; corolle le plus souvent formée de deux pétales (nectaires, Linné) longuement unguiculés à la base, terminés supérieurement par une sorte de petit capuchon, dont l'ouverture inférieure offre une petite languette allongée : ces deux pétales sont cachés sous le sépale supérieur ; les capsules sont au nombre de trois ou de cinq. — *Caractères de l'aconitum napellus* (Linné, sp. 751). Sa racine est vivace, pivotante, napiforme, allongée, noirâtre, donnant naissance à une tige dressée, simple, cylindrique, glabre, haute de trois à quatre pieds. Les feuilles sont alternes, pétiolées, partagées jusqu'à la base de leur limbe en cinq ou sept lobes allongés, subcunéiformes, profondément incisés, et découpés en lanières étroites et aiguës. Les fleurs sont grandes, d'un bleu violet, occupant la partie supérieure de la tige ; elles sont un peu pédonculées, et disposées en un épi long souvent d'un pied. Le calice pétaloïde, irrégulier, formé de cinq sépales inégaux ; un supérieur, plus grand, en forme de casque ou de capuchon, est dressé, convexe ; deux latéraux planes, inégalement arrondis, poilus sur leur face interne ; deux inférieurs, un peu plus petits, ovales, entiers, également poilus à leur face interne. La corolle est formée de deux pétales irréguliers, longuement unguiculés ou canaliculés à la base, terminés supérieurement par une espèce de petit capuchon recourbé à son sommet, qui est caleux, offrant antérieurement à son ouverture une petite languette roulée en dessus ; ces deux pétales sont dressés, et cachés sous le sépale supérieur. Les étamines, au nombre d'environ trente, sont d'inégale grandeur, beaucoup plus courtes que le calice ; les filets sont planes à leur partie inférieure, subulés à leur partie supérieure ; les plus extérieurs sont recourbés en dehors ; les anthères sont cordiformes. Trois pistils occupent le centre de la fleur, et sont allongés, glabres, presque cylindriques, terminés en pointe au sommet ; l'ovaire, qui en forme la plus grande partie, est à une seule loge, qui renferme environ une vingtaine d'ovules, disposés sur deux rangées longitudinales et attachés du côté interne. Le fruit est formé de trois capsules allongées, qui s'ouvrent par une suture longitudinale placée du côté interne. L'aconit napel croît dans les pâturages élevés des montagnes, dans le Jura, la Suisse, etc. Il fleurit en mai et en juin. (Richard, *Bot. méd.*)

Action de l'aconit napel sur l'économie animale.

EXPÉRIENCE Ire. — A midi, on a fait avaler à un petit chien robuste 8 grammes d'extrait aqueux d'aconit, acheté chez un *pharmacien ;* un quart d'heure après, l'animal était un peu assoupi, fermait les yeux, baissait la tête, puis tout à coup se dressait et faisait un mouvement analogue à celui qu'exécutent les personnes qui se réveillent après s'être endormies debout ou sur une chaise. Pendant cette secousse, il était menacé d'une chute sur le derrière ; les battements du cœur étaient réguliers et un peu accélérés. Le lendemain, il éprouvait quelques vertiges. Il est mort le jour suivant. Le cerveau n'offrait aucune altération. Les poumons, denses, brunâtres, étaient gorgés de sang, et moins crépitants que dans l'état naturel. Le canal digestif était sain.

EXPÉRIENCE II. — On a introduit dans l'estomac d'un petit chien 16 gr. d'extrait aqueux d'aconit acheté chez un autre *pharmacien,* et dissous dans 16 gr. d'eau ; on a lié l'œsophage. Quatre jours après, l'animal ne paraissait pas encore sous l'influence du poison. Il est mort le sixième jour, sans avoir offert d'autre symptôme que l'abattement inséparable de l'opération. L'ouverture du cadavre n'a fait voir aucune altération dans les organes intérieurs.

EXPÉRIENCE III. — On a appliqué sur le tissu cellulaire du dos d'un petit carlin assez fort 4 gr. du même extrait. Le lendemain, l'animal était assoupi, marchait assez bien, mais paraissait peu porté au mouvement ; les battements du cœur étaient accélérés ; il a refusé les aliments ; il n'avait ni vertiges ni convulsions. Il a expiré dans la nuit du jour suivant. Les poumons étaient un peu gorgés de sang, moins crépitants qu'ils ne le sont ordinairement ; le cerveau et l'estomac n'offraient aucune altération.

EXPÉRIENCE IV. — A midi, on a répété la même expérience avec 8 gr. du même poison, que l'on a appliqué sur le tissu cellulaire de la cuisse d'un petit carlin. Une demi-heure après, l'animal n'avait éprouvé aucun symptôme remarquable ; il en était de même à six heures du soir. Le lendemain, à une heure, il était dans un grand état d'insensibilité ; couché sur le côté, on pouvait l'agiter en tout sens comme une masse inerte ; il ne pouvait plus se soutenir ; les pattes antérieures étaient un peu écartées, et il les allongeait de temps en temps, comme s'il eût voulu les roidir ; mais ce mouvement était lent et faible ; les pupilles n'étaient que peu dilatées ; les organes des sens jouissaient presque de toutes leurs facultés, et l'animal ne poussait aucune plainte ; la respiration et la circulation s'exerçaient avec lenteur. Il est mort dans la nuit : on l'a ouvert le jour suivant. Le membre opéré était livide à l'extérieur ; en incisant la peau, on voyait une inflammation très-étendue, et une infiltration séro-sanguinolente ; il y avait aussi plusieurs taches formées par du sang noir extravasé. L'estomac était sain ; le rectum offrait quelques taches rougeâtres ; il n'y avait point d'altération dans le reste du canal intestinal. Les poumons, d'une couleur rouge assez foncée, contenaient un peu de sang noir et étaient assez crépitants.

EXPÉRIENCE V. — On a injecté dans la veine jugulaire d'un petit chien 2 gr. du même extrait disssous dans 16 gr. d'eau. L'animal a uriné sur-le-champ; il a eu de légers vertiges, et il a fait des efforts infructueux pour vomir; les vertiges ont été en augmentant, au point que, cinq minutes après l'injection, il est tombé sur les pattes postérieures, plus faibles que les antérieures. On l'a relevé; il était assoupi, et fléchissait de temps en temps ses extrémités postérieures. Six minutes après, il a eu une selle. Le lendemain, il a mangé, et ne paraissait pas très-malade. Le jour suivant, les vertiges se sont manifestés de nouveau, il s'est couché sur le côté, était peu sensible, et il a expiré au bout de vingt-six heures. On n'a trouvé aucune lésion remarquable après la mort.

EXPÉRIENCE VI. — On a injecté dans la veine jugulaire d'un petit chien robuste 2 gr. du même extrait dissous dans 8 gr. d'eau. L'animal a poussé des cris sur-le-champ; peu de temps après, il a été profondément assoupi; les organes des sens sont devenus insensibles; il n'a pas eu de convulsions. Quatre minutes après, il a fait un dernier effort pour respirer, et il est mort. On l'a ouvert dans le même instant. Le cœur se contractait avec assez de force; le sang contenu dans le ventricule gauche était fluide et d'un rouge vif; celui que renfermait la cavité droite était coagulé et noirâtre. Les poumons étaient roses et crépitants.

EXPÉRIENCE VII. — On a appliqué sur le tissu cellulaire du dos d'un petit chien 4 gr. 30 centigr. d'extrait alcoolique d'aconit : l'animal est mort trente heures après, et il avait éprouvé des vertiges. L'ouverture du cadavre n'a éclairé en aucune manière sur la cause de la mort.

EXPÉRIENCE VIII. — On a injecté dans la veine jugulaire d'un petit chien 1 gr. d'extrait alcoolique d'aconit suspendu dans 6 gr. d'eau. Au bout de cinq minutes, l'animal était assoupi ; un quart d'heure après, sa démarche était chancelante. Le lendemain il était abattu et refusait les aliments. Il est mort le sixième jour. Les organes intérieurs ne paraissaient pas altérés.

Ces expériences ont été faites avec l'extrait d'aconit qui se vend dans quelques pharmacies, et que l'on obtenait alors, le plus souvent, en faisant une forte décoction de la plante, et en évaporant le produit à une température assez élevée. Il est aisé de prévoir que l'extrait ainsi préparé ne devait pas être aussi actif que celui qui aurait été obtenu en exprimant le suc de la plante fraîche et en l'évaporant au bain-marie : en effet, il existe un certain nombre de substances végétales qui se volatilisent à la température de l'eau bouillante; d'autres sont décomposées, et il n'est pas douteux que la couleur noire de la majeure partie des extraits que l'on trouvait dans le commerce ne tînt à la décomposition d'un ou de plusieurs des principes qui faisaient partie du végétal. Ces considérations m'engagèrent à entreprendre de nouvelles expériences dans le dessein de comparer les propriétés de ces deux espèces d'extrait d'aconit. J'étendis ces recherches aux principales préparations de ce genre employées en médecine, et je puis affirmer : 1° *que certains ex-*

traits préparés en exprimant les sucs des plantes fraîches, et en les éva-porant au bain-marie, sont incomparablement plus actifs que ceux que l'on obtient par tout autre procédé ; 2° qu'ils sont d'une couleur jaunâtre qui contraste singulièrement avec la couleur noire de ceux que l'on trouve quelquefois dans le commerce, ce qui dépend sans doute de la décomposition que ceux-ci éprouvent par le calorique ; 3° que les ex-traits de ces plantes que l'on vend dans les pharmacies diffèrent beau-coup entre eux sous le rapport de leur action sur l'économie animale, et qu'il en est un très-grand nombre qui ne jouissent d'aucune propriété médicamenteuse ni toxique : ce qui me semble devoir fixer particulière-ment l'attention de MM. les professeurs chargés de visiter les pharmacies.

On sentira facilement l'exactitude de ces conclusions, en comparant attentivement les expériences précédentes avec celles dont je vais rendre compte, qui ont été faites avec de l'extrait d'aconit *préparé avec le plus grand soin.*

EXPÉRIENCE IX. — A huit heures du matin, on a appliqué sur le tissu cellulaire de la cuisse d'un petit chien très-robuste 6 gr. d'extrait aqueux d'aconit. A huit heures et un quart, l'animal était agité, parcourait rapi-dement le laboratoire, et poussait des cris plaintifs. A huit heures trente-cinq minutes, sa démarche était chancelante ; il était en proie à des vertiges très-intenses, et conservait la faculté de voir et d'entendre ; l'agitation avait été en augmentant. Quelques instants après, il s'est couché sur de la paille qu'il a remuée de temps en temps pour se creuser un gîte. A neuf heures un quart, il a vomi une assez grande quantité de matières alimen-taires : les autres symptômes avaient acquis plus d'intensité. A neuf heures et demie, nouveau vomissement ; l'animal, qui s'était relevé quelques mi-nutes auparavant, est tombé sur le côté dans un grand état de roideur, et il a fortement allongé les extrémités postérieures. Deux minutes après, il s'est redressé de nouveau, a fait quelques pas en vacillant, et a poussé des cris plaintifs ; sa physionomie portait l'empreinte de la souffrance. Il est mort à dix heures trois quarts, et n'a offert aucun signe de paralysie dans les extrémités postérieures. On l'a ouvert une demi-heure après. Le membre opéré était à peine enflammé ; le canal digestif n'offrait aucune altération ; le cœur était flasque et contenait du sang noir et épais ; les poumons, d'un rose tirant sur le rouge, étaient crépitants.

EXPÉRIENCE X. — A neuf heures moins un quart, on a introduit dans l'estomac d'un petit chien assez robuste 8 gr. 5 centigr. du même extrait dissous dans 32 gr. d'eau, et on a lié l'œsophage. Vingt minutes après, l'animal a fait des efforts pour vomir ; ses extrémités postérieures commen-çaient à faiblir, et il était dans un état d'agitation marquée ; il conservait le libre usage des sens et du mouvement ; sa démarche était néanmoins un peu chancelante. A neuf heures vingt minutes ; il était couché sur le côté, se plaignait, et offrait des mouvements convulsifs dans la tête ; on l'a mis sur ses pattes, et on a voulu le faire marcher ; il a fait quelques pas en vacillant, et s'est couché de nouveau ; ses extrémités postérieures étaient entièrement paralysées, et il paraissait souffrir beaucoup. A neuf heures trois quarts, l'agitation était extrême ; l'animal poussait des cris aigus, marchait de droite à gauche en traînant les pattes de derrière, et retombait après avoir parcouru le laboratoire en différents sens ; les contractions convulsives des muscles de la tête imprimaient à cette partie des mouvements brusques, comparables aux secousses qu'occasionne le fluide électrique accumulé sur les grenouilles ; les organes de l'ouïe et de la vision paraissaient exercer librement leurs fonctions. Ces symptômes ont acquis un nouveau degré d'intensité, et l'animal est mort à onze heures moins un quart. On l'a ouvert une demi-heure après. La membrane muqueuse de l'estomac et du duodénum était légèrement enflammée ; le rectum n'offrait aucune altération. Les poumons étaient crépitants ; les ventricules du cœur contenaient une très-grande quantité de sang coagulé et très-noir.

Expérience XI. — Wepfer fit prendre à un loup deux morceaux de viande contenant environ 8 gr. de racine d'aconit napel. Huit minutes s'étaient à peine écoulées, que l'animal vomit un des morceaux avec des mucosités visqueuses et écumeuses ; il souffrait du bas-ventre, et vomit de nouveau. Voyant, peu de temps après, qu'il se portait assez bien, on lui donna, dans du petit-lait, 8 gr. de la même racine divisée ; il ne tarda pas à vomir plusieurs fois, et il contractait souvent l'abdomen. Une demi-heure après, il agita ses pattes de devant avec force, creusa une fosse sur le sol, et se coucha sur le côté. On le fit lever et marcher ; il recommença à creuser : il offrait un tremblement général, mais n'avait point de vertiges ni de convulsions. Il se coucha de nouveau sur le côté, et fit des efforts pour vomir ; sa bouche se remplit d'écume. On incisa l'abdomen, et il expira deux heures après l'ingestion du premier bol, sans donner le moindre signe de douleur. L'estomac se contractait ; les intestins, animés de leur mouvement péristaltique, se resserrèrent, sans qu'il y eût excrétion de matières fécales. L'intérieur du canal digestif était enflammé dans plusieurs points, on y voyait plusieurs vers vivants ; l'oreillette et le ventricule droits contenaient un peu de sang écumeux et beaucoup de grumeaux ; le ventricule gauche ne renfermait qu'un de ces grumeaux à sa partie supérieure. (Ouvrage cité, p. 178.)

Expérience XII. — Bonet donna à un chien âgé de trois semaines 2 gr. de racine fraîche d'*aconit napel* bien divisée. L'animal mourut deux heures après. Les symptômes qu'il éprouva furent des vomissements, des mouvements convulsifs de tout le corps et de la faiblesse dans les extrémités postérieures ; l'estomac n'était pas enflammé ; le sang était fluide, et la vessie contenait beaucoup d'urine. (*Sepulchretum Boneti*, t. III, pag. 493 ; Lugduni, 1700.)

Expérience XIII. — A huit heures du matin, on a introduit dans l'estomac d'un chien robuste, et de moyenne taille, 20 gr. de racine fraîche d'aconit napel contuse, et on a lié l'œsophage. Cinq minutes après, l'animal a commencé à faire de violents efforts pour vomir ; il s'est plaint ; il a rapidement parcouru le laboratoire avec un air égaré, et il était évidemment agité. A huit heures onze minutes, il éprouvait de légers vertiges, et il n'avait presque pas cessé de se plaindre et de faire des efforts de vomissement; il poussait des cris, et commençait à ne plus pouvoir se tenir sur ses pattes postérieures. Trois minutes après, il a fait une chute pendant qu'il cherchait à marcher; on l'a relevé, mais il n'a pas tardé à retomber; les battements du cœur étaient inégaux, tantôt forts, tantôt faibles; les pupilles dilatées; il n'y avait aucun mouvement convulsif, et l'animal conservait le libre usage des sens. A huit heures dix-sept minutes, le pouls offrait cent cinquante pulsations par minute, il était régulier et fort; l'animal était immobile et presque insensible. A huit heures vingt et une minutes, il a tout à coup renversé la tête sur le dos, et ses pattes étaient roides et écartées: cet état a duré deux minutes, alors il a expiré. On l'a ouvert sur-le-champ. Le cœur ne se contractait plus, même après l'irritation occasionnée par l'incision du péricarde; il était très-distendu, et contenait du sang vermeil et fluide dans les cavités aortiques; le ventricule droit était rempli de sang noir également fluide. Les poumons paraissaient sains. L'estomac renfermait presque toute la racine ingérée; sa tunique interne était à peine rouge.

EXPÉRIENCE XIV. — A sept heures du matin, on a introduit dans l'estomac d'un carlin robuste, et de moyenne taille, 64 gr. de suc de feuilles fraîches d'*aconit napel*, auxquelles on avait ajouté une quantité égale d'eau; on a lié l'œsophage. Peu de temps après, l'animal a paru agité. A dix heures, il n'éprouvait pas de phénomène sensible. A sept heures du soir, il avait fait souvent des efforts pour vomir; il était un peu assoupi, et les extrémités postérieures commençaient à faiblir: cependant il conservait l'usage des sens et la libre faculté de se mouvoir; sa respiration était profonde. Le lendemain matin, à six heures, on l'a trouvé mort. L'estomac était rempli d'un fluide noirâtre, comme bilieux; il n'y avait aucune trace d'inflammation dans le canal digestif. Le cœur était rempli de sang noir coagulé. Les poumons, peu crépitants, offraient plusieurs plaques livides, denses et gorgées de sang.

EXPÉRIENCE XV. — M. Brodie injecta dans le rectum d'un chat 32 gr. de suc de feuilles d'*aconit*. Trois minutes après, l'animal rejeta presque la totalité du fluide, et resta tranquille pendant six minutes: alors il vomit, et essaya de marcher; mais il chancelait comme s'il eût été ivre. Treize minutes après l'injection, il était couché sur le côté, immobile, excepté qu'il offrait de temps en temps de légers mouvements convulsifs dans les membres. La respiration devint lente et pénible, et il paraissait mort quarante-sept minutes après l'expérience. Peu d'instants avant d'expirer, le cœur donnait 100 pulsations régulières par minute.

EXPÉRIENCE XVI. — Le même physiologiste appliqua sur le tissu cellulaire du côté d'un jeune lapin environ 20 gouttes de suc de feuilles d'aconit. Au bout de vingt-trois minutes, les mêmes symptômes se déclarèrent, et l'animal mourut quarante-sept minutes après l'application de la substance délétère. (*Philosophical transactions,* année 1811, pages 185 et 193.)

Si l'on mâche, dit M. Brodie, une petite quantité de la feuille d'aconit, on éprouve un sentiment d'engourdissement dans les lèvres et les gencives, qui ne diminue qu'après deux ou trois heures.

OBSERVATION Ire. — John Crumpler mange, à huit heures du soir, de la salade dans laquelle on avait ajouté, par mégarde, une certaine quantité d'*aconit napel*. Il éprouve sur-le-champ une chaleur brûlante à la langue et aux gencives, et une grande irritation dans les joues. Il croit que le sang ne circule plus dans ses membres; cependant il n'a aucune envie de vomir. S'apercevant que les accidents augmentent, il boit environ un litre d'huile et une grande quantité de thé, ce qui le fait vomir. Les symptômes, loin de disparaître, s'aggravant, à dix heures, Vincent Bacon, chirurgien anglais, est appelé, et il trouve le malade couché dans son lit, les yeux et les dents fixes, les mains et les pieds froids, le corps généralement recouvert d'une sueur froide, le pouls à peine sensible, et la respiration tellement courte qu'il est très-difficile de l'apercevoir. Il lui fait avaler deux cuillerées d'esprit de corne de cerf, qui le font tousser et vomir; puis il lui administre l'*infusum* de *carduus benedictus* jusqu'à ce qu'il ait obtenu plusieurs vomissements. Le malade ne tarde pas à aller à la garde-robe, et il vomit de nouveau. Le pouls se relève un peu, mais il est intermittent et très-irrégulier. On lui fait prendre une potion d'*aq. epidem. therm. androm. conf. alkerm.*, avec quelques gouttes de *sal volatile* et *tinctura croc.* Le lendemain matin, il était beaucoup mieux, et la guérison ne tarda pas à être complète (1).

OBSERVATION II. — La *racine* d'aconit napel fut administrée à quatre brigands. Deux d'entre eux, après avoir éprouvé des douleurs violentes, furent sauvés par des moyens appropriés; les deux autres périrent, et il y en eut un qui, quelques heures après l'administration de cette racine, devint imbécile. La face se couvrit d'une sueur froide; l'asphyxie, les spasmes, les défaillances, se déclarèrent; il eut des déjections alvines involontaires; il vomit des matières bilieuses et livides; son corps se tuméfia, et il mourut apoplectique (2).

OBSERVATION III. — Willis rapporte qu'un homme mourut maniaque, et en très-peu de temps, pour avoir mangé de la salade dans laquelle il entrait des *feuilles* fraîches d'aconit napel (*de Anima brutorum*, p. 289).

OBSERVATION IV. — On a vu le suc d'aconit, introduit dans une petite blessure faite au pouce, provoquer des douleurs dans le doigt et dans le bras, la cardialgie, l'anxiété avec crainte de suffocation, la lipothymie, l'agitation, enfin la gangrène, et une abondante suppuration (3).

OBSERVATION V. — Le 29 décembre 1821, cinq personnes avalent chacune un verre à liqueur d'esprit de grain dans lequel on avait fait macérer

(1) *Philosophical transactions*, vol. XXXVIII, p. 287, ann. 1734, obs. 3.
(2) Mathiolus, in *Dioscorid.*, ed. C. Bauch., p. 768.
(3) Alberti, *Jurisprudentia medica*, t. VI, p. 724, obs. de Rodder.

par erreur de la *racine* d'aconit napel coupée par tranches, au lieu de racine de livèche ; elles ne tardent pas à éprouver des accidents fâcheux, et trois d'entre elles périssent au bout de deux heures, après avoir présenté les symptômes suivants : sensation de brûlure dans la gorge, l'œsophage et l'abdomen ; envies de vomir, bientôt après des vomissements et des selles accompagnés de cardialgie et de coliques violentes ; visage gonflé, abdomen fortement ballonné. A l'ouverture des cadavres, on voit que l'œsophage, l'estomac et les intestins sont rouges et très-enflammés, que les vaisseaux sanguins du canal digestif sont très-apparents, surtout les veines, qui semblaient être injectées. L'inflammation est bornée au cœcum exclusivement ; les gros intestins contiennent une grande quantité de gaz ; le mésentère participe aussi à l'état inflammatoire. Il y a dans la cavité du péritoine une grande quantité de sérosité jaunâtre. Les poumons sont pesants, bleuâtres, violets en arrière, peu crépitants et gorgés de sang. Le péricarde contient 32 gr. environ de sérosité jaunâtre ; le cœur et les gros vaisseaux n'offrent rien de remarquable ; le cerveau est sain, ses vaisseaux sont très-apparents et comme injectés. (*Dissertation inaugurale du Dr Pallas*, année 1822, n° 15.)

OBSERVATION VI. — Un jeune enfant de vingt et un mois avala quelques *feuilles* et deux ou trois *fleurs* d'aconit napel, et ne tarda pas à éprouver des accidents analogues à ceux dont il vient d'être parlé. Il succomba quelques heures après. (*Journ. de chimie méd.*, t. VI, p. 94 année, 1840.)

OBSERVATION VII. — Le 11 juin 1840, douze individus affectés de pellagre ou de scorbut avalèrent, au lieu du suc exprimé de cochléaria qu'ils croyaient pendre, chacun environ 100 gr. de *suc* exprimé d'aconit napel.

Le premier d'entre eux chez lequel il se manifesta des accidents fut un vieillard âgé de soixante ans. La respiration devint d'abord embarrassée, puis il survint des vomissements. Un médecin ayant été appelé, il crut reconnaître dans ces symptômes les caractères d'un accès d'asthme, et prescrivit de mettre le malade dans un bain, puis de lui administrer une dose d'huile de ricin, et enfin d'appliquer un large vésicatoire sur la région sternale. Ces divers moyens furent mis en usage, mais sans qu'il en résultât la moindre amélioration : les accidents n'en persistèrent pas moins, et allèrent en augmentant ; le vieillard expira le même jour dans l'espace de quelques heures.

Deux femmes, âgées de cinquante-cinq ans et atteintes de scorbut, éprouvèrent, bientôt après l'ingestion du liquide toxique, des inquiétudes, puis des mouvements convulsifs, enfin un sentiment de prostration extrême et comme une sorte de paralysie. Deux heures plus tard, la mort arriva.

Les neuf autres individus se trouvèrent tous également affectés plus ou moins fortement ; et il est très-probable que, sans l'intervention des moyens appropriés qui leur furent conseillés par M. le Dr Rolardini, ils auraient succombé comme les trois précédents.

Tous ces malades éprouvèrent dès l'abord une faiblesse excessive de tout le corps et en même temps un affaissement moral des plus prononcés. La face était d'une pâleur extrême, et la physionomie fortement altérée ; les yeux, qui avaient perdu toute leur vivacité, étaient cernés par un cercle d'une teinte bleuâtre, et les pupilles étaient énormément dilatées; il existait des vertiges; une vive céphalalgie se faisait sentir, surtout vers la partie postérieure de la tête; l'abdomen était tendu et très-douloureux; il y avait des vomissements de matières verdâtres, et, chez quelques-uns des sujets, des évacuations alvines diarrhéiques de même couleur. On observait en outre de l'oppression et de l'anxiété, une sensation générale de froid qui s'accroissait rapidement, avec lividité des ongles, des crampes dans les extrémités inférieures; enfin le pouls était petit, déprimé, et à peine perceptible.

L'ensemble et la nature de ces divers symptômes permirent bien de constater l'existence d'un empoisonnement par une substance de la classe des narcotico-âcres, mais sans qu'il fût possible d'en préciser l'espèce, car on n'avait point encore découvert cette fatale substitution du suc d'aconit au suc de cochléaria.

Dans cette incertitude, le tartre stibié fut administré, pour provoquer des vomissements, et déterminer ainsi l'expulsion du restant du poison qui pouvait se trouver encore dans les premières voies; puis le médecin, guidé par les opinions de l'école du contro-stimulisme, combattit l'état d'abattement général par des toniques diffusibles, tels que l'alcoolé de cannelle, l'éther sulfurique alcoolisé, le vin généreux, l'absinthe et le rhum, étendus d'eau, donnés à dose suffisante pour produire l'ivresse; en même temps, les extrémités thoraciques et pelviennes furent soumises à l'action de liquides alcooliques appliqués en frictions.

Sous l'influence de cette médication énergique, dit le praticien italien, la chaleur et le pouls se relevèrent promptement, ainsi que les forces; la physionomie reprit son aspect normal, et peu d'heures suffirent pour que tous ces malades revinssent complétement à la santé.

Les cadavres des trois sujets qui avaient succombé à l'action du poison furent ouverts et examinés avec soin.

L'habitude extérieure ne présentait rien qui méritât d'être noté.

A l'ouverture du crâne, on trouva la pie-mère et l'arachnoïde fortement injectées, et une assez grande quantité de liquide séreux à la base du crâne et sous l'arachnoïde cérébrale. Du reste, il n'existait point d'épanchement dans les cavités des ventricules.

Les poumons étaient fortement engorgés; le cœur, de consistance molle, contenait du sang noir, et les gros vaisseaux se trouvaient distendus par ce même liquide.

Le foie et la rate étaient à l'état normal. L'estomac, fortement gonflé par un amas de gaz, présentait une certaine quantité d'un liquide visqueux, de couleur cendrée; sa membrane muqueuse, notamment vers la grande courbure, était le siége d'une injection pointillée et irrégulière. Le duodénum et les intestins grêles offraient çà et là des taches de couleur rouge, et contenaient le même liquide visqueux cendré qui avait été remarqué dans la cavité de l'estomac. (*Gaz. des hôpitaux* du 3 mai 1842.)

Observation VIII.—Grimaud, garçon de peine dans une pharmacie de Lyon, après avoir mangé la soupe, le 26 octobre 1843, avala, par erreur, 40 gr. d'alcoolature d'aconit, qui se trouvait dans une bouteille de verre noir, et qu'il prit pour du vin (1).

Grimaud éprouva immédiatement une sensation de chaleur et de constriction à la gorge. S'apercevant de l'erreur qu'il a commise, il se hâte de prendre 5 centigr. d'émétique dans beaucoup d'eau; peu de vomissements. A dix heures, M. Devay visita le malade, dont l'anxiété était extrême; il était constamment en mouvement, sa démarche était vacillante; l'intelligence était nette, ses sens ne présentaient aucun trouble; il y avait quelques nausées, pas de vomissement: émétique, 15 centigr., ipécacuahna, 1 gr., eau, 125 gr.; vomissements abondants. A onze heures du soir, le malade ne peut plus se tenir debout; il est saisi de mouvements convulsifs; les membres supérieurs et inférieurs sont rétractés en dedans; les yeux, tournés en haut, ne laissent voir que le blanc du globe oculaire; une sueur visqueuse et froide recouvre la face; les artères radiales et temporales ne battent plus: le malade reste trois minutes dans cet état; les mouvements convulsifs cessent, mais la cécité est complète. Les nausées appellent chaque fois les crises nerveuses indiquées plus haut. A minuit, 15 centigr. d'émétique et 12 gr. de sulfate de soude, eau, 150 gr.; vomissements abondants, sans qu'il y ait soulagement du malade. Lavement avec 16 gr. de sulfate de soude, et le vin émétique trouble; eau vinaigrée, par petites gorgées. A une heure, le malade recouvre la vue, mais les crises nerveuses sont toujours fréquentes, et la chaleur de la peau baisse à chaque instant. Bientôt Grimaud est saisi d'un froid glacial; sa respiration devient stertoreuse, son intelligence est entière; il ne sent pas la piqûre d'épingles qu'on lui enfonce profondément dans les poignets: on couvre tout le corps de sinapismes vinaigrés, excepté sur le ventre; eau iodée à l'intérieur. A trois heures, les battements de cœur se font sentir, le pouls se relève, une réaction s'établit: infusion de menthe avec addition de 8 gr. d'esprit de Mindererus; on promène un fer chaud à repasser sur le tronc et les membres. A quatre heures, la réaction est complète; le malade s'assoupit à six heures, et à son réveil il ne se plaint que d'un brisement général.

Cet exemple peut démontrer qu'on ne doit point se lasser de donner des soins aux malades qui se trouvent dans la même circonstance que Grimaud; c'est à ces soins, à cette médication suivie, que le malade a dû son salut. (*Journal de chimie méd.*, ann. 1844; par le Dr Devay.)

Il résulte des faits que je viens d'exposer: 1° que le suc des feuilles d'aconit introduit dans l'estomac, dans le rectum, ou injecté dans le tissu cellulaire des chiens, détermine des accidents graves suivis d'une mort prompte; 2° qu'il en est de même de la racine de cette plante, dont les effets paraissent encore plus marqués que ceux du suc des feuilles; 3° que

____

(1) Cette teinture d'aconit avait été préparée avec la plante fraîche et parties égales d'alcool; cette préparation datait de trois mois, et le jour de l'accident le macéré avait été décanté.

l'extrait aqueux d'aconit préparé en exprimant le suc de la plante fraîche, jouit à peu près des mêmes propriétés vénéneuses que le suc, tandis qu'il est incomparablement moins actif lorsqu'il a été obtenu par décoction ; 4° que l'extrait résineux est plus énergique que l'extrait aqueux ; 5° que ces diverses préparations sont absorbées, transportées dans le torrent de la circulation ; qu'elles agissent spécialement sur le système nerveux, et particulièrement sur le cerveau, où elles déterminent une espèce d'aliénation mentale ; 6° qu'elles exercent en outre une irritation locale capable de développer une inflammation plus ou moins intense ; 7° qu'elles paraissent agir sur l'homme comme sur les chiens ; 8° qu'elles doivent probablement une grande partie de leurs propriétés toxiques à l'aconitine.

Aconitum cammarum (cape-de-moine). — Il est doué d'une saveur plus âcre que le précédent, et jouit de propriétés vénéneuses très-énergiques.

OBSERVATION Ire. — Mathiole rapporte qu'un criminel condamné à mort mangea de la racine de cette plante. Il éprouva une saveur de poivre un peu fort, et, au bout de deux heures, il fut saisi de vertiges et de commotions de cerveau tellement violentes, qu'il croyait avoir la tête pleine d'eau bouillante ; il se déclara une enflure générale de tout le corps ; le visage devint livide, les yeux étaient hors des orbites ; enfin le malheureux mourut au milieu des convulsions les plus horribles.

OBSERVATION II. — On trouve dans le *Sepulchretum* de Bonet, et dans les *Mémoires de l'Académie de Suède*, des faits analogues au précédent. Autrefois on empoisonnait les flèches avec le suc de cette plante.

Aconitum anthora. — Il paraît aussi être vénéneux. Hoffmann dit qu'il bouleverse l'estomac et détermine une chaleur brûlante accompagnée de soif et d'angoisse autour du cœur. Solier, Lobel et Prevot, ont vu cette racine déterminer des vomissements et des déjections alvines. Comment peut-il donc se faire que des auteurs anciens aient annoncé que cette racine était l'antidote des autres espèces d'aconit ?

Aconitum lycoctonum (tue-loup). — La racine de cette plante, mêlée avec de la salade, occasionna beaucoup de malaise à plusieurs convives. D'autres personnes éprouvèrent des vertiges, de l'ardeur et de l'enflure dans la langue pour avoir mâché des fleurs de cette espèce d'aconit. (Bauhinus, *loc. cit.*, p. 653.)

Aconitum ferox (aconit féroce). — Les expériences faites sur les lapins et les chiens par M. Pereira établissent que la racine de cette plante est un des poisons les plus violents ; que les extraits alcoolique et aqueux sont vénéneux, le premier à un plus haut degré que le second ; qu'ils sont absorbés et agissent sur le système nerveux, indépendamment de l'action locale qu'ils exercent sur les nerfs de la partie sur laquelle ils ont été appliqués; que la cause immédiate de la mort est l'asphyxie; qu'ils diminuent l'irritabilité du cœur; qu'ils déterminent la dyspnée, des convulsions, et la paralysie des extrémités (*Edinburgh journal of natural and geographical science*, juillet 1830).

DE L'ELLÉBORE NOIR.

L'ellébore noir (*helleborus niger*) appartient à la polyandrie polygynie de Linné, et à la famille des renonculacées de Jussieu (voy. ma *Médecine légale*, planche vii, 4e édition).

Caractères du genre helleborus. Calice formé de cinq sépales, obtus et assez grands, persistants; corolle composée de huit ou dix pétales (nectaires de Linné) tubuleux, rétrécis inférieurement, tronqués au sommet; étamines nombreuses; fruits capsulaires, allongés, à une seule loge, renfermant plusieurs graines elliptiques attachées sur deux rangées longitudinales. Les racines de toutes les espèces sont violemment purgatives.—*Caractères de l'ellébore noir* (*helleborus niger*, Linné, sp. 783). Souche ou tige souterraine, horizontale, charnue, comme articulée, présentant la cicatrice des feuilles dont la base a servi à la former; elle est noirâtre à l'extérieur, blanche en dedans, donnant naissance, par son extrémité supérieure, aux feuilles, et, par les déférents de sa surface extérieure, aux fibres radicellaires, qui sont simples, très-allongées, charnues, brunâtres, et deviennent noires en se desséchant. Les feuilles, toutes radicales, sont pétiolées, pédalées, à sept ou huit lobes très-profonds, obovales, lancéolés, acuminés, coriaces, glabres, dentés en scie dans leur partie supérieure; les pétioles sont cylindriques, rougeâtres, longs de 6 à 18 centimètres, dilatés et membraneux à leur partie inférieure. Les hampes sont de la même hauteur que les pétioles, et supportent une ou deux fleurs roses, très-grandes, pédonculées et penchées; ces fleurs sont accompagnées d'une ou deux bractées foliacées, de figure variable, vertes ou colorées en rose. Le calice est grand, pétaloïde, coloré, comme campanulé, ouvert, formé de cinq ou six sépales très-grands, inégaux, obovales, arrondis, très-obtus; les cornets ou pétales (nectaires de Linnæus), au nombre de dix à douze, sont beaucoup plus courts que le calice; ils sont pédicellés, un peu arqués, inégalement tronqués à leur orifice, qui est comme bilabié; leur couleur est jaune verdâtre. Les étamines sont extrêmement nombreuses, et moitié plus courtes que le calice. Les pistils, au nombre de six ou huit, quelquefois même davantage, réunis et rapprochés au centre de la fleur, sont glabres; l'ovaire est oblong, comprimé latéralement, un peu courbé, se terminant supérieurement en un style allongé, recourbé en dehors à son sommet, marqué sur son côté interne d'un sillon glanduleux, qui s'élargit à sa partie supérieure, et forme le stigmate. Les pistils se changent en autant de capsules à une seule loge, renfermant plusieurs graines, et s'ouvrant par une suture longitudinale qui règne sur le côté interne.

L'ellébore noir fleurit depuis le mois de décembre jusqu'en février et mars. Il croît dans les lieux ombragés et frais des montagnes, en Dauphiné, en Provence, dans les Vosges. Les jardiniers le désignent sous le nom de *rose de Noël*, époque à laquelle il est toujours en fleur.

Action de la racine d'ellébore noir sur l'économie animale.

EXPÉRIENCE Iʳᵉ. — On a fait avaler à un chien de moyenne taille et à jeun 10 gr. 60 centig. de cette racine. Au bout d'un quart d'heure, il a eu une selle verdâtre; demi-heure après, il a vomi sans effort; ces vomissements se sont renouvelés quatre fois dans l'espace d'une heure. Le lendemain, il a mangé avec appétit, et il était parfaitement rétabli.

EXPÉRIENCE II. — A une heure, on a introduit 10 gr. de racine d'ellébore noir en poudre dans l'estomac d'un chien très-fort, dont l'œsophage avait été préalablement détaché et percé d'un trou; on a pratiqué la ligature de ce conduit, afin d'empêcher l'expulsion du poison. Deux heures après, l'animal faisait des efforts violents pour vomir. Le lendemain, à midi, il était abattu, souffrait beaucoup, et continuait à faire des efforts de vomissement; il marchait librement, et conservait l'usage de ses sens. A huit heures du soir, il avait des vertiges; sa marche était chancelante; il avait de temps en temps des mouvements convulsifs. Il est mort dans la nuit. L'estomac était distendu par une assez grande quantité de matières pultacées, dans lesquelles était suspendue une partie de la poudre ingérée; la membrane muqueuse offrait quelques points d'un rouge foncé; dans le reste de son étendue, sa couleur ne paraissait pas altérée; elle était ulcérée dans quelques parties; ces ulcères, longitudinaux et courts, se trouvaient principalement sur les plis qu'elle forme à l'intérieur du ventricule. La membrane musculeuse était rougeâtre; la tunique séreuse, d'une couleur rose dans toute son étendue, était recouverte de vaisseaux fortement injectés en brun noirâtre. L'intérieur du duodénum, du colon et du rectum, était très-rouge; les autres portions du canal intestinal ne paraissaient point altérées (1).

EXPÉRIENCE III. — On introduisit dans l'anus d'un corbeau 25 centigr.

____

(1) L'inflammation du *rectum* est constante lorsque les animaux qui ont pris de la racine d'ellébore noir ont survécu quelques heures à son administration. Vicat a donc été induit en erreur en annonçant que ce poison enflammait les entrailles, excepté le *seul rectum* (*Histoire des plantes vénéneuses de la Suisse*, p. 69).

II.

d'extrait d'ellébore noir dissous dans une très-petite quantité d'eau. Deux minutes après, l'animal eut des déjections alvines tellement fréquentes et abondantes, qu'il est à présumer que le poison fut presque entièrement expulsé; néanmoins la respiration se ralentit et devint difficile; l'animal vomit, et mourut au bout de trente-trois minutes, au milieu de fréquentes convulsions. (Schabel.)

EXPÉRIENCE IV. — On introduisit dans la cavité du péritoine d'un sansonnet 5 centigr. d'extrait d'ellébore noir dissous dans 10 gouttes d'eau. L'animal périt au bout de cinq minutes. Un hochequeue, soumis à la même expérience, avec 3 centigr. de ce poison, ne vécut que vingt-deux minutes. (*Ibid.*)

EXPÉRIENCE V. — Vingt-cinq centigrammes d'extrait d'ellébore noir furent introduits par l'épiglotte dans la trachée d'un corbeau. La respiration devint difficile, et l'animal marchait avec peine. Au bout de la seconde minute, il reprit la gaieté, et parut n'avoir rien éprouvé jusqu'à la quatrième minute, où il tendit le cou et éternua avec force; alors il tomba, ouvrit le bec, et expira au milieu des convulsions. A l'ouverture du cadavre, on ne découvrit aucune trace du poison ni dans la trachée-artère ni dans les bronches. Les poumons étaient infiltrés de sang veineux, et présentaient çà et là des plaques noirâtres. L'œsophage était rempli de mucus; les autres organes ne paraissaient pas altérés. (*Ibid.*)

EXPÉRIENCE VI. — A deux heures de l'après-midi, on a saupoudré avec 8 gr. de racine d'ellébore noir pulvérisé une plaie faite à la partie interne de la cuisse d'un fort chien; on a réuni les lambeaux par quelques points de suture. Au bout de six minutes, l'animal a vomi des matières liquides blanchâtres, et il n'a pas cessé de faire de violents efforts de vomissement pendant la première heure qui s'est écoulée; ces efforts étaient tantôt infructueux, tantôt suivis de l'expulsion d'un peu de bile jaunâtre. A deux heures quarante-cinq minutes, il était en proie à des vertiges tels qu'il lui était impossible de faire deux pas sans tomber; ses pattes de derrière, excessivement faibles, ne lui permettaient pas de se tenir un instant debout; il poussait des cris plaintifs; ses pupilles n'étaient pas plus dilatées que dans l'état naturel. Il est tombé ensuite dans un état d'insensibilité générale; et il est mort à quatre heures et demie. La membrane muqueuse de l'estomac et celle du rectum étaient un peu rouges; les poumons offraient plusieurs portions d'une couleur rose, et d'autres qui étaient livides, noirâtres, gorgées de sérosité; ils étaient assez crépitants; la plaie était fort peu enflammée.

EXPÉRIENCE VII. — On a répété l'expérience sur un petit chien jeune, avec 30 centigr. de la même poudre. Il n'y avait aucun symptôme apparent au bout de huit heures. Le lendemain, vingt heures après l'opération, l'animal était couché sur le côté et dans un grand état d'abattement; il était insensible aux impressions extérieures; on pouvait le déplacer comme une masse inerte, et il lui était impossible de se tenir debout. Il est mort trois heures après. On n'a point trouvé de lésion sensible dans le canal digestif ni dans les poumons.

EXPÉRIENCE VIII. — Après avoir ouvert l'abdomen d'un lapin, on pratiqua la ligature de l'aorte au-dessus de la division de l'artère iliaque. Alors on appliqua sur une plaie faite à la cuisse 1 gr. 30 centigr. d'extrait d'ellébore noir; on en réunit les lambeaux au moyen d'un point de suture recouvert d'emplâtre agglutinatif. Au bout de quelques minutes, le sentiment et le mouvement volontaire des extrémités postérieures avaient cessé, et quelques heures après, la chaleur animale était égale à celle de l'atmosphère. Six heures après, on frappa violemment la tête : dès lors, la respiration cessa; il sortit du sang veineux de l'aorte divisée par la ligature; le cœur battait cinquante fois en une minute et demie. (Schabel.)

EXPÉRIENCE IX. — A sept heures du matin, on a introduit dans l'estomac d'un gros chien le liquide obtenu en traitant 32 gr. d'ellébore noir par l'eau bouillante : ce liquide avait été filtré et rapproché; l'œsophage a été lié. Dix minutes après, l'animal a fait des efforts pour vomir; il a eu une selle solide. A huit heures trois quarts, il éprouvait des vertiges légers. A midi, les efforts de vomissement s'étaient souvent renouvelés; l'animal ne se soutenait qu'avec la plus grande difficulté; il était presque insensible. Il est mort à trois heures. La membrane muqueuse de l'estomac était légèrement enflammée, l'intérieur du rectum offrait une couleur rouge-cerise; il n'y avait qu'une légère altération dans les autres parties du canal digestif; les poumons présentaient çà et là des plaques livides, denses, et peu crépitantes.

EXPÉRIENCE X. — Deux cent cinquante grammes d'une décoction faite avec du cidre et 32 grammes d'*ellébore noir* en poudre furent administrés à un chien très-robuste et de moyenne taille. Presque à l'instant même, l'action du poison fut manifeste. L'immobilité fut le premier symptôme, et on remarqua en même temps un ralentissement très-sensible dans la circulation; les mouvements du cœur devinrent très-rares : cet état dura à peu près une minute. Alors la circulation s'accéléra progressivement, et surpassa même l'état naturel; mais la mobilité ne semblait être rendue qu'aux extrémités. Le tronc avait conservé absolument la même position que dans le commencement de l'expérience, et il ressemblait assez à une masse inerte à laquelle étaient attachées des parties animées. L'animal roidissait alternativement les pattes antérieures et les postérieures; sa queue était aussi dans un mouvement presque continuel, et sa tête, après de longs et vains efforts, parvint enfin à se porter en arrière contre le dos. Ces différentes attitudes dépeignaient assez les douleurs atroces auxquelles l'animal était en proie; mais elles démontraient aussi les pénibles contorsions pour tâcher de vomir; il y parvint en effet, mais une seule fois, après laquelle il retomba dans un état d'immobilité absolue. La circulation devint par degrés moins rapide, et la mort survint presque immédiatement (vingt minutes après l'administration du poison). L'ouverture du cadavre fut pratiquée à l'instant même. Tout le canal digestif était enflammé, depuis l'œsophage exclusivement jusqu'à l'extrémité du *rectum*; l'estomac était distendu et rempli d'une grande quantité d'un mélange d'os et de viande, et d'une partie du poison liquide non encore absorbé : les plis de la membrane muqueuse de ce viscère étaient dans un état d'inflammation très-intense, d'une couleur rouge cramoisie bien manifeste, mais sans aucune trace de corrosion; le duodénum présentait les mêmes caractères; mais ce qui est assez singulier, l'extrémité pylorique de l'estomac offrait des traces d'une inflammation beaucoup moins vive que dans les deux organes précédents. Les intestins étaient très-enflammés; mais l'inflammation diminuait progressivement jusqu'au rectum. La vessie ne contenait point d'urine; sa membrane interne était considérablement épaissie et d'une couleur rouge. La poitrine n'offrait rien de particulier : cependant le ventricule droit du cœur contenait un peu de sang, et le poumon gauche était légèrement engorgé par ce fluide. (Caventou, *Journal universel*, avril 1818, p. 127.)

Expérience XI. — A cinq heures du matin, on a saupoudré le tissu cellulaire de la cuisse d'un petit chien avec 8 gr. de poudre de racine d'ellébore noir, épuisée par l'eau bouillante; on a réuni les lambeaux de la plaie par quelques points de suture. Trois jours après, l'animal n'avait offert d'autre phénomène que l'abattement qui accompagne constamment cette opération. Il est mort le cinquième jour. Le membre opéré était à peine enflammé, et il n'y avait aucune lésion appréciable dans les organes intérieurs.

Expérience XII. — A deux heures et demie, on a introduit dans l'estomac d'un chien très-fort 16 gr. d'extrait aqueux d'ellébore noir solide *alcalin*, préparé en faisant macérer à froid de la racine sèche d'ellébore noir dans de l'eau aiguisée de carbonate de potasse (cet extrait fait la base des pilules toniques de Bacher); on a lié l'œsophage. A huit heures et demie du soir, l'animal éprouvait quelques vertiges; sa marche était chancelante, et il se plaignait un peu. Il est mort le lendemain à neuf heures du matin. La membrane muqueuse de l'estomac était d'un rouge cerise dans toute son étendue; il n'y avait point de lésion sensible dans les intestins. Les poumons, gorgés de sang dans quelques parties, étaient d'une couleur foncée noirâtre et plus denses que dans l'état naturel. Les ventricules cérébraux ne contenaient aucun fluide; les vaisseaux veineux qui parcourent la surface externe de cet organe étaient gorgés de sang noir, et la pie-mère fortement injectée.

Expérience XIII. — Désirant connaître si l'ellébore noir est moins actif que le blanc, on prit deux chats de même force; on enfonça dans les muscles de la cuisse de l'un d'eux une aiguille contenant 2 centigr. d'extrait alcoolique d'ellébore blanc; il éprouva des douleurs et les symptômes ordinaires. Au bout de cinquante minutes, il ne respirait plus que cinq fois par minute. A sept heures, la température du ventre était de 16°; celle du rectum de 18°. Le surlendemain on le trouva mort.

On opéra de la même manière sur l'autre chat, en employant 3 centigr. d'extrait alcoolique d'ellébore noir : l'animal périt au bout de vingt-cinq minutes, au milieu des convulsions. (Schabel.) (1).

____

(1) Cette expérience est loin de démontrer la supériorité ni même l'égalité d'ac-

Expérience XIV. — Dans le dessein de constater si les astringents empê-
chaient les effets délétères de l'ellébore noir, on a dissous 5 gr. 30 centigr.
d'extrait aqueux de cette plante dans 125 gr. d'eau; le *solutum* a été filtré
et précipité par un excès de teinture de noix de galle : le précipité obtenu
pesait 2 gr. 40 centigr.; on en a appliqué 30 centigr. sur une plaie faite
à la cuisse d'un chat, et on n'a observé aucun phénomène notable. Huit
gr. du liquide surnageant le précipité furent introduits dans l'œsophage :
l'animal tomba aussitôt, et rejeta une grande quantité d'écume; sa respi-
ration devint profonde et lente. Au bout de sept minutes, on administra
4 gr. de teinture de noix de galle étendue d'une assez grande quantité
d'eau; onze minutes après, l'animal vomit les aliments qu'il avait pris une
heure auparavant; la respiration fut de plus en plus difficile; le corps se
refroidit, devint flasque; le péristhotonos se manifesta, et la mort eut lieu
au bout de dix-sept minutes. L'estomac était tout plissé; il n'y avait point
de changement dans les autres organes. (Schabel.)

Observation Ire. — Morgagni fait mention d'un individu qui prit 2 gr.
d'ellébore noir, et qui succomba huit heures après. Il éprouva des douleurs
et fut pris de vomissements. Tout le canal digestif était enflammé; l'inflam-
mation était plus intense dans le gros intestin que dans les petits ; plusieurs
portions de ces derniers offraient alternativement un état de constriction
et de relâchement; il n'y avait point de gangrène; quarante-deux heures
après la mort, les membres étaient encore flexibles.

Observation II. — Un domestique, dans une métairie près Saint-Brieuc,
éprouve un malaise depuis deux ou trois mois. Plus inquiet sur l'avenir que
gêné des douleurs présentes, il se décide à faire quatre lieues pour aller con-
sulter Pierre Tanguy, dit le Mouton, un de ces ignorants malheureusement
trop-répandus, qu'on appelle vulgairement *guérit tout*. Il en reçoit trois
substances que l'on a reconnues être, l'une la racine du sceau-de-Salomon,
l'autre les feuilles du lierre terrestre, et la troisième a paru être la racine
de l'*ellébore noir*. Cet homme fait bouillir ces ingrédients dans du cidre,
jusqu'à réduction d'un demi-litre de liquide; il en boit un verre, et par
curiosité, son maître en avale une même dose. Trois quarts d'heure après,
les symptômes d'empoisonnement commencèrent à se manifester d'une ma-
nière alarmante. Mais ces malheureux étaient loin de prévoir les funestes
effets dont leur trop aveugle confiance allait les rendre victimes; en effet,
l'un d'eux (le domestique), n'entrevoyant sans doute dans les douleurs dé-
chirantes qu'il ressentait qu'une crise salutaire propre à chasser la maladie,
crut devoir la seconder en prenant un deuxième verre du breuvage qu'il

tion de l'ellébore noir ; en effet, il a été employé à la dose de 3 centigr., tandis
que l'autre n'a été appliqué qu'à la dose de 2 centigr.; d'ailleurs l'ellébore
noir était récent et très-actif, tandis que, d'après M. Schabel, le blanc avait
moins de force que d'autres échantillons plus frais. La résistance vitale offerte par
ces deux animaux peut encore différer assez pour que l'on ne doive tenir aucun
compte d'une expérience qu'il aurait nécessairement fallu répéter.

avait préparé ; mais, loin de se calmer, les accidents n'en devinrent que plus graves : bientôt les vomissements suivis de délire, les contorsions les plus violentes accompagnées d'un froid excessif que rien n'a pu diminuer, la mort enfin, furent les tristes résultats de l'administration de ce prétendu spécifique.

Il est à remarquer, dans cette circonstance, que la violence des symptômes et des accidents suivit une marche assez régulière, qui coïncida parfaitement avec les quantités différentes de liquide prises séparément par les deux individus : aussi le maître ne mourut-il que deux heures et demie après en avoir pris un seul verre, tandis que le domestique, qui en avait pris le double, succomba trois quarts d'heure plus tôt.

L'ouverture cadavérique fut faite seize heures après la mort des individus. Elle présenta les mêmes altérations dans les deux cas; mais d'une manière beaucoup plus marquée chez le domestique, qui avait pris une plus grande dose de liquide. Les poumons étaient gorgés de sang ; la membrane muqueuse de l'estomac se trouvait dans un état d'inflammation considérable, d'une couleur brune noirâtre, et réduite à un état presque gangréneux; l'œsophage, et, ce qui est assez remarquable, les intestins n'offraient rien de particulier. (Observation rapportée par M. Ferrary, pharmacien à Saint-Brieuc; *Journal universel*, avril 1818, p. 121.)

MM. Caventou et Cloquet, chargés d'examiner cette observation, pensent que l'ellébore noir n'était pas la seule substance active de ce breuvage, et qu'il pourrait bien y avoir été ajouté quelque autre corps de nature métallique, également susceptible d'empoisonner.

Conclusions. Dans la première édition de cet ouvrage, qui parut longtemps avant le mémoire de M. Schabel, j'avais tiré des expériences qui m'étaient propres les conclusions suivantes : 1° la racine pulvérisée d'ellébore noir, appliquée sous le tissu cellulaire, est rapidement absorbée, portée dans le torrent de la circulation, et détermine des vomissements violents et diverses lésions du système nerveux auxquelles les animaux ne tardent pas à succomber, et qui paraissent analogues à celles que les narcotiques développent ; 2° son effet local se borne à produire une inflammation légère, incapable d'occasionner une mort prompte ; 3° elle agit de la même manière lorsqu'on l'introduit dans l'estomac ; mais, dans ce cas, ses efforts sont plus tardifs et moins intenses ; 4° il peut même arriver alors qu'elle ne fasse pas périr les animaux auxquels on a laissé la faculté de vomir ; dans le cas contraire, la mort est constante à une certaine dose; 5° c'est dans la partie soluble dans l'eau que résident les propriétés vénéneuses de cette racine, qui, d'après Murray, paraissent dépendre d'un principe volatil âcre ; 6° l'extrait alcalin qui fait partie des pilules toniques de Bacher est également très-actif (1).

______

(1) L'eau distillée de la racine d'ellébore noir agit aussi sur le système nerveux.

Les expériences ultérieures et nombreuses de M. Schabel l'ont conduit à admettre les résultats suivants : « 1° Les propriétés délétères des racines d'ellébore blanc et noir ont le plus grand rapport entre elles (voy. la note de la page 452 de ce volume). 2° Elles paraissent résider principalement dans la substance résineuse (1), et ne sont point neutralisées par l'infusion de noix de galle. Wiborg et Scheele ont attribué leurs propriétés émétiques à la partie résineuse, et leurs propriétés narcotiques à la matière gommeuse, résultats qui ne sont point d'accord avec les expériences de l'auteur. 4° Les racines d'ellébore blanc et noir agissent non-seulement sur les animaux, mais encore sur les végétaux ; leur action délétère s'exerce sur les mammifères, les oiseaux, les reptiles, les mollusques, les insectes, et probablement sur tous les autres animaux. 4° Elles sont plus énergiques si on les introduit dans les vaisseaux sanguins, ou si on les applique sur les membranes séreuses, ou sur les organes pourvus de vaisseaux sanguins : dans ce cas, elles sont absorbées et transportées, par le moyen de la circulation, des parties infectées dans les autres parties du corps, en sorte qu'elles n'exercent pas leur influence à l'aide du système nerveux : il n'y a qu'une très-faible déperdition du poison employé, c'est-à-dire que la quantité absorbée pour produire la mort est peu considérable. 5° Leur action est moins violente si elles sont introduites dans le canal alimentaire, très-forte si elles sont appliquées sur des plaies saignantes ou sur la membrane muqueuse des voies aériennes, et nulle lorsqu'elles sont placées sur l'épiderme, les organes fibreux, ou sur les nerfs. 6° La mort, qu'elles déterminent chez les animaux des classes supérieures, arrive presque toujours par le même mécanisme ; l'intensité de leurs effets est en rapport avec la quantité employée. Données à grande dose, elles tuent rapidement, après avoir occasionné la dyspnée et des convulsions. La marche et la durée de l'affection qu'elles produisent sont également subordonnées à la dose.

« Le plus souvent, la mort a lieu en une demi-heure ou en une heure ; quelquefois elle n'arrive qu'au bout de plusieurs heures, tandis que, dans d'autres circonstances, quelques minutes suffisent pour la déterminer.

« Peu de temps après avoir administré ces poisons aux animaux des classes supérieures, la respiration devient pénible et lente ; les battements du cœur se ralentissent, et peu de minutes après l'envie de vomir se manifeste ; l'animal vomit des matières bilieuses et muqueuses ; il

---

(1) Suivant M. Schabel, la racine d'ellébore noir fournit 0,29 d'extrait alcoolique ou résineux, et 0,38 d'extrait aqueux. La racine d'ellébore blanc déjà ancienne donna 0,40 d'extrait alcoolique ou résineux, et 0,54 d'extrait aqueux.

salive, et présente tous les phénomènes que l'on observe ordinairement dans les grandes douleurs de ventre. Il chancelle, vacille comme s'il avait des vertiges, et s'affaiblit de plus en plus ; on remarque un tremblement dans les muscles des extrémités postérieures d'abord, puis, et seulement dans certaines circonstances, dans ceux des pattes antérieures. Il arrive tantôt que la respiration et la circulation sont plus rares et plus régulières ; tantôt, au contraire, ces fonctions sont accélérées, et alors la respiration est douloureuse ; les animaux halètent comme les chiens qui ont très-chaud ; la langue est pendante ; la faiblesse des muscles augmente à un tel point, que la démarche devient impossible, et l'animal reste étendu par terre. A cette époque, les efforts pour vomir cessent le plus ordinairement ; les convulsions se déclarent, augmentent de temps à autre, et ne tardent pas à être suivies de l'opisthotonos, de l'emprosthotonos et de la mort.

«Dans certaines circonstances, la respiration et les mouvements du cœur deviennent plus rares ; ceux-ci sont intermittents, tandis que la respiration est pénible ; la chaleur intérieure et extérieure diminue, phénomène qui est de la plus haute importance pour les physiologistes. Plus tard, la sensibilité diminue, l'animal languit et reste couché, la respiration est rare et faible, et de temps à autre, on aperçoit quelques signes de vie qui s'éteint par degrés. Quelquefois, surtout chez les oiseaux, ces poisons agissent comme purgatifs ; ils déterminent rarement l'éternument ; la pupille est *resserrée* ou *dilatée*.

«Si, après l'empoisonnement, la santé se rétablit, ce qui, selon Ledelius, peut arriver même chez les personnes qui ont éprouvé des convulsions, la respiration, le pouls et la température du corps, reviennent peu à peu à leur état naturel.

«Chez les animaux qui n'ont pas été tués instantanément par ces poisons, on trouve les poumons lourds, gorgés de sang, recouverts d'une membrane dense et offrant plusieurs taches brunes ; quelquefois ils sont emphysémateux ; la trachée-artère et ses grandes ramifications ne paraissent point altérées.

«Les vaisseaux biliaires et la vésicule du fiel sont remplis de bile ; on trouve encore une assez grande quantité de cette liqueur dans les intestins grêles. Le foie est souvent gorgé de sang ; la membrane muqueuse de l'estomac est d'une couleur rouge ; on observe quelquefois une rougeur analogue dans quelques parties des intestins. Je n'ai jamais pu confirmer le fait annoncé par M. Orfila, savoir, que l'ellébore noir enflamme l'intestin rectum : plusieurs expériences faites par M. Orfila lui-même sont en opposition avec ce qu'il avance (1).

---

(1) Je persiste à croire que l'ellébore noir détermine l'inflammation du rectum

«On rencontre souvent, dans les gros troncs veineux et dans les cavités droites du cœur, une grande quantité de sang noir ; il y en a aussi quelquefois dans le ventricule gauche.

«Si on ouvre les animaux peu de temps après la mort, on voit que le sang est fluide et qu'il se coagule par son exposition à l'air. Les autres organes nous ont paru sains.

«L'irritabilité des muscles volontaires et involontaires, et de ceux qui ont été touchés par ces poisons, est encore assez marquée. Les nerfs ont conservé assez de force pour transmettre les impressions qu'ils ont reçues.

«Nous n'avons jamais remarqué que les corps des animaux soumis à l'influence des racines dont nous parlons eussent une tendance plus marquée à la putréfaction.

«Il résulte de tout ce qui précède que les propriétés délétères des racines d'ellébore noir et blanc ont quelques rapports avec celles du *chlorure de baryum* et de l'*émétique* ; que leur mode d'action diffère cependant surtout de la dernière de ces substances, parce qu'elles agissent avec plus de promptitude, qu'elles produisent moins de déjections alvines, et qu'étant appliquées ailleurs que sur l'estomac, elles excitent plus vite et plus constamment le vomissement : en effet, d'après M. Emmert, aucune des substances vireuses ou médicamenteuses employées jusqu'à ce jour ne détermine aussi promptement le vomissement que les racines d'ellébore appliquées sur des plaies saignantes.» (Schabel.)

L'ellébore *fétide* peut aussi occasionner la mort. On lit dans le *London chronicle*, 1768, n° 1760, qu'un enfant périt pour avoir pris de la racine de cette plante dans la pulpe de pomme. On a vu également, après son emploi, des individus perdre les cheveux, les ongles et même l'épiderme. (*Oxford magazine*, pour le mois de mars 1779, p. 99.)

DE LA VÉRATRINE ET DE LA SABADILLINE.

La vératrine est un alcali composé d'oxygène, d'hydrogène, de carbone et d'azote, découvert en 1819 par MM. Pelletier et Caventou, dans

---

lorsqu'il est introduit dans l'estomac. Si M. Schabel n'a pas observé cette lésion, cela tient à ce que les animaux sur lesquels il a opéré sont morts quelques minutes après l'ingestion du poison ; tandis que, suivant moi, elle ne se développe que dans le cas où les animaux ont survécu quelques heures à son administration (*Toxicologie*, t. II, p. 9, 1re édit.). Qu'il me soit permis de reprocher à M. Schabel de dire que je suis en contradiction avec moi-même. Parmi les expériences rapportées dans mon article sur l'ellébore noir (1re édition), la 2e et la 5e sont les seules qui aient été terminées par la mort après l'introduction de ce poison dans l'estomac : or, dans l'une et dans l'autre, l'intérieur du rectum était d'un rouge-cerise.

la racine d'ellébore blanc, dans les graines de cévadille et dans la racine de colchique. Il est sous forme d'une résine presque entièrement blanche, incristallisable, inodore, mais susceptible de provoquer des éternuments violents lorsqu'elle est appliquée sur la membrane pituitaire, même à une dose très-faible; sa saveur est excessivement âcre, sans mélange d'amertume. Elle fond à 115° c. et offre l'apparence de la cire; par le refroidissement, elle se prend en une masse translucide, de couleur ambrée. L'eau bouillante n'en dissout que $1/1000$ de son poids et acquiert une âcreté sensible. Elle ramène au bleu le papier de tournesol rouge, et forme avec les acides des sels cristallisables quand ils sont étendus d'eau. L'alcool et l'éther la dissolvent très-bien. L'acide azotique la fait passer au rouge, puis au jaune; l'acide sulfurique la colore d'abord en jaune, puis en rouge de sang, et enfin en violet, caractères qui la distinguent de la colchicine. Les alcalis ne la dissolvent point.

Sabadilline. Elle fait partie de la cévadille, de la racine d'ellébore blanc et du colchique. Elle est blanche, sous forme d'étoiles solitaires qui paraissent des hexaèdres, très-âcre, fusible à 200° cent., et alors elle a un aspect résineux et brunâtre, décomposable par la chaleur sans se sublimer, assez soluble dans l'eau chaude, très-soluble dans l'alcool, insoluble dans l'éther, très-soluble dans les acides sulfurique et chlorhydrique étendus d'eau, avec lesquels elle forme des sels cristallisables. Elle est composé d'oxygène, d'hydrogène, de carbone et d'azote.

On trouve encore dans la cévadille une matière désignée sous le nom de *résini-gomme de sabadilline*, qui paraît être formée d'un équivalent de sabadilline anhydre et d'un équivalent d'eau; elle sature les acides à la manière des alcalis, mais ne donne point de sels cristallisables.

Action de la vératrine sur l'économie animale.

EXPÉRIENCE Ire. — On introduisit dans la narine d'un petit chien une très-petite quantité d'acétate de vératrine : aussitôt il y eut un éternument violent qui continua pendant un quart d'heure; un mucus sanguinolent s'écoula bientôt par les narines, et continua à en sortir pendant deux heures : on cessa alors d'observer l'animal.

EXPÉRIENCE II. — On injecta dans la gueule d'un chien de moyenne taille 10 centigr. d'acétate de vératrine; immédiatement après, l'animal rejette une très-grande quantité de salive. Au bout de deux minutes, on fait une nouvelle injection : l'animal continue à saliver beaucoup.

EXPÉRIENCE III. — Après avoir ouvert le ventre d'un chien, on injecte dans le duodénum 10 centigr. d'acétate de vératrine; l'intestin se durcit beaucoup, puis se relâche, puis se contracte de nouveau, et ainsi de suite pendant un certain temps.

EXPÉRIENCE IV. — On injecte une nouvelle dose d'acétate de vératrine dans la portion pylorique de l'estomac : ce viscère se resserre aussitôt dans toute sa moitié droite ; ce resserrement s'opère lentement, et ne diffère pas du mode de contraction du reste du canal intestinal. Au bout de 10 minutes, la tête de l'animal se renverse fortement en arrière, ses membres se roidissent, sa respiration s'arrête, et il meurt.

EXPÉRIENCE V. — On injecte dans le rectum d'un chien de moyenne taille 5 centigr. d'acétate de vératrine ; quelques secondes après, évacuations alvines : l'animal fait ensuite pendant longtemps des efforts continuels et inutiles de défécation ; il vomit au bout de vingt-six minutes. Une heure après le commencement de l'expérience, il paraissait souffrant ; il continuait toujours à faire des efforts infructueux pour évacuer.

EXPÉRIENCE VI. — A deux heures quarante-neuf minutes, on injecte cinq centigr. d'acétate de vératrine dans la plèvre gauche d'un chien de moyenne taille : cris très-aigus, agitation violente au moment de l'injection, et quelques secondes après, la respiration est très-accélérée ; l'animal est haletant, il se couche et s'affaiblit rapidement. A deux heures cinquante-trois minutes, très-légers mouvements tétaniques ; trois minutes après, symptômes de tétanos plus prononcés, renversement de la tête en arrière, roideur des membres et du tronc, petites secousses tétaniques par intervalles. Mort à trois heures moins deux minutes. Le poumon gauche est noir à sa surface, peu crépitant, gorgé de sang. Le côté droit du cœur est rempli d'une grande quantité de sang noir coagulé. Le ventricule gauche est vide ; le sang qui remplit la veine cave inférieure est coagulé jusque près des veines iliaques ; il l'est moins dans celles-ci, il ne l'est plus dans les veines crurales ; il est également coagulé dans les branches dont la réunion forme le tronc de la veine cave supérieure.

EXPÉRIENCE VII. — On injecta dans la tunique vaginale d'un chien de forte taille, âgé de trois ans, environ 10 centigr. d'acétate de vératrine. Au bout de deux minutes et demie, la respiration devint très-accélérée. L'animal tombe sur le côté droit, sa tête se renverse en arrière ; ses membres se roidissent, puis présentent trois ou quatre secousses tétaniques très-violentes. Cette première attaque ne dure que quelques secondes ; l'animal recouvre ensuite l'usage de ses membres ; il fait de grandes et profondes inspirations. Au bout d'une demi-minute, nouvelle attaque beaucoup plus violente que la première : il suffit de toucher l'animal du bout du doigt pour qu'à la roideur générale se joignent des secousses du tronc et des membres, que l'on ne saurait mieux comparer qu'à de très-fortes commotions électriques. Cette attaque dure deux minutes, puis la respiration se rétablit ; mais elle est très-accélérée et haletante. Une minute après, nouvelle attaque ; d'abord roideur générale, puis violentes secousses, et mort sept minutes après l'introduction du poison dans la tunique vaginale.

EXPÉRIENCE VIII. — On injecta dans la veine jugulaire d'un petit chien 5 centigr. d'acétate de vératrine : à peine quelques secondes s'étaient-elles écoulées, que des effets tétaniques se manifestèrent et firent succomber l'animal.

EXPÉRIENCE IX. — On injecta dans la veine jugulaire d'un chien d'assez forte taille 10 centigr. d'acétate de vératrine : au bout de huit minutes, l'animal rejette par l'anus une assez grande quantité de mucosités mêlées à très-peu de matières fécales. Une minute après, vomissement brusque, puis nouvelle évacuation d'un mucus sanguinolent. Douze minutes après l'injection, 10 autres centigr. de poison sont injectés dans la veine jugulaire. Bientôt la respiration s'accélère, l'animal est haletant, ses membres antérieurs sont roides, sa tête est renversée en arrière ; légères secousses tétaniques par intervalles. Cinq à six minutes après la seconde injection, il est mourant. On en fait alors l'ouverture. Vu à l'extérieur, tout le gros intestin est fortement injecté ; il est vide de matières fécales, mais il contient beaucoup de mucus ; sa membrane interne, rouge, présente d'espace en espace de larges ecchymoses ; l'intestin grêle est sain, la portion splénique de l'estomac offre une teinte rosée, bien différente de la couleur rouge véritablement inflammatoire du gros intestin. La portion pylorique est très-blanche ; les deux poumons sont rouges et engorgés.

MM. Magendie et Andral concluent des expériences qui précèdent, 1° que la vératrine exerce sur l'économie animale une action analogue à celle de l'ellébore blanc, du colchique et de la cévadille, d'où elle est extraite ; 2° qu'elle occasionne promptement l'inflammation des tissus sur lesquels on l'applique ; 3° qu'étant injectée dans les veines, elle exerce encore une action irritante sur le gros intestin ; 4° que si elle est introduite dans le canal digestif à très-petite dose, elle ne produit que des effets locaux ; tandis qu'elle est absorbée et détermine le tétanos si la quantité employée est plus considérable ; cela a lieu à plus forte raison lorsqu'on l'injecte directement dans les veines. (*Journal de physiologie expérimentale*, n° 1.)

Traitement (voy. p. 429).

DU VARAIRE.

Le varaire appartient à la famille des colchicées de De Candolle, et à la *polygamie monœcie.* — *Caractères du genre* (voy. mon *Traité de médecine lég.*, pl. vii bis, 4ᵉ édition). Plante monocotylédone, à fleurs polygames, à feuilles ovales, nerveuses ; des gaînes oblongues, entières ; fleurs polygames, disposées en panicules ; calice ou corolle à six découpures égales, colorées ; six étamines, trois ovaires distincts, trois styles courts, trois capsules oblongues à deux valves ; plusieurs graines membraneuses. — *Varaire blanc* (*ellébore blanc*). Racine en forme de cône tronqué, noirâtre et ridée au dehors, blanche à l'intérieur et d'une saveur âcre, longue de 6 à 8 centimètres, large d'environ 3 centimètres, offrant des radicules nombreuses, longues de 8 à 10 centimètres, de la grosseur d'une plume de corbeau, blanches à l'intérieur et jaunâtres à l'extérieur. Elle est formée de gallate acide de *vératrine*, de *sabadilline*, de *résini-gomme de sabadilline,* d'élaïne, de stéarine, d'un acide volatil, d'une matière jaune, d'amidon, de ligneux et de gomme.

Action du varaire blanc sur l'économie animale.

EXPÉRIENCE Iʳᵉ. — A une heure de l'après-midi, on a fait avaler à un petit chien 10 gr. de racine sèche parfaitement pulvérisée. Au bout de cinq minutes, l'animal a commencé à vomir, et un quart d'heure après l'ingestion de la substance vénéneuse, il avait déjà vomi six fois des matières mucoso-bilieuses, d'une couleur jaunâtre. A deux heures un quart, il se plaignait, et faisait des inspirations extrêmement profondes ; sa bouche était remplie d'écume. A trois heures, il marchait avec difficulté ; ses pas étaient chancelants, et en tout semblables à ceux des personnes ivres de vin. Le lendemain, à midi et demi, il n'avait plus de vertiges, et il pouvait marcher librement. Le jour suivant, à neuf heures, il a très-bien mangé, et depuis lors sa santé a été parfaitement rétablie.

EXPÉRIENCE II. — A une heure, on a détaché et percé d'un trou l'œsophage d'un chien assez fort, et on a introduit dans son estomac 8 gr. de poudre sèche d'ellébore blanc enfermée dans un cornet de papier ; on a lié l'œsophage. A deux heures, violents efforts pour vomir ; une heure et demie après, abattement, plaintes : cependant l'animal marchait librement. A huit heures du soir, il avait des vertiges très-forts ; il est mort deux heures après. La membrane muqueuse de l'estomac était d'un rouge assez vif dans toute son étendue, sans aucune trace d'ulcération ; celle qui tapisse le duodénum et le jéjunum était un peu rouge ; nulle altération sensible dans les autres organes.

Wepfer dit avoir administré à un petit chien âgé de trois semaines 1 gr. d'ellébore blanc mêlé à du lait. L'animal le vomit aussitôt, eut des déjections alvines et quelques mouvements convulsifs ; une heure après, il paraissait mort. On l'ouvrit au bout d'une demi-heure : le cœur et le diaphragme se contractaient ; l'intérieur de l'estomac était un peu rouge. (Wepfer, *Cicutæ aquaticæ historia et noxæ,* p. 219.)

EXPÉRIENCE III. — On administra à un chat un clystère préparé avec 16 gr. de teinture d'ellébore blanc, et on eut soin de boucher le rectum pendant six minutes, pour empêcher l'expulsion de la liqueur. La respiration devint difficile, et, huit minutes après, l'animal rendit une écume muqueuse. Au bout de vingt minutes, il tomba sur le côté gauche ; sa gueule était ouverte et remplie d'écume, sa langue sortait comme celle d'un chien qui a chaud ; la respiration était fréquente et haletante : vingt minutes après, elle devint plus rare et plus faible. Alors l'animal éprouva des tremblements et des convulsions, qui durèrent une heure six minutes, et auxquels succédèrent l'*emprosthotonos* et la mort. La sensibilité fut très-vive, et la pupille demeura contractée jusqu'à ce moment. On fit l'ouverture du cadavre immédiatement après la mort. Le cœur, l'œsophage et les muscles, se contractaient encore lorsqu'on les irritait. On pouvait constater le mouvement péristaltique des intestins, cependant on ne déterminait pas la contraction des muscles en irritant les nerfs. L'estomac, les intestins grêles, et la vésicule du fiel, étaient remplis de bile. Les vaisseaux du cœur et du cerveau étaient gorgés de sang qui se coagulait à l'air. (Schabel.) (1)

EXPÉRIENCE IV. — On injecta dans le rectum d'un jeune lapin 8 gr. de teinture de *veratrum album*, qui commençait à moisir. Il en rejeta aussitôt la moitié; peu de temps après, il devint triste, la respiration fut difficile, et il fit des efforts pour vomir. Au bout de vingt et une minutes, lassitude et respiration plaintive : il resta une heure dans cet état. Cinq heures après l'application de la teinture, les battements du cœur étaient singulièrement ralentis : au lieu de deux cent cinquante par minute, on n'en comptait que soixante-dix; il ne faisait que trente inspirations par minute, au lieu de quarante-huit; la température de l'anus était de 24°+0 th. R., tandis qu'elle était de 31° au commencement de l'expérience. Alors l'animal reprit des forces et de la gaieté; la respiration et les battements du cœur devinrent plus accélérés, la chaleur tarda plus longtemps à se rétablir. La même expérience, répétée sur un autre lapin, fournit des résultats analogues. (Schabel.)

EXPÉRIENCE V. — Un petit morceau de racine de *veratrum album*, enduit d'huile, fut introduit dans le rectum d'un chat. Au bout d'un quart d'heure, respiration difficile, vomissements écumeux, déjections alvines abondantes. La racine fut rejetée; le rectum était enflammé et paraissait sortir. (Schabel.)

EXPÉRIENCE VI. — A huit heures du matin, on a fait une incision à la partie interne de la cuisse d'un chien de moyenne taille, et on a saupoudré la plaie avec 1 gr. 10 centigr. d'ellébore blanc pulvérisé; on a réuni les lambeaux par quelques points de suture, et l'animal a été muselé, afin d'empêcher qu'il ne portât la langue sur la partie opérée. Six minutes après, il a vomi, s'est couché sur le ventre, et a poussé quelques plaintes. A huit heures trois quarts, il avait déjà fait plus de quarante fois des efforts violents pour vomir, et il avait rejeté quelques matières mucoso-bilieuses; il avait des vertiges tels, qu'il lui était impossible de faire deux pas sans tomber; il conservait l'usage de ses sens, et ne poussait aucune plainte; ses paupières étaient souvent agitées d'un mouvement comme convulsif. A neuf heures, il lui était impossible de se tenir debout; les battements du cœur, forts, précipités, irréguliers, ne paraissaient point en rapport avec l'état de stupéfaction dans lequel l'animal était plongé; il faisait souvent des mouvements de déglutition. A neuf heures et demie, les paupières et les battements du cœur étaient dans le même état; les inspirations étaient profondes; il n'y avait point de mouvements convulsifs, et l'animal était tellement abattu qu'on l'aurait cru mort. A dix heures, les pupilles commençaient à être dilatées. A une heure, son état n'était point changé : on l'a secoué, il a fait un léger mouvement et est retombé de suite; ses pupilles étaient très-dilatées, et le clignottement des paupières allait en aug-

(1) *Dissertatio inauguralis de effectibus veneni radicum veratri albi et ellebori nigri*, auctor Andreas Schabel; Tubingæ, mart. 1817.

mentant. Il est mort à trois heures de l'après-midi. On l'a ouvert une heure après : il n'y avait dans le cœur qu'un léger mouvement d'oscillation ; le sang contenu dans les deux ventricules était fluide ; les poumons, gorgés de sang, un peu moins crépitants que dans l'état naturel, étaient tachetés de quelques plaques noires ; l'intérieur du rectum offrait plusieurs plaques rouges ; la membrane muqueuse de l'estomac était un peu enflammée, ainsi que la plaie. Des résultats analogues ont été obtenus avec deux autres animaux, excepté que, dans aucun cas, le canal digestif n'était le siége d'aucune altération.

EXPÉRIENCE VII. — On a répété la même expérience sur un chien très-fort, en saupoudrant la plaie avec 50 centigr. de racine d'ellébore blanc, finement pulvérisée : vingt minutes après, il a commencé à faire des efforts pour vomir, et il a vomi dix fois dans les vingt minutes qui ont suivi. Trois heures après, il souffrait beaucoup, et il avait des vertiges très-forts qui se sont calmés pendant la nuit. Le lendemain matin, il marchait assez bien et ne se plaignait plus. Le jour suivant, il a mangé un peu, et s'est échappé.

EXPÉRIENCE VIII. — M. Emmert appliqua 8 grammes de teinture d'ellébore blanc sur le tissu cellulaire qui sépare les muscles abdominaux du péritoine d'un chat. Cinq minutes après, l'animal ne pouvait plus marcher ; il se releva et retomba aussitôt ; la respiration devint fréquente et haletante ; il vomit à plusieurs reprises ; on pouvait distinguer à l'œil nu les battements du cœur. Au bout d'un quart d'heure, il faisait quatre-vingt-dix inspirations par minute, tandis que cinq minutes après, on ne comptait que quarante-huit inspirations. Les battements du cœur devinrent plus faibles et plus rares ; les pattes se roidirent, il y eut des convulsions, la gueule était ouverte, la respiration devint beaucoup plus difficile, et la mort eut lieu au bout de vingt-sept minutes. (Schabel, ouvrage cité.)

EXPÉRIENCE IX. — M. Emmert appliqua sur une plaie faite à la partie postérieure du cou d'un chat 6 gr. de teinture d'ellébore blanc. Quatre minutes après, il se manifesta un violent vomissement de matières écumeuses et muqueuses, qui continua pendant une demi-heure. A la dix-neuvième minute, la respiration se ralentit et ne s'accéléra que vers la trente-quatrième : alors elle était difficile ; l'animal haleta comme un chien qui a couru ; il tourna autour de la chambre en chancelant ; enfin il tomba et resta comme attaché à la terre. Au bout de deux heures quarante minutes, la respiration devint plus rare ; il n'y avait que quarante inspirations par minute. Il eut des convulsions qui empêchèrent de compter les battements du cœur ; au bout de cinq heures onze minutes, on pouvait à peine les sentir ; la pupille, contractée, conservait encore de la sensibilité ; la respiration, beaucoup plus difficile, était réduite à dix-sept par minute. Huit heures après, l'animal était froid ; les mouvements du pouls ne se faisaient plus sentir ; la respiration était extrêmement rare : on introduisit alors un instrument en fer dans la moelle allongée, et on procéda à l'examen anatomique. Le thermomètre, placé dans la cavité du ventricule gauche du cœur, ne marquait que 18°. Les gros vaisseaux étaient gorgés de sang noir ; les poumons, remplis de sang, étaient lourds et parsemés de taches fauves; l'estomac et les instestins, contractés, contenaient de la bile et du mucus; les muscles se contractaient avec force dès qu'on les irritait. Le cerveau était sain. (*Ibid.*)

EXPÉRIENCE X. — Un petit morceau de bois, contenant 15 centigr. d'extrait d'ellébore blanc, fut appliqué sur un des muscles de la patte d'un chat, isolé des parties environnantes au moyen de la dissection et d'une carte. L'animal périt au bout de soixante-quatre minutes, après avoir éprouvé des symptômes analogues à ceux dont nous avons parlé. Le cerveau était le siége d'un épanchement séreux très-abondant. (*Ibid.*)

EXPÉRIENCE XI. — L'application du même poison sur le tendon d'Achille d'un chat ne détermina aucun symptôme d'empoisonnement; il en fut de même lorsque l'extrait fut mis en contact avec le nerf tibial. (*Ibid.*)

EXPÉRIENCE XII. — On frotta la peau de deux lapins, préalablement débarrassée de ses poils, avec 4 gr. de poudre d'ellébore blanc mêlée à de l'axonge, ou avec 8 gr. d'extrait de la même racine; on n'observa qu'une légère rougeur à la peau. (*Ibid.*)

EXPÉRIENCE XIII. — La membrane pituitaire des narines d'un chat fut frottée avec 15 centigr. d'extrait d'ellébore blanc; on empêcha l'animal de se lécher; au bout de huit minutes, il éternua avec force, vomit pendant deux heures, et mourut au bout de seize heures. (*Ibid.*)

EXPÉRIENCE XIV. — M. Emmert introduisit dans la cavité de la plèvre droite d'un lapin 4 gr. de teinture d'ellébore blanc : la respiration devint difficile, et l'animal mourut au bout de quatre minutes. On l'ouvrit sur-le-champ : l'aorte était remplie de sang veineux qui se coagula par son exposition à l'air. Le poumon droit était d'un fauve obscur; la vésicule du fiel était remplie de bile. Le mouvement péristaltique était encore vif; mais, en irritant le nerf *phrénique*, on n'excitait aucune contraction du diaphragme. Vingt-cinq minutes après la mort, le corps était roide. (*Ibid.*)

EXPÉRIENCE XV. — On ouvrit la plèvre d'un chien entre la cinquième et la sixième côte droites, et après y avoir introduit 10 centigr. d'extrait d'ellébore blanc, dissous dans 2 gr. d'eau, on rapprocha les bords de la plaie. Trois minutes après, l'animal vomit, à plusieurs reprises, des matières écumeuses; le corps était entièrement agité; la respiration tantôt fréquente, tantôt rare. Au bout de quatorze minutes, la langue était livide et sortait de la gueule; les pattes postérieures étaient paralysées; le tremblement continuait; il y eut des vomissements bilieux pendant six minutes. Trente-huit minutes après, il eut un tournoiement semblable à celui qui a été observé par Arnemann sur les animaux auxquels on a enlevé une grande partie du cerveau : il mourut au bout de quarante minutes. L'ouverture cadavérique fut faite immédiatement après. Il n'y avait aucun signe d'irritabilité, si ce n'est un léger mouvement péristaltique. La vésicule du fiel, l'estomac et les intestins grêles, étaient remplis de bile; les poumons offraient une couleur rosée; la veine cave et les cavités droites du cœur étaient gorgées de sang coagulé. (*Ibid.*

EXPÉRIENCE XVI. — On introduisit dans la cavité du péritoine d'un gros chat 10 centigr. d'extrait d'ellébore blanc, mêlé avec de la mie de pain et sous forme de pilules ; on réunit les bords de la plaie. La mort eut lieu au bout d'une heure vingt-huit minutes, et fut précédée de vomissements violents, de convulsions, d'opisthotonos, et d'une grande difficulté de respirer. Les lésions cadavériques furent les mêmes que dans l'expérience précédente. On trouva les pilules entières, et seulement attaquées à leur surface. (*Ibid.*)

EXPÉRIENCE XVII. — Après avoir coupé les deux cartilages supérieurs de la trachée d'un chat, on injecta 15 centigrammes d'extrait d'ellébore blanc, dissous dans quinze gouttes d'eau. La majeure partie fut rejetée par les efforts de la toux ; on nettoya la plaie, et on réunit ses bords. La toux cessa, la respiration devint fréquente et pénible ; au bout de quatre minutes, l'animal vomit une écume muqueuse, et rendit des excréments. La difficulté de respirer et les efforts pour vomir continuèrent ; l'animal tomba, la gueule ouverte et la poitrine sifflante ; il eut pendant onze minutes des convulsions et l'emprosthotonos, et périt au bout de trente-cinq minutes. La trachée contenait un mucus écumeux. Le poison avait été entièrement absorbé par les bronches du poumon gauche, dans lesquelles on pouvait facilement le distinguer à la vue et au goût, tandis qu'on ne remarquait rien de semblable dans le poumon droit. Ces organes étaient excessivement épaissis et lourds. Tout le trajet des intestins était enflammé ; la vésicule du fiel était remplie de bile ; les autres viscères n'avaient point été attaqués. (*Ibid.*)

EXPÉRIENCE XVIII. — Courten rapporte avoir vu mourir subitement un chien, dans la veine jugulaire duquel il avait injecté 8 gr. d'une décoction d'ellébore blanc. Viborg et Scheele ont fait une série d'expériences dont les résultats sont semblables. Ils introduisirent dans la veine jugulaire d'un mauvais cheval 30 centigr. d'extrait gommeux d'ellébore blanc, dissous dans 40 gr. d'eau. Au bout de trois minutes, le pouls était vif, fréquent et tendu, la respiration difficile ; il chancelait et tombait : alors la respiration et le pouls devinrent insensibles et les muscles étaient flasques. L'animal s'étendit par terre et mourut.

Plusieurs chevaux, plusieurs vaches, dans la veine jugulaire desquels on introduisit 25 à 30 gouttes d'une teinture faite avec 1 partie de racine et 8 parties d'alcool, et dissoute dans 80 gr. d'eau, présentèrent les symptômes suivants : au bout de deux ou trois minutes, la respiration devint difficile ; le pouls petit, vif, fréquent ; des douleurs se firent sentir dans l'abdomen ; sept minutes après, vomissements et déjections alvines ; mais au bout d'une demi-heure, toutes les douleurs avaient cessé.

EXPÉRIENCE XIX. — Désirant connaître quelle était la quantité de poison absorbée dans ces différentes expériences, on introduisit entre les muscles et la peau de la cuisse d'un lapin 50 centigr. d'extrait d'ellébore blanc parfaitement desséché. Au bout d'un quart d'heure, l'animal devint inquiet, et la respiration lente ; une heure après, il était triste, languissant, et ne changeait plus de place. A cette époque, on retira le poison de la plaie, et

II.

30

après l'avoir fait sécher, on vit qu'il pesait 42 centig. L'animal périt au bout de trois heures trente-cinq minutes. La plaie était salie par l'extrait et un peu enflammée. (Schabel.)

Expérience XX. — A six heures du matin, on a fait prendre à un chien robuste le liquide obtenu en traitant 32 gr. d'ellébore blanc par l'eau bouillante : ce liquide avait été filtré et rapproché. L'œsophage a été lié : cinq minutes après, l'animal a fait des efforts pour vomir. A sept heures, il commençait à éprouver de la faiblesse dans les extrémités postérieures; sa démarche était vacillante. Ces symptômes ont augmenté, et l'animal est mort à onze heures. On l'a ouvert le lendemain. L'estomac contenait une assez grande quantité de mucus épais, il était peu enflammé. La membrane muqueuse du rectum était d'un rouge assez vif; les poumons offraient des taches livides, denses, peu crépitantes.

Expérience XXI. — A huit heures du soir, on a appliqué sur le tissu cellulaire de la cuisse d'un petit chien faible 12 gr. de poudre d'ellébore blanc, dont on avait parfaitement séparé les parties solubles, en le faisant bouillir à plusieurs reprises avec de l'eau. Quatre jours après, l'animal n'avait éprouvé que les symptômes inséparables de l'opération. Il est mort le sixième jour, et il a été impossible de découvrir aucune altération cadavérique.

Expérience XXII. — La même expérience a été répétée sur un autre petit chien avec 12 gr. de la même poudre que l'on n'avait pas fait bouillir assez de temps dans l'eau pour la priver de toutes les parties solubles : l'animal est mort au bout de trente-six heures, et il n'a commencé à éprouver les symptômes de l'empoisonnement que dix heures après l'application de la substance vénéneuse.

Expérience XXIII.—Deux aiguilles enduites, l'une de 1 centigr. d'extrait *alcoolique* d'ellébore blanc, l'autre de 2 centigr. et demi d'extrait aqueux de la même plante, furent introduites dans un des muscles de la cuisse de deux milans. L'animal soumis à l'action de l'extrait alcoolique, après avoir fait d'inutiles efforts pour vomir, pendant quatorze heures, vomit enfin, et eut des déjections alvines fréquentes. Le surlendemain, il était parfaitement rétabli. On lui appliqua de nouveau une aiguille enduite de 4 centigr. du même extrait : aussitôt après, il eut des vomissements répétés, et il mourut au bout d'une heure quinze minutes, au milieu des convulsions.

L'animal soumis à l'influence de l'extrait *aqueux* n'éprouva aucun symptôme d'empoisonnement, même lorsque la dose d'extrait fut portée à 10 centigrammes. (Schabel.)

Expérience XXIV. — Dans le dessein de constater si les astringents conseillés par un médecin danois s'opposaient aux effets délétères de l'ellébore blanc, on précipita 12 gr. de teinture de la racine de cette plante par un excès d'infusion aqueuse de noix de galle, la liqueur surnageant le précipité fut administrée à un chat. Au bout de sept minutes, la respiration devint accélérée et difficile; la langue était pendante, et l'animal couché sur le côté. Dix minutes après, vomissements, cris, convulsions, pouls intermittent, respiration irrégulière et rare; mort au bout de vingt-cinq minutes. Les poumons contenaient une grande quantité de matière liquide. (*Ibid.*)

Observation Ire. — Ettmuller dit, dans la préface de son ouvrage de chirurgie, que cette racine, appliquée sur l'abdomen, occasionne un vomissement violent (1).

Observation II.— Schrœder a observé le même phénomène dans un cas où cette racine fut employée sous forme de suppositoire.

Observation III.— Helmont rapporte qu'un prince royal périt au bout de trois heures, pour avoir pris 1 gr. 30 centigr. de ce poison, qui détermina des convulsions.

Observation IV. — Administrée à cette même dose, la racine d'ellébore a occasionné des spasmes, la suffocation, la perte de la voix, et le froid de tout le corps (Vicat, *Histoire des plantes vénéneuses de la Suisse*, p. 165; Yverdon, année 1776).

Observation V. — Un tailleur, sa femme, ses enfants, et ses ouvriers, mangent de la soupe dans laquelle on avait mis de la racine d'ellébore blanc en place de poivre. Bientôt après, ces individus sont saisis d'un froid général, et le corps se couvre d'une sueur glacée; leur faiblesse est extrême; ils sont presque insensibles, et leur pouls peut à peine être senti. Au bout de deux heures, l'aîné des enfants, qui n'avait pas quatre ans, commence à vomir copieusement, mais avec beaucoup d'efforts; les autres individus ne tardent pas à être dans le même cas. Vicat, appelé à ce moment, leur fait prendre une grande quantité d'eau tiède avec de l'huile, et, peu de temps après, il leur administre du thé de mauve miellé, ce qui leur procure du soulagement et le rétablissement complet. (*Id.*, p. 166.)

Observation VI. — Théophraste dit que les vignes dans lesquelles il croît de l'ellébore blanc donnent un vin qui fait uriner.

Observation VII.— Plusieurs auteurs assurent que la racine d'ellébore blanc, séchée, pulvérisée, et respirée par le nez, dans l'intention d'exciter l'éternument, a causé des fausses couches, des pertes qu'il n'a pas été possible d'arrêter, des saignements de nez, des suffocations, et des morts subites.

Conclusions sur les effets du varaire. L'ellébore blanc doit, en grande partie du moins, ses propriétés vénéneuses à la *vératrine*, et probablement aussi à la *sabadilline* et à la résini-gomme de sabadilline (voyez p. 458). Elle agit sur l'économie animale comme l'ellébore noir.

Traitement (voy. p. 429).

---

(1) L'expérience 12 (voy. p. 464) est en contradiction avec ce fait. Il est pourtant extrêmement probable que l'observation d'Ettmuller est exacte; en effet, la racine d'ellébore blanc rubéfie, ulcère la peau, et peut par conséquent être facilement absorbée : or, dès le moment que l'absorption a lieu, les symptômes de l'empoisonnement doivent se manifester.

DE LA CÉVADILLE.

La cévadille (*veratrum sabadilla* de Retz, *melanthium* de Thunberg, *Orfilia sabadilla* de Desc.) (voy. mon *Traité de médecine légale*, pl. VII *bis*, 4ᵉ édit.) Fleurs hermaphrodites et quelquefois mâles par avortement de l'ovaire ; fruits à trois loges contenant chacune trois graines obtuses à l'une des extrémités et presque imbriquées, retenues par un pédicule très-court à la suture intérieure (voy. pour plus de détails la 4ᵉ livraison de la *Flore* de M. Descourtils).

La cévadille offre une saveur âcre très-amère ; elle contient une matière grasse, composée d'oléine, de stéarine et d'acide cévadique, de *sulfate acide de vératrine*, de *sabadilline*, de résini-gomme de sabadilline, de cire, de matière colorante jaune, de gomme, de ligneux, et de quelques sels minéraux. Elle doit ses propriétés vénéneuses à la vératrine et probablement à la sabadilline.

DE LA COLCHICINE.

La colchicine a été extraite des graines du *colchicum autumnale*. Elle cristallise en aiguilles déliées, incolores, inodores, d'une saveur très-amère, puis âcre, assez solubles dans l'eau ; ce solutum précipite le chlorure de platine, la teinture d'iode et la noix de galle. Quoique n'offrant qu'une faible alcalinité, la colchicine neutralise complétement les acides et forme des sels en partie cristallisables, dont la saveur est amère et âpre. L'acide azotique concentré la colore en violet foncé et en bleu-indigo ; la couleur passe bientôt au vert, puis au jaune. L'acide sulfurique la colore en jaune brun. Elle est très-vénéneuse d'après Geiger et Hesse ; à très-petite dose, elle détermine des vomissements et des selles.

DU COLCHIQUE (COLCHICUM AUTUMNALE), de l'hexandrie trigynie de Linné, et de la famille des colchicées.

Comment peut-on reconnaître que l'empoisonnement a eu lieu par la racine de colchique ? — *Caractères.* « Le colchique, tel que le commerce le présente, est un corps ovoïde, de la grosseur d'un marron, convexe d'un côté, et présentant la cicatrice occasionnée par la petite tige (1), creusé longitudinalement de l'autre, d'un gris jaunâtre à l'extérieur, et marqué de sillons uniformes causés par la dessiccation, blanc et farineux à l'intérieur, d'une odeur nulle, d'une saveur âcre et mordicante »

____

(1) Une des deux tiges à fleur ; elle est enveloppée d'une spathe.

(Guibourt). Le colchique a fourni à peu près les mêmes principes que la racine d'ellébore blanc; on y a trouvé de la *colchicine*, de la *sabadil-line*, de la *résini-gomme de sabadilline*, du *gallate acide de vératrine*, de l'élaïne, de la stéarine, un acide volatil, une matière jaune, de l'amidon, du ligneux et de la gomme; il contient en outre une grande quantité d'*inuline*.

Action du colchique sur l'économie animale.

La graine de cette plante est délétère, et plusieurs enfants ont péri pour en avoir mangé. Les effets du bulbe ou de la racine ne sont pas toujours les mêmes. Cratochwill en a avalé 16 grammes sans ressentir autre chose qu'une légère amertume. Stork a mangé un bulbe entier, et il n'en a pas éprouvé la moindre incommodité. L'illustre Haller n'a trouvé ni saveur ni âcreté à ces bulbes cueillis en automne. On sait que les bulbes de colchique sont mangés sans inconvénient en Carniole pendant l'automne (Fée). D'une autre part, des observateurs dignes de foi attestent qu'ayant été administrés à des animaux, ils ont déterminé des nausées, des vomissements, des tranchées, des déjections alvines, l'inflammation de l'estomac et des intestins, et la mort. J'ai souvent fait prendre à des chiens, dans le mois de juin, deux ou trois de ces bulbes contus, et je n'ai jamais remarqué des effets sensibles : ce qui me porte à croire que le climat et la saison influent beaucoup sur leurs propriétés délétères.

Cette différence d'action tient sans doute à ce que le gallate acide de vératrine n'existe pas à toutes les époques de la végétation, et qu'il paraît se modifier par la dessiccation.

Voici des faits qui établissent la nocuité de ces bulbes :

EXPÉRIENCE Ire. — Everard Home versa sur 1 gramme de racine fraîche de colchique 1 kilogr. 500 gr. de vin de Sherry, moyennement chaud; au bout de six jours, il décanta la liqueur et la distilla pour en séparer l'alcool; 30 gouttes du résidu (dans lequel se trouvaient les principes du colchique qui avaient été dissous par le vin) furent délayées dans 4 gr. d'eau, et injectées dans la veine jugulaire d'un chien de moyenne taille, dont le pouls battait, avant l'expérience, cent quarante fois par minute. Au bout de cinq minutes, l'animal offrit un tremblement dans les muscles; il eut des nausées, mais il ne vomit point; le pouls était désordonné. Quatorze minutes après le commencement de l'expérience, le pouls battait cent quatre-vingts fois par minute, et il était très-intermittent. Au bout de quatre heures, il n'y avait plus que cent pulsations de force naturelle, mais avec des intermittences fréquentes. Sept heures après l'expérience, l'animal était parfaitement rétabli; il avait recouvré son appétit; le pouls battait cent quarante fois par minute, et ses mouvements étaient réguliers.

Trois jours après, on fit avaler à ce chien 60 gouttes de la même liqueur. Au bout de deux heures, il était languissant; les pulsations, au nombre de cent quarante par minute, étaient faibles. Quatre heures et demie après le commencement de l'expérience, la langueur était presque dissipée, et le pouls paraissait dans l'état naturel. Au bout de onze heures, le rétablissement était complet.

Expérience II. — Cent soixante gouttes de la même liqueur furent injectées dans la veine jugulaire d'un chien, qui perdit sur-le-champ la faculté de se mouvoir; la respiration se ralentit, et le pouls devint imperceptible. Dix minutes après, on comptait quatre-vingt-quatre pulsations; les inspirations, au nombre de quarante par minute, étaient comme dans l'état naturel. Vingt minutes après le commencement de l'expérience, il n'y avait plus que soixante pulsations et trente inspirations par minute; les pattes postérieures offraient un tremblement marqué. Au bout d'une heure, le pouls était irrégulier et battait cent quinze fois par minute; l'animal pouvait se tenir debout, mais le tremblement avait augmenté, il n'était plus possible de compter les inspirations. Une heure et demie après, le tremblement avait cessé, et le pouls était dans le même état; l'animal fit des efforts infructueux pour vomir, pendant dix minutes; il était languissant, et offrait cinquante-quatre inspirations par minute. Au bout de deux heures, le pouls était très-faible et battait cent cinquante fois par minute; l'animal avait eu des vomissements de mucus sanguinolent, et deux selles liquides. Au bout de trois heures, il avait eu un nouveau vomissement et une nouvelle selle; le pouls était tellement faible, qu'on ne pouvait plus déterminer le nombre des pulsations. Quatre heures après, l'animal était dans un état de langueur extrême; il vomit encore du mucus sanguinolent, et il mourut cinq heures après le commencement de l'expérience. L'estomac contenait du mucus teint de sang; la membrane interne était enflammée; l'inflammation était générale dans l'intérieur du duodénum; la membrane muqueuse du jéjunum et de l'iléum paraissait moins rouge; le colon était plus enflammé que l'iléum.

Observation Ire. — Everard Home prit, le 23 décembre 1815, à dix heures du matin, 60 gouttes d'eau médicinale de Husson, pour se débarrasser d'un violent accès de goutte qui rendait la cheville du pied très-douloureuse (1); il ressentait un froid tellement intense, qu'il lui était impossible de réchauffer ses mains lors même qu'elles étaient enveloppées de couvertures. Au bout de deux heures, il avait déjà chaud et soif. Trois heures après l'ingestion du médicament, la douleur était singulièrement diminuée, surtout lorsque le membre était en repos. Au bout de sept heures, la cheville était très-douloureuse tant que le pied était par terre; mais la douleur disparaissait aussitôt que le membre était placé dans une position horizontale. Le malade eut une nausée; le pouls était intermittent et battait soixante fois par minute, tandis qu'il donnait quatre-vingts pulsations avant l'ex-

____

(1) L'eau médicinale de Husson paraît devoir ses propriétés antigoutteuses au colchique qu'elle renferme.

périence. Dix heures après, il n'y avait plus de nausées ; le malade était languissant, et le pouls battait soixante-dix fois ; l'appétit était bon. La nuit fut calme. Le lendemain, on comptait quatre-vingts pulsations, et le rétablissement était complet. Everard Home conclut de ces faits, que le colchique n'agit sur l'estomac et sur les intestins qu'après avoir été absorbé et porté dans le torrent de la circulation. (*Experiments and observations on the effects of the colchicum autumnale*, by sir Everard Home ; *Philosophical transactions, read* 21 march 1816.)

Observation II. — Un homme âgé de cinquante-six ans, d'une faible constitution, en proie à des douleurs rhumatismales chroniques, avala par mégarde 48 grammes de teinture *vineuse de colchique*, qui ne détermina d'abord aucun accident fâcheux. Au bout d'une demi-heure, il éprouva des douleurs aiguës à l'estomac, et des nausées suivies de *vomissements et de déjections alvines souvent involontaires*. Ces symptômes continuèrent pendant la nuit et une grande partie du jour suivant : alors les évacuations alvines cessèrent, mais les nausées persistèrent ; les selles ne furent point sanguinolentes. Le lendemain du jour de l'accident, le malade était dévoré par une soif ardente qui dura jusqu'au moment de la mort ; les douleurs de l'estomac et des intestins étaient excessivement aiguës : on employa les fomentations émollientes. Vers le soir, le malade paraissait presque épuisé ; il avait le délire ; on sentait à peine le battement des artères. Cependant la mort n'eut lieu que dans la matinée du troisième jour. A l'ouverture du cadavre, on ne découvrit aucune trace d'inflammation dans les intestins ; l'estomac seul était rouge. (*Journal d'Édimbourg*, avril 1818.)

Observation III. — Dans le courant de mai 1819, un fermier de Luzarches donna des feuilles fraîches de colchique pour nourriture à douze vaches : trois périrent bientôt après en avoir mangé (séance tenue à l'École royale d'Alfort le 18 novembre 1819).

Observation IV. — Deux hommes périrent, l'un au bout de vingt-deux heures, l'autre après vingt-huit heures, pour avoir bu chacun un verre environ de teinture vineuse et alcoolique de colchique contenant à peu près 2 grammes 60 centigrammes du bulbe de cette plante (Ollivier d'Angers ; *Journal de chimie médicale*, t. V, année 1839).

Observation V. — Gaspar B. d'Aesthausen, âgé de cinquante-deux ans, d'un tempérament sanguin, but par mégarde, dans la soirée du 18 février 1830, une décoction faite avec une forte cuillerée de semences de colchique et un litre et demi d'eau ; il eut dans la nuit plus de quinze selles et des vomissements. M. le Dʳ Neubrandt le vit le lendemain matin dans un état peu inquiétant. Les selles et les vomissements étaient moins fréquents. Le malade, quoique faible, n'accusait aucune douleur et pouvait se lever. Le bas-ventre, qui n'était pas distendu, se concentrait spasmodiquement au toucher. Le pouls était petit et fréquent ; les selles, très-fétides et ténues contenaient des petites membranes blanches. On fit boire au malade beaucoup d'eau tiède renfermant du beurre. Cette boisson provoqua encore quelques vomissements et des selles ; immédiatement après on lui ordonna du café noir et une forte infusion de guimauve avec du suc de citron. Sauf les vomissements et les selles, on ne put découvrir aucun autre symptôme qui pût faire soupçonner l'absorption du poison : aussi quel fut l'étonnement du médecin lorsqu'il trouva, le lendemain matin, à huit heures (le 20), son malade dans l'état suivant :

Face pâle, respiration précipitée, gémissements, enrouement, yeux enfoncés dans l'orbite, pupilles très-dilatées, langue couverte d'un enduit blanchâtre et ne pouvant être sortie de la bouche qu'avec peine ; région de l'estomac un peu douloureuse ; haleine, face et extrémités froides. Pouls très-fréquent, à peine sensible ; soif nulle ; selles plus fréquentes depuis la veille et contenant des matières de couleur bleue claire en plus ou moins grande quantité. Le malade prit avec plaisir des soupes mucilagineuses et du café noir. Quoiqu'il répondît juste aux questions qu'on lui adressait, ses facultés intellectuelles paraissaient être embrouillées.

Mort à dix heures.

Autopsie, faite vingt-trois heures après la mort.

Figure non altérée, pupilles très-dilatées, yeux enfoncés, bouche spasmodiquement fermée, roideur remarquable de tous les membres et des muscles ; le bas-ventre, à peine un peu plus tuméfié que pendant la vie, était d'une dureté extraordinaire et montrait des taches particulières, surtout nombreuses au creux de l'estomac et aux côtés vers le dos ; elles étaient violettes ou d'un bleu verdâtre, rayées, non circonscrites. Les muscles étaient d'un bleu foncé, comme desséchés par l'air. La trachée-artère, près de la bifurcation, était enflammée ; les poumons, affaissés, petits, pâles, et mous au toucher, étaient à l'état normal à l'intérieur ; sur le cœur au reste normal et contenant beaucoup de sang coagulé, on voyait de grandes taches noires, violettes et brunâtres. L'œsophage n'était rouge brunâtre qu'au-dessous du diaphragme et à son embouchure à l'estomac ; le cardia surtout était d'un violet noir. L'estomac, à sa surface extérieure, était légèrement violet et beaucoup plus foncé à l'intérieur ; les veines de l'estomac et des autres intestins fortement distendues par du sang noir comme du charbon ; le foie, normal, avait une teinte violette à sa surface concave ; la vésicule biliaire était volumineuse et remplie de bile verte ; les intestins grêles et gros étaient à peine enflammés au dehors, et ne montraient que des taches rouges brunâtres, rares en dedans. Les autres organes n'offraient rien d'anormal. Le crâne et la colonne vertébrale n'ont pas été ouverts. (*Journal de chimie médicale,* t. VI, p. 504, année 1840.)

Observation VI. — M. le Dr Bennewitz conseilla à un homme âgé d'une quarantaine d'années, et affecté d'un rhumatisme chronique, l'usage du vin de semences de colchique, dont il prescrivit 10 gr. à prendre à la dose de vingt gouttes, de deux heures en deux heures.

Le malade, ayant déjà avalé, dans le courant de la journée, plusieurs fois la dose prescrite sans en avoir vu résulter aucun effet, se décida le soir à prendre le reste (environ 12 gr.) d'un seul coup. Après cette ingestion, il se coucha et s'endormit tranquillement.

Vers deux heures après-minuit, le malade se réveilla et eut une évacuation alvine abondante, mais qui, du reste, se fit sans efforts et sans être accompagnée d'aucune douleur particulière. Bientôt après, il survint, avec beaucoup d'oppression et d'anxiété à la région précordiale, des vomissements fréquents d'un liquide vert jaunâtre ; ces vomissements devinrent, pendant la journée, si forts et si continus, que le malade rejetait tout ce qu'on lui donnait, même la plus petite quantité d'un liquide quelconque. Ordinairement les vomissements étaient précédés d'une forte vomiturition ; mais quelquefois aussi ils s'opéraient sans cela et avec la plus grande facilité, pour ainsi dire par secousse. L'abdomen et la région de l'estomac étaient mous et sans douleur au toucher. La soif était extrêmement forte, et le malade demandait surtout des boissons froides ; cependant toutes ces boissons étaient rejetées, mêlées de beaucoup de mucosités. Les vomissements continuèrent ainsi, presque sans interruption, pendant vingt quatre heures. La faiblesse et l'épuisement devinrent considérables ; le malade finit par tomber dans un état d'abattement tranquille. La face était pâle et grippée, et les yeux entourés d'un cercle bleuâtre ; la température de la peau était froide, le pouls petit et tendu, la sécrétion urinaire diminuée ; les facultés intellectuelles étaient d'ailleurs restées intactes.

Vers minuit, le malade s'endormit d'un sommeil paisible, et il ne se réveilla que le lendemain matin, sans éprouver d'autre malaise qu'une faiblesse excessive. Dans le cours de cette seconde journée, il y eut du hoquet.

M. Bennewitz, lorsqu'il fut appelé près du malade, pensa que les vomissements avaient déjà dû expulser la totalité du liquide toxique, et qu'il était inutile de recourir aux antidotes chimiques conseillés en pareil cas, tels que l'acide gallique, le tannin, etc. En conséquence, il borna le traitement à l'emploi des moyens propres à combattre les effets dynamiques du colchique : tels sont le café noir, l'eau de Seltz, les poudres effervescentes, le laudanum, etc. Mais, comme on l'a vu plus haut, tout fut rejeté après un temps plus ou moins long.

Les moyens dérivatifs externes, tels que les manuluves, les pédiluves, les sinapismes, les cataplasmes, les lavements, etc., furent aussi impuissants contre les vomissements.

Cette action du colchique portée jusqu'à l'intoxication n'eut, du reste, aucune influence médicatrice visible sur la marche de l'affection rhumatismale. (*Journal de chimie médicale*, année 1843, p. 453.)

La racine fraîche du colchique agit donc sur l'économie animale à peu près comme la racine d'ellébore blanc, mais avec moins d'intensité.

Traitement (voy. p. 429).

DE L'ATROPINE.

L'atropine existe dans les racines, les feuilles et la tige de l'*atropa belladona*. Elle est en aiguilles très-fines, à éclat soyeux, inodores, d'une saveur amère, solubles dans **299** parties d'eau froide, très-solubles dans l'alcool absolu, et moins solubles dans l'éther. Sa dissolution aqueuse possède une forte réaction alcaline. Chauffée en vases clos, elle fond à 90° et se volatilise; si elle a le contact de l'air, elle brunit et s'enflamme sans laisser de cendres. Mise dans l'eau et exposée à l'air, elle s'altère avec le temps, disparaît, et donne un liquide jaune, dont on obtient, par l'évaporation, un produit *incristallisable*, qu'il suffit toutefois de combiner avec un acide, et de traiter par du charbon de sang, pour que les alcalis en séparent de l'atropine susceptible de cristalliser. L'atropine forme, avec les acides, des *sels* définis et difficilement cristallisables; la potasse et l'ammoniaque séparent l'atropine de ces sels. Le chlorhydrate de chlorure d'or, légèrement acide, mêlé avec ces alcalis, fournit un précipité jaune-citron, d'une structure cristalline, qui paraît être un sel double. La solution aqueuse d'atropine précipite en blanc par la noix de galle, et en isabelle par le chlorure de platine.

Son action sur l'économie animale est des plus énergiques; elle détermine à la fois une sensation de sécheresse dans la bouche et une constriction dans le palais, accompagnée de vertiges et de violents maux de tête; elle dilate fortement les pupilles, à faible dose, et d'une manière persistante. (Mein, *Journal de pharmacie*, février 1834.)

DE LA BELLADONE.

L'*atropa belladona* est une plante de la famille des solanées, rangée par Linné dans la pentandrie monogynie (voy. mon *Traité de méd. lég.*, pl. v, 4ᵉ édition). — *Caractères du genre.* Le calice est à cinq divisions profondes; la corolle campanulée, plus longue que le calice, partagée en cinq lobes peu profonds et égaux entre eux; les étamines, au nombre de cinq, ont des filets filiformes; le fruit est une baie cérasiforme, offrant deux loges et un grand nombre de graines.— *Caractères de l'atropa belladona*, L., sp. 260. Sa racine est vivace, épaisse et rameuse; sa tige est dressée, haute de 66 à 130 centimètres, cylindrique, velue, rameuse, dichotome. Ses feuilles, alternes ou géminées à la partie supérieure de la tige, sont grandes, courtement pétiolées, ovales, aiguës, velues, et presque entières. Les fleurs sont grandes, solitaires, pédonculées, pendantes, de couleur violette très-foncée; elles offrent un calice campaniforme, un peu velu, à cinq divisions ovales, aiguës, une corolle monopétale régulière, en cloche allongée, rétrécie inférieurement en un tube court, et présentant cinq lobes égaux, obtus, peu profonds. Les cinq étamines sont plus courtes que la corolle, à la base de laquelle elles sont insérées; les filets sont subulés, les anthères presque globuleuses. Le pistil se compose d'un ovaire ovoïde, aminci en pointe, à deux loges polyspermes, entouré et appliqué sur un disque hypogyne jaunâtre, d'un style grêle et cylindrique, à peu près de la longueur de la corolle, terminé par un stigmate aplati, convexe, légèrement bilobé. Le fruit est une baie arrondie, un peu aplatie, de la grosseur d'une cerise, d'abord verte, puis rouge, et enfin preque noire à l'époque de sa parfaite maturité ; elle est environnée par le calice, et offre deux loges, qui contiennent plusieurs graines réniformes. La belladone est très-commune aux environs de Paris ; on la trouve le long des vieux bâtiments, dans les décombres, etc. Elle fleurit pendant les mois de juin, de juillet et d'août. (Richard, *Bot. méd.*) On distinguera la baie de belladone du raisin à la forme des graines, qui sont pyramidales dans ce dernier fruit ; il y a d'ailleurs dans la baie de belladone un trophosperme (placenta) qui manque dans le raisin.

Action de la belladone sur l'économie animale.

EXPÉRIENCE Ire. — On a fait avaler à un petit chien 30 baies mûres de *belladone :* l'animal n'a rien éprouvé.

EXPÉRIENCE II. — A huit heures du matin, on a introduit dans l'estomac d'un chien robuste et de moyenne taille 16 gr. d'extrait aqueux de *belladone*, préparé en faisant évaporer au bain-marie le suc frais de la plante et dissous dans 48 gr. d'eau : on a lié l'œsophage. A huit heures et demie, efforts de vomissement, agitation marquée. A neuf heures cinq minutes, nouveaux efforts de vomissement, cris plaintifs, commencement de faiblesse des extrémités postérieures. A dix heures et demie, cris aigus continuels, extrémités postérieures plus faibles. Ces symptômes ont augmenté d'intensité, et l'animal est mort à midi moins un quart. On l'a ouvert le lendemain. Le lobe inférieur du poumon droit était dense, d'une couleur livide et peu crépitant ; les autres offraient la teinte rose qui leur est naturelle. Le cœur contenait du sang coagulé. La membrane muqueuse de l'estomac était d'une couleur rouge dans toute son étendue, mais elle n'était pas très-enflammée.

EXPÉRIENCE III. — On introduisit dans l'estomac d'un jeune chat 80 gr. d'extrait aqueux de *belladone* dissous dans 64 gr. d'eau. Peu de temps après, l'animal rejeta par le vomissement environ le tiers du liquide ingéré. Au bout de trente-cinq minutes, sa marche était chancelante. Un quart d'heure après, il ne pouvait plus faire un pas sans tomber ; les pupilles étaient dilatées ; il se coucha sur le côté, et lorsqu'on le faisait marcher il paraissait complétement ivre ; mais il conservait de la sensibilité. Cinq heures après l'ingestion du poison, il était parfaitement rétabli. (Brodie.)

EXPÉRIENCE IV. — A une heure et demie, on a fait avaler à un carlin robuste 16 gr. du même extrait dissous dans 20 gr. d'eau distillée et préparé chez un pharmacien : on a lié l'œsophage. A trois heures, l'animal n'avait offert aucun symptôme remarquable. A six heures, il poussait des cris plaintifs presque continuels ; il était inquiet ; sa démarche était lente, mais il n'éprouvait point de vertiges. Le lendemain matin, à dix heures, ses pupilles étaient excessivement dilatées; il continuait à se plaindre, et restait tranquille, à moins qu'on ne le forçât à marcher : alors il faisait quelques pas sans vaciller; la tête paraissait lourde et était inclinée sur sa poitrine. A six heures du soir, il était assoupi, chancelait beaucoup en marchant, et ressemblait aux individus ivres de vin; il se plaignait. Il est mort le même jour à neuf heures du soir. La membrane muqueuse de l'estomac était à peine rouge; mais elle offrait, à peu près dans le centre, quatre petits ulcères; le canal intestinal était sain. Il y avait, au bord des lobes inférieurs des poumons, plusieurs taches noirâtres. Les ventricules du cerveau ne contenaient point de sérosité; les vaisseaux veineux qui se distribuent à la surface externe de ce viscère étaient gorgés de sang; la pie-mère était un peu injectée.

Expérience V. — A huit heures du matin, on a fait une plaie à la partie interne de la cuisse d'un chien de moyenne taille; on a mis en contact avec le tissu cellulaire 8 gr. de cet extrait préparé chez le même pharmacien; on a réuni les lambeaux par quelques points de suture. Au bout de douze minutes, les pupilles étaient déjà très-dilatées; l'animal paraissait un peu agité, et tournait continuellement en décrivant un petit cercle assez régulier; les battements du cœur étaient très-fréquents. A neuf heures, sa tête était lourde; il y avait tendance à l'assoupissement; les pattes postérieures paraissaient un peu plus faibles; les autres symptômes persistaient. Il en était de même à deux heures. A huit heures du soir, il ne paraissait pas plus malade. Le lendemain matin, on l'a trouvé mort. La plaie était assez enflammée, sans eschare; le membre opéré était très-infiltré, le canal digestif sain. L'estomac contenait des aliments à moitié digérés (l'animal n'avait pas vomi). Les ventricules du cœur renfermaient un peu de sang en partie fluide, en partie coagulé. Les poumons, d'un rouge foncé, offraient çà et là des taches noirâtres; leur tissu était un peu gorgé de sang noir : cependant il était assez crépitant.

Expérience VI. — On a recommencé la même expérience à six heures du soir, et l'on a employé 8 gr. du même extrait légèrement humecté : l'animal est mort dans la nuit. Le jour suivant, à cinq heures du matin, on a soumis à la même expérience un petit chien robuste, et l'on a employé 8 gr. de cet extrait dissous dans 4 gr. d'eau distillée. Vingt minutes après, l'animal a paru souffrir; il allait çà et là en poussant des plaintes continuelles; les battements du cœur étaient réguliers, forts et fréquents; ses pupilles étaient dilatées. A six heures et demie, il continuait à se plaindre et à s'agiter; sa tête paraissait lourde. A neuf heures, il était très-mal; ses extrémités postérieures faiblissaient, il avait de la peine à se soutenir, sa démarche était vacillante, les cris étaient plus aigus, la dilatation des pupilles portée à un point extrême, la respiration gênée et un peu accélérée, les battements du cœur comme auparavant; les sens étaient moins impressionnables. Il est mort à onze heures. On l'a ouvert à midi. Les pattes étaient allongées et roides. Le cœur contenait dans ses cavités des caillots de sang noirâtre (l'animal était encore assez chaud). Les poumons paraissaient un

peu moins crépitants que dans l'état normal. Il n'y avait dans les ventri-
cules du cerveau qu'un atome de sérosité ; les vaisseaux de cet organe étaient
légèrement injectés. Le canal digestif paraissait sain. L'infiltration du
membre opéré était très-marquée, et il y avait eu beaucoup de sang extra-
vasé et coagulé.

EXPÉRIENCE VII. — On a injecté dans la veine jugulaire d'un petit chien
1 gr. 60 centigr. du même extrait aqueux dissous dans 24 gr. d'eau. Trois
minutes après, l'animal commençait à avoir une tendance à l'assoupisse-
ment. Au bout de deux minutes, il a vomi quelques matières glaireuses,
et il éprouvait de légers vertiges ; ses extrémités postérieures étaient faibles,
la pupille droite très-dilatée. Il était parfaitement rétabli six heures après
l'injection.

EXPÉRIENCE VIII. — D'autres chiens sont morts lorsqu'on a injecté, dans
la veine jugulaire, 2 gr. d'extrait aqueux de *belladone*.

EXPÉRIENCE IX. — J'ai répété les expériences précédentes avec les mêmes
quantités d'extrait de *belladone* acheté chez d'autres pharmaciens, et j'ai
obtenu des effets peu marqués, ce qui dépend sans doute de la manière
dont les extraits avaient été préparés.

OBSERVATION Ire. — Un enfant de quatre ans, d'une constitution faible,
mais d'ailleurs bien portant, mangea, le 27 octobre, à onze heures, une
assez grande quantité de baies de *belladone*. Il fut pris aussitôt d'inap-
pétence, de nausées, de vomissements, d'ivresse, d'un léger délire et d'une
soif inextinguible. Le médecin qu'on appela jugea qu'il y avait empoison-
nement. Il était cinq heures du soir lorsqu'il vit l'enfant pour la première
fois, et déjà l'on observait la tuméfaction et la rougeur de la face et des
lèvres, l'écartement des paupières, la dilatation des pupilles, l'insensibilité
des yeux, l'état convulsif de la mâchoire et des muscles de la face et des
extrémités, le délire, etc. ; le pouls était très-faible, la respiration irrégu-
lière. Le médecin ordonna 2 gr. d'ipécacuanha et de sucre en poudre, mêlés
et divisés en onze prises : on en donnait une toutes les demi-heures. Il se
déclara des vomissements qui entraînèrent, en plusieurs portions, quatre
baies de *belladone* et beaucoup de suc gastrique coloré par le suc de la
plante. A onze heures du soir, le Dr Munniks fut appelé avec son père et
le professeur Fellingue. Le malade avait pris, outre l'ipécacuanha, une
tisane composée avec le miel, l'eau et le vinaigre ; il était très-assoupi,
quoique agité par des mouvements convulsifs ; on voyait quelques taches
livides sur l'habitude du corps ; les sueurs étaient copieuses. L'enfant vomit
encore en leur présence, et rendit une baie de *belladone*. On fit envelop-
per les jambes et les pieds avec des cataplasmes composés avec de la farine
de seigle et du vinaigre, et l'on prescrivit une mixture composée d'eau,
de vinaigre, d'oxymel simple et d'esprit de nitre dulcifié, à prendre par
16 gr. toutes les heures. Le 28 octobre, augmentation des mouvements
convulsifs, de la rougeur de la face et des sueurs ; les pupilles restent di-
latées, et il y a en outre rigidité dans l'épine du dos, tuméfaction de l'ab-
domen très-sensible au tact, constipation, pouls petit. On prescrivit une

potion purgative avec les tamarins, le séné et l'oxymel simple. Le soir, on donna un lavement huileux; la constipation cessa, et tous les symptômes parurent moindres. Le 29 au matin, le mieux se soutenait : on continua la mixture avec le vinaigre et l'oxymel. Dans l'après-midi, le délire revint avec la tuméfaction de l'abdomen et la constipation ; il se déclara aussi des aphthes : on réitéra la potion purgative. Le soir, il y eut de la fièvre, de l'agitation avec assoupissement; le malade se plaignit en outre de douleurs de dents : on réitéra la potion avec le vinaigre et l'oxymel : le calme se rétablit au point que, le 30, la constipation avait cessé, que l'appétit était revenu, et qu'enfin le malade entra en convalescence. Du 31 octobre au 4 novembre, guérison parfaite par la continuation des mêmes moyens (1).

Observation II. — Des enfants mangèrent, dans un jardin, du fruit de *belladone*. Bientôt après, ils eurent une fièvre ardente, avec des convulsions et des battements du cœur très-forts; ils perdirent connaissance, et leur esprit fut complétement aliéné. Un d'entre eux, âgé de quatre ans, mourut le lendemain : l'estomac renfermait des grains de *belladone* écrasés et des pepins : il offrait trois ulcères; le cœur était livide, et le péricarde sans sérosité (2).

Observation III. — Voici les symptômes éprouvées par plus de cent cinquante militaires empoisonnés avec les baies de *belladone* qu'ils cueillirent à Pirna, près de Dresde : «Dilatation et immobilité des pupilles, insensibilité presque absolue de l'œil à la présence des corps extérieurs, ou du moins vision confuse; injection de la conjonctive par un sang bleuâtre; proéminence de l'œil, qui s'est montré chez plusieurs comme hébété, et chez d'autres, ardent et furieux; sécheresse des lèvres, de la langue, du palais et de la gorge; déglutition difficile ou même impossible; nausées non suivies de vomissement, sentiment de faiblesse, lipothymie, syncope, difficulté ou impossibilité de se tenir debout, flexion fréquente du tronc en avant, mouvement continuel des mains et des doigts, délire gai avec sourire niais, aphonie, ou sons confus poussés péniblement; probablement besoin faux d'aller à la selle, rétablissement insensible de la santé et de la raison, sans souvenir de l'état précédent» (Journal de Sédillot, décembre 1813, p. 364, observation de M. E. Gaultier de Glaubry).

Observation IV. — Wepfer rapporte l'observation d'un enfant de dix ans, qui éprouva des sympômes analogues à ceux qui font le sujet des observations précédentes, après avoir mangé des baies de *belladone* (ouvrage cité, p. 227).

Observation V. — Un enfant mange quatre baies mûres de *belladone*, un autre en mange six. Une heure après, l'un et l'autre font des extravagances qui étonnent la mère; leurs pupilles se dilatent, leur regard n'est plus le même; ils éprouvent un délire gai accompagné de fièvre. Le médecin appelé les trouve dans un état de grande agitation, parlant à tort et à travers, courant, sautant, riant sardoniquement, le visage pourpre et le

---

(1) *Journ. gén. de méd.*, t. XXIV, p. 224.
(2) *Histoire de l'Académie des sciences*, année 1703, art. *Botanique*.

pouls précipité. Il administre à chacun d'eux 3 centigr. de tartre émétique et 4 gr. de sel de Glauber dans 130 gr. d'eau ; ils évacuent abondamment pendant sept ou huit heures, et les accidents disparaissent (1).

OBSERVATION VI. — Mappi dit que le vin de *belladone* occasionna une gangrène universelle qui fut suivie de la mort (*Plant. alsat.*, p. 36).

OBSERVATION VII.—Deux garçons éprouvèrent les accidents suivants pour avoir mangé des baies de belladone : agitation extrême, mouvements continus des mains et des doigts, carphologie très-prononcée, introduction fréquente des doigts dans les narines, délire violent, mais d'un caractère gai ; vision presque abolie, hallucinations continuelles, dilatation extrême et immobilité des pupilles, yeux alternativement fixes et très-mobiles, mouvements spasmodiques des muscles de la face, grincements de dents, pandiculations, voix faible et enrouée, léger gonflement au côté gauche du cou et sentiment de brûlure le long de l'œsophage chez l'aîné. Chez les deux malades, aversion très-prononcée pour tout liquide, et mouvements spasmodiques du pharynx, lorsqu'on les forçait à boire, enfin érections fréquentes et émissions involontaires d'urine. Cet ensemble de symptômes offrait une grande analogie avec la *manie sans fièvre ;* en effet, le pouls était à l'*état normal* ainsi que la *respiration*. On fit vomir, puis on eut recours à des lotions avec du vinaigre le long de la colonne vertébrale et sur la tête ; on administra aussi toutes les deux heures des lavements avec de l'eau vinaigrée. Au bout de quelques jours, les malades étaient convalescents. (Kœstler, *Medizinische Jahrbücher des Krankheiten oesterreichischen Staates*, 1830, 2ᵉ cahier.)

Je ne saurais admettre, avec M. Kœstler, que probablement les baies de belladone agissent à la manière des narcotiques simplement, tandis que les feuilles et la racine de cette plante y joignent une propriété âcre et excitante ; car les exemples d'empoisonnement par ces baies dans lesquels il s'est manifesté de la fièvre, de la gêne de la respiration, etc., ne sont pas rares chez l'homme.

OBSERVATION VIII. — On lit dans la *Gazette de santé* du 15 novembre 1823, 1° que deux enfants de cinq et de six ans mangèrent chacun deux baies mûres de belladone, et ne furent point incommodés ; 2° qu'un idiot âgé de vingt et un ans ne périt point pour avoir avalé plus de trente de ces fruits, mais qu'il ne tarda pas à s'endormir ; le lendemain, il se réveilla à neuf heures du matin : il était alors affecté d'étourdissement ; la vue était trouble ; il voyait devant lui des flocons neigeux ; les pupilles se dilatèrent beaucoup, tandis que le pouls se resserrait peu à peu ; il eut une forte évacuation alvine ; on prescrivit du lait chaud qui détermina des vomissements abondants, après lesquels le malade était revenu à son état normal. On lui fit prendre encore un peu d'eau et de vinaigre, et trois jours après, on

____

(1) *Gazette de santé*, 11 thermidor an XIII, p. 308.

ne remarqua plus qu'un léger élargissement des pupilles. — Ces deux observations sont loin de prouver l'innocuité des baies de belladonne, comme on l'a pensé : en effet, la première a pour objet deux enfants qui ne mangèrent qu'une *petite quantité* de poison après un repas *copieux ;* dans le second, il s'agit d'un idiot, sujet *peu impressionnable,* et qui néanmoins éprouva la plupart des accidents de l'empoisonnement.

OBSERVATION IX. — Plusieurs cas d'empoisonnement par les baies de belladone eurent lieu à Londres en 1846 ; deux personnes moururent. Les premiers symptômes éprouvés furent, dix ou douze minutes après l'ingestion, une saveur métallique désagréable et un enrouement ; puis il se manifesta de la rougeur à la face, la dilatation des pupilles, et un malaise général. Survinrent des étourdissements, un sentiment d'ivresse et une disposition à quereller, à rire et à parler. Le pouls devint plus fréquent ; les hallucinations, très-fortes, dégénérèrent en folie furieuse. Cet état, qui a duré d'une heure à douze, a fait place à un anéantissement semblable à celui d'une personne au dernier degré de l'ivresse. Dans les deux cas, qui se sont terminés d'une manière fatale, cet état a duré jusqu'à la mort. (*Journal de chimie médicale,* année 1847.)

OBSERVATION X. — Un petit garçon de cinq ans, bien portant, après avoir mangé des fruits de belladone, qu'il avait cueillis à la porte d'un herboriste, se réveilla au milieu de la nuit en pleurant et en criant. Sa langue était déjà embarrassée, sa démarche était mal assurée ; il tremblait de tous ses membres ; quelques instants plus tard, il perdit complétement la parole et l'usage de ses sens. Son agitation est extrême ; la figure est injectée, la tête et le corps brûlants ; les paupières sont fermées, les pupilles dilatées, et, quoique ouverts, les yeux sont insensibles. Le pouls est fort, régulier et très-fréquent, les jugulaires tendues ; la muqueuse buccale est d'un rouge vif, sans salive ; la respiration accélérée ; l'abdomen ballonné ; tout son corps éprouve des frémissements fréquents. Les doigts sont convulsés fortement par intervalles ; le tronc et la figure participent à ces mouvements convulsifs ; démangeaisons à la tête. Un vomitif administré fit rendre des fruits de belladone mal digérés.

Le lendemain au matin, persistance à peu près des mêmes symptômes. Lavement purgatif suivi d'abondantes selles et d'un soulagement marqué ; moins d'agitation. A cet état, succède, dans la journée, un coma accompagné de frayeurs, d'hallucinations et de carphologie. Saignée du bras de 80 à 90 gr., affusions froides sur le front, sinapismes, infusion de café, nouveau lavement purgatif, huit sangsues aux apophyses mastoïdes. La nuit est plus calme ; le coma cesse ainsi que la fièvre. Le malade commence à parler le matin du troisième jour, et, depuis, le mieux a persisté (*Journal de chimie médicale,* année 1844, p. 628.)

OBSERVATION XI. — M. Casanova prescrivit à une femme sujette à des contractions tétaniques violentes un vésicatoire épigastrique, à panser avec une partie d'*extrait de belladone* et trois d'onguent mercuriel. La malade, outrepassant les doses prescrites, en appliqua 6 décigr., puis, au bout de deux heures, 2 gr. Quelques instants après, délire furieux, pupilles dilatées. Deux saignées, de la limonade, du café, conjurent les accidents en quarante-huit heures; mais ce qui est bien remarquable, c'est que les accès tétaniques, qui étaient, au moment de l'application du vésicatoire, à leur maximum d'intensité, cessèrent immédiatement et ne se reproduisirent plus. (Extrait du *Journal des connaissances médico-chirurgicales;* voyez *Gazette des hôpitaux,* p. 630, année 1847.)

Les faits précédemment exposés permettent de conclure : 1° que la *belladone* et son extrait jouissent de propriétés vénéneuses très-énergiques; 2° qu'ils exercent une action locale peu intense; mais qu'ils sont absorbés, portés dans le torrent de la circulation, et qu'ils agissent sur le système nerveux, et particulièrement sur le cerveau (1); 3° qu'ils déterminent des symptômes communs à quelques autres poisons, qui sont insuffisants pour caractériser cet empoisonnement, malgré ce qui a été avancé par plusieurs auteurs; 4° que les extraits du commerce varient singulièrement par rapport à leur énergie, suivant la manière dont ils ont été préparés, et que les plus actifs sont *ceux qui ont été obtenus en faisant évaporer, à une très-douce chaleur, le suc de la plante fraîche;* 5° que leur action est beaucoup plus intense s'ils ont été injectés dans les veines que lorsqu'ils ont été appliqués sur le tissu cellulaire, et, à plus forte raison, que dans le cas où ils ont été introduits dans l'estomac; 6° que ces préparations paraissent agir sur l'homme comme sur les chiens.

Tout porte à croire que c'est surtout à l'*atropine* que la belladone doit ses propriétés vénéneuses.

Le Dr Runge a proposé un nouveau moyen pour découvrir l'empoisonnement déterminé par la *belladone* (voy. *Jusquiame*).

Traitement (voy. pag. 429).

DE LA DATURINE.

Les graines de *datura stramonium* contiennent, d'après Geiger et Hesse, un alcali auquel ils ont donné le nom de *daturine,* et qui est sous forme de prismes incolores, très-brillants et groupés, inodores, d'une saveur d'abord amère, puis âcre comme celle du tabac. Distillée, la daturine se volatilise en partie; mais il s'en décompose une portion

---

(1) D'après M. Flourens, l'extrait aqueux de belladone, à une dose déterminée, n'agirait sur aucune autre partie du cerveau que sur les tubercules quadrijumeaux, et n'affecterait que le sens de la vue, c'est-à-dire les fonctions de ces tubercules. Si la dose était plus forte, l'action s'étendrait sur les lobes cérébraux : toujours est-il que, d'après cet auteur, cette action laisserait après elle une effusion sanguine qui en circonscrirait les limites et l'étendue (voy. *Morphine,* p. 228).

notable qui donne de l'ammoniaque. Elle ne se volatilise pas dans l'eau chaude. Elle se dissout dans 280 parties d'eau froide et dans 72 parties d'eau bouillante ; elle est moins altérable par ce liquide aéré que l'atropine et l'hyosciamine. L'alcool la dissout très-bien ; elle est moins soluble dans l'éther. La solution aqueuse *bleuit* le papier rouge. Les sels qu'elle forme avec les acides donnent de très-beaux cristaux, qui sont en général inaltérables à l'air, et facilement solubles. Elle est très-vénéneuse, et détermine, lorsqu'on la porte sur l'œil, une forte dilatation de la pupille, qui persiste pendant plusieurs jours. (*Journal de pharmacie*, février 1834.)

M. Allan assure avoir trouvé de la *daturine* dans l'urine de trois individus empoisonnés par le stramonium (voy. pag. 307, art. *Jusquiame*).

DU DATURA.

Le *datura stramonium* est une plante de la famille des solanées, rangée par Linnæus dans la pentandrie monogynie (voy. mon *Traité de médecine légale*, pl. VIII, 4e édit). — *Caractères du genre*. Le calice est grand, dilaté à sa base, plus rétréci à la partie supérieure, à cinq dents, et comme à cinq angles ; la corolle, tubuleuse à sa base, est en forme d'entonnoir ; elle offre cinq plis longitudinaux qui correspondent aux cinq dents de son limbe ; le stigmate est bifide ; les cinq étamines sont attachées au tube de la corolle. Le fruit est une capsule à quatre loges, communiquant ensemble deux à deux par leur partie supérieure, et s'ouvrant en quatre valves. — *Caractères du datura stramonium, sp. 255.* C'est une plante annuelle, dont la tige dressée, rameuse, cylindrique, creuse intérieurement, glabre, s'élève à 1 mètre environ. Ses feuilles sont alternes, grandes, pétiolées, glabres, ovales, aiguës, anguleuses, et sinueuses sur leurs bords. Les fleurs sont très-grandes, solitaires, situées ordinairement à la bifurcation des rameaux ; le calice est vert, vésiculeux, à cinq angles et à cinq dents ; la corolle est grande, blanche ou légèrement lavée de violet ; son tube, plus long que le calice, va en s'évasant insensiblement pour former le limbe, qui offre cinq dents, cinq angles et cinq plis. La capsule est ovoïde, hérissée de pointes roides ; elle est à quatre loges, qui renferment chacune un grand nombre de graines réniformes, brunes et à surface chagrinée, attachées à un trophosperme saillant : elle s'ouvre en quatre valves. Cette plante paraît originaire d'Amérique : elle s'est naturalisée en France avec tant de profusion, qu'elle y paraît indigène. Elle fleurit en été et en automne. (Richard, *Bot. méd.*)

Action du datura stramonium sur l'économie animale.

Expérience Ire. — A neuf heures et demie du matin, on a introduit dans l'estomac d'un carlin robuste et de moyenne taille, 16 gr. d'extrait aqueux de *datura stramonium* préparé chez un pharmacien et dissous dans 24 gr. d'eau distillée; on a lié l'œsophage. Au bout de six minutes, l'animal a fait des efforts pour vomir et a été très-agité; il courait dans le laboratoire, et cherchait à s'évader en poussant des cris plaintifs. Une heure après, les efforts de vomissement s'étaient déjà renouvelés douze ou quinze fois; ses extrémités postérieures faiblissaient un peu; mais il conservait encore la faculté de marcher librement; sa respiration était accélérée par intervalles; les battements du cœur étaient forts et fréquents, et il continuait à se plaindre. A dix heures trois quarts, il était un peu assoupi; la faiblesse des pattes postérieures augmentait, et il conservait l'usage des sens. A onze heures, les extrémités postérieures ont fléchi; il est tombé sur le côté; mais il s'est relevé aussitôt; sa marche était déjà un peu vacillante. A quatre heures et demie, continuation des plaintes, vertiges excessivement marqués. Il est mort dans la nuit. L'estomac contenait environ 200 gr. d'un fluide sanguinolent; la membrane muqueuse, d'un rouge vif dans toute son étendue, offrait sur les plis qu'elle forme près du pylore un très-grand nombre de bandes noires, longitudinales, larges d'environ 2 millimètres, et qui n'étaient autre chose que du sang extravasé entre cette tunique et la membrane sous-jacente; celle-ci était d'un rouge-cerise dans les endroits correspondants à ces bandes; le rectum, sans altération, était tapissé d'une matière noire, filante. Les poumons, d'un rouge foncé dans plusieurs parties, étaient gorgés de sang noir, fluide. Les ventricules du cerveau ne contenaient point de liquide; les vaisseaux veineux extérieurs de cet organe étaient injectés et distendus.

Expérience II. — A huit heures du matin, on a pratiqué une incision à la partie interne de la cuisse d'un petit chien robuste; on a mis en contact avec le tissu cellulaire 8 gr. d'extrait aqueux de *datura stramonium* presque solide, et on a réuni les lambeaux par quelques points de suture. A cinq heures du soir, l'animal n'avait offert aucun phénomène remarquable. Le lendemain matin, on l'a trouvé mort. La blessure était peu enflammée. Les poumons présentaient des taches d'un rouge livide, gorgées de sang noir liquide. Les ventricules du cœur renfermaient aussi du sang fluide et noir. Le cadavre était roide, contracté et très-froid.

Expérience III. — On a répété la même expérience à six heures du soir, et l'on a employé 8 gr. d'extrait légèrement humecté : l'animal est mort dans la nuit. Le jour suivant, à cinq heures du matin, on a soumis à la même expérience un petit carlin assez robuste. L'extrait était récemment préparé et avait été délayé dans 6 gr. d'eau distillée. Une demi-heure après l'opération, l'animal a poussé des cris plaintifs; il s'est agité et a parcouru plusieurs fois le laboratoire; ses pupilles étaient dilatées. A six heures et demie, il était dans le même état; les battements du cœur étaient forts, fréquents et assez réguliers; il conservait le libre usage des sens et du mouvement. A neuf heures, il poussait encore des cris aigus; ses extrémités postérieures étaient très-faibles: aussi sa démarche était-elle lente et très-incertaine; sa tête, lourde, était inclinée et touchait presque le sol; la dilatation des pupilles était portée aussi loin que possible : cependant il voyait et entendait bien; les battements du cœur continuaient à être forts et fréquents. Un quart d'heure après, les vertiges avaient augmenté et les cris persistaient, l'animal n'avait point évacué. Il est mort à onze heures trois quarts. On l'a ouvert à midi dix minutes. Les membres étaient flexibles. Le cœur contenait un très-grand nombre de caillots noirâtres (le cadavre était cependant très-chaud). Les poumons n'offraient point d'altération sensible. Il en était de même du canal digestif. Les ventricules du cerveau étaient vides, et il n'y avait point d'engorgement dans les vaisseaux de cet organe. Le membre opéré était un peu enflammé.

EXPÉRIENCE IV. — On a injecté dans la veine jugulaire d'un chien très-fort 75 centigr. du même extrait dissous dans 16 gr. d'eau. Au bout de deux heures, l'animal a poussé quelques plaintes et a vomi deux fois des matières bilieuses. Il s'est échappé dans la nuit, et on l'a vu vivant deux jours après, sur les toits des maisons voisines du laboratoire.

EXPÉRIENCE V. — On a répété la même expérience sur un petit chien robuste avec 1 gr. 60 centigr. d'extrait. Dans le même instant, l'animal a roidi ses pattes et a poussé des cris plaintifs; sa tête s'est renversée sur le dos, et il est tombé sans connaissance. Il est mort au bout de quatre minutes. On l'a ouvert sur-le-champ. Les ventricules du cœur ne se contractaient plus; les oreillettes offraient des battements très-distincts; le sang contenu dans ces organes était fluide; celui que renfermait la cavité aortique était d'un rouge vermeil. Les poumons n'étaient que légèrement recroquevillés.

OBSERVATION Ire. — Swaine rapporte que le *decoctum* préparé avec trois capsules de *stramonium* et du lait détermina la paralysie de tout le corps, et le malade devint furieux; il resta dans cet état pendant sept heures, puis il revint et dormit tranquillement pendant la nuit (Swaine, *Essays and observat. physiol. and litter.*, vol. II, p. 247).

OBSERVATION II. — Un homme ayant bu de la décoction du fruit devint triste, perdit la voix; son pouls disparut, ses membres se paralysèrent, après quoi il entra en fureur. Un autre ayant bu du lait cuit avec le même fruit éprouva des vertiges, devint insensible, tint des propos insensés, eut un pouls d'abord petit et vite, ensuite à peine sensible; ses jambes se paralysèrent, et il finit par être furieux. (Vicat, ouvr. cit., p. 248.)

OBSERVATION III. — Le mari et la femme, étant tous deux enrhumés, vont consulter un pharmacien, qui leur donne par erreur environ 16 gr. de *datura stramonium*, qui devait servir à faire une infusion. On en met 4 gr. à peu près dans une grande théière qui pouvait contenir 1 litre d'eau; la femme boit un verre de tisane après être entrée dans le lit; cinq minutes s'écoulent, le mari prend un pareil verre de tisane et va pour se mettre au lit, lorsqu'il trouve sa femme agitée, exécutant des mouvements insolites, le regard fixe, étonné, et ne répondant pas à ses questions ; elle ressentait, nous a-t-elle dit, un feu qui lui montait à la tête, ainsi qu'une chaleur très-vive dans l'estomac. Il se manifeste alors des nausées, des envies de vomir et des vomissements. Le sieur T. quitte sa femme pour aller chercher du secours ; mais il avait fait à peine quelques pas pour gagner la porte de sa chambre, qu'il éprouvait déjà une faiblesse très-marquée dans les jambes, avec un malaise général ; bientôt les forces lui manquent, et pour descendre une vingtaine de marches, il est obligé de s'asseoir et de se laisser glisser sur l'escalier : alors, il n'a que le temps d'articuler quelques sons, et il tombe sans connaissance. Des vomissements réitérés, un état de torpeur continuel, de l'agitation, la perte presque absolue des sens, une tendance très-grande au sommeil, tels furent les symptômes qui se manifestèrent pendant huit heures chez le mari, et pendant treize heures chez la femme, au bout duquel temps ils reprirent connaissance ; mais la dame T. conserva une irritation gastrique assez intense, qui persista pendant un mois. Que l'on juge des effets d'une forte dose de datura stramonium, par ceux qu'a produits une infusion si légère ! Le datura stramonium, employé en lavement, fournit des résultats tout aussi fâcheux. (Devergie, ouvr. cit., t. III, p. 650.)

OBSERVATION IV. — En rassemblant tout ce qui a été écrit sur les effets de cette plante sur l'homme par Haller, Krause, Storck, Sprægel, Plehwe et Triller, on peut dire qu'elle a occasionné l'ivresse, le délire, la perte des sens, l'assoupissement, une sorte de rage et de fureur, une perte de mémoire, tantôt passagère, tantôt continuelle, des convulsions, la paralysie des membres, des sueurs froides, une soif excessive et des tremblements. Haller *a fait* l'ouverture du cadavre d'une femme qui avait pris la graine de cette plante croyant prendre celle de *nielle*. La substance corticale du cerveau était pleine de sang : il y avait des grumeaux durs dans les cavités du crâne.

Les *datura metela, tatula* et *ferox*, sont aussi vénéneux. Gmelin dit que la bière empoisonnée par les semences du *datura ferox* a donné lieu à un délire qui a duré pendant vingt-quatre heures.

Les conclusions que l'on peut tirer de ces expériences sont entièrement analogues à celles que j'ai exposées à la fin de l'article sur la *belladone* (p. 481), plante qui appartient également à la famille des solanées : le *datura* paraît cependant exciter plus fortement le cerveau, et déterminer une action générale plus intense, due en grande partie du moins à la *daturine.*

Le Dr Runge a proposé, pour découvrir l'empoisonnement par cette plante, les moyens qu'il avait déjà indiqués pour la jusquiame (voy. pag. 306).

Traitement (voy. pag. 429).

DE LA NICOTINE.

La nicotine a été entrevue par Vauquelin en 1809. Posselt et Reimann l'ont extraite, en 1828, de différentes espèces de *nicotiana*, du *macrophylla rustica* et *glutinosa*. MM. Boutron-Charlard et Henry firent connaître quelques-unes de ses propriétés en 1836 (voy. *Journal de pharmacie*). Le tabac de la Havane en contient 2 pour 100, celui de Maryland 2,3, celui de Virginie, 5,9, celui d'Alsace, 3,2, celui du Pas-de-Calais 4,9, celui du Nord 6,6, et celui du Lot 8. Elle est rangée parmi les alcalis végétaux *volatils naturels* qui ne sont qu'au nombre de trois, savoir : la *conicine*, la *théobromine* et elle. Formée uniquement d'hydrogène, de carbone et d'azote, elle peut être représentée par un composé de 1 équivalent d'ammoniaque, $H^3 Az$, et d'un hydrogène carboné contenant 4 équivalents d'hydrogène et 10 de carbone, $H^4 C^{10}$.

On l'obtient aujourd'hui par un procédé beaucoup plus simple que celui qui était suivi autrefois ; ce procédé est mis en usage à la manufacture des tabacs de Paris. On fait un extrait aqueux de tabac ; on l'agite avec de la potasse caustique ; la nicotine est mise à nu ; on agite de nouveau avec de l'éther qui dissout la nicotine séparée par la potasse ; on décante, et on distille l'éther nicotiné à un feu doux d'abord, puis à une chaleur plus forte ; en fractionnant les produits, on volatilise tout l'éther ; on chauffe ensuite à feu nu pour obtenir la nicotine dans le récipient. (Schloessing, directeur des travaux chimiques de la manufacture.)

Divers autres modes de préparation de la nicotine ont été indiqués par les auteurs et notamment par le professeur Van den Broeck, qui a publié tout récemment un mémoire intéressant sur cet objet, intitulé : *De la préparation de la nicotine et de son mode d'action sur l'économie animale*, année 1851. On conçoit qu'il n'entre pas dans le plan de cet ouvrage d'énumérer ces différents procédés.

Action de la nicotine sur l'économie animale.

J'avais publié, le premier, en 1843, les deux expériences suivantes :

Expérience 1re. — J'ai appliqué trois gouttes de nicotine sur la langue d'un chien de petite taille, assez robuste. Aussitôt après, l'animal a éprouvé des vertiges et a uriné ; au bout d'une minute, sa respiration était précipitée et haletante : cet état a continué pendant quarante secondes, et alors l'animal est tombé du *côté droit* et paraissait ivre. Loin d'offrir de la roideur et des mouvements convulsifs, il était affaissé et flasque ; toutefois les pattes antérieures offraient un léger tremblement. Cinq minutes après l'ingestion du poison, il a poussé des cris plaintifs et a légèrement roidi la tête en la portant un peu en arrière; les pupilles étaient excessivement dilatées, et la respiration calme et nullement accélérée : cet état a duré dix minutes, pendant lesquelles l'animal ne pouvait pas se soutenir sur ses pattes. A dater de ce moment, les accidents ont paru diminuer, et bientôt après on a pu prédire qu'ils ne tarderaient pas à disparaître complétement. Le lendemain, l'animal était bien portant.

EXPÉRIENCE II. — J'ai répété cette expérience avec cinq gouttes de nicotine sur un chien de même force. L'animal a éprouvé les mêmes accidents, et il est mort au bout de dix minutes; toutefois, pendant quatre minutes, il a offert de légers mouvements convulsifs (1).

Ouverture du cadavre, faite le lendemain. Les membranes du cerveau sont légèrement injectées, et les vaisseaux qui rampent à leur surface sont gorgés de sang; cette injection se fait surtout remarquer à gauche et à la base du cerveau. Celui-ci, de consistance ordinaire, est légèrement piqueté dans les deux substances qui le composent; les corps striés sont très-injectés, ainsi que le pont de Varole. Les membranes qui enveloppent le cervelet sont encore plus injectées que les autres parties. Il existe entre la première et la deuxième vertèbres cervicales du côté droit, c'est-à-dire du côté où l'animal était tombé, un épanchement de sang assez considérable. Les poumons paraissent à l'état normal. Le cœur, dont les vaisseaux sont gorgés de sang, est grandement distendu, surtout à droite, par des caillots de sang; les oreillettes et le ventricule droit en contiennent beaucoup. Le ventricule gauche n'en renferme pas. Les veines caves supérieure et inférieure, et l'aorte, sont également distendues par des caillots de sang demi-fluide. La langue est corrodée sur la ligne médiane et vers son tiers postérieur, où l'épithélium s'enlève avec facilité. On trouve, dans l'intérieur de l'estomac, une matière poisseuse noirâtre, et un liquide sanguinolent qui semble être le résultat d'une exsudation sanguine. Le duodénum est enflammé par plaques; le reste du canal intestinal paraît sain.

Depuis cette époque, j'ai fait les expériences suivantes, que j'ai souvent répétées avec les mêmes résultats, si ce n'est que, dans certains cas, j'ai trouvé le sang contenu dans les cavités du cœur fluide, en procédant à la nécropsie immédiatement après la mort; toutefois ce sang ne tardait pas à se coaguler.

EXPÉRIENCE III. — A onze heures, j'ai fait avaler à un chien de moyenne taille, à jeun, douze gouttes de nicotine. Peu d'instants après, il a éprouvé des vertiges et est tombé sur le *côté droit*; il n'a pas tardé à avoir des mouvements convulsifs, d'abord légers, puis assez forts pour constituer un accès tétanique avec opisthotonos; il était ensuite dans un état d'assoupissement remarquable, et ne poussait aucun cri; ses pupilles étaient dilatées. Du reste il n'a eu ni selles ni vomissements. Il est mort à onze

____

(1) Evidemment cette nicotine n'était pas anhydre.

heures deux minutes; on l'a ouvert immédiatement après. L'abdomen et le thorax, incisés, répandaient *quelquefois* une odeur de tabac très-prononcée. Le cœur contenait une quantité considérable de sang *noir coagulé*; il y en avait davantage dans l'oreillette et le ventricule droits, que dans les gauches. Les poumons paraissaient à l'état normal. L'estomac contenait environ 40 grammes d'un liquide jaune, épais, spumeux; on voyait çà et là quelques points de la membrane muqueuse enflammés. L'œsophage, les intestins, le foie, la rate et les reins, étaient à l'état normal. On détachait aisément l'épithélium de la langue; la base de cet organe était rouge et légèrement excoriée. Le cerveau était plus injecté que les méninges; le pont de Varole était comme dans l'expérience 2.

EXPÉRIENCE IV. — J'ai appliqué sur l'œil d'un chien de moyenne taille une goutte de nicotine. A l'instant même l'animal a éprouvé des vertiges et de l'affaiblissement dans les membres; une minute après, il était couché sur le *côté droit*, et avait des mouvements convulsifs qui devenaient de plus en plus forts; la tête était renversée en arrière. Au bout de deux minutes, cessation des convulsions et affaissement extrême. Cinq minutes après, l'animal commence à pouvoir se tenir sur ses pattes, mais il ne marche pas. Dix minutes après il est dans le même état, sans avoir vomi ni été à la garde-robe. Provoqué à marcher, il fait quelques pas mal assurés, et il vomit environ 100 grammes d'une pâte alimentaire grisâtre. Au bout d'une demi-heure, il est dans le même état; on voit qu'il tend à se rétablir. La conjonctive est notablement enflammée, et la cornée transparente est opaque dans une assez grande étendue.

EXPÉRIENCES VI à XVII. — M. Cl. Bernard a décrit, dans le tome XXXIV des *Annales d'hygiène*, page 259, douze expériences dont les résultats diffèrent à peine de ceux qui viennent d'être énoncés.

On peut conclure de ce qui précède : 1° que la nicotine est un poison des plus actifs, qu'elle soit introduite dans le canal digestif, dans les veines, ou appliquée sur le tissu cellulaire sous-cutané ou sur la conjonctive; 2° qu'à des doses très-faibles, elle détermine presque sur-le-champ un trouble particulier de la respiration, une agitation violente et convulsive du diaphragme qui donne lieu à un soufflement particulier, puis viennent des mouvements variés des muscles, et des phénomènes convulsifs et tétaniques, des vomissements, des évacuations alvines, etc.; 3° qu'à des doses un peu plus fortes, par exemple à celle de huit ou dix gouttes, si elle est introduite dans l'estomac, elle occasionne, au bout de quelques secondes, des vertiges qui ne tardent pas à amener la chute des animaux, lesquels sont pris de mouvements convulsifs effroyables avec opisthotonos, suivis, au bout d'une minute environ, d'un affaissement total; 4° qu'en général, dans ce dernier cas, la mort arrive au bout de deux minutes, sans que les animaux aient eu ni vomissements ni selles; 5° qu'elle agit sur le système nerveux.

M. Van den Broeck, après avoir fait cinquante-deux expériences sur des chiens, des chats, des chevaux, des oiseaux, des grenouilles, etc. (juin, juillet et août 1851), formule ainsi ses conclusions : 1° La nicotine pure est un poison des plus énergiques, même à des doses extrêmement faibles ; 2° son action réside essentiellement dans l'influence directe qu'elle exerce sur le système nerveux dont elle paralyse les fonctions ; 3° les phénomènes qu'une même dose de cet alcaloïde peut produire varient, surtout quant à leur intensité et à la promptitude de leur manifestation, suivant la sensibilité des tissus avec lesquels elle est mise en rapport ; toutefois il est certains symptômes qui ne manquent presque jamais, et de ce nombre sont : la salive visqueuse et filante, la teinte violacée des membranes muqueuses, l'affaissement ou la paralysie plus prompte ou plus complète des membres thoraciques, et la dilatation des pupilles, quand le poison n'a pas été mis sur les yeux. J'avais constamment remarqué ce dernier phénomène.

Le savant professeur de Mons, pas plus que moi, n'a observé ces cris aigus que l'on avait dit être constamment un symptôme de l'empoisonnement par la nicotine ; comme moi aussi il n'a jamais vu cet alcaloïde déterminer, à de *très-faibles doses*, une mort presque instantanée des animaux d'une taille tant soit peu considérable.

Recherches médico-légales.

Nicotine pure. Elle est sous forme d'un liquide oléagineux, transparent, incolore, assez fluide, anhydre, d'une densité de 1,048, devenant légèrement jaunâtre avec le temps, et tendant à brunir et à épaissir par le contact de l'air dont elle absorbe l'oxygène ; son odeur âcre rappelle peu celle du tabac, sa saveur est très-brûlante. Elle se volatilise à 250 degrés centigrades, et laisse un résidu charbonneux ; les vapeurs qu'elle répand offrent *une telle odeur de tabac et sont tellement irritantes*, qu'on respire avec peine dans une pièce où l'on a répandu une goutte de cet alcali ; lorsqu'on approche de cette vapeur une allumette ou une bougie enflammée, elle brûle avec une flamme blanche fuligineuse, et laisse du charbon comme le ferait une huile essentielle. *Elle bleuit énergiquement* le papier de tournesol rougi par un acide. Elle est *très-soluble dans l'eau*, dans l'alcool et dans les huiles grasses, ainsi que dans l'*éther*, qui la sépare même facilement d'une dissolution aqueuse. La grande solubilité de la nicotine à la fois dans l'eau et dans l'éther constitue un fait important de son histoire chimique, attendu que la plupart des autres alcalis végétaux, pour ne pas dire tous, s'ils se dissolvent bien dans un de ces liquides, ne sont pas facilement solubles dans l'autre.

La nicotine se combine directement avec les acides, en dégageant de la chaleur. L'acide *sulfurique* concentré et pur la colore en rouge vineux à froid; en chauffant, le liquide se trouble et acquiert la couleur lie de vin; si l'on fait bouillir, il noircit, et il se dégage de l'acide sulfureux. Avec l'acide *chlorhydrique* froid elle répand des vapeurs blanches, comme le ferait l'ammoniaque; si l'on chauffe, le mélange devient violet d'autant plus foncé, que l'on prolonge davantage l'ébullition. L'acide *azotique* lui communique, à l'aide d'une légère chaleur, une couleur jaune orangée, et il y a dégagement de vapeurs blanches d'acide azotique, puis de vapeurs rouges d'acide hypoazotique; si l'on chauffe davantage, la liqueur jaunit, et par l'ébullition elle acquiert une couleur rouge, semblable à celle du chlorure de platine; si l'on prolonge l'ébullition, on n'obtient qu'une masse noire. Chauffée avec de l'acide *stéarique*, elle se dissout et forme un *savon* qui se fige par le refroidissement, et qui est légèrement soluble dans l'eau et très-soluble dans l'éther à chaud. Au reste, les sels simples de nicotine sont déliquescents et difficilement cristallisables. Les sels doubles qu'elle donne avec différents oxydes métalliques cristallisent mieux.

Dissolution aqueuse de nicotine. Elle est incolore, transparente et fortement alcaline; elle agit sur plusieurs réactifs, comme l'*ammoniaque*; ainsi elle précipite en blanc le bichlorure de mercure, l'acétate de plomb, le proto et le bichlorure d'étain; en jaune-serin le chlorure de platine, et le précipité est soluble dans l'eau; en blanc les sels de zinc, et le précipité se dissout dans un excès de nicotine; en bleu l'acétate de bioxyde de cuivre; le précipité gélatineux est soluble dans un excès de nicotine, en formant un acétate double *bleu*, comme le fait l'ammoniaque avec le même sel (1). Elle précipite les sels de sesquioxyde de fer en jaune d'ocre, et un excès de nicotine ne dissout pas le précipité. Avec le sulfate de protoxyde de manganèse, elle donne un précipité blanc d'oxyde qui ne tarde pas à brunir par le contact de l'oxygène de l'air. Elle sépare des sels de chrome le bioxyde vert. Le permanganate de potasse rouge est instantanément décoloré par la nicotine comme par l'ammoniaque; toutefois ce dernier alcali agit plus lentement, et doit être employé en plus forte proportion.

Les réactions suivantes peuvent servir à distinguer la dissolution aqueuse de nicotine, de l'ammoniaque. Le chlorure d'or fournit un précipité jaune rougeâtre, *très-soluble* dans un excès de nicotine. Le chlorure de cobalt est précipité en bleu qui passe au vert, et qui ne se dissout pas facilement dans un excès de nicotine, tandis que l'ammoniaque dissout le précipité vert et donne un liquide rouge. L'eau iodée précipite la dissolution de nicotine en jaune, comme le ferait le chlo-

---

(1) M. Van den Broeck n'a pas constaté ce caractère; il pense que la nicotine avec laquelle j'ai opéré retenait un peu d'ammoniaque.

rure de platine; avec un excès de nicotine la couleur devient jaune-paille, et se décolore par l'action de la chaleur. L'ammoniaque, au contraire, décolore immédiatement l'eau iodée sans la troubler. L'acide tannique *pur* donne, avec la nicotine, un précipité blanc abondant, tandis que l'ammoniaque ne trouble pas cet acide, auquel elle communique une couleur rouge.

Indépendamment de ces réactions, M. Stas en a fait connaître d'autres que je dois signaler. Ainsi il a vu : 1° que le chlorhydrate de nicotine, versé dans le chlorure de platine, fournit, au bout de quelques minutes, des aiguilles d'un beau jaune (prismes rhomboïdaux quadrilatères) solubles dans l'eau ; 2° que le protochlorure de palladium donne avec la nicotine un précipité chocolat soluble dans un excès de nicotine; le liquide, alcalin et d'une saveur piquante métallique, évaporé dans le vide sec, laisse un sirop incolore qui répand l'odeur de l'alcaloïde; ce sirop, neutralisé par une goutte acide chlorhydrique, fournit un liquide *rouge de sang*, lequel, additionné de protochlorure de palladium, en quantité égale à celle qui avait été d'abord employée, donne du jour au lendemain des prismes aplatis très-volumineux de chlorure double de palladium et de nicotine.

Si à ces caractères chimiques, qui permettent de reconnaître si facilement la nicotine, on joint ceux qui se tirent de l'action qu'elle exerce sur l'économie animale, il ne sera plus possible de la confondre avec aucun autre corps.

Mélanges de nicotine, de vin, de café, d'albumine, de la matière des vomissements, de celle que l'on trouve dans le canal digestif, etc. — J'ai fait un mélange de parties égales (16 gr. de chaque) de vin rouge, de décoction de café, et de dissolution aqueuse d'albumine concentrée; j'ai ajouté trois gouttes de *nicotine;* la liqueur s'est troublée; je l'ai évaporée à siccité au bain-marie. Le produit refroidi a été agité pendant quelques minutes avec de l'éther sulfurique; la dissolution éthérée, décantée et évaporée à froid, a laissé une très-petite quantité de nicotine jaunâtre; en effet, le liquide huileux ressemblait beaucoup à la nicotine dont je m'étais servi; il bleuissait énergiquement le papier rouge de tournesol; il donnait, avec le chlorure de platine, un précipité jaune-serin soluble dans l'eau; lorsqu'on le chauffait dans une petite capsule, il répandait des vapeurs blanches, d'une odeur très-pénétrante de tabac, et inflammables par l'approche d'un corps en combustion.

Craignant que les acides contenus dans le vin n'eussent saturé une portion de nicotine, qui, dans ce cas, aurait bien pu n'être pas enlevée par l'éther, j'ai voulu savoir si la *matière* non dissoute par l'éther retenait de la nicotine. Pour m'en assurer, j'ai épuisé cette matière par l'éther, et lorsque celui-ci n'enlevait plus de nicotine, j'ai ajouté à la matière indissoute une goutte de potasse pure étendue de quelques gouttes d'eau, afin de décomposer les sels de nicotine qui auraient pu se former, et mettre celle-ci à nu; j'ai desséché ensuite la matière au bain-marie, et le produit, traité à froid par l'éther, m'a donné une *nouvelle quantité de nicotine*: c'est assez dire que dans les recherches médico-légales concernant cet alcali, si les matières dans lesquelles on soupçonne sa présence sont acides, il ne faudra jamais manquer de recourir à la potasse.

3° Le même mélange a été agité directement à froid dans l'éther; il s'est partagé en trois couches, au bout de quelques minutes, savoir : une couche supérieure éthérée *incolore*, une moyenne jaunâtre, opaque et floconneuse, et une autre comme inférieure, transparente, offrant la couleur claire du café à l'eau. Les choses étant dans le même état au bout de deux jours, j'ai séparé la couche supérieure éthérée, et par l'évaporation de l'éther, j'ai obtenu de la nicotine. Les couches moyenne et inférieure ont été évaporées ensemble jusqu'à siccité au bain-marie; le produit, refroidi, traité par l'éther froid, a cédé de la nicotine à celui-ci; en effet, en évaporant l'éther, il restait un liquide huileux, bleuissant fortement le papier rouge de tournesol, précipitant en jaune le chlorure de platine, et donnant, lorsqu'on le chauffait, des vapeurs abondantes très-odorantes; toutefois ici l'odeur du tabac n'était pas aussi facilement appréciable que dans les expériences précédentes, parce qu'elle était en quelque sorte primée par une odeur très-prononcée de hareng saur. Il me paraît évident, d'après ce qui précède, qu'il y a avantage, lorsqu'on voudra retirer la nicotine de mélanges analogues à ceux dont je parle, de traiter par l'éther les matières évaporées au bain-marie jusqu'à siccité.

4° *Mélange des mêmes proportions de vin, de café et d'albumine sans nicotine.* — En desséchant ce mélange au bain-marie, et en le traitant par l'éther, comme dans l'expérience 1re, j'ai obtenu un léger résidu qui, loin d'être alcalin, rougissait le papier bleu de tournesol, qui ne précipitait pas le chlorure de platine en jaune-serin, et qui, étant chauffé, donnait des vapeurs d'une odeur particulière, *ne ressemblant en aucune façon à celles de la vapeur de nicotine.*

5° J'ai réduit en pulpe, dans un mortier de marbre, 60 gr. de foie de chien, et j'ai ajouté *deux gouttes* de nicotine; après cinq minutes de trituration, lorsque le mélange était aussi intime que possible, je l'ai délayé dans 200 gr. d'eau distillée, acidulée par 3 gouttes d'acide sulfurique concentré et pur, et j'ai filtré; la liqueur filtrée, transparente et d'un jaune citrin, rougissait le papier bleu de tournesol. Je l'ai introduite dans une cornue à laquelle était adapté un récipient, et je l'ai distillée au bain-marie jusqu'à réduction de 7 gr.; pendant cette opération, il s'est déposé sur les parois de la cornue une matière organique jaunâtre peu abondante. Le liquide condensé dans le récipient ne contenait pas de nicotine; la liqueur qui était restée dans la cornue (7 gr.), fortement acide, a été saturée, puis rendue alcaline par quelques gouttes d'une dissolution de soude caustique; alors je l'ai introduite dans une autre cornue munie de son récipient, et je l'ai distillée à feu nu : le liquide condensé dans le ballon *renfermait de la nicotine*; en effet, lorsqu'après l'avoir concentré, par l'évaporation au bain-marie, dans une petite capsule de porcelaine, je faisais agir sur lui un papier rouge de tournesol, du chlorure de platine, du bichlorure de mercure, de l'acétate de cuivre et de l'acide tannique, j'obtenais toutes les réactions de la nicotine; d'ailleurs, en chauffant à feu nu une portion de ce liquide, je ne tardais pas à le réduire en vapeurs qui exhalaient l'odeur si caractéristique de la nicotine.

6° Lorsqu'on distille en vases clos, au bain-marie, une dissolution éthérée ou aqueuse de nicotine, quelque précaution que l'on prenne, il se volatilise avec l'éther ou avec l'eau, mais surtout avec celle-ci, une quantité sensible de nicotine.

7° J'ai chauffé, avec trois gouttes de nicotine, de l'acide stéarique, jusqu'à ce que la nicotine refusât de dissoudre de cet acide; par le refroidissement la masse se prenait en un savon blanc mou, soluble dans l'éther, légèrement soluble dans l'eau, ne *bleuissant pas le papier de tournesol rougi* par un acide. En chauffant ce savon avec une suffisante quantité d'hydrate de chaux en poudre, de soude ou de potasse, je le décomposais; et si je chauffais à feu nu le mélange additionné d'eau distillée, je recueillais la nicotine dans le récipient. Les résultats de cette expérience sont importants à connaître, lorsqu'on cherche à extraire directement par l'éther la nicotine des organes qui en contiennent; en effet, il se produit alors, avec la graisse de ces organes et la nicotine, un savon analogue à celui dont je viens de parler.

Expériences. — J'ai administré à plusieurs chiens 15 à 20 gouttes de nicotine; les animaux sont morts au bout de deux minutes environ, en présentant les symptômes et les lésions décrites à l'expérience 3, p. 487; toutefois, chez plusieurs de ces animaux, le sang contenu dans les cavités du cœur était fluide, lorsqu'on procédait à l'ouverture des cadavres peu de minutes après la mort.

Liquide trouvé dans l'estomac. La quantité de ce liquide variait depuis 8 jusqu'à 12 ou 15 grammes; il était jaunâtre, visqueux et assez épais. En lavant l'estomac et l'intérieur de l'œsophage avec un filet d'eau distillée, et en réunissant l'eau de lavage au liquide visqueux, j'obtenais une dissolution *fortement alcaline,* du poids de 50 à 80 gr., que je divisais en deux parties égales *A* et *B.*

A. Saturée par quelques gouttes d'acide sulfurique concentré, la dissolution offrait une *réaction acide;* je la filtrais et j'évaporais au bain-marie dans une capsule de porcelaine, presque jusqu'à siccité; je filtrais de nouveau pour séparer la matière organique qui s'était déposée; le liquide filtré était acide. Je le saturais avec de la soude caustique pure; lorsqu'il était rendu alcalin (*C*), je le distillais à feu nu dans une cornue; le liquide condensé dans le ballon était incolore, transparent et fortement *alcalin;* je le concentrais au bain-marie jusqu'à le réduire au sixième de son volume, et il m'offrait *toutes les réactions* de la nicotine.

B. Macérée pendant quelques heures dans l'éther sulfurique et filtrée, la dissolution donnait un liquide *non alcalin,* ou qui bleuissait à peine le papier de tournesol rougi; je l'évaporais à une très-douce chaleur jusqu'à siccité; le produit était gras, commé savonneux, et d'un blanc jaunâtre; je le rendais alcalin par un peu de soude caustique, puis je distillais le tout à feu nu dans une cornue; le liquide condensé dans le ballon, transparent et alcalin, réduit au sixième de son volume en l'évaporant au bain-marie, fournissait toutes les réactions de la nicotine.

Estomac et œsophage suffisamment lavés et privés du liquide précédent. En divisant ces organes en deux parties égales, et en traitant à froid une des moitiés par de l'eau aiguisée d'acide sulfurique, et l'autre par de l'éther sulfurique, on obtenait des quantités sensibles de nicotine, si l'on opérait comme il vient d'être dit à l'occasion du liquide de l'estomac (voy. *A* et *B*), ou bien si, au lieu de chauffer à feu nu le liquide *C*, je le traitais par de l'éther, et que la dissolution éthérée, décantée, fût soumise à une évaporation spontanée.

Foie. J'ai écrasé et réduit en pulpe, dans un mortier de marbre, la totalité du foie coupé en très-petits morceaux; la pulpe a été divisée en deux parties égales *A* et *B*. J'ai laissé *A* pendant dix-huit heures dans 150 gr. d'eau additionnée de 4 gouttes d'acide sulfurique pur et concentré, puis j'ai filtré; la liqueur était acide. Je l'ai fait bouillir pendant deux minutes dans une capsule de porcelaine : il s'est formé un *coagulum* gris rougeâtre assez abondant. J'ai filtré de nouveau; le liquide, transparent, d'un jaune verdâtre et légèrement acide, a été réduit au quart de son volume en l'évaporant au bain-marie : il s'est déposé pendant cette opération une assez grande quantité de flocons brunâtres, que j'ai séparés en filtrant. La liqueur à peine acide a été rendue alcaline par un peu de soude pure. Tantôt je traitais cette liqueur par l'éther, on décantait celui-ci, et l'on évaporait l'éther à l'air libre pour avoir la nicotine; tantôt je l'introduisais dans une grande cornue à laquelle était adapté un récipient qui plongeait dans l'eau froide, et l'on *chauffait à feu nu* presque jusqu'à siccité; pendant l'ébullition, la matière moussait assez pour que l'on fût obligé de temps à autre de soustraire la cornue à l'action de la chaleur, c'est ce qui explique pourquoi je devais faire usage d'une grande cornue. Le liquide condensé dans le ballon était limpide, incolore, légèrement alcalin, et exhalait une forte odeur de nicotine; en le concentrant dans une capsule de porcelaine au bain-marie, il devenait de plus en plus alcalin, et lorsqu'il était réduit au sixième de son volume, il offrait toutes les réactions de la nicotine.

B. J'ai fait macérer cette partie du foie, pendant dix-huit heures, dans 100 gr. d'éther sulfurique, et j'ai filtré; la liqueur limpide, évaporée d'abord à une douce chaleur, a été ensuite chauffée au bain-marie. Au fur et à mesure que l'on évaporait, il se déposait une quantité assez notable de matière grasse, comme savonneuse; le produit, réduit presque jusqu'à siccité, prenait, par le refroidissement, la consistance et l'aspect d'un savon mou; agité à froid avec de la soude pure jusqu'à ce qu'il devînt alcalin, il se dissolvait. Dans cet état, si on l'introduisait dans une grande cornue munie d'un récipient qui plongeait dans l'eau froide, et que l'on chauffât à feu nu, il distillait un liquide incolore, transparent, légèrement alcalin, offrant une faible odeur de nicotine; si, après avoir retiré ce liquide de récipient, on le concentrait au bain-marie jusqu'à réduction au sixième de son volume, il présentait toutes les réactions de la nicotine.

Sang. Je n'ai agi que sur 30 gr. du sang extrait des cavités du cœur, que j'ai traité par l'eau aiguisée d'acide sulfurique, comme je l'avais fait avec la partie *A* provenant du foie. Après avoir soumis le liquide filtré aux opérations décrites à l'occasion de cette partie *A*, il m'a été impossible de caractériser suffisamment la nicotine pour affirmer qu'elle existait dans le sang; quelques réactions faibles et incertaines me portent cependant à croire qu'il en contenait. Ce résultat peu probant tiendrait-il à la petite proportion de sang sur laquelle j'avais opéré, ou bien dépendrait-il de ce que la nicotine abandonne facilement ce fluide, comme cela a lieu pour tant d'autres toxiques? Tout porte à croire qu'on décèlerait plus facilement cet alcali en opérant sur du sang d'animaux empoisonnés qui n'auraient vécu que 25 ou 30 secondes.

Rate. J'ai laissé macérer, dans une dissolution de soude caustique très-faible, la rate parfaitement écrasée; au bout de vingt heures, j'ai filtré et fait évaporer la liqueur. Lorsque celle-ci a été réduite à environ 20 gr., je l'ai introduite dans une cornue et j'ai distillée à feu nu jusqu'à siccité. Le liquide recueilli dans le récipient était limpide, incolore, *alcalin* et d'une odeur de nicotine; évaporé au bain-marie pour le concentrer davantage, il a fourni toutes les réactions de la nicotine.

Reins. Ces organes, traités par l'acide sulfurique très-étendu, comme je l'avais fait pour le foie (voy. page 494), m'ont à peine fourni des traces de nicotine.

Poumons. J'en ai obtenu sensiblement, en opérant sur ces organes avec 150 grammes d'eau et 4 gouttes d'acide sulfurique, et en soumettant la liqueur rendue alcaline par la soude, soit à l'action de l'éther, soit à celle du feu nu. (Voy. *Estomac et Œsophage*, p. 494.)

M. Stas, dans l'expertise Bocarmé, a presque toujours traité les matières suspectes par l'acide oxalique, au lieu d'acide sulfurique; l'oxalate obtenu ayant été rendu alcalin par la potasse pure, il l'a mis en contact avec l'éther qui dissolvait la nicotine sans agir sur l'oxalate de potasse; la liqueur éthérée était évaporée dans le vide et laissait la nicotine.

Procédé. — Les faits qui précèdent me conduisent à conseiller de suivre la marche analytique suivante, lorsqu'il s'agira de déceler des traces de nicotine dans les matières contenues dans le canal digestif ou dans les organes qui l'ont reçue par absorption. On met les matières extraites du canal digestif, ou les organes dont je viens de parler, en contact avec 150 ou 200 grammes d'eau distillée froide aiguisée de 3 à 6 gouttes d'acide sulfurique concentré et pur; après cinq à six heures de contact, on filtre et l'on fait évaporer la liqueur au bain-marie, jusqu'à ce qu'elle soit réduite à peu près au tiers de son volume : il se dépose une quantité notable de matière organique, tandis que le sulfate de nicotine reste en dissolution. On décante et l'on verse dans la liqueur de l'alcool anhydre, qui précipite une nouvelle quantité de matière organique ; on filtre et l'on évapore à une très-douce chaleur pour volatiliser l'alcool ; dès que la liqueur n'offre plus que le volume qu'elle avait avant le traitement par l'alcool, on la sature par de la potasse ou de la soude caustiques. Il faut employer un excès de l'un ou de l'autre de ces corps pour la rendre sensiblement alcaline ; par ce moyen, la nicotine est mise à nu et se trouve mêlée avec le sulfate de potasse ou de soude qui a été formé. On agite le tout avec de l'éther froid qui dissout la nicotine sans toucher au sulfate ; on décante l'éther et on le fait évaporer dans le vide, à côté d'une capsule contenant de l'acide sulfurique concentré. Que si l'on n'a pas une machine pneumatique à sa disposition, on fait évaporer spontanément l'éther à l'air libre et à froid : dans l'un et l'autre cas, *on a la nicotine.* Au lieu de traiter par l'éther le liquide *alcalin* dont je viens de parler, on peut le soumettre à l'action du feu nu dans une cornue, et recevoir la nicotine dans un récipient refroidi, comme je l'ai dit à l'occasion de la recherche de la nicotine dans l'estomac et dans l'œsophage (voy. p. 494).

M. Stas, craignant que l'acide sulfurique n'altère une portion de nicotine, conseille, comme je l'ai déjà dit, de substituer à cet agent l'acide oxalique : je ne vois aucun inconvénient à adopter cette modification, quoique je sois convaincu que l'acide sulfurique, dans l'état d'extrême dilution où je l'emploie, ne puisse avoir aucune influence fâcheuse ; en effet, dans les nombreuses expériences que j'ai faites, je n'ai jamais aperçu la plus légère trace de réaction sur la nicotine, alors même que pendant l'évaporation du liquide jusqu'au tiers de son volume, l'acide sulfurique *resté libre* était devenu moins faible qu'il ne l'était au moment de son emploi.

Recherche de la nicotine dans un cas d'exhumation juridique. — EXPÉRIENCES. — J'ai empoisonné des chiens en introduisant dans l'estomac 12 gouttes de nicotine ; après la mort, qui a eu lieu au bout d'une ou deux minutes, j'ai séparé l'estomac, que j'ai lié au-dessus du cardia et au-dessous du pylore. J'ai abandonné ce viscère à lui-même sur une assiette exposée à l'air, pendant deux mois (du 23 mars au 23 mai) ; la température ambiante avait varié de 12 degrés à 25 degrés centigrades. Le 23 mai, *la putréfaction était à son comble.* J'ai incisé l'estomac pour en retirer une masse alimentaire plus ou moins abondante, grasse, épaisse et très-fétide ; en général, je ne trouvais plus de liquide dans l'estomac. Après avoir enlevé avec soin cette masse *qui était alcaline*, après avoir raclé avec un scalpel l'intérieur du viscère pour obtenir le restant de cette matière, je l'ai fait macérer pendant douze heures dans 200 gr. d'eau aiguisée de 5 gouttes d'acide sulfurique pur et concentré. J'ai filtré la liqueur *acide* ; évaporée au bain-marie jusqu'à ce qu'elle fût réduite à la moitié de son volume, elle a laissé déposer une certaine quantité de matière animale. J'ai filtré, et j'ai continué l'évaporation au bain-marie : lorsque le liquide filtré était réduit à 20 ou 25 gr., il *n'était pas sensiblement coloré*. Après son refroidissement, je l'ai agité avec 30 gr. d'alcool absolu, qui a précipité une nouvelle quantité de matière organique; j'ai filtré; la liqueur, toujours acide, a été saturée et rendue *alcaline* par une dissolution de soude caustique pure. Le mélange, agité avec de l'éther sulfurique, a donné deux couches : l'une supérieure, éthérée et incolore, l'autre aqueuse et d'un jaune rougeâtre. La première de ces couches, séparée à l'aide d'un entonnoir et du doigt, a été placée dans une petite capsule de porcelaine et abandonnée à elle-même; l'éther n'a pas tardé à se volatiliser laissant de la *nicotine pure*; en effet, la liqueur avait une consistance huileuse; elle était fortement alcaline et d'une saveur horrible; le bichlorure de mercure, le chlorure de platine, les sels de cuivre, l'acide tannique, le permanganate de potasse, etc., se comportaient avec elle comme avec la nicotine. En la chauffant à feu nu, elle répandait bientôt des vapeurs blanches ayant l'odeur âcre, irritante de la nicotine.

L'estomac, dont j'avais extrait la masse alimentaire ci-dessus indiquée, a été coupé en petits morceaux et lavé à plusieurs reprises avec de l'eau distillée, jusqu'à ce que les lavages ne fussent plus alcalins. Dans cet état, l'estomac, parfaitement débarrassé de la matière alimentaire, a été laissé pendant douze heures dans 200 gr. d'eau distillée, aiguisée de 5 gouttes d'acide sulfurique pur et concentré; la liqueur sulfurique filtrée était acide. Soumise à l'évaporation au bain-marie, à l'action de l'alcool absolu, de la soude et de l'éther, comme je l'avais pratiqué pour la pâte alimentaire, elle *a fourni une certaine quantité de nicotine* facilement reconnaissable aux caractères déjà indiqués à l'occasion de celle qui avait été extraite de cette pâte.

Dans certaines circonstances, je chauffais à feu nu, dans un appareil distillatoire, la liqueur sulfurique saturée par la soude, et j'obtenais de la nicotine dans le récipient.

Si, au lieu d'agir sur l'estomac excessivement pourri des animaux, on enterre des chiens empoisonnés par quelques gouttes de nicotine, on trouvera cet alcali dans le canal digestif de ces animaux, inhumés depuis deux, trois ou un plus grand nombre de mois.

Il n'est pas douteux non plus qu'en soumettant à l'analyse le foie, les poumons et les autres organes de ces animaux, on ne découvre une certaine proportion de nicotine après plusieurs mois d'inhumation.

Si je n'ai communiqué à l'Académie les faits relatifs à la recherche de la nicotine au milieu des organes pourris que dans la séance du 24 juin, c'est que je tenais à établir que l'on pouvait déceler cet alcali trois mois après la mort.

Je terminerai par une observation qui ne manque pas d'importance. Dès l'année 1830, nous avions prouvé, M. Lesueur et moi (voy. la 4e édition de ma *Médecine légale*, art. *Exhumations juridiques*), que l'on décèle la *morphine*, la *strychnine* et la *brucine*, plusieurs mois après le mélange de ces alcalis avec des organes qui avaient fini par être pourris outre mesure ; on voit qu'il en est de même de la nicotine : la conicine sera probablement dans le même cas. Comment n'être pas frappé de la résistance qu'opposent ces matières *azotées* aux agents destructeurs de la plupart, sinon de toutes les substances organiques ? Est-il besoin de faire sentir l'avantage de ces recherches dans l'intérêt de la répression des crimes ?

QUESTIONS MÉDICO-LÉGALES RELATIVES A LA NICOTINE.

Affaire Bocarmé, jugée à Mons le 15 juin 1851.

On n'a pas oublié l'immense retentissement qu'a eu l'accusation dirigée contre M. le comte et madame la comtesse de Bocarmé : la position élevée des prévenus, la mort rapide à laquelle Gustave Fougnies, frère de la comtesse, a succombé à la suite d'une intoxication par la nicotine ; le but de cupidité mis en avant par le ministère public pour motiver l'empoisonnement ; le fait de la préparation de la nicotine par le comte, et beaucoup d'autres circonstances relatées dans l'acte d'accusation assignent à ce procès une place des plus importantes dans les annales judiciaires.

Acte d'accusation.

Le procureur général près la cour d'appel de Bruxelles expose que la cour, par arrêt du 16 avril 1851, a renvoyé devant la cour d'assises de la province du Hainaut les nommés :

1° Alfred-Julien-Gabriel-Gérard-Hippolyte Visart, comte de Bocarmé, âgé de trente-deux ans, propriétaire, né au camp de Weltevredem, à Java, etc. ;

2° Lydie-Victoire-Josèphe Fougnies, âgée de trente-deux ans, épouse dudit comte de Bocarmé, née à Péruwelz ; demeurant tous deux à Bury ;

Accusés des crimes prévus par les articles 301, 302, 59 et 60 du Code pénal.

En conséquence, le procureur général soussigné a rédigé le présent acte d'accusation par lequel il expose qu'il résulte des pièces du procès les faits et détails suivants :

Le comte Hippolyte Visart de Bocarmé, appartenant par sa naissance à une des premières familles du Hainaut, avait épousé, en 1843, à Péruwelz, la fille d'un ancien épicier qui n'avait que deux enfants, et dont le fils, amputé de la jambe droite, n'annonçait pas une bien forte constitution.

Aussi l'accusé, avant même de contracter ce mariage, entrevoyait-il déjà la fin plus ou moins prochaine de Gustave Fougnies, son beau-frère, et, après s'être assuré plus tard les biens de sa femme par un testament, il n'hésita pas à consulter le Dr Semet sur les chances de vie ou de mort que Gustave pouvait avoir.

Mais Gustave songeait également à se marier. Il en avait déjà eu l'idée en 1846, et il était sur le point de le faire, au mois de novembre dernier, lorsqu'il mourut tout-à-coup au château de Bitremont, qu'habitaient les accusés, et dans la chambre même où il venait de dîner avec eux. Ceux-ci en informèrent le lendemain madame de Dudzeele et sa fille, avec qui Gustave devait se marier, et la comtesse elle-même chargea un domestique «d'aller dire *à ces deux coquines* que son frère était mort d'une apoplexie.» L'état du cadavre indiquait cependant une mort toute différente, puisque l'autopsie a constaté, sur la partie antérieure du nez, une profonde contusion ; sur la joue gauche, de nombreuses égratignures qui paraissaient formées par des coups d'ongles ; sous la région maxillaire gauche, une corrosion entamant l'épiderme et qui semblait produite par un caustique liquide ; et enfin, sur la langue, dans la bouche, dans la gorge et dans l'estomac, des traces nombreuses qui indiquaient le passage d'une semblable substance.

Les médecins légistes ont conclu, de ces observations, qu'un liquide corrosif avait été ingéré, pendant la vie, dans la bouche de Gustave Fougnies, et avait produit la cautérisation de toute cette cavité et d'une partie du pharynx ; qu'une portion de ce liquide, épanchée ou rejetée, avait cautérisé la partie latérale gauche du cou, et que les violences exercées sur la face provenaient des efforts que l'on avait dû faire pour opérer l'injection et pour étouffer les cris de la victime.

Le comte présentait, d'un autre côté, à la main gauche et à la seconde phalange du doigt du milieu, une double plaie qui entamait le derme, et qui était évidemment le résultat d'une morsure, puisque deux dents se trouvaient encore empreintes dans la plaie inférieure plus profonde que l'autre.

Quand la justice se rendit, le 22 novembre, au château de Bitremont, il avait également conservé aux doigts, et au-dessous des ongles, une teinte rosée qui n'avait que trop de rapport avec les égratignures dont le visage de Fougnies offrait de nombreuses traces. Tout cela demandait une explication qui fut loin d'être satisfaisante, et l'analyse chimique ne tarda pas à démontrer que Gustave Fougnies était mort empoisonné par de la nicotine, alcali organique provenant du tabac, et qui forme l'un des poisons les plus violents. L'instruction acquit ensuite la preuve que l'accusé faisait depuis dix mois une étude particulière de ce poison, dont il avait obtenu, par ses travaux, quelques jours avant la mort de Gustave, deux petites fioles qu'on n'a plus retrouvées depuis cette époque.

Aussi la comtesse accuse-t-elle formellement son mari d'avoir empoisonné son frère, et quoique le comte lui-même reconnaisse aujourd'hui avoir fabriqué la nicotine qui a tué Gustave, sans toutefois s'expliquer sur la main qui la lui aurait administrée, nous ne croyons pas inutile de rappeler sommairement les faits qui ont provoqué, préparé, accompagné et suivi le crime du 20 novembre.

En épousant Lydie Fougnies, dont on exagérait le patrimoine, le comte de Bocarmé était loin de se créer pour le moment une position opulente, puisqu'il ne recevait de son beau-père qu'une pension de deux mille francs, et qu'il en apportait, de son côté, deux mille quatre cents.

D'aussi faibles ressources ne s'accordaient pas avec un grand train de maison, avec un domestique nombreux, ni surtout avec les dérèglements de l'accusé, qui ne tarda pas a avoir un second ménage dans les faubourgs de Bruxelles. Il se vit donc bientôt obligé de recourir à des emprunts journaliers chez son notaire, à qui il doit environ quarante-trois mille francs de ce chef; et quoique M. Fougnies père, décédé en 1845, eût laissé à sa fille un revenu de cinq mille francs en biens-fonds, cet accroissement de fortune était loin d'assurer l'avenir des accusés, puisque leurs dépenses allaient tous les jours en augmentant, et qu'elles ont même provoqué, depuis 1846, des aliénations sans remploi pour une valeur de quatre-vingt-quinze mille francs!

Tout cela ne les empêchait pas d'avoir encore pour sept mille francs de dettes criardes, dont quelques-unes remontent à la même époque, et dans lesquelles nous voyons figurer des domestiques ou de simples journaliers pour des sommes de trente, quinze, dix et trois francs. Ils avaient enfin si complétement perdu leur crédit, que le comte s'était vu réduit à engager pour quatre cent francs, au mont-de-piété à Bruxelles, une parure qui s'y trouve encore, et qui appartient à la comtesse. La ruine des accusés était donc imminente, si la mort de Gustave, sur laquelle on comptait depuis longtemps, ne venait pas bientôt rétablir une fortune aussi délabrée.

Mais Gustave ne mourait pas; il avait même formé, depuis le mois de juillet, de nouveaux projets de mariage, qui contrariaient vivement les accusés, et qu'ils cherchèrent à rompre par l'entremise du notaire Cherquefosse. La comtesse elle-même écrivit ensuite à son frère deux lettres qu'on a retrouvées depuis sa mort, et qui reproduisent contre mademoiselle de Dudzeele les calomnies auxquelles on avait eu recours dans une lettre anonyme du mois d'août. Ces tentatives cependant n'avaient eu aucun résultat; mais il restait au comte un dernier moyen, et un moyen plus efficace pour atteindre son but.

Après avoir, en effet, cultivé des plantes vénéneuses en 1849, il s'était présenté, au mois de février 1850, sous le faux nom de *Berant*, chez Loppens, professeur de chimie à l'École industrielle de Gand, et il l'avait prié de lui faire connaître les instruments propres à extraire les huiles essentielles des végétaux, en lui disant qu'il avait vu les sauvages de l'Amérique empoisonner leurs flèches avec le suc de certaines plantes, et qu'il faisait des recherches à cet égard dans l'intérêt de ses parents, qui habitaient encore les États-Unis. Il avait particulièrement consulté Loppens sur la manière de distiller l'huile essentielle du tabac, c'est-à-dire la *nicotine*, et il avait commandé au chaudronnier Van den Berghe, sur les indications du professeur de chimie, un appareil de cuivre jaune, dont il vint prendre livraison le 11 mars.

De retour à Gand au mois de mai, l'accusé fit voir à Loppens un premier échantillon de nicotine qui n'avait pas réussi. Il recommença donc l'opération sous ses yeux, et, après y avoir travaillé deux jours dans son laboratoire, il parvint à obtenir deux gouttes de nicotine pure. Il revint encore quelque temps après, avec un autre échantillon qui n'avait pas mieux réussi que le premier.

Loppens lui donna alors de nouveaux conseils, et l'accusé lui annonça enfin, dans un troisième voyage, au commencement d'octobre, qu'il avait obtenu des résultats foudroyants sur les animaux.

Il ne lui restait plus dès lors qu'à se procurer les substances et les instruments nécessaires pour opérer sur une plus grande échelle, et pour suivre le procédé de Schloessing, que Loppens lui avait signalé comme le meilleur, et que décrivent Pelouze et Frémy, dans leur cours de chimie générale.

Mais ces achats nécessitaient de nouveaux voyages que l'accusé fit à Bruxelles le 16 et le 28 octobre, et, après avoir travaillé sans interruption *dix* jours et *deux* nuits, il réussit enfin, le 10 novembre, à obtenir les deux fioles de nicotine qu'il devait employer le 20, et qu'on n'a plus retrouvées depuis la mort de Gustave.

Quant aux instruments de chimie qui avaient servi à cette préparation, le comte eut soin de les faire disparaître immédiatement. Les domestiques du château ne purent même donner aucune indication à leur égard, et il n'a pas fallu moins de six semaines pour les découvrir dans une cachette où le comte les avait mystérieusement déposés.

Cette précaution, tout le monde en conviendra, s'accordait assez peu avec des travaux scientifiques ou avec des recherches à faire pour un autre continent.

Il en est de même du faux nom de *Berant*, que le comte prenait toujours dans ses rapports avec Loppens et Van den Berghe; tandis qu'il ne reniait pas, au mont-de-piété de Bruxelles, son véritable nom de famille. Il est donc permis de croire qu'il avait déjà conçu, au mois de février, le crime qu'il devait commettre au mois de novembre, et sa propre mère en avait en quelque sorte le pressentiment, puisqu'elle disait un jour à sa belle-fille qu'Hippolyte était capable de tout, qu'il pourrait faire un malheur avec sa chimie, et qu'il ne lui manquerait plus que de voir son fils en cour d'assises. L'empressement avec lequel il travaillait nuit et jour indique d'ailleurs assez clairement le but qu'il se proposait, à une époque surtout où les idées de mariage avaient repris tout leur empire sur Gustave; et la comtesse elle-même a dû finir par avouer ce but, puisqu'elle dit textuellement dans un de ses interrogatoires :

«Mon mari spéculait sur la mort de Gustave; c'était sa fortune qu'il convoitait, c'est elle qui lui a fait décider sa mort : il vivait trop longtemps à ses yeux. Dès les premiers jours de novembre, je sus que le poison était préparé pour Gustave, je sus de plus que ce poison était de la nicotine. Mon mari lui-même me l'a dit dans l'arrière-buanderie, le jour où j'ai vu la grande cornue dans la chaudière d'huile, et où il me dit qu'il faisait de l'eau de Cologne.

« J'ai fait mille instances pour savoir ce que réellement il élaborait, et il a fini par m'avouer que c'était de la nicotine. — Quelques jours après, il m'a dit que la première fois que l'occasion s'en présenterait, il ne manquerait pas Gustave, et le 20 novembre, en apprenant qu'il viendrait à Bitremont, il me déclara, ajoute la comtesse, qu'il lui ferait ce jour son affaire. »

Gustave arriva, en effet, à dix heures; il ne fallait qu'un mot pour le sauver, et la comtesse passa toute la journée avec lui sans l'informer des dangers qu'il courait. Elle donna même des ordres qui devaient assurer l'exécution du crime en éloignant ceux dont la présence habituelle aurait pu l'entraver.

C'est ainsi qu'elle fit dîner, par exception, l'aîné de ses enfants et l'institutrice à la chambre de cette dernière, au lieu de les admettre à sa table, où ils dînaient tous les jours, et qu'elle fit souper ses deux petites filles dans la chambre de leur bonne, au lieu de les faire souper comme d'ordinaire à la cuisine.

Il est vrai que l'on entend de la cuisine ce qui se passe à la salle à manger. C'est ainsi qu'elle envoya encore son cocher Van den Berghe à Grandmetz, avec une lettre pour les dames de Dudzeele, quoiqu'il eût, par l'arrivée de Gustave, un cheval de plus à soigner, et quoique la lettre n'eût d'autre but que de demander à ces dames le prix qu'elles assignaient à leur mobilier de culture. Le message n'avait donc rien d'urgent; mais la distance à parcourir éloignait le cocher pour quatre ou cinq heures, et lorsque ensuite la comtesse ordonna à sa femme de chambre, Émérance Bricourt, de servir à table en remplacement de Van den Berghe, elle eut encore soin de lui dire qu'elle devrait se retirer après le second service. — Émérance ne reparut donc à la salle à manger qu'au moment où elle croyait qu'on aurait besoin de lumière; et les accusés, à qui elle venait en offrir, lui répondirent tous deux et en même temps : *Non, non, plus tard.*

En se retirant, Émérance était allée à la cuisine, où dînait le cocher, qui rentrait de sa course à Grandmetz. La comtesse l'y avait suivie et l'avait fait monter à la chambre des enfants, où se trouvaient déjà les deux bonnes, Justine Thibaut et Virginie Chevalier. Elle avait dit aussi à Van den Berghe d'accompagner jusqu'à la route de Leuze, éloignée d'environ un kilomètre, la cuisinière Louise Naes, qui retournait chez elle. Van den Berghe s'était donc remis en route avec Louise; mais il n'avait pas tardé à reconnaître qu'il était trop tard pour que cette fille pût voyager seule, et, comme elle n'avait pas d'argent pour loger en route, il l'avait ramenée au château; il en avait informé ses maîtres, qui étaient encore dans la salle à manger avec Fougnies.

Gustave avait déjà manifesté alors l'intention de partir. Le comte avait même chargé François de Blicquy, qui travaillait au jardin, d'atteler sa voiture; mais l'écurie était fermée, et Van den Berghe en avait la clef. Il était à peine de retour au château, que le comte vint à la cuisine pour lui donner le même ordre qu'à de Blicquy. Le cocher prit donc sa lanterne, il se rendit à l'écurie, et le comte rentra dans la salle à manger.

Justine Thibaut descendait en ce moment pour chercher le souper des enfants, que la comtesse avait précisément éloignés de la cuisine ce jour-là, comme nous avons eu l'occasion de le dire. Parvenue aux dernières marches de l'escalier, elle entendit une chute dans la salle à manger, et la voix de Gustave, qui appelait au secours en s'écriant : *Aïe! aïe! Pardon, Hippolyte!* Elle courut donc à la cuisine, en traversant l'office qui la sépare du vestibule et de la salle à manger, et elle vit bientôt que la comtesse sortait de la salle à manger, qu'elle entrait dans l'office, et qu'elle fermait les portes de ces deux chambres de manière à empêcher les cris de Gustave de parvenir à la cuisine. Plus effrayée encore à cette vue, la fille Thibaut s'empressa de gagner la cour par un dégagement; elle passa donc contre les fenêtres de la salle à manger, d'où sortaient encore des cris étouffés, et elle remonta à la chambre des enfants par l'escalier du vieux quartier. Émerance, qui s'y trouvait, descendit alors pour offrir ses services; mais elle n'entendit plus aucun bruit, et la comtesse la fit remonter en la voyant au bas de l'escalier.

Les violences remarquées plus tard sur le cadavre excluaient l'idée d'une surprise ou d'un suicide. Elles prouvaient, au contraire, une lutte acharnée, et, lorsqu'on réfléchit que, pour faire avaler du poison à la victime, il fallait tout à la fois lui ouvrir la bouche et empêcher les mouvements de droite ou de gauche que la tête aurait pu faire, *il est presque impossible d'admettre* que le crime soit l'ouvrage d'une seule personne.

Comment concevoir, en effet, que le comte de Bocarmé, dont la main gauche, entaillée d'une double morsure, se trouvait engagée dans la bouche de Gustave, et qui n'avait pas trop de sa main droite pour lui assujettir la tête et les bras, ait encore pu de lui-même, et sans secours étranger, lui verser dans la bouche une fiole de nicotine?

Une autre personne a donc nécessairement participé à l'action, et il n'y avait que le comte et la comtesse dans la salle à manger au moment où Justine entendit la chute et les cris de Gustave! Aussi l'accusé écrivait-il, le 12 mars dernier, à un correspondant de Paris : «Ma femme vous a fait demander d'engager Berryer; ne le faites pas, et si l'engagement est fait, suspendez-le jusqu'à nouvel ordre de ma part; mais entretenez-la dans l'idée qu'elle l'aura… *De cette recommandation, dépend sa vie, ainsi que la mienne.* Imaginez-vous que cette malheureuse, après avoir empoisonné son frère, ne trouve rien de mieux pour se défendre, maintenant que nous sommes tous deux en prison pour ce fait, que de mettre tout à ma charge, et de m'accuser des calomnies les plus atroces. Ne répondez pas à ce billet, que *je glisse en fraude* dans cette lettre-ci. N'oubliez pas que toutes les lettres que nous recevons sont ouvertes. Lorsque Berryer sera engagé pour venir, rendez-lui compte de ce que je vous explique dans ce billet; expliquez-lui que l'état offensif que ma femme prend à mon égard n'est que le résultat de la contrainte morale occasionnée par la position où elle se

trouve, et que son but doit tendre à nous défendre tous deux indistincte-
ment contre l'accusation, et de ne pas prendre ma femme dans l'état d'hos-
tilité où elle se trouve à mon égard : ce qui donnerait un moyen terrible à
l'accusation, et nous mènerait infailliblement à l'échafaud. »

Cette note, que l'accusé avait glissée par fraude dans une lettre osten-
sible, n'était point destinée au juge d'instruction. Elle exprimait donc la
pensée intime du comte de Bocarmé, bien qu'il ne s'en fût jamais expliqué
dans ses interrogatoires ; et cette pensée, entièrement conforme à la nature
du crime qui nous occupe, s'accorderait encore avec une confidence que
l'accusé avait faite au directeur de la maison d'arrêt, puisqu'il lui avait dit,
en revenant de sa première confrontation, que c'était la comtesse qui avait
versé le poison dans la bouche de Gustave ; qu'elle en avait versé à deux
reprises différentes, et qu'elle en avait même répandu sur les vêtements de
son frère.

Cela expliquerait pourquoi elle est venue, quelques instants après, se
laver les mains au savon noir dans la cuisine, pourquoi elle a fait immédia-
tement placer les vêtements de Gustave et ceux de son mari dans un cuvier
plein d'eau ; pourquoi elle les a fait, en sa présence, et jusqu'au milieu de la
nuit, tordre et lessiver par la cuisinière Louise Naes. Cela expliquerait aussi
pourquoi elle a fait nettoyer à l'eau chaude les béquilles de son frère, pour-
quoi elle les a fait brûler ensuite, en disant qu'elle ne pouvait supporter la
vue de ce qui lui avait appartenu, pourquoi elle a fait brûler son gilet et sa
cravate, au moment où la justice arrivait à Bitremont. Cela expliquerait en-
fin pourquoi elle a encore fait nettoyer, le soir même, et en sa présence, le
parquet de la salle à manger ; pourquoi, le lendemain, elle versait elle-
même de l'huile sur les taches qu'on aurait pu reconnaître, et pourquoi
elle disait avec satisfaction à Émerance, au moment où l'on procédait à
l'autopsie, que tout allait bien, qu'on n'avait rien trouvé, et qu'on enter-
rerait Gustave le lendemain.

Ces faits sont trop nombreux et trop directs pour que l'on puisse révo-
quer en doute sa complicité, alors surtout qu'on les met en rapport avec les
déclarations extrajudiciaires du mari, avec la nature toute spéciale du
crime, et avec les mesures que la comtesse avait prises pour en assurer
l'exécution.

Cette complicité remontait même à une époque assez éloignée, puisque
c'était encore elle qui avait écrit et signé du faux nom de *Berant* toutes
les lettres adressées à Loppens et au chaudronnier Van den Berghe, et
qu'elle avait même contrefait son écriture dans quelques-unes de ces
lettres.

La comtesse prétend, il est vrai, que si elle a passé la nuit à faire dis-
paraître les traces du crime, c'est uniquement pour sauver son mari, le
père de ses enfants. Mais il est assez difficile d'admettre cette excuse, en
présence d'un crime aussi odieux, commis sur le propre frère de celle qui
la donne.

Il est surtout assez difficile de l'admettre, en présence des actes de vio-
lence presque journaliers dont la comtesse avait à se plaindre, et auxquels

venait encore se joindre la plus profonde immoralité, puisqu'on avait vu son mari l'obliger à recueillir le fruit de l'adultère au château de Bitre-mont.

Elle soutient également que si elle a concouru à préparer ou à faciliter l'empoisonnement, elle ne l'a fait que sur les menaces de son mari et sous l'empire d'une contrainte morale. Mais alors pourquoi ne pas au moins avertir son frère, qu'un seul mot devait le sauver; pourquoi profaner son cadavre en le faisant inonder de vinaigre par le cocher Van den Berghe; pourquoi donner aux dames de Dudzeele une injurieuse qualification, lors-qu'elle chargeait un domestique de les prévenir de la mort de Gustave? Tout cela ne dénote que trop bien une pensée commune, pour atteindre un même but, qui devait profiter aux deux accusés, et que l'oncle même de la comtesse proclamait hautement dans sa déposition, en expliquant les mo-tifs qui l'avaient empêché de se rendre le lendemain au château, sur l'invi-tation qu'il en avait reçue : « J'étais, a-t-il dit, trop indigné contre eux de leur infâme conduite, et cette indignation a sa source dans ma conviction profonde qu'ils ont fait mourir Gustave. »

En conséquence, Alfred-Gabriel-Gérard-Hippolyte Visart, comte de Bo-carmé, et Lydie-Victoire-Josèphe Fougnies, épouse dudit comte de Bocarmé, sont accusés d'avoir, à Bury, le 20 novembre 1850, commis volontairement un attentat à la vie de Gustave Fougnies, leur frère et beau-frère, par l'ef-fet de substances qui peuvent donner la mort plus ou moins promptement, ou au moins de s'être rendus complices de ce fait, soit pour avoir donné des instructions pour le commettre, soit pour avoir procuré la substance ou tout autre moyen qui a servi à l'action, sachant qu'il devait y servir, soit pour avoir, avec connaissance, aidé ou assisté l'auteur ou les auteurs dans les faits qui l'ont préparé ou facilité, ou dans ceux qui l'ont consommé.

Sur quoi la cour d'assises du Hainaut aura à statuer.

Fait au parquet, le 3 mai 1851.

Pour le Procureur général,

Signé, E.-D. CORBISIER, *substitut.*

Les débats de cette affaire ont occupé la cour pendant vingt et une séances (du 27 mai au 15 juin). M. de Bocarmé, reconnu coupable par le jury, a été condamné à la peine de mort et exécuté. Madame de Bocarmé a été acquittée.

Symptômes éprouvés par Gustave Fougnies.

On ne saurait rien préciser à cet égard, la mort étant survenue dans la salle à manger du château de Bitremont, sans que l'on ait pu avoir d'autres renseignements que ceux-ci : Gustave a succombé en cinq mi-nutes environ, après l'intoxication par une dose inconnue de nicotine; il a poussé des cris, mais a-t-il crié avant ou pendant l'empoisonne-ment?

*Rapport sur l'ouverture du cadavre de Fougnies, par MM. les docteurs
Marouzé, Zoude et Gosse.*

L'an 1850, le 22 novembre, sur la réquisition de M. C. Heughebaut,
juge d'instruction près le tribunal de Tournay, nous soussignés décla-
rons nous être rendus au château de M. le comte Hippolyte Visart de
Bocarmé, à l'effet d'y procéder à l'autopsie du cadavre de M. Gustave
Fougnies de Péruwelz, et de dire à quel genre de mort a succombé ce
jeune homme. Après avoir accepté la mission qui nous était proposée,
nous avons prêté le serment de la remplir en hommes d'honneur et de
probité, et alors M. le comte de Bocarmé nous conduisit à la chambre
où était déposé ce cadavre. Nous le fîmes transporter en un lieu conve-
nable, et nous procédâmes à son autopsie, qui nous donna les résul-
tats suivants :

Examen extérieur du cadavre. Ce cadavre, qui fut reconnu par les
personnes présentes pour être celui de M. Gustave Fougnies de Péru-
welz, nous parut être celui d'un homme d'environ trente ans ; il était
d'une constitution délicate, et n'avait qu'une jambe (la gauche). Nous
remarquons ensuite : 1° Sur la joue gauche, de nombreuses égratignures
ayant une forme semi-lunaire à concavité regardant la bouche, et à con-
vexité externe ; en un mot, ces égratignures avaient la forme de l'em-
preinte d'un ongle. 2° Immédiatement sous la région maxillaire gauche,
une corrosion entamant l'épiderme, qui était même soulevé et détaché
dans une étendue d'environ deux centimètres ; tout autour, l'épiderme
se détachait par le plus léger frottement, dans une étendue qui occu-
pait toute la région sous-maxillaire gauche et une partie de la région
cervicale supérieure du même côté : cette corrosion nous parut avoir
été faite par un caustique liquide. 3° Une contusion profonde, située
sur la partie antérieure du nez ; la dissection de cette contusion nous fit
remarquer que l'infiltration sanguine était très-profonde : au centre
de cette contusion, se trouvait une petite plaie contuse, de la grosseur
d'un grain de chènevis. 4° Trois petites égratignures situées au niveau
de la mâchoire inférieure droite, et n'entamant que l'épaisseur de l'é-
piderme. 5° Une trace de sang de 3 à 4 centimètres d'étendue, située
au niveau de l'articulation de la troisième côte droite avec le sternum ;
trace de sang peu colorée, plutôt séro-sanguinolente : aussi cette séro-
sité rougeâtre nous parut-elle plutôt avoir été fournie par une brûlure
que par une plaie contuse. 6° La cicatrisation du moignon amputé était
parfaitement opérée et ne suintait en aucun point.

Examen intérieur du cadavre. — Bouche. Lèvres blafardes, racornies,
couvertes de croûtes d'un brun grisâtre ; de pareilles croûtes remplis-

saient aussi les interstices dentaires. Langue volumineuse, presque double de son volume ordinaire; la membrane muqueuse était d'un gris noirâtre, détruite dans toute l'étendue de sa face supérieure et de ses bords: il ne fallait que la toucher avec le dos du scalpel pour l'enlever en petits lambeaux très-peu consistants. La portion de la membrane muqueuse qui tapisse la face inférieure de la langue était rouge et injectée; tout le reste de la membrane muqueuse buccale était rouge, cautérisé, et se détachait avec la plus grande facilité. La membrane muqueuse palatine était d'un blanc grisâtre, cautérisée comme la précédente, et se détachait, rien qu'en la touchant légèrement avec le dos du scalpel; il en était de même de toute la membrane muqueuse de l'arrière-bouche. Un liquide glaireux se trouvait en assez grande quantité dans la bouche. Les amygdales étaient augmentées de volume, surtout la gauche; elles avaient perdu leur consistance et se divisaient avec la plus grande facilité. La membrane muqueuse de la partie supérieure du pharynx était rouge, injectée; son épiderme se détachait facilement; dans ses parties moyenne et inférieure, elle était rosée, mais saine; il en était de même de celle de l'œsophage.

Estomac. Il était rouge, injecté; on y observait quelques plaques noirâtres d'injection, mais ni ulcération ni perforation; il contenait une assez grande quantité d'aliments sous forme de bouillie d'un gris blanchâtre.

Poumons. Ils étaient sains; seulement ils étaient un peu plus gorgés de sang que dans l'état normal, et surtout le droit.

Cerveau. Il était tout à fait sain; il n'y avait aucune trace d'épanchement cérébral.

Tous les autres organes, tels que le foie, la rate, les reins, le pancréas, etc., étaient sains et n'offraient rien de particulier.

Conclusions. — De tout ce qui précède, nous concluons : 1° qu'il y a eu introduction dans la bouche de M. Fougnies d'une substance corrosive; 2° que cette substance était sous forme liquide, ce que nous fait croire la cautérisation *uniforme* de la cavité buccale et principalement de la *face supérieure de la langue*; 3° que c'est en l'introduisant dans la bouche, ou rejetée de celle-ci par la victime, que ce liquide a cautérisé la partie latérale gauche du cou; 4° que c'est ce même liquide, en passant par ces parties, qui a cautérisé la bouche, l'arrière-bouche, et une partie du pharynx; 5° qu'il nous est impossible de déterminer la nature de ce liquide, que c'est à la chimie à chercher à la découvrir; 6° que ce liquide a été ingéré pendant la vie, ce que nous prouve la grande surface sur laquelle il a porté son action, et cela sans ligne de démarcation bien marquée, et en outre la force des lésions qu'il a produites; 7° que ce liquide a dû être ingéré depuis le dernier repas pris par M. Fougnies, car cet organe n'aurait pu fonctionner dans cet état ; 8° que M. Fougnies n'a pas succombé à une mort naturelle, mais bien à une mort violente, ce que nous prouve l'absence de lésions importantes dans les organes splanchniques ; 9° que sa mort est due à la continuité et à la force des souffrances horribles produites par la cautérisation de la bouche et de l'arrière-bouche, et à une angine violente avec altération des amygdales et probablement contraction spasmodique du larynx ; et principalement enfin, à des manœuvres faites pour empêcher les cris de la victime, après l'ingestion de ce liquide dans la bouche, ce que nous font croire les nombreux coups d'ongle observés sur la joue gauche, la position de ces coups d'ongle et l'état des organes respiratoires ; 10° que la contusion profonde de la partie antérieure et moyenne du nez a été faite avec un instrument contondant.

En foi de quoi, nous avons rédigé le présent rapport, que nous certifions sincère et véritable.

Péruwelz, le 27 novembre 1850.

Signé : MAROUZÉ, ZOUDE, et GOSSE.

Il est important de comparer cette description de l'état des organes à celle qui en a été faite par M. Stas : on sera frappé des différences qui existent entre elles (voy. ma lettre à MM. Lachaud et Depaepe, p. 509).

Recherches médico-légales.

Dans l'affaire Bocarmé, M. Stas a décelé la nicotine dans la langue, dans le liquide alcoolique employé pour conserver cet organe, la mâchoire, l'arrière-bouche et le larynx, dans les liquides trouvés dans l'estomac, dans ce viscère, dans le foie et dans les poumons, dans un vieux pantalon porté par François de Blicquy, l'ouvrier qui aidait Bocarmé à préparer la nicotine ; enfin dans quelques planches de bois faisant partie du parquet de la salle à manger où Gustave Fougnies avait été empoisonné.

On a dit que M. Stas avait été mis sur la voie par le juge d'instruction : celui-ci aurait annoncé que Bocarmé travaillait sur le tabac et sur la nicotine. Il est impossible, a-t-on dit, que le juge d'instruction, qui savait tout cela à merveille, et qui était en communication journalière avec M. Stas, ait gardé pendant *dix* jours le silence à cet égard, surtout lorsqu'il voyait M. Stas chercher toute autre chose que la nicotine (1).

Je terminerai ce qui a trait à l'affaire Bocarmé par la lettre que j'ai écrite aux défenseurs en réponse à celle qu'ils m'avaient adressée.

____

(1) Voy., pour les détails, le mémoire que j'ai publié sur la nicotine et la conicine ; Paris, 1851.

Paris, ce 10 juin 1851.

A MM. Lachaud et Depaepe.

Messieurs,

Vous désirez connaître mon opinion sur certains points relatifs aux caractères et au mode d'action de la nicotine sur l'économie animale, et vous me priez de résoudre les quatre questions suivantes :

1° Est-il prouvé que Gustave Fougnies ait avalé la nicotine, étant couché par terre ?

2° La nicotine a-t-elle une odeur assez repoussante pour qu'on ne puisse pas en avaler une certaine quantité, alors que l'on croit boire un autre liquide ?

3° L'acide tartrique qui aurait été combiné avec la nicotine modifierait-il les propriétés vénéneuses de celle-ci ?

4° Un liquide contenant une forte proportion de nicotine tuerait-il instantanément comme la nicotine pure ; et ne pourrait-il pas, suivant qu'il renfermerait une plus ou moins grande quantité de ce poison, ne déterminer la mort qu'au bout de cinq ou six minutes, tout en occasionnant sur les tissus des traces semblables à celles qui ont été observées dans le cadavre de Gustave Fougnies ?

L'intérêt scientifique qui se rattache à la solution de ces questions est assez important pour que je n'hésite pas à vous dire ce que je pense sur chacune d'elles.

Première question. *Est-il prouvé que Gustave Fougnies ait avalé la nicotine, étant couché par terre ?* — Pour me mettre à même de répondre sur ce point, vous me transmettez la description des organes contenus dans la bouche du cadavre, telle qu'elle a été donnée par MM. les médecins qui ont procédé à son ouverture, le 22 novembre 1850, c'est-à-dire deux jours après la mort, et celle qui a été faite par M. Stas le 27 du même mois. La solution de la question, si elle est possible, devant être fondée sur l'état de ces organes, il est indispensable de transcrire littéralement ce qui a été dit par ces messieurs.

On lit dans le rapport de MM. les médecins : «Les lèvres sont blafardes, racornies, couvertes de croûtes d'un brun grisâtre ; de pareilles croûtes remplissent aussi les interstices dentaires. La langue offre un volume presque double de celui qu'elle présente à l'état normal ; sa membrane muqueuse, d'un *gris noirâtre*, est détruite dans *toute* l'étendue de sa face supérieure et le long de ses bords ; il suffisait de la toucher avec le dos du scalpel pour l'enlever en petits lambeaux très-peu consistants. La portion de cette tunique qui tapisse la face inférieure de la langue est rouge et injectée. Tout le reste de la membrane muqueuse buccale est également rouge, cautérisé, et se détache avec la plus grande facilité ; toutefois celle qui recouvre la voûte palatine est d'un blanc grisâtre (1), Il en est de même de *toute* la portion de la membrane muqueuse de l'arrière-bouche. Les amygdales, *surtout la gauche,* sont plus volumineuses et moins consistantes qu'à l'état normal ; on peut aisément les diviser. Enfin la bouche contient une assez grande quantité d'un fluide glaireux. »

M. Stas nous apprend : « Que la langue est très-volumineuse et tuméfiée ; que la membrane muqueuse de la face supérieure offre *à droite,* jusqu'aux deux tiers environ de la partie flottante, un *aspect noir bleuâtre,* tandis que le *reste* est d'un *gris noirâtre ;* qu'elle porte à gauche l'empreinte de deux coups de dent ; que dans cette partie il y a eu du sang extravasé ; et que l'on y remarque aussi quelques piqûres faites avec un instrument pointu et tranchant. La membrane muqueuse de la face inférieure de la langue est rouge, injectée, et couverte d'un liquide très-filant, d'un blanc jaunâtre. La tunique muqueuse supérieure et inférieure, ajoute M. Stas, est fortement ramollie ; l'*épithélium* s'enlève avec la plus grande facilité. Les tissus qui composent la langue sont fort ramollis ; il n'y a guère que la partie centrale qui ait conservé sa consistance naturelle. » Il n'est pas fait mention de l'état des amygdales.

On est d'abord frappé du désaccord qui existe entre quelques parties de ces deux descriptions. Tout en reconnaissant que dans l'une comme dans l'autre on trouve des traces non équivoques de l'action d'un caustique puissant, il est à remarquer que le rapport de MM. les médecins ne fait aucunement mention de l'*altération profonde de la moitié droite* de la face supérieure de la langue, comparée à celle qui existait à gauche, d'après M. Stas ; ils n'établissent aucune différence entre les lésions de ces deux moitiés de la langue ; il y a mieux, lorsqu'ils décrivent l'état des amygdales, ils trouvent que c'est celle du *côté gauche* qui est le plus atteinte. Interpellés le 20 mars 1851, c'est-à-dire trois mois après le décès de Gustave Fougnies, sur la cause de sa mort, ils déclarent qu'elle doit être attribuée à la nicotine, et ils expliquent par l'action de ce caustique le développement des *plaques noires d'injection* observées sur la langue, sans se préoccuper de la différence qui aurait pu être remarquée dans les deux moitiés de cet organe. A quoi peut tenir un pareil désaccord ? Est-il présumable que MM. les médecins chargés de faire l'ouverture du cadavre, alors que leur attention s'était portée d'une manière spéciale sur l'état de la bouche, qu'ils avaient minutieusement décrite, n'auraient pas été frappés d'une différence aussi notable que celle dont je parle ? C'est difficile à concevoir. Se pourrait-il que le 27 novembre, quand M. Stas examina la langue pour la première fois, cet organe eût déjà éprouvé une modification dans sa coloration, par suite de son immersion pendant cinq jours dans l'alcool ? Il est impossible de rejeter cette explication sans apporter des résultats d'expériences qui prouvent son insuffisance.

---

(1) J'aurais pu ajouter que la *cautérisation* de la cavité buccale, et principalement de la face *supérieure de la langue,* était *uniforme* (voy. p. 507).

Si j'insiste sur la dissidence entre ces deux descriptions, c'est que la so-lution de la question qui m'occupe est en grande partie là. Quel est, en effet, le motif qui a porté M. Stas à penser que l'ingestion de la nicotine et du vinaigre a eu lieu, Gustave étant couché sur le dos, la tête tournée du côté droit? C'est surtout le désordre observé sur la moitié droite de la langue. Faites disparaître la différence dans les désordres, ou bien établissez que cette différence tient aux époques où l'examen de la langue a eu lieu (le 22 et le 27 novembre), et l'argumentation de M. Stas perdra toute sa valeur; elle la perdra d'autant plus, que MM. les médecins pourront lui dire : Comment se fait-il, si votre assertion est fondée sur les désordres qui exis-taient *à droite*, que nous ayons trouvé l'amygdale gauche plus atteinte que la droite ?

Ces considérations, qui sont déjà de nature à faire naître un doute dans mon esprit, ne sont pas les seules que je puis faire valoir pour fortifier ce doute. Il est certain que lorsqu'on avale un liquide d'une saveur agréable, tel que l'eau ou le vin, ce liquide mouille également toutes les parties de la bouche, et entre directement dans l'arrière-bouche sans effort et sans déter-miner le moindre mouvement insolite; la déglutition s'opère comme dans l'état normal, que l'on soit debout, couché, ou sur le dos. En est-il de même lorsque, croyant boire une liqueur non-seulement inoffensive, mais encore agréable, on est tout à coup surpris par la saveur horrible d'un breuvage vénéneux? Certes, non. Le premier mouvement que l'on exé-cute à pour but de repousser la substance délétère introduite dans la bou-che; mais déjà celle-ci en a retenu une certaine portion, et ne voit-on pas qu'en présence d'un corps aussi âcre, on doit exercer des mouvements dés-ordonnés, et qui, par leur irrégularité, peuvent porter le liquide tantôt à droite, tantôt à gauche, tantôt en haut, etc.? Ceux-là seuls qui ne se sont jamais trouvés dans ce cas pourront nier la justesse de mon observation. Or, parmi les substances caustiques, il n'en est aucune dont la saveur soit plus atroce que celle de la nicotine; j'avoue qu'il ne me serait pas possible d'ac-corder que la déglutition d'un pareil liquide pût se faire d'une manière normale.

J'ajouterai encore, à l'appui du doute que j'exprime, qu'il ne serait pas impossible qu'un individu, après avoir pris de la nicotine étant debout, tombât peu de temps après *sur le côté droit*, par suite de l'action du toxi-que, comme cela a presque constamment, sinon constamment lieu, et que dans cette position du corps les désordres de la langue et de la bouche se manifestassent plutôt du côté droit que du côté gauche (1).

---

(1) M. Stas et moi, nous avons toujours vu les animaux empoisonnés par la ni-cotine tomber sur le *côté droit*. Sans attacher à ce fait plus d'importance qu'il n'en mérite, je dois dire que sur neuf expériences tentées tout récemment par M. Van den Broeck, professeur de chimie à Mons, trois fois les animaux sont tombés sur le *côté gauche*, et que dans celles qui ont été entreprises le 16 juin 1841, à Bruxelles, par M. Victor Vleminckz, en présence de M. Vleminckz,

Ces motifs me paraissent suffisants pour établir qu'*il n'est pas prouvé*, en ayant égard aux documents scientifiques qui m'ont été transmis, que Gustave Fougnies ait avalé la nicotine, étant couché sur le dos, la tête tournée à droite (1).

Deuxième question. *La nicotine a-t-elle une odeur assez repoussante pour qu'on ne puisse pas en avaler une certaine quantité, alors que l'on croit boire un autre liquide?* — Je répondrai par la négative. Quand la nicotine est anhydre (privée d'eau), et il est assez difficile de l'obtenir sous cet état, elle a une odeur piquante, qui rappelle peu celle du tabac; si elle contient de l'eau, cette odeur est d'autant moins sensible que la quantité de ce dernier liquide est plus considérable. L'odeur de la nicotine *à froid* a paru tellement faible à MM. Boutron-Charlard et Henry, qui ont publié sur cet alcali un mémoire *ex professo* en 1836, qu'ils ont dit qu'elle est, *pour ainsi dire, nulle* (voy. *Journal de pharmacie*, 1836). En admettant que ces messieurs n'eussent pas préparé de la nicotine

président de l'Académie, et de M. Fallot, vice-président, les animaux sur lesquels on opérait sont tombés, *en nombre à peu près égal*, du côté droit et du côté gauche.

(1) Depuis que j'ai écrit cette lettre, j'ai lu les dépositions de M. Stas et des docteurs Zoude, Marouzé et Gosse, qui avaient été chargés de faire l'ouverture du cadavre le 22 novembre 1850. L'opinion de ces trois experts est conforme à celle de M. Stas, quant à la position du corps de Gustave, au moment de l'ingestion de la nicotine : or, comme ils ne pouvaient tirer aucun parti, pour la soutenir, de l'état de la langue et de la bouche, parce qu'ils n'avaient aucunement mentionné, *même à l'audience*, qu'il y eût des différences entre la partie gauche et la partie droite de la langue, ils se sont appuyés particulièrement sur la corrosion de la peau, de la partie inférieure de la mâchoire gauche, corrosion qui s'étendait du même côté jusqu'à la région cervicale. M. Stas aussi a fait valoir cet argument, en ajoutant que, pour lui, la nicotine trouvée sur le parquet venait encore corroborer son opinion.

Il ne me serait pas impossible, si je voulais, de démontrer que la lésion de la peau de la région cervicale gauche et l'état du parquet peuvent être expliqués, alors même que Gustave aurait avalé étant debout. Je n'en ferai rien, parce que *je n'ai jamais eu l'intention d'établir que ce fût dans cette dernière position que Fougnies eût avalé le poison;* en élevant *des doutes sur la réalité* de l'assertion de ces messieurs, j'ai voulu seulement faire sentir *qu'elle n'était point prouvée.* Les experts ne sauraient user de trop de circonspection, et lorsqu'un fait est de nature à influencer aussi puissamment les débats que celui-ci, la plus grande réserve est commandée. Il importe surtout d'être prudent lorsque, de son propre mouvement et sans y être sollicité par la justice, on se permet, comme l'a fait M. Stas, de traiter une question sur laquelle on n'a pas été interrogé. Que l'instruction puise ses convictions dans les circonstances morales, dans les faits qui ont précédé, accompagné et suivi un attentat présumé; qu'elle consulte aussi les gens de l'art pour s'éclairer, je le comprends et je le désire dans l'intérêt de la répression des crimes; mais je combattrai toujours la prétention de ceux qui demandent à la science plus qu'elle ne peut donner : c'est, dans mon opinion, ce qui a eu lieu dans l'espèce.

privée d'eau, toujours est-il que, dans l'état où ils l'ont décrite, elle était à peine odorante. Je pourrais citer la plupart des auteurs qui ont parlé de la nicotine, et démontrer qu'ils sont unanimes pour dire que son odeur rappelle peu celle du tabac; tout le monde, au contraire, est d'accord sur l'odeur forte, piquante, et désagréable qu'elle exhale lorsqu'on la chauffe, et qu'elle est réduite en vapeur.

TROISIÈME QUESTION. *L'acide tartrique qui aurait été combiné avec la nicotine modifierait-il les propriétés vénéneuses de celle-ci?* — Oui. Les animaux qui succombent en une ou deux minutes, en prenant deux gouttes de nicotine, ne périssent pas en avalant huit à dix gouttes de la même nicotine saturée par un léger excès d'acide tartrique; ils sont toutefois empoisonnés, car ils éprouvent des vertiges, un affaiblissement des membres postérieurs, et plus tard des vomissements. J'ignore dans quel but cette question m'est posée; c'est à cause de cela que je crois devoir ajouter que dans la préparation de la nicotine par un acide (oxalique, tartrique, sulfurique, etc.), si l'on a suivi le procédé généralement adopté, la nicotine obtenue ne retient pas la plus légère trace de ces acides, parce qu'ils ont été saturés par la potasse dont on s'est servi.

La nicotine extraite du tabac par l'acide tartrique est donc aussi active que celle qu'auraient pu donner l'acide oxalique ou l'acide sulfurique.

QUATRIÈME QUESTION. *Un liquide contenant une forte proportion de nicotine tuerait-il instantanément comme la nicotine pure; et ne pourrait-il pas, suivant qu'il renfermerait une plus ou moins grande quantité de poison, ne déterminer la mort qu'au bout de cinq ou six minutes, tout en occasionnant sur les tissus des traces semblables à celles qui ont été observées dans le cadavre de Gustave Fougnies?* — Il existe, à l'égard de l'action de la nicotine sur l'économie animale, des différences notables quant au temps nécessaire pour occasionner la mort. La nicotine est-elle parfaitement préparée, et sans eau, elle peut tuer les chiens en 30 secondes, mais le plus souvent elle ne les tue qu'au bout de 1 ou 2 minutes; contient-elle une petite quantité d'eau, et c'est l'état sous lequel on l'obtient *le plus ordinairement*, alors que l'on opère comme le prescrivent les auteurs, la mort des chiens ne survient qu'au bout de 3 ou 4 minutes; renferme-t-elle un peu plus d'eau, les animaux peuvent ne succomber que 8 ou 10 minutes après l'introduction du poison; il arrive même, si elle est notablement diluée, que les chiens se rétablissent après avoir éprouvé des accidents convulsifs et tétaniques. Tout porte à croire que les choses se passent ainsi chez l'homme; la science manque d'observations à ce sujet, mais on ne saurait se refuser à admettre qu'un homme peut périr en 2 ou 3 minutes, en 8, 10, 12 ou 15 minutes, etc., suivant le mode de préparation de la nicotine, suivant qu'elle contiendra plus ou moins d'eau, suivant la constitution et la force des individus, suivant la dose à laquelle elle aura été administrée.

Dans tous les cas, les traces que la nicotine laissera sur les tissus seront analogues à celles qui ont été observées sur le cadavre de Gustave, tout en

II.   33

reconnaissant qu'elles pourront varier en intensité, suivant la concentratration et la dose de la nicotine employée.

Tels sont les renseignements que je crois devoir vous transmettre dans l'intérêt de la vérité.

Agréez, Messieurs, l'assurance de ma considération distinguée.

ORFILA.

Le 30 novembre 1851, M. Stas a lu à l'Académie belge un libelle contre moi, à l'occasion de l'affaire Bocarmé. La lettre ci-après, adressée au président de cette Académie, fera connaître ce libelle, et prouvera aux moins clairvoyants qu'il existe une vanité *pathologique*, capable de conduire ceux qui en sont saturés aux plus funestes écarts.

Paris, ce 15 janvier 1852.

A M. le Président de l'Académie belge.

MONSIEUR LE PRÉSIDENT,

On me communique à l'instant le numéro du 30 novembre 1851 de *l'Indépendance belge*, qui contient le récit fait par M. Stas à l'Académie, à l'occasion de mon intervention dans l'affaire Bocarmé. Comme M. Stas ne recule pas devant les reproches d'indélicatesse et d'improbité scientifique, il est de mon honneur de mettre la vérité dans tout son jour, afin de prouver au corps savant qui a bien voulu me conférer le titre de membre honoraire, que je ne suis pas indigne de la faveur qu'il m'a accordée. Plus que jamais, je me félicite d'avoir rendu à M. Stas l'hommage dû à son talent et au travail distingué auquel il s'était livré pour rechercher et découvrir la nicotine; l'immense publicité donnée à mes éloges devant la tribune de la première société médicale de France n'a pas peu contribué à faire connaître aux médecins de tous les pays le nom d'un homme, ignoré de la plupart d'entre eux. Je m'en applaudis sincèrement, surtout après avoir lu l'article de *l'Indépendance*. En méditant ces écrits et les observations que je consigne dans cette lettre, chacun pourra apprécier de quel côté siégent la politesse, l'urbanité, la délicatesse, les sentiments élevés et surtout la vérité : ce sera d'ailleurs un enseignement pour ceux qui seraient tentés, au grand détriment de leur considération personnelle, de ne pas imposer un frein à un amour-propre sans limites.

M. Stas me blâme d'avoir lu à l'Académie un mémoire sur la nicotine, alors que je savais qu'il s'était occupé de cette affaire, et que le procès était pendant. Je n'ai rien à dire sur ce dernier reproche, si ce n'est que je n'ai lu mon travail qu'à mon retour de Mons et après avoir entendu avouer à l'accusé que Fougnies avait avalé de la nicotine qui avait déterminé sa mort. Quant à l'autre reproche, j'ose à peine le discuter, dans l'intérêt de M. Stas. Avant de quitter Mons, le 29 mai, je lui communiquai le paragraphe que je me proposais d'ajouter au mémoire que j'avais déposé à l'Académie, et dont je devais donner lecture le mardi 3 juin. M. Stas, qui savait parfaitement que je devais lire ce travail, approuva très-fort le paragraphe, *qui était excessivement élogieux pour sa personne*, et poussa la complaisance jusqu'à me dessiner un appareil que j'emportai avec moi, et qui devait être annexé au mémoire. C'était alors qu'il aurait dû me dire : «Vous voulez donc me ravir ma découverte ou du moins *essayer* de partager l'honneur avec moi.» Rien de tout cela ; M. Stas, loin de *récriminer*, m'exprima toute sa satisfaction. Qu'est-il survenu depuis ce jour? J'ai lu mon mémoire à l'Académie, où il a fait une profonde sensation. Les feuilles publiques lui ont donné de grands éloges, et M. Stas a pu se convaincre qu'il n'était pas le seul à avoir trouvé un bon moyen de déceler la nicotine. En outre, je suis intervenu dans le procès Bocarmé par une lettre dans laquelle je donne la solution de plusieurs questions importantes, et où je signale la faute grave commise par M. Stas, lorsqu'il traitait une question qui ne lui avait pas été soumise par le tribunal, et une faute plus grave en voulant prouver un fait qu'il ne prouvait pas. J'ai bien de la peine à ne pas dire : *inde iræ.*

«Je vais établir, ajoute M. Stas, que M. Orfila a connu d'une manière certaine, positive, la découverte que j'avais faite de la nicotine dans les organes de Fougnies, avant que lui eût songé à entreprendre des recherches sur cette question. Je veux prouver enfin qu'il s'est servi de moyens, que je ne veux pas qualifier, pour obtenir ces renseignements.» Ce dernier chef d'accusation est tellement odieux, que je dois d'abord l'annihiler. Vers la fin de février, j'appris de M. Rousseau, qui le tenait de M. Melsens, que M. Stas avait découvert de la nicotine dans les organes de Fougnies. J'écrivis le 4 avril à M. Stas la lettre qu'il a insérée dans *l'Indépendance belge*, pour lui demander si cela était vrai ; il me répondit affirmativement, et il ajouta qu'il avait retiré de la nicotine des liquides contenus dans l'estomac, du foie, et surtout des poumons ; *mais il n'articulait pas un mot des moyens qu'il avait mis en usage :* aussi m'écrivait-il le 18 mai suivant : Tout le monde me blâme, et *pourtant personne* ne connaît mon travail. Je possède les deux lettres. Où sont donc les moyens inqualifiables auxquels j'aurais eu recours? Je défie qui que ce soit d'articuler un mot qui altère l'explication que je viens de donner, et je déclare que, si M. Stas persistait à me calomnier, je trouverais bien le moyen de lui imposer silence. Pour le moment, je me contenterai de donner à cette lettre la plus grande publicité, en l'insérant dans tous mes ouvrages.

Quant à l'annonce de la découverte de la nicotine dans les poumons et dans le foie, elle devait être prévue par celui qui a prouvé le premier, en 1839, qu'on trouve dans plusieurs organes les poisons absorbés, et qui a donné pour précepte aux médecins et aux experts de faire valoir l'existence des toxiques dans ces organes, devant la justice, pour établir la réalité d'une intoxication. Je ne serais pas vrai, si je ne proclamais pas combien il me fut agréable d'apprendre, par la lettre de M. Stas, qu'il avait été assez heureux pour faire une belle application des règles que j'avais posées en 1839, règles sans lesquelles tous ses efforts fussent demeurés impuissants pour déceler la nicotine dans les organes parenchymateux, parce qu'avant 1839 personne n'avait songé à chercher les poisons dans ces organes.

Il est une autre accusation que je ne saurais laisser sans réponse, parce qu'elle serait de nature, si elle subsistait, à faire douter de ma probité. «J'ai donné, dit M. Stas, à M. Orfila, des renseignements à la suite desquels il a présenté son mémoire.» Il faut, en vérité, ne pas connaître les premiers éléments des usages académiques, pour se permettre une insinuation de ce genre. Tout le monde sait que mon mémoire avait été déposé, cacheté et scellé, le 20 mai à l'Académie, que je vis M. Stas pour la première fois à Mons le 28 du même mois, et que le 3 juin, le mémoire fut décacheté par le secrétaire perpétuel devant plus de deux cents personnes, et lu aussitôt par moi. Quel parti pouvais-je tirer, je le demande, des renseignements qu'aurait pu me fournir M. Stas, alors que le dépôt était resté cacheté, et que les scellés étaient intacts? Ici encore l'accusation tombe à la confusion de l'accusateur, et sera mise au néant par ceux qui jugent sans passion.

Enfin j'aurais écrit, le 4 avril, qu'il serait possible que je fisse des expériences avant mon départ pour Bruxelles, et pourtant, dit M. Stas, M. Orfila appuie son mémoire sur des expériences qu'il aurait faites à dater du 23 mars. Il y a dans ce reproche une impardonnable légèreté. Prévoyant que j'aurais à faire des expériences sur la nicotine, et voulant savoir si, dans un cas d'exhumation juridique tardive, je retrouverais le toxique, j'enterrai le 23 mars un chien empoisonné par la nicotine, qui ne fut exhumé que le 22 juin : pour quiconque a le sens droit, ce n'est pas là faire des recherches analytiques concernant une intoxication ; c'est tout simplement se préparer à faire une expérience.

Je termine cette lettre, beaucoup trop longue, en disant qu'appelé depuis quarante ans à élucider des questions médico-légales, j'ai toujours applaudi aux efforts de ceux qui cherchaient à contrôler mes recherches, parce que la lumière ne se fait que lentement. Lorsque mes opinions ont été confirmées par d'autres, j'en ai été ravi dans l'intérêt de la science et de la société ; quand on a cru devoir les combattre, une lutte, souvent ardente, en a été la suite, et je m'en suis consolé en pensant que la vérité triompherait tôt ou tard, au grand bénéfice de l'humanité. Ces principes, les seuls que l'on puisse avouer, donneront à l'Académie belge une idée de l'impression qu'a dû faire sur moi, et que fera naître parmi les savants, l'inconcevable libelle de M. Stas.

Je vous prie, monsieur le Président, de vouloir bien agréer l'hommage de ma haute considération,

Signé, ORFILA.

DU TABAC.

Le tabac (*nicotiana tabacum*) est une plante de la famille des solanées, rangée par Linnæus dans la pentandrie monogynie. — *Caractères.* Calice d'une seule pièce, en godet, découpé en cinq segments aigus, et légèrement velu : corolle monopétale, en entonnoir, d'une couleur rose purpurine ou ferrugineuse, à tube deux fois plus long que le calice, à limbe plane, ouvert en godet, et à cinq divisions égales, courtes et pointues : cinq étamines rapprochées du stigmate avant la fécondation, formant comme une espèce de couronne, mais qui s'éloigne lorsque cet organe a été fécondé : capsule ovoïde, conique, creusée de quatre stries, à deux loges, s'ouvrant au sommet en quatre parties, et contenant un grand nombre de semences très-fines : l'embryon des graines est courbé, placé dans l'axe du périsperme : fleurs en panicule à l'extrémité des rameaux : tige de 1^m,33 à 1^m,66, cylindrique, forte, grosse comme le pouce, légèrement velue et pleine de moelle : feuilles grandes, ovales, lancéolées, sessiles, et même prolongées sur la tige de l'un et de l'autre côté de leur insertion ; leur sommet est aigu, leurs bords légèrement ondés, leur surface velue et à nervures très-apparentes, leur couleur un peu jaunâtre ou d'un vert pâle. La racine est fibreuse, rameuse, blanche, et d'un goût fort âcre.

Action du tabac sur l'économie animale.

EXPÉRIENCE Ire. — A huit heures du matin, on a introduit dans l'estomac d'un chien robuste, et de moyenne taille, 22 gr. de *tabac râpé*, et on a lié l'œsophage ; quelques minutes après, l'animal a fait des efforts pour vomir. A deux heures un quart, il marchait avec beaucoup de lenteur, éprouvait de légers vertiges, et offrait un tremblement continuel dans les extrémités postérieures ; les organes des sens paraissaient jouir de toutes leurs facultés ; la respiration était un peu accélérée. A quatre heures dix minutes, il était couché sur le côté et ne pouvait plus se soutenir sur ses pattes : cependant il faisait de temps à autre des efforts infructueux pour se relever ; sa tête était lourde et offrait un tremblement continuel ; sa physionomie portait l'empreinte de la stupeur ; les muscles des vertèbres cervicales étaient agités de légers mouvements convulsifs ; les membres étaient flasques ; les organes des sens paraissaient moins impressionnables que dans l'état naturel ; la respiration était excessivement profonde, gênée et accélérée ; les battements du cœur étaient fréquents et un peu forts. Il est mort à cinq heures ; on l'a ouvert le lendemain. Les poumons étaient livides dans toute leur étendue ; leur tissu était plus dense que dans l'état naturel, et ils s'enfonçaient un peu dans l'eau. Le cœur renfermait quelques caillots de sang noir. L'estomac contenait une grande partie du tabac ingéré, il n'offrait que quelques points rougeâtres; le reste du canal digestif était sain. Le cadavre était flasque.

EXPÉRIENCE II. — A deux heures, on a introduit dans l'estomac d'un chien de moyenne taille 32 gr. de *tabac râpé*, et on a lié l'œsophage. Quelques minutes après, l'animal a fait des efforts pour vomir. A quatre heures, il n'éprouvait aucun symptôme remarquable; il est mort dans la nuit. La membrane muqueuse de l'estomac était d'un rouge vif dans toute son étendue; les autres portions du canal digestif paraissaient saines. Les poumons étaient livides, gorgés de sang, beaucoup plus denses que dans l'état naturel, et offraient un très-grand nombre de taches noires. La majeure partie du tabac se trouvait dans l'estomac.

EXPÉRIENCE III. — A huit heures un quart, on a appliqué sur le tissu cellulaire de la partie interne de la cuisse d'un chien de moyenne taille 8 gr. de tabac râpé, et autant d'eau. Dix minutes après, l'animal a vomi. A huit heures et demie, il faisait des efforts infructueux de vomissement, et il commençait à éprouver de très-légers vertiges; ses extrémités postérieures offraient un tremblement assez marqué; sa physionomie paraissait étonnée. A neuf heures moins un quart, le tremblement était devenu général, le train postérieur était un peu faible, la démarche très-vacillante. Cinq minutes après, l'animal s'est couché sur le ventre; ses extrémités postérieures étaient relevées, les antérieures fléchies, et il cherchait à se redresser en faisant des mouvements en tous sens et en frappant le sol avec la tête; il continuait à trembler. Quelques instants après, il s'est couché sur le côté, et il était dans un grand état de relâchement. A neuf heures vingt minutes, ses membres étaient agités de temps à autre par des mouvements convulsifs assez forts; les organes des sens étaient impressionnables comme avant l'expérience, la respiration n'était point gênée. Il est mort à neuf heures quarante minutes.

EXPÉRIENCE IV. — A deux heures, on a appliqué sur le tissu cellulaire de la partie interne de la cuisse d'un carlin robuste 80 centigrammes de tabac râpé et 8 gr. d'eau. Dix minutes après, l'animal a vomi deux fois. A six heures, il commençait à éprouver de légers vertiges et un tremblement dans les extrémités postérieures; il est mort dans la nuit. Les poumons étaient d'une couleur rouge foncée et présentaient çà et là des taches livides; leur tissu était un peu plus dense que dans l'état naturel. Il n'y avait aucune altération dans le canal digestif. Le membre sur lequel on avait opéré était peu enflammé.

EXPÉRIENCE V. — Désirant connaître si la partie active du tabac râpé réside dans la portion soluble dans l'eau ou dans celle qui y est insoluble, on a recommencé l'expérience précédente avec 16 gr. de cette poudre, que l'on avait traitée à huit reprises différentes par une grande quantité d'eau bouillante, afin de l'épuiser complètement. Avant de réunir les lambeaux de la plaie par la suture, on y a introduit 16 gr. d'eau. Quarante-huit heures après, l'animal n'avait éprouvé aucun symptôme remarquable; il est mort à la fin du troisième jour; on ne lui avait point donné d'aliments, et il était faible.

EXPÉRIENCE VI. — On a fait bouillir pendant une heure 32 gr. de feuilles sèches de tabac avec 192 grammes d'eau ; le liquide a été filtré et réduit à 114 gr. au moyen de l'évaporation ; on l'a introduit dans l'estomac d'un chien robuste et de moyenne taille, et on a lié l'œsophage. Trois minutes après, l'animal a fait des efforts pour vomir, qu'il a renouvelés plusieurs fois pendant la première heure ; il a expiré trois heures après l'ingestion du liquide dans l'estomac, et il avait éprouvé les symptômes rapportés dans l'expérience 3. On l'a ouvert le lendemain. L'estomac était légèrement enflammé ; le canal intestinal ne paraissait pas altéré. Les poumons offraient un très-grand nombre de plaques d'une couleur livide, et très-larges ; leur tissu était plus dense que dans l'état naturel et gorgé de sang.

EXPÉRIENCE VII. — L'*infusum* de tabac, préparé avec 20 gr. d'eau et 10 gr. de feuilles sèches, n'a déterminé aucun accident chez un chien robuste et de moyenne taille.

EXPÉRIENCE VIII. — M. Brodie injecta, dans l'intestin rectum de plusieurs chiens et d'un chat, depuis 32 jusqu'à 130 gr. d'une forte infusion de tabac : ces animaux devinrent insensibles, immobiles, et périrent tous en moins de dix minutes ; les battements du cœur n'étaient plus sensibles une minute avant la mort ; l'un d'eux seulement vomit. On ouvrit les cadavres immédiatement après la mort : le cœur était très-distendu et ne se contractait plus ; dans un cas seulement, après avoir incisé le péricarde, les oreillettes et les ventricules, irrités par l'instrument, commencèrent à se contracter avec force, et la circulation put être prolongée pendant une demi-heure au moyen de l'insufflation de l'air dans les poumons.

EXPÉRIENCE IX. — Deux cent cinquante grammes de *decoctum* de tabac ont été administrés sous forme de lavement à un chien fort : ce *decoctum* avait été préparé en faisant bouillir 32 gr. de tabac à fumer dans 300 gr. d'eau. Trois minutes après, l'animal a rejeté le liquide et a vomi. Pendant la première demi-heure, il n'a point cessé de faire des efforts violents et infructueux pour vomir ; du reste, il n'a éprouvé aucune autre incommodité. Le lendemain, sa santé paraissait rétablie. Il est certain que cet animal aurait succombé s'il eût gardé le lavement plus longtemps.

OBSERVATION 1re. — Une femme appliqua, sur la tête de trois de ses enfants qui avaient la teigne, un liniment préparé avec de la poudre de tabac et du beurre : peu après ils éprouvèrent des vertiges, des vomissements violents et des défaillances, ils eurent des sueurs copieuses. Pendant vingt-quatre heures, ils marchèrent comme s'ils eussent été ivres. (*Éphémérides des curieux de la nature*, déc. II, an 4, p. 46.)

OBSERVATION II. — Le *decoctum* des feuilles, appliqué sur des parties affectées de la gale, occasionna des vomissements violents et des convulsions (Vandermonde, *Recueil périodique*, t. VII, p. 67).

OBSERVATION III. — Un petit garçon mourut trois jours après qu'on lui eût répandu du suc de tabac sur l'un des ulcères teigneux qu'il avait à la tête (Walterhal, *Journal de chimie médicale*, p. 317, année 1838).

OBSERVATION IV. — Quelques commères, ayant conseillé l'application de feuilles sèches de tabac humectées d'eau sur des plaies de vésicatoires, on en observa d'abord un effet salutaire ; mais, plus tard, il se forma aux cuisses des tumeurs séreuses sous forme de sac ; il survint des oppressions et des accès de suffocation, et ces accidents augmentèrent en même temps qu'il se manifesta des symptômes graves d'une dépression dans le système nerveux. Il y eut des nausées, des vomissements spasmodiques ; le pouls devint extrêmement lent et intermittent ; il survint du hoquet, des sueurs froides et visqueuses, du froid aux extrémités, et une prostration excessive.

Après avoir enlevé les feuilles de tabac et avoir administré à la malade un verre de vin, tous ces symptômes alarmants cessèrent comme par enchantement dans l'espace de quelques heures.

On appliqua sur les malléoles du cérat simple, et l'écoulement des pieds se rétablit. (Meyern, *Journal de chimie médicale*, p. 438, année 1844.)

Observation V. — On lit dans les *Éphémérides des curieux de la nature*, qu'un individu tomba dans un état de somnolence et mourut apoplectique pour avoir pris par le nez une trop grande quantité de poudre de tabac.

Le *Journal de chimie médicale* (avril 1843) rapporte que John Evans est mort à Caseford, en Angleterre, pour avoir fumé une semaine entière en même temps qu'il mâchait une quantité énorme de tabac.

Observation VI. — Le célèbre Santeul éprouva des vomissements et des douleurs atroces au milieu desquels il expira, pour avoir bu un verre de vin dans lequel on avait mis du tabac d'Espagne.

Observation VII. — Un homme fit bouillir 48 gr. de tabac en poudre dans de l'eau et prit le *decoctum* encore chaud en lavement. A l'instant des douleurs atroces se répandirent dans tout le ventre, une sensation de brûlure intérieure horrible lui fit pousser des cris, et bientôt il put rejeter une partie du lavement : la douleur augmenta dans tout l'abdomen et surtout à l'épigastre ; des nausées et des vomissements pénibles eurent lieu ; les muscles de l'abdomen se contractèrent fortement ; le ventre était enfoncé. Au bout d'une demi-heure, une réaction violente se fit remarquer dans le système cérébral et nerveux. Le malade fut tourmenté par des contractions violentes et involontaires de tous les muscles ; il se roulait sur son lit en témoignant les plus grandes douleurs ; il jetait au loin sa chemise et les couvertures, dont quelques voisines, accourues pour le secourir, voulaient le couvrir par pudeur. Il portait sans cesse les mains sur l'abdomen, et se tirait fortement le pénis.

Alors il avait perdu complétement le jugement et la connaissance de ce qui l'entourait, au point de ne plus reconnaître ses parents ou ses amis intimes. Il entendait quand les interpellations lui étaient adressées, mais il ne répondait pas, on cherchait vainement à articuler des mots insignifiants ; la face était violette et contractée, les muscles du côté gauche de la face étaient dans une contraction permanente et simulaient l'apoplexie. Les yeux étaient fixes, le pouls concentré, presque insensible, très-petit, enfoncé, intermittent, et d'une lenteur remarquable, ne donnant que quarante-cinq pulsations par minute ; la respiration était lente, et les parois du thorax s'élevaient à peine. La peau était froide ainsi que les extrémités, malgré la chaleur extrême de l'atmosphère. Le malade paraissait comme plongé dans la torpeur, dans un véritable carus, pendant quelques instants ; puis, comme s'il était éveillé par la douleur, quoi qu'il ne proférât plus aucune plainte, il exécutait des mouvements violents automatiques et lents, diffé-rents en cela des convulsions spasmodiques et instantanées : il se levait debout, pouvait faire quelques pas comme un homme ivre, et se replacer sur son lit, où il se roulait nu, sans paraître s'apercevoir de son état ni de la présence des personnes qui l'entouraient. Cependant des contractions violentes de l'estomac lui firent vomir et rejeter très-loin dans la chambre une grande quantité de liquide qu'on lui avait fait boire, et qui avait con-tracté une forte odeur infecte de tabac. Une des assistantes, qui reçut sur la figure une de ces inondations subites, tomba à la renverse, suffoquée, et en fut malade pendant plusieurs jours. Quelquefois pourtant, avant de vomir, le malade fait signe qu'on s'éloigne.

Cependant les phénomènes morbides s'accroissent encore. On veut mettre le malade au bain ; mais les mouvements automatiques qu'il exécute sans but, et avec une grande force de constraction musculaire, font qu'il est impossible de le tenir dans la baignoire ; il en sort, quoique en chancelant comme un homme ivre, et, dirigé et soutenu, il se roule de nouveau sur son lit. Il est pris de délire tranquille, balbutie des phrases qui ont trait à des médicaments qu'il veut prendre : il veut boire de la tisane et du sel de nitre, etc. Il y a des rémissions d'un quart d'heure, pendant lesquelles il paraît dormir d'un sommeil carotique profond ; alors on parvient avec peine non pas à éveiller ses facultés intellectuelles, mais à lui rendre la puissance des mouvements automatiques.

Je n'ai pu constater l'état des pupilles. De fréquentes nausées et des vomissements violents ont lieu avec vive douleur à l'épigastre. Je n'ai pu m'assurer si les urines étaient interrompues, comme l'affirmaient les personnes présentes, parce que tous les matelas était mouillés de la ma-tière des vomissements, de celle des lavements, et des boissons répan-dues.

Des boissons légèrement acidulées étaient prises avec peine, et rejetées presque aussitôt ; une sueur froide couvrait le corps du malade, quoique ce fût au milieu de l'été. Malgré la petitesse et la concentration du pouls, il nous parut que le plus urgent était de dégager le système veineux san-guin cérébral de la congestion, ou stase imminente qui s'établissait dans tous les gros troncs. En conséquence, une saignée de 250 gr. fut prati-quée, non sans difficulté, à cause de l'agitation permanente du malade ; il fallut même renoncer à recevoir dans un vase le sang tiré de la veine. La diminution des accidents cérébraux apoplectiques et convulsifs commença aussitôt, et le malade, devenu un peu plus calme, put être placé sur son lit. Des sinapismes furent mis autour des pieds, et, quelque temps après, vingt-quatre sangsues furent appliquées à l'épigastre, à cause des douleurs qu'y ressentait le malade, et les piqûres furent couvertes de grands cataplasmes qui tenaient tout le ventre. Plusieurs demi-lavements émollients avaient été donnés pour tâcher d'entraîner ce qui pouvait rester de la décoction du tabac, mais ils furent gardés et passèrent par les urines.

L'effet salutaire de la saignée générale et locale fut presque instantané : la tête se dégagea graduellement, et le malade, moins agité, put se livrer à un peu de repos ; les douleurs atroces à l'épigastre et à l'abdomen diminuèrent successivement, et les boissons furent mieux supportées. Longtemps encore le pouls conserva une grande lenteur ; les facultés intellectuelles furent près de vingt-quatre heures à reprendre leur lucidité, et ce ne fut qu'avec peine que le malade put se souvenir de ce qui s'était passé, comme après un rêve pénible. L'estomac fut quelques jours sans pouvoir supporter autre chose que de simples bouillons. Cependant le malade, d'abord exténué de fatigue, brisé de tous ses membres, recouvra en peu de jours la santé, et ne conserva que de la pâleur, de la faiblesse, et un peu de sensibilité épigastrique. (Chantourelle, *Arch. gén. de méd.*, t. XXVIII, p. 376.)

OBSERVATIONS VIII, IX, X, XI et XII. — Un lavement préparé avec 8 gr. de tabac a déterminé, en deux heures, la mort d'une jeune personne de quatorze ans. — Élisabeth Peyne mourut quinze minutes après avoir pris un lavement obtenu par infusion avec 32 grammes de tabac. — Un lavement préparé avec une décoction faite avec 64 gr. de tabac à fumer a déterminé sur-le-champ la mort d'une dame âgée de vingt-huit ans. — Une femme de vingt-quatre ans, tourmentée d'une constipation continuelle, mourut trois quarts d'heure après avoir pris un lavement préparé avec 48 gr. de tabac. (*Journ. de chim. méd.*, p. 316, année 1838.)

Les faits que je viens d'exposer me portent à croire : 1° que les feuilles de tabac, entières ou réduites en poudre, telles qu'on les emploie journellement dans le commerce, sont douées de propriétés vénéneuses énergiques, qui dépendent, en grande partie du moins, de la *nicotine*; 2° que leur partie active semble résider dans la portion soluble dans l'eau, qui contient de l'acétate de nicotine, lequel est absorbé et porté dans le torrent de la circulation ; 3° que leurs effets délétères paraissent dépendre d'une action spéciale sur le système nerveux, et qu'elles déterminent presque constamment un tremblement général, que l'on observe rarement lorsqu'on emploie d'autres poisons ; 4° que leur action est beaucoup plus énergique quand on injecte la portion soluble dans l'anus, que lorsqu'on l'applique sur le tissu cellulaire, et à plus forte raison que dans le cas où on l'introduit dans l'estomac ; 5° qu'indépendamment des phénomènes dont je viens de parler, elles exercent une action locale capable de produire une inflammation plus ou moins intense ; 6° qu'elles paraissent agir sur l'homme comme sur les chiens (1).

Traitement (voy. p. 429).

______

(1) M. Brodie avait été tenté d'admettre que l'infusion de tabac, injectée dans le rectum, agissait d'abord sur le cœur : cependant l'expérience suivante l'a

DE L'HUILE EMPYREUMATIQUE DU TABAC.

Action sur l'économie animale.

EXPÉRIENCE Ire. — M. Brodie appliqua sur la langue d'un jeune chat une goutte d'*huile empyreumatique de tabac* (1). Sur-le-champ tous les muscles éprouvèrent des convulsions violentes, et la respiration fut accélérée. Cinq minutes après, l'animal devint insensible, se coucha sur le côté, et offrit de temps en temps de légers mouvements convulsifs. Un quart d'heure après, il paraissait rétabli. On recommença l'expérience, et l'animal mourut au bout de deux minutes. On ouvrit sur-le-champ le thorax : le cœur se contractait régulièrement et avec force ; le sang était d'une couleur foncée. On introduisit un tube dans la trachée-artère, afin d'insuffler de l'air dans les poumons : les contractions du cœur furent plus fortes et plus fréquentes, et ne diminuèrent point pendant six minutes que l'insufflation fut continuée ; la langue et le cerveau n'offraient aucune altération.

EXPÉRIENCE II. — On injecta dans l'intestin rectum d'un chien 1 goutte de la même huile tenue en suspension, à la faveur d'un mucilage, dans 32 gr. 16 centigr. d'eau. Deux minutes après, l'animal devint faible et

---

fait renoncer à cette opinion. Après avoir enlevé la tête à un chien, il entretint la respiration par l'insufflation, et il introduisit dans l'estomac et dans les intestins 300 grammes d'infusion de tabac. Au moment de l'injection, le corps de l'animal resta immobile sur la table, et le cœur battait régulièrement cent fois par minute. Dix minutes après, le pouls donnait cent quarante pulsations ; le mouvement péristaltique des intestins était augmenté, et les muscles volontaires de toutes les parties du corps offraient des mouvements spasmodiques très-forts ; les articulations des extrémités étaient alternativement fléchies et étendues ; les muscles de l'épine, de l'abdomen et de la queue, étaient tantôt relâchés, tantôt contractés, de manière que le corps tournait sur l'un et sur l'autre côté. L'aorte abdominale fut comprimée pendant plus d'une minute, en sorte que la circulation fut arrêtée dans les membres inférieurs, ce qui n'occasionna aucune diminution dans les contractions musculaires. Une demi-heure après l'injection de l'*infusum*, on cessa l'insufflation ; le cœur continua à transmettre du sang d'une couleur foncée, et les contractions musculaires diminuèrent d'intensité et de fréquence. On pratiqua la ligature des vaisseaux qui sont à la base du cœur, afin de suspendre la circulation : cependant les contractions musculaires continuèrent, quoique moins fortes et moins fréquentes qu'auparavant ; enfin elles cessèrent après quelques minutes. Si les contractions des muscles volontaires, dit M. Brodie, dépendaient de l'action du sang mêlé avec l'infusion de tabac, il est raisonnable de supposer qu'elles auraient dû diminuer par la compression de l'aorte, et que sa ligature aurait dû les faire cesser. M. Brodie pense en conséquence que l'infusion de tabac agit sur le cœur au moyen du système nerveux.

(1) Cette huile avait été obtenue en distillant des feuilles de tabac à la température d'environ 80° R., et en la séparant de l'eau sur laquelle elle se trouve après la distillation.

fit de vains efforts pour vomir. Vingt-cinq minutes après, il paraissait rétabli. On renouvela l'injection : il éprouva sur-le-champ les symptômes rapportés dans l'expérience précédente, et mourut au bout de deux minutes et demie.

Mon ami Macartney, savant professeur à l'école de Dublin, a bien voulu me communiquer, pendant son séjour à Paris, les expériences suivantes qu'il fit, il y a quelques années, et qui lui semblent prouver que la sensibilité des nerfs réside dans les extrémités des branches, et que le cerveau, qui est l'organe de la perception, ne jouit, dans l'état habituel de santé, d'aucune sensibilité.

Expérience III. — On enleva la partie supérieure du crâne et une portion des membranes du cerveau d'un lapin; lorsque le sang cessa de couler, on appliqua sur la surface de l'encéphale quelques gouttes d'huile empyreumatique de tabac. Demi-heure après, l'animal n'avait éprouvé aucun symptôme remarquable; alors on le fit périr en mettant sur la langue 2 gouttes de la même huile.

Expérience IV. — On introduisit dans les hémisphères du cerveau d'un autre lapin environ 60 centigr. de ce poison, qui n'avait produit aucun effet 30 minutes après. L'animal fut tué sur-le-champ par l'application de 3 gouttes de la même huile sur la langue.

Dans d'autres expériences, les animaux éprouvèrent des convulsions et moururent en peu de temps, lorsque l'huile fut portée jusqu'au pont de Varole; mais ces accidents dépendaient d'un effet mécanique, car ils avaient également lieu lorsqu'on introduisait seul l'instrument à l'aide duquel l'huile empyreumatique avait été portée d'abord.

Expérience V. — Le nerf sciatique d'un lapin fut isolé des parties environnantes, et touché à plusieurs reprises avec ce poison : il n'en résulta aucun accident. Dans une autre expérience, ce nerf fut isolé, coupé transversalement, et chacune des extrémités fut plongée dans un petit vase de plomb contenant une certaine quantité de cette huile empyreumatique. Une heure après, l'animal n'avait éprouvé aucune incommodité, tandis qu'il fut tué sur-le-champ par l'application d'une ou deux gouttes du poison sur la langue.

Observation. — Un petit garçon, âgé de quatre ans, avala environ une cuillerée à bouche du liquide empyreumatique qui avait été retiré de la pompe d'une pipe, et que l'on avait mis de côté dans une tasse.

Immédiatement après l'ingestion de ce liquide, il survint des nausées, des anxiétés, des défaillances, des convulsions des extrémités inférieures, de l'insensibilité de la pupille.

On administra d'abord un vomitif, puis une forte décoction de gruau aiguisé de jus de citron; on donna des lavements mucilagineux; l'épigastre tuméfié fut recouvert de cataplasmes chauds.

Au bout de vingt-quatre heures, le jeune enfant était rétabli; toutefois il resta pâle et sans appétit pendant plusieurs jours encore. (Voy. *Journ. de chim. méd.*, p. 629, année 1843, par le Dr Desterberg.)

Il résulte de ces expériences que l'*huile empyreumatique de tabac* n'agit pas directement sur le cerveau ni sur le tissu des nerfs, mais qu'elle porte son action sur le système nerveux d'une manière qu'il n'est pas encore facile de déterminer.

Des maladies qui résultent de l'abus du tabac.

On lit dans le *London medical gazette*, tome III, 1846, un mémoire de M. Laycock, traduit et annoté par le Dr Guérard, sur l'usage immodéré du tabac, tant fumé que prisé. En voici un extrait :

Les effets du tabac fumé se montrent sur la membrane muqueuse de la bouche, du pharynx, et de leurs annexes, sur l'estomac, les poumons et le cœur, enfin sur le cerveau et les autres parties du système nerveux. On peut dire, d'une manière générale, que ces effets varient selon la quantité de tabac consommé, et selon les conditions soit pathologiques, soit idiosyncrasiques des individus. Quelques personnes fumeront énormément avant qu'aucun symptôme n'apparaisse; d'autres, au contraire, éprouveront des accidents sous l'influence d'une proportion minime de tabac (1). Chez les fumeurs d'habitude, le montant de tabac employé par semaine varie de 16 à 373 grammes; le chiffre ordinaire est de 62 à 93 grammes. Les fumeurs acharnés de cigares consomment, dans le même laps de temps, quatre à cinq douzaines de cigares de l'espèce la plus légère, comme ceux de *Manille*, les *cheroots du Bengale*, etc.

Le premier et le plus simple de tous les effets morbides produits par l'abus du tabac fumé est un état inflammatoire de la membrane muqueuse des lèvres et de la langue, lequel se termine quelquefois par la séparation de l'épithélium (2). Dans ce cas, les amygdales et le pharynx participent à la maladie, par suite de la sécheresse et de la congestion de la membrane muqueuse. Si l'on examine la gorge, on voit qu'elle est le siége d'un léger gonflement avec injection veineuse : çà et là se trouvent des traînées de

---

(1) Tout le monde sait qu'il faut un certain exercice pour arriver à fumer sans en être incommodé. Il est rare de ne pas éprouver d'abord quelques accidents, tels que vertiges, nausées, vomissements, etc. Le plus grand nombre finit par maîtriser ces premiers effets et ne plus les ressentir; cependant il est des natures plus rebelles ou plus impressionnables qui résistent à toutes les tentatives que l'on fait pour les dompter sous ce rapport. (*Note du traducteur.*)

(2) La diminution de la sensibilité gustative, sous l'influence de la fumée de tabac, est un fait bien connu des personnes qui sont appelées à prononcer comme experts d'après la saveur de certains produits. Je tiens d'un des premiers *dégustateurs* de Paris, que l'usage de la pipe ou du cigare est incompatible avec l'exercice de sa profession. (*Note du traducteur.*)

mucus. L'inflammation gagne aussi la partie postérieure des narines, et, de temps à autre, le mucus sécrété s'amasse et tombe dans le pharynx. Quelquefois la partie antérieure des fosses nasales se trouve elle-même atteinte; mais alors l'irritation donne plutôt lieu à un prurit incommode, qu'à une augmentation de sécrétion. Cette irritation peut arriver jusqu'à la conjonctive; et M. Laycock est disposé à croire qu'il y a plutôt propagation par les narines, qu'effet de l'action directe de la fumée sur l'œil. Un peu de chaleur et de rougeur, le larmoiement, et, le matin, au moment du réveil, un spasme tout particulier du muscle orbiculaire des paupières, accompagné de photophobie : tels sont les résultats de cette disposition morbide de la conjonctive.

L'auteur pense que les sinus frontaux eux-mêmes ne sont pas à l'abri des accidents dont nous parlons, et il signale, comme l'un des symptômes les plus communs à la suite de l'abus de la pipe, une douleur sourde et gravative dans la région des sinus.

En suivant le canal digestif, nous arrivons à l'estomac; cet organe peut, dans les cas extrêmes, devenir le siége d'une inflammation évidente (1). On observe alors de la douleur, de la sensibilité à la pression, de l'anorexie, des nausées succédant à l'ingestion des aliments, une sensation permanente de malaise, accompagnée du besoin d'expectorer.

Le cœur et les poumons sont troublés dans leurs fonctions par l'influence que le tabac exerce sur le système nerveux; mais l'action directe de la fumée produit un état morbide du larynx, de la trachée et des poumons. On observe que la voix devient plus rauque, et qu'elle baisse de ton; quelquefois une légère toux se déclare, et M. Laycock a vu un cas d'ulcération des cartilages du larynx, due certainement à l'usage excessif du tabac. Le malade avait contracté l'habitude de fumer étant marin, et cette habitude était devenue tellement invétérée chez lui, qu'il avait toujours la pipe à la bouche et ne la quittait que pour manger ou dormir. Se réveillait-il la nuit, il rallumait sa pipe; il la rallumait de même dès qu'il avait fini de manger. D'autres observations du même genre sont venues confirmer celle-là, et ont conduit M. Laycock à cette conclusion, que, chez les hommes, l'inflammation et l'ulcération du larynx affectent presque exclusivement ceux qui font abus du tabac fumé.

---

(1) Sous le rapport des effets éprouvés par les fumeurs du côté des voies digestives, il importe de distinguer les cas où la fumée et la salive sont rejetées immédiatement, de ceux où elles sont avalées; en effet, dans ce dernier cas seulement l'estomac peut, sinon s'enflammer, du moins être affecté de névralgie plus ou moins intense. Le Dr Thibault me citait récemment le fait d'un de ses parents, de trente-deux à trente-trois ans, habitué depuis longtemps à l'usage du tabac, qu'il consomme en grande quantité sous forme de cigarettes; il a d'ailleurs coutume d'avaler salive et fumée, et rejette cette dernière plusieurs minutes après. Or il est sujet à une forte gastralgie, qui se montre vers la fin de la nuit, et dont l'apparition coïncide constamment avec l'usage du tabac pendant la journée précédente. (*Note du traducteur.*)

Le crachement de sang est un autre état morbide, dont on peut suivre avec netteté le développement sous l'influence de l'habitude dont nous parlons. Le malade éprouve un léger chatouillement vers la partie inférieure du pharynx ou de la trachée, et il crache, plutôt qu'il n'expectore, des grumeaux de sang noir. M. Laycock en ignore la source : il l'a vu s'écouler de la bouche du malade pendant la nuit, ou être rejeté peu de temps après le coucher. Toutefois ce symptôme doit être signalé d'une manière spéciale, parce qu'il cause beaucoup d'inquiétude et qu'on peut facilement le confondre avec l'expectoration de sang ou véritable hémoptysie.

D'après les observations personnelles de M. Laycock, le tabac fumé déprime l'action du cœur. Les personnes chez lesquelles, en vertu de leur idiosyncrasie, l'influence de cet agent se fait plutôt sentir sur cet organe que sur tout autre, se plaignent ordinairement d'éprouver au niveau du sein gauche un malaise particulier, une sensation de gêne qui tient de la défaillance sans pourtant arriver jusqu'à la produire. Dans ce cas, aucun bruit anormal ne peut être perçu, les battements du cœur sont seulement faibles et un peu irréguliers ; cependant la réunion de ces divers symptômes ne s'observe pas constamment sur le même individu. Un sentiment pénible, ayant son siége dans les muscles pectoraux ou au-dessous d'eux, se manifeste encore au côté droit plus fréquemment qu'au côté gauche.

L'effet produit sur le cerveau par le tabac fumé est sédatif. La rapidité de l'action cérébrale et le libre cours des idées semblent en être ralentis. C'est là, suivant M. Laycock, un résultat certain, auquel on doit même rapporter l'habitude de fumer, si commune parmi les hommes adonnés à l'étude, ou d'un esprit enclin à la méditation. Les épithètes de *calmant* et de *consolant* appliquées au cigare et à la pipe témoignent de cette action sédative. Toutefois celle-ci est d'une nature différente de l'action de l'opium ou de la jusquiame, en ce que généralement le tabac ne porte pas au sommeil, mais seulement par suite d'une disposition individuelle. Au contraire, il tend plutôt, comme le thé vert, à produire l'insomnie, ou bien encore à faire naître des rêves, qui ne laissent aucune impression dans la mémoire. Lorsque ces effets sont dissipés, les centres nerveux semblent être devenus plus impressionnables, comme le prouvent le tremblement des mains et l'irritabilité du caractère.

M. Laycock signale encore quelques résultats secondaires de l'abus du tabac fumé. De ce nombre, sont la constipation et les hémorrhoïdes. Il a vu l'acné du visage apparaître et persister sous l'influence de cette habitude, et se dissiper, au contraire, quand on venait à l'interrompre. La coloration noire des dents, et les parulies, reconnaissent fréquemment cette cause. La pâleur livide du teint, l'irrésolution du caractère, le manque absolu d'énergie, se montrent aussi parfois chez quelques fumeurs acharnés, qui ne sont heureux que quand ils fument, pourvu toutefois qu'ils ne soient pas adonnés à la boisson. M. Laycock soupçonne que l'habitude dont nous parlons n'est pas étrangère à la production de la phthisie pulmonaire ; mais il n'a observé aucun fait à l'appui de l'opinion qui lui attribue l'affaiblissement de l'énergie sexuelle. (*Ann. d'hygiène*, t. XXXVIII.)

DE L'EXTRAIT DE NICOTIANA RUSTICA.

Expérience 1re. — A midi, on a appliqué sur le tissu cellulaire de la partie interne de la cuisse d'un petit chien 4 gr. d'extrait aqueux de *nicotiana rustica*. Six minutes après, l'animal a poussé des plaintes et a vomi des matières jaunâtres. A midi vingt minutes, nouveau vomissement, continuation des plaintes. Au bout de deux minutes, efforts infructueux pour vomir. A une heure, les battements du cœur étaient aussi accélérés qu'avant l'application du poison. Le lendemain, à trois heures de l'après-midi, le chien a refusé les aliments; tous ses muscles étaient affectés d'un léger tremblement; il était un peu abattu. Il est mort dans la nuit. La membrane muqueuse de l'estomac était de couleur à peu près naturelle, mais elle offrait, près du pylore, deux taches noires de la grosseur d'une forte tête d'épingle, dont le centre était ulcéré; les poumons présentaient plusieurs taches livides contenant dans leur intérieur du sang noirâtre.

Expérience II. — On a répété la même expérience avec 4 gr. 30 centigr. du même extrait. Au bout de quinze minutes, l'animal a vomi plusieurs fois, et il s'est plaint. Trente-six minutes après l'application de la substance vénéneuse, il a éprouvé des vertiges très-considérables, il a été plongé dans un état d'insensibilité générale, et il est mort dix-huit heures après l'opération. Il a été impossible de découvrir la moindre trace d'altération dans le canal digestif, les poumons et le cerveau.

Il est évident que cet extrait agit de la même manière que le tabac; mais il est moins actif.

DE LA CONICINE (1).

La conicine, entrevue en 1826 par Gieseke, fut étudiée par Geiger en 1831. Elle existe dans toutes les parties de la grande ciguë (*conium maculatum*), mais surtout dans les graines. Elle est liquide, incolore ou légèrement jaune, s'altérant par l'action de l'air, et devenant brune au bout d'un certain temps; *son odeur, que l'on peut comparer à celle de l'urine de souris,* porte à la tête et excite le larmoiement; sa saveur âcre, et sa densité, moins grande que celle de l'eau, est de 0,89. *Elle bleuit fortement le papier de tournesol rougi.*

Elle est *volatile,* et *bout à 170 degrés centigrades.* Chauffée avec le contact de l'air, elle donne des vapeurs blanches ayant une *forte odeur de céleri mélangée d'odeur d'urine de souris.* Mise dans l'eau et agitée, elle *surnage* et *ne se dissout pas facilement,* tandis que l'alcool et l'éther

____

(1) Les mots *soulignés* établissent les moyens de distinguer la conicine de la nicotine

la dissolvent très-bien. Elle neutralise très-bien les acides affaiblis, et donne des sels, en général, déliquescents et ne cristallisant pas. L'acide sulfurique pur et concentré *ne l'altère pas à froid ;* dès que l'on chauffe, elle acquiert d'abord une couleur brune verdâtre, puis rouge de sang, et enfin noire. L'acide chlorhydrique fournit des vapeurs blanches comme avec l'ammoniaque et la rend violette, surtout en la chauffant. L'acide azotique lui communique une couleur topaze, qui ne change pas immédiatement par l'action de la chaleur. L'acide tannique la précipite en blanc.

Elle agit sur plusieurs réactifs comme l'ammoniaque ; ainsi elle précipite en blanc le bichlorure de mercure et le chlorure de zinc ; l'oxyde de zinc, gélatineux, est soluble dans un excès de conicine ; le chlorure de platine fournit un précipité jaune soluble dans l'eau ; l'acétate de cuivre donne un précipité bleu, gélatineux, moins soluble dans un excès de conicine que ne l'est dans la nicotine celui que fait naître ce dernier alcali avec le même sel. Elle précipite le sulfate de sesquioxyde de fer en jaune d'ocre, et l'oxyde ne se dissout pas dans un excès de conicine. Le permanganate de potasse rouge est décoloré par elle à l'instant même.

Les réactions suivantes peuvent servir à distinguer la conicine de l'ammoniaque. La teinture d'iode affaiblie fournit un précipité blanc qui *prend une teinte olivâtre* par un excès de teinture. Le chlorure d'or donne un précipité jaune rougeâtre très-soluble dans un excès de conicine. L'*acétate et le sous-acétate de plomb ne la précipitent pas.* Elle fournit, avec le protochlorure de palladium, un précipité chocolat soluble dans un excès de conicine.

La conicine, formée d'hydrogène, de carbone et d'azote, peut être représentée par un composé de 1 équivalent d'ammoniaque, $H^3 Az$, et de 1 d'hydrogène carboné contenant 12 équivalents d'hydrogène et 16 de carbone, $H^{12} C^{16}$.

On peut obtenir la conicine par le procédé suivant : On traite à chaud dans un vase distillatoire 500 grammes de graines de ciguë écrasées et bien mélangées avec 50 grammes de potasse caustique et 3 litres d'eau. Le liquide distillé contenant de la conicine, de l'ammoniaque, etc., est saturé par de l'acide sulfurique, et évaporé jusqu'à consistance d'extrait mou. On agite celui-ci avec un mélange d'alcool et d'éther qui dissout le sulfate de conicine, laissant le sulfate d'ammoniaque, etc. On décompose le sulfate de conicine par la potasse ; la conicine vient à la surface, on la décante, et on la fait séjourner pendant quelque temps sur du chlorure de calcium pour lui enlever l'eau, puis on distille.

II.   34

Action de la conicine sur l'économie animale.

EXPÉRIENCES. — 1° J'ai administré à un chien de moyenne taille 12 gouttes de conicine récemment préparée par le procédé qui vient d'être décrit. Aussitôt après, l'animal a parcouru le laboratoire en plusieurs sens, et ne paraissait pas incommodé ; au bout d'une minute, il éprouvait de légers vertiges et de l'affaiblissement dans les pattes postérieures, tout en continuant à marcher ; *trois minutes* après l'ingestion de la conicine, il est tombé sur le côté *droit* comme anéanti ; bientôt après il a eu quelques *légers* mouvements convulsifs dans les extrémités, sans opisthotonos : cet état a continué pendant une minute environ ; alors les convulsions ayant cessé, l'animal était couché immobile et très-affaissé. Il est mort cinq minutes après l'intoxication.

On l'a ouvert sur-le-champ. Le canal digestif, le foie, la rate, les reins, les poumons et le cœur, n'offraient aucune altération qui soit digne d'être notée. Le sang était en partie coagulé. La langue était pâle dans toute son étendue ; l'épithélium se détachait aisément dans les parties qui avaient été touchées par l'alcali. L'arrière-bouche, les fosses nasales, et la trachée-artère, renfermaient une quantité notable de mucus sanguinolent.

2° J'ai donné à un autre chien une dose double de la même conicine. L'animal est mort au bout de *deux minutes*, après avoir éprouvé les mêmes symptômes que le précédent, avec cette différence que les vertiges n'ont duré qu'une demi-minute, que les mouvements convulsifs, assez légers, se sont manifestés immédiatement après la cessation des *vertiges*, et que le chien est tombé sur le *côté gauche*. Au reste, il n'y a eu ni vomissements ni selles, et l'animal n'a poussé aucun cri. A l'ouverture du cadavre, on a constaté que les organes et le sang étaient dans le même état que dans l'expérience précédente.

Il est difficile de concilier ces faits avec ce qui a été publié par M. Christison sur la conicine. Suivant cet auteur, cet alcali serait un poison d'une activité extraordinaire, à peine inférieure à celle de l'acide cyanhydrique ; en effet, deux gouttes appliquées sur une blessure, ou sur l'œil d'un chien, d'un lapin ou d'un chat, occasionnèrent souvent la mort en moins de quatre-vingt-dix secondes ; et la même quantité, injectée sous forme de chlorhydrate dans la veine fémorale d'un chien, tuait les animaux en trois secondes au plus. Son activité serait plutôt augmentée qu'atténuée par sa combinaison avec les acides, notamment avec l'acide chlorhydrique. Il ne produirait pas de coma, soit qu'on l'administre libre, ou à l'état de sel. Il n'agirait en aucune façon sur le cœur. Il posséderait une action locale irritante, et ses effets consécutifs consisteraient uniquement dans la production d'une paralysie qui se développerait promptement dans le système musculaire, et qui aurait toujours une terminaison fatale, par suite de la paralysie des muscles de la respiration.

Évidemment la conicine dont s'est servi le Dr Christison n'était pas dans les mêmes conditions de pureté et de *concentration* que celle avec laquelle j'ai expérimenté.

J'ai voulu savoir si, en opérant d'une autre manière, je n'obtiendrais pas de la conicine plus active; en conséquence, j'ai traité par de l'acide sulfurique affaibli 500 grammes de graines de la même ciguë; après plusieurs heures de contact, j'ai filtré. La liqueur noirâtre a été rendue alcaline par un excès de potasse; aussitôt elle a répandu une forte odeur de conicine : alors je l'ai distillée dans une grande cornue chauffée au bain de sable; le liquide recueilli dans le récipient, fortement alcalin, a été mis en contact avec du chlorure de calcium pendant douze heures, puis je l'ai distillé sur ce chlorure en fractionnant les produits de manière à volatiliser d'abord l'ammoniaque qui aurait pu altérer la conicine.

L'alcali obtenu par ce procédé était beaucoup plus actif que le précédent : en effet, à la dose de dix gouttes, il a tué en deux minutes un chien de forte taille, excessivement robuste. Les symptômes éprouvés par cet animal ont été les mêmes que ceux dont j'ai parlé à la page 530.

Tout porte à croire que l'on obtiendrait de la conicine plus active encore en saturant par l'acide sulfurique pur le liquide condensé dans le ballon, en évaporant la liqueur jusqu'au dixième de son volume, en la décomposant par de la potasse, en dissolvant la conicine mise à nu dans l'éther, en décantant celui-ci, en l'évaporant à l'air libre ou dans un courant de gaz hydrogène, et en distillant sur du chlorure de calcium la conicine obtenue.

Traitement de l'empoisonnement.

Suivant M. Christison, le moyen le plus efficace à opposer à cet empoisonnement consiste à faire respirer le malade artificiellement; du moins il a vu, dans une de ses expériences, que le cœur était maintenu pendant longtemps dans un état d'action énergique en insufflant artificiellement les poumons (*Journal de chimie méd.*, année 1836, p. 461).

Recherches médico-légales.

EXPÉRIENCES. — J'ai fait des mélanges artificiels de bouillon, d'albumine et de vin, ou bien de viande hachée, de gelée de groseille, de thé et de café. J'ai ajouté quelques gouttes de conicine à chacun de ces mélanges. D'un autre côté, j'ai traité séparément la langue et l'arrière-bouche, l'estomac, les matières qu'il renfermait, le foie, la rate, les reins, les poumons et le sang des chiens que j'avais tués avec la conicine, et j'ai *facilement décelé cet alcali*, soit dans les mélanges artificiels dont j'ai parlé, soit dans la langue, dans l'estomac, dans les aliments que celui-ci contenait, dans *la rate, les reins* et *les poumons*. Le foie en donnait à peine, et il m'a été impossible d'en extraire la moindre trace du sang. Ainsi que l'avait déjà vu M. Stas pour la nicotine, j'ai remarqué que les poumons fournissaient une quantité beaucoup plus notable de conicine que le foie. Quoi qu'il en soit, il résulte de ces recherches : 1° que la conicine est absorbée ; 2° qu'elle peut être décelée dans les organes où elle a été portée après son absorption. Tout porte à croire qu'on la découvrirait facilement après une inhumation prolongée, comme cela a lieu pour la nicotine.

Voici les deux procédés à l'aide desquels on peut retirer la conicine de ces divers organes et des mélanges alimentaires, quels qu'ils soient : on verra qu'ils sont exactement les mêmes que ceux que j'ai conseillé de suivre pour la recherche de la nicotine.

Premier procédé. On laisse les mélanges alimentaires ou les organes, coupés en petits morceaux, dans 200 grammes d'eau distillée aiguisée de 4 à 6 gouttes d'acide sulfurique concentré et pur ; cinq ou six heures après on filtre. Le liquide est évaporé à une très-douce chaleur jusqu'à ce qu'il soit réduit au sixième de son volume, afin de séparer une certaine quantité de matière organique ; je ferai observer que pendant cette évaporation le liquide se colore à peine et ne semble pas subir la moindre décomposition. Dès que la liqueur est refroidie, on l'agite avec deux fois son volume d'alcool très-concentré ; ce menstrue précipite assez souvent une nouvelle quantité de matière organique ; il est des cas cependant où il ne détermine aucun trouble, et où, par conséquent, son intervention n'est pas nécessaire. On filtre et l'on évapore de nouveau jusqu'à ce que l'alcool soit entièrement volatilisé ; après avoir laissé refroidir la liqueur, on la sature et on la rend même alcaline par un excès de soude ; à l'instant même on sent l'odeur si caractéristique de la conicine. On agite le tout avec de l'éther sulfurique, pendant quatre ou cinq minutes, dans un tube fermé ; on sépare la couche éthérée à l'aide du doigt et d'un entonnoir, et l'on abandonne la dissolution éthérée à elle-même dans une petite capsule de porcelaine ; l'éther se volatilise et laisse la conicine ; il ne s'agit plus que de la distiller sur du chlorure de calcium. Il importe, pour extraire la plus grande quantité de conicine possible, de traiter une seconde fois par de l'alcool concentré et tiède la matière solide résultant de l'évaporation de la liqueur sulfurique du premier traitement alcoolique ; l'expérience m'a, en effet, démontré que cette matière solide retient le plus souvent une petite proportion de conicine.

Second procédé. Au lieu de soumettre à l'action de l'éther la liqueur saturée par un excès de soude et obtenue comme il vient d'être dit, on la distille à feu nu dans une cornue à laquelle on a adapté un récipient qui plonge dans l'eau froide; la conicine vient se condenser dans ce récipient, et il ne s'agit plus que de la concentrer en l'évaporant.

DE LA GRANDE CIGUE (CONIUM MACULATUM).

Le *conium* est un genre de la famille des ombellifères de Jussieu, et de la pentandrie dyginie de Linné (voy. ma *Médecine légale*, pl. x, 4e édition). — *Caractères du genre*. L'ovaire est infère, le limbe du calice entier; les cinq pétales inégaux, obcordés; le fruit est globuleux, comme didyme; chaque moitié latérale est relevée de cinq côtes longitudinales tuberculeuses. Les fleurs sont blanches; l'involucre se compose de quatre à huit folioles réfléchies; les involucelles sont formés d'une seule foliole large, trifide, dirigée du côté externe des ombellules. —*Caractères de la grande ciguë* (*cicuta major*, Lam., *Fl. fr.*, t. III, p.1041; *conium maculatum*, L., sp. 349). Racine bisannuelle, allongée, fusiforme, blanche et un peu rameuse, de la grosseur du doigt indicateur. Tige herbacée, dressée, très-rameuse, glabre, cylindrique, striée, offrant des taches d'une couleur pourpre foncée, haute de 1 à 2 mètres, fistuleuse. Feuilles alternes, sessiles, très-grandes, tripinnées, à folioles ovales, lancéolées, incisées et denticulées; les plus inférieures presque pinnatifides, d'une couleur verte foncée, un peu luisante en dessus. Fleurs blanches, petites, ombellées; ombelles composées d'environ dix à douze rayons, à la base desquels on trouve un involucre régulier de quatre à huit petites folioles réfléchies, lancéolées, aiguës, étroites; ombellules accompagnées d'un involucelle formé d'une seule foliole étalée, tournée en dehors, large et profondément trifide. Ovaire infère, globuleux, strié, rugueux, biloculaire. Limbe du calice formant un petit bourrelet circulaire entier. Corolle de cinq pétales étalés, un peu inégaux, obcordiformes. Cinq étamines alternes avec les pétales, un peu plus longues qu'eux; filets subulés; anthères globuleuses, à deux loges blanchâtres. Le sommet de l'ovaire est surmonté d'un disque épigyne blanchâtre, à deux lobes un peu aplatis, qui se confondent avec deux styles très-courts, divergents, terminés chacun par un petit stigmate globuleux. Le fruit est presque globuleux et comme didyme, offrant, sur chaque moitié latérale, cinq côtes saillantes et tuberculeuses. La grande ciguë croît dans les lieux incultes, le long des fossés, dans les décombres. Elle fleurit au mois de juin. (Richard, *Bot. méd.*)

Elle doit ses propriétés vénéneuses surtout à la *conicine*.

Action de la grande ciguë sur l'économie animale.

Expérience Iᵉ. — On a fait avaler à un petit chien robuste 6 grammes de poudre de ciguë; quatre heures après, l'animal a eu une selle. Le lendemain, il se portait à merveille.

Expérience II. — On a introduit dans l'estomac d'un petit chien 16 gr. de la même poudre, et on a lié l'œsophage. L'animal est mort au commencement du sixième jour, sans avoir éprouvé de symptômes remarquables. A l'ouverture du cadavre, on a trouvé les organes sans altération marquée. Nul doute que cet animal n'ait succombé à l'opération.

Cette expérience a été répétée, à midi, sur un chien de moyenne taille, avec 32 gr. de la même poudre; sept heures après, l'animal ne paraissait pas malade. Le lendemain, à midi, il marchait librement et ne poussait aucune plainte. Il ne paraissait pas plus mal le jour suivant, à une heure. Le le lendemain, il pouvait marcher librement; mais il commençait à se plaindre, et se tenait ordinairement couché sur le côté; les pupilles n'étaient pas plus dilatées que dans l'état naturel; les inspirations étaient profondes et rares; il voyait et il entendait bien. Il est mort dans la nuit. On l'a ouvert le lendemain, à sept heures du matin. Le sang contenu dans le cœur était encore fluide. Les poumons étaient sains. L'estomac renfermait presque toute la poudre ingérée; on n'observait aucune trace d'inflammation dans le canal digestif, excepté dans l'intérieur du rectum, qui présentait quelques taches rougeâtres.

Expérience III. — On a fait prendre, le 22 avril, à une heure, 48 gr. de racine fraîche de *conium maculatum* à un petit chien; on a lié l'œsophage. Quarante-huit heures après, il n'avait rien éprouvé. Le lendemain, 23, on a introduit dans l'estomac d'un carlin 32 gr. de cette même racine contuse, et 256 gr. de suc provenant de 1 kilogr. 500 gr. de racine parfaitement pilée avec 60 gr. d'eau; l'œsophage a été lié. Vingt-quatre heures après, l'animal n'avait offert aucun symptôme remarquable. Le 25 avril, à midi, ces deux animaux étaient seulement un peu abattus.

Expérience IV. — Le même jour, on a trituré environ 2 kilogrammes de feuilles et de tige de grande ciguë fraîche, et on a donné à un petit chien robuste les 436 gr. de suc qu'elles ont fourni; l'œsophage a été lié. Un quart d'heure après, l'animal a fait des effort pour vomir; il a éprouvé des vertiges et un léger tremblement des extrémités postérieures. Trois heures après, on l'a trouvé mort. On l'a ouvert le lendemain. Presque tout le suc était encore dans l'estomac; la membrane muqueuse de ce viscère était d'un rouge vif dans toute son étendue; les autres parties du canal digestif paraissaient saines. Les poumons étaient gorgés de sang encore liquide; ils offraient çà et là des plaques livides, denses, peu crépitantes. Le sang contenu dans les ventricules du cœur était en partie fluide, en partie coagulé.

Expérience V. — Le 31 mai, à sept heures du matin, on a introduit dans l'estomac d'un jeune chien de moyenne taille 256 gr. de suc provenant de 1 kilogr. de feuilles de grande ciguë, et on a lié l'œsophage. Dix minutes après, l'animal a fait des efforts pour vomir. A dix heures, il a poussé quelques cris plaintifs; les muscles des extrémités offraient de temps à autre de légères contractions; sa démarche était assez libre. A midi et demi, on l'a trouvé mort. On l'a ouvert sur-le-champ. Le cadavre était encore chaud; le sang contenu dans le ventricule droit du cœur était noir et entièrement coagulé; celui de l'autre ventricule était fluide et d'une couleur foncée. Les poumons étaient comme dans l'expérience précédente. L'estomac renfermait presque tout le suc ingéré; ses tuniques ne paraissaient pas altérées; l'intérieur du rectum, recouvert par une portion du suc, offrait plusieurs taches rougeâtres.

EXPÉRIENCE VI. — On a fait avaler à un petit chien 8 gr. d'extrait aqueux de grande ciguë acheté chez *un pharmacien*. Le lendemain l'animal se portait à merveille, et il n'avait rien éprouvé.

EXPÉRIENCE VII. — La même expérience a été répétée, à sept heures du matin, sur un petit chien faible, avec 32 gr. du *même extrait* dissous dans 96 gr. d'eau; l'œsophage a été lié. Dix minutes après, l'animal a fait des efforts pour vomir, qu'il a renouvelés cinq fois dans les douze minutes suivantes. A huit heures, il a eu une selle solide; du reste, il n'a rien éprouvé dans la journée. Le lendemain, à dix heures du matin, il était un peu affaissé; cependant il conservait la faculté d'entendre et de marcher. Il est mort à cinq heures du soir, c'est-à-dire trente-quatre heures après l'ingestion de l'extrait. On l'a ouvert le lendemain. Le cœur renfermait du sang noir et coagulé. Les poumons offraient plusieurs taches livides. L'intérieur de l'estomac et du rectum était légèrement enflammé.

EXPÉRIENCE VIII. — Afin que l'on puisse mieux juger la différence qui existe entre cet extrait et celui d'une autre pharmacie, je vais rapporter le fait suivant. A huit heures du matin, on a introduit dans l'estomac d'un petit chien très-robuste 30 gr. d'extrait aqueux de ciguë préparé *par un autre pharmacien*, et dissous dans 96 gr. d'eau; l'œsophage a été lié. Au bout de cinq minutes, l'animal eut une selle solide. A huit heures dix minutes, il fit des efforts pour vomir, qu'il renouvela douze minutes après. A huit heures vingt-cinq minutes, il éprouvait déjà des vertiges marqués; sa tête était très-lourde, il eut une nouvelle selle liquide. A huit heures et demie, il tomba tout à coup sur le côté, et il paraissait mort; les organes des sens et du mouvement n'exerçaient plus leurs fonctions; l'animal pouvait être déplacé comme une masse inerte, et il lui était impossible de se tenir un instant debout; de temps à autre cependant il offrait des mouvements convulsifs dans la mâchoire inférieure; la respiration s'exécutait d'une manière presque insensible. A huit heures trente-six minutes, les mouvements des mâchoires étaient diminués, et ils avaient complétement cessé cinq minutes après; l'animal mourut dans le même instant, c'est-à-dire quarante et une minutes après l'ingestion de l'extrait. On l'ouvrit sur-le-champ. Le cœur se contractait avec force; le sang contenu dans le ventricule gauche était fluide et d'un rouge vif. Les poumons offraient la couleur rose qui leur est naturelle. Il n'y avait aucune altération dans le canal digestif.

EXPÉRIENCE IX. — On a appliqué sur le tissu cellulaire du dos d'un petit chien 6 gr. d'extrait de ciguë acheté chez le *même pharmacien* qui avait fourni celui dont on se servit dans l'expérience 6. Sept jours après, l'animal n'avait offert aucun symptôme remarquable; il avait constamment mangé avec appétit.

EXPÉRIENCE X. — A sept heures du matin, on a fait une incision à la partie interne de la cuisse d'un petit chien robuste; on a introduit dans la plaie 12 gr. du *même extrait*, et on a réuni les lambeaux par quelques points de suture. Le surlendemain, à midi, l'animal ne paraissait avoir éprouvé aucune incommodité. Il est mort cinq jours après l'opération, et il n'a offert aucun symptôme remarquable. Nulle altération dans le canal digestif. Poumons livides, offrant des taches multipliées noirâtres, gorgées de sang. Plaie un peu enflammée, peu ou point d'infiltration dans le membre.

EXPÉRIENCE XI. — A huit heures un quart, on a appliqué sur le tissu cellulaire de la partie interne de l'extrémité postérieure d'un petit chien robuste 7 gr. et demi d'extrait aqueux de ciguë préparé *en évaporant au bain-marie le suc de la plante fraîche*, et mêlé avec 8 gr. d'eau. L'animal n'a pas tardé à éprouver les symptômes rapportés dans l'expérience 8. A neuf heures et demie, il était couché sur le côté; la respiration s'exerçait lentement; les muscles des extrémités étaient agités de légers mouvements convulsifs; ils offraient un tremblement général. L'animal est mort au bout de cinq minutes, c'est-à-dire une heure vingt minutes après l'application de l'extrait sur le tissu cellulaire. On l'a ouvert le lendemain. Le membre sur lequel on avait opéré était peu enflammé. Le canal digestif ne présentait aucune altération. Le sang contenu dans les ventricules du cœur était en partie fluide, en partie coagulé. Les poumons offraient plusieurs plaques livides; leur tissu était dense, gorgé de sang, peu crépitant.

EXPÉRIENCE XII. — On a injecté dans la veine jugulaire d'un petit chien robuste 1 gr. 50 centigr. d'extrait aqueux de ciguë dissous dans 16 gr. d'eau, et semblable à celui des expériences 6, 9 et 10. Sur-le-champ l'animal a éprouvé des vertiges considérables; il est tombé sur le côté; ses extrémités ont été agitées de mouvements convulsifs; les organes des sens sont devenus insensibles, et la tête s'est renversée sur le dos. Il est mort au bout de deux minutes. On l'a ouvert un instant après. Le sang contenu dans le cœur était fluide, et d'un rouge peu vif dans le ventricule gauche. Les poumons étaient un peu ridés et moins crépitants que dans l'état naturel.

Un autre animal, placé dans les mêmes circonstances, a fourni des résultats analogues (1).

____

(1) Deux grammes du même extrait, injectés dans la veine jugulaire d'un chien *très-fort*, n'ont occasionné aucun symptôme. Deux jours après, on en a injecté autant dans la veine de l'autre côté : l'animal n'a rien éprouvé.

Expérience XIII. — On a injecté dans la veine jugulaire d'un petit chien 60 centigrammes du même extrait dissous dans 8 grammes d'eau. Quatre minutes après, l'animal paraissait un peu assoupi ; sa respiration était accélérée, et il ne cherchait pas à marcher. Ces symptômes se sont dissipés, et le lendemain l'animal était parfaitement rétabli.

Expérience XIV. — On a appliqué sur le tissu cellulaire du dos d'un petit chien 8 grammes d'extrait résineux de grande ciguë préparé avec la poudre sèche. Six jours après, l'animal n'avait rien éprouvé et paraissait se bien porter.

Expérience XV. — La même expérience, répétée sur un autre chien, avec cette différence que la plaie avait été pratiquée à la partie interne de la cuisse, offrit le même résultat. Trois jours après, l'animal était bien portant et s'échappa.

Expérience XVI. — Huit grammes du même extrait furent appliqués sur le tissu cellulaire du dos d'un petit chien. Six jours après, l'animal, qui avait constamment refusé les aliments, expira dans l'abattement, sans avoir éprouvé de vertiges. A l'ouverture du cadavre, on ne put découvrir aucune lésion.

Expérience XVII. — On a injecté dans la veine jugulaire d'un petit chien robuste 60 centigr. d'extrait résineux de ciguë suspendu dans 10 gr. d'eau. Sur-le-champ l'animal a poussé des cris plaintifs ; il a eu des vertiges considérables, est tombé sur le côté ; la tête s'est fortement renversée sur le dos ; les pattes, roides et écartées les unes des autres, ont été agitées d'une manière convulsive. Ces symptômes ont duré près de trois minutes : alors insensibilité des organes des sens, dilatation des pupilles, calme général, état comateux très-marqué, tremblement de toutes les parties du corps. Il est mort six minutes après l'injection. On l'a ouvert sur-le-champ. Le cœur était tremblotant, le sang renfermé dans le ventricule gauche d'un rouge vermeil et en partie coagulé, le ventricule droit presque vide. Les poumons étaient comme dans l'état naturel.

Observation Ire. — «Étant en garnison à Torrequemada en Espagne, je fus appelé à sept heures du soir, le 2 mars 1812, pour aller voir un grenadier qu'on disait mourant. Je trouvai le malade profondément assoupi, sans connaissance, respirant avec une difficulté extrême, et couché par terre sur un peu de paille dans une petite chambre étroite, basse, bien fermée et remplie de monde et de fumée. Son pouls était petit, dur, et ralenti jusqu'à trente battements par minute ; les extrémités étaient froides, la face bleuâtre, regorgeant de sang comme celle d'un homme étranglé. Le malade fut placé à l'air frais. On m'apprit qu'il avait mangé, avec plusieurs de ses camarades, une soupe dans laquelle on avait mis de la ciguë, et depuis le souper, tous étaient comme ivres et sentaient des maux de tête et de gorge ; que ce grenadier, qui, pour l'ordinaire, avait bon appétit, en avait mangé une plus grande quantité que les autres, et qu'immédiatement après avoir soupé, il s'était déshabillé, couché et endormi pendant que les autres restaient encore à table pour causer ensemble; qu'une heure et demie après, lorsqu'eux-mêmes avaient commencé à se trouver indisposés, ils avaient remarqué que celui-ci gémissait et respirait péniblement, ce qui les avait décidés à me faire appeler. J'hésitai un moment si je devais commencer par lui faire avaler, en grande quantité, du vinaigre chaud pour neutraliser, par cet antidote, les effets du narcotique, ou par lui ouvrir la veine jugulaire pour rémédier promptement à la congestion manifeste du sang vers la tête, ou enfin par évacuer le poison par la voie la plus courte : cependant je me décidai pour l'administration d'un vomitif. Je lui fis avaler 60 centigr. de tartre émétique dissous dans l'eau chaude, et je lui fis respirer du vinaigre. On appliqua sur la tête des fomentations froides, et on fit des frictions sèches et chaudes sur les extrémités pour y rappeler la circulation et diminuer la congestion cérébrale. Une demi-heure après avoir pris l'émétique, le malade commença à faire de vains efforts pour vomir, et bientôt son état, qui avait donné quelque espérance, s'empira visiblement : néanmoins il parlait encore et se plaignait d'avoir très-froid. Mais bientôt il perdit de nouveau l'usage de la parole et la connaissance, et ne manifesta plus que par des palpitations continuelles de la poitrine et de la région épigastrique l'extrême angoisse dont il était tourmenté. Alors, sans attendre plus longtemps l'effet du vomitif, j'ordonnai de lui faire avaler du vinaigre chaud, et de le frotter sans cesse en attendant que j'eusse été chercher une lancette pour lui ouvrir la veine jugulaire. Mais j'arrivai trop tard, car le malade avait cessé de vivre peu de moments avant mon retour, trois heures après le souper fatal. — *Ouverture du cadavre.* L'estomac était à moitié rempli d'une bouillie crue; il y avait autour du pylore quelques points rouges ; le foie était très-volumineux ; il n'y avait aucune altération dans les intestins; la veine cave et le cœur étaient vides de sang ; la cavité pectorale était étroite; le lobe gauche des poumons était sain, mais le lobe droit était entièrement détruit par une suppuration précédente. (Cet homme, âgé de trente-cinq ans, était robuste; il éprouvait de temps en temps une toux sèche, et sa respiration était pénible.) A l'ouverture du crâne, il s'écoula une assez grande quantité du sang pour remplir deux fois un pot de chambre ordinaire; les vaisseaux du cerveau étaient extrêmement gorgés de sang.» (Observation de M. Haaf, chirurgien aide-major; *Journ. de méd.* de Leroux, t. XXIII, p. 107, fév.)

OBSERVATION II. — «Un homme était atteint d'un vaste ulcère cancéreux qui avait déjà détruit le voile du palais et carié une partie de la voûte palatine. Un léger délire et quelques syncopes obligèrent bientôt à suspendre l'extrait de *conium maculatum,* qui fut donné ensuite avec avantage à une dose plus modérée. Cet extrait avait été préparé à Puerto-Real en Andalousie, d'après la méthode de Storck. On n'en avait cependant porté la dose que très-insensiblement jusqu'à 16 décigr. ; ce qui prouve que, dans les pays méridionaux, quelques végétaux jouissent de vertus plus énergiques que dans le Nord.» (Choquet, *idem,* p. 359, avril 1813.)

OBSERVATION III. — Agasson parle d'un homme qui avait pris de la grande ciguë, et chez lequel toutes les parties supérieures du corps étaient en convulsion, tandis que les membres inférieurs étaient paralysés. On a quelquefois remarqué chez d'autres individus un délire furieux.

OBSERVATION IV. — «Un vigneron italien, qui cultivait des vignes dans son pays, y trouva de la grande ciguë, qu'il prit pour de la pastenade; il en mangea la racine à son souper avec sa femme; ils allèrent se coucher après ce repas. Au milieu de la nuit, ils se réveillèrent entièrement fous, et se mirent à courir çà et là sans lumière par toute la maison, dans des transports de fureur et de rage; ils se heurtèrent si rudement contre le mur, qu'ils en furent tout meurtris, et que le visage surtout et les paupières en parurent tout enflés et ensanglantés. On leur administra les secours convenables, et ils furent rétablis.» (Vicat, ouvrage cité, p. 274.)

OBSERVATION V. — Les accidents déterminés par l'ingestion de la ciguë sont si peu d'accord avec ceux dont ont parlé les anciens, surtout les Grecs, que l'on pense généralement aujourd'hui qu'il n'existe qu'une simple analogie de nom entre la ciguë actuelle du nord de l'Europe et celle que les Athéniens employaient jadis pour l'exécution des condamnations à mort. Toutefois, l'observation suivante vient faire exception à celles qui ont été recueillies dans les temps modernes, car elle a présenté tous les symptômes retracés par Platon dans le tableau qu'il nous a laissé des derniers moments de l'illustre philosophe Socrate.

Un homme âgé de quarante-trois ans ayant mangé une certaine quantité de ciguë fraîche qu'il avait cueillie pour du cerfeuil, put marcher ensuite l'espace de quelques centaines de mètres, mais en vacillant comme un homme ivre; après quoi il tomba. Ses membres inférieurs se paralysèrent d'abord, et les membres supérieurs un peu plus tard. Au bout de trois heures les mouvements respiratoires avaient cessé, mais le pouls battait encore. La vie ne tarda pas à s'éteindre complétement. Du reste, l'intelligence était demeurée intacte, et le malade avait pu parler jusqu'à son dernier moment.

A l'ouverture du corps, le sang fut trouvé presque fluide; les organes parenchymateux étaient engorgés et de couleur noirâtre. L'estomac renfermait une masse verdâtre, dont quelques petites portions, triturées dans un mortier avec un soluté de potasse, laissèrent exhaler une odeur de ciguë des plus marquées. L'examen attentif de quelques fragments de cette même masse fit reconnaître, à n'en pouvoir douter, les feuilles de la ciguë commune (*conium maculatum*). Jusque là, en effet, il n'avait été possible de recueillir aucun renseignement sur la nature de la substance toxique qui avait occasionné la mort de l'individu. (Bennet, *Gazette des hôpitaux* du 7 novembre 1846.)

Il résulte des faits qui précèdent : 1º que les feuilles fraîches de ciguë fournissent, à une certaine époque, un suc qui jouit de propriétés vénéneuses énergiques, et que celui que l'on obtient avec les racines cueillies en même temps est peu actif; 2º que l'extrait aqueux préparé en *évaporant au bain-marie la grande ciguë fraîche* conserve la majeure partie des propriétés de la plante, tandis qu'il est peu actif et quelquefois même inerte lorsqu'il a été obtenu en faisant bouillir dans de l'eau la poudre sèche, et en évaporant le *decoctum* à une température élevée (1); 3° que ces diverses préparations déterminent des effets plus rapides et plus marqués lorsqu'on les injecte dans la veine jugulaire que dans le cas où on les applique sur le tissu cellulaire, et, à plus forte raison, que lorsqu'on les introduit dans l'estomac; 4° qu'elles sont absorbées, portées dans le torrent de la circulation, et qu'elles agissent sur le système nerveux, et principalement sur le cerveau, en donnant lieu, entre autres symptômes, à la paralysie et à quelques légères convulsions intermittentes; 5° qu'indépendamment de cette action, elles exercent une irritation locale capable de développer une inflammation plus ou moins intense; 6° que leurs effets délétères doivent surtout être attribués à la *conicine*.

Traitement (voy. p. 429).

DE LA CICUTAIRE.

Cette plante appartient à la famille des ombellifères de Jussieu, et à la pentandrie digynie de Linné (voy. pl. xi *bis* de mon *Traité de médecine légale*, 4° édition). — *Caractères du genre.* L'involucre général est composé d'une à trois folioles linéaires: quelquefois il manque entièrement; les involucelles sont formés de plusieurs petites folioles très-étroites, quelquefois aussi longues que les ombellules; les pétales sont étalés, presque égaux, subcordiformes, leur sommet étant relevé en dessus. Le fruit est globuleux, presque didyme; il est couronné par les deux styles et les cinq petites dents du calice: chacune de ses faces latérales offre cinq côtes plus saillantes et d'une couleur plus foncée. — *Caractères de la cicutaire aquatique* (*cicutaria aquatica*, Lamk.; *ciguë vireuse* (*cicuta virosa*, Linnæus). Plante vivace dont la racine, assez grosse,

---

(1) Il y a dans le commerce une multitude d'extraits de ciguë qui peuvent être regardés, par rapport à leurs propriétés, comme les intermédiaires de ceux dont je parle ici : quelques-uns ont peu d'action, d'autres en ont plus; il en est qui sont inertes. J'étais un jour chez un pharmacien qui m'avait fourni plusieurs fois l'extrait de ciguë que j'avais administré à des chiens, à la dose de 40 grammes, sans produire aucun accident grave; je cherchais à lui prouver que le médicament était mal préparé, et, pour le convaincre entièrement, j'avalai, en présence de plusieurs personnes qui se trouvaient chez lui, 4 grammes de cet extrait dissous dans 8 grammes d'eau : je ne ressentis aucun effet, tandis que 1 gramme d'extrait bien préparé aurait pu m'être funeste. Que l'on juge maintenant de l'avantage que pourra retirer d'un pareil extrait un individu qui en prend 5 ou 10 centigrammes par jour, et même 30 ou 40, dans l'espoir de se débarrasser d'un engorgement squirrheux ou de toute autre maladie.

blanchâtre et charnue, est garnie de fibres allongées, et creusée intérieurement de lacunes ou cavités remplies d'un suc laiteux et jaunâtre. Sa tige est dressée, rameuse, cylindrique, creuse, glabre, striée, verte, haute de 66 centimètres à 1 mètre. Ses feuilles, surtout les inférieures, sont très-grandes, décomposées, tripinnées ; les folioles sont lancéolées, aiguës étroites, très-profondément et irrégulièrement dentées en scie ; assez souvent deux ou trois de ces folioles sont réunies et confluentes par leur base ; les pétioles des feuilles inférieures sont cylindriques, creux, striés longitudinalement ; les feuilles supérieures, moins composées, ont des folioles presque linéaires et dentées. Les ombelles situées à l'extrémité des ramifications de la tige sont composées de dix à quinze rayons presque égaux ; l'involucre, quand il existe, est formé le plus souvent d'une seule foliole linéaire ; les involucelles sont de plusieurs folioles linéaires aussi longues et même plus longues que l'ombellule elle-même. Les fleurs sont petites et blanches ; les pétales, étalés, en rose, sont presque égaux entre eux ; ils sont ovales, un peu concaves, subcordiformes, ayant le sommet relevé en dessus. Les deux styles sont assez courts et divergents. Les fruits sont globuleux, presque didymes, couronnés par les styles et les cinq dents du calice, et offrent sur chacune de leurs faces convexes et latérales cinq côtes peu saillantes et simples. La *cicutaire aquatique*, ou *ciguë vireuse*, croît en France, sur le bord des fossés, des ruisseaux et des étangs (1). (Richard, *Bot. méd.*)

---

(1) Il existe à l'égard de cette plante une erreur très-grave, et qui me paraît des plus dignes d'être signalée. Presque toutes les figures que l'on a données, dans ces derniers temps, du *cicuta virosa*, représentent une autre espèce du même genre, originaire de l'Amérique septentrionale, et que l'on cultive dans tous les jardins de botanique, savoir, le *cicuta maculata*. L. Bulliard me paraît être le premier qui, dans son *Herbier de la France*, ait commis cette erreur : en effet, la plante qu'il a représentée, planche CLI, sous le nom de *cicuta virosa*, est évidemment le *cicuta maculata* ; il aura infailliblement dessiné sa figure d'après un échantillon cueilli dans un jardin où la plante de l'Amérique Septentrionale prospère très-bien. La plupart de ceux qui, après lui, ont voulu donner une figure de la ciguë vireuse ont simplement copié la sienne, et ont par conséquent commis la même erreur que lui : ainsi la figure de la Flore du *Dictionnaire des sciences médicales*, et plusieurs autres, ne représentent pas la ciguë vireuse. C'est afin de relever cette erreur et de la rendre patente aux yeux de tous les médecins et des botanistes que j'ai fait figurer comparativement ces deux plantes ; la planche XI *bis* de ma *Médecine légale* représente la véritable ciguë vireuse (*cicutaria aquatica*, Lamk.) ; le dessin en a été exécuté sous la direction de M. le professeur Richard, à qui je dois la communication de ces observations ; il a été fait d'après les échantillons authentiques recueillis en Picardie et en Alsace. La planche XI du même ouvrage donne la figure de la *cicuta maculata*, que l'on a jusqu'à présent représentée comme la véritable ciguë vireuse. Voici au reste les caractères distinctifs de ces deux espèces :

1° La *ciguë vireuse* a une racine blanchâtre, charnue, perpendiculaire, creu-

Action de la cicutaire sur l'économie animale.

EXPÉRIENCE 1re. — Wepfer rapporte qu'une demi-heure après avoir fait avaler à un jeune chien plus de 32 gr. de racine de ciguë aquatique coupée en très-petits morceaux, l'animal saliva, vomit, eut beaucoup d'écume à la bouche, et fut en proie à des mouvements convulsifs très-violents; tantôt il offait un emprosthotonos, tantôt un opisthotonos; il ne pouvait pas rester en place; il chancelait en marchant, et tombait sur le côté. Cet état dura deux heures. L'animal recouvra les forces; on lui donna une nouvelle portion de racine; il saliva aussitôt après, eut une déjection alvine et ne vomit point; il perdit l'appétit, eut de temps en temps des mouvements convulsifs, et lorsqu'il se levait, il tombait aussitôt sur le côté. Il vécut jusqu'au troisième jour. La mort fut précédée de beaucoup de tourments et d'une grande agitation. L'estomac, resserré et plissé, ne contenait que les racines entières et telles qu'elles avaient été ingérées; la membrane interne, plus rouge que dans l'état naturel, offrait vers le fond, où se trouvaient les petits morceaux de racine, des taches d'un rouge livide; la membrane séreuse correspondante à ces taches en offrait d'analogues, mais plus larges; les intestins, tout à fait vides, étaient contractés et comme desséchés; le rectum était tapissé d'une mucosité verdâtre; la vessie était petite, vide et plissée; les ventricules du cœur contenaient une grande quantité de sang noir concret.

Cette expérience ayant été répétée par le même auteur sur des chiens, des loups, des aigles, soit avec les racines, soit avec le suc de ciguë, a fourni des résultats analogues. En général, on a remarqué que la démarche était vacillante peu de temps après l'ingestion de la substance vénéneuse, que les animaux étaient abattus ou agités, et que leur tête tremblait; quelque temps après, ils éprouvaient de la soif, une éructation fréquente, salivaient, rendaient une écume verdâtre, symptômes qui ne tardaient pas à être suivis de vomissements, de diarrhée, d'énurésie et de convulsions plus ou moins violentes. Parmi les animaux soumis à ces expériences, il y en a

---

sée intérieurement de lacunes pleines d'un suc laiteux. La ciguë maculée a une racine longue, rampante horizontalement sous terre, et qui donne naissance, par ses ramifications, aux tiges; 2° La ciguë vireuse a la tige entièrement verte. La ciguë *maculée* est marquetée de taches pourpres comme la grande ciguë (*conium maculatum*, Linné); 3° Les folioles de la ciguë vireuse sont très-allongées, lancéolées, étroites, aiguës, profondément découpées en dents de scie irrégulières. Dans la ciguë maculée, les folioles sont ovales, aiguës, régulièrement dentées en scie; 4° Enfin, dans la ciguë vireuse, les folioles des involucelles sont aussi longues et souvent plus longues que les ombellules; tandis qu'elles sont constamment plus courtes dans la ciguë maculée. Je pourrais pousser plus loin cet examen comparatif; mais je crois en avoir dit assez pour bien faire ressortir les différences spécifiques qui existent entre ces deux plantes, différences que l'on saisira encore plus facilement en comparant les deux figures.

un très-petit nombre qui n'ont éprouvé aucun accident. Chez ceux qui succombaient, le canal digestif était enflammé, corrodé, quelquefois gangrené, les cavités du cœur étaient remplies d'un sang tantôt fluide, tantôt concret; les poumons, souvent infiltrés et gorgés de sang, paraissaient enflammés; il en était de même du foie; les ventricules du cerveau semblaient contenir un peu de sérosité; les vaisseaux du cerveau étaient distendus par du sang noir (1).

OBSERVATION Ire. — Mœder, âgé de six ans, accompagné d'un enfant de huit ans et de six petites filles, mangea de la racine de ciguë aquatique qu'il prit pour du panais. Peu de temps après, il éprouva des anxiétés précordiales, proféra quelques mots, se coucha par terre et urina avec beaucoup de force; bientôt après, il fut en proie à des mouvements convulsifs horribles, perdit l'usage des sens et serra fortement la bouche; il grinçait les dents, tournait les yeux d'une manière surprenante, et rendait du sang par les oreilles : il avait souvent le hoquet; il cherchait à vomir sans pouvoir ouvrir la bouche; il éprouvait de vives douleurs dans les articulations; sa tête était souvent portée en arrière, et tout le dos tellement arqué qu'un petit enfant aurait pu se glisser sans danger en dessous dans l'espace formé par le dos et la litière. Les convulsions ayant cessé, il implora les secours de sa mère : quelque moyen que l'on mît en usage, il fut impossible de l'exciter; les forces diminuèrent, et il expira environ une demi-heure après l'invasion des symptômes. L'abdomen et la face se tuméfièrent après la mort; on apercevait un peu de lividité près des yeux; il s'écoula de la bouche une très-grande quantité d'écume verte qui reparaissait à mesure qu'on l'enlevait. Parmi les autres enfants, qui avaient également mangé des racines de cette plante, les six petites filles éprouvèrent des accidents et guérirent; mais l'enfant de huit ans, qui en avait pris une assez grande quantité, périt (2).

OBSERVATION II. — En consultant les autres observations données par Wepfer dans les *Miscellanea curiosa*, celles de Schwencke, Niedlinus, etc., on verra que l'on a observé les symptômes suivants : «Éblouissements, obscurcissement de la vue, vertiges, céphalalgie quelquefois aiguë et déchirante, démarche vacillante, agitation, anxiété précordiale, cardialgie, sécheresse de la gorge, soif ardente, éructation, vomissements de matières verdâtres avec fragments de racines; respiration fréquente, entrecoupée; serrement tétanique des mâchoires, lipothymies quelquefois suivies d'un état léthargique, avec refroidissement des extrémités; d'autres fois, un délire furieux ou des attaques d'épilepsie plus ou moins rapprochées, surtout chez les enfants et les jeunes filles, et souvent alors elles se sont terminées par la mort. Dans une ou deux circonstances seulement, on a observé un gonflement de la face avec saillie des yeux. Les accidents les plus graves du système nerveux se sont toujours manifestés d'autant plus rapidement que la quantité de la racine avalée avait été plus considérable,

(1) Wepfer, *Cicutæ aquaticæ historia et noxæ*, p. 135-176, année 1679.
(2) Wepfer, ouvrage cité, p. 5-9.

à moins cependant qu'une partie n'eût été promptement rejetée par les vomissements. » (Guersant, *Dictionnaire des sciences médicales,* article *Ciguë.*)

OBSERVATION III. — Quatre enfants ayant mangé de la ciguë (*cicuta virosa*) qui croissait sur le bord d'un ruisseau, trois moururent bientôt après, au milieu des convulsions, et l'on ne parvint à sauver que le quatrième, âgé de huit ans, auquel un vomitif fut administré à temps. — *Ouverture du cadavre* d'une petite fille de cinq ans (1). Les membres pectoraux étaient flexibles, les abdominaux roides, les ongles bleus, les doigts couverts de taches rougeâtres, les cheveux adhérents à la peau du crâne, les yeux tout à fait troublés, affaissés, et les pupilles légèrement dilatées. On découvrait quelques petits vaisseaux sanguins sur la conjonctive. Les lèvres étaient bleues et la pointe de la langue aplatie entre les dents.

Les poumons, d'ailleurs sains, d'un bleu rougeâtre, étaient parsemés çà et là d'un rouge de cinabre, dont la couleur s'étendait à 6 ou 7 millimètres de profondeur dans la substance de l'organe; on n'apercevait nulle part de taches ni de points d'un noir foncé à la surface de ce viscère; il contenait beaucoup de sang d'une teinte très-foncée, et les veines pulmonaires étaient fortement distendues, comme en général tous les vaisseaux de la poitrine. La plèvre costale elle-même était parsemée d'un lacis vasculaire gorgé de sang. Le péricarde ne contenait pas de sérosité; le cœur n'était pas flasque; le ventricule et l'oreillette du côté droit contenaient beaucoup de sang en partie fluide, mais fort épais, en partie aussi coagulé; les cavités gauches ne renfermaient qu'une faible quantité de sang, présentant le même aspect. L'estomac et le canal intestinal étaient distendus par des gaz; à la face externe de l'estomac, qui était vide, il y avait bien quelques petits vaisseaux remplis de sang, mais on n'y découvrait pas de taches fortement enflammées, et les vaisseaux coronaires n'étaient point non plus très-distendus; la membrane muqueuse était couverte presque partout de taches brunâtres que le frottement effaçait, laissant à la substance de l'organe une apparence gangréneuse; les environs du cardia et du pylore étaient rouges. L'apparence de l'intestin grêle était la même à l'extérieur que celle de l'estomac; on n'y remarquait point de taches inflammatoires ou gangréneuses; à l'intérieur, il n'y avait aucune trace de rougeur. Le foie avait sa couleur naturelle; seulement il était un peu enflammé sur le bord de son lobe droit, et sa face inférieure présentait une tache de 6 centimètres d'étendue, qui était plus brune que le reste de sa surface. La vésicule du fiel contenait une bile jaunâtre. Le reste était dans l'état normal. Les reins renfermaient beaucoup de sang, et un peu d'urine s'écoulait des bassinets. Il y avait une petite quantité de sérosité dans la cavité abdominale. La surface de la langue était fort rouge en arrière, et couverte en cet endroit de glandes très-gonflées et très-rouges. L'épiglotte et le pharynx étaient rouges; il n'y

----

(1) Voyez les détails de l'ouverture des deux autres cadavres dans le *Journal complémentaire des sciences médicales*, t. XVII, p. 361.

avait point de traces d'inflammation dans l'œsophage. La trachée-artère contenait beaucoup de mucosités ; elle était légèrement enflammée jusqu'au près de sa bifurcation. Les vaisseaux et les sinus du crâne et de l'encéphale étaient gorgés de sang foncé en couleur. Les ventricules latéraux ne contenaient pas de sérosité. Ces diverses lésions annoncent une apoplexie mortelle. Comme l'enfant avait beaucoup vomi avant de mourir, on conçoit que l'estomac fût vide, et qu'on n'ait trouvé aucune parcelle de ciguë, ni dans ce viscère ni dans l'intestin. (Observation du Dr Mertzdorf ; *Journal des sciences médicales*, t. XVII, p. 361.)

Il résulte des faits qui précèdent que la ciguë vireuse ou aquatique exerce sur l'homme et sur les chiens une action analogue à celle de la grande ciguë, mais plus énergique.

Traitement (voy. p. 429).

DE L'ÆTHUSA.

L'*æthusa* est un genre de la famille des ombellifères de Jussieu et de la pentandrie digynie de Linné (voy. pl. xii de mon *Traité de médecine légale*, 4e édition). — *Caractères du genre.* Le caractère distinctif de ce genre d'avec la ciguë est d'offrir un fruit dont les côtes sont lisses au lieu d'être tuberculeuses. Le limbe de son calice est subquinquédenté ; les pétales inégaux, blancs et obcordés ; le fruit globuleux, offrant dix stries lisses. L'involucre manque souvent, ou se compose d'une à deux folioles ; les involucelles sont formés de quatre ou cinq folioles linéaires, allongées, rabattues et pendantes d'un seul côté.— *Caractères de l'æthusa cynapium,* Linné, sp. 367. Racine annuelle, fusiforme, terminée en pointe très-longue , blanche, donnant naissance à des ramifications latérales grêles. Tige dressée , rameuse, cylindrique, fistuleuse, lisse, glabre , glauque, souvent rougeâtre dans sa partie inférieure, haute de 1 mètre à 1 mètre 50 centimètres, à rameaux courts et peu étalés. Feuilles alternes, sessiles, bi ou tripinnées, à segments très-aigus, incisés et dentés, d'un vert foncé, luisantes en dessous. Fleurs blanches, disposées en ombelles planes, composées d'environ une vingtaine de rayons inégaux ; ceux de la circonférence plus longs que ceux du centre. Point d'involucre. Involucelles de quatre ou cinq folioles linéaires, rabattues et pendantes d'un côté. Ovaire infère, ovoïde, subglobuleux, strié : limbe du calice offrant cinq petites dents. Corolle de cinq pétales presque égaux, obcordés, étalés. Cinq étamines un peu plus longues que les pétales. Disque épigyne, blanchâtre, à deux lobes couronnant le sommet de l'ovaire, deux styles divergents, courts, terminés par deux stigmates très-petits. Fruit globuleux, un peu comprimé, d'un vert foncé, offrant cinq côtes saillantes, lisses sur chacune de ses moitiés latérales. La petite ciguë est

II.

très-commune dans les lieux cultivés, les jardins potagers, etc., où elle croît souvent mélangée avec le persil et le cerfeuil. Elle fleurit en juillet. (Richard, *Bot. méd.*)

Caractères propres à la distinguer du persil. Les pétales du persil sont arrondis, égaux, courbés en cœur (voy. pl. xii, fig. **12**, de mon *Traité de médecine légale*, 4e édition). Les ombelles du persil sont toujours pédonculées, et souvent garnies d'une collerette à une seule foliole ; les ombelles de la petite ciguë sont dépourvues de collerette générale. Les feuilles du persil ont une odeur agréable ; celles de la petite ciguë répandent une odeur nauséeuse lorsqu'on les froisse entre les doigts. Les feuilles de la petite ciguë sont d'un vert noirâtre en dessus, et luisantes en dessous ; enfin la racine du persil est plus grosse que celle de la petite ciguë.

Action de la petite ciguë sur l'économie animale.

EXPÉRIENCE. — Le 10 juin, à huit heures du matin, on a introduit dans l'estomac d'un chien robuste, de moyenne taille, 230 gr. de suc obtenu avec les feuilles de cette plante, et on a lié l'œsophage. Vingt minutes après, l'animal a eu quelques nausées. A huit heures et demie, il ne paraissait pas très-mal. Tout à coup, il écarte ses extrémités et se couche sur le ventre. Quelques minutes après, il cherche à se relever : tous ses efforts sont vains ; les muscles des membres, principalement les postérieurs, refusent d'obéir ; on soulève l'animal et il retombe dans le même instant. Les organes des sens exercent leurs fonctions ; les pupilles sont à peine dilatées ; les battements du cœur sont lents et forts. Cet état dure un quart d'heure : alors les extrémités sont agitées de mouvements convulsifs ; l'animal peut être placé indistinctement sur l'un ou l'autre côté ; les organes des sens s'affaiblissent ; l'œsophage et le gosier sont le siége de contractions spasmodiques. Cet état de stupeur augmente, et l'animal expire à neuf heures. On l'ouvre sur-le-champ : le cœur se contracte et renferme du sang fluide et noirâtre, même dans le ventricule gauche ; les poumons sont un peu moins crépitants que dans l'état naturel ; l'estomac se trouve rempli par le suc ingéré ; il n'y a aucune altération dans le canal digestif.

OBSERVATION Ire. — Un garçon de six ans, ayant mangé à quatre heures du soir de cette herbe, qu'il croyait être du persil, commença aussitôt après à pousser des cris d'angoisse et à se plaindre de crampes d'estomac. Pendant qu'on l'apportait à la campagne chez son père, tout son corps s'enfla excessivement et prit une teinte livide ; sa respiration devint plus difficile et plus courte. Il mourut vers minuit. Un autre enfant de quatre ans, qui s'était empoisonné de la même manière, fut assez heureux pour revomir cette herbe ; cela n'empêcha pas cependant qu'il ne fût hors de lui-même, qu'il ne tînt des propos extravagants, et que, dans son délire, il ne crût voir une quantité de chiens et de chats ; et quoique le médecin n'arrivât que le lendemain, il fut encore assez temps pour le sauver. (Vicat, ouvrage cité, pag. 255.)

OBSERVATION II. — Rivière rapporte qu'un individu périt après avoir pris une certaine quantité de cette plante. A l'ouverture du cadavre, on trouva la langue noire, une sérosité brunâtre dans l'estomac; le foie était dur et d'une couleur jaune, la rate livide; le corps n'était point emphysémateux.

OBSERVATION III. — Une heure après avoir mangé de la salade contenant de la petite ciguë, un individu éprouva des vertiges, des nausées, un état comateux, des sueurs froides, un refroidissement des extrémités, et il mourut. — *Nécropsie*. Toute la surface du corps est couverte de larges ecchymoses; l'estomac et le péritoine sont enflammés; la rate engorgée; état de pléthore des poumons et du cœur. (Lalé, *Archives gén. de médecine*, tom. XXII.)

En examinant attentivement les symptômes observés par plusieurs praticiens dans les empoisonnements de ce genre, on peut les réduire aux suivants : chaleur dans la gorge, soif, vomissements, quelquefois diarrhée, respiration courte, suspirieuse, pouls petit, fréquent, céphalalgie, vertiges, engourdissement dans les membres, délire.

Traitement (voy. p. 429).

DE LA DIGITALE.

Il résulte d'un travail intéressant de MM. Homolle et Quevenne que l'extrait de digitale pourprée contient quatre substances neutres : la *digitaline*, la *digitalose*, le *digitalin* et la *digitalide*. Parmi ces substances, la *digitaline* seule paraît posséder des propriétés toxiques.

Action de la digitaline sur l'économie animale.

EXPÉRIENCE Ire. — On a injecté dans les veines sous-cutanées d'un chien robuste 10 centigr. de digitaline *impure*, dissoute dans quelques gouttes d'alcool étendu de 65 gr. d'eau. A peine délié, le chien a fait plusieurs efforts pour vomir; il a marché en titubant comme un ivrogne; puis il a évacué par le bas avec épreintes. Au bout de quelques minutes, il est tombé; chaque fois qu'on le relevait, il chancelait et recommençait ses efforts pour vomir. Pendant ce temps, les battements de cœur étaient très-irréguliers; les pulsations étaient brusques et fortes; le plus souvent quelques-unes étaient rapprochées, puis il y avait un intervalle marqué; les battements qui, dans l'état normal, étaient de 100 à 120 par minute, étaient réduits à 36 ou 40. L'animal est mort au bout de quatre heures. Tout le système veineux était gorgé de sang noir, dont les longs caillots distendaient les principales veines. Point d'autre désordre appréciable. (Bouchardat et Sandras, *Annuaire de thérapeutique*, par Bouchardat, année 1845.)

Expérience II. — On a injecté dans la veine jugulaire d'un chien 10 centigr. de digitaline *pure*. L'animal a marché un instant comme étourdi, puis il s'est arrêté et est tombé brusquement. Les pulsations étaient lentes et inégales, à peu près 40 par minute. Pendant que nous les comptions, il y en a eu tout à coup sept ou huit très-rapides, et le chien est mort tout au plus une minute et demie après l'injection. Pas de désordre appréciable sur le cadavre. (*Ibid.*)

Expérience III. — Un troisième chien a reçu de la même manière, dans la jugulaire externe, 5 centigr. de digitaline *pure*. Les pulsations, qui étaient de 128 avant l'expérience, sont restées presque aussi fréquentes dans la première minute; puis on ne les a plus senties. Le chien a fait quelques efforts pour vomir, et est mort en trois minutes. Pas de désordre appréciable. (*Ibid.*)

Expérience IV. — On a injecté dans la veine jugulaire externe d'un chien 1 centigr. de digitaline *pure* dissoute dans 60 centigr. d'eau légèrement alcoolisée. Les battements du cœur, avant l'expérience, étaient de 120 par minute. Le chien eut aussitôt une évacuation alvine abondante, puis il vomit, à deux ou trois reprises, un peu de matière mousseuse; il se promena en chancelant comme un homme ivre. Les envies de vomir se renouvelèrent à plusieurs reprises. Au bout de quatre ou cinq minutes, les pulsations du cœur étaient dures, inégales pour la force et la fréquence, et réduites à 36 seulement par minute. Les signes de vertiges, de malaise, d'envies de vomir, continuèrent. Au bout de dix minutes, les pulsations étaient revenues à plus de 100. L'animal paraissait fort malade, quand nous l'avons quitté au bout d'une demi-heure, et il est mort quatre heures et demie après l'injection. Les deux dernières heures de sa vie n'ont été, pour ainsi dire, qu'une agonie prolongée. (*Ibid.*)

Expérience V. — Nous avons introduit dans l'estomac d'un chien 5 centigrammes de digitaline *pure* dissoute dans 60 gr. d'eau distillée faiblement alcoolisée, et nous avons lié l'œsophage. Avant l'expérience, les battements du cœur étaient de 120 par minute. Deux heures après, il y avait seulement 58 battements. Le chien faisait beaucoup d'efforts pour vomir et aller à la selle; il semblait très-affaissé sur lui-même. L'agonie a duré trois heures; elle avait commencé deux heures après l'empoisonnement.

Le lendemain, rigidité cadavérique extrême. Le cœur est gros et plein de sang, surtout dans les oreillettes. La vessie est pleine d'urine. Le rectum contient une matière jaune verdâtre liquide; on voit dans le reste des intestins une bouillie mucilagineuse rougeâtre. L'œsophage est sain, excepté au niveau de la plaie et de la ligature. L'estomac est manifestement enflammé dans son grand cul-de-sac; là il est rouge vif, et la membrane muqueuse commence à s'y montrer couverte d'une mucosité sanguinolente. Le duodénum, et tout l'intestin grêle, moins une longueur de 12 à 15 centimètres au-dessus du cœcum, sont couverts d'une couche muqueuse d'un rouge lie de vin, d'autant plus foncé qu'on l'examine plus près de l'estomac. Au-dessous, la muqueuse est rougeâtre, mais non friable; elle a sa consistance ordinaire. L'exsudation sanguine est un peu plus épaisse par places; mais elle va d'une manière régulière en décroissant sur la fin de l'iléon. Le cœcum et le rectum n'ont rien d'appréciable à noter. (*Ibid.*)

EXPÉRIENCE VI. — Un chien a pris, d'une manière intermittente, mais à des intervalles assez rapprochés, 552 milligr. de digitaline par doses journalières de 2, 3, 4, 5, 6, 7, 8, 9, 10 milligr. La moyenne du pouls, avant l'expérience, était de 59,94. Cette moyenne, après six administrations successives, n'était que de 51,22. Un autre chien, qui avait pris d'une manière intermittente aussi, dans l'espace de deux mois vingt-cinq jours, 398 milligr. de digitaline, avait, en moyenne, 87,30 pulsations par minute; tandis qu'après l'administration du toxique, à quatre intervalles rapprochés, elles n'étaient que de 69,93. (Homolle et Quevenne.)

EXPÉRIENCE VII. — J'ai administré à un chien de moyenne taille, à jeun, 15 centigr. de digitaline *pure*. Aussitôt après, l'animal a salivé; la salivation est devenue de plus en plus abondante; elle continuait encore au bout d'une heure; en ce moment, il a vomi sans efforts des matières alimentaires; cinq minutes après, il a vomi de nouveau; il a eu enfin un troisième vomissement une heure vingt minutes après l'ingestion de la digitaline. Les battements du cœur étaient notablement ralentis. L'animal paraissait affaissé et affaibli, mais il était aisé de voir qu'il tendait à se rétablir; en effet, le lendemain, il était revenu à son état naturel.

EXPÉRIENCE VIII. — On a lié l'œsophage d'un chien de moyenne taille, à jeun, auquel on venait de faire prendre 15 centigr. de digitaline *pure*. Une minute après, l'animal a commencé à rendre par la bouche un liquide spumeux et à faire des efforts pour vomir; il paraissait agité par suite de l'impossibilité où il était de vomir. Les battements du cœur n'étaient pas encore ralentis. Au bout de deux heures, la salivation et les efforts de vomissement continuent; les battements du cœur sont moins fréquents; l'animal, très affaibli, se repose sur ses quatre pattes. Une heure après, il ne bave plus et il ne cherche plus à vomir; si on le relève, il retombe aussitôt. Quatre heures après l'empoisonnement, il est mourant et grandement affaissé.

Ouverture du cadavre faite le lendemain. Il existe dans l'oreillette droite du cœur du sang coagulé, recouvert d'une concrétion fibrineuse; il y a aussi quelques caillots dans les deux ventricules. Les poumons, l'estomac et les intestins, sont à l'état normal.

EXPÉRIENCE IX. — On a appliqué sur le tissu cellulaire de la cuisse d'un chien de moyenne taille 15 centigr. de digitaline *pure*, et l'on a réuni la plaie par quelques points de suture: au bout d'une heure, l'animal a commencé à saliver, puis il a vomi des matières alimentaires; il était affaissé et sensiblement affaibli; les battements du cœur étaient notablement ralentis; l'affaissement a été en augmentant pendant vingt heures, époque où l'animal est mort sans avoir eu de mouvements convulsifs. A l'ouverture du cadavre, faite deux heures après la mort, on a vu que le sang, en général fluide, était noir et poisseux; on remarquait çà et là, dans le cœur, *quelques petits caillots* de sang noir, également poisseux. Les divers organes thoraciques et abdominaux paraissaient dans l'état naturel.

Expérience X. — M. Homolle, ayant avalé à plusieurs reprises de faibles doses de digitaline, a vu que la moyenne de la diminution du chiffre des battements du cœur et des artères a été de quatre pulsations environ pendant, et de cinq environ après l'administration du médicament. Dans un essai, après avoir pris en huit jours 33 milligr. de sirop de digitaline, il a vu le pouls tomber de 17,47 par minute, ce qui représente à peu près le quart des pulsations à l'état normal; il a éprouvé plutôt des défaillances que des tiraillements d'estomac, et des légers troubles de la vue.

Il résulte de ce qui précède : 1° Qu'à la dose de 2 à 5 milligrammes par 24 heures chez les adultes, la digitaline ralentit la circulation;

2° Que lorsqu'on a dépassé 5 milligrammes, elle exerce une action émétocathartique tantôt brusque, tantôt lente et graduée;

3° Qu'elle tue les chiens en quelques heures, à la dose de 10 à 15 centigr., à moins qu'elle ne soit promptement et complétement vomie;

4° Qu'elle agit par conséquent avec une énergie infiniment plus forte que la digitale, tout en produisant des phénomènes d'intoxication analogues à ceux qui sont déterminés par cette plante (voy. *Conclusions sur les effets de la digitale*, p. 566).

Recherches médico-légales.

Digitaline pure. Elle est sous forme de stries écailleuses ou de poudre d'un jaune-paille, d'un aspect résinoïde, plus ou moins transparentes, *non cristallines*, d'une odeur aromatique *sui generis*, d'une saveur amère excessive, se faisant surtout sentir à l'arrière-bouche, susceptible de provoquer de violents éternuments, lorsqu'elle est disséminée en particules très-ténues dans l'air. Elle est sans action sur les papiers rouge et bleu de tournesol, et inaltérable à l'air. A peine soluble dans l'eau froide, elle est un peu soluble dans l'eau bouillante. L'alcool faible ou concentré la dissout facilement. L'éther pur n'en dissout que des traces, mais la plus légère addition d'alcool augmente considérablement son pouvoir dissolvant. Elle ne se combine ni avec les alcalis ni avec les acides, si l'on en excepte l'acide *tannique*. L'acide sulfurique concentré la dissout et la colore en *rouge-hyacinthe* foncé; la dissolution étendue d'eau *verdit* et laisse séparer des flocons. L'acide azotique concentré la jaunit et la dissout en lui faisant perdre son amertume. L'acide *chlorhydrique* concentré *la colore en vert-émeraude*. L'ammoniaque, la potasse et la soude caustiques, la colorent en jaune brun et la décomposent à chaud.

Digitaline mêlée à des liquides végétaux et animaux, à la matière des vomissements, etc. On traite ces liquides par l'alcool, qui dissout la digitaline, en précipitant plusieurs matières; on filtre; puis on évapore en ayant grand soin de ménager le feu vers la fin et surtout de ne pas laisser les liqueurs alcalines (tant est grande l'action destructive des alcalis sur la digitaline); il faut, au contraire, les maintenir neutres, ou très-légèrement acides. Le produit desséché est ensuite laissé pendant une heure au plus dans une petite quantité d'éther très-concentré à 61 degrés de Baumé au moins; dans cet état, l'éther dissout des matières grasses et ne touche pas sensiblement à la digitaline. Après avoir décanté l'éther, on dessèche de nouveau le résidu, on le dissout dans un peu d'eau, et, sans le filtrer, on le précipite par une dissolution concentrée d'acide tannique (au $\frac{1}{10}$). On met sur un filtre le tannate de digitaline; on le laisse bien égoutter, et on le comprime dans du papier non collé; si on le lavait, il se dissoudrait en partie dans l'eau; après l'avoir détaché du filtre, on le mêle avec un excès de litharge finement pulvérisée; on dessèche à l'étuve, on le pulvérise, et on le traite par l'alcool à 90° cent., que dissout la digitaline; on évapore l'alcool, et celle-ci reste.

Si le résidu de l'évaporation de la dissolution alcoolique primitive n'était pas précipité par l'acide tannique, on le soumettrait de suite aux essais qui ont pour objet de constater la présence de la digitaline (Quevenne, inédit).

Caractères de la digitale. La digitale est une plante de la famille des personnées de Tournefort, de la didynamie angiospermie de Linné, et que Jussieu a rangée dans les scrofulaires (voy. ma *Méd. lég.*, pl. ix, 4ᵉ édit.).— *Caractères du genre.* Calice persistant, à cinq divisions profondes et inégales. Corolle irrégulièrement évasée, à limbe ouvert, oblique, à quatre ou cinq lobes inégaux; style terminé par un stigmate bifide; capsule ovoïde, acuminée, s'ouvrant en deux valves.— *Caractères de la digitale pourprée.* Racine bisannuelle, allongée, garnie de fibrilles nombreuses; tige dressée, simple, cylindrique, tomenteuse, blanchâtre, haute de 66 centimètres à 1 mètre. Feuilles alternes, pétiolées, grandes, ovales, aiguës, denticulées et sinueuses sur les bords, blanchâtres et tomenteuses en dessous, d'un vert clair en dessus. Fleurs très-grandes, d'un beau rouge-pourpre, pédonculées, accompagnées chacune à leur base d'une bractée foliacée, formant à la partie supérieure de la tige un long épi dans lequel les fleurs sont toutes penchées et tournées d'un seul côté. Le calice est monosépale, tomenteux en dehors, profondément partagé en cinq lanières un peu inégales, lancéolées, aiguës. La corolle est monopétale, irrégulière, courtement tubuleuse à sa base, considérablement dilatée à sa partie supérieure, qui est partagée en cinq lobes irréguliers et arrondis; elle est de couleur pourpre claire, tachée en dedans de points noirs environnés d'un cercle blanc, et garnis de quelques poils longs et mous. Les étamines, au nombre de quatre, sont didynames, et appliquées contre la partie supérieure de la corolle ; les anthères sont formées de deux loges arrondies, écartées à leur partie inférieure ; les filets sont un peu aplatis et un peu courbés à leur base, vers le point où ils s'attachent à la corolle. Le pistil se compose : 1° d'un ovaire central, pyramidal et terminé en pointe à son sommet ; il offre deux loges contenant un grand nombre d'ovules attachés à un gros trophosperme, saillant sur le milieu de la cloison ; 2° d'un style assez long, cylindrique, un peu incliné vers la partie inférieure de la corolle ; 3° d'un stigmate petit et légèrement bifide. Le fruit, qui succède à ce pistil, est une capsule ovoïde, un peu pointue, environnée à sa base par le calice, et s'ouvrant lors de sa maturité en deux valves. La digitale pourprée n'est point rare aux environs de Paris ; elle y croît dans les bois montueux, à Meudon, Versailles, Ville-d'Avray, etc. Elle est excessivement commune dans le Nivernais et dans d'autres provinces de la France, où elle couvre tous les champs. Elle fleurit en juin, juillet et août. (Richard, *Bot. méd.*)

J'ai déjà dit que MM. Homolle et Quevenne ont retiré, de l'extrait de digitale, quatre principes neutres, la *digitaline*, la *digitalose*, le *digitalin* et la *digitalide*.

Action de la digitale pourprée sur l'économie animale.

EXPÉRIENCE Ire. — On a fait avaler à un fort chien 6 gr. de poudre de digitale. Le lendemain, l'animal n'avait éprouvé aucun phénomène remarquable.

EXPÉRIENCE II. — A onze heures, on a introduit dans l'estomac d'un chien fort et de moyenne taille 24 gr. de la même poudre, et on a lié l'œsophage. Au bout de deux heures, l'animal a fait des efforts pour vomir ; sa bouche était écumeuse. A trois heures, il éprouvait des vertiges, poussait des cris plaintifs, se couchait sur le côté, roidissait ses pattes, et renversait un peu la tête en arrière. A six heures, il pouvait encore marcher, mais il chancelait comme les personnes ivres de vin ; les battements du cœur étaient comme avant l'opération. Ces symptômes ont augmenté d'intensité ; l'animal s'est plaint, et a expiré dans la nuit. L'estomac contenait presque toute la poudre ingérée ; la membrane muqueuse était parsemée, dans presque toute son étendue, de taches d'un rouge vif, évidemment inflammatoires ; le rectum offrait une altération analogue, mais à un degré moindre.

EXPÉRIENCE III. — A une heure, on a pratiqué une incision à la partie interne de la cuisse d'un petit chien ; on a saupoudré la plaie avec 12 gr. de poudre de digitale, et on a réuni les lambeaux par quelques points de suture. A deux heures, l'animal n'avait rien éprouvé. A quatre heures, il avait vomi, et sa bouche était pleine d'écume. A neuf heures et demie du soir, il a éprouvé des vertiges considérables, et il est mort une heure après.

L'ouverture du cadavre, pratiquée le lendemain, n'a fait voir aucune lésion remarquable.

EXPÉRIENCE IV. — A dix heures et demie du soir, on a introduit dans l'estomac d'un carlin robuste et à jeun 8 gr. d'extrait aqueux de digitale, et on a lié l'œsophage. Le lendemain, à six heures du matin, l'animal paraissait abattu; sa démarche était libre; il n'éprouvait point de vertiges; le cœur offrait de 120 à 125 pulsations par minute; ces pulsations étaient fortes, égales et nullement intermittentes. A dix heures, l'abattement était augmenté; les battements du cœur persistaient à être aussi fréquents. A une heure, légers vertiges, difficulté à rester longtemps debout, accablement manifeste, même état de la circulation. On le trouva mort deux heures après. On en fit l'ouverture lorsque tous les organes étaient encore chauds : le cœur ne battait plus; il renfermait du sang fluide et d'un rouge foncé. Les poumons, crépitants, étaient d'une couleur rougeâtre et contenaient un peu de sang. L'estomac renfermait une assez grande quantité d'un fluide brunâtre, visqueux; la membrane muqueuse était d'un rouge vif dans presque toute son étendue, et principalement près du duodénum; l'intérieur du rectum offrait quelques taches rouges.

EXPÉRIENCE V. — A une heure, on a introduit dans l'estomac d'un petit chien robuste 8 gr. d'extrait aqueux de digitale pourprée dissous dans 12 gr. d'eau, et on a lié l'œsophage. Au bout de vingt minutes, l'animal a fait des efforts pour vomir, et il a eu des déjections alvines assez abondantes; les battements du cœur, loin d'être plus lents qu'avant l'injection de la substance vénéneuse, étaient un peu plus fréquents et nullement intermittents. A deux heures et demie, il a eu de nouvelles déjections alvines colorées en brun par l'extrait. Seize minutes après, nouvelle selle liquide, violents efforts de vomissement, battements du cœur réguliers et aussi fréquents. A trois heures, nouveaux efforts pour vomir, une selle liquide; les mouvements sont libres. A huit heures, il n'y avait pas de changement dans les contractions du cœur; la démarche de l'animal était sûre; il avait eu plusieurs fois des envies de vomir. A deux heures du matin, il a poussé quelques cris plaintifs, et l'on croit qu'il n'a pas tardé à mourir. L'estomac était distendu par des gaz; il contenait un peu de matières liquides verdâtres; il n'y avait aucune lésion dans le canal digestif. Les poumons étaient presque dans l'état naturel. Les ventricules du cerveau ne contenaient point de sérosité; les vaisseaux extérieurs de cet organe n'étaient point gorgés.

EXPÉRIENCE VI. — A onze heures, on a fait une plaie sur le dos d'un petit chien, et on a mis en contact avec le tissu cellulaire 4 gr. du même extrait : on a réuni les lambeaux par quelques points de suture. Trois quarts d'heure après, l'animal a vomi. A midi quarante minutes, il ne paraissait pas malade; les battements du cœur étaient un peu plus accélérés qu'avant l'application du poison; ils étaient inégaux, intermittents. A une heure dix minutes, ils étaient moins forts et presque insensibles. Un quart d'heure après, l'animal se tenait bien sur ses quatre pattes, marchait librement, et il aurait été impossible de prévoir l'attaque qui suivit immédiatement. Tout à coup il éprouve des vertiges considérables, il pousse des cris plaintifs, marche avec rapidité latéralement et de droite à gauche, tombe lorsqu'il est arrivé près du mur du laboratoire, agite ses pattes d'une manière convulsive, renverse la tête sur le dos, et continue à se plaindre pendant deux minutes : alors survient un état de relâchement et d'insensibilité qui dure quatre minutes, après lesquelles l'animal expire. La mort fut précédée d'un tremblement général de tous les muscles. On procéda de suite à l'*ouverture du cadavre*. Le cœur ne battait plus ; le sang contenu dans les ventricules était *fluide* et d'un rouge un peu foncé dans la cavité aortique. Les poumons, peu denses, étaient crépitants, roses. Il n'y avait point d'altération dans le canal digestif.

EXPÉRIENCE VII. — On a répété la même expérience avec 8 gr. d'extrait aqueux de digitale dissous dans 8 gr. d'eau : l'animal n'avait rien éprouvé au bout d'une heure et un quart. Il a expiré quatre heures après l'opération, et il avait offert les mêmes symptômes que celui qui fait le sujet de l'expérience 6. L'ouverture du cadavre a été faite quarante minutes après. Le cœur conservait encore beaucoup de chaleur, ne battait plus, et renfermait une assez grande quantité de sang *fluide*. Il n'y avait aucune altération dans le canal digestif.

Plusieurs autres animaux de la même espèce ont été soumis à des expériences de ce genre, et j'ai constamment observé les symptômes et les phénomènes cadavériques dont je viens de parler dans les deux expériences précédentes.

EXPÉRIENCE VIII. — On a injecté dans la veine jugulaire d'un chien très-fort 4 gr. d'extrait aqueux de digitale pourprée, dissous dans 16 gr. d'eau. Deux minutes après, les battements du cœur étaient diminués de dix par minute. Au bout de deux minutes, l'animal a commencé à faire des efforts violents pour vomir, et il les a continués pendant trois minutes. Sept minutes après l'injection, il avait l'air étonné, conservait le libre usage de ses sens, éprouvait de légers vertiges, et marchait la tête basse ; les pulsations étaient plus accélérées qu'avant l'opération. Une minute après, il est tombé sur le côté en commençant par faire la culbute en arrière ; la tête s'est renversée sur le dos ; les extrémités ont été agitées par quelques mouvements convulsifs, et les organes des sens sont devenus insensibles. A cet état, qui a duré deux minutes, a succédé une diminution considérable dans la violence des symptômes, et il ne subsistait plus qu'un tremblement général des muscles du tronc. Il a expiré au bout de trois minutes. On l'a ouvert sur-le-champ. Le cœur ne contenait que du sang fluide, d'un rouge vermeil dans le ventricule gauche, et noirâtre dans le ventricule droit. Les poumons étaient sains.

EXPÉRIENCE IX. — On a injecté dans la veine jugulaire d'un petit chien 2 gr. du même extrait dissous dans 16 gr. d'eau. Le lendemain, l'animal n'avait rien éprouvé de remarquable ; il a cependant refusé les aliments. Cinq jours après l'opération, il marchait bien ; il n'avait point eu de vertiges ; mais il n'avait voulu prendre aucun aliment. Il est mort dans la nuit du jour suivant. Il n'y avait aucune lésion sensible dans le cerveau ; les vaisseaux cérébraux contenaient à peine du sang. Les lobes du poumon droit, d'une couleur violacée et d'un tissu dense, comme hépatisé, étaient gorgés de sang noir; le poumon gauche offrait çà et là des taches analogues, par leur couleur et par leur texture, à celles que j'avais remarquées sur la partie droite de cet organe. L'estomac était tapissé de bile jaune : les membranes du canal digestif ne présentaient aucune altération.

EXPÉRIENCE X. — A deux heures vingt minutes, on a introduit dans l'estomac d'un petit chien 8 gr. d'extrait résineux préparé en traitant la poudre de digitale pourprée par l'alcool, et on a lié l'œsophage. A deux heures trente-huit minutes, l'animal a eu des nausées et a fait des efforts pour vomir; les battements du cœur, irréguliers, inégaux, étaient plus lents et plus intermittents qu'avant l'opération. Six minutes après, il continuait à faire des efforts de vomissement; le cœur ne battait plus que cinquante-quatre fois par minute, tandis qu'il y avait quatre-vingt-dix pulsations avant l'ingestion de la substance vénéneuse. A trois heures vingt minutes, nouveaux efforts de vomissement; nul changement dans les battements du cœur. A cinq heures, l'animal marchait librement; il n'y avait point d'accélération dans le pouls; les envies de vomir persistaient toujours. On m'a rapporté qu'il était mort à sept heures et demie du même jour. L'ouverture du cadavre, pratiquée le lendemain, n'a rien fait voir dans les poumons ni dans le canal digestif.

EXPÉRIENCE XI. — A dix heures quarante minutes, on a recommencé la même expérience sur un petit chien robuste, dont le cœur offrait de quatre-vingt-dix à quatre-vingt-quatorze pulsations par minute. A une heure et demie, la circulation était évidemment troublée; les battements du cœur, aussi fréquents qu'avant l'opération, étaient inégaux, tantôt forts, tantôt faibles, et offraient des intermittences très-marquées. A deux heures un quart, l'animal était couché sur le côté, et conservait l'usage de ses sens : cependant il éprouvait de légers vertiges, et il ne pouvait marcher sans chanceler; sa respiration n'était pas gênée; il n'y avait aucun changement dans les battements du cœur. A trois heures un quart, on l'a mis sur ses pattes : sur-le-champ il a fléchi les postérieures, a baissé la tête presque jusqu'au sol, l'a redressée aussitôt après, et a cherché à marcher en avant en suivant une ligne droite. A peine avait-il fait deux pas qu'il a fléchi les extrémités antérieures, et est tombé sur le ventre. Ces mouvements alternatifs dans les pattes postérieures, dans les antérieures, et dans la tête, se sont renouvelés trois fois de suite. Enfin, à trois heures dix-sept minutes, l'animal a expiré dans un état de grande insensibilité et d'immobilité. On l'a ouvert sur-le-champ. Les membres n'offraient aucune roideur; les pupilles étaient excessivement dilatées; le cœur ne battait plus; le sang contenu dans le ventricule gauche était d'un rouge vif et fluide; le ventricule droit était presque vide; les gros vaisseaux du thorax, lésés en ouvrant cette cavité, ont permis au sang de s'épancher, et on a trouvé, au côté droit des vertèbres dorsales, un gros *caillot* noirâtre et très-chaud. Les poumons étaient crépitants, et ne contenaient qu'une petite quantité de sang.

EXPÉRIENCE XII. — On a fait une plaie sur le dos d'un petit chien; on a mis en contact avec le tissu cellulaire 8 gr. d'extrait résineux de digitale, et on a réuni les lambeaux par quelques points de suture. Au bout de vingt minutes, l'animal a vomi des matières alimentaires, et il a fait plusieurs fois des efforts pendant les cinq minutes qui ont suivi; il n'y avait aucun changement dans les battements du cœur. Quarante-trois minutes après l'application du poison, les pupilles étaient très-dilatées, et la marche un peu chancelante; il a eu une selle liquide très-abondante. Quatre minutes après, les vertiges s'étaient tellement accrus, qu'il a fléchi ses pattes de derrière, est tombé subitement sur le côté, a poussé quelques cris légers, et paraissait mort. Dans cet état, il a rejeté une petite quantité d'urine; il offrait un tremblement général des muscles de l'abdomen et quelques soubresauts des tendons de l'extrémité antérieure droite; les organes des sens n'exerçaient plus leurs fonctions. Il a expiré deux minutes après. On l'a ouvert sur-le-champ. Le cœur ne battait plus; le sang contenu dans le ventricule gauche était fluide et d'un rouge vif; celui du ventricule droit était tout *coagulé* et noir. Les poumons, d'une couleur rose, paraissaient être dans l'état naturel. Le canal digestif n'offrait aucune altération.

EXPÉRIENCE XIII. — A deux heures et demie, on a répété la même expérience sur un carlin de moyenne taille. A trois heures vingt minutes, vomissements de matières alimentaires; point de ralentissement dans la circulation. Deux minutes après, nouveaux vomissements suivis d'efforts infructueux et souvent réitérés. A trois heures et demie, diminution de quinze pulsations par minute dans les mouvements du cœur; inégalité, intermittence marquées. Dix minutes après, accélération dans la circulation; pulsations plus fréquentes qu'avant l'application du poison; respiration un peu gênée. Trois quarts d'heure après, vertiges, chute, et autres symptômes analogues à ceux de l'expérience précédente. Mort à quatre heures vingt-sept minutes. — *Ouverture du cadavre* faite sur-le-champ: cœur ne se contractant plus; sang contenu dans le ventricule droit entièrement *coagulé.*

EXPÉRIENCE XIV. — A onze heures, on a mis en contact avec le tissu cellulaire du dos d'un petit chien robuste 4 gr. du même extrait, et on a réuni les lambeaux de la plaie par quelques points de suture. A midi un quart il a vomi, et il est mort à midi et demi, sans qu'on ait pu l'observer. On l'a ouvert dix minutes après. Il n'y avait plus de mouvement dans le cœur; le sang renfermé dans le ventricule droit, en partie fluide, offrait quelques *caillots* assez volumineux et noirâtres; celui du ventricule gauche était fluide et d'un rouge un peu moins vif qu'il ne l'est ordinairement. Les poumons étaient roses, peu crépitants.

EXPÉRIENCE XV. — On a injecté dans la veine jugulaire d'un petit chien 1 gr. d'extrait résineux de digitale suspendu dans 16 gr. d'eau. Sur-le-champ l'animal a éprouvé des vertiges; il a fait quelques pas, est tombé, s'est relevé, et a continué à marcher en chancelant. Une minute après l'injection, les battements du cœur étaient un peu ralentis; mais, quelques instants après, ils sont devenus aussi fréquents qu'avant l'opération. Au bout de cinq minutes, ils conservaient leur fréquence, et la démarche était plus chancelante. Deux minutes après, on ne sentait plus de pulsations; l'animal est tombé sur le côté; la tête s'est renversée sur le dos, et il a éprouvé des mouvements convulsifs dans les pattes. Cet état a duré pendant quatre minutes, après lesquelles il a poussé quelques cris plaintifs; tous ses muscles tremblotaient, et il a expiré. On l'a ouvert dans le même instant. Le cœur ne battait plus; le sang des ventricules était *fluide;* celui que contenait la cavité aortique était rouge. Les poumons, crépitants, étaient ridés et ne renfermaient presque pas de sang; la langue et les gencives étaient pâles.

EXPÉRIENCE XVI. — On a injecté dans la veine jugulaire d'un petit chien 50 centigr. du même extrait suspendu dans 14 gr. d'eau. Quatre minutes après, l'animal a vomi, a eu une selle liquide, a éprouvé des vertiges qui sont devenus de plus en plus forts, au point que deux minutes après il est tombé sur le côté, a poussé quelques cris plaintifs, et a écarté ses pattes en les agitant d'une manière convulsive; sa bouche était béante et sa tête renversée sur le dos. Il a expiré huit minutes après l'injection. On n'avait remarqué aucun changement dans les battements du cœur. L'ouverture du cadavre a été faite sur-le-champ. Le cœur ne se contractait plus; le sang était *fluide,* et d'un rouge un peu foncé dans le ventricule gauche. Les poumons ne présentaient pas d'altération sensible.

EXPÉRIENCE XVII. — A huit heures et demie, on a introduit dans l'estomac d'un petit chien 32 gr. de teinture de digitale pourprée préparée avec de l'eau-de-vie à 24 degrés et de la poudre de cette plante : on a lié l'œsophage. Au bout de cinq minutes, l'animal était dans un état de stupeur remarquable, il avait des vertiges, et ne pouvait faire deux pas sans tomber; les battements du cœur n'étaient pas ralentis. A neuf heures, il se tenait couché sur le côté et se plaignait de temps en temps; la stupeur avait augmenté; les battements du cœur étaient fréquents, irréguliers, inégaux; ses inspirations étaient rares, mais excessivement profondes; les yeux peu sensibles à la lumière, les pupilles un peu dilatées, et il n'avait eu aucune envie de vomir. A une heure et demie, tremblement convulsif des muscles des extrémités, même état de stupeur, impossibilité de se tenir debout, plaintes par intervalles, battements du cœur fréquents. A dix heures du soir, même état. Il est mort le lendemain, à quatre heures du matin. La membrane muqueuse de l'estomac offrait plusieurs plaques d'un rouge foncé; près du pylore, on voyait quelques bandes longitudinales d'un rouge noirâtre, dont la couleur dépendait d'une certaine quantité de sang extravasé entre cette membrane et la tunique sous-jacente : celle-ci n'offrait point d'altération; le duodénum présentait une lésion analogue à celle de l'estomac; il y avait vers la fin du colon, dans l'espace de quatre travers de doigt et à sa partie interne, une rougeur très-intense qui s'étendait jusqu'à la membrane musculeuse sous-jacente; le reste du canal intestinal paraissait peu altéré.

EXPÉRIENCE XVIII. — On a versé 200 gr. d'eau-de-vie à 24 degrés sur 40 gr. de poudre de digitale pourprée. Au bout de quatre jours de digestion, on a filtré et on a fait évaporer le liquide en ajoutant de l'eau à mesure que l'alcool se réduisait en vapeur. A dix heures, on a introduit dans l'estomac d'un petit chien 132 gr. du liquide résultant, qui était complétement débarrassé de la partie spiritueuse : on a lié l'œsophage. Douze minutes après, l'animal a fait des efforts pour vomir; sa démarche commençait à être vacillante; les battements du cœur étaient comme avant l'opération, les paupières pesantes comme lorsqu'on est un peu assoupi. A trois heures, la stupéfaction était portée un peu plus loin. Il est mort dans la nuit. La membrane muqueuse de l'estomac offrait, dans les deux tiers qui avoisinent le pylore, quelques petites taches d'un rouge assez vif, séparées par des intervalles non altérés. Les poumons et le canal intestinal ne présentaient pas de lésion sensible (1).

EXPÉRIENCE XIX. — M. Brodie, pendant mon séjour à Londres, a bien voulu me communiquer le fait suivant, qui a le plus grand rapport avec ceux que je viens de faire connaître. Il injecta dans l'estomac d'un jeune chien 16 gr. de teinture de digitale, dont l'alcool avait été préalablement évaporé, comme il a été indiqué dans l'expérience précédente. Une demi-heure après, voyant que cette dose était sans action, il introduisit de nouveau dans l'estomac 8 gr. de la même liqueur. Au bout de dix minutes, le pouls était tombé de cent cinquante à cent vingt pulsations par minute, et l'animal éprouvait un tremblement analogue à celui que l'on remarque dans l'accès des fièvres intermittentes. Ce frisson dura pendant vingt minutes, après lesquelles le pouls donna de nouveau cent cinquante pulsations par minute. Bientôt après, il vomit beaucoup et eut des déjections alvines, qui se renouvelèrent plusieurs fois pendant les deux heures qui suivirent l'ingestion du poison. Le lendemain, l'animal était parfaitement rétabli.

EXPÉRIENCE XX. — MM. H. Bouley et Reynal décrivent ainsi les effets produits par la digitale donnée à dose toxique à des chevaux. Les animaux se tiennent à l'extrémité de leur longe, tristes, abattus, sans appétit; les poils se hérissent et perdent leur luisant. Puis surviennent les signes d'une excitation générale; les membranes muqueuses se colorent, les narines se dilatent; les yeux deviennent brillants, fixes, presque immobiles; la face se grippe; les ailes du nez éprouvent un mouvement nerveux vibratoire tout particulier; la respiration et la circulation s'accélèrent un peu sans rien présenter encore de caractéristique, si ce n'est l'effet ordinaire d'un agent excitant introduit dans l'économie.

Souvent, dans les douze heures qui suivent l'administration, les animaux présentent les signes de douleurs intestinales; tantôt ils se couchent et se relèvent, et ne trouvent le repos dans aucune position; tantôt ils grattent incessamment le sol avec leurs membres antérieurs et refoulent la litière en arrière. Ces coliques, toujours modérées dans le début de l'expérience, cessent d'ordinaire au bout de douze à quinze heures. A ces premiers symptômes, qui n'ont rien en soi de bien caractéristique, et qui peuvent mar-

____

(1) Il est évident que la plupart des symptômes et des lésions mentionnés dans l'expérience 17 tenaient à l'eau-de-vie dans laquelle la digitale était dissoute (voy. *Alcool*).

quer, succèdent, après vingt-quatre ou trente-six heures, les signes d'un abattement nerveux profond. Les fonctions sensoriales semblent suspendues; les animaux sont plongés dans un état comateux complet. Leur tête, alourdie, penche vers la litière, ou se soutient dans le fond de la mangeoire; leurs yeux sont éteints, sans mouvement et sans expression, tantôt à moitié recouverts par les paupières tombantes, d'autres fois fixes, hagards, comme saillants en dehors de l'orbite et laissant voir leurs pupilles largement dilatées.

La démarche est incertaine, chancelante; les membres se heurtent et se chevauchent; la croupe et les reins oscillent d'un côté à l'autre et semblent être traînés par les membres antérieurs plutôt que leur communiquer l'impulsion. A peine rentrés dans leur stalle, les malades retombent dans l'état de coma dont l'excitation de la marche les a fait bientôt sortir. Placés au bout de leur longe, ou bien la tête appuyée entre les barreaux du râtelier, ou dans le fond de la mangeoire, ils demeurent complétement insensibles aux excitations et aux bruits extérieurs.

Bientôt la faiblesse devient extrême; les membres s'affaissent sous le corps. Les animaux, prévoyant une chute imminente, cherchent à la retarder, en s'appuyant par la mâchoire inférieure sur le bord de la mangeoire, soit en se soutenant contre les murs latéraux; puis, lorsque ce dernier effort est épuisé, ils se laissent tomber tout d'une masse; leur peau est alors frappée d'un froid glacial précurseur de la mort, qui arrive d'ordinaire au milieu du plus grand calme.

Quelques sujets, par exception, se livrent à des mouvements désordonnés au moment de l'agonie.

Circulation. Dans les premières vingt-quatre heures, les battements du cœur deviennent précipités, leur énergie s'accroît, et, au bout d'un certain temps, ils s'accompagnent *d'un frémissement vibratoire avec tintement métallique très-prononcé;* plus tard, en auscultant le cœur, on distingue *un bruit de souffle ou de soufflet;* enfin, de temps à autre, il y a une intermittence bien marquée.

Respiration. Six à huit heures après l'empoisonnement, on compte jusqu'à quinze, vingt et vingt-cinq inspirations par minute; plus tard, les mouvements deviennent profonds, entrecoupés, tremblotants, et leur nombre peut descendre jusqu'à huit, sept et même six par minute; chez quelques sujets, la respiration est intermittente.

Digestion. Il y a d'abord inappétence et même séjour des aliments solides ou liquides. La bouche est chaude et remplie d'une salive peu abondante et écumeuse. La face supérieure de la langue a une teinte plombée, due à une couche sédimenteuse qui l'enduit. La diarrhée se déclare à la fin de l'expérimentation; alors la rétraction et la sensibilité du ventre se maintiennent au plus haut degré et persistent jusqu'à la mort.

Appareil urinaire. Il y a d'abord suspension de la sécrétion urinaire; au bout de trente-six à quarante-huit heures, il se manifeste une diurèse abondante.

Système nerveux. L'action de la digitale à haute dose sur ce système est profondément stupéfiante.

Nutrition générale. Les animaux maigrissent avec une grande rapidité.

Calorification. Pendant la période d'excitation, la chaleur du corps est un peu augmentée; des sueurs chaudes se manifestent aux oreilles, aux naseaux, aux aines, en arrière des épaules et aux flancs. Mais, lorsque l'intoxication est complète, ces sueurs se tarissent, la peau devient froide, et la chaleur des parties profondes est également diminuée.

Lésions cadavériques. Le sang est noir et incoagulable; il a l'aspect extérieur de la poix fondue; les poumons sont gorgés de ce sang; le péricarde, sain, renferme plus ou moins d'un liquide citrin limpide; il y a toujours des taches ecchymotiques en dessous de la membrane séreuse péricardique. Le cœur est toujours plus pâle et plus flasque que dans l'état normal; pour peu que l'autopsie soit différée, il offre à l'extérieur un nombre plus ou moins considérable d'ecchymoses. Les *cavités gauches* sont remplies de sang noir, au fond duquel on voit un petit caillot noir et blanc très-consistant qui se prolonge du ventricule dans l'aorte, dans l'oreillette et jusque dans les vaisseaux pulmonaires. Lorsque avec la main et par un lavage sous un courant d'eau, on a évacué les cavités du cœur de cette masse semi-fluide qui les remplit, il reste dans leur intérieur des dépôts fibrineux qui ont contracté avec leurs parois des adhérences plus ou moins intimes, et qui sont anciens ou récents. L'endocarde des cavités gauches est toujours marbré de taches ecchymotiques, petites ou larges, d'un rouge vif ou d'un noir foncé. Les *lésions des cavités droites* du cœur ressemblent à celles des cavités gauches. Les *lésions des gros vaisseaux* efférents du cœur sont moins marquées.

Abdomen. La veine cave et la veine porte, les veines mésentériques, celles du foie et de la rate, laissent écouler, lorsqu'on les incise, un sang noir épais diffluent, d'apparence poisseuse. L'épiploon et le mésentère ont une teinte rouge foncée. Les intestins, vus extérieurement, présentent une couleur plus foncée que dans l'état normal. La membrane muqueuse de l'estomac offre à droite une teinte rouge, pointillée de taches ecchymotiques diffuses. L'intestin grêle est rempli de mucosités abondantes; sa membrane muqueuse a une teinte générale jaune verdâtre, avec des sugillations rouges qui la marbrent çà et là dans sa longueur. La tunique interne du cœcum et du gros colon est fortement injectée en rouge foncé dans toute son étendue; cette couleur uniforme se présente sous des nuances plus sombres par places disséminées, et d'une manière constante à la pointe du cœcum. Une teinte jaune verdâtre s'ajoute dans toute l'étendue du cœcum et du gros colon, à la couleur rouge de la membrane muqueuse, et lui donne un aspect tout caractéristique. Dans le rectum, même teinte jaune verdâtre que dans le reste de l'intestin, avec plaques ecchymotiques disséminées.

La substance du *foie* est plus friable que dans l'état normal; sa couleur est d'une nuance plus foncée; le sang qui s'en écoule à la surface de ses coupes est comme partout ailleurs, noir et poisseux. On aperçoit des taches ecchymotiques à la surface de la *rate* qui conserve son volume, et dont la consistance n'est pas modifiée. Les *reins*, généralement plus volumineux, plus rouges et plus friables que dans l'état normal, offrent un pointillé rouge sur la membrane muqueuse du bassinet. La tunique interne de la *vessie* est richement injectée.

Dans l'*encéphale*, il n'y a aucune altération propre à son tissu. Les modifications qu'il présente tiennent à la couleur noire foncée du sang qui circule dans ses vaisseaux (voy. pour plus de détails le *Recueil de médecine vétérinaire*, numéros d'avril et de mai 1849).

OBSERVATION Ire. — M. Bidault de Villiers dit : « J'ai mâché une forte pincée de poudre de feuilles de digitale que j'avais desséchées moi-même avec soin, et que je conservais depuis quelque temps. Elle m'a d'abord offert une saveur nauséabonde et herbacée; ensuite je l'ai trouvée fortement amère, et cette amertume m'a fait rendre une assez grande quantité de salive, dont l'excrétion a persisté quelque temps après que j'ai eu rejeté cette poudre que j'avais triturée sans mélange dans ma bouche. Ce n'est que lorsque la sensation d'amertume a été totalement dissipée que j'ai cru m'apercevoir d'un sentiment léger d'âcreté dans le gosier. Elle m'a causé aussi une espèce d'envie de vomir, ou plutôt un faible soulèvement du cœur, et de la sécheresse dans la bouche (1).

OBSERVATION II. — Un individu faible et atteint d'anasarque et d'hydrothorax, avala par mégarde quatre ou cinq fois autant de digitale qu'on lui en avait ordonné. Il eut des nausées qui augmentèrent si fort le lendemain matin, qu'il rejetait un peu de bile toutes les cinq ou dix minutes, après avoir fait les plus violents efforts pour vomir. Le Dr Beddoes, rapporteur de ce fait, effrayé de ce qu'il avait déjà vu mourir un homme très-robuste qui avait pris la même infusion, fit administrer 15 centigr. d'opium en deux doses, à une heure d'intervalle l'une de l'autre, après lesquelles il prescrivit toutes les heures 15 gouttes de teinture thébaïque dans du vin de Porto, à prendre jusqu'à ce qu'il s'endormît. Le lendemain matin, les vomissements étaient moins fréquents; ils ne se manifestaient que de demi-heure en demi-heure, et quelquefois au bout d'une heure; le malade dormait entre chaque accès, et se réveillait toujours avec des nausées. On ordonna 60 gouttes de teinture d'opium en lavement, 1 gr. 30 centigr. de poudre d'ipécacuanha composée, à prendre en trois doses et sous forme pilulaire, enfin, de l'extrait de ciguë dans les intervalles de deux heures qui devaient séparer chaque dose. Le soir, on donna de nouveau un lavement. Il transpira abondamment pendant la nuit, et s'éveilla toujours avec des nausées; les vomissements, moins fréquents, étaient quelquefois accompagnés de hoquets. Le jour suivant, il ne vomit plus de bile, et il paraissait être sous l'influence de l'o-

____

(1) *Essai sur les propriétés médicales de la digitale pourprée*, 3e édit., p. 45; Paris, 1812.

II.   36

pium. Le lendemain, il but de l'eau panée sans inconvénient, et il n'eut point de malaise ; l'appétit revint, et il buvait presque une demi-bouteille de vin par jour. On lui administra pendant huit jours du quinquina en substance avec des aromatiques ; le gonflement des pieds, qui s'était déclaré depuis quelques jours, surtout vers le soir, disparut, et l'individu fut parfaitement rétabli (1).

Observation III. — Un homme de cinquante-cinq ans, atteint d'asthme humide, prit, au lieu de 5 centigr. de feuilles de digitale en poudre, qui lui avaient été ordonnés, 4 gr. environ de ce médicament. Une heure après, il mangea une soupe ; mais il la vomit aussitôt. Les vomissements continuèrent ; il s'y joignit des vertiges, des éblouissements ; le malade ne pouvait ni se tenir debout ni distinguer les objets. Une infusion éthérée de fleurs de mélisse lui fut prescrite ; mais il n'en prit que peu. Durant toute cette journée, les efforts de vomissement se renouvelèrent, et lui firent rendre assez abondamment des matières muqueuses et bilieuses ; ils furent violents, accompagnés de beaucoup de malaise et de douleurs abdominales, que diminua l'administration de deux lavements émollients. Il persistèrent encore la nuit et le jour suivants ; le malade était très-abattu, avait le *pouls lent et peu régulier ;* il prit du lait coupé et une potion laudanisée. Le jour suivant, il n'y eut qu'un seul vomissement ; le malade se plaignait toujours du ventre ; son pouls était lent, mais assez régulier ; il rendit des crachats épais et blanchâtres : on ajouta de l'eau de canelle dans la potion. L'infusion aromatique fut continuée, on donna du bouillon et du vin. Le quatrième jour, même état de faiblesse, mais pas de vomissement ; expectoration très-abondante. Le cinquième jour, le pouls était encore lent, les douleurs en partie calmées ; l'asthme était sensiblement amélioré. La faiblesse et la lenteur du pouls persévérèrent les deux jours suivants ; mais le huitième, cette dernière diminua, et elle disparut complétement le neuvième. A cette époque, la vision était encore confuse ; le feu paraissait de couleur bleue au malade, etc. ; ce ne fut que vers le quatorzième jour que ces phénomènes disparurent, et que l'appétit commença à renaître. Enfin, vers le vingt et unième jour, le temps étant devenu très-humide, la toux et la dyspnée, qui avaient éprouvé une grande diminution par l'effet de l'accident, reprirent de l'activité. (Observation de M. Bidault de Villiers ; *Journal de médecine, chirurgie et pharmacie,* novembre 1817.)

Observation IV. — Une femme de soixante-huit ans, d'un tempérament bilieux, atteinte pour la troisième fois d'un œdème du poumon, touchait à sa convalescence, lorsqu'on lui prescrivit, le 24 juin 1847, pour hâter cette dernière, une infusion de feuilles sèches de digitale à la dose d'une pincée, ou 60 centigr. pour un litre d'eau. Le pharmacien fit, par mégarde, des paquets de 15 gr. Une de ces énormes doses, infusée dans huit verres d'eau, fut administrée, à plusieurs reprises, à la malade, qui éprouvait beaucoup de répugnance à la prendre. Bientôt, il survint un malaise insupportable, des nausées, des vomissements bilieux, des éblouissements,

---

(1) Th. Beddoes, *Medical facts and observations,* vol. V.

des bourdonnements d'oreille , des vertiges, des convulsions, des lipothy-
mies, diminution, puis abolition de la vision. Il y avait , en même temps,
de la pâleur à la face , un refroidissement considérable de la peau , de l'in-
somnie, des pressentiments sinistres ; battements du cœur à peine sensibles ;
pouls filiforme , lent et intermittent ; abdomen douloureux. Tel fut l'effet
produit par quatre tasses d'une infusion de 15 gr. Le médecin , appelé
le 25, à deux heures du matin , trouva l'état des plus alarmants. Il prescri-
vit un lavement de mercuriale et de sel marin, des sinapismes aux pieds ,
des topiques réfrigérants sur la tête, de la limonade pour boisson, une po-
tion calmante éthérée, des frictions sur les membres avec une brosse et des
flanelles chaudes imbibées d'eau-de-vie camphrée, une bouteille chaude aux
extrémités. Une forte infusion de café fut, à l'instant, préparée et admi-
nistrée par petites tasses. Les lavements procurèrent des selles copieuses. A
huit heures du matin , les vomissements, les convulsions et les syncopes,
continuaient encore, ainsi que les autres symptômes, la malade était anéan-
tie. Le résultat le plus remarquable de l'ingestion de la digitale, à une dose
aussi élevée , fut la disparition complète de la dyspnée. L'œdème du poumon
n'avait pas laissé de traces. Il ne restait plus qu'un empoisonnement à com-
battre. Les mêmes moyens thérapeutiques sont employés toute la journée ,
sans changement.

Le 26 juin, même état. Aux moyens précédents , on ajoute une potion
et un lavement. La potion est ainsi composée : infusion de fleurs d'arnica ,
90 gr. ; eau distillée de fleurs d'oranger, 30 gr. ; *idem* de menthe, 30 gr. ;
éther sulfurique, 2 gr. ; sirop d'écorces d'orange, 30 gr. ; à prendre par
cuillerées, de deux heures en deux heures. Le lavement est composé ainsi
qu'il suit : asa fœtida, 4 gr.; camphre, 60 centigr.; jaune d'œuf, n° j. ; eau,
360 gr. ; à prendre en deux doses égales. La malade ne veut plus de café.

Le 27, les vomissements ont diminué de fréquence et d'intensité ; plus
de défaillance, ni de convulsions ; les vertiges et les bourdonnements d'o-
reille continuent ; hallucination de la vue. Même potion et même lavement.
Les frictions avec l'alcool camphré sont suspendues, à cause des cuissons
qu'elles occasionnent.

Le 28 juin, il y a encore parfois des vomissements. Potion de Rivière
avec addition de liqueur anodine d'Hoffmann. Les lavements ayant à peine
été conservés dix minutes, on cessa d'y avoir recours.

Le 29 juin, nausées continuelles ; vomissements revenant encore de temps
à autre ; illusions visuelles moins fatigantes. (Eau de Seltz ; deux vésica-
toires aux cuisses.)

Le 30 juin. Les accidents ont complétement disparu. Les vésicatoires
avaient donné lieu à une évacuation considérable de sérosité. L'eau de Seltz
n'avait point été prise, le pharmacien ayant, par mégarde, envoyé de l'eau
de Sedlitz gazeuse. On prescrit de la limonade vineuse et quelques tasses de
bon bouillon de maigre de bœuf.

Les jours suivants, l'appétit se réveilla peu à peu , et le retour à l'état
normal fut plus rapide qu'on ne s'y attendait. Mais, quinze jours après,

l'oppression du soir et de la nuit avaient de la tendance à revenir. (*Journal de chimie médicale*, 1848, p. 609.)

OBSERVATION V. — M. Z., jeune prêtre, âgé de vingt-six ans, habitant une commune rurale, était sujet à des palpitations qui le gênaient beaucoup. Il consulta un médecin, qui lui prescrivit une potion calmante, et l'engagea à prendre plus tard, s'il n'allait pas mieux, un peu de digitale en poudre, à la dose de 0 gr. 10. Le 24 juin, il prit par erreur 8 grammes (en une seule dose) de poudre de digitale, au lieu de 0 gr. 10 qui lui avaient été prescrits. Il dîna à six heures; mais peu de temps après, il vomit son dîner; il n'avait pas vomi auparavant. La nuit ne fut pas bonne, il dormit fort peu; cependant il ne vomit pas. Le 25 au matin, il se trouva assez bien pour aller dire sa messe; mais à peine avait-il communié, qu'il vomit l'ostie qu'il venait de prendre. Pendant toute la journée, il avait des vomituritions et vomissait tout ce qu'il avalait. M. Lemsurieu de Morlaix, fut appelé ce jour, vers cinq heures du soir, et trouva le malade dans l'état suivant :

Pouls fréquent (90 pulsations par minute), très-irrégulier; les pulsations précipitées s'arrêtent ensuite pendant un intervalle assez long. Aucune douleur à l'estomac, pas même à la pression. Aucun trouble de la vue, de l'ouïe ni de l'intelligence; pupilles naturelles. Pas de syncope ni de somnolence. Langue pâle, recouverte d'une légère mucosité blanche. Nausées, vomituritions; quelquefois dans ces efforts, il rend quelques matières glaireuses. Le malade ne peut supporter aucun aliment, aucune boisson; il les vomit immédiatement après les avoir pris. Pas de selles. Soif légère. Urines rares, peu abondantes, colorées; quelques légères sueurs quand il fait des efforts pour vomir; elles ne sont pas froides. (Provoquer les sueurs, lavement purgatif.)

Le 26. Toujours vomituritions; il ne vomit pas s'il ne prend aucune boisson; mais il vomit tout ce qu'il prend très-peu de temps après; il supporte cependant quelques gouttes d'eau; il n'y a aucun trouble de l'intelligence. Le pouls offre la même irrégularité, et est un peu moins fréquent. Le cœur offre la même irrégularité que le pouls, sans altération dans ses bruits. Douleur dans la région précordiale. Urine peu abondante, rouge, avec dépôt briqueté; soif légère. (Provoquer les sueurs, vésicatoire volant sur la région précordiale, sucer des tranches d'orange.)

Le 27. Pouls moins irrégulier (65 pulsat. par minute); trois vomissements dans la nuit; il n'y en a pas eu dans la journée; les mouvements provoquent les vomissements; quelquefois il rend des gaz par la bouche. Aucune douleur au ventre ni à l'estomac. Pas d'oppression, il n'en a jamais eu. Le Urine de même nature, toujours rare et rouge, avec dépôt briqueté. Le vésicatoire a beaucoup diminué la douleur de la région précordiale. M. Z. est plus à son aise; il a pu se lever pour changer le lit; il suce avec plaisir les tranches d'orange. (*Id.* + un peu de gelée.)

Le 28. Il se trouve mieux, n'a pas vomi depuis hier. Sommeil assez bon; urine toujours rouge et rare. Pas de selles; il n'a eu que les selles provoquées par le lavement. Pouls régulier (58 pulsations). Il s'est levé et promené dans sa chambre, et a pris un peu de bouillon. (*Id.* + deux bouillons.)

Le 29. Pouls 52, régulier; il a gardé son premier bouillon, et a vomi le deuxième : soif. Il supporte très-bien la gelée et l'eau. Urine rouge, rare, avec dépôt briqueté. Pas de selles. Il n'a plus de douleur à la région précordiale. (*Id.* + glace.)

Le 30. Hier soir, à neuf heures, il a eu du délire, les yeux hagards, l'air égaré, un mal de tête violent; il a peu dormi (il n'avait jamais eu jusqu'ici aucun signe de délire). Ce matin, il est calme, se trouve mieux. Pouls régulier (58 pulsations). Langue bonne, pupilles naturelles ; pas de mal de tête, pas de selles. (Lavement , saignée.)

1er juillet. Journée meilleure. Il s'est levé, n'a pas vomi. Le sang n'est pas couenneux; il a cependant encore souffert du mal de tête. Pas de délire. Urine toujours de même nature. Soif. Selle naturelle.

Le 2. Il est mieux, l'appétit revient; sommeil. Pouls régulier (64 pulsations). Cette amélioration avait été précédée d'une sueur très-abondante.

Les jours suivants, le mieux a fait de nouveaux progrès, et vers le 5, le malade se trouvait complétement rétabli. (*Annales d'hygiène*, numéro d'avril 1848.)

OBSERVATION VI. — M. Sanders, auteur d'une monographie sur la digitale, dit : «En santé, chaque petite dose de digitale augmente la force et la fréquence du pouls, produit même la fièvre inflammatoire, si on l'augmente ou si on en continue l'usage. En maladie, les effets primitifs sont également les mêmes; mais on observe de plus son influence sur l'affection, sur l'état contre nature ; elle vivifie, pour ainsi dire, les surfaces ulcérées, saignantes, blafardes, facilite l'absorption des fluides épanchés ou prévient leur épanchement, fortifie les mouvements volontaires, active la digestion, augmente les évacuations par la peau et les organes urinaires, rend le pouls insensiblement fébrile, l'élève de soixante et dix à quatre-vingt-dix pulsations en peu de temps, même de cent vingt à cent trente ou de cent trente à cent cinquante, si le médecin ne sait pas s'arrêter; enfin la digitale donne au moral ce caractère particulier qui tient au retour des forces. Voilà les bons effets. Mais l'abus, l'imprudence dans son emploi, entraînent le dérangement des fonctions de l'estomac, les vomissements, les vertiges, l'insomnie, la chaleur, des battements violents des vaisseaux de la tête, des douleurs dans différentes parties du corps, etc. Quoiqu'on renonce à la digitale, les symptômes fébriles n'en continuent pas moins pendant quatre ou cinq jours avec la même intensité. En général, cependant, au bout de vingt-quatre heures, et souvent plus tôt, le pouls tombe de cent vingt à cent dix et à cent pulsations irrégulières. Quant à leur force et à leur fréquence, il baisse encore davantage; il y a tristesse, nausées, oppression précordiale, vomissements qui ne soulagent pas le malade, salivation, diarrhée, sécrétion abondante d'une urine limpide, moiteur gluante de la peau, sueur même abondante, figure pâle, expression du désespoir. Encore deux, trois ou quatre heures, et les symptômes violents diminuent ; le pouls, loin de s'élever immédiatement après le calme, descend, au contraire, en peu de jours jusqu'à cinquante, quarante, trente pulsations, et même plus bas. Ce développement des forces du système sanguin, et la diminution consécutive, varient selon la quantité du remède, la susceptibilité de l'individu, le tempérament plus ou moins disposé à la fièvre inflammatoire, selon que le malade est actuellement affecté d'une inflammation locale, que des parties saines ou ulcérées tendent à une suppuration louable : alors l'action de la digitale et celle de la maladie se compliquent; elles ont plus de violence (1).»

Jœry, Hutchinson, et MM. Bouley et Reynal, ont également attribué à la digitale la propriété d'accélérer d'abord la circulation et de la ralentir ensuite.

Les faits qui précèdent me permettent de conclure : 1° que la poudre de digitale, ses extraits aqueux et résineux, et sa teinture, doivent être regardés comme des poisons énergiques à une certaine dose.

2° Que l'extrait résineux est doué de propriétés vénéneuses plus actives que l'extrait aqueux, et que la poudre est moins forte que ce dernier.

3° Que l'action des extraits est vive et rapide lorsqu'on les injecte dans la veine jugulaire; qu'elle l'est moins quand on les applique sur le tissu cellulaire, et beaucoup moins encore lorsqu'on les introduit dans l'estomac et qu'on empêche le vomissement.

4° Que toutes ces préparations commencent par agir comme émétiques.

5° Qu'elles agissent sur les organes de la circulation, en accélérant les battements du cœur, d'après Jœrg, Hutchinson, Sanders, H. Bouley, Reynal et moi, puis en les ralentissant; qu'il n'est pas dès lors exact de dire que les battements du cœur sont ralentis de prime abord; qu'indépendamment de ce fait, les battements du cœur offrent bien souvent une intermittence régulière ou irrégulière; on observe aussi un tintement métallique, et, lorsque l'intoxication est arrivée au plus haut degré, un *frémissement vibratoire* et un *bruit de souffle*, qui doivent être rattachés à l'épaississement des valvules et à la présence, dans le cœur, de concrétions fibrineuses.

6° Que, lorsqu'on tue des chiens avec l'extrait résineux introduit dans l'estomac, ou appliqué sur le tissu cellulaire sous-cutané, le sang est constamment coagulé immédiatement après la mort, ce qui n'a pas lieu, d'après MM. H. Bouley et Raynal, lorsqu'on tue les chevaux avec la

---

(1) *An inquiry concerning digitalis or fox glove*; Édimbourg, 1808 : ou *Essais sur la digitale pourprée*, par Sanders, traduit par F.-G. Murat, p. 61; Paris, 1812. Les faits consignés dans cet opuscule ont été recueillis chez l'homme.

poudre de digitale : en effet, ces expérimentateurs ont vu, dans ces circonstances, le sang, d'une teinte foncée, être incoagulable dans toutes les divisions de l'appareil circulatoire, et avoir un aspect extérieur analogue à celui de la poix fondue.

7° Qu'elles abaissent aussi, du moins chez certains animaux, le chiffre normal des mouvements respiratoires : ainsi chez le cheval, où les pulsations sont au nombre de 32 à 38 par minute, et où, pendant le même laps de temps, la respiration s'exécute de 9 à 11 fois par minute, on constate qu'en même temps que les pulsations descendent au chiffre de 30, 25 et 20, les mouvements respiratoires s'abaissent au nombre de 8, 7 et 6 (Delafond).

8° Qu'indépendamment de ces phénomènes, la digitale et ses préparations agissent sur le cerveau après avoir été absorbées, et produisent une sorte de stupéfaction instantanée qui ne tarde pas à être suivie de la mort.

9° Qu'administrée à dose médicinale aux animaux domestiques, la digitale augmente notablement la sécrétion urinaire; qu'à une dose toxique, elle détermine constamment, après 36 à 48 heures, une évacuation abondante et souvent répétée d'urine aqueuse et transparente. Le tube uréthral, qui, chez le cheval, fait saillie à la surface de la tête du pénis, se montre tuméfié, rouge, et c'est assurément à la titillation douloureuse dont il est le siége qu'il faut rattacher le besoin fréquent d'uriner. Si les animaux meurent ou sont sacrifiés pendant le cours de l'expérience, les reins se montrent volumineux et friables ; la membrane muqueuse du bassinet est pointillée, rouge, et celle de la vessie richement injectée. La sécrétion urinaire plus abondante, l'irritation notable que présentent les organes destinés à la sécrétion et à l'expulsion de l'urine, démontrent donc que la digitale exerce une action puissante sur les voies urinaires chez les animaux.

10° Que la poudre de digitale détermine une irritation locale capable de développer une inflammation assez intense.

11° Que toutes les observations s'accordent pour établir que la digitale agit sur l'homme comme sur les chiens.

12° Qu'elle doit ses propriétés vénéneuses à la *digitaline*.

Voici maintenant le résumé des observations lues à la Société biologique, les 12 et 26 juillet 1851, par le Dr Stannius, à l'université de Rostock.

1° La digitale et la digitaline, à haute dose, introduites dans l'estomac, ou injectées dans le tissu cellulaire sous-cutané, produisent bientôt des nausées et des vomissements, suivis quelquefois de selles ou de selles et d'urine.

2° Il survient en même temps des troubles remarquables dans les mouvements du cœur; il y a un affaiblissement prononcé des pulsations, qui est bientôt suivi de la paralysie, puis de la mort de cet organe.

3° La mort de l'animal est précédée de convulsions et de spasmes, qui se manifestent surtout aux extrémités.

4° Si l'on injecte ces substances dans les veines, les convulsions apparaissent de suite sans que les nausées et les vomissements aient eu le temps de se produire avant la paralysie du cœur, et la mort arrive en quelques minutes; l'animal est comme étourdi, et presque foudroyé. En ouvrant les cadavres immédiatement après la mort, on trouve que toutes les parties du cœur sont devenues immobiles, et ne peuvent plus être excitées par des moyens mécaniques ni par l'appareil électro-magnétique. Si la mort est arrivée plus lentement, on constate encore quelques mouvements du cœur, généraux ou partiels, surtout après avoir ouvert le péricarde, et l'on peut, après que ces mouvements ont cessé, les faire reparaître, pendant quelques instants, à l'aide de l'électricité ou des excitants mécaniques; toutefois cette irritabilité du cœur s'éteint beaucoup plus vite que lorsque la mort a été occasionnée par d'autres poisons, tels que la strychnine, les acides cyanhydrique et sulfhydrique, etc.

5° Si, avant d'ingérer la digitale et la digitaline, on coupe les nerfs vagues ou sympathiques, ou tous les deux en même temps, les phénomènes sont absolument les mêmes que lorsque ces nerfs n'ont pas été coupés.

6° Dans presque tous les cas, il y a dilatation des pupilles.

7° Elles agissent différemment, et beaucoup moins vivement, sur les lapins que sur les chats et les chiens; les lapins n'éprouvent ni nausées ni vomissements, et leur cœur reste bien plus longtemps contractile après la mort.

8° Les oiseaux sont également moins impressionnables que les chats et les chiens, mais ils vomissent. Le phénomène le plus souvent remarqué est la faiblesse musculaire.

9° Enfin l'action est presque nulle pour les grenouilles.

Traitement (voy. p. 429).

DU LAURIER-ROSE (NERIUM OLEANDER).

Cet arbrisseau appartient à la pentandrie monogynie de Linné, et à la famille des apocynées de Jussieu.

Calice persistant, très-petit, à cinq divisions linéaires et aiguës; corolle monopétale, en entonnoir; son tube se dilate insensiblement; son limbe est grand, ouvert ou découpé profondément en cinq divisions

obtuses et obliques, garnies à leur base intérieure d'appendices péta-
loïdes, colorés, dentés, découpés en deux ou plusieurs lobes, saillants
hors du tube, et formant une couronne frangée : cinq étamines insérées
au tube, dont les anthères sont droites, rapprochées, terminées par un
filet coloré ou des houppes soyeuses, roulées en spirale les unes sur les
autres : un style simple, à peine visible ; son stigmate tronqué, porté
sur un rebord annulaire : ovaire supérieur et oblong ; le fruit est com-
posé de deux follicules coniques terminés en pointe, dans lesquels se
trouvent des semences aigrettées, qui se recouvrent les unes les autres,
comme les écailles de poisson : fleurs terminales et en bouquets lâches,
roses ou blanches. Arbrisseau de 2 à 3 mètres, dont la tige est droite,
l'écorce pourpre, verte ou grisâtre ; les rameaux longs, grêles et re-
dressés : feuilles à courtes pétioles, opposées, souvent ternées, lancéo-
lées, un peu étroites (elles ont près de 12 centimètres de longueur sur
20 millimètres de largeur au milieu), entières, pointues, glabres,
roides, d'un vert foncé, et chargées d'une forte nervure en dessous. La
racine est ligneuse et jaunâtre ; elle pousse plusieurs tiges droites et
lisses. Toute la plante a une saveur amère très-âcre.

Action du laurier-rose sur l'économie animale.

EXPÉRIENCE Ire. — A une heure et demie, on a pratiqué une incision sur
le dos d'un gros chien ; on a appliqué sur le tissu cellulaire 7 gr. d'extrait
aqueux de laurier-rose humecté avec quelques gouttes d'eau. Au bout de
dix minutes, l'animal a vomi trois fois des matières fluides, jaunâtres. Trois
minutes après, il a eu deux selles et a vomi de nouveau. Ces vomissements
se sont renouvelés plusieurs fois pendant les six minutes qui ont suivi :
alors plaintes légères, vertiges, accélération dans les battements du cœur,
faiblesse des extrémités postérieures, tête penchée en avant comme si elle
était difficile à soutenir ; légères contractions convulsives de la patte anté-
rieure droite. Une minute après, l'animal s'est laissé tomber sans effort sur
le côté ; sa tête s'est renversée en arrière, et il est devenu insensible à la
lumière et au bruit ; ses pupilles étaient très-dilatées ; l'extrémité antérieure
droite offrait de temps en temps quelques légers mouvements convulsifs. Il
est mort dans cet état huit minutes après. On l'a ouvert sur-le-champ : le
cœur ne battait plus ; il y avait dans le ventricule gauche une petite quantité
de sang d'une couleur rouge foncée, en partie coagulé ; les poumons, d'une
couleur rose, étaient un peu moins crépitants que dans l'état ordinaire ; les
ventricules du cerveau ne contenaient point de sérosité ; les vaisseaux exté-
rieurs de cet organe offraient une couleur livide, et étaient distendus par
une assez grande quantité de sang veineux. Il n'y avait aucune altération
dans le canal digestif ni dans le membre opéré.

EXPÉRIENCE II. — A une heure un quart, on a recommencé l'expérience
avec 2 gr. 60 centigr. du même extrait. Au bout de huit minutes, l'animal

a vomi des matières alimentaires mêlées de bile. Deux minutes après, il a vomi de nouveau; il a eu deux selles liquides et il a éprouvé de légers vertiges. Vingt-six minutes après l'opération, il a fait de violents et infructueux efforts pour vomir; sa démarche était chancelante, ses extrémités postérieures faibles, et il est tombé sur le côté en renversant fortement la tête sur le tronc et en arrière; les muscles de la mâchoire inférieure, agités par des mouvements convulsifs, rapprochaient et éloignaient alternativement cet os du maxillaire supérieur; les extrémités antérieures droites tremblaient continuellement, et les pattes postérieures offraient de légères secousses convulsives; les organes des sens étaient insensibles aux impressions extérieures. Cet état a duré huit minutes, et l'animal est mort. On l'a ouvert sur-le-champ : le sang contenu dans les cavités du cœur était fluide et d'un rouge un peu foncé dans le ventricule gauche. Les poumons et l'estomac ne présentaient aucune altération.

EXPÉRIENCE III. — A midi, on a introduit dans l'estomac d'un petit chien robuste et à jeun 8 gr. d'extrait aqueux de laurier-rose dissous dans 10 gr. d'eau distillée, et on a lié l'œsophage. Douze minutes après, l'animal a eu des nausées, a fait des efforts pour vomir, et a éprouvé de légers vertiges; les battements du cœur n'étaient pas plus fréquents qu'avant l'opération. A midi seize minutes, la stupéfaction avait tellement augmenté, qu'il paraissait mort : on l'a relevé, et il est tombé de suite sur le côté comme une masse inerte; il était insensible à toutes les impressions extérieures. Trois minutes après, il a renversé un peu la tête sur le dos; les pattes antérieures, principalement la droite, ont été agitées de légers mouvements convulsifs; et il a expiré vingt-deux minutes après l'ingestion de la substance vénéneuse. On l'a ouvert sur-le-champ : le cœur ne se contractait plus; le sang qu'il contenait était fluide et d'un rouge peu foncé dans le ventricule gauche. Les poumons, un peu moins crépitants que dans l'état ordinaire, étaient roses et très-peu gorgés de sang. L'estomac renfermait une certaine quantité du poison employé; le canal digestif n'offrait aucune altération sensible.

EXPÉRIENCE IV. — On a injecté dans la veine jugulaire d'un petit chien 1 gr. 30 centigr. d'extrait aqueux de laurier-rose dissous dans 16 gr. d'eau. Sur-le-champ l'animal a éprouvé des vertiges très-marqués, et il lui était impossible de marcher. Au bout d'une minute, il a vomi des matières liquides d'une couleur jaunâtre, et il offrait un tremblement continuel dans le train postérieur; il était couché sur le côté, les pattes écartées et allongées, et la tête un peu renversée en arrière; il poussait quelques cris plaintifs; ses pupilles étaient excessivement dilatées, ses yeux saillants, et il ne pouvait entendre ni voir; de temps en temps il faisait des mouvements avec la tête comme s'il eût cherché à se relever, mais il retombait aussitôt. Ces symptômes ont duré sept minutes, et il a expiré un instant après, dans un état de grande insensibilité et d'immobilité. On l'a ouvert sur-le-champ : le cœur ne se contractait plus, et ne contenait que du sang fluide; celui qui occupe le ventricule gauche était d'un rouge noirâtre. Les poumons ne paraissaient point altérés.

EXPÉRIENCE V. — On a injecté dans la veine jugulaire d'un petit chien robuste 2 gr. du même extrait dissous dans 16 gr. d'eau. Sur-le-champ les muscles des extrémités ont été violemment contractés, les pattes écartées, et la tête s'est renversée en arrière. Trois minutes après, la roideur a cessé, la tête penchait un peu sur le thorax, et l'animal paraissait complétement stupéfié. Il a vécu cinq minutes dans cet état, et la mort a été précédée d'un tremblement général de tous les muscles. On l'a ouvert sur-le-champ : le cœur était immobile ; le sang, d'une couleur rouge dans le ventricule gauche, était fluide dans l'une et l'autre cavités de cet organe : on remarquait cependant dans le ventricule droit quelques légers caillots noirâtres et comme filamenteux. Les poumons, crépitants, roses, offraient plusieurs points noirâtres.

EXPÉRIENCE VI. — On a injecté dans la veine jugulaire d'un chien très-fort 4 gr. de la même substance vénéneuse dissoute dans 20 gr. d'eau. Sur-le-champ l'animal a poussé des cris aigus, s'est agité considérablement, a éprouvé des vertiges, et est tombé sur le côté : alors il a roidi et agité fortement ses pattes ; la tête s'est renversée en arrière, et il a cessé de se plaindre. Cet état a duré deux minutes, après lesquelles il est devenu immobile et comme insensible : il a fait deux inspirations profondes, et il est mort quatre minutes après l'injection. On l'a ouvert sur-le-champ : le cœur ne se contractait plus ; le sang, assez abondant et fluide dans les deux ventricules, était d'un rouge foncé dans la partie aortique. Les poumons étaient roses, et leur tissu un peu plus dur que dans l'état naturel ; les vaisseaux pulmonaires étaient vides.

EXPÉRIENCE VII. — A huit heures du matin, on a introduit dans l'estomac d'un chien robuste 280 gr. d'eau distillée de laurier-rose préparée avec 500 gr. de la poudre de ce végétal : on a lié l'œsophage. Le lendemain, à cinq heures du soir, l'animal n'avait offert aucun phénomène remarquable. Le jour suivant, à six heures du soir, il éprouvait des vertiges. Le lendemain matin, à dix heures, il était couché sur le côté, dans un état de grande insensibilité, et il offrait quelques légers mouvements convulsifs ; il est mort trois heures après. Les ventricules du cerveau contenaient une petite quantité de sérosité roussâtre ; les vaisseaux veineux qui se distribuent à la surface externe de cet organe étaient distendus par du sang noir ; les poumons, crépitants, étaient un peu plus rouges que dans l'état naturel.

EXPÉRIENCE VIII. — On a injecté dans la veine jugulaire d'un petit chien robuste 24 gr. de la même eau distillée de laurier-rose. Le lendemain, l'animal se portait à merveille ; il n'avait éprouvé aucun symptôme remarquable ; on lui a donné des aliments. Le jour suivant, on a introduit dans son estomac 280 gr. du même liquide, et on a lié l'œsophage : il est mort au bout de cinquante heures, après avoir eu des vertiges et quelques mouvements convulsifs.

La même expérience, répétée sur un autre animal, a fourni des résultats analogues.

EXPÉRIENCE IX. — A midi, on a pratiqué une incision à la partie interne de la cuisse d'un petit chien ; on a saupoudré la plaie avec 16 grammes de poudre de laurier-rose, que l'on a légèrement humectée, et on a réuni les lambeaux par quelques points de suture. Vingt minutes après, l'animal a vomi des matières bilieuses très-jaunes : ces vomissements se sont renouvelés au bout de quatre minutes. A une heure et demie, il a été en proie aux symptômes rapportés à l'expérience 3, page 570, et il est mort dix minutes après. L'ouverture du cadavre n'a fait voir, le lendemain, aucune lésion sensible.

EXPÉRIENCE X. — A onze heures, on a introduit dans l'estomac d'un petit chien très-robuste 16 gr. de la même poudre, et on a lié l'œsophage. A midi et demi, l'animal faisait des efforts pour vomir ; sa démarche était libre, et il conservait l'usage de ses sens. A une heure trois quarts, il a éprouvé des vertiges et les autres symptômes qui ont suivi l'administration de l'extrait (voyez les expériences précédentes), et il est mort vingt minutes après. On l'a ouvert à trois heures : le sang contenu dans les ventricules du cœur était fluide ; les poumons étaient roses et crépitants ; l'estomac contenait presque toute la poudre ingérée, reconnaissable à ses propriétés physiques ; il n'y avait aucune altération dans le canal digestif.

EXPÉRIENCE XI. — M. Grognier a administré 12 gr. de poudre de laurier-rose à une ânesse très-faible ; l'animal a paru très-excité. Un cheval vigoureux, qui avait pris le même poison, est tombé dans l'abattement ; il a été assoupi, et a expiré quatre-vingts minutes après. (Mémoire lu à la Société de médecine de Lyon, en 1810.) Les moutons périssent en très-peu de temps lorsqu'ils avalent de l'eau dans laquelle on a fait macérer les feuilles de laurier-rose.

OBSERVATION Iʳᵉ. —Libautius dit qu'un individu mourut pour s'être renfermé dans une chambre à coucher où il y avait des fleurs de cette plante. Une autre personne, qui mangea un rôti pour lequel on s'était servi d'une broche faite avec le bois de cet arbuste, éprouva beaucoup d'agitation, devint folle, eut une syncope, et mourut. (Libautius, *Comment. de venenis ;* Schenkius, *de Venenis.*)

OBSERVATION II. — M. de B., trésorier-payeur à Bone, avait un cheval atteint d'une maladie cutanée dont le siége principal était la tête. Un vétérinaire avait déclaré que cette affection était la gale, l'avait traitée comme telle, et les boutons étaient entièrement disparus sous l'influence de lotions antipsoriques ordonnées par cet artiste.

Quelques mois s'étaient écoulés, lorsqu'une nouvelle éruption, plus intense que la première, couvrit la tête et une partie du col. M. de B., qui avait ouï dire que le laurier-rose était employé avec succès contre la gale, par les Arabes, prit la résolution d'en faire usage pour guérir son cheval. En conséquence, il fit une décoction de feuilles de nérion, avec laquelle il bassina, à plusieurs reprises, la tête et le cou de l'animal. Cette préparation était tellement concentrée, qu'elle filait comme de la mélasse. Quelques instants après l'application du remède, le cheval eut des vertiges, chancela pendant quelques minutes, puis tomba et mourut, au bout de deux heures, dans des convulsions affreuses. Tous les poils mouillés par la décoction de laurier-rose étaient tombés.

OBSERVATION III. — Nous fûmes chargés, MM. Bernard, Bachelet, Isnard et moi, de procéder à l'examen du corps du sieur R..., qui avait succombé après quelques heures de souffrances. On ignorait la cause d'une mort si rapide.

Du tribunal de la cour d'appel, où l'événement était arrivé, le cadavre fut apporté à l'hôpital Bon-Secours, et déposé dans le local destiné à recevoir les morts. Nous fîmes enlever et visiter les vêtements, pour savoir s'ils ne renfermaient pas quelque substance toxique dont le sieur R... aurait pu se servir dans une intention de suicide. On n'a rien trouvé.

Le cadavre est celui d'un homme de trente-six ans environ, d'une très-faible constitution ; on ne remarque à l'extérieur aucune blessure. Le bras gauche porte la marque récente d'un cautère, et la poitrine les traces d'un vésicatoire. Sur la tempe gauche existe un petit emplâtre d'extrait d'opium.

La chaleur du corps n'a pas encore entièrement disparu ; les membres sont presque sans roideur ; la mâchoire inférieure seule est fortement appliquée sur l'os maxillaire supérieur.

Les pupilles sont sensiblement dilatées.

Comme il n'y avait pas plus de trois heures que le sieur R... avait succombé, l'examen des organes internes a dû être remis au lendemain. C'est alors seulement que M. le procureur de la République nous fit connaître que le sieur R... avait bu le jour de son décès, en quittant la prison pour se rendre au tribunal, une décoction de feuilles de laurier-rose. On nous remit le vase dans lequel on avait préparé cette décoction ; il contenait encore une partie du liquide et toutes les feuilles. Nous avions à déterminer si cette boisson renfermait des éléments toxiques de manière à pouvoir donner la mort.

Nous avons dû d'abord nous occuper de l'autopsie.

Poitrine. Les poumons présentent un grand nombre d'adhérences ; la section de leur tissu laisse écouler une assez grande quantité de sang noir.

Les ventricules du cœur sont distendus par du sang noir demi-liquide, les veines caves sont également remplies de sang.

La muqueuse trachéale et bronchique sont fortement colorées en rose.

Abdomen. Le foie offre la consistance ordinaire et la coloration normale.

L'estomac contient une petite quantité de liquide que nous avons soigneusement recueilli, ainsi que celui qui a été trouvé dans le duodénum.

La surface de l'estomac est recouverte çà et là de petites gouttelettes de sang coagulé, au-dessous desquelles on remarque une injection assez prononcée de la membrane muqueuse. La même injection s'étend jusqu'au duodénum.

L'œsophage est aussi rouge à l'intérieur ; la rougeur s'arrête à 3 ou 4 centimètres au-dessous du pharynx.

La rate a sa consistance et sa couleur ordinaires.

La vessie contient une très-petite quantité d'urine. La région prostatique et membraneuse de l'urèthre est malade; la muqueuse en est ramollie et rougeâtre.

Cerveau. Les enveloppes de cet organe sont légèrement injectées par du sang noir. En coupant par tranches la substance cérébrale, on voit qu'elle est faiblement sablée; sa consistance est normale. Le cervelet et le cerveau ne se font remarquer par aucune altération. Les ventricules ne contiennent pas de sérosité. Les sinus de la dure-mère ne renferment pas de sang.

L'examen cadavérique ne signale, comme on le voit, que deux faits importants à noter, la rougeur vive de l'estomac et la dilatation des pupilles. Il est donc indispensable de compléter cet examen par l'analyse chimique.

La petite quantité de liquide contenu dans l'estomac a été, comme nous l'avons déjà dit, recueillie avec soin dans un flacon; l'organe lui-même fut mis dans un vase. Un troisième flacon a servi à renfermer le duodénum et une portion du foie.

Les trois vases, bouchés et cachetés, furent portés au laboratoire de chimie de l'hôpital militaire. Il en a été de même du vase contenant la décoction et les feuilles de laurier-rose (*nerium oleander*).

Les effets dangereux de cette plante sont connus depuis longtemps; l'homme ne semble cependant les avoir ressentis que dans les pays méridionaux, où les principes qu'elle renferme acquièrent des propriétés bien plus actives que dans nos climats.

Les auteurs rapportent que des personnes furent très-indisposées et finirent par succomber pour s'être exposées aux émanations du laurier-rose.

En 1810, non loin de Madrid, plusieurs soldats périrent après avoir mangé un rôti qu'ils avaient fait cuire en se servant d'une broche faite avec une tige de laurier-rose.

Dans sa *Toxicologie,* M. Orfila mentionne divers cas d'empoisonnement d'animaux par la poudre des feuilles de cet arbrisseau, et par de l'eau dans laquelle ces mêmes feuilles avaient été mises à macérer. Les moutons périssent promptement lorsqu'on leur fait boire le produit de cette macération.

Nous devons encore au savant toxicologue français la relation d'un grand nombre d'expériences que lui-même a entreprises sur les chiens dans le but d'apprécier avec exactitude l'action malfaisante de quelques-unes des préparations obtenues avec le laurier-rose. Il a surtout expérimenté sur l'extrait aqueux des feuilles. Cet extrait, administré de diverses manières et à la dose de 2 à 8 gr., a constamment donné lieu à des accidents graves qui se sont manifestés par des vomissements, de l'abattement, et toujours terminés par la mort. M. Orfila en tire naturellement la conclusion que l'extrait aqueux, appliqué sur le tissu cellulaire ou introduit dans l'estomac, est un poison très-actif.

Ces expériences faites sur les animaux nous indiquaient que nous avions tout d'abord, dans les circonstances où nous nous trouvions, à rechercher combien le verre de décoction que le sieur R... avait pris le matin avant de se rendre au tribunal contenait d'extrait. Le liquide qui recouvrait les feuilles a été filtré. Après la filtration, nous en fîmes évaporer au bain-marie 50 gr. dans une capsule de porcelaine dont le poids était connu. L'évaporation, conduite avec soin, nous a fourni 1 gr. 30 centigr. d'extrait.

En admettant ensuite qu'un verre ordinaire représente à peu près la cinquième partie d'un litre ou 200 gr., le sieur R... aurait donc pris en une fois environ 5 gr. 20 centigr. d'extrait aqueux de laurier-rose, ce qui constitue une dose très-forte pour les animaux et non moins forte sans doute pour l'homme.

Nous avons voulu, de plus, nous assurer si à cette boisson, déjà très-vénéneuse par elle-même, on n'avait pas encore ajouté quelque autre substance toxique. Nous y avons fait passer à cet effet un courant d'hydrogène sulfuré, qui n'a donné lieu à aucun précipité.

Ces recherches ne pouvaient suffire, elles devaient se compléter par l'examen des parties organiques qui avaient été enfermées dans des bocaux au moment de l'autopsie.

Le liquide de l'estomac, dont la quantité ne s'élève pas au delà de 80 gr., a une légère teinte rouge; il est trouble et rougit faiblement la teinture de tournesol. Avant de le soumettre à l'action de l'hydrogène sulfuré, il a été filtré; la filtration s'est faite très-lentement. Le gaz n'y a produit aucun précipité, même au bout de vingt-quatre heures. La chaleur le coagule, phénomène dû à la présence d'une petite quantité de sang.

Nous ne nous sommes pas contentés de la réaction négative de l'hydrogène sulfuré, nous avons désiré encore par d'autres expériences nous assurer de la non-existence d'un poison végétal, et particulièrement de la strychnine ou de la morphine. Tout le liquide soumis d'abord, comme nous venons de le dire, à l'influence de l'acide sulfhydrique, a été ensuite évaporé jusqu'à siccité, et le résidu de l'évaporation traité par l'alcool concentré. La liqueur alcoolique, après avoir été filtrée, fut aussi réduite en consistance d'extrait, en ayant la précaution de n'employer qu'une douce chaleur. Cet extrait est tout à fait sans amertume; il rougit sensiblement par l'acide nitrique; la dissolution aqueuse prend une couleur d'un bleu verdâtre par le perchlorure de fer, mais elle reste sans action sur l'acide iodique. Les deux premières réactions sont celles que produirait la morphine; mais cet alcaloïde réduirait de plus l'acide iodique, dont le radical mis en liberté colorerait l'amidon en bleu. Il était intéressant de rechercher si ce phénomène ne se montrerait pas aussi avec l'extrait alcoolique de la décoction de feuilles de laurier-rose. Nous avons obtenu cet extrait en traitant convenablement la boisson dont le sieur R. avait fait usage, et nous avons pu constater qu'il rougit aussi par l'acide nitrique et devient bleu verdâtre par le perchlorure de fer.

Ainsi donc l'extrait alcoolique fourni par le liquide de l'estomac, et celui obtenu avec la décoction de laurier-rose, ont les mêmes caractères chimiques: ce qui tendrait à prouver, si on ne le savait déjà, que le sieur R. a réellement bu de cette décoction.

C'est au tannin qu'est due la coloration bleue par le persel de fer et le phénomène produit par l'acide nitrique à une action spéciale des acides forts sur la matière colorante des feuilles de laurier-rose.

Nous eussions arrêté là nos investigations s'il ne nous avait paru utile de poursuivre encore nos recherches jusque dans le tissu de certains organes où viennent se réunir ordinairement les dernières parcelles des poisons minéraux absorbés. De ces derniers, nous n'avions guère à nous préoccuper que de l'arsenic qui aurait pu passer entièrement dans le torrent de la circulation sans qu'il en restât la moindre trace dans l'estomac, ce qui paraissait toutefois peu probable, à cause de la promptitude avec laquelle la mort était survenue. Les matières rejetées pendant les vomissements n'avaient pu être recueillies.

Pour rechercher l'arsenic dans les tissus, nous avons produit dans une capsule de porcelaine, à l'aide de l'acide sulfurique concentré, la carbonisation de la majeure partie de l'estomac, du duodénum et d'une forte proportion du foie. Le charbon réduit, la poudre a été soumise à l'action oxydante de l'eau régale. On a chauffé ensuite pour chasser l'excès d'acide, et fait bouillir le charbon dans 1 litre environ d'eau distillée. La liqueur provenant de cette ébullition fut introduite, après avoir été filtrée, dans l'appareil de Marsh, fonctionnant à blanc depuis une demi-heure sans fournir la moindre trace d'arsenic. L'introduction de la liqueur n'a fait naître aucun changement ; l'appareil a fonctionné sans produire la plus petite tache métallique sur les fragments de porcelaine approchés de la flamme de l'hydrogène. Il ne s'est rien déposé non plus dans le tube à combustion, quoiqu'il ait été entouré de charbons incandescents sur une partie de son étendue.

Nos expériences sur les organes, relatives à la recherche de l'arsenic, ont donc été suivies de résultats négatifs, comme celles entreprises dans le même but sur le liquide de l'estomac.

Des faits ci-dessus, nous avons été conduits, dans notre rapport, aux conclusions suivantes :

1° La mort du sieur R., survenue après quelques heures de souffrance, ne peut être attribuée aux faibles altérations organiques que l'autopsie a signalées.

2° La cause de cette mort semble au contraire avoir résidé dans l'ingestion d'une substance active, dont le passage dans les voies digestives a été suivi d'une vive irritation de l'œsophage, de l'estomac et du duodénum.

3° Ces organes ne renferment aucune substance vénéneuse appréciable à l'œil nu ou armé d'un microscope.

4° L'analyse chimique n'a pu non plus y déceler la présence d'une substance toxique appartenant à la catégorie de celles auxquelles sont dus ordinairement les empoisonnements.

5° Quelques réactions nous ont permis de reconnaître, dans le liquide de l'estomac, certains principes contenus dans les feuilles de laurier-rose.

6° L'extrait aqueux de cette plante constitue, d'après les expériences de M. Orfila, un poison très-actif.

7° Le sieur R. ayant pris en une fois, sous forme de décoction, 5 à 6 gr. de cet extrait, nous sommes conduits à penser, et même à affirmer, que l'ingestion de cette substance est l'unique cause de sa mort.

Metz, le 23 août 1850. (Langlois, *Gazette des hôpitaux* du 31 août 1850.)

Il résulte des faits qui précèdent : 1° que l'extrait aqueux de cette plante, appliqué sur le tissu cellulaire ou introduit dans l'estomac, est un poison très-actif, et qu'il agit encore avec beaucoup plus de rapidité et d'énergie lorsqu'il est injecté dans les veines ; 2° que la poudre du bois et des feuilles jouit aussi de propriétés vénéneuses, mais à un degré inférieur ; que l'eau distillée est encore moins active que la poudre ; que ces diverses préparations sont absorbées et agissent sur le système nerveux, et spécialement sur le cerveau, à la manière des stupéfiants ; 4° qu'elles déterminent presque constamment le vomissement ; 5° qu'indépendamment de ces phénomènes, elles exercent une légère irritation locale.

Traitement (voy. p. 429).

DU MOURON DES CHAMPS (ANAGALLIS ARVENSIS).

Action de l'extrait de mouron sur l'économie animale.

EXPÉRIENCE 1re. —A huit heures du matin, on a introduit dans l'estomac d'un chien robuste et de moyenne taille 12 grammes d'extrait de mouron, préparé en faisant évaporer au bain-marie le suc de la plante fraîche, et dissous dans 48 gr. d'eau. A midi et demi, l'animal a eu une selle. A six heures du soir, il était abattu. A onze heures, la sensibilité paraissait diminuée. Le lendemain matin, à six heures, il était couché sur le côté et paraissait mort ; on pouvait le déplacer comme une masse inerte. Il a expiré une demi-heure après. La membrane muqueuse de l'estomac était légèrement enflammée ; l'intérieur du rectum était d'un rouge vif. Les ventricules du cœur étaient distendus par du sang noir coagulé. Les poumons offraient plusieurs taches livides ; leur tissu était plus dense que dans l'état naturel.

EXPÉRIENCE II. —A huit heures du matin, on a appliqué sur le tissu cellulaire de la partie interne de la cuisse d'un petit chien robuste 8 gr. du même extrait, mêlé à une égale quantité d'eau. L'animal a offert les mêmes symptômes que celui qui fait l'objet de l'expérience précédente, et il est mort à sept heures du soir. Le canal digestif était sain. Le membre sur lequel on avait opéré était le siége d'une légère inflammation. Les poumons et le cœur étaient comme dans l'expérience précédente.

M. Grognier a fait prendre à des chevaux d'assez fortes doses du *decoctum* de cette plante, et il a presque constamment observé un tremblement des muscles du train postérieur, de ceux de la gorge, et un flux abondant

II.

d'urine. Après la mort, la membrane muqueuse de l'estomac s'est trouvée enflammée (1).

Traitement (voy. p. 429).

DE L'ARISTOLOCHE (ARISTOLOCHIA CLEMATITIS).

Cette plante, rangée par Linné dans la gynandrie hexandrie, appartient à la famille des aristoloches de Jussieu.

Périgone (calice) tubuleux, irrégulier, ventru à sa base, élargi à son orifice, et dont le bord est prolongé en forme de languette d'un côté : ovaire inférieur ovale, oblong, anguleux, surmonté d'un style très-court que termine un stigmate concave, à six divisions, sous lequel on voit six anthères presque sessiles, faisant corps avec le pistil. Le fruit est une capsule ovale, à six angles, à six loges, s'ouvrant par la base, et renfermant un grand nombre de semences aplaties : fleurs d'un jaune pâle, pédonculées et ramassées trois à cinq ensemble dans les aisselles des feuilles : tige de 1 mètre 27 millimètres à 2 mètres ; assez forte, simple, feuillée et anguleuse : feuilles alternes, pétiolées, en cœur, glabres, offrant à leur surface inférieure plusieurs nervures ramifiées et réticulées. Cette plante a une saveur âcre et amère; elle croît sur les bords des rivières, dans les lieux argileux et dans les décombres.

Action de l'aristoloche clématite sur l'économie animale.

EXPÉRIENCE Iʳᵉ. — A sept heures du matin, on a introduit dans l'estomac d'un petit carlin robuste 20 gr. de racine fraîche d'aristoloche concassée, et on a lié l'œsophage. Le lendemain soir, l'animal n'avait paru éprouver qu'un léger abattement. Le jour suivant, à six heures du matin, il avait des vertiges, et ne pouvait marcher sans tomber après avoir fait quelques pas; il s'efforçait à vomir, et il a eu une selle solide. Un quart d'heure après, il était couché sur le côté, peu sensible aux impressions extérieures; ses pattes, allongées, écartées les unes des autres, roides, étaient par intervalles dans un état d'agitation; la tête s'est renversée un peu sur le dos. A dix heures et demie, ces symptômes persistaient, la respiration était profonde. Il est mort à une heure. On n'a constaté aucune altération cadavérique, excepté dans le rectum, qui offrait quelques taches roses.

EXPÉRIENCE II. — A huit heures du matin, on a recommencé la même expérience sur un chien à peu près de la même taille. On n'a observé aucun phénomène particulier dans le courant de la journée. Le lendemain, à sept

____

(1) *Compte rendu des travaux de la Société de médecine de Lyon*, p. 47; année 1810.

heures du matin, l'animal offrait de temps en temps de légers mouvements convulsifs dans les oreilles ; ses extrémités postérieures étaient très-faibles ; il avait beaucoup de peine à se tenir un instant debout ; la tête paraissait lourde ; les inspirations étaient profondes. Il est mort trois heures après. L'estomac contenait une grande partie de la poudre ingérée ; ses tuniques n'étaient point altérées ; on voyait çà et là, dans les gros intestins, quelques taches livides. Les poumons, d'une belle couleur rose, étaient un peu moins crépitants que dans l'état naturel.

EXPÉRIENCE III. — On a fait bouillir 280 gr. d'eau avec 224 gr. de racine d'aristoloche clématite coupée en fragments. Le liquide a été réduit à 224 gr. : alors on l'a introduit dans l'estomac d'un chien robuste et de petite taille, et on a lié l'œsophage. Une heure après, l'animal a fait des efforts de vomissement, qu'il a renouvelés souvent pendant les quatre heures qui ont suivi ; il a poussé des cris plaintifs, et il est tombé dans l'abattement. Le lendemain, à sept heures du matin (vingt-quatre heures après l'opération), l'abattement avait augmenté ; l'animal était couché sur le ventre ; cependant il conservait le libre usage des sens et du mouvement. Le jour suivant, à huit heures du matin, on l'a trouvé mort. On en a fait l'ouverture ; le cadavre était encore chaud. Le sang contenu dans le cœur était brunâtre et en partie coagulé. L'estomac et le rectum étaient peu enflammés. Les autres organes paraissaient sains.

Le suc de la racine d'*aristolochia anguicida*, administré aux serpents, à la dose de quelques gouttes, occasionne des vertiges, et les fait périr dans des convulsions (Murray, *Apparatus medicaminum*, t. 1er, p. 516 ; Gottingæ, ann. 1793).

Il résulte de ces faits, 1° que l'aristoloche clématite est absorbée et exerce une action stupéfiante sur le système nerveux ; 2° qu'elle produit une légère inflammation des tissus sur lesquels on l'applique.

Traitement (voy. p. 429).

DE LA RUE (RUTA GRAVEOLENS).

EXPÉRIENCE Ire. — Le 4 juin, à huit heures du matin, on a introduit dans l'estomac d'un jeune chien de moyenne taille 200 gr. de suc obtenu en triturant 1 kilogr. de feuilles de rue fraîche avec 32 gr. d'eau ; on a lié l'œsophage. L'animal a eu une selle dans la journée. Le lendemain, il n'éprouvait aucun symptôme remarquable. Il est mort dans la nuit. La membrane muqueuse de l'estomac était légèrement enflammée ; les autres portions du canal digestif étaient saines ; les poumons n'offraient aucune altération.

EXPÉRIENCE II. — On a introduit dans l'estomac d'un petit chien environ 250 gr. d'eau distillée de rue préparée avec la plante sèche ; on a lié l'œsophage. L'animal n'a éprouvé d'autre symptôme que l'abattement, et il est mort cinq jours après l'opération. On n'a pas fait l'ouverture du cadavre.

EXPÉRIENCE III. — Environ 250 gr. d'eau distillée de rue, préparée avec une grande quantité de la plante sèche, ont été introduits dans l'estomac d'un petit chien. L'animal n'a éprouvé aucun accident. Six jours après, il est mort abattu ; probablement des suites de la ligature de l'œsophage.

EXPÉRIENCE IV. — On a injecté dans la veine jugulaire d'un petit chien maigre 48 gr. d'eau distillée de rue, préparée avec la plante fraîche. Le lendemain matin, l'animal n'avait présenté aucun symptôme remarquable. Alors on a découvert la veine jugulaire de l'autre côté, et on y a injecté 12 gr. du même liquide, mêlé avec 1 gr. d'huile essentielle provenant de la distillation au bain-marie d'environ 4 kilogr. de la plante fraîche. Deux minutes après l'injection, l'animal a vomi des matières jaunâtres et a éprouvé des vertiges ; il chancelait comme les individus ivres de vin. Au bout de vingt minutes, ses extrémités postérieures paraissaient un peu faibles. Six heures après, tous les symptômes étaient diminués, et le lendemain soir l'animal était parfaitement rétabli.

EXPÉRIENCE V. — On a injecté dans l'estomac d'un petit chien assez robuste 14 gr. d'extrait aqueux de rue, préparé avec la plante sèche, et on a lié l'œsophage. L'animal est mort à la fin du quatrième jour, et il n'avait offert d'autre symptôme que l'abattement inséparable de l'opération. La membrane muqueuse de l'estomac présentait deux ulcères de la grandeur de petites lentilles ; il y avait çà et là, près du pylore, des portions noirâtres formées par du sang noir extravasé.

Bulliard dit : « A une dose un peu trop forte, la rue cause une grande agitation, de la fièvre accompagnée de bâillements, d'une sècheresse considérable à la bouche, et d'un grand mal de gorge. Si on la manie longtemps, la peau s'enflamme et les mains enflent. » (Ouvrage cité, p. 150.)

Il résulte de ces faits, 1° que la rue est absorbée et qu'elle exerce, en outre, une irritation locale capable de déterminer une inflammation plus ou moins vive qui, en général, m'a paru peu intense ; 2° que son huile essentielle, injectée dans les veines, agit comme les narcotiques, et qu'il est probable qu'elle exerce le même mode d'action lorsqu'on l'introduit dans l'estomac, mais qu'elle est peu énergique.

Traitement (voy. p. 429).

DU LEDUM PALUSTRE, ET DU MARUM VERUM.

M. le Dr Oppeler fut appelé à la hâte, au milieu de la nuit, pour donner ses soins à une jeune fille de vingt-cinq ans, qu'il trouva dans l'état suivant : Convulsions violentes, contorsion des muscles de la face, bouche béante, langue faisant saillie au dehors, mâchoire inférieure abaissée, visage tuméfié et coloré en rouge foncé, yeux fermés, respiration courte et râlante, pouls plein, fréquent ; abdomen ballonné, et permettant néanmoins de reconnaître la matrice dans une situation plus élevée que de coutume et analogue à celle qu'elle présente ordinairement au cinquième mois de la gestation, coma profond, insensibilité complète à toutes les impressions extérieures, vomissements répétés à courts intervalles, d'un liquide verdâtre et répandant une odeur camphrée pénétrante.

Les assistants ne purent donner aucun renseignement sur les causes qui avaient pu déterminer cet état alarmant, et les liquides vomis purent seuls faire penser à M. le Dr Oppeler qu'il avait affaire à un empoisonnement.

Comme, en pareille circonstance, le plus urgent était de faire la médecine du symptôme, et qu'il y avait impossibilité de faire parvenir des médicaments dans l'estomac, on profita d'une rémission dans les mouvements convulsifs, pour pratiquer à l'un des bras une saignée de 4 à 500 gr. En outre, on appliqua sur la tête des compresses imbibées d'un mélange froid d'eau et de vinaigre; on promena des sinapismes sur diverses parties, et on administra des lavements froids d'eau et de lait. Après une demi-heure de l'emploi de ces différents moyens, les convulsions commencèrent à perdre de leur intensité; la malade reprit connaissance, ce que l'on reconnut à l'ouverture spontanée des paupières. Dès lors, M. le Dr Oppeler s'appliqua à soutenir les vomissements, et pour cela il eut recours à l'ingestion de fortes doses de lait tiède, bien que la déglutition ne pût encore s'opérer qu'avec une très-grande difficulté; à l'aide de cette médication, des vomissements nombreux furent obtenus, au milieu desquels il sortit une masse verte foliacée.

La malade se sentit aussitôt soulagée, et commença à parler à voix basse; elle ne se plaignit plus que d'éprouver un sentiment d'âcreté et de brûlure dans le gosier. Elle fit connaître alors au médecin qu'elle avait pris, avant de se coucher, quatre grandes tasses, chaudes, d'une forte décoction de *ledum palustre*) et d'herbe d'ambre (*marum verum*), dans le but de rappeler les menstrues qui étaient supprimées depuis plusieurs mois.

Le lendemain, la jeune fille était faible, mais bien portante du reste, et elle avoua qu'elle était enceinte de cinq mois, ce qu'elle avait caché jusqu'alors. Au surplus, la boisson qu'elle avait prise n'exerça aucune influence nuisible sur le produit de la conception. (Voy. *Journ de chim. méd.*, p. 508, année 1844.)

DU TANGUIN DE MADAGASCAR.

Le tanguin est le fruit d'un arbre que Dupetit-Thouars a nommé *tanghinia venenifera*, et qu'il croit appartenir à la famille des apocynées. — *Caractères du fruit sec.* Il est composé d'un brou sec, grisâtre, cotonneux intérieurement et filamenteux extérieurement, recouvert d'un épiderme brun noirâtre, luisant, comme vernissé, et sillonné de rides parallèles, longitudinales. Ce brou, de forme ovoïde, se termine en pointe à l'une de ses extrémités, vers laquelle tous les filaments convergent : il donne au fruit le volume d'une pêche de moyenne grosseur. Cette première enveloppe recouvre un noyau ligneux, amygdaloïde, aplati, irrégulièrement sillonné et percé à sa surface, de même que le noyau de l'amandier, mais double et même triple en grosseur. Sa forme est quelquefois plus ronde qu'ovale : toujours l'une de ses extrémités est terminée en pointe. Comme le fruit de l'amandier, il offre une suture marginale dans le sens de sa longueur, et suivant laquelle les deux valves sont séparées par une fente plus ou moins large. C'est dans ce noyau qu'est renfermée l'amande, recouverte elle-même d'une enveloppe mince, brunâtre, papyracée, qui ne paraît jouir d'aucune propriété. Cette amande, formée de deux lobes distincts, est plus grosse que celle de l'*amygdalus communis;* elle est aussi plus plate et plus arrondie; sa substance est d'un blanc sale, violacé à l'intérieur et quelquefois noirâtre à l'extérieur : ses deux lobes sont séparés l'un de l'autre par un sillon très-profond dû sans doute à la dessiccation; elle est onctueuse au toucher, d'une saveur amère d'abord, et qui détermine ensuite un sentiment d'âcreté et de constriction dans l'arrière-gorge; son poids est en général de 2 gr. 45 centigr.

L'amande du tanguin est composée, d'après M. Henry fils, 1° d'une huile fixe, limpide, incolore, douce, congelable à 10°; 2° d'une matière blanche, cristallisable, neutre, très-fusible, piquant fortement la langue; 3° de *tanguine,* substance incristallisable, brune, visqueuse, verdissant par les acides et rougissant par les alcalis; 4° de traces de gomme; 5° de beaucoup d'albumine végétale; 6° de traces de fer et de chaux.

Action du tanguin de Madagascar sur l'économie animale.

Les propriétés vénéneuses du tanguin ne sont malheureusement que trop connues dans l'Inde, comme on peut s'en convaincre par le passage suivant d'une lettre qui m'est parvenue de l'Ile de France : «Les noirs esclaves madécasses, à Maurice, parviennent facilement à se procurer du tanguin par le moyen d'autres noirs de même caste, employés comme matelots sur les navires qui font le voyage de cette colonie à Madagascar, et les exemples d'empoisonnement tant à Maurice qu'à Bourbon sont très-fréquents. Jusqu'à présent, aucune victime à qui ce poison a été administré n'a échappé à la mort.» Le Dr Ollivier d'Angers a bien voulu, sur mon invitation, se charger de faire quelques expériences sur les animaux pour constater le mode d'action de ce poison. Voici les résultats de son travail.

EXPÉRIENCE Ire. — On introduisit dans l'estomac d'un chien de moyenne taille 45 gr. d'émulsion faite avec de l'eau distillée et une moitié d'amande de tanguin pesant 80 centigr. environ, et dont le parenchyme ne fut pas retiré par expression; on lia l'œsophage. Au bout de dix minutes, l'animal devint inquiet, agité, se coucha sur le ventre à plusieurs reprises; et il fallut l'exciter assez fortement pour le faire marcher. A quinze minutes, nausées et efforts de vomissement plusieurs fois répétés. A vingt minutes, agitation extrême; il marche dans diverses directions, mais ses mouvements annoncent une faiblesse évidente du train postérieur; cris plaintifs, nouvelles nausées, évacuation de matières fécales consistantes. A vingt-sept minutes, il tombe sur le côté; les membres antérieurs sont faibles, mais moins que les postérieurs; mouvements convulsifs des muscles de la face; les yeux sont fixes, les pupilles dilatées et immobiles lors de l'approche d'un corps extérieur; il n'entend point, et agite seulement un peu les membres antérieurs quand on le touche avec la main; déjection involontaire de matières fécales liquides; respiration lente et diaphragmatique. A trente-quatre minutes, il se relève spontanément; la paralysie des membres a disparu; il court pendant une demi-minute, puis retombe dans le même état qu'auparavant; les nausées et la paraplégie reparaissent; nouvelle déjection. A trente-six minutes, les symptômes offrent plus d'intensité. A quarante minutes, l'animal se relève une seconde fois, fait quelques pas, et retombe. A quarante-cinq minutes, contractions spasmodiques très-marquées dans les muscles du tronc, et qui semblent affecter plus spécialement ceux de la région dorsale dans toute sa longueur. A quarante-sept minutes, renversement de la tête en arrière, lequel se prononce de plus en plus. A cinquante minutes, mouvements lents et convulsifs des yeux, dont le globe reste fortement abaissé. A cinquante-cinq minutes, le renversement de la tête est moins considérable; les mouvements de la respiration se ralentissent. A cinquante-sept minutes, le corps devient flasque; insensibilité générale et absolue, paralysie complète des quatre membres. A soixante-quatre minutes, opisthotonos momentané, avec tremblement dans toutes les parties du corps. A soixante-six minutes, mort tranquille. — *Ouverture du cadavre.* Le cerveau, le cervelet, la moelle épinière, étaient dans l'état naturel. Les poumons, exsangues, étaient peu crépitants. Le ventricule droit du cœur était rempli de sang noir coagulé; celui du ventricule gauche était liquide; la membrane intérieure des artères était blanche; la trachée-artère ne contenait pas de mucosités écumeuses. L'estomac et le duodénum offraient des traces non équivoques d'inflammation. Le foie, la rate et les reins, contenaient très-peu de sang. La vessie était vide et contractée sur elle-même.

EXPÉRIENCE II. — On appliqua sur le tissu cellulaire de la cuisse d'une chienne robuste une pâte liquide faite avec 25 centigrammes d'*amandes*. Au bout de trente-cinq minutes, l'animal, qui avait perdu de sa vivacité, éprouva à plusieurs reprises des contractions convulsives dans les quatre membres. A trente-sept minutes, assoupissement très-marqué; l'animal se couche sur le côté; si on le relève, il se recouche; une bave liquide et filante sort constamment de sa gueule; il est évidemment endormi; lorsqu'on le réveille, et qu'on le place debout sur ses pattes, il reste immobile dans cette position; ses yeux se ferment peu à peu, sa tête se penche en avant par mouvements saccadés, et il finit véritablement par dormir debout. A quatre-vingt-dix minutes, il sort tout à coup de cet état, et court pendant quelque temps avec vitesse; bientôt il s'arrête, et éprouve des nausées et des vomissements de matières alimentaires ; il reprend sa gaieté, la somnolence disparaît. Il y a pendant quelque temps alternatives d'excitation et de narcotisme ; l'animal vomit encore trois fois, et se trouve parfaitement rétabli le lendemain matin.

EXPÉRIENCE III. — Un centigramme de la matière blanche cristalline, dissoute dans de l'alcool très-faible, et introduite dans l'estomac d'un cochon d'Inde âgé d'un an environ, a occasionné la mort au bout de sept heures, sans donner lieu au narcotisme, mais en déterminant des symptômes d'irritation. La même dose, appliquée sur le tissu cellulaire de la cuisse d'un lapin, n'a produit aucun effet, probablement parce que la matière n'avait pas été dissoute dans l'alcool.

EXPÉRIENCE IV. — Quinze centigrammes de *tanguine* (matière brune), dissoute dans 2 gr. d'eau distillée, furent introduits dans l'estomac d'un cochon d'Inde âgé d'un mois. Au bout de cinq minutes, tout annonça une disposition marquée à l'assoupissement : l'animal dormait debout, et n'était réveillé que par un hoquet assez fréquent, dû sans doute à une déchirure assez étendue de l'œsophage qui avait été faite pendant l'opération.

Il résulte de ce qui précède, 1° que le tanguin agit à la manière des poisons narcotico-âcres ; 2° qu'il est absorbé, et que ses propriétés âcres résident dans la matière blanche cristalline, tandis que le narcotisme est dû à la tanguine (*Arch. gén. de méd.*, t. IV ; mémoire de MM. Ollivier et Henry fils).

Traitement (voy. p. 429).

De quelques autres plantes réputées vénéneuses.

Le *cerbera ahovaï*, de la famile des apocynées, offre un fruit dont le noyau est très-délétère. Le bois jeté dans un étang stupéfie les poissons. Le fruit du *cerbera manghas* est d'une saveur âcre et amère ; il est émétique.

Les *apocynum androsœmifolium, cannabinum, venetum*, offrent un suc laiteux doué d'une saveur âcre qui enflamme et ulcère la peau.

Asclepias gigantea (famille des apocynées). Bauchin dit que le suc de cette plante, pris à la dose de 6 gr., a déterminé des symptômes très-graves et une hémorrhagie mortelle. J'ai administré souvent à des chiens de l'*asclepias vincetoxicum* (dompte-venin) : ces animaux sont morts au bout d'un jour ou deux, et leur estomac s'est trouvé enflammé.

Les feuilles de *cynanchum erectum* (famille des apocynées), administrées à un chien à la dose de 2 gr., ont occasionné des vomissements violents, un tremblement, des convulsions, et la mort (Plenck). Le *cynanchum vimiale* fournit un suc laiteux très-caustique.

Mercurialis perennis (mercuriale des montagnes). Cette plante est nuisible aux moutons et à l'homme. Elle a déterminé chez plusieurs personnes qui en avaient mangé, des vomissements violents, une diarrhée excessive, une chaleur brûlante à la tête, un sommeil profond, et des convulsions qui, dans un cas, ont été suivies de près de la mort (Vicat, ouvrage cité, p. 215). Hans Sloane dit qu'elle a une malignité narcotique et funeste. Bomare pense qu'elle produit des effets analogues à ceux du *palma-christi*.

Chœrophillum sylvestre (cerfeuil sauvage). On dit que la racine de cette plante, cueillie en hiver, a occasionné le délire, un assoupissement très-profond, de l'engourdissement et de l'étranglement, qui n'ont cependant pas été suivis de la mort. On assure aussi que les semences et la racine du *chœrophyllum bulbosum* ont produit des vertiges et des douleurs de tête. Plenck dit qu'il en a mangé souvent sans aucun inconvénient (ouvrage cité, p. 126). Le *chœrophyllum temulentum* paraît aussi déterminer l'ivresse.

Sium latifolium. Beyersten assure que la racine de cette plante, cueillie au mois d'août, a occasionné un délire furieux à des enfants et à des bestiaux. Quelques-uns d'entre eux sont même morts. Elle ne paraît pas nuisible lorsqu'on la mange avant le milieu de l'été. Les feuilles ne sont point malfaisantes, d'après Gmelin.

Coriaria myrtifolia. Sauvages rapporte qu'un enfant de dix ans, et un laboureur de quarante ans, périrent au milieu des convulsions les plus horribles, une demi-heure après avoir mangé des baies de cette plante (*Histoire de l'Académie royale des sciences*, 1739, p. 473).

DU CYANURE D'IODE.

Action sur l'économie animale.

M. Scoutetten établit, après avoir fait quelques expériences sur le lapins et sur les chiens : 1° que chez la plupart des animaux qu'il a tués avec le cyanure d'iode, des convulsions violentes sont survenues presque à l'instant : chez quelques-uns elles étaient accompagnées de cris aigus; chez d'autres, on n'entendait point de cris, et plusieurs sont morts avec une rapidité si grande qu'on n'avait pas le temps de les poser à terre; 2° que 3 centigr. de cyanure complétement ingéré suffisent pour tuer des lapins : si cette quantité n'est pas introduite entièrement, l'accélération de la respiration et même des convulsions plus ou moins fortes ont lieu; mais la mort n'arrive pas; 3° que les chiens paraissent en supporter mieux l'action, puisqu'il en faut au moins 25 centigrammes pour les tuer, et encore ne réussira-t-on que lorsque l'estomac ne sera pas trop rempli d'aliments : sans quoi ils vomissent, et une grande partie du poison est rejetée ; 4° qu'il détermine chez l'homme des étourdissements lorsqu'on est exposé à son émanation, et que lorsqu'on en place sur la langue il y produit une sensation de causticité très-vive et très-tenace : nul doute qu'il ne développât les accidents les plus graves, et même la mort, s'il était introduit dans l'estomac à la dose de quelque décigr. ; 5° que chez les animaux qui succombent à l'action de ce poison, l'on remarque des anomalies dans les lésions organiques : parfois l'estomac est peu enflammé ; les poumons n'offrent que des taches ecchymosées peu profondes, et le cœur est dans l'état naturel : ces particularités tiennent à des causes qu'il n'est pas facile d'assigner, ayant trouvé des lésions graves chez des animaux tués promptement, et de légères chez d'autres morts avec lenteur ; 6° qu'il exerce une action spéciale sur les organes de la digestion et de la circulation, dans lesquels il détermine ordinairement des désordres profonds : quant à la congestion du cerveau, elle semble due en grande partie à l'engorgement des poumons ; 7° qu'il doit être rangé parmi les poisons narcotico-âcres.

Traitement de l'empoisonnement par le cyanure d'iode.

Il faut, d'après M. Scoutetten, chercher d'abord à provoquer le vomissement au moyen de l'eau ou des boissons mucilagineuses prises en grande quantité : s'il se manifeste des mouvements convulsifs, on frottera les tempes avec de l'alcool, de l'ammoniaque liquide ou mieux encore de l'éther ; on pourra également faire respirer ces liqueurs, et on évitera soigneusement l'emploi du café, du quinquina, etc. La saignée générale, les saignées locales et les autres moyens antiphlogistiques seront mis en usage plus tard, lorsque les accidents inflammatoires se développeront.

Recherches médico-légales.

Le cyanure d'iode, découvert en 1824 par Sérullas, est sous forme d'aiguilles blanches, très-longues et excessivement minces, d'une odeur très-piquante qui irrite vivement les yeux et provoque le larmoiement, d'un poids spécifique plus considérable que celui de l'acide sulfurique. Mis sur les charbons ardents, il donne d'abondantes vapeurs violettes ; il se dissout dans l'eau et surtout dans l'alcool. Ces dissolutions n'agissent point sur les couleurs bleues végétales ; elles ne précipitent point l'azotate d'argent ; traitées par la potasse caustique et le sulfate de protoxyde de fer, elles fournissent du bleu de Prusse, pourvu qu'on ajoute quelques gouttes d'acide chlorhydrique.

Si le cyanure d'iode avait été introduit dans l'estomac et qu'il fût impossible d'en démontrer la présence après la mort à l'aide des caractères que je viens d'établir, on s'attacherait à reconnaître l'iode qui entre dans sa composition : pour cela, on laverait, dans une petite quantité d'eau, l'estomac, le duodénum, l'œsophage, et même la langue, et on traiterait le liquide résultant par la gelée d'amidon et par de l'acide azotique : il se produirait sur-le-champ de l'*iodure bleu d'amidon*. « Les réactifs chimiques convenablement employés, dit M. Scoutetten, nous ont constamment démontré dans les cadavres la présence de l'iode et jamais celle du cyanogène, lors même que nous agissions immédiatement après l'ingestion du poison » (Mémoire sur le cyanure d'iode ; *Archives générales de médecine*, septembre 1825). Il paraît, en effet, que les matières animales tendent à décomposer rapidement le cyanure d'iode, puisque après en avoir placé sous la peau de quelques animaux, on a reconnu que la majeure partie de l'iode était passée à l'état d'acide iodhydrique, et qu'il y avait à peine des traces extrémement légères de cyanogène.

Les recherches faites sur le sang des animaux empoisonnés par cette substance n'en ont fourni aucun indice.

ARTICLE DEUXIÈME.

DE LA STRYCHNINE, DE LA BRUCINE, DE LA NOIX VOMIQUE, DE LA FÈVE DE SAINT-IGNACE, DE L'UPAS-TIEUTÉ, ET DE LA FAUSSE ANGUSTURE.

Action sur l'économie animale.

Symptômes de l'empoisonnement déterminé par ces substances. L'homme et les chiens soumis à l'influence de l'un ou de l'autre de ces poisons présentent les phénomènes suivants : malaise général, contraction générale de tous les muscles du corps, pendant laquelle la colonne vertébrale est redressée ; à cette contraction, dont la durée est fort courte, succède un calme marqué, suivi lui-même d'un nouvel accès qui se prolonge plus que le premier, et pendant lequel la respiration est accélérée. Tout à coup les accidents cessent, la respiration se ralentit, et l'individu paraît étonné ; peu de temps après, nouvelle contraction générale : alors on observe sur les chiens la roideur et le rapprochement des pattes antérieures qui se dirigent en arrière, le redressement de la colonne vertébrale, et le renversement de la tête sur le cou; la respiration est très-accélérée; bientôt après, roideur et immobilité des extrémités postérieures; la poitrine et la tête sont soulevées; les animaux tombent d'abord sur la mâchoire inférieure, et bientôt sur le côté; à cette époque, le tétanos est complet, et il y a immobilité du thorax et cessation de la respiration. Cet état d'asphyxie, annoncé d'ailleurs par la couleur violette de la langue et des gencives, dure une à deux minutes, pendant lesquelles les organes des sens et du cerveau continuent à exercer leurs fonctions, à moins que l'asphyxie ne soit portée au plus haut point; car alors l'action de ces organes commence à s'affaiblir : la fin de cet accès est annoncée par la disparition subite du tétanos et par le rétablissement graduel de la respiration. Bientôt après une nouvelle attaque a lieu : cette fois, les contractions sont des plus violentes, les secousses convulsives très-fortes, et semblables à celles que déterminerait un courant galvanique dirigé sur la moelle épinière d'un animal récemment tué; il y a asphyxie et mouvements convulsifs des muscles de la face. La mort arrive le plus souvent à la fin du troisième, du quatrième ou du cinquième accès, ordinairement sept ou huit minutes après la manifestation des premiers accidents, quelquefois plus tard. Une chose digne de remarque, et que l'on n'observe guère que dans l'empoisonnement qui m'occupe, c'est que le contact d'une partie quelconque du corps, la menace ou le bruit, déterminent facilement cette roideur tétanique générale.

Lésions de tissu produites par ces poisons. Les nombreuses ouvertures de cadavres d'animaux empoisonnés par ces différentes substances prouvent manifestement que l'on remarque dans les organes intérieurs la même altération que chez les individus qui ont été asphyxiés; mais on n'a jamais observé la moindre trace de lésion dans le canal digestif de ces animaux. Néanmoins les deux observations consignées aux pages 605 et 607 tendent à faire croire que la noix vomique peut déterminer l'inflammation des membranes du canal alimentaire.

DE LA STRYCHNINE.

Action sur l'économie animale.

EXPÉRIENCE 1re. — Trois centigrammes de *strychnine*, soufflés dans la gueule d'un lapin, le tuèrent en cinq minutes : les convulsions commencèrent au bout de deux minutes.

EXPÉRIENCE II. — Trois centigrammes de la même subsance, introduits dans une légère incision faite au dos d'un lapin, le tuèrent dans l'espace de trois minutes et demie : les convusions eurent lieu au bout d'une minute,

Expérience III. — On satura un atome d'acide azotique par de la *strych-nine* : la quantité d'alcali employé pouvait être évaluée à 4 centigr.; la dissolution azotique avait un goût sucré d'abord, mais légèrement âpre et amer un instant après. On l'administra à un lapin, qui mourut dans l'espace de quatre minutes.

Pelletier et Caventou, à qui j'ai emprunté ces détails, n'ont pas jugé à propos de décrire minutieusement les divers symptômes et les lésions cadavériques produits par la strychnine, ces symptômes et ces lésions ayant le plus grand rapport avec ceux que déterminent la noix vomique et la fève de Saint-Ignace, et qui sont généralement connus.

Observation Ire. — Un jeune homme de dix-sept ans, du reste bien portant, mais en proie à un chagrin profond causé par la perte récente de sa mère, ayant essuyé à table une réprimande de la part de son père, monta immédiatement après le repas dans sa chambre, où il avala une solution contenant 4 gr. de strychnine pure. Par ce qui était resté aux parois du flacon, on put évaluer la dose avalée à environ 2 gr. 60 centigr.; il but bientôt après un verre de vin et d'eau acidulée, après lequel il ne tarda point à ressentir les effets du poison.

Il fut pris d'angoisses et d'agitation extrême; il avoua sa faute, en s'en repentant amèrement et en demandant du secours. Il marchait à grands pas dans l'appartement. Un quart d'heure après, le médecin était présent; le malade était couché et avait pris 20 centigr. d'émétique dans du lait, qui n'avait produit qu'un petit vomissement d'une seule gorgée; il était couché sur le dos, immobile, roide, la tête en arrière, n'ayant plus de libres que les extrémités supérieures, et se trouvant continuellement sollicité à se tourner sur le côté droit; la figure était pâle, décomposée; chaleur de la peau normale, pouls fréquent et serré; connaissance complète; voix claire et sans altération; dans les commencements seulement, articulation de la voix arrêtée par moments et se précipitant ensuite; le malade pouvait encore entr'ouvrir la bouche, et avaler jusqu'à un certain point; mais peu à peu le trismus augmenta, la mâchoire inférieure se rapprocha de plus en plus de la supérieure; la respiration à son tour devint irrégulière et intermittente, courte, et le pouls petit, fréquent et serré; une nouvelle administration de tartre stibié et la titillation de la luette avec une barbe de plume ne produisirent point de vomissements, mais augmentèrent le trismus. La teinture d'iode et l'acétate de morphine, administrés à l'intérieur, restèrent sans effet. Les accidents allèrent en s'aggravant; tout le corps fut pris de secousses et de tremblements convulsifs, auxquels succéda un véritable accès d'opisthotonos : le corps, sans être trop recourbé en arrière, fut soulevé d'une pièce et élancé pour ainsi dire à une certaine hauteur au-dessus du lit; le trismus fut porté au plus haut degré, mais sans que les muscles de la face, et notamment les angles des lèvres, fussent tirés comme dans le spasme clonique, dans le tétanos traumatique; le malade ne rendait plus que des sons inarticulés; mais, d'après les mouvements des lèvres, qui avaient conservé leur souplesse, il était à présumer qu'il faisait des efforts pour parler, et qu'il avait gardé aussi toute sa connaissance.

Les extrémités supérieures, jusqu'alors libres, se croisèrent convulsivement sur sa poitrine, l'avant-bras se roidit sur le bras; la roideur des extrémités inférieures devint plus marquée, les pieds se contractèrent de manière à avoir les plantes tournées en dedans; la roideur tétanique alla toujours en augmentant; la respiration devint de plus en plus oppressée, et finit par se suspendre momentanément; en même temps, les battements du cœur et des artères, de plus en plus irréguliers et moins sensibles, se perdirent entièrement. La peau, de pâle qu'elle était, devint bleuâtre; les capillaires cutanés se remplirent d'un sang veineux; la figure devint bouffie et d'un bleu violet, les lèvres prirent une teinte plus foncée; le cou et les veines jugulaires se tuméfièrent; yeux saillants et fixes tournés à droite; pupilles dilatées, immobiles; conjonctives injectées, cessation des mouvements des lèvres et des sons inarticulés, perte complète de connaissance, véritable état de mort apparente, avec les caractères de l'apoplexie portée au plus haut degré; immobilité complète de toutes les parties du corps. On s'attendait à chaque instant à la fin du malade : les bras se desserrèrent et retombèrent de leur propre poids de chaque côté du corps; le spasme de la mâchoire cessa, la bouche s'entr'ouvrit, et il suivit une inspiration lente et profonde; les battements du cœur et des artères redevinrent sensibles; et le malade, à la fin de ce premier accès, sembla se réveiller d'un profond assoupissement. Il reprit peu à peu la faculté de tous ses sens, surtout de la vision; la parole et la déglutition se rétablirent; la surface cutanée présentait une teinte moins foncée, sans cependant redevenir pâle comme avant l'accès; les mouvements musculaires, dépendant des nerfs de la moelle épinière, restèrent arrêtés, quoiqu'à un moindre degré que pendant l'accès. Dans cette rémission, toutefois incomplète, le corps, surtout le tronc et les extrémités, conserva sa position immobile et sa rétraction en arrière; toutes les autres fonctions et facultés restèrent imparfaites; les membres supérieurs seulement reprirent leurs mouvements, qui, chose remarquable, redevinrent même volontaires.

On voulut profiter de ce moment pour provoquer des vomissements, mais inutilement; on essaya aussi, au moyen d'une sonde en gomme élastique introduite par les narines dans l'estomac, d'y injecter et d'en repomper le liquide, et afin de prévenir, s'il était possible, le retour des convulsions, on administra de nouveau de l'acétate de morphine à la dose de 25 milligrammes; mais il s'était à peine écoulé un quart d'heure, qu'un second accès tétanique, plus formidable que le premier, se manifesta de nouveau, accompagné d'accidents imminents d'apoplexie et de suffocation, de perte complète de connaissance et de la suspension apparente de tous les phénomènes de la vie. Nouvelle rémission suivie d'un accès en tout semblable aux premiers, à la suite duquel le malade revint encore à lui. On introduisit avec les plus grandes difficultés, par la bouche, la pompe aspirante de Weiss dans l'estomac, au moyen de laquelle on put injecter et retirer de cet organe une grande quantité de liquide; mais l'introduction de la pompe provoqua un resserrement si violent des mâchoires, que le malade écrasa un morceau de bois placé entre ses dents. Il survint un quatrième et dernier accès, duquel le malade ne se réveilla plus. Comme dernière ressource, et d'après le conseil de M. Ludwig, on ouvrit la veine médiane du bras gauche, et on put observer le phénomène assez remarquable, qu'après le premier jet par lequel la veine se vida de tout le sang qui y était contenu, on put, en pressant ce vaisseau, en exprimer une suite de petites bulles de gaz du volume d'un pois à celui d'une cerise, qui se montraient à l'ouverture de la veine à chaque nouvelle pression.

La saignée, comme tous les autres moyens, fut inutile, et une heure un quart après l'empoisonnement et après les souffrances les plus cruelles, le malade avait cessé de vivre.

Autopsie cadavérique vingt heures après la mort. — *Habitus extérieur.* Quoiqu'on fût au mois de juillet et au milieu des plus grandes chaleurs, on ne remarquait aucune trace de décomposition. La surface cutanée était d'un bleu foncé comme dans les derniers instants de la vie. La figure était moins gonflée et moins décomposée. Les pupilles pas plus dilatées que d'ordinaire. L'abdomen tendu, ferme, mais non tuméfié. Roideur extraordinaire de tout le corps et de chaque muscle en particulier, principalement des muscles des extrémités inférieures. Les pieds étaient spasmodiquement contournés. Les muscles du dos, mis à nu, présentaient la même roideur ; cependant, palpés entre les doigts, leur chair était molle et friable, et d'une couleur brune foncée analogue à celle de la viande fumée.

Colonne vertébrale. En ouvrant la colonne vertébrale, il s'en écoula à peu près 1 kilogramme d'un sang épais, noir foncé, visqueux, non coagulé, qui tachait les mains d'une manière presque ineffaçable. Les plexus veineux, surtout le postérieur, en haut, entre la quatrième cervicale et la quatrième dorsale, et plus bas, entre la dixième dorsale et la quatrième lombaire, étaient gorgés d'un sang foncé et liquide, et formaient des réseaux dont quelques vaisseaux avaient la grosseur d'une plume de corbeau. Les vaisseaux de la pie-mère montraient le même engorgement veineux, surtout aux endroits que nous avons indiqués. En incisant cette membrane, on trouva en dessus un épanchement de sérosité, remarquable surtout à la région cervicale. La moelle elle-même, coupée transversalement, se montra ramollie à sa partie supérieure et même réduite en bouillie en quelques endroits ; plus bas, et en se rapprochant de la queue de cheval, elle devenait par degrés plus dure. Les cordons nerveux de la queue de cheval étaient entremêlés de veines dilatées.

Cavité crânienne. Le tissu cellulaire unissant l'aponévrose épicrânienne et le péricrâne était remarquablement relâché ; ces deux membranes purent s'enlever d'une pièce et étaient gorgées de sang. En ouvrant la cavité on trouva un état pléthorique prononcé. Les veines de la dure-mère et de la pie-mère, toute la masse cérébrale, étaient tellement gorgées de sang, que la substance corticale en avait acquis une couleur bleuâtre ; la substance grise, surtout au pont de Varole, montrait le même aspect. Le cervelet était un peu ramolli. Du reste, rien d'anormal.

Cavité thoracique. Poumons sains, dilatés par de l'air, contenant peu de sang. Cœur flasque, ses cavités droite et gauche, ainsi que les gros vaisseaux étaient vides ; on put trouver à peine un peu de sang dans la veine cave inférieure pour l'analyse chimique.

Langue, cavité buccale et pharyngienne, sans trace d'irritation ni d'inflammation.

Cavité abdominale. Estomac gonflé et rempli encore d'aliments conservés. Aucun vestige de strychnine. Vaisseaux et membrane muqueuse de l'estomac injectés, surtout vers le cardia et le fond de l'organe. Coloration rouge des intestins grêles, mais pas plus prononcée qu'on ne la trouve ordinairement chez les individus morts pendant la digestion. Foie volumineux et gorgé de sang. Vésicule du fiel vide. Les autres viscères du bas-ventre exsangues. Du reste, rien de remarquable. (*Journ. de chim. méd.,* observation du D' Blumhardt, année 1837.)

Observation II. — Marie Lauth, âgée de sept ans, prit des tablettes vermifuges contenant de la strychnine au lieu de santonine. Presque aussitôt l'enfant éprouva de vives douleurs dans le dos, le long de la colonne vertébrale ; peu de temps après, elle eut des convulsions effroyables ; tout son corps se roidit, et au bout d'une heure, la malheureuse était morte. MM. Tourdes et Willemin reconnurent, en ouvrant le cadavre, un ensemble de lésions semblables à celui que l'on remarque dans l'empoisonnement par la strychnine. (*Journ. de chim. médic.,* septembre 1850.)

Observation III. — Mme Smyth avala par méprise environ 15 centigr. de strychnine au lieu de salicine ; elle tomba, quelques minutes après, dans d'affreuses convulsions ; au bout d'un quart d'heure, elle était morte. On constata à l'autopsie que les bras et les jambes étaient fortement tendus, que les muscles étaient partout contractés ; que les doigts des mains étaient tellement serrés les uns contre les autres, qu'ils paraissaient collés ensemble ; les paupières étaient fixées avec force sur le globe de l'œil, et les pupilles étaient très-dilatées. (*Journ. de chim. médic.,* mars 1849.)

Observation IV. — Un élève en pharmacie, adonné à la boisson, en sortant d'une salle de danse, où il avait beaucoup dansé et beaucoup bu, se coucha et avala aussitôt une certaine quantité de strychnine.

A l'arrivée de M. Theinhardt, peut-être un quart d'heure après l'ingestion du poison, il déclara qu'il avait pris environ 2 gr. de strychnine en solution dans l'alcool. Il était couché tranquillement dans son lit. Les mouvements respiratoires, le pouls et la température de la peau, ne présentaient aucune anomalie, de sorte que M. Theinhardt se refusa à admettre la réalité de l'empoisonnement, malgré toutes les assurances données par le malade. Cependant il survint bientôt des contractions dans tous les muscles ; la respiration s'accéléra ; il y eut des convulsions par accès, qui furent suivies de roideur de tout le corps. Ces mouvements convulsifs n'ayant pas tardé à céder, un vomitif put être administré, mais il resta sans résultat.

Au bout de quelques minutes, un nouvel accès, plus fort que le premier, se manifesta en s'accompagnant de fortes secousses de tout le corps, et d'un opisthotonos bien prononcé.

Bientôt survinrent un troisième et un quatrième accès, pendant lesquels le malade poussa de véritables hurlements. Une demi-heure plus tard, le malheureux avait cessé de vivre.

La langue, les gencives et les lèvres, étaient violacées; les doigts et les orteils présentaient la même coloration; les premiers étaient convulsive-ment rétractés, et les seconds étaient tout à fait retirés en arrière. Le ca-davre était rigide, dur au toucher comme du bois, et légèrement recourbé sur lui-même.

Comme on l'a déjà observé, le malade, dans les quelques moments où il avait encore sa connaissance, ne voulait pas indiquer les sensations qu'il éprouvait, ni les douleurs qu'il paraissait cependant ressentir à la région de l'estomac. Toutefois les plaintes que les voisins avaient entendues avant l'arrivée du médecin rendent très-probable l'existence de vives douleurs. (*Journ. de chim. méd.*, année 1846.)

Voici comment M. **Tanquerel des Planches** résume les effets que pro-duit chez l'homme une dose de strychnine capable de déterminer la mort. De terribles secousses sillonnent le front, l'occiput, la colonne vertébrale, les membres supérieurs et inférieurs, et les mâchoires. Tout le tronc se soulève en prenant un point d'appui sur la tête : la bouche se ferme convulsivement et se remplit d'écume; on entend les mâchoires s'entrechoquer avec énergie. Le malade se mord la langue; il s'agite en tous sens, se roule dans son lit et se jette par terre. Les membres se tordent et se roidissent; le corps fait des bonds au moindre choc, au plus léger contact; pendant toute la durée de cette convulsion, la res-piration est suspendue, la face devient livide, et l'asphyxie est immi-nente; il y a perte entière de connaissance, et une sueur abondante baigne tout le corps. Un calme souvent trompeur succède à ces accès, et le malade manifeste qu'il a toute sa connaissance; sa respiration est ac-célérée; elle se ralentit peu à peu; puis, de temps en temps, de vives secous-ses se déclarent encore de toutes parts; enfin tout cesse, et le malade sent ses membres brisés; il y éprouve un sentiment de fatigue douloureux. Aussi il peut arriver, lorsqu'on espère que le calme sera continu, qu'il se développe un accès plus violent que le précédent; toutes les parties de la face et de la bouche deviennent violettes et sont déformées par des tiraillements convulsifs; les accès se rapprochent, l'asphyxie se pro-longe, et la mort en est la suite inévitable.

A l'ouverture des cadavres, même lorsque les angoisses ont duré plu-sieurs heures, on ne trouve point de trace de phlogose dans le canal digestif; mais l'appareil cérébro-spinal paraît le siége d'un afflux sé-reux (*Traité de maladies de plomb*, t. II, p. 98).

Traitement (voy. *Coque du Levant*).

II.   38

Je ne ferai pas mention du *strychnos potatorum*, ni d'une autre espèce de *strychnos* connue sous le nom de *pomme de Vontac*, parce que le suc et les graines de ces plantes n'ont pas de propriétés vénéneuses, d'après les expériences de MM. Magendie et Delille (dissertation inaugurale de M. Delille, soutenue à la Faculté de médecine de Paris, le 6 juillet 1803).

Recherches médico-légales.

La strychnine est un alcali végétal auquel on doit attribuer en grande partie les propriétés vénéneuses de la noix vomique, de la fève Saint-Ignace, de l'upas et du *strychnos colubrina*, comme je le dirai en parlant de ces corps. Il a été découvert en 1818 par Pelletier et Caventou : on le reconnaîtra aux caractères suivants. Il a l'apparence d'une poudre blanche, qui pourtant est l'assemblage d'une multitude de prismes à quatre pans, presque microscopiques, terminés par des pyramides à quatre faces surbaissées ; il est inodore, et doué d'une *saveur amère insupportable*; il verdit le sirop de violettes, et *rétablit la couleur bleue* du papier de tournesol rougi par un acide, lorsqu'il a été dissous dans l'alcool. Mis sur les charbons ardents, il se boursoufle, se décompose à la manière des substances végétales qui contiennent de l'azote, répand une fumée assez épaisse, et laisse un charbon très-volumineux. Il est inaltérable à l'air et insoluble dans l'eau : du moins il faut six mille six cent soixante-sept parties de ce liquide à la température de 10 degrés pour en dissoudre une partie ; l'eau bouillante en dissout un peu plus du double. Il se dissout beaucoup mieux dans l'alcool et dans les huiles volatiles, surtout à l'aide de la chaleur. Il se combine avec les acides convenablement affaiblis, et forme des sels en général solubles dans l'eau, et dans lesquels l'ammoniaque, la teinture de noix de galle, les gallates et les oxalates alcalins, font naître des précipités blancs abondants, solubles dans l'alcool. L'azotate est facilement reconnaissable à son aspect nacré. La propriété de *rougir* par l'acide azotique, que l'on avait d'abord attribuée à la strychnine, ne lui appartient pas lorsqu'elle est pure ; elle est due à une matière jaune dont il est souvent difficile de la débarrasser entièrement : aussi trouve-t-on dans le commerce plusieurs échantillons de strychnine blanche qui rougissent par l'acide azotique.

Le chlorure d'or communique à la strychnine une couleur jaune-serin.

Mélanges de strychnine et de matières organiques. — Expérience Ire. — Un mélange de matières alimentaires végétales et animales et d'acétate *de strychnine*, après avoir été abandonné à lui-même pendant huit à vingt jours, a été traité par l'acide acétique concentré ; la liqueur filtrée a été évaporée jusqu'à siccité, puis le résidu de l'évaporation a été repris par l'alcool, et enfin la dissolution alcoolique a été évaporée en consistance d'extrait mou. Cet extrait donnait, avec l'ammoniaque, un précipité *brun* soluble dans l'acide acétique étendu d'eau ; cette dissolution acétique fournissait avec le chlore un précipité blanc, et avec l'iodure de potassium des aiguilles brillantes : c'étaient bien là les caractères de la strychnine ; mais le protochlorure d'étain formait un précipité *gélatineux* au lieu d'un précipité blanc soluble à chaud et cristallisable en longs prismes ; enfin le précipité déterminé par l'ammoniaque ne fournissait pas, avec les acides sulfurique et azotique, les réactions particulières à la strychnine. (Merck, *Journ. de pharmacie*, t. XVI, p. 380.)

EXPÉRIENCE II. — Le 22 juin 1842, on a mêlé 30 centigr. de sulfate de strychnine avec 500 gr. d'eau distillée, 10 de levûre de bière, et 20 de sucre. Le mélange n'a pas tardé à entrer en fermentation. Après plusieurs jours de contact, tout dégagement d'acide carbonique ayant cessé, on a évaporé jusqu'à siccité, puis on a repris par l'alcool bouillant, évaporé la liqueur alcoolique, et traité le résidu par de l'eau aiguisée d'acide acétique. Dans ce liquide, évaporé en consistance sirupeuse, on a pu constater les caractères de la strychnine. (Larocque et Thibierge, *Journ. de chimie méd.*, octobre 1842.)

EXPÉRIENCE III. — J'ai mêlé 20 centigr. de sulfate de strychnine *pur*, ne rougissant pas par l'acide azotique, avec 60 gr. d'une forte décoction aqueuse de foie humain ; la liqueur, évaporée à siccité, a été traitée successivement par l'alcool et par l'eau aiguisée d'acide acétique, comme dans l'expérience précédente. Le dernier produit obtenu, assez épais, était presque noir et d'une *amertume insupportable;* l'acide azotique ne le rougissait pas, et le chlorure d'or, au lieu de le *jaunir,* lui communiquait une couleur *café claire.*

On voit, par ces expériences, que s'il est possible de déceler la strychnine ou ses sels au milieu de liquides organiques colorés, il est néanmoins difficile de constater quelquefois l'ensemble de leurs caractères ; on ne saurait donc être assez circonspect lorsqu'il s'agira de se prononcer sur un empoisonnement par cet alcaloïde, et il faudra surtout tenir grand compte du commémoratif et des symptômes éprouvés par le malade (voyez les préceptes que j'ai posés à cet égard en parlant de la *morphine* et de l'*opium*, pag. 231 et 233).

Strychnine dans un cas d'exhumation juridique. — EXPÉRIENCE. — Le 11 mai 1827, on mit dans un bocal à large ouverture, exposé à l'air, et contenant des intestins, 30 centigr. d'acétate de strychnine dissous dans un litre et demi d'eau. Le 8 août suivant, le mélange exhalait une odeur infecte. La liqueur fut filtrée et évaporée jusqu'à siccité ; le produit de l'évaporation, traité par l'alcool et décoloré par le charbon animal, évaporé de nouveau, fournit un résidu jaunâtre qui devenait d'un *très-beau rouge* par l'acide azotique, et qui était d'une *amertume* insupportable, analogue à celle des sels de strychnine (1). Il m'a donc été impossible de reconnaître un sel de strychnine plusieurs mois après qu'il avait été mêlé avec des matières animales, même lorsque le mélange avait été en contact avec l'air. Ici, comme dans l'empoisonnement par les sels de morphine et de brucine, il ne suffit pas de s'attacher à des phénomènes de coloration; il faut, pour établir l'existence du poison, mettre à nu la strychnine ou ses sels, de manière qu'on puisse constater *tous leurs caractères*.

DE LA BRUCINE.

Action sur l'économie animale.

Les expériences tentées sur les animaux par Pelletier et Caventou prouvent que la brucine provoque comme la strychnine de violentes attaques de tétanos, qu'elle agit sur les nerfs sans attaquer le cerveau ni affecter les facultés intellectuelles, mais que son action est douze fois environ moins énergique que celle de la strychnine. Il a fallu 20 centigrammes de brucine pour tuer un lapin. Un chien assez fort ayant pris 15 centigrammes de ce poison a éprouvé de violentes attaques tétaniques; mais il a résisté. (*Journal de pharmacie*, t. V, année 1819.)

Recherches médico-légales.

La brucine est une substance alcaline, composée d'oxygène, d'hydrogène, de carbone et d'azote, découverte en 1819 par Pelletier et Caventou dans l'écorce de fausse augusture (*brucæa antidysenterica*), qui lui doit ses propriétés vénéneuses. Elle est solide, tantôt sous forme de prismes obliques, allongés, à base parallélogrammique, tantôt en masses feuilletées, d'un blanc nacré, ayant l'aspect de l'acide borique; quelquefois enfin elle ressemble à certains champignons; elle est inodore, et douée d'une saveur amère très-prononcée; elle *verdit* le sirop de violettes et *rétablit la couleur bleue* du papier de tournesol rougi par un acide, surtout lorsqu'elle a été dissoute dans l'alcool; elle est inaltérable à l'air. Chauffée dans un petit tube de verre, elle fond à une température un peu supérieure à celle de l'eau bouillante, puis se congèle comme de la cire lorsqu'on la laisse refroidir; si on continue à la chauffer, elle se décompose, répand de la fumée, et laisse du charbon comme la plupart des substances végétales qui contiennent de l'azote. Une partie de brucine se dissout dans huit cent cinquante parties d'eau

---

(1) J'ai déjà dit que la strychnine pure ne rougit pas par l'acide azotique; mais il est difficile de l'obtenir telle, en sorte que presque toujours les sels de strychnine du commerce deviennent rouges par leur contact avec cet acide.

froide, et dans cinq cents parties du même liquide bouillant ; l'alcool la dissout presque en toutes proportions. Elle ne bleuit point les sels de sesquioxyde de fer, et ne sépare point l'iode de l'acide iodique, comme le fait la morphine. Chauffée avec ce dernier acide, elle rougit et fournit un iodate qui ne cristallise pas. Les acides affaiblis se combinent avec elle, et forment des sels pour la plupart solubles dans l'eau. L'acide azotique concentré la colore en rouge, qui passe au jaune si on élève la température, et qui prend alors une belle couleur violette par le protochlorure d'étain : on peut, à l'aide de ce caractère, rendre sensibles les plus petites traces de brucine. Le chlorure d'or lui communique une couleur café au lait qui devient ensuite d'un brun-chocolat.

Mélanges de brucine ou de ses sels avec des matières organiques.— EXPÉRIENCE Iʳᵉ. —Un mélange d'acétate de brucine et de matières végétales et animales a été soumis au traitement déjà indiqué (voy. *Strychnine*, p. 594, expérience 1ʳᵉ), et le résidu de l'évaporation de la liqueur alcoolique a été traité de nouveau par l'alcool. L'ammoniaque versée dans cette dissolution évaporée en consistance sirupeuse, ne précipitait pas la brucine, et ce ne fut qu'en évaporant la liqueur ammoniacale, en reprenant par l'eau et par le charbon animal, que l'on put obtenir un précipité par l'ammoniaque. (Merck, *Journ. de pharmacie*, t. XVI.)

EXPÉRIENCE II. — Nous avons mêlé 30 centigr. de brucine avec 200 gr. de sang ; ce mélange a été exposé à l'air libre depuis le 2 juin jusqu'au 3 août : à cette époque, il exhalait une odeur infecte. Il a été évaporé à siccité ; le résidu a été repris par l'alcool bouillant, puis cette dissolution, filtrée et évaporée à siccité, a été reprise par l'eau aiguisée d'acide acétique. Par ce dernier traitement, on a obtenu un liquide que l'on a filtré et évaporé en consistance sirupeuse : en cet état, il rougissait par l'acide azotique, et prenait une teinte violette par le contact successif de l'acide azotique et du protochlorure d'étain. (Larocque et Thibierge, *Journ. de chimie méd.*, octobre 1842.)

EXPÉRIENCE III. —J'ai mêlé 20 centigr. de sulfate de brucine avec 600 gr. d'une forte décoction de foie humain. La liqueur, évaporée jusqu'à siccité, a été traitée par l'alcool bouillant ; le *solutum*, filtré et évaporé à son tour jusqu'en consistance de sirop, a laissé un résidu d'un brun rougeâtre, *très-amer*, qui, étendu d'une petite quantité d'eau, acquérait une couleur jaune ; l'acide azotique, versé *en assez grande quantité*, lui communiquait une couleur *rouge de sang*, et, en chauffant, on obtenait une belle couleur *violette* aussitôt que l'on ajoutait une forte proportion de protochlorure d'étain ; le chlorure d'or lui donnait à l'instant même une couleur chocolat.

EXPÉRIENCE IV. — J'ai donné à un chien 30 centigr. de sulfate de brucine dissous dans 60 gr. d'eau, et je l'ai pendu deux heures après. Aussitôt j'ai traité le foie, coupé en petits morceaux, par de l'alcool concentré bouillant. Après un quart d'heure d'ébullition, j'ai filtré et fait évaporer la liqueur jusqu'en consistance d'extrait mou. En délayant cet extrait dans un peu d'eau, je me suis assuré *qu'il contenait de la brucine;* en effet, il se comportait avec l'acide azotique et le protochlorure d'étain comme celui de l'expérience 3.

D'où il résulte : 1° que la brucine est absorbée; 2° qu'elle est plus facile à déceler, au milieu des liquides organiques colorés, que la strychnine. Au reste, l'expert devra apporter la même circonspection que pour la morphine, lorsqu'il s'agira de décider s'il y a eu ou non empoisonnement par la brucine ou par l'un de ses sels (voy. p. 231).

Brucine dans un cas d'exhumation juridique. Chlorhydrate de brucine. — Expérience. — Le 29 mars 1826, on introduisit dans un bocal à large ouverture, contenant des intestins, 97 centigr. de chlorhydrate de brucine dissous dans un litre et demi d'eau; on exposa le mélange à l'air. Le 10 juillet de la même année, la liqueur, qui, dès le 9 avril, exhalait une odeur très-fétide, ayant été filtrée, précipitait par l'ammoniaque, et fournissait par l'évaporation un produit d'un blanc tirant un peu sur le jaune, qui *rougissait* fortement par l'acide azotique. Le 12 mai 1827, treize mois et demi après le commencement de l'expérience, la liqueur rétablissait la couleur du papier de tournesol rougi par un acide; elle était trouble et brunâtre : filtrée, elle était d'un jaune sale, et, par l'évaporation à une douce chaleur, elle fournissait un produit solide, jaunâtre, qui devenait d'un *rouge* magnifique par l'acide azotique; la portion ainsi rougie passait au *violet* lorsqu'on la chauffait légèrement avec un peu de protochlorure d'étain. En traitant ce produit solide par l'eau froide, il se dissolvait en partie; la dissolution, filtrée, jaunâtre, de saveur *amère,* était décomposée par l'ammoniaque, qui en précipitait de la *brucine* parfaitement reconnaissable.

Chlorhydrate de brucine étendu d'eau. Le 18 juillet 1826, on exposa à l'air, dans un bocal à large ouverture, contenant des intestins, 30 centigr. de chlorhydrate de brucine dissous dans un litre d'eau. Le 13 mai 1827, c'est-à-dire dix mois après le commencement de l'expérience, la liqueur, assez colorée, fut filtrée et décolorée en la faisant chauffer avec du charbon animal purifié, à travers lequel on la passa plusieurs fois : évaporée jusqu'à siccité à une douce chaleur, elle fournit un produit à peine coloré, qui devenait d'abord d'un très-beau rouge par l'acide azotique, puis violet par le protochlorure d'étain.

Chlorhydrate de brucine solide. Le 8 novembre 1826 on enterra à 80 centimètres de profondeur une boîte de sapin mince, contenant un intestin, dans lequel on avait enfermé 60 centigr. de chlorhydrate de brucine solide, de la viande, du blanc d'œuf et de la soupe maigre. Au bout de dix mois, on fit l'exhumation de la boîte, et on traita à plusieurs reprises par l'alcool bouillant les matières renfermées dans l'intestin. Les dissolutions alcooliques furent réunies et évaporées jusqu'à siccité, et le produit de l'évaporation fut mis en contact avec de l'eau aiguisée d'acide acétique, afin de dissoudre toute la brucine et de ne pas agir sensiblement sur la matière grasse ; la dissolution, décolorée à l'aide du charbon animal, et évaporée jusqu'à siccité, donna un résidu jaunâtre, amer, qui devenait d'abord d'un rouge magnifique par l'acide azotique, puis violet par le protochlorure d'étain.

Ces expériences prouvent qu'il est possible, dans un cas d'exhumation juridique, de démontrer la présence de la brucine et du chlorhydrate de brucine dans le canal digestif, même plusieurs mois après la mort. Mais ici, comme pour l'acétate de morphine, les phénomènes de coloration développés par l'acide azotique et par le protochlorure d'étain ne devraient être considérés que comme des indices d'empoisonnement, et il faudrait, pour *affirmer*, que l'on eût séparé la brucine ou le sel de brucine, afin de pouvoir en constater les divers caractères.

DE LA NOIX VOMIQUE.

La noix vomique est la graine du *strychnos nux vomica*, que Linné range dans la pendantrie monogynie, et qui se trouve à la suite de la famille des apocynées de Jussieu. L'arbre qui produit ces graines croît à Ceylan, à la côte de Coromandel et au Malabar ; il acquiert une très-grande hauteur, et sa circonférence est quelquefois d'environ 4 mètres. Il affecte les terrains sablonneux.

Caractères. Graine ronde, large d'environ 27 millimètres, aplatie comme des boutons, épaisse de 6 à 8 millimètres, de couleur jaune grisâtre, offrant vers le centre, de l'un et de l'autre côté, une sorte d'ombilic. Toute la surface de cette graine est recouverte d'un nombre infini de soies très-courtes, très-serrées (sorte de velours), de couleur cendrée, fauve, cori ée ou noirâtre, fixées obliquement sur une pellicule très-mince, et dirigées du centre à la circonférence, où celles d'une des deux faces s'entre-croisent avec celles de l'autre ; un des points de cette circonférence, un peu plus saillant que les autres, doit donner issue à la plantule. L'intérieur de cette graine est corné, ordinairement blanc et demi-transparent, quelquefois noir et opaque ; il offre une grande cavité dont les parois se touchent, et sont partout de l'épaisseur d'environ 2 millimètres. Cette graine est inodore et douée d'une saveur âcre très-amère.

Elle est formée, suivant Pelletier et Caventou, de *strychnine* et de *brucine* combinées avec un acide particulier auquel on a donné le nom d'*igasurique*, de cire, d'une huile concrète, d'une matière colorante jaune, de gomme, d'amidon, de bassorine et de fibre végétale.

Caractères de la poudre de noix vomique. Elle est d'un gris fauve, d'une saveur amère, et d'une odeur particulière ayant de l'analogie avec celle de la réglisse. Mise sur des charbons ardents, elle s'enflamme si la température est assez élevée; dans le cas contraire, elle se décompose, répand une fumée blanche épaisse, d'une odeur particulière, et laisse du charbon pour résidu. L'acide sulfurique concentré la noircit. L'acide azotique lui communique une couleur jaune orangée foncée. Si on la fait bouillir pendant quelques minutes avec de l'eau distillée, on obtient un liquide jaunâtre, opalin, amer, qui devient d'un jaune plus foncé par l'ammoniaque et d'un jaune rougeâtre par l'acide azotique; l'infusion alcoolique de noix de galle le précipite en blanc légèrement grisâtre. Lorsqu'on la traite par l'eau bouillante aiguisée d'acide sulfurique, le liquide filtré est trouble et légèrement jaunâtre; l'infusion de noix de galle le précipite en blanc jaunâtre; l'acide azotique le rougit au bout de quelques instants; l'ammoniaque le brunit et en précipite des flocons noirâtres. -

Action de la noix vomique sur l'économie animale.

EXPÉRIENCE Ire. — On a fait avaler à un chien de moyenne taille un peu moins de deux gr. de noix vomique mêlée à du miel. Trois quarts d'heure après, l'animal a eu des mouvements convulsifs dans les membres supérieurs, qui étaient écartés l'un de l'autre et portés en avant, en sorte que le chien reposait sur les talons. Tout à coup il s'est levé, a roidi fortement ses membres, et les a écartés; il a fait quelques bonds tout d'une pièce, le cou et le rachis dans une roideur tétanique, et courbés en arrière, la queue ramenée sous le ventre; il est retombé ensuite sur les pattes en touchant la terre seulement avec l'extrémité des doigts. Peu de temps après, chute sur le côté, tremblements, queue redressée, enfin relâchement de tous les muscles. L'animal a eu une seconde attaque qui a débuté par des mouvements convulsifs de la face, la mobilité des paupières, tandis que les yeux, immobiles par la contraction tétanique de leurs muscles, faisaient saillie hors des orbites. Bientôt après, roideur tétanique générale. On pouvait le soulever tout d'une pièce; tremblement général : la langue sortait de la bouche; elle était violette, ainsi que les lèvres; la respiration suspendue par la contraction tétanique des muscles du thorax; relâchement général. Dans les attaques qui ont précédé la mort, la respiration s'est exercée pendant le paroxysme, et alors la langue et les lèvres ont repris leur couleur naturelle. Il a expiré à la quinzième attaque, vingt-huit minutes après l'invasion des accidents; il a toujours conservé l'usage de ses sens. On pouvait augmenter l'intensité des symptômes et même déterminer les attaques par le toucher, la menace ou le bruit; mais ces moyens n'excitaient pas les mouvements convulsifs de la face. Quelques instants avant la mort, la respiration est devenue un peu bruyante, comme si l'animal eût eu le râle.—*Ouverture du cadavre.* Il n'y avait aucune trace d'inflammation dans le canal digestif, ni dans l'appareil respiratoire, ni dans le cerveau; les sinus cérébraux paraissaient un peu plus gorgés que dans l'état naturel;

presque toute la noix vomique était contenue dans l'estomac; le cœur renfermait du sang noirâtre et un peu coagulé, surtout dans l'oreillette droite.

Cette expérience, répétée avec 2 grammes sur un autre chien, a fourni des résultats analogues, si ce n'est que l'animal, qui était plus faible, n'a été affecté qu'une heure après l'ingestion de la voix vomique, et qu'il a vécu une heure à dater du moment de l'invasion : en général aussi les symptômes ont été plus prononcés.

Un autre petit chien, qui a avalé 60 centigr. de noix vomique en morceaux, a éprouvé des accidents analogues aux précédents une demi-heure après l'ingestion, et il est mort vingt-cinq minutes après.

Bonet a décrit avec détail des expériences faites sur de jeunes chiens, dont les résultats ont beaucoup de rapport avec ceux que je viens d'exposer (*Theophili Boneti Sepulchretum*, tome III, p. 497; Lugduni, 1700).

Expérience II. — On a fait prendre à une grenouille de moyenne taille environ 15 centigr. de noix vomique râpée et mêlée à du miel. Un quart d'heure après, la respiration a été accélérée et le ventre gonflé; le tronc s'est redressé pendant que les yeux s'enfonçaient; les pattes étaient dans l'état naturel, et l'animal faisait entendre un léger bruit. Il est resté tranquille pendant quelques minutes, puis il a eu trois autres accès séparés par un même intervalle de repos, et marqués par les même phénomènes, mais plus prononcés.—*Cinquième accès.* Mouvements convulsifs et roideur considérable des membres et du tronc : on pouvait tourner l'animal tout d'une pièce. La durée du mouvement de flexion était très-courte relativement à celui d'extension : le toucher, l'agitation, l'ébranlement du sol, déterminaient ces effets. Il a été impossible de s'assurer de l'état de la vue, à cause des mouvements continuels des paupières. La roideur a diminué d'intensité; l'action des membres thoraciques s'est éteinte lorsque les doigts exerçaient encore des mouvements.—*Ouverture du cadavre.* La bouche et l'œsophage étaient remplis de mucosités épaisses; la majeure partie des bols ingérés était arrêtée à l'orifice œsophagien de l'estomac; il y en avait aussi une petite quantité dans ce viscère; les portions de l'œsophage et de l'estomac sur lesquelles le poison était appliqué offraient une couleur rouge; la membrane qui enveloppe le cervelet et la première partie de la moelle de l'épine présentaient des vaisseaux veineux un peu plus engorgés que dans l'état naturel (1).

Expérience III. — M. Lesant, pharmacien à Nantes, a fait prendre à des

---

(1) Ces expériences ont été faites par M. le Dr Desportes (voy. dissertation inaugurale soutenue à la Faculté de médecine de Paris, l'an 1808). Elles se trouvent d'accord avec celles que MM. Magendie et Delille ont faites depuis sur le même sujet, et que j'ai répétées avec le plus grand soin. Wepfer, dans son ouvrage sur la ciguë aquatique, rend compte, p. 134 et suivantes, des résultats qu'il a obtenus en faisant prendre la noix vomique à des chiens et à des chats; il compare les symptômes à des attaques d'épilepsie, et il affirme qu'il y a suspension de la vision, de l'ouïe et du tact.

chiens et à des chats de différente force, de l'extrait aqueux de noix vomique, depuis la dose de 5 jusqu'à 20 centigr. : les animaux ont constamment péri en moins de dix minutes lorsque le poison leur a été administré en solution aqueuse, et au bout de trois ou quatre heures seulement, lorsqu'ils l'ont pris sous forme pilulaire, et enveloppé dans de la viande. Un chien très-fort, après avoir pris 20 centigr. de cet extrait dans de la viande, et après avoir éprouvé des convulsions horribles pendant une heure, put être rappelé à la vie. On lui fit prendre une grande quantité d'huile et de vinaigre. M. Lesant, qui a bien voulu me communiquer cette note, pense que l'animal n'a pas dû son rétablissement à ces liquides.

EXPÉRIENCE IV. — On a injecté dans la plèvre d'un chien 60 centigr. d'extrait aqueux de noix vomique. Au bout d'une minute, l'animal a eu un accès de tétanos; la section de la moelle épinière au-dessous de l'occipital n'a pas fait cesser les attaques; il en a encore eu deux avant de mourir.

EXPÉRIENCE V. — Trente centigrammes du même extrait, séché à l'extrémité d'un petit morceau de bois aigu, ont été enfoncés dans les muscles de la cuisse d'un chien. Le tétanos s'est déclaré au bout d'une demi-heure; l'animal a eu plus de vingt accès, et est mort quarante minutes après l'opération (1).

EXPÉRIENCE VI. — On a enduit un petit morceau de bois avec 7 centigrammes d'extrait résineux de noix vomique, et on a piqué la cuisse d'un chien : le tétanos s'est déclaré au bout de sept minutes, et l'animal est mort cinq minutes après l'accès.

EXPÉRIENCE VII. — Un autre chien et des lapins blessés avec le même poison sont morts très-promptement de tétanos et d'asphyxie.

EXPÉRIENCE VIII. — On a injecté dans la plèvre d'un jeune chien 30 gr. d'une décoction préparée, avec 40 gr. de noix vomique et 720 gr. d'eau réduite à environ 240 gr. : l'injection était à peine terminée, que tous les symptômes décrits ci-dessus se sont manifestés, et l'animal est mort en moins d'une minute. La plèvre n'offrait aucune trace d'inflammation.

EXPÉRIENCE IX. — Soixante grammes de la même décoction ont été injectés dans le péritoine d'un chien de moyenne taille. Au bout d'une minute, invasion des accidents; l'animal a eu deux accès moins violents que celui de l'expérience précédente, et il est mort une minute après. Le péritoine et les autres organes étaient sains.

EXPÉRIENCE X. — On a injecté dans la veine jugulaire d'un gros chien un peu plus de 16 gr. de la même décoction. Quelques instants après, l'animal a eu des mouvements convulsifs, et, par intervalles, une rigidité semblable à celle du tétanos; l'artère crurale était fort tendue, ses battements très-lents. L'animal n'a pas tardé à mourir. Il n'y avait pas d'altération dans les vaisseaux.

---

(1) MM. Magendie et Delille, à qui j'ai emprunté ces faits, ainsi que les deux suivants, ont remarqué que l'extrait aqueux de noix vomique n'était pas nuisible lorsqu'on l'introduisait à l'état liquide dans des blessures, et qu'il n'agissait que lorsqu'on le foulait entre les muscles.

Expérience XI. — On a injecté dans le tissu cellulaire du dos d'un gros chien à peu près 90 gr. du même liquide. Au bout de cinq minutes, l'animal a commencé à écarter les membres postérieurs l'un de l'autre; leurs mouvements sont devenus roides et difficiles, la queue a été ramenée sous le ventre; il avait l'air inquiet. Peu de temps après, invasion de la rigidité semblable à celle du tétanos, accompagnée des symptômes nerveux précédemment exposés. Il est mort à la fin du second accès. Le tissu cellulaire, infiltré par le liquide injecté, n'a offert aucune rougeur.

Expérience XII. — On fit prendre à un petit chien un bol fait avec de la mie de pain et 10 centigr. du principe amer de la noix vomique uni à un peu d'huile et de sucre. Au bout de sept minutes, l'animal contracte tous les muscles extérieurs, fait un saut en avant, que l'on peut comparer à la détente d'un ressort, et tombe sur le côté, la tête fortement renversée en arrière, la queue relevée, les pattes étendues; la respiration est suspendue, et par conséquent la langue et les lèvres sont colorées en violet; tremblement général; les organes des sens exercent leurs fonctions; émission d'urine. À cet état a succédé un relâchement de peu de durée, pendant lequel la poitrine s'est un peu élevée et abaissée. Bientôt après, invasion du second et dernier accès avec les mêmes accidents, mais plus faibles. Vers la fin de cet accès, il y a eu quelques mouvements convulsifs des lèvres et un relâchement général; l'animal a fait une ou deux inspirations profondes, et il est mort. Les deux accès n'ont duré qu'une minute. — *Ouverture du cadavre.* La langue et les lèvres légèrement teintes en violet; point de lésion dans le canal digestif; la vessie remplie d'urine; les cavités gauches du cœur, les deux veines caves et les jugulaires fortement gorgées de sang noir.

Expérience XIII. — Un gramme du même principe amer fut dissous dans 16 gr. d'eau, et injecté dans la vessie d'un chien de moyenne taille; une ligature fut appliquée au pénis pour empêcher la sortie du liquide; dix minutes après, l'animal fut en proie à un accès tétanique très-fort. Cet accès se renouvela plusieurs fois, et l'animal expira vingt minutes après l'injection. Le cerveau, le prolongement rachidien et les membranes qui les enveloppent, étaient sains; la vessie et le canal digestif n'offraient aucune altération; les bassinets des reins n'étaient pas enflammés; les cavités du cœur et les veines caves étaient gorgées de sang.

Expérience XIV. — On fit avaler à un petit chien 10 centigr. d'huile de noix vomique (obtenue par l'alcool), enveloppée dans de la mie de pain. Au bout de deux heures et un quart, il y eut écartement des pattes et roideur des mouvements par intervalles; trois heures après, on le trouva mort. Il n'y avait aucune altération dans les organes.

Expérience XV. — On donna trois noix vomiques à une chèvre d'un an: une partie fut broyée par l'animal, ce qui excita beaucoup de salivation; il eut souvent envie d'uriner, et plusieurs bâillements convulsifs. Le lendemain, l'animal étant rétabli, on lui fit prendre 24 gr. de la même noix, et il ne survint aucun accident. Il mangea depuis, à plusieurs reprises, des boulettes préparées avec ce poison, et n'en fut point incommodé. On le tua quatre jours après la même ingestion, et on trouva dans l'estomac quelques morceaux de noix vomique intacts.

EXPÉRIENCE XVI. — M. Desportes donne les détails suivants sur l'action de la noix vomique sur une poule : « Du 4 au 22 mai, on fit prendre, tous les jours, à une poule noire d'un an, bien portante, et dont la crête et les caroncules étaient vivement colorées en rouge, de la noix vomique en petits morceaux. On commença par 5 centigr., et on ajouta successivement chaque jour, à la dose de la veille, les quantités suivantes: 1° les quatre premiers jours, 5 centigr.; 2° les quatre jours suivants, 20 centigr.; 3° les quatre jours qui vinrent ensuite, la quantité de 40 centigr.; 4° pendant les quatre autres jours, celle de 60 centigr.; 5° enfin, 80 centigr. dans les quatre derniers. Au reste, voici les jours et les quantités correspondantes : 4, 5, 6, 7, 8, 9, 10, 11, 12, 13, 14, 15, 16, 17, 18, 19, 20, 21, 22, 23 mai; 5, 10, 15, 20, 40, 60, 80 centigr., 1 gr., 1,40, 2 gr., 2,40; 3 gr., 3,50, 4,20, 5 gr., 5,50, 6,40, 7,30, 8,20, 9,30. Ainsi elle a pris en tout quatre-vingt-douze fois la dose de noix vomique nécessaire pour tuer un chien. On lui a toujours soigneusement donné à manger.

«Maintenant tels sont les effets produits: du 4 au 16 mai, nul changement apparent dans son état; du 16 au 18, diminution de l'appétit; la poule frappe avec son bec deux ou trois fois à côté du grain avant de parvenir à le saisir; excréments d'un vert foncé. Le 19, elle ne mange plus; rouge de la crête moins vif. Le 20 et le 21, mêmes symptômes; de plus, diminution et lenteur des mouvements, roideur des membres. Le 22; soif vive, mouvements très-difficiles, roideur légère des membres, impossibilité de se tenir sur les pattes, sorte d'assoupissement, dont on la tire facilement, et pendant lequel les plumes sont un peu hérissées, diarrhée; on sent le jabot fort distendu par la substance qu'on a fait prendre. Le 23, mêmes symptômes, mais plus marqués. Ce jour-là, prévoyant que l'extrême distension du jabot ne me permettrait pas de donner le lendemain une dose nouvelle, et d'ailleurs étant pressé par le temps, je me décidai, environ trois heures après qu'elle eut avalé les 9 gr. 30 centigr. de noix vomique, à lui faire prendre un peu moins de 16 gr. d'eau, tenant en dissolution environ 20 centigr. du principe amer uni à du sucre et à un peu d'huile. A peine une minute s'était écoulée, que la poule, qui était accouvée, s'est levée tout à coup, les ailes étendues, la queue faisant la roue, toutes les plumes hérissées, les pattes dans une forte distension, les ongles seuls touchant au sol, les yeux fixes, le bec ouvert; elle tombe presque aussitôt sur le dos: tremblement général, les ailes pliées et serrées contre le corps, mouvements continuels d'extension et de flexion des pattes, le cou ramené sur le dos avec une roideur tétanique, les paupières s'ouvrant et se fermant alternativement, ce qui était assez fréquent pour que je n'aie pas pu m'assurer si elle voyait; trois cris, mais faibles; le bec tantôt ouvert, tantôt fermé; la respiration d'abord suspendue, avec coloration livide de la crête et des caroncules; enfin relâchement général et fort court, avec une respiration précipitée; retour des convulsions avec une respiration toujours précipitée; décroissements successifs de ces accidents; la mort quelques minutes après l'invasion.

«*Examen du cadavre*. Le cerveau, la trachée, les poumons, le cœur et les vaisseaux, n'ont rien offert de particulier, ainsi que l'œsophage. Le jabot était très-distendu et rempli de morceaux de noix nullement altérés, de quelques grains de blé, et d'un peu de liquide; toute cette masse avait une odeur d'aigre. L'estomac membraneux et le gésier contenaient des morceaux de noix vomique fortement altérés, les autres ne commençant qu'à l'être par l'action digestive de ces organes. L'intestin renfermait une matière chymeuse; les deux cœcum et le colon, une matière verdâtre. La membrane muqueuse de toutes ces parties n'offrait, ainsi que celle de l'*oviductus*, aucune trace d'inflammation. Nulle altération dans la couleur de la bile. Il y avait un peu d'amaigrissement.

«On sépara soigneusement tout l'appareil digestif du corps, et on donna ce dernier à un jeune chien épagneul de quatre mois, qui n'a pas paru en être malade; il conserva, au contraire, toute sa gaieté et le désir de jouer. Le troisième jour au soir, une personne lui jeta les intestins, et il mourut dans la nuit. On l'ouvrit le lendemain, et on trouva dans l'estomac toutes ces parties presque entières (il paraît qu'il les avait avalées sans presque les déchirer); on trouva quelques fragments de noix. État de vacuité du reste du tube alimentaire du chien, excepté dans sa dernière portion.»

OBSERVATION Ire. — Daste (Pierre), âgé de quarante-cinq ans, d'un tempérament bilieux, d'une constitution sèche, vigoureuse, en proie aux fureurs de la jalousie, résolut de s'empoisonner. C'est dans cette intention qu'il prit, le 13 juin 1820, sur les neuf heures du soir, une quantité considérable de noix vomique concassée (pour 60 centimes), dont il saupoudra ses aliments. Presque immédiatement après l'ingestion de cette substance vénéneuse, il fut atteint de violentes convulsions. Appelé près de lui, un officier de santé le fit vomir en le gorgeant de lait et d'eau chaude, et le fit transporter ensuite à l'hôpital Saint-Louis, où il arriva sur les dix heures du soir. Ses traits étaient profondément altérés; il éprouvait une dédolation générale; ses forces étaient pour ainsi dire brisées; des accès convulsifs se manifestaient à des intervalles rapprochés (pendant un de ces accès, Daste fit une chute qui n'eut d'autre résultat qu'une légère contusion au front); leur durée était d'une à deux minutes; ils étaient marqués par le roidissement vigoureux de tous les muscles; le tronc et les membres étaient dans une extension violente, les mâchoires fortement rapprochées. Singulièrement agité, le malade poussait des cris entrecoupés et implorait de prompts secours; le pouls ne présentait encore aucune altération remarquable. Un décigramme d'émétique provoqua des vomissements abondants. (*Boissons et lavements laxatifs*.) Dans la nuit, les sens de la vue et de l'ouïe acquièrent une sensibilité exagérée : telle est l'irritabilité des muscles, qu'il suffit de toucher le malade pour exciter en lui des mouvements convulsifs; le bruit le plus léger suffit même pour produire cet effet. Pendant les convulsions, le pouls est fréquent, agité ; le malade est baigné de sueur, phénomène dont l'explication se présente d'elle-même. Le 14, à sept heures du matin, l'état du malade est plus calme ; les accès convulsifs sont moins fréquents, moins longs, moins violents ; cependant les causes indiquées tout à l'heure suffisent encore pour les faire éclater. Le pouls n'offre aucune agitation fébrile ; sentiment de lassitude et de brisement dans tout le corps ; nulle douleur dans l'abdomen. (Potion calmante, saturée en quelque sorte d'opium, 3 décigr. dans 120 gr. de véhicule.) A neuf heures du matin, les mouvements convulsifs ont cessé, l'orage s'est pour ainsi dire dissipé, et tout semble annoncer une heureuse terminaison : ce calme insidieux se maintient le reste du jour et pendant la nuit. Le 15, même état, point de convulsions ; il n'y a plus qu'un sentiment de faiblesse et de douleur générale. (Potion *ut supra*.) Le soir, la douleur semble se concentrer dans la région épigastrique, peau sèche, pouls fréquent. Le 16, à six heures du matin, pouls petit, presque imperceptible, sécheresse et chaleur à la peau, rougeur des bords de la langue, douleur vive de la région épigastrique, battements de cette région, accablement, prostration extrême, régularité des fonctions intellectuelles, yeux étonnés, altération des traits, physionomie décomposée. Mort à dix heures du matin. (Aucune roideur dans les membres, sueur visqueuse sur toute l'habitude du corps.)

Ouverture, quarante-huit heures après la mort. — 1° *Cavité encéphalique.* Environ 30 gr. de sérosité dans les ventricules latéraux du cerveau ; nulle altération appréciable dans les méninges et la pulpe cérébrale ; épanchement d'une assez grande quantité de sérosité dans la cavité de l'arachnoïde rachidienne ; la partie postérieure de cette membrane est parsemée et comme plaquée de lames cartilagineuses irrégulières, d'une grandeur variable, très-nombreuses. — 2° *Cavité abdominale.* Foie volumineux. L'estomac contient quelques cuillerées d'un liquide muqueux, sanguinolent, brunâtre ; sa surface intérieure présente, dans divers points, une teinte qui varie du rouge au noir foncé, sans qu'on puisse trop dire si cette coloration est l'effet d'ecchymoses ou d'un travail inflammatoire. Le duodénum, rempli d'un liquide jaune muqueux, est manifestement enflammé ; la rougeur et l'injection de sa membrane interne s'étendent, en s'affaiblissant et en éprouvant une sorte de dégradation, à celle de l'intestin grêle : la portion moyenne de celui-ci est rétrécie ; ses parois sont épaissies ; la membrane muqueuse est parsemée d'ulcérations aux endroits où l'intestin se trouve resserré. La vessie, petite, contractée, vide, est légèrement phlogosée, et contient une cuillerée d'un liquide puriforme. 3° *Cavité thoracique.* Quelques adhérences entre les plèvres pulmonaire et costale ; poumons gorgés de sang, principalement à leur base, qui est comme teinte en rouge. Cœur dans l'état naturel. — 4° *Habitude extérieure.* Roideur considérable des membres (on se rappelle qu'ils étaient souples immédiatement après la mort) ; teinte violacée de presque toute la surface de la peau : cette nuance était toutefois plus prononcée aux parties les plus déclives, dans lesquelles le sang était retenu par la pesanteur. (Observation communiquée par M. Jules Cloquet.)

Observation II. — Une jeune femme de vingt-six ans prit, le 21 avril 1825, dans le dessein de se suicider, environ 30 gr. de poudre de noix vomique finement pulvérisée, et succomba peu de temps après dans des convulsions tétaniques. L'ouverture du cadavre, faite par MM. Ollivier, Drogart et moi, sur la réquisition de M. le procureur du roi, présenta entre autres altérations une infiltration abondante de sérosité sanguinolente dans le tissu cellulaire sous-arachnoïdien des lobes cérébraux : on trouva, en même temps, de la sérosité également sanguinolente dans les ventricules latéraux, dans la cavité de l'arachnoïde cérébrale, et une très-grande quantité dans la cavité de l'arachnoïde rachidienne ; en outre, le renflement brachial était très-sain, et la substance grise de cette portion de la moelle était notablement injectée. Les poumons étaient gorgés d'une abondante quantité de sang noir et fluide, ainsi que le cœur et les gros troncs vasculaires. Enfin, dans le grand cul-de-sac de l'estomac, qui contenait un liquide d'un gris fauve, il existait une plaque évidemment inflammatoire, de couleur rouge foncée et ponctuée, dont l'intensité diminuait de la circonférence au centre.

Observation III. — Hoffmann rapporte qu'une jeune fille de dix ans, atteinte d'une fièvre quarte opiniâtre, prit en deux fois 75 centigr. de noix vomique et mourut promptement après avoir éprouvé des anxiétés extrêmes et avoir fait des efforts de vomissement (*Med. system.*, tom. IV, cap. 8).

Observation IV. — Mon élève M. Bell, jeune médecin anglais, m'a affirmé qu'un accident analogue avait eu lieu en Angleterre.

Observation V. — Un individu avala le matin 1 gr. 3 décigr. de noix vomique pulvérisée, et but ensuite quelques verres d'eau froide pour diminuer l'amertume occasionnée par cette substance. Une demi-heure après, il paraissait ivre ; ses membres, et principalement les genoux, étaient roides et tendus ; sa démarche était chancelante, et il craignait à chaque instant de tomber. Il prit des aliments, et les accidents disparurent sans qu'il y eût eu ni vomissements ni selles. (*Veckoskrift for Lakare.*)

Le même auteur rapporte qu'une femme eut des mouvements convulsifs et une cardialgie de longue durée, après avoir pris de la noix vomique.

Observation VI. — L'administration de cette graine et de la racine de gentiane à une femme affectée d'une fièvre intermittente, fut suivie de convulsions dangereuses, de froid, et de stupeur de presque toutes les parties (Scutter, *Diss.*, § 11).

Observation VII. — Le Dr Grimaud a rapporté à l'Académie de médecine l'exemple d'une jeune fille empoisonnée par la noix vomique, qui mourut dans un tétanos général, et chez laquelle on trouva à l'autopsie, à ce qu'il assure, une inflammation du mésocéphale.

Observation VIII. — Anne Barlon, âgée de vingt ans, acheta 16 gr. de noix vomique en poudre, sous le prétexte de faire périr des rats ; mais ayant résolu de se détruire, elle avala la dose entière délayée dans un peu d'eau,

Une demi-heure après, M. Baynham se rendit auprès d'elle, et la trouva très-alarmée des suites de son action. Il existait de violentes contractions spasmodiques, accompagnées de douleurs très-vives dans tous les muscles soumis à la volonté, et surtout dans ceux des extrémités. Ces contractions duraient de trois à quatre minutes, et étaient suivies de quelque changement brusque de position, ou bien de violents mouvements convulsifs. Les muscles du dos étaient tellement contractés, que le corps était fortement renversé en arrière, comme dans un cas d'opisthotonos. Les mouvements du cœur étaient faibles et lents; le pouls, très-petit et même difficile à sentir, ne donnait guère que cinquante pulsations par minute. La peau était froide et partout humide de sueur; les fonctions de l'estomac n'étaient nullement troublées, non plus que celles du cerveau. On administra à la malade une forte solution de sulfate de zinc, non sans éprouver beaucoup de difficultés; car, malgré tous les efforts qu'elle faisait pour boire ce qu'on lui offrait, elle ne pouvait s'empêcher de mordre violemment le vase qu'on portait à sa bouche; cette action était tout à fait involontaire, et dépendait de la contraction spasmodique des muscles temporaux et masséters. L'émétique agit largement au bout de quelques minutes; cependant les accidents ne se calmèrent pas immédiatement. On lui fit prendre ensuite une grande quantité d'eau de gruau et de fortes doses d'huile de ricin, qui produisirent d'abondantes évacuations. Au bout de deux heures, le pouls s'était relevé et battait soixante et dix fois par minute. Les mouvements spasmodiques diminuèrent graduellement, et cessèrent complétement au bout de quatre heures. La malade s'endormit alors d'un sommeil très-paisible, et se réveilla seulement le lendemain matin, tout à fait guérie, et n'éprouvant plus qu'une grande faiblesse et une extrême fatigue. (*The Lond. med. gazette,* 7 mars 1819.)

Traitement (voy. *Coque du Levant*).

QUESTIONS MÉDICO-LÉGALES CONCERNANT LA NOIX VOMIQUE.

Affaire d'empoisonnement par la noix vomique, jugée par la cour d'assises de l'Hérault. — M. Audouard aîné, pharmacien distingué de Béziers, fut requis par le juge d'instruction pour faire l'analyse d'un ragoût que l'on soupçonnait empoisonné.

«J'ai procédé à cette analyse, sur la demande du sieur P. lui-même, qui m'a dit que sa servante et lui avaient pu à peine toucher à ce ragoût, à cause de son goût excessivement amer, et que le peu qu'ils en avaient mangé avait suffi pour les indisposer assez fortement.

«Voici, monsieur le juge d'instruction, la marche que j'ai cru devoir suivre, et les résultats que j'ai obtenus: je me suis aidé, surtout, des préceptes et des observations contenus dans l'excellent traité de M. le profes-

seur Orfila, qu'on peut appeler, avec raison, le fondateur de la toxico-
logie.

«Le ragoût était contenu dans un petit plat de terre vernissée, muni
de son couvercle. Il se composait principalement de viande, de céleri et de
graisse ou sauce figée; son odeur était celle du céleri cuit, sans mélange
d'odeur particulière. On y remarquait en assez grande quantité, principa-
lement au fond du plat, et, en quelque sorte, sous la viande et la sauce
figée, une poudre grossière, d'un gris brunâtre, semblable à de la noix
vomique râpée, qu'on aurait humectée d'huile ou de graisse. La viande,
le céleri et la sauce, avaient une saveur excessivement amère.

«J'ai séparé, autant que possible, la poudre au moyen de lavages à l'eau
distillée froide, qui, néanmoins, a entraîné de la graisse et des détritus
alimentaires. Cette séparation étant faite, je me suis livré aux expériences
ci-après :

«1° J'ai fait bouillir une portion de poudre dans suffisante quantité
d'eau distillée. Le *decoctum*, séparé de la graisse par refroidissement et par
filtration, était jaunâtre, opalin, amer. Il rougissait, mais très-faiblement,
le papier de tournesol. L'ammoniaque et l'acide azotique ont rendu sa cou-
leur plus foncée. L'*infusum* alcoolique de noix de galle l'a précipité légè-
rement en blanc grisâtre.

«2° J'ai fait bouillir une autre portion de la même poudre dans de l'eau
distillée, suffisamment additionnée d'acide acétique concentré. Le *decoctum*,
séparé de la graisse par refroidissement et par filtration, était très-lim-
pide et à peine coloré: il avait le goût de l'acide acétique, mais suivi d'une
saveur amère très-prononcée. Après avoir divisé ce *decoctum* en plusieurs
portions, j'ai traité celles-ci par les réactifs ci-après, et les résultats ont été
les suivants :

«L'ammoniaque y a fait naître un précipité blanchâtre.

«Après saturation exacte de l'excès d'acide par l'ammoniaque, il a fourni
des précipités blanchâtres par la teinture de noix de galle, l'iodure de po-
tassium, le chlorate de potasse et l'oxalate d'ammoniaque. Après avoir été
lavés à l'eau distillée, ces précipités ont pu se dissoudre en très-grande
partie dans de l'alcool hydraté. La petite portion, non-dissoute, se com-
posait uniquement de matières organiques. Dans l'opération avec l'oxalate
d'ammoniaque, cette portion contenait, de plus, un peu d'oxalate de
chaux.

«Avec le chlorure d'or et avec le chlorure de platine, le même *decoc-
tum* acétique a fourni un précipité jaunâtre.

«J'ai fait évaporer à siccité, avec toutes les précautions convenables,
une dernière portion du même *decoctum*. En suspendant l'évaporation
quelque temps avant la siccité, et laissant refroidir la liqueur, j'ai pu re-
marquer, à la surface de celle-ci, quelques petits points cristallins blan-
châtres. Le produit de l'évaporation à siccité était une matière jaunâtre
amère, attirant faiblement l'humidité de l'air.

II.   39

«Soumise à l'action de l'acide azotique concentré, cette matière a pris sur-le-champ une belle couleur rouge.

«Traitée aussi par l'alcool hydraté, la même substance s'est dissoute en partie dans ce menstrue, au moyen de la chaleur. Après avoir filtré le *solutum* alcoolique refroidi, je l'ai fait évaporer jusqu'à consistance d'extrait mou. J'ai traité le résidu par l'ammoniaque, qui ne l'a point précipité; puis, par l'acide acétique suffisamment étendu d'eau distillée. J'ai filtré le *solutum* acétique : la liqueur était limpide et colorée, acide et amère tout à la fois. J'ai soumis plusieurs portions de cette liqueur à l'action de l'ammoniaque, de l'infusum de noix de galle, de l'iodure de potassium, de l'oxalate d'ammoniaque, du chlorate de potasse, du chlorure d'or et du chlorure de platine.

«Le premier réactif y a fait naître le précipité dont j'ai déjà parlé.

«Le deuxième, le troisième et le quatrième, y ont produit les mêmes précipités que ci-dessus, mais sans avoir besoin de saturer l'excès d'acide par l'ammoniaque.

«Les trois derniers réactifs n'ont produit, dans la même liqueur, aucun précipité sensible, même avec le concours de l'ammoniaque pour saturer l'excès d'acide.

«Les précipités obtenus avec les trois premiers réactifs étaient solubles, en entier, dans l'alcool suffisamment hydraté. Le précipité obtenu avec le quatrième ne s'y dissolvait qu'en partie, à cause d'un peu d'oxalate de chaux qui restait indissous.

«Enfin j'ai fait évaporer à siccité une dernière portion du *solutum* acétique. J'ai obtenu, pour résidu, une matière amère, jaunâtre, que l'acide azotique concentré a pu colorer sur-le-champ en rouge vif.

«De l'ensemble des phénomènes que je viens d'exposer, j'ai pu conclure que la poudre grossière, mêlée en assez grande quantité au ragoût apporté chez moi par le sieur P., était de la noix vomique râpée (*strychnos nux vomica*); en effet, elle en avait tous les caractères physiques, et les réactions obtenues dans les divers traitements chimiques que je lui ai fait subir ont été, à bien peu de chose près, celles que fournissent les sels de strychnine, traités de la même manière. La strychnine est une substance très-vénéneuse, contenue dans la noix vomique : cependant, comme elle communique à celle-ci une saveur excessivement amère, il est rare qu'un crime soit, je ne dois pas dire tenté, mais consommé, à l'aide de la noix vomique, mêlée à des matières alimentaires.

«Tel est, monsieur le juge d'instruction, le rapport que j'ai l'honneur de vous adresser sur les expériences auxquelles je me suis livré, sur la demande du sieur P.

«Je crois devoir joindre à ce rapport, dans un flacon étiqueté et scellé de mon cachet, le restant de la poudre extraite du ragoût. J'y joins aussi le ragoût lui-même, contenu dans le plat qui m'a été remis : ce ragoût, je ferai comme je l'ai dit, a été soumis à plusieurs lavages à l'eau distillée. Je ferai observer, toutefois, que ce ragoût, de même que l'eau distillée contenant la poudre qui en a été séparée, mêlés à des détritus alimentaires, ne tarderont pas à subir une fermentation qui pourra changer ou modifier la nature de toutes les substances.

«Fait et clos à Béziers, le dix-huit octobre 1850.

«L.-V. Audouard aîné. »

Nota. A la suite de ce rapport, le sieur T., métayer du sieur P., a été traduit devant la cour d'assises de l'Hérault, sous l'accusation principale de tentative d'empoisonnement sur la personne de son maître, pendant le séjour de celui-ci à sa maison de campagne, pour surveiller les travaux des vendanges.

Le ministère public prétendait que le sieur T., profitant d'une absence de la servante, s'était introduit dans la cuisine, et avait mêlé lui-même une quantité considérable de noix vomique à un ragoût qu'il savait fort bien être destiné uniquement au sieur P. et à sa servante.

L'organe de l'accusation ajoutait que la jalousie avait poussé au crime le sieur T., qui s'imaginait que sa jeune femme, la métayère, avait des relations criminelles avec le sieur P., son maître.

Il était démontré que l'accusé avait eu en sa possession de la noix vomique, puisque le sieur P., lui-même, épicier à Béziers, lui avait remis depuis peu, et sur sa demande, une certaine quantité de ce poison, pour détruire les rats de sa maison de campagne.

Le métayer, très-habilement défendu par Me Bertrand, a été acquitté. Le sieur P., son maître, assistait d'ailleurs aux débats, frais et dispos, ayant déjà oublié le danger qu'il avait couru, et riant de bon cœur, avec l'auditoire, de la réputation d'homme à bonnes fortunes qu'on venait de lui faire. La jeune métayère, aussi présente, s'est évanouie en entendant le verdict qui acquittait son mari. (*Journ. de chim. méd.*, février 1851.)

Affaire d'empoisonnement par une soupe servie à J. et contenant de la noix vomique. — En avril 1849, MM. B. et G., pharmaciens, et G., médecin, furent requis par le ministère public pour déterminer si une soupe servie à J. était ou non empoisonnée. Cette soupe avait été trouvée si mauvaise par J., qu'il n'avait pas voulu la manger; alors on la donna à un *chien* qui succomba au bout de dix minutes, après avoir éprouvé tous les symptômes de l'intoxication par la noix vomique. Les experts chargés d'analyser les matières contenues dans l'estomac de cet animal rédigèrent le rapport suivant :

Les matières contenues dans l'estomac en ont été extraites : une portion fut mise dans un flacon scellé du sceau de M. le juge d'instruction, pour s'en servir au besoin; le papier de tournesol, plongé dans l'autre portion, n'a pas rougi. Elle fut mise sur un tamis de crin, et lavée à l'eau distillée; pendant le lavage, nous avons recueilli des fragments d'*une substance cornée, transparente, de forme irrégulière et indéterminable*, d'une consistance de cire : certains d'entre eux présentaient sur une de leurs surfaces une apparence d'écorce; ces fragments desséchés ont pris la dureté de la corne. L'eau de lavage et les substances restées sur le tamis, débarrassées des parties les plus grossières (haricots, pommes de terre), ont été soumises à l'ébullition et filtrées bouillantes.

Le liquide filtré était jaune opalin; traité par l'ammoniaque, couleur jaune plus foncée; par l'acide nitrique, coloration rougeâtre; par l'infusion alcoolique de noix de galle, précipité blanc grisâtre. Une deuxième décoction des mêmes substances fut faite avec de l'eau distillée aiguisée d'acide sulfurique: le liquide filtré était trouble et légèrement jaunâtre; traité par la teinture alcoolique de noix de galle, précipité blanc sale; par l'ammoniaque, la liqueur a bruni et précipité, quelque temps après, des flocons bruns noirâtres. Les deux liquides filtrés provenant des deux décoctions ont été réunis, concentrés, et traités par un léger excès de chaux; le précipité, lavé et desséché, a été traité à plusieurs reprises avec de l'alcool à 38 degrés: bouillant; le liquide alcoolique filtré était incolore, transparent; concentré jusqu'à consistance de sirop clair, il avait une coloration brunâtre et une saveur légèrement amère. Traité par l'alcool froid, il s'est formé deux précipités bien distincts: l'un était une poudre blanche jaunâtre, et l'autre, d'une consistance pâteuse et visqueuse, était d'une couleur grisâtre; traité par l'alcool bouillant, l'un de ces précipités (la poudre) a été presque entièrement dissous, tandis que l'autre (la matière pâteuse) ne l'a pas été sensiblement. La liqueur filtrée, évaporée jusqu'à siccité, a donné un résidu jaunâtre qui, traité de nouveau par l'alcool bouillant à 38 degrés, filtré, concentré, n'a donné aucune apparence de cristallisation, mais qui, évaporé jusqu'à siccité, a laissé au fond de la capsule de porcelaine une matière blanche légèrement jaunâtre. Cette matière, essayée par l'acide nitrique, a donné une coloration rouge; par l'acide sulfurique additionné d'un centième de son poids d'acide nitrique et d'une très-petite quantité de peroxyde de plomb, il a pris une couleur violette; même coloration par le même mélange d'acide sulfurique et nitrique et le bichromate de potasse; l'acide iodique, préalablement dissous dans de l'eau distillée, a produit une teinte légère d'un rouge vineux.

Trois ou quatre petits morceaux de la substance cornée trouvée dans les matières contenues dans l'estomac du chien ont été traités par l'eau distillée bouillante pendant vingt minutes environ. Le liquide filtré, concentré, était légèrement amer: traité par l'acide nitrique, coloration rougeâtre; par la teinture alcoolique de noix de galle, léger précipité blanc grisâtre.

Les viscères ont été carbonisés par l'acide sulfurique, et le charbon pulvérisé bouilli avec de l'eau distillée acidulée avec l'acide chlorhydrique. Le liquide filtré a été essayé par l'appareil dit de Marsh, qui n'a donné aucun résultat, puis par un courant d'hydrogène sulfuré, par le sulfhydrate d'ammoniaque, l'ammoniaque, la potasse, le chromate de potasse, le sulfocyanure de potassium, l'iodure de potassium, le ferrocyanure de potassium, l'infusion alcoolique de noix de galle, les lames métalliques de fer, d'étain, de zinc, de cuivre; tous ces réactifs n'ont décelé aucune trace de substance minérale toxique.

La galette soumise à notre examen était salie par du fumier; divisée avec soin dans le sens de son épaisseur, on remarquait des parcelles de substances semblables à celles qui étaient mélangées avec les matières contenues dans l'estomac du chien. Le mauvais état de la galette et la ténuité des parcelles n'a permis d'en recueillir qu'une très-petite quantité, qui a été conservée et scellée.

Une portion de cette galette a été coupée, mise dans l'eau distillée, et portée jusqu'à l'ébullition. La décoction filtrée a été traitée par la teinture alcoolique de noix de galle, précipité blanc sale; par la potasse, coloration plus foncée; par l'ammoniaque, coloration brunâtre; par l'acide nitrique, coloration tirant sur le rouge.

Une autre portion de la galette a été bouillie avec de l'eau distillée acidulée avec l'acide sulfurique, et la liqueur, filtrée et concentrée, traitée par un léger excès de chaux. Le précipité a été lavé, desséché, repris à trois fois par de l'alcool pur à 38 degrés bouillant. Le liquide filtré était limpide, incolore, d'une saveur amère; concentré et traité par l'alcool froid, précipitation d'une matière glutineuse et d'une poudre d'un blanc jaunâtre, comme grasse: ces substances ont été reprises par l'alcool bouillant; le liquide, filtré et évaporé jusqu'à siccité, a laissé pour résidu une substance pulvérulente d'un blanc jaunâtre, qui a rougi par l'acide nitrique, a pris une teinte violette par le contact d'un mélange d'acide sulfurique et nitrique, additionné d'un atome de peroxyde de plomb; le mélange des mêmes acides avec le bichromate de potasse a produit la même coloration. Au contact de l'acide iodique, il s'est produit une coloration rosée, qui est devenue plus foncée par la chaleur.

Nos recherches nous portent à conclure : 1° que les matières contenues dans l'estomac du chien renferment de la noix vomique en nature; 2° que les matières et les parcelles recueillies, soumises aux réactifs, nous ont décelé la présence de la strychnine; 3° que la galette contenait également les mêmes substances; 4° qu'il nous a été impossible de découvrir dans le tissu des viscères aucune trace de substance toxique minérale.

En foi de quoi, nous avons dressé le présent rapport. (*Journ. de chimie méd.*, octobre 1850.)

Signé : B... et G..., pharmaciens ; G..., médecin.

Il est évident que la seconde conclusion aurait dû être ainsi formulée: *que les matières*, etc., *nous ont décelé la présence d'un mélange de strychnine et de brucine.*

Affaire d'empoisonnement jugée à Londres en 1851. — Un jeune homme nommé William Wren, ayant été arrêté, le 26 décembre 1850, sous la prévention d'une tentative d'empoisonnement sur une famille de Millbrook, près de Southampton, on reconnut qu'il s'était servi de poudre de noix vomique mêlée à du lait. Les recherches entreprises dans le but de constater la nature de cette poudre firent découvrir qu'elle avait été mêlée avec du bois de gaïac pulvérisé.

On reconnut aisément la noix vomique à sa couleur, à son odeur, aussi bien qu'à sa saveur amère et à l'examen microscopique, qui fit voir très-distinctement l'enveloppe velue de cette semence. Par l'addition d'acide nitrique, cette poudre, au lieu de devenir immédiatement d'un jaune-orange foncé (comme cela arrive avec la poudre de noix vomique pure), devint d'un bleu verdâtre (à cause de la présence du gaïac), mais elle passa cependant à la couleur jaune-orange.

Déposition de M. Taylor. Je conservai dans un cabinet particulier, jusqu'au lendemain matin 1er janvier, les objets qui m'avaient été remis la veille par M. Dayman, et alors je commençai l'analyse du lait, qui semblait bon en apparence, mais dont la saveur était excessivement amère, et causait dans la bouche et dans la gorge un sentiment de brûlure. Je distillai une portion du lait, et je recherchai inutilement, dans le produit distillé, de l'acide prussique et d'autres poisons volatils; je ne trouvai aucun poison minéral dans le résidu de la distillation. Je laissai le lait en repos pendant quarante-huit heures. Au bout de ce temps, je trouvai, à la partie inférieure du liquide, une petite quantité d'une poudre brune ressemblant à celle qui était renfermée dans le flacon d'une once. L'apparence de cette poudre, ainsi que sa saveur âcre et amère, me la firent prendre pour de la noix vomique, et, en l'examinant plus attentivement, je trouvai que le lait contenait de cette matière toxique mélangée avec de la poudre de bois de gaïac, qui n'est pas un poison à la vérité, mais qui communique au lait une saveur brûlante. J'analysai ensuite la poudre qui était renfermée dans le flacon d'une once. Le poids de cette poudre était de 52 grains; son goût était très-amer ou plutôt brûlant comme celui du lait. Les réactifs chimiques dont je fis usage me démontrèrent qu'elle était composée en grande partie de noix vomique; le reste était formé par du bois de gaïac pulvérisé. Vingt grains me fournirent un cinquième de grain de strychnine. Il était donc certain que la poudre était principalement formée de noix vomique, et, en essayant de fixer la proportion pour laquelle le bois de gaïac entrait dans le mélange, je fus conduit à penser que ce dernier ne contenait pas moins de 65 p. 100 de noix vomique. Les deux flacons qui m'avaient été remis par M. Dayman contenaient ensemble 57 grains de poudre brune, dont 37 grains de noix vomique, et 20 grains de bois de gaïac; 30 grains de noix vomique auraient suffi pour causer la mort. Je procédai ensuite à l'analyse de la poudre achetée chez M. Jeeves, pharmacien à Southampton (East-Street), et je lui trouvai tous les caractères de la poudre renfermée dans le flacon d'une once. Elle se composait de noix vomique et de bois de gaïac. Il paraît donc que l'on falsifie actuellement la noix vomique par le bois de gaïac. (*Journal de chimie médicale,* juin 1851.)

DE LA FÈVE DE SAINT-IGNACE (NOIX IGASUR DES PHILIPPINES).

La fève de Saint-Ignace est la graine de l'*ignatia amara,* petit arbre des îles Philippines, rangé dans la pendantrie monogynie, à côté des strychnos, avec lesquels il a beaucoup de rapports. — *Caractères des graines*. Elles sont grosses comme des olives, arrondies et convexes d'un côté, anguleuses et à trois ou quatre faces de l'autre, offrant à une extrémité la cicatrice du point d'attache. Leur substance intérieure est cornée, demi-transparente, plus ou moins brune et très-dure; elles sont opaques à leur surface, et comme recouvertes d'une efflorescence grisâtre qui y adhère, et qu'on peut plus facilement gratter avec un couteau que le reste. Elles ont une saveur très-amère et sont inodores. (Guibourt, *Histoire abrégée des drogues simples*.) Ces graines sont entassées au nombre de vingt environ dans une enveloppe ligneuse et épaisse, qui constitue une sorte de drupe ou de baie piriforme, ovale, uniloculaire, de la grandeur et de la forme d'une poire de bon chrétien. La fève de Saint-Ignace est formée des mêmes principes que la noix vomique, mais dans des proportions différentes : ainsi elle paraît contenir à peu près trois fois autant de strychnine que la noix vomique. (Pelletier et Caventou.)

Action de la fève de Saint-Ignace sur l'économie animale.

Expérience Ire. — On a fait avaler à un chien de moyenne taille 2 gr. de fève de Saint-Ignace râpée et mêlée à du beurre. Au bout de cinq minutes, il a commencé à haleter. Quinze minutes après, il s'est redressé de temps en temps d'une manière convulsive. Il y avait à peine une demi-heure que le poison avait été ingéré, que l'animal s'est porté rapidement en avant, et est tombé dans une attaque de tétanos, d'abord sur le poitrail, puis sur le côté; les membres et le cou étaient tendus, la bouche violette; il conservait l'exercice de ses facultés intellectuelles; il y eut émission d'urine; enfin il eut dix attaques, dont plusieurs avaient été provoquées par le bruit ou l'attouchement, et il mourut asphyxié au bout de vingt minutes.

Expérience II. — Un autre chien, qui n'avait pris que 50 centigr. de ce poison, périt à la quatrième attaque, trois heures après son ingestion.

Expérience III. — Trois décigrammes de cette graine ont suffi pour faire périr un chien en une demi-heure : cet animal avait bu de l'eau après avoir avalé le poison.

Expérience IV. — L'extrait de fève de Saint-Ignace, injecté dans les veines, dans la plèvre, dans le péritoine, ou appliqué à l'extérieur, agit comme l'upas ou comme l'extrait de noix vomique.

Observation.—Camelli rapporte, dans les *Transactions philosophiques de Londres*, t. XXI, p. 88, année 1699, qu'un homme dyspeptique, atteint de vomissement et de diarrhée, prit 1 gr. 3 décigr. de fève de Saint-Ignace qui lui occasionna des démangeaisons et des pincements convulsifs terribles; il ne pouvait pas se tenir debout; ses mâchoires étaient serrées; les muscles de la face exécutaient des mouvements comparables, jusqu'à un certain point, à ceux que l'on fait en riant.

DE L'UPAS TIEUTÉ.

L'upas tieuté, rapporté de Java par Leschenault, n'est autre chose que le suc extrait d'un végétal sarmenteux de la famille ou du genre des strychnos. Le mot *upas* signifie poison végétal, et les naturels de Java en emploient deux espèces pour rendre mortelles les blessures de leurs flèches : la première est l'*upas tieuté*, qui est produite par une liane, et qui est composée, d'après Pelletier et Caventou, de strychnine combinée avec un acide et avec deux matières colorantes ; la seconde se nomme *upas antiar*, et est produite par un grand arbre. Ces deux espèces ont été confondues à tort par des écrivains sous les noms de *boa* ou de *bohon upas*.

Action de l'upas tieuté sur l'économie animale.

EXPÉRIENCE Ire. — Lorsqu'on couvre d'upas tieuté des morceaux de bois du volume et de la forme d'un tuyau de plume ordinaire, qu'on laisse dessécher l'extrait à leur surface, et qu'on les enfonce dans les muscles de la cuisse d'un chien, on remarque qu'au bout de deux ou trois minutes, l'animal éprouve un malaise général et cherche les coins de l'appartement ; presque aussitôt après, les muscles du corps se contractent, la colonne vertébrale se redresse et les pattes antérieures quittent un moment le sol. Cette contraction n'est qu'instantanée ; l'animal est calme pendant quelques secondes : alors une nouvelle contraction générale a lieu ; elle est plus marquée que la première et se prolonge davantage ; le redressement de la colonne vertébrale est plus sensible, la respiration accélérée, les accidents cessent subitement, la respiration se ralentit et l'animal paraît comme étonné. A ce calme, qui ne dure guère qu'une minute, succède de nouveau une forte contraction générale ; les pattes antérieures, roides et rapprochées, se dirigent en arrière, la respiration est très-accélérée, la colonne vertébrale redressée, et la tête fortement portée en haut et renversée sur le cou. Le thorax n'étant plus soutenu, l'animal, menacé d'une chute, marche rapidement sur ses extrémités postérieures, pendant qu'une contraction plus intense se manifeste ; les muscles de l'épine soulèvent la poitrine et la tête ; les pattes postérieures deviennent roides et immobiles ; l'animal tombe d'abord sur la mâchoire inférieure et bientôt sur le côté. Alors il présente un tétanos complet avec immobilité du thorax et cessation de la respiration, la langue et les gencives, d'une couleur violette, ne tardent pas à annoncer l'asphyxie. Cet état continue environ une minute, puis le tétanos disparaît subitement et l'asphyxie peu à peu, à mesure que la respiration se rétablit. Pendant ces accès, l'animal conserve l'usage de ses sens et du cerveau ; ce n'est que lorsque l'asphyxie est portée au plus haut point que l'action de ces organes commence à s'affaiblir. Au bout d'une minute, nouvelle contraction générale, tellement intense que le plancher éprouve un tremblement marqué. Cette secousse peut être comparée à celle qui a lieu lorsqu'on dirige un courant galvanique sur la moelle épinière d'un animal récemment tué; elle est accompagnée d'asphyxie, et un peu avant de disparaître, on remarque des mouvements convulsifs dans la face. Le contact d'une partie quelconque du corps détermine facilement cette roideur tétanique générale; l'animal meurt cinq, six, sept ou huit minutes après le premier accès. L'état des organes intérieurs prouve qu'il a succombé à une asphyxie; l'examen de la blessure fait voir que la substance vénéneuse s'est introduite dans les muscles, et toutes les parties avec lesquelles elle a été en contact sont colorées en june brunâtre. Les chevaux et les lapins donnent les mêmes résultats, si ce n'est que les attaques tétaniques sont plus nombreuses chez ceux qui sont vigoureux et adultes.

EXPÉRIENCE II. — On a amputé la cuisse droite d'un chien en laissant les traces de la veine et de l'artère crurales près du bassin; on a détaché ces vaisseaux de toutes les parties environnantes, qui ont été coupées; les vaisseaux incisés ont été liés, le fémur a été scié, en sorte que la circulation ne se faisait dans la cuisse que par une veine et une artère; on a placé des linges et de la sciure de bois entre les surfaces coupées, afin de les empêcher de communiquer. On a enfoncé dans le membre isolé, près du jarret, une pointe de bois garnie de 15 centigr. d'upas : l'animal a eu un accès de tétanos au bout de dix minutes; cet accès s'est renouvelé, et il est mort quinze minutes après l'invasion des accidents.

EXPÉRIENCE III. — Une petite quantité d'upas fut dissoute dans l'eau et injectée dans le péritoine d'un chien. Vingt secondes après l'injection, l'animal offrit tous les symptômes que nous venons d'exposer, et il expira à la fin de la troisième attaque.

EXPÉRIENCE IV. — Quarante gouttes d'upas dissous dans l'eau, injecté dans la plèvre d'un cheval bai, hors d'âge, occasionnèrent presque sur-le-champ le tétanos et l'asphyxie, et l'animal mourut dès la deuxième attaque.

EXPÉRIENCE V. — Une anse d'intestin grêle fut tirée hors de l'abdomen; on plaça deux ligatures à 8 centimètres de distance l'une de l'autre, et on fit une petite ouverture à l'intestin, près de l'une des deux ligatures; alors on injecta dans sa cavité 8 gouttes d'upas étendu de 2 gr. d'eau; on fit une troisième ligature pour empêcher que la dissolution ne s'échappât, et on réduisit l'intestin; les bords de la plaie faite aux parois abdominales furent réunis par un point de suture. Les attaques ne commencèrent qu'au bout de six minutes, et l'animal ne succomba qu'à la quinzième.

Injecté dans le gros intestin, la vessie, le vagin, l'upas produisit toujours la mort avec les signes d'une absorption lente et faible.

EXPÉRIENCE VI. — On a fait la même opération sur un autre chien, de manière à ne conserver qu'une seule veine, et qu'un seul rameau artériel se rendant des branches mésentériques à l'anse d'intestin isolée; tous les autres vaisseaux distribuant le sang et recevant le chyme, les filets nerveux et la portion du mésentère correspondante à la même anse d'intestin, ont été liés, d'une part, vers la courbure de l'anse, et de l'autre, près du centre du mésentère, et tout ce qui était compris entre les ligatures a été coupé. On a injecté 5 gouttes d'upas et 8 gr. d'eau par une petite ouverture faite à l'anse de l'intestin ; on a pratiqué une ligature au-dessus de l'ouverture, pour empêcher l'éjection du liquide. Il n'y a point eu de contact du poison avec le péritoine ; l'intestin a été replacé, et la suture pratiquée aux parois de l'abdomen. Onze minutes après, l'accès de tétanos s'est déclaré, et l'animal est mort.

EXPÉRIENCE VII. — Après avoir incisé les parois abdominales, on tira au dehors l'extrémité droite de l'estomac ; on plaça une ligature à 1 centimètre à gauche du pylore, et on fit, près de la ligature, une légère incision à l'estomac : alors on injecta dans ce viscère environ 10 centigr. d'upas dissous dans l'eau. Une seconde ligature s'opposa à l'issue du liquide injecté, et la plaie extérieure fut réunie par un point de suture. L'accès tétanique ne se manifesta qu'au bout d'une heure (1).

EXPÉRIENCE VIII — On injecta dans la veine jugulaire d'un cheval vigoureux 8 gouttes de la dissolution d'upas : sur-le-champ l'animal fut en proie à un accès de tétanos qui le fit périr en moins de trois minutes. Douze gouttes du même poison furent injectées dans l'artère crurale d'un chien : les effets sur la moelle de l'épine ne furent sensibles que sept minutes après l'injection.

EXPÉRIENCE IX. — On injecta dans l'artère carotide un peu d'upas : dans le même instant les fonctions intellectuelles furent perverties ; la tête se plaça entre les pattes antérieures ; l'animal se roulait en boule. Ces effets ne tardèrent pas à se calmer, et l'animal fut alors en proie à tous les symptômes qui résultent de l'action de l'upas sur la moelle épinière.

EXPÉRIENCE X. — On introduisit de l'upas dans la cuisse d'un chien adulte et vigoureux, et on coupa la moelle de l'épine entre l'occipital et la première vertèbre cervicale, dans le moment où l'animal éprouvait une forte contraction tétanique. Non-seulement l'accès ne cessa point, mais il se manifesta quatre nouvelles attaques dans les quinze minutes qui suivirent (2).

EXPÉRIENCE XI. — On a coupé la moelle épinière derrière l'occipital ; on a injecté dans la plèvre du côté gauche 8 gouttes d'upas mêlé à 4 gr. d'eau. Les accidents se sont manifestés avec la même intensité et avec la même promptitude que si la section n'eût pas été faite : ils ont continué aussi longtemps que la circulation s'est effectuée.

EXPÉRIENCE XII. — Huit gouttes d'upas étendu d'eau ont été injectées

(1) En faisant l'ouverture des cadavres des animaux qui sont le sujet de toutes ces expériences, on n'a jamais pu découvrir la moindre trace d'irritation locale.

(2) Il est bien constaté que la circulation continue encore pendant quinze, vingt, vingt-cinq minutes, chez les animaux auxquels on pratique la section de la moelle, pourvu qu'ils soient jeunes et vigoureux ; elle cesse, au contraire, presque à l'instant, s'ils sont affaiblis par l'âge, le défaut de nourriture ou toute autre cause.

dans la plèvre d'un chien fort; dans le même instant, une tige de baleine a été enfoncée dans toute la longueur du canal vertébral : toute la moelle épinière a suivi la baleine lorsqu'on l'a retirée du canal des vertèbres. Dix minutes après la destruction de la moelle, la circulation était encore très-sensible, et il ne s'était manifesté aucune contraction.

EXPÉRIENCE XIII. — La même quantité d'upas fut injectée dans le péritoine d'un chien; aussitôt que le tétanos se déclara, on enfonça la tige de baleine dans le canal vertébral, en commençant par la première vertèbre du cou; le tétanos cessa dans les pattes antérieures lorsque la baleine parvint à la région dorsale; il continuait, au contraire, dans les extrémités postérieures, qui cessèrent de se contracter quand la tige arriva à l'extrémité caudale du canal vertébral.

EXPÉRIENCE XIV. — On a injecté 8 gouttes d'upas étendu d'eau dans la portion cervicale du canal vertébral; immédiatement après, il s'est manifesté dans les pattes antérieures une roideur qui a persisté plus de six minutes avec des redoublements très-forts; les pattes postérieures sont restées flexibles et comme dans l'état naturel; vers la fin de la sixième minute, elles ont participé à la roideur générale; à la dixième minute, les extrémités antérieures n'étaient plus roides; les postérieures l'étaient encore, mais elles se relâchèrent bientôt.

EXPÉRIENCE XV. — On a énervé un chien barbet très-vigoureux, ensuite on a coupé transversalement le canal vertébral et la moelle épinière vers la région lombaire; 6 gouttes d'upas ont été injectées dans la partie du canal qui répond aux lombes et au bassin. Sur-le-champ les membres postérieurs ont manifesté de la roideur et ont présenté pendant dix minutes les effets de l'upas; ce n'est qu'à la onzième minute que l'on a aperçu quelques faibles contractions dans les membres antérieurs.

EXPÉRIENCE XVI. — On a porté l'upas sur la portion lombaire de la moelle : les membres postérieurs seuls ont éprouvé le tétanos. Quelques minutes après, le poison a été placé sur la région cervicale du canal, et, dans le même instant, les membres pectoraux sont entrés en contraction.

EXPÉRIENCE XVII. — On a détaché la partie supérieure du nerf sciatique dans l'étendue de 2 centimètres environ; on l'a soulevée avec une plaque de plomb passée en dessous; on a versé quelques gouttes d'upas sur le nerf, puis on l'a ouvert longitudinalement, et on a insinué les gouttes dans son tissu. Il ne s'est manifesté d'autre accident que celui de la douleur dans le nerf blessé; et la guérison s'est opérée ensuite. (Magendie et Delille, *Mémoire lu à l'Institut en* 1809.)

Traitement (voy. *Coque du Levant*).

Conclusions sur les effets de la strychnine, de la brucine, de la noix vomique, de la fève de Saint-Ignace et de l'upas tieuté, sur l'économie animale. Il résulte des expériences tentées sur les animaux vivants, et de plusieurs observations recueillies chez l'homme, 1° que ces diverses substances sont très-vénéneuses pour l'homme et pour un très-grand nombre d'animaux ; 2° qu'il en est de même des extraits aqueux et alcoolique de noix vomique et de la fève de Saint-Ignace ; 3° que de toutes ces matières la strychnine et les sels qu'elle forme avec les acides sont celles qui jouissent de la plus grande énergie ; 4° que les sels exercent une action plus vive que la base elle-même, et cela en raison de leur grande solubilité par la présence d'une petite quantité d'acide ; 5° que les extraits aqueux sont plus actifs que les poudres de ces graines, mais qu'ils le sont moins que leurs extraits alcooliques ; 6° que l'extrait alcoolique de fève de Saint-Ignace est plus énergique que celui de noix vomique, tout étant égal d'ailleurs, parce qu'il contient beaucoup plus de strychnine (1) ; 7° que c'est à cette base et à la brucine que la noix vomique et la fève de Saint-Ignace doivent leurs propriétés vénéneuses, tandis que l'activité de l'upas dépend de la strychnine ; 8° que si la matière grasse, retirée par l'éther de la noix vomique et de la fève de Saint-Ignace, agit à la manière des poisons énergiques, cela doit être attribué à la strychnine et à la brucine qu'elle renferme ; 9° que l'on peut considérer ces poisons comme des excitants produisant constamment le tétanos, l'immobilité du thorax, et par conséquent l'asphyxie à laquelle les animaux succombent, comme l'ont annoncé MM. Magendie et Delille pour l'upas tieuté et la noix vomique (2) ; 10° qu'ils agissent avec

---

(1) Les cochons d'Inde ne périssent que lorsqu'on leur administre une dose de ces extraits capable de tuer les chiens, les chats, les lapins, et les hommes les plus robustes (Pelletier et Caventou).

(2) M. Ségalas n'admet pas avec M. Magendie que les strychnos, administrés à haute dose, produisent la mort par asphyxie ; il pense qu'ils exercent une action directe sur le système nerveux, à peu près comme pourrait le faire une forte commotion électrique. Voici les expériences sur lesquelles il fonde son opinion : 1° Si l'on prend deux cabiais, que l'on asphyxie l'un par la strangulation en même temps que l'on injecte dans les bronches de l'autre 10 ou 15 centigr. d'extrait alcoolique de noix vomique suspendu dans une cuillerée d'eau, l'animal empoisonné éprouve à l'instant une roideur tétanique, et se montre presque aussitôt insensible et immobile ; tandis que l'animal asphyxié conserve le mouvement et la sensibilité pendant plusieurs minutes. 2° Si, pour mettre les deux animaux dans les mêmes conditions, sous le rapport du fluide introduit dans les voies aériennes, on porte dans les bronches de celui qui doit périr d'asphyxie une quantité d'eau égale à celle qui sert de véhicule au poison, la différence dans la mort n'est guère moins tranchée. 3° Si, pour être plus sûr de placer la respiration des deux animaux dans des circonstances parfaitement semblables, on commence par leur couper la tête, et que l'on injecte dans les deux trachées une égale quantité d'eau vénéneuse et d'eau pure, la mort par empoisonnement arrive encore plus promptement que la mort par asphyxie, et la distance entr'elles est plus ou moins grande, selon les précautions que l'on a prises pour prévenir ou diminuer l'hémorrhagie produite par l'amputation. 4° On peut, jusqu'à un certain point, étendre à volonté l'intervalle qui sépare les deux morts, en établissant la respiration artificielle dans les deux animaux, immédiatement après les avoir décapités, et

la plus grande énergie lorsqu'on les introduit dans les cavités thoracique et abdominale, ou dans la veine jugulaire, tandis que leur action est moins vive quand on les applique sur le tissu cellulaire sous-cutané, ou qu'on les injecte dans les artères éloignées du cœur : elle est encore moins vive lorsqu'on les introduit dans le canal digestif, ou qu'on les applique sur les surfaces muqueuses ; 11° qu'ils n'agissent point sur les animaux auxquels on a enlevé la moelle épinière à l'aide d'une tige de baleine ; 12° que, lors même qu'il serait prouvé par des observations ultérieures qu'ils enflamment constamment les tissus avec lesquels on les met en contact, on ne devrait pas regarder cette irritation locale comme étant la cause de la mort ; 13° que celle-ci dépend de l'absorption du principe actif de ces matières, qui paraît s'opérer par l'intermède des veines, suivant M. Magendie, de son transport dans le torrent de la circulation, et de l'excitation qu'il détermine dans la moelle épinière. M. Flourens pense que la partie de l'encéphale sur laquelle la noix vomique dirige plus particulièrement son action est la moelle allongée (ouvrage cité, p. 233).

MM. Bonnefin et Brown-Séquard concluent des expériences auxquelles ils se sont livrés : 1° que les convulsions produites par la strychnine ne résultent pas d'une action directe de ce poison sur les muscles ou sur les nerfs moteurs ; 2° que ce n'est pas non plus par suite d'une action sur le cerveau que la strychnine donne des convulsions ; 3° que ce n'est pas par l'excitation, mais par l'augmentation d'énergie de la propriété vitale de la partie du système nerveux sur laquelle elle agit, que la strychnine produit le tétanos ; 4° que ce n'est pas en augmentant l'excitabilité des racines postérieures ou centripètes, mais en accroissant l'énergie de la faculté réflexe du centre cérébro-rachidien, qu'agit la strychnine pour donner le tétanos (dissertation inaugurale ; Paris, 29 août 1851).

DE L'ÉCORCE DE FAUSSE ANGUSTURE (ANGUSTURE FINE).

Écorce appartenant, suivant quelques naturalistes, au *brucæa antidysenterica* ou *ferruginea*, et, suivant d'autres, à un arbre dont on ignore encore le nom.

---

en portant le poison à haute dose dans le péritoine de l'un d'eux : celui-ci périt en ce cas presque aussitôt, tandis que l'autre survit vingt, trente, quarante minutes, plus ou moins, selon les soins que l'on apporte à empêcher l'effusion du sang, et à suppléer à la respiration naturelle. (*Journ. de physiologie expérimentale,* année 1822.)

Caractères. Écorce ordinairement roulée sur elle-même, compacte, pesante, et beaucoup plus épaisse que celle de la vraie angusture. — *Couleur* grise-jaunâtre à l'intérieur, variable à l'extérieur, ce qui dépend des différences que présente l'épiderme : en effet, tantôt il est mince, d'un gris jaunâtre et parsemé d'excroissances blanchâtres; tantôt il est recouvert d'une matière ayant la couleur de rouille de fer; tantôt enfin il est fortement rugueux et offre des taches diversement colorées: dans ce dernier cas, l'écorce est en général plus épaisse et plus volumineuse, mais un peu moins ferrugineuse que les autres. — *Odeur* presque nulle, analogue à celle de l'ipécacuanha. — *Saveur* très-amère; l'amertume persiste très-longtemps au palais, sans laisser d'âcreté à l'extrémité de la langue. — *Couleur de la poudre :* elle présente quelques différences suivant l'état de l'épiderme, mais en général elle est d'un blanc légèrement jaunâtre.

Lorsqu'on agite pendant quelques minutes la poudre de fausse angusture avec de l'eau aiguisée d'acide chlorhydrique, on obtient une liqueur jaunâtre qui, par l'addition du cyanure jaune de potassium et de fer, devient verte sur-le-champ et laisse déposer, au bout de quelques heures, du bleu de Prusse.

La dissolution aqueuse de cette écorce rougit à peine la teinture de tournesol; elle trouble légèrement le sulfate de fer, auquel elle communique une couleur vert-bouteille; le cyanure jaune de potassium et de fer y fait naître un léger trouble, et le mélange devient verdâtre par l'addition de l'acide chlorhydrique; enfin la potasse, employée en petite quantité, lui communique une couleur vert-bouteille qui passe à l'orangé foncé, avec une teinte verdâtre, par l'addition d'une nouvelle quantité d'alcali; la liqueur conserve sa transparence. La *dissolution aqueuse d'angusture vraie,* au contraire, détruit la couleur du tournesol, fournit, avec le sulfate de fer, un précipité gris blanchâtre très-abondant, soluble dans un excès de sulfate de fer, et n'est point troublée par le cyanure jaune de potassium et de fer, à moins qu'on n'ajoute de l'acide chlorhydrique, car alors elle donne un précipité jaune très-abondant; enfin la potasse caustique la fait passer à l'orangé verdâtre, et y détermine un précipité, quelle que soit la quantité d'alcali employé. (M. Guibourt.)

L'analyse chimique de l'écorce de fausse angusture, faite il y a quelques années par Pelletier et M. Caventou, prouve qu'elle contient de l'acide gallique combiné avec de la *brucine,* une matière grasse, beaucoup de gomme, une matière colorante jaune, semblable à celle qui existe dans la noix vomique, beaucoup de ligneux, et quelques traces de sucre.

Action de la fausse angusture sur l'économie animale.

EXPÉRIENCE Ire. — On a fait avaler à un chien de moyenne taille 40 centigrammes d'écorce de fausse *angusture* réduite en poudre fine. Au bout de sept minutes, les muscles des extrémités étaient affectés de mouvements convulsifs; les yeux, hagards, répandaient beaucoup de larmes; l'animal marchait vers les coins du laboratoire, en rapprochant les pattes les unes des autres; il haletait continuellement. Douze minutes après l'ingestion du poison, l'agitation avait augmenté; la tête se redressait de temps en temps sur la colonne vertébrale; il a fléchi les pattes postérieures; la tête et le tronc se sont renversés en arrière; il a fait douze ou quinze pas en avant, et dans un état d'égarement tel qu'il a été frapper avec son museau un tonneau, et il est tombé de suite sur le côté : alors ses yeux étaient saillants et immobiles, la conjonctive rouge, tous les muscles du tronc et des extrémités fortement contractés, les oreilles renversées en arrière, les organes des sens insensibles aux impressions extérieures; les muscles de la face n'étaient agités d'aucun mouvement convulsif, et la respiration ne s'exerçait plus. Cette attaque a duré cinq minutes; mais les organes des sens n'ont conservé leur insensibilité que pendant la première minute; car, au milieu et vers la fin de l'accès, l'approche d'un bâton suffisait pour augmenter l'état de roideur et tous les autres symptômes. A la fin de cette attaque, l'animal a cherché à se relever; la bouche était très-ouverte et la respiration très-haletante. Dix minutes après, nouvel accès, qui a duré quatre minutes. Enfin il a expiré cinq quarts d'heure après l'introduction de la substance vénéneuse dans l'estomac, à la suite d'une troisième attaque. On l'a ouvert vingt minutes après. Le cœur ne battait plus; le sang contenu dans les cavités était noirâtre, en partie fluide et en partie coagulé. Les poumons, gorgés de sang de la même couleur, étaient un peu moins crépitants que dans l'état naturel. L'estomac contenait beaucoup d'aliments, car il n'y avait point eu de vomissement; le canal digestif était sain.

EXPÉRIENCE II. — A huit heures trois quarts, on a fait avaler à un chien de moyenne taille 17 centigrammes de la même poudre. Un quart d'heure après, on lui a fait boire une grande quantité d'eau. A neuf heures six minutes, l'animal éprouvait un tremblement dans les pattes; on l'a touché, et sur-le-champ il a eu une attaque tétanique qui n'a duré qu'une minute; il s'est relevé, et ne paraissait pas malade. A neuf heures onze minutes, on l'a heurté de nouveau : il est tombé sur-le-champ dans un état de roideur remarquable, qui n'a cessé qu'au bout de deux minutes; il a fait de nouveau des efforts pour se relever, et s'est promené rapidement dans le laboratoire; il s'est arrêté tout à coup en appuyant fortement les pattes sur le sol : alors il avait le tronc excessivement arqué, et la tête touchait la terre. A une heure, il n'avait pas eu de nouvel accès, et paraissait ne plus être sous l'influence du poison. On lui a fait prendre 30 centigr. de la même poudre. Cinq minutes après, il a eu une attaque qui a duré deux minutes, et il est mort. Dans les différents accès auxquels cet animal a été en proie, la queue a été recourbée tantôt en bas, tantôt en haut. On l'a ouvert sur-le-champ. Le sang contenu dans les ventricules du cœur était noir et fluide. Les poumons étaient fort peu altérés. L'estomac renfermait de la poudre d'angusture disséminée dans quelques aliments; il n'y avait aucune lésion dans le canal digestif.

Expérience III. — On a saupoudré une plaie, faite à la partie interne de la cuisse d'un gros chien, avec 45 centigr. de la même poudre. Le surlendemain, l'animal n'ayant rien éprouvé, on a appliqué sur le tissu cellulaire de la cuisse de l'autre côté 180 centigr. du même poison. Au bout de sept heures, l'animal a commencé à en ressentir les effets; il a eu une attaque tétanique semblable à celle que je viens de décrire dans l'expérience 1re. Cette attaque a duré dix minutes, et il a expiré. — *Ouverture du cadavre* faite le lendemain. Les organes intérieurs n'offraient aucune altération; la première plaie était rouge, infiltrée, sans apparence d'eschare.

Expérience IV. — On a fait avaler à un petit chien robuste 12 centigr. d'extrait aqueux de fausse *angusture*, qui n'ont rien produit au bout d'une heure; alors on lui en a fait prendre 30 centigr. Quelques instants après, l'animal a éprouvé un tremblement général, et s'est assis sur les pattes de derrière; son corps est devenu arqué; il est tombé sur le côté; ses muscles étaient excessivement roides; il n'y avait point d'agitation dans les pattes; les pupilles étaient dilatées, les organes des sens insensibles aux impressions extérieures, et les paupières dans un état de grande mobilité. Vers la fin de l'accès, qui a duré deux minutes et demie, il a recouvré l'usage de ses sens; il s'est relevé et s'est promené dans le laboratoire. Quatre minutes après, on a cherché à l'effrayer : sur-le-champ il est retombé; la tête s'est renversée sur le dos, la respiration a été suspendue. Au bout d'une minute, il a haleté considérablement. Il a eu une troisième attaque deux minutes après, pendant laquelle les organes des sens paraissaient insensibles. La fin de cet accès a été marquée par des inspirations profondes et par des mouvements convulsifs des muscles de la face. Il est mort trois minutes après. On l'a ouvert sur-le-champ. Les cavités du cœur ne se contractaient plus; le sang qu'elles contenaient était noir et fluide; les poumons, peu crépitants, offraient un peu plus de densité dans leur tissu : le canal digestif était sain.

Expérience V. — On a mis en contact avec le tissu cellulaire d'un petit chien 20 centigr. du même extrait. Au bout de vingt minutes, l'animal a éprouvé un tremblement général; sa marche est devenue incertaine, ses yeux hagards, et trois minutes après, il a été en proie à un violent accès. Il en a éprouvé quatre pendant les trois heures qu'il a vécu. On ne l'a point ouvert.

Expérience VI. — Deux grammes du même extrait ont été appliqués sur le tissu cellulaire de la partie interne de la cuisse d'un petit chien. Cinq minutes après, tremblement des pattes postérieures, et, au bout d'une minute, attaque très-forte dans laquelle les extrémités étaient agitées et roides; les muscles de la face, des paupières et des mâchoires convulsés; le corps n'était pas très-arqué ; les organes des sens étaient libres, les pupilles un peu dilatées, la respiration presque suspendue. Cet accès a duré près de cinq minutes ; les membres se sont relâchés ; l'animal a fait trois inspirations profondes, et est mort onze minutes après l'opération. On l'a ouvert sur-le-champ. Le cœur ne battait plus ; le sang était fluide et noir dans toutes les cavités de cet organe. Les poumons, un peu plus denses qu'à l'ordinaire, étaient gorgés de sang noirâtre.

EXPÉRIENCE VII. — On a injecté dans la veine jugulaire d'un chien 17 centigr. d'extrait aqueux de fausse angusture dissous dans 16 gr. d'eau. L'animal a éprouvé sur-le-champ les symptômes ci-dessus indiqués, et il a expiré cinq minutes après l'injection. On l'a ouvert dans le même instant, et on a trouvé que le cœur était distendu par une très-grande quantité de sang coagulé.

EXPÉRIENCE VIII. — A sept heures du matin, on a fait avaler à un carlin robuste 7 centigr. de la *matière jaune amère* retirée de cette espèce d'angusture par Planche (1). Cinq minutes après, l'animal a éprouvé tous les symptômes qui caractérisent les accès dont j'ai parlé, et il est mort au bout de quinze minutes, à la fin de la deuxième attaque.

Suivant Emmert, cette angusture est un poison violent pour l'homme, les mammifères en général, les oiseaux, les poissons et les reptiles, lorsqu'elle est appliquée sur les membranes muqueuses, les blessures, la plèvre, le péritoine, et sur toutes les parties qui contiennent beaucoup de vaisseaux sanguins ; elle est, au contraire, inerte ou peu active, quand on la met en contact avec les nerfs, les tendons ou l'épiderme non lésé. On peut faire cesser complétement les effets de ce poison, lorsqu'on empêche la circulation dans la partie sur laquelle il a été appliqué ; les phénomènes de l'empoisonnement se manifestent, au contraire, lors même que l'on a coupé les nerfs du membre sur lequel il a été placé. Le vinaigre, l'huile de térébenthine et le café, ne s'opposent pas aux effets de l'*angusture ;* le café les accélère plutôt ; l'huile de térébenthine semble les diminuer un peu. Après la mort, les muscles involontaires conservent encore leur irritabilité, lorsque les muscles volontaires n'en donnent plus aucun signe.

OBSERVATION Iʳᵉ. — « J'étais atteint, il y a plusieurs années, d'une fièvre tierce des plus rebelles. Fatigué du peu de succès que j'avais obtenu du quinquina, je résolus de tenter l'emploi de l'écorce d'angusture : à cet effet, j'en fis préparer une forte infusion vineuse. Aussitôt que j'eus reçu le mé-

____

(1) *Notice chimique sur les angustures du commerce,* lue à la Société de médecine de Paris, le 2 juin 1807, par Planche.

II.   40

dicament, je voulus seulement le déguster, et j'en avalai à peine les trois quarts d'un petit verre à liqueur. L'amertume de cette boisson était insupportable, et occasionna presque aussitôt des soulèvements d'estomac qui finirent par être douloureux, sans cependant déterminer des vomissements. Quelques minutes après, j'éprouvai des symptômes de congestion vers le cerveau, des éblouissements, un tintement dans les oreilles; ma vue s'obscurcit; il me devint impossible de fléchir les membres inférieurs, et toute tentative à cet égard excitait les douleurs les plus vives; les membres supérieurs restèrent libres, mais il survint un véritable trismus qui m'ôta l'usage de la parole. J'avais, dans une armoire, un flacon contenant un mélange à parties égales d'éther acétique et de laudanum liquide : je parvins, quoique avec peine, à le demander par signes aux personnes qui m'entouraient, et dès qu'on me l'eut donné, j'en versai dans le creux de la main une quantité que je ne puis déterminer, et je parvins à l'avaler par succion. J'éprouvai, peu de temps après, un soulagement notable; mes mâchoires se desserrèrent, et une seconde dose du mélange, ainsi qu'une tasse d'infusion de camomille achevèrent de dissiper les accidents, qui, en tout, peuvent avoir duré deux heures ; seulement il me resta une lassitude extrême, en même temps qu'un appétit très-vif que je satisfis avec plaisir et sans inconvénient. Il est probable que cet empoisonnement et ses conséquences eussent été beaucoup plus graves si la dose d'angusture eût été plus considérable. M. le Dr Schweiger, maintenant professeur et directeur du jardin botanique de l'université de Kœnisberg, a été témoin d'une partie de ce fait. »(Observation rapportée par Marc; *Journal de pharmacie,* tome II, p. 507 ; année 1816.)

Observation II. — Un enfant mourut après avoir pris par mégarde le *decoctum* d'écorce d'angusture fausse; il conserva l'usage des facultés intellectuelles, et il priait avec instance qu'on ne le touchât pas, car il éprouvait des crampes terribles après chaque attouchement; il eut une transpiration abondante, mais il ne vomit pas (Emmert).

Il résulte de ce qui précède : 1° que la fausse angusture est très-vénéneuse pour l'homme, les mammifères en général, les oiseaux, les poissons et les reptiles, lorsqu'on l'applique sur les membranes muqueuses, les blessures, la plèvre, le péritoine, etc.; 2° qu'il en est de même des extraits aqueux et alcoolique, ainsi que de la matière jaune préparée par Planche (voy. expérience 8); 3° qu'elle est inerte ou très-peu active quand on la met en contact avec les nerfs, les tendons ou l'épiderme non lésé; 4° que c'est à la brucine que l'on doit attribuer ses propriétés vénéneuses, et que, si la matière jaune amère est plus active que l'écorce pulvérisée, c'est parce qu'elle contient beaucoup plus de brucine sous un volume donné; 5° qu'elle agit sur l'économie animale comme la noix vomique, la fève de Saint-Ignace, etc.; 6° qu'après la mort des animaux, les muscles involontaires conservent encore leur irritabilité, lorsque les muscles volontaires n'en donnent plus aucun signe (1).

Traitement (voy. *Coque du Levant*).

DU TICUNAS, OU POISON AMÉRICAIN.

De La Condamine nous apprend, dans la relation abrégée d'un voyage fait dans l'intérieur de l'Amérique méridionale, que « le ticunas est un extrait, fait par le moyen du feu, des sucs de divers plantes, et particulièrement de certaines lianes. On assure qu'il entre plus de trente sortes d'herbes ou de racines dans ce venin. Les Indiens le composent toujours de la même manière, et suivent à la lettre le procédé qu'ils ont reçu de leurs ancêtres, aussi scrupuleusement que les pharmaciens, parmi nous, procèdent à la composition solennelle de la thériaque » (2). D'autres naturalistes pensent qu'on l'obtient avec une ménispermée grimpante de l'île Mormorette.

Le ticunas se dissout très-bien dans l'eau, dans les acides minéraux et végétaux ; il ne fait effervescence ni avec les acides ni avec les alcalis ; il ne change le suc de raves ni en rouge ni en vert ; il se dessèche sans se crevasser.

Action du ticunas sur l'économie animale.

Les expériences de Fontana sur ce poison l'ont porté à croire : 1° que son odeur, à sec, n'est point délétère ; 2° qu'il en est de même des vapeurs qu'il répand lorsqu'on le met sur des charbons ardents, soit qu'on les flaire, soit qu'on les respire, et qu'il est par conséquent inexact, comme l'a annoncé La Condamine, que des femmes condamnées à mort aient été tuées par ces vapeurs ; 3° qu'il n'exerce aucune action lorsqu'on l'applique sur les yeux ; 4° qu'il est vénéneux quand il est pris intérieurement, mais qu'il en faut une quantité sensible pour tuer même un petit animal ; 5° qu'étant appliqué sur la peau à peine égratignée, il peut

(1) Plusieurs praticiens pensent que la noix vomique, l'upas tieuté, la fève de Saint-Ignace, et la fausse angusture, agissent sur le cerveau aussi bien que sur la moelle épinière ; ils citent à l'appui de leur opinion des cas où l'administration de la noix vomique a été suivie de délire et de la perte des facultés intellectuelles. On se rappelle que j'ai déjà dit que telle était l'opinion de Wepfer ; tandis que M. Flourens croyait que la noix vomique agissait particulièrement sur la moelle allongée. J'ai souvent remarqué que les animaux soumis à l'action de l'une ou de l'autre de ces substances perdaient l'usage des sens ; mais ce n'était qu'un effet momentané, et toujours lorsque les accidents étaient très-violents ; en conséquence, je pense que leur principale action a lieu sur la colonne vertébrale.

(2) *Mémoires de l'Académie des sciences*, année 1745, p. 490.

donner la mort, quoique non pas toujours ni dans toutes les circon-
stances : les animaux plus gros résistent plus facilement à l'action de
ce poison, et lorsque les animaux même les plus faibles n'en meurent
pas, ils se trouvent en peu de temps aussi sains qu'auparavant; 6° qu'il
faut un demi-milligramme de ticunas pour tuer un petit animal, et
qu'il est nécessaire que le poison se dissolve pour donner la mort ou
pour qu'il occasionne quelque dérangement sensible dans l'économie
animale; 7° que les blessures empoisonnées des muscles sont plus meur-
trières que celles de la peau, des oreilles et des crêtes des poules;
8° que les flèches enduites de ticunas desséché sont plus dangereuses et
plus meurtrières que le poison dissous dans l'eau et simplement appli-
qué sur la partie blessée; 9° que le poison des flèches est plus actif si on
trempe auparavant celles-ci dans l'eau chaude; leur activité croît encore
si on les trempe dans le *ticunas* bouilli dans l'eau et en consistance de
julep. Les symptômes que ce poison produit le plus ordinairement sont
des convulsions, des faiblesses, la perte totale des forces et du mouve-
ment, la diminution ou l'abolition du sentiment; souvent on observe
que l'animal, qui était d'abord très-vif, se trouve un moment après
privé de mouvement et de sentiment, et sur le point de mourir. S'il ne
meurt pas en peu de minutes, il est aussi bien qu'auparavant, et
ne paraît avoir souffert aucun mal, quoiqu'il soit resté dans un état
de léthargie, quelquefois pendant plusieurs heures, sans donner signe
de vie certain ou manifeste; 10° qu'il faut un temps déterminé pour
que le poison américain se communique à l'animal; que ce temps est
beaucoup plus considérable que celui qu'exige le venin de la vipère
(voy. *Venin de la vipère*) pour se communiquer; que les effets du poi-
son américain sur les animaux sont plus vagues et plus variés, et enfin
qu'on peut guérir de l'un et de l'autre en coupant les parties, quand on
peut les emporter sans danger de mort, pourvu que l'amputation soit
faite à temps; 11° qu'il tue dans l'instant lorsqu'il est introduit dans la
veine jugulaire, mais qu'il ne coagule pas le sang comme le fait le
venin de la vipère; 12° qu'il ne produit aucun changement sensible sur
l'économie de l'animal vivant, lorsqu'il est appliqué sur les nerfs en-
tiers, coupés ou blessés, pourvu qu'ils aient été isolés des muscles et
des autres parties environnantes; 13° que les muscles des animaux tués
par ce poison sont plus pâles qu'auparavant; que les vaisseaux veineux
situés auprès du cœur sont plus gonflés, et le sang un peu plus obscur;
que le cœur, les oreillettes, et les viscères du bas-ventre, ne présentent
aucune altération; que les poumons offrent de grandes taches livides,
et que, dans quelques circonstances, ils paraissent putréfiés; 14° qu'il
attaque le principe de l'irritabilité des muscles, quoiqu'il ne touche
pas à l'irritabilité du cœur; qu'il n'est point vénéneux pour les cou-

leuvres et les vipères. (*Traité sur le venin de la vipère*, par Fontana, t. II, pag. 83-124; Florence, 1781.)

Traitement (voy. *Coque du Levant*).

DU WOORARA.

Le woorara est un poison avec lequel les Indiens de la Guyane arment les pointes de leurs flèches; il ne paraît pas différer beaucoup du *ticunas*. D'après Brancroft, il appartiendrait à une espèce de liane.

Action du woorara sur l'économie animale.

EXPÉRIENCE Ire. — On appliqua sur une plaie faite au côté d'un cochon d'Inde une petite quantité de woorara en poudre. Dix minutes après, l'animal ne pouvait plus marcher; il devint complétement immobile, excepté qu'il offrait de légers mouvements convulsifs. Peu après, il fut plongé dans un état de grande insensibilité; la respiration était gênée, et cessa entièrement quatorze minutes après l'application de la substance vénéneuse. On ouvrit le thorax : le cœur battait soixante et dix fois par minute, et contenait du sang d'une couleur foncée; les contractions eurent lieu pendant plusieurs minutes; le cerveau et la blessure ne parurent pas affectés.

EXPÉRIENCE II. — Dix centigr. de woorara appliqués de la même manière occasionnèrent les mêmes symptômes au bout de vingt-cinq minutes, et l'animal mourut treize minutes après. Son action était plus prompte et se manifestait au bout de cinq ou six minutes lorsqu'on en appliquait une grande quantité, ou lorsqu'il y avait une légère hémorrhagie des vaisseaux sur lesquels on opérait.

EXPÉRIENCE III. — On introduisit un peu de woorara dans une blessure faite à un jeune chat. Il en fut affecté en peu de minutes, et tomba dans un état d'assoupissement et de demi-sensibilité; il y resta pendant cinq quarts d'heure, lorsqu'on eut renouvelé l'application du poisson. Quatre minutes après cette répétition, la respiration cessa entièrement, et il parut mort; mais le cœur donnait encore environ 104 pulsations par minute. On le plaça dans une température de 85°, therm. de Fahr..; ses poumons furent enflés artificiellement à peu près quatre fois par minute; l'action du cœur continua régulièrement; la respiration artificielle fut arrêtée pendant quatre minutes, on vit les pupilles se dilater ou se contracter lorsqu'on diminuait ou qu'on augmentait la lumière; la salive coulait de sa gueule; quelques larmes parurent sous ses paupières; mais il resta insensible et sans mouvement. Après soixante-quatre minutes, il eut de légères contractions involontaires des muscles et une apparence d'efforts pour respirer : ces mouvements continuèrent et devinrent plus fréquents. Une autre heure après, il donna, pour la première fois, des signes de sensibilité quand il était excité, et respira spontanément vingt-deux fois dans une minute. La respiration artificielle ayant été discontinuée, il resta quarante minutes dans un profond sommeil, puis s'éveilla tout à coup et se mit à marcher. Le jour suivant, il parut un peu indisposé; mais il s'est rétabli peu à peu, et a fini par recouvrer sa pleine santé.

EXPÉRIENCE IV. — On appliqua un peu de woorara sur une blessure faite à un lapin : il parut mort quatre minutes après; mais le cœur ne cessa pas de battre. On le plaça dans une température de 90° Fahren. (32,22 th. c.), et on pratiqua la respiration artificielle. Les battements du cœur furent portés à environ cent cinquante par minute. Pendant plus de trois heures, le pouls fut fort et régulier; il s'affaiblit ensuite, devint irrégulier, et une heure après, la circulation avait entièrement cessé. Pendant ce temps-là, il n'y eut aucune apparence de retour de la sensibilité.

EXPÉRIENCE V. — On coupa les nerfs spinaux avant l'endroit où ils se réunissent pour former le plexus axillaire; on appliqua alors sur deux plaies faites à la partie antérieure du bras une certaine quantité de woorara, qui produisit les mêmes effets que si la communication nerveuse n'eût pas été interceptée.

EXPÉRIENCE VI. — On lia le conduit thoracique d'un chien un peu avant qu'il aboutisse dans les veines; le woorara fut appliqué sur une plaie des extrémités postérieures, et détermina tous les symptômes de l'empoisonnement. On s'assura, par l'ouverture du cadavre, que la circulation avait été entièrement interrompue dans le conduit thoracique.

EXPÉRIENCE VII. — On appliqua le woorara sur l'extrémité inférieure, et on lia fortement le membre en haut afin d'empêcher toute communication par le moyen des vaisseaux sanguins. L'animal ne ressentit aucun des effets propres au poison, et ne mourut pas. (*Philos. transact.*, année 1811, p. 194 et suiv., mémoire de M. Brodie, et année 1812.)

Brodie conclut de ces faits: 1° que le woorara est absorbé par les veines; 2° qu'il détruit les fonctions du cerveau, et par conséquent que la respiration cesse peu de temps après.

Traitement (voy. *Coque du Levant*).

DU CURARE.

Le *curare* est aussi célèbre dans l'Orénoque que le *ticunas* l'est dans la vallée de l'Amazone : l'un et l'autre servent à empoisonner les flèches. Il y a plusieurs espèces de *curare*; le plus fort est celui de Mandavaca, village qui réunit l'Orénoque et le Rio-Negro, celui de Vasiva et celui d'Esmeralda. D'après M. de Humboldt, à qui je suis redevable de ces détails, le véritable *curare* vient d'une liane appelée *vejuco de mavacure*, dont il n'a pas été permis de déterminer le genre. C'est l'écorce du mavacure qui renferme ce terrible poison. Le suc de cette écorce est jaunâtre; on le concentre par le feu : lorsqu'il a l'épaisseur du sirop, on y mêle le suc plus gluant encore de l'arbre *kiracaguero*, qui n'est pas vénéneux, mais qui sert à donner plus de corps et de consistance au *curare*. Celui-ci est brun noirâtre et ressemble à de l'opium. Lorsqu'il est bien préparé, on le conserve trois ou quatre ans ; mais, en général, il n'est très-actif que lorsqu'il est frais.

L'abbé Gilij, dans son *Histoire de l'Amérique* (1), dit, p. 353, avoir été témoin oculaire de l'activité de ce poison. Les animaux les plus robustes périssent en très-peu de temps lorsqu'ils sont blessés avec des flèches imprégnées de *curare*. Toute son action, ajoute-t-il, s'exerce sur le sang que l'on croit qu'il coagule. On peut le laisser dans la bouche sans danger ; il ne nuit pas appliqué sur les gencives, à moins qu'elles ne saignent par une cause quelconque. Un oiseau, un cerf, un singe, ou tout autre animal tué avec le *curare*, peuvent être impunément mangés. Délayé dans de l'eau, ce poison ne détermine point d'accidents, ou du moins sa puissance se trouve très-affaiblie ; l'humidité de l'air produit également cet effet, et Gilij a observé que les Indiens mettent les flèches dans leur bouche pour les réchauffer avant de les lancer.

Oviedo, dans son ouvrage intitulé *Sommario dell' Inde occidentali*, cap. 78, dit : « Tous les chrétiens pensent que l'eau de la mer, avec laquelle on lave la piqûre, est le meilleur remède que puissent employer ceux qui ont été empoisonnés avec le *curare* ; quelques-uns ont été rétablis par ce moyen, mais c'est le plus petit nombre. » Gilij dit que, dans l'Orénoque, les Espagnols emploient avec succès le sel commun et l'urine pour combattre les effets de ce poison. M. de Humboldt croit également que le chlorure de sodium est un remède puissant dans cette espèce d'empoisonnement.

Il existe encore une espèce de *curare* que les missionnaires appellent *curare destemplado,* parce qu'il est faible. C'est avec lui que l'on enduit les flèches dont on se sert pour prendre les petits singes. L'animal auquel on veut conserver la vie est à peine blessé ; il s'évanouit cependant par l'action du poison, et on le guérit en introduisant du chlorure de sodium dans la plaie, et en la frottant avec ce sel. Malheureusement il est très-rare et très-cher à l'Orénoque.

Tel était l'état de nos connaissances sur le *curare*, lorsque MM. Bernard et Pelouze lurent à l'Académie des sciences une note concernant ce corps et dont voici les principaux résultats :

Les renseignements fournis par M. Goudot confirment les faits annoncés par M. de Humboldt, en ce qui regarde l'extrait aqueux d'une liane ; seulement M. Goudot ajoute qu'avant que l'extrait soit tout à fait sec, les Indiens de Messaya y laissent tomber quelques gouttes de venin recueilli

---

(1) *Saggio di storia americana descritta,* dell' abbate Filippo Salvadore Gilij, t. II ; Roma, 1781.

des vésicules *des serpents* les plus venimeux : or les effets physiologiques du *curare* conduisent à regarder son mode d'action comme tout à fait analogue à celui des venins.

Le *curare* est solide, noir, d'un aspect résineux, soluble dans l'eau.

Comme le venin de la vipère, il peut être ingéré impunément dans le tube digestif de l'homme et des animaux, tandis qu'introduit, par une piqûre, sous la peau ou dans une partie quelconque du corps, son absorption est constamment et rapidement mortelle.

L'action toxique du *curare* est instantanée, lorsqu'il est injecté directement dans les vaisseaux sanguins. Une solution aqueuse faible de ce poison, poussée dans la veine jugulaire chez des chiens et des lapins, a constamment déterminé une mort subite, sans que les animaux aient poussé aucun cri, ni manifesté aucune agitation convulsive. L'organisme est comme foudroyé, et tous les caractères de la vie s'évanouissent avec la rapidité de l'éclair.

Quand on introduit sous la peau le *curare* en solution ou en fragments solides, son action funeste se manifeste plus lentement et avec une durée qui varie un peu, suivant la qualité du poison, sa dose, suivant la taille de l'animal et son espèce. Toutes choses égales d'ailleurs, les oiseaux meurent les premiers, puis les mammifères et ensuite les reptiles ; mais toujours la mort survient avec des symptômes semblables et très-singuliers. Aussitôt après la piqûre, l'animal n'éprouve rien d'apparent. Si c'est un oiseau, il vole comme à l'ordinaire, et au bout de quelques secondes, quand le *curare* est très-actif, l'animal tombe mort sans pousser aucun cri et sans avoir paru souffrir. Les chiens et les lapins ne présentent non plus rien d'anormal aussitôt que le poison est déposé sous la peau ; seulement, au bout de quelques instants, comme s'ils se trouvaient fatigués, ils se couchent et ont l'air de s'endormir ; puis leur respiration s'arrête, leur sensibilité et leur vie disparaissent sans que les animaux aient poussé aucun cri ni manifesté aucune douleur. A peine y a-t-il parfois de légères contractions dans les muscles peaussiers de la face et du corps.

En ouvrant immédiatement après la mort les corps des animaux ainsi empoisonnés, on remarque constamment des phénomènes qui indiquent un anéantissement complet de toutes les propriétés du système nerveux ; en effet, généralement, chez les animaux, lorsque la cessation de la vie est brusque, les nerfs conservent encore quelque temps la faculté de réagir sous l'influence des excitants mécaniques ou chimiques. Si l'on excite un nerf de mouvement, on voit survenir des convulsions dans les muscles auxquels il se rend ; si l'on pince la peau, on donne lieu à ces mouvements qu'on a désignés sous le nom de *mouvements réflexes*. Après la mort par le *curare*, aucune de ces propriétés ne persiste sur l'animal encore chaud et mort depuis une minute ; les nerfs sont inertes comme sur un animal qui serait froid et mort depuis lontemps. Enfin, après ce genre d'empoisonnement, le *sang* est constamment noir et souvent altéré au point de se coaguler difficilement et de ne plus pouvoir devenir rutilant au contact de l'air.

En voyant l'innocuité si complète du *curare*, quand il est introduit dans l'estomac, on pouvait penser que ce poison était modifié, digéré en un mot par les sucs gastriques, de telle façon que ses propriétés délétères étaient détruites. C'est dans le but de vérifier cette supposition que nous avons placé dans du suc gastrique de chien, pendant vingt-quatre ou quarante-huit heures, du *curare* au bain-marie, entre 38° et 40° c. Après ce laps de temps, nous avons piqué des animaux avec ce suc gastrique contenant du *curare* en dissolution ; ces animaux sont morts comme à l'ordinaire ; de sorte que nous avons pu constater ainsi que le contact du *curare* avec le suc gastrique pendant vingt-quatre ou quarante-huit heures n'avait aucunement modifié ses propriétés délétères. Cette expérience a été souvent répétée et variée de toutes les manières, en la produisant tantôt en dehors de l'animal, tantôt sur l'animal vivant lui-même. Chez un chien auquel nous avons pratiqué une fistule à l'estomac, nous avons fait avaler des fragments de *curare* avec ou sans les aliments, puis en retirant, au bout de quelque temps, du suc gastrique, nous avons reconnu qu'il avait toutes les propriétés mortelles d'une dissolution de *curare*. On a alors sous les yeux ce singulier spectacle d'un chien qui porte dans son estomac, sans en ressentir aucune atteinte, un liquide qui donne la mort instantanément à tous les animaux auxquels on l'inocule autour de lui. Non-seulement le chien dont l'estomac renferme du *curare* n'en éprouve aucun accident qui compromette son existence, mais sa digestion n'en est aucunement troublée. Nous avons constaté bien des fois que le suc gastrique auquel on ajoute du *curare* n'en possède pas moins toutes les propriétés digestives.

Il est donc prouvé que l'action spéciale du suc gastrique ne peut pas donner la raison de l'innocuité du *curare* ingéré dans l'estomac. Les liquides intestinaux, la salive, la bile, le suc pancréatique, fournirent un résultat semblable, c'est-à-dire qu'aucun de ces fluides ne détruisit, par son contact, l'action toxique du *curare*.

L'explication des faits que nous venons de signaler va se trouver simplement donnée en démontrant qu'il y a un défaut d'absorption de la substance vénéneuse à la surface de la membrane muqueuse gastro-intestinale ; en effet, nous avons constaté que, par un privilége particulier, la membrane muqueuse de l'estomac et de l'intestin ne se laisse pas traverser par le principe toxique du *curare*, bien qu'il soit soluble.

Voici l'expérience à l'aide de laquelle ce fait peut être mis en évidence:
Si l'on prend la membrane muqueuse gastrique fraîche d'un animal
(chien ou lapin) très-récemment tué et qu'on l'adapte à un endosmo-
mètre contenant de l'eau sucrée, de telle façon que la surface muqueuse
regarde en dehors; si l'on plonge ensuite l'endosmomètre contenant de
l'eau sucrée, dans une dissolution aqueuse de *curare*, on constatera, au
bout de trois ou quatre heures, que l'endosmose se sera effectuée; le
niveau aura monté dans le tube endosmométrique, et cependant le li-
quide qu'il contient n'offre aucune trace de poison, ainsi qu'on le con-
state en l'inoculant à des animaux. Si on laissait l'expérience marcher
plus longtemps, l'endosmose du poison pourrait avoir lieu, mais on
constaterait en même temps que la membrane s'est modifiée, et que le
mucus, ainsi que l'épithélium qui la revêtent à sa surface, se sont alté-
rés et ont permis, par cette circonstance, l'imbibition ou l'endosmose
du principe toxique du *curare*. Cela est si vrai que si, au lieu d'em-
ployer à cette expérience une membane saine et fraîche, on en prend
une qui soit déjà altérée, l'endosmose du liquide toxique a lieu immé-
diatement. Sur l'animal vivant on peut constater aussi cette même pro-
priété sur la membrane muqueuse intestinale, et l'on arrive à cette
démonstration, que parmi les substances parfaitement solubles en appa-
rence et déposées à la surface de la membrane muqueuse gastro-intesti-
nale, il y en a qui peuvent y séjourner sans être absorbées, et consé-
quemment sans manifester leur action sur l'organisme. Or le principe
actif du *curare* est précisément dans ce cas.

Il était utile de rechercher si d'autres membranes muqueuses que
celle des organes digestifs possédaient cette même propriété à l'égard
du *curare*. Nous avons successivement expérimenté sur les membranes
muqueuses de la vessie, des fosses nasales, des yeux, et constamment la
même propriété de résistance à l'absorption du principe toxique du *cu-
rare* s'est manifestée. Une injection de ce poison, faite dans la vessie
d'un chien, a pu être gardée six à huit heures par l'animal sans qu'il
en éprouvât aucun accident; mais l'urine qu'il rendit après ce temps
avait toutes les propriétés toxiques du *curare*. Une seule membrane mu-
queuse du corps fait, sous ce rapport, une exception bien remarquable,
c'est la membrane muqueuse pulmonaire; elle se comporte, à l'égard
de l'absorption du *curare*, exactement comme le tissu cellulaire sous-
cutané, c'est-à-dire qu'en introduisant avec toutes les précautions né-
cessaires quelques gouttes de la dissolution toxique dans les voies aé-
riennes, on voit la mort survenir avec la même rapidité que si l'on avait
piqué l'animal sous la peau: on comprend en effet que cette membrane
muqueuse, destinée spécialement au passage de l'air, pour accomplir les

phénomènes de la respiration, possède une texture spéciale et soit dé-
pourvue du mucus protecteur qui lubréfie les autres surfaces commu-
niquant avec l'extérieur.

Nous démontrerons plus tard que ce fait de la non-absorption du
principe actif du *curare* n'est point isolé, et que, dans l'intestin par
exemple, beaucoup de principes sécrétés dans les liquides digestifs,
bien que solubles, ne peuvent être absorbés et sont forcés conséquem-
ment d'agir sur place, comme s'ils étaient renfermés dans des vases clos.

Il suit de ce qui précède :

1° Que le *curare* agit sur les animaux à la manière des venins ;

2° Que son innocuité, quand il est ingéré dans le canal digestif, ne
peut pas être expliquée par une altération ou une digestion que le prin-
cipe toxique subirait, mais bien par une propriété spéciale de la mem-
brane muqueuse gastro-intestinale, qui se refuse à son absorption.
(Comptes rendus de l'Académie des sciences, séance du 14 octobre
1850.)

De quelques autres poisons américains.

Voici quelques particularités que M. de Humboldt m'a communiquées
sur quelques autres poisons.

« A la rivière des Amazones, nous avons vu les poisons de Moyobamba,
de la Peca et de Lamas. Le plus fort est celui des Indiens, *ticunas,* qui
n'est autre chose que le suc d'une liane de l'île Mormorette que l'on a
concentré par l'évaporation. Il paraît que tous ces poisons viennent de
différentes lianes. En dessinant, pendant mon séjour à Guayaquil, le
fruit du vejuco de la Peca, qu'on venait de m'envoyer de l'Amazone,
j'éprouvai un engourdissement dans mes mains seulement pour avoir
manié la liane pendant les fortes chaleurs de ces climats. L'antidote le
plus célèbre contre les poisons de la rivière des Amazones est le sucre. »

Expériences d'Emmert sur les poisons américains.

Dans une dissertation inaugurale intitulée *Experimenta de effectu
venenorum vegetabilium americanorum in corpus animale* (Tubingæ,
1817), Emmert établit les faits suivants, qui ne s'accordent guère avec
ceux que je viens de rapporter, ce qui semblerait faire croire que le *ti-
cunas* et le *woorara,* sur lesquels ont expérimenté Fontana et Brodie,
différaient des poisons américains employés par Emmert.

1° Le poison américain, qui, suivant la contrée de l'Amérique méridionale à laquelle il appartient, est appelé *ticunas, lama* ou *woorara,* offre un aspect noirâtre; il acquiert une couleur brune claire lorsqu'on l'humecte; sa saveur est amère, son odeur désagréable, et analogue à celle du suc de réglisse; il se ramollit par la chaleur; mis sur les charbons ardents, il se liquéfie, brûle avec flamme, répand une odeur fétide, et donne beaucoup de charbon; il se dissout dans l'eau à toutes les températures, en laissant un résidu de 0,15, tandis que l'alcool n'en dissout que 0,09 parties. Les acides et les alcalis étendus d'eau le dissolvent sans effervescence; il n'altère ni la couleur du tournesol ni celle du curcuma: il retarde la coagulation du sang. 2° La solution aqueuse de ce toxique n'est point troublée par la colle de poisson; l'acétate de plomb y fait naître un précipité floconneux, jaune, soluble dans l'acide azotique, qui acquiert une couleur orangée; l'azotate d'argent le précipite en noir verdâtre, et le sulfate de fer en vert sale: ces précipités sont solubles dans l'acide azotique; les infusions aqueuse et alcoolique de noix de galle y occasionnent un précipité brun, qui est sans action sur l'économie animale. 3° La dissolution alcoolique du toxique américain jouit des mêmes propriétés, mais elle est plus amère et plus délétère. 4° Le toxique américain est vénéneux pour tous les animaux, il agit plus fortement sur ceux dont le sang est rouge; son action est plus énergique lorsqu'il est injecté dans les vaisseaux sanguins que dans le cas où il est introduit dans le canal digestif. 5° Il ne détermine aucun symptôme d'empoisonnement lorsqu'il est appliqué sur les nerfs, sur l'épiderme, ou sur les tendons. 6° Les animaux qui sont sous l'influence de ce poison deviennent tristes, ils tombent dans un état de langueur; leur pouls est dur et fréquent, la respiration courte et accélérée; les muscles, principalement ceux des membres thoraciques, après avoir éprouvé une contraction convulsive, se paralysent, le corps devient froid, et la respiration cesse. 7° Il y a des moyens propres à diminuer ces symptômes, mais on ne connaît point d'antidote; tous les médicaments qui irritent les organes affectés par le toxique augmentent son effet délétère; la saignée paraît être le moyen le plus sûr de mitiger son action, qui devient nulle lorsqu'on lie les vaisseaux qui se distribuent aux parties sur lesquelles le toxique a été appliqué. On a également préconisé le *sucre.*

Les poisons américains peuvent être regardés comme ne différant pas entre eux, puisqu'ils offrent les mêmes propriétés physiques et chimiques. On les distinguera des poisons asiatiques en ce qu'ils paralysent plus promptement les muscles volontaires, sans exciter des convulsions et des spasmes aussi violents et aussi fréquents. Ils ne déterminent point la paralysie du cœur ni des déjections alvines, comme l'upas anthiar; ils agissent plutôt sur la moelle épinière que sur le cerveau, puisqu'ils ne produisent ni stupeur ni anéantissement de la sensibilité, et qu'ils troublent et suspendent la respiration.

Traitement (voy. *Coque du Levant*).

ARTICLE TROISIÈME.

DE L'UPAS ANTHIAR, DU CAMPHRE, DE LA COQUE DU LEVANT, ET DE LA PICROTOXINE.

DE L'UPAS ANTHIAR.

L'anthiar (*anthiaris toxicaria*) est un arbre de la famille des urticées, dont le suc, laiteux, amer et jaunâtre, sert aux Indiens à la guerre. Il est formé d'une résine élastique particulière, d'une matière gommeuse peu soluble, et d'une matière amère; composée elle-même d'un principe colorant, d'un acide indéterminé, et d'une substance qui est la partie active, et que Pelletier et M. Caventou croient être un alcali végétal soluble.

Action de l'upas anthiar sur l'économie animale.

EXPÉRIENCE Ire. — Lorsqu'on verse 6 à 8 gouttes de suc liquide d'anthiar dans une incision faite avec un scalpel à la cuisse d'un chien ou d'un chat, près de l'aine, ou que l'on y introduit un petit morceau de bois enduit de 5 centigr. et même de 2 centigr. d'anthiar desséché, l'animal ne paraît pas souffrir pendant huit ou dix minutes : alors il vomit, à deux ou trois reprises différentes, des matières jaunâtres, comme bilieuses; il a quelquefois plusieurs selles; il change peu de place, se couche et se relève de temps en temps; les vomissements, qui avaient cessé, recommencent cinq ou six minutes après; la respiration est bruyante et s'interrompt par des hoquets et par des sanglots; les muscles de l'abdomen et du thorax se contractent; une écume jaune et visqueuse recouvre le bord des mâchoires; tout à coup l'animal jette plusieurs cris, sa tête se renverse, il tombe sur le côté, roidit les membres, les agite d'une manière irrégulière; les muscles de la face sont tiraillés; l'animal fait des sauts irréguliers et heurte quelquefois les objets qui l'environnent; la respiration se fait par secousses; il se produit une sorte de râle, qui cesse presque aussitôt avec la vie. En ouvrant les cadavres immédiatement après la mort, on voit que le cœur contient du sang artériel vermeil; il n'y a aucune lésion dans le cerveau; la blessure conserve la couleur et l'amertume du poison.

EXPÉRIENCE II. — Lorsqu'on fait avaler à des chiens 20 centigr. d'anthiar, on remarque que ces animaux commencent à vomir au bout d'une heure;

les vomissements durent pendant trois ou quatre heures, avec de longs intervalles de repos; il y a plusieurs déjections alvines, et la mort arrive au bout de huit, dix ou douze heures.

Expérience III. — On peut verser sur le nerf sciatique, isolé des parties environnantes, plus de 20 gouttes d'anthiar pendant une heure sans que l'animal éprouve le moindre accident.

Expérience IV. — Si l'on injecte ce suc dans la veine jugulaire des chiens et des chevaux, ces animaux succombent peu de minutes après, et les symptômes qui précèdent la mort sont les mêmes que ceux dont j'ai parlé (expérience 1re). La mort tarde un peu plus à arriver si l'injection de l'anthiar a été faite dans la plèvre ou dans une des veines du mésentère; mais on remarque toujours des vomissements, des purgations, des cris et des convulsions.

Expérience V. — Lorsqu'on injecte dans une des carotides d'un chien quelques gouttes d'anthiar étendu d'eau, l'animal crie dans le même instant; il n'éprouve point de vomissements; sa tête se contourne, l'occiput se renverse sur le plancher, le cou et le tronc sont courbés en S, les pattes se roidissent et sont agitées par intervalles. La mort a lieu en moins de cinq minutes. L'injection de l'anthiar dans la pulpe cérébrale produit les mêmes effets que l'injection dans la carotide. (Magendie et Delille, année 1809.)

Expérience VI. — Un centigramme de la matière présumée active de l'upas anthiar fut injecté dans la plèvre d'un lapin : trois minutes après l'injection, l'animal commença à se plaindre et sembla beaucoup souffrir, puis il eut des nausées; au bout de la quatrième minute, il fut pris de violents mouvements convulsifs des membres et de la face, et périt au bout de la cinquième minute.

Expérience VII. — Deux centigrammes de la même matière furent injectés dans la plèvre d'un lapin : au bout de trois minutes, apparition des mêmes phénomènes que dans l'expérience précédente. Mort avant la quatrième minute. (Andral, *Annales de physique et de chimie,* tome XXVI.)

Il résulte de ces expériences, 1° que l'upas anthiar est très-vénéneux lorsqu'il est injecté dans la carotide, dans la pulpe cérébrale ou dans la veine jugulaire; qu'il l'est moins quand il est injecté dans la plèvre, moins encore quand il est appliqué sur le tissu cellulaire, et beaucoup moins lorsqu'il est introduit dans l'estomac; 2° qu'il est émétique; qu'il est absorbé, porté dans le torrent de la circulation, et qu'il agit sur le système nerveux et sur l'estomac; 4° que son mode d'action sur le système nerveux n'est pas absolument identique avec celui de l'upas tieuté, l'anthiar déterminant des convulsions *cloniques* avec alternatives de relâchement, l'upas tieuté produisant des convulsions toniques ou le tétanos; en outre, l'anthiar porté dans le torrent de la circulation va irriter l'estomac, ce que ne fait pas l'upas tieuté; 5° que la matière amère soluble agit comme l'anthiar, mais avec beaucoup plus d'énergie.

Traitement (voy. *Coque du Levant*).

M. Brodie pense que l'upas anthiar agit sur le cœur, qu'il rend insensible à l'action du sang. Il fonde cette assertion sur ce que, peu de temps après l'application de l'upas, les contractions du cœur sont irrégulières, intermittentes, puis deviennent faibles, et cessent immédiatement après la mort : alors cet organe se trouve distendu par une grande quantité de sang (*Philosophical transactions*, p. 196, année 1811). Emmert a fait aussi les mêmes observations sur l'état du cœur des animaux empoisonnés par l'anthiar.

DU CAMPHRE.

Le camphre est solide, blanc, transparent et plus léger que l'eau ; son poids spécifique est de 0,986 ; sa consistance est grasse ; il est ductile, granuleux et d'une saveur amère, chaude et piquante ; son odeur est très-vive et assez désagréable ; il cristallise ordinairement en pyramides à six faces ou en lames carrées. Exposé à l'action du calorique dans des vaisseaux fermés, il fond à 175°, et bout vers 205° ; il se volatilise donc avec la plus grande facilité ; il est même volatil à la température ordinaire, comme on peut s'en convaincre en examinant les cristaux formés à la partie supérieure des bocaux dans lesquels il est ordinairement renfermé. Lorsqu'on le chauffe à l'air, il brûle avec une flamme blanche, à la manière des substances très-hydrogénées ; il répand une vapeur abondante et se décompose. On peut faire cette expérience en plaçant un petit fragment de camphre sur l'eau, et en approchant un corps en combustion.

L'eau ne peut dissoudre qu'un 1000ᵉ de son poids de camphre ; mais il est miscible à ce liquide à l'aide d'un corps mucilagineux. L'alcool et l'eau-de-vie ordinaire, en dissolvent une assez grande quantité ; ces dissolutions sont décomposées par l'eau, et laissent précipiter du camphre d'une couleur blanche. Le produit se dissout dans une nouvelle quantité d'alcool. L'acide acétique dissout abondamment le camphre ; on peut même dire qu'il est son meilleur dissolvant. L'acide azotique le dissout également, et la liqueur se sépare en deux portions : l'une, supérieure, ayant l'aspect huileux, contient beaucoup de camphre et de l'acide azotique très-concentré ; l'autre, inférieure, peu camphrée, renferme de l'acide azotique très-faible. L'huile d'olives peut dissoudre une très-grande quantité de camphre, pourvu qu'on élève un peu la température du mélange.

Huile camphrée. L'huile conserve sa couleur et sa transparence, à moins qu'elle ne contienne beaucoup de camphre en dissolution ; son odeur est très-sensiblement camphrée; elle ne s'enflamme point lorsqu'on la met en contact avec un corps en ignition, après l'avoir placée dans une capsule.

Action du camphre sur l'économie animale.

Le camphre, introduit dans l'estomac des chiens à la dose de 8 ou 10 gr., occasionne des symptômes graves, suivis presque toujours de la mort; ses effets délétères sont encore plus énergiques lorsqu'on l'injecte dans les veines. Quel est le mode d'action de cette substance vénéneuse?

EXPÉRIENCE Iʳᵉ. — On a fait prendre à un chien de petite stature 8 gr. de camphre trituré avec deux jaunes d'œufs. Au bout de dix minutes, l'animal a paru agité; il a parcouru rapidement le laboratoire, s'est arrêté tout à coup en s'appuyant fortement sur les pattes antérieures, et en agitant les muscles de la face d'une manière convulsive. Un instant après, les convulsions sont devenues générales; il est tombé sur le côté, ayant la tête fortement renversée en arrière, et ses extrémités dans une agitation extrême; les yeux, saillants, et pour ainsi dire hors de l'orbite, offraient une injection marquée de la conjonctive, et n'étaient point sensibles aux impressions extérieures; l'animal n'entendait point et avait entièrement perdu l'usage de ses facultés intellectuelles; la bouche était remplie d'une écume épaisse; la langue et les gencives étaient un peu livides; la respiration gênée et accélérée. A la fin de cette attaque, qui a duré quatre minutes, l'animal a vomi une petite quantité de matières molles et liquides, composées en partie de la substance ingérée (1).

EXPÉRIENCE II. — On a donné à un chien de moyenne taille 12 gr. de camphre dissous dans 45 gr. d'huile d'olives; on a fait la ligature de l'œsophage afin d'empêcher le vomissement. Après quelques minutes, l'animal a paru inquiet; sa marche était chancelante, et les muscles de la tête offraient quelques mouvements convulsifs. Ces symptômes ont été immédiatement suivis d'un accès général qui a duré près d'une minute et demie, et dans lequel l'animal se tenait couché sur le côté; il avait la tête à peu près dans la position ordinaire, et tous les muscles dans une grande agitation; les organes des sens étaient insensibles aux objets environnants; les yeux étaient saillants, et la respiration comme suspendue. Après la cessation de ces accidents, il est resté vingt minutes sans paraître éprouver aucune action notable de la part du poison; il marchait librement et semblait avoir recouvré l'usage des sens. Un instant après, il a commencé à avoir de la difficulté à marcher; sa tête était ramenée en arrière comme par secousses, et

---

(1) J'ai répété avec le docteur Courraut, mon ami et mon élève, la majeure partie des expériences physiologiques concernant le camphre et la coque du Levant, et il en a fait l'objet d'une dissertation inaugurale qu'il a soutenue à Paris, dans le mois de janvier 1815, n° 5.

les membres antérieurs s'affaiblissaient; tantôt, faisant quelques pas en arrière, il s'arrêtait tout à coup pour s'appuyer sur les pattes postérieures; tantôt il tournait en décrivant un cercle d'un assez grand diamètre. Cet état a duré dix minutes; alors a commencé une attaque des plus violentes : tout à coup l'animal est tombé en arrière en renversant la tête sur la colonne vertébrale, comme pour faire la culbute; les muscles de tout le corps, principalement ceux des extrémités et ceux de la mâchoire inférieure, étaient agités très-violemment; des cris horribles annonçaient la douleur à laquelle il était en proie; l'insensibilité des organes des sens était complète; la bouche était remplie d'écume, la langue et les gencives un peu livides; la respiration, très-laborieuse, était accompagnée de l'exhalation d'une grande quantité de vapeurs d'une odeur camphrée. L'animal a succombé dans cet état, sept minutes après le commencement du dernier accès. On l'a ouvert sur-le-champ, et on a trouvé le sang du ventricule gauche d'un rouge foncé, les poumons affaissés, d'un tissu plus serré qu'à l'ordinaire, et visiblement injectés.

Cette expérience, répétée sur plusieurs autres chiens auxquels on n'a fait prendre que 8 gr. de camphre, a offert les mêmes résultats.

EXPÉRIENCE III. — A onze heures du matin, on a introduit dans l'estomac d'un petit chien très-faible 12 gr. de camphre dissous dans 120 gr. d'huile, et on a lié l'œsophage. A une heure et demie, l'animal a eu une attaque convulsive qui a duré cinq minutes. A midi et demi, nouvelle attaque. A deux heures un quart, mouvements convulsifs continus dans les diverses parties du corps, et principalement dans les muscles des mâchoires; bouche presque constamment ouverte. A cinq heures, même état; l'animal n'avait pas cessé un instant de tenir la bouche ouverte, comme s'il eût cherché à introduire une plus grande quantité d'air. A six heures, il était expirant : il est mort une heure après. On l'a ouvert le lendemain : l'estomac contenait environ 60 gr. d'un fluide brunâtre et filant; la membrane muqueuse, enflammée, offrait plusieurs bandes longitudinales d'un rouge vif, et d'autres circulaires, d'un rouge noirâtre; il n'y avait point d'ulcération. Le cerveau n'était le siége d'aucune altération remarquable.

On a obtenu un résultat analogue en donnant à un autre chien 8 gr. de camphre dissous dans 90 gr. d'huile.

EXPÉRIENCE IV. — Lorsqu'on injecte dans la veine jugulaire d'un chien 75 ou 80 centigr. de camphre dissous dans 12 ou 16 gr. d'huile d'olives, on remarque que l'injection est à peine terminée que l'animal éprouve déjà tous les phénomènes que je viens de décrire dans les expériences précédentes, et il meurt dans l'espace de quatre, six ou huit minutes, suivant sa force.

EXPÉRIENCE V. — A deux heures, on a injecté dans la veine jugulaire d'un petit chien très-robuste 3 décigr. de camphre dissous dans 12 gr. d'huile d'olives. A six heures du soir, l'animal, qui n'avait encore rien éprouvé, avait des vertiges; ses extrémités postérieures étaient faibles, sa respiration un peu gênée, les battements du cœur comme avant l'opération. Il est mort

II.   41

le lendemain à quatre heures du matin. Le canal digestif paraissait sain; les poumons contenaient de l'air et étaient infiltrés de sérosité.

EXPÉRIENCE VI. — On a appliqué sur le tissu cellulaire du dos d'un chien robuste 24 gr. de camphre dissous dans la plus petite quantité d'huile possible. Cinq jours après, l'animal n'avait rien éprouvé et mangeait avec appétit.

EXPÉRIENCE VII. — La même expérience a été répétée sur un chien de moyenne taille avec la même dose de camphre et d'huile, que l'on a mise en contact avec le tissu cellulaire de la partie interne de la cuisse. Au bout de dix heures, l'animal n'avait éprouvé aucun phénomène sensible. Vingt-quatre heures après l'application, il était sous l'influence du poison, et dans un grand état d'agitation; les membres offraient des mouvements convulsifs; il est mort deux jours après. La cuisse opérée n'était le siége d'aucune altération marquée; la vessie était remplie d'urine; les autres organes paraissaient sains.

Cette expérience, répétée, a offert les mêmes résultats.

EXPÉRIENCE VIII. — On a détaché et percé d'un trou l'œsophage d'un petit chien assez robuste; on a introduit dans son estomac 16 gr. de camphre divisé en plusieurs fragments, que l'on a enveloppés dans un cornet de papier : l'œsophage a été lié afin d'empêcher le vomissement. L'animal est mort deux jours après, sans avoir été agité de mouvements convulsifs, et sans avoir poussé la moindre plainte; il avait seulement été plongé dans un grand état d'abattement. A l'ouverture du cadavre, on a remarqué que l'estomac contenait quelques morceaux de camphre nageant dans un fluide noirâtre, filant, qui tapissait l'intérieur de ce viscère; la membrane muqueuse, de couleur naturelle, offrait, près du pylore, quatre ulcères longitudinaux, recouverts par une matière noire que l'on pouvait détacher facilement. Les bords de ces ulcères étaient relevés et assez saillants.

D'autres chiens, sur lesquels cette expérience a été répétée, et auxquels on n'a fait prendre que 16 gr. de camphre en fragments, ont offert les mêmes phénomènes, excepté que la mort n'est arrivée quelquefois qu'à la fin du quatrième ou du sixième jour.

EXPÉRIENCE IX. — Seize grammes de camphre en fragments, et dont moitié environ se trouvait plus divisée, furent introduits dans l'estomac d'un gros chien, auquel on lia l'œsophage. Quatre heures après l'opération, l'animal éprouva tous les symptômes nerveux que j'ai décrits dans l'expérience 1re, avec cette différence que l'attaque, quoique violente, paraissait se terminer à chaque instant, et qu'elle se renouvelait aussitôt; sa durée fut de six minutes. Depuis cet accès, le chien fut plongé dans un abattement extrême, et il ne succomba que six jours après. On en fit l'ouverture, et on remarqua que la face interne de l'estomac était parsemée d'ulcères.

EXPÉRIENCE X. — On a voulu savoir quelle était l'action du camphre artificiel préparé selon la méthode de Kind, en faisant passer un courant de gaz acide chlorhydrique à travers l'huile de térébenthine. Pour cela, on a fait prendre à un chien robuste 16 gr. de cette substance dissoute dans 45 gr. d'huile d'olives : elle n'a produit sur l'animal aucun des effets du camphre. Le chien était abattu, et il n'est mort que le septième jour. — *Ouverture du cadavre.* On a remarqué près du pylore plusieurs ulcères de figure ovalaire, mais dont l'aspect différait entièrement de celui qu'offrait, dans l'expérience IV, la lésion produite par le camphre naturel.

OBSERVATION Ire.—M., d'une complexion plutôt maigre que grasse, ayant la peau blanche et colorée en rouge sur les joues, d'une constitution rarement altérée par les maladies, mais sujet à de légères affections nerveuses, avait depuis quelques jours une constriction du sphincter de l'anus, qui lui causait par intervalles de vives douleurs. Pendant cet espace de temps, il eut recours à des lavements mucilagineux, mais sans en éprouver aucun soulagement. On lui prescrivit d'ajouter au lavement 2 gr. de camphre; il n'en prit que 9 décigr.: la douleur fut entièrement suspendue pendant environ une heure. Le lendemain, on lui administra 2 gr. de camphre en lavement; quelques minutes après, il sentit un goût de camphre à la gorge. Au bout d'un quart d'heure, n'ayant pas rendu le lavement, il éprouva un sentiment d'inquiétude et de malaise général : comme cet état pénible allait en augmentant, il sauta en bas de son lit, et il fut surpris de se trouver plus léger que de coutume; il lui semblait qu'il tenait à peine à la terre, et qu'il l'effleurait pour ainsi dire en marchant. Il descendit pour chercher du secours; sa marche était incertaine et chancelante, il se promenait en gesticulant et demandant avec instance un verre de vin. Sa face était pâle, ses yeux hagards, ses traits altérés; il éprouvait un froid léger dans toute l'étendue de la peau, avec un sentiment d'engourdissement au cuir chevelu, mais surtout à la nuque; la peau était fraîche et humide dans quelques parties, le pouls était faible et serré; il lui semblait qu'il avait une disposition à la défaillance; son esprit était particulièrement affecté : c'était un état de vive inquiétude, et cependant il ne se croyait pas en danger. Il était ému et versait des larmes, qu'il s'étonnait de répandre parce qu'elles étaient sans motif, et qu'il ne pouvait les arrêter parce qu'elles étaient involontaires. Cet état continua pendant environ une demi-heure, en diminuant graduellement. Le vin qu'il but contribua beaucoup à le rétablir. Il exhalait par la bouche une très-forte odeur de camphre, qui subsista pendant toute la journée. La constriction douloureuse ne se fit pas sentir pendant tout ce temps; elle ne se renouvela que vingt-quatre heures après, et céda ensuite complétement à 60 centigr. de camphre administré en deux doses de la même manière. (Observation communiquée par Edwards aîné.)

OBSERVATION II. — Un homme sujet à une affection hypochondriaque des plus vives, et qui lui causait des accidents spasmodiques très-fréquents, avala par méprise, en une seule fois, 2 gr. 6 décigr. de camphre dissous dans l'huile d'olives. Les effets de cette imprudence furent des vertiges, le froid des extrémités, une grande anxiété, une sueur froide de la tête, un délire léger, accompagné de somnolence; le pouls était petit et languissant,

A ces symptômes, succédèrent bientôt une grande chaleur, un pouls plus accéléré, des urines rouges ; mais le malade fut bientôt dédommagé de cet accident, puisqu'il fut totalement délivré de ses spasmes. (Rapport d'après Hoffmann, par M. Hallé, dans un mémoire inséré parmi ceux de la Société royale de médecine, p. 66.)

OBSERVATION III. — Un jeune homme de vingt ans, parfaitement bien portant, robuste et fort, était dans une boutique de droguiste pendant que l'on broyait des gâteaux de camphre pour les mettre dans des flacons. Tout en causant, il s'amusait à mâcher de petits morceaux de camphre, et il en avala en quelques minutes environ 2 drachmes. Se sentant pris d'un grand mal de tête sans en soupçonner la cause, il sortit de chez le droguiste dans un état d'extrême gaieté. Il proposa une partie de whist à un ami qu'il rencontra, et une fois arrivé chez lui, ses gestes et sa conversation prirent quelque chose d'étrange et de singulièrement bizarre. Par un mouvement subit et inattendu, il quitta la pièce où il jouait, entra dans sa chambre, d'où il ressortit aussitôt entièrement nu, en dansant et voulant sauter par la fenêtre. Un médecin ayant été appelé, trouva le malade dans un état d'excitation allant jusqu'à la frénésie ; le pouls était petit, à 180 ; les conjonctives étaient injectées, les pupilles peu dilatées, presque insensibles à l'action de la lumière ; la respiration précipitée, et parfois laborieuse : elle exhalait une forte odeur de camphre ; la face était pâle et égarée ; le besoin d'uriner était fréquent et presque toujours douloureux : l'urine était claire et avait l'odeur du camphre ; enfin une sueur visqueuse couvrait tout le corps du malade. Le médecin fit administrer du vin d'opium à la dose de 1 drachme tous les quarts d'heure. Après la troisième dose, le malade vomit, avec les substances renfermées dans l'estomac, quelques fragments de camphre, il éprouva ensuite le besoin de dormir, que l'on combattit parce que le pouls était très-petit et la respiration gênée. Le même traitement fut continué, et bientôt il y eut amélioration dans l'état du malade, que l'on laissa dormir pendant trois heures. Lorsqu'il s'éveilla, il était encore mieux, et n'avait conservé aucune idée du passé. Il ne concevait pas comment et pourquoi il était au lit, et il ne s'expliquait pas l'état de faiblesse où il se trouvait. Quelques jours après, il était entièrement rétabli. (*British american journal of med.*)

D'autres faits indiquent que le camphre peut donner lieu à des accidents graves se rapprochant de l'empoisonnement. On voit qu'Alexander, médecin anglais, voulant, en 1768, s'assurer de la véritable action du camphre, en avala un peu plus de 2 drachmes, dans un sirop, en une seule fois. Dix minutes après, très-peu d'effet, seulement le pouls est descendu de soixante-dix-sept pulsations à soixante-quinze ; le thermomètre, appliqué à l'épigastre, marque un degré de moins qu'avant l'ingestion du camphre. Quinze minutes après, le pouls et la chaleur sont revenus à l'état primitif ; mais l'expérimentateur éprouve une lassitude générale, de l'accablement. Ces phénomènes deviennent de plus en plus prononcés. Bientôt après, l'expérimentateur dit que la tête lui tourne, et qu'il éprouve un sentiment de suffocation ; ses idées se brouillent ; il se lève, mais il peut à peine se tenir sur ses jambes, ses genoux fléchissent. Il s'approche d'une croisée : les objets, dans la rue, lui paraissent ondoyants et comme couverts d'un brouillard. Il boit une tasse de bouillon, essaye de lire, mais en vain. A ces phénomènes, succède un bourdonnement dans les oreilles, puis il tombe sans connaissance et avec une pâleur effrayante. Sa famille s'alarme avec raison : un de ses élèves est présent. Aussitôt après, des convulsions se déclarent ; le malade a de l'écume à la bouche, les yeux égarés et extasiés. On appelle Cullen, qui vole à son secours, puis le professeur Monro. Le malade peut à peine répondre aux questions qui lui sont faites. Enfin ce ne fut qu'après des vomissements abondants, provoqués par de l'eau tiède, que ces symptômes se dissipèrent peu à peu, et que le malade revint à la santé. Il éprouva toutefois, pendant plusieurs jours, une sorte de roideur générale et de fatigue. (*Journ. de chimie méd.*, février 1848.)

OBSERVATION IV. — Voici un des beaux résultats de cette médecine empirique, qu'un charlatan de haut parage applique à tous les maux.

Le lundi 8 avril 1850, à sept heures du matin, la femme du nommé Beyer, aubergiste à Neudorf, près Strasbourg, fit prendre à ses deux garçons, l'un âgé de cinq ans et l'autre de trois ans, et à sa petite fille de dix-huit mois, une dose de camphre en poudre équivalant à une demi-cuillerée à café pour chacun d'eux ; ce qui représente 2 gr. à peu près.

Depuis plusieurs jours déjà une semblable administration avait eu lieu, mais en moindre quantité et jamais encore à jeun, et cela comme vermifuge chez les deux garçons, et comme devant remédier à un dérangement intestinal chez la petite fille.

Ces conseils avaient été donnés par des voisins enthousiastes, eux aussi, des vertus magiques de cette substance odorante.

Le premier phénomène insolite que les parents observèrent après l'ingestion de ce médicament fut une pâleur excessive de la face avec un regard fixe et stupide ; puis un peu de délire et un sentiment d'ardeur dans le cou, et de la soif, se firent sentir. Arrivèrent ensuite des nausées, des vertiges et de légères contractures de la face. Plus tard encore se montrèrent des vomissements et de véritables convulsions, avec perte de connaissance plus ou moins prolongée, et aussi de fréquentes envies d'uriner. C'est là ce qui me fut rapporté par les parents, à mon arrivée, une demi-heure après l'introduction de l'agent toxique, et ces mêmes effets avaient eu lieu chez les trois enfants également, à de légères variantes près.

Introduit sur le lieu de la scène, je fus vivement frappé à la vue de ces trois petits malheureux en proie simultanément à des convulsions violentes, ayant les traits du visage décomposés, la face livide, et tourmentés incessamment par des vomituritions.

L'aîné, plus que les autres, était pris de mouvements convulsifs cloniques, laissant entre eux des intervalles de quelques secondes, d'une minute quelquefois. Les membres supérieurs étaient plus agités que les inférieurs. Plusieurs fois le corps se ramassa en boule et se détendit ensuite avec une grande vivacité. Je n'avais jamais encore eu occasion d'observer un phénomène semblable.

La face, alternativement pâle et injectée, était le siége de mouvements spasmodiques incessants; les paupières, agitées sans relâche et à demi closes, permettaient de voir les globes de l'œil convulsés en haut et en dehors. Un peu d'écume se pressait entre les dents continuellement serrées.

La peau me parut généralement pâle et humide et la chaleur des téguments diminuée. Par moments, il y avait perte de connaissance complète; d'autres fois le malade revenait à lui et obéissait aux injonctions qu'on lui faisait. La respiration était courte et bruyante; le pouls impalpable, surtout à cause de l'agitation du sujet.

Des vomituritions, suivies bientôt de vomissements véritables dus à l'emploi de remèdes, étaient fréquentes, ainsi que des déjections alvines et urinaires.

L'urine me semblait posséder, elle aussi, l'odeur du camphre, quoiqu'on l'ait nié.

L'ensemble de ces phénomènes dura avec plus ou moins d'intensité pendant trois heures consécutives; alors survint un sommeil comateux qui se prolongea jusqu'au soir. La nuit fut bonne, et, hormis un peu de malaise, le lendemain ne trahissait plus l'orage de la veille.

Quant aux moyens employés pour combattre ces effets toxiques, ne connaissant pas d'antidote avéré du camphre, je commençai par chasser de toutes les manières possibles l'ennemi au dehors; il fut donné un émétique, des laxatifs, des lavements émollients, huileux et narcotiques; enfin une potion opiacée. Je me disais, à l'égard de cette dernière, que si, dans certains cas, le camphre était appelé à remédier aux accidents amenés par l'opium, celui-ci à son tour devait calmer la vivacité d'action du camphre. Toujours est-il que ces symptômes formidables se dissipèrent relativement assez vite.

Je n'oublierai point de dire que le premier vomissement n'eut lieu qu'une heure à peu près après l'ingestion de la poudre de camphre, et qu'ainsi l'absorption avait eu bon temps pour s'exercer à l'aise.

J'en viens au deuxième enfant. Celui-ci présenta les mêmes symptômes que son frère, mais avec beaucoup moins d'énergie.

Il vomit plus tôt et spontanément, et dut ainsi, quoique ayant une constitution plus faible et un âge moindre que l'autre, à cette circonstance un retour plus prompt à la santé; en effet, une heure et demie après le début du mal, un sommeil profond, accompagné d'une forte transpiration, s'établit et ramena sans peine le tout en bon ordre.

Quant au troisième enfant, à la malheureuse petite fille qui paya de sa vie la déplorable erreur de ses parents, voici ce qui se rapporte à elle.

Délicate et peu avancée pour son âge, elle avait eu une dentition difficile, et plus tard était survenue une affection assez grave des organes de la respiration, qui avait même éveillé des phénomènes convulsifs; mais, dans ces derniers temps, sa santé s'était affermie, et les quelques flatuosités et le défaut d'appétit, qui avaient été le prétexte de l'administration du camphre, n'avaient point de signification véritable.

Elle avait la première ressenti les symptômes d'intoxication.

Depuis l'invasion du mal jusqu'à la fin, elle ne recouvra point connaissance; les convulsions, moins violentes que celles de son frère aîné, se prolongèrent sans interruption de sept heures du matin à deux heures du soir, où elle mourut dans une crise. (*Gazette des hôpitaux*, numéro du 7 septembre 1850.)

On peut conclure de tout ce qui précède : 1° que lorsqu'on introduit dans l'estomac d'un chien 12 ou 16 gr. de camphre divisé par une huile, le camphre ne tarde pas à être absorbé, porté dans le torrent de la circulation, et qu'il agit en excitant énergiquement le cerveau et tout le système nerveux, et en produisant la mort en très-peu de temps, au milieu des convulsions les plus horribles; 2° que lorsqu'il est directement mêlé au sang, au moyen de son injection dans les veines, il détermine les mêmes phénomènes, mais d'une manière beaucoup plus rapide; 3° qu'il développe les mêmes accidents, mais beaucoup plus lentement, lorsqu'il est appliqué sur le tissu cellulaire de la partie interne de la cuisse (1); 4° que, dans presque tous les cas, les animaux succombent à l'asphyxie qui est la suite de la cessation de la respiration, ou du moins de la gêne avec laquelle cette fonction s'exerce pendant les violentes secousses convulsives; 5° que l'analogie qui existe entre l'action du camphre et celle des diverses espèces de *strychnos* décrites par MM. Magendie, Delille et Desportes, n'est pas assez grande pour que l'on puisse considérer leurs effets comme identiques, les *strychnos* affectant spécialement la moelle épinière, tandis que le camphre agit sur tout le système nerveux, et principalement sur le cerveau; 6° que le camphre en fragments n'est point digéré, et qu'il exerce une action locale capable de produire l'ulcération de la membrane muqueuse de l'estomac, et par conséquent la mort; 7° que si le camphre en fragments détermine des effets nerveux, cela tient à une division plus grande de quelques-unes de ses parties; 8° enfin que le camphre artificiel à la dose de 16 gr., lorsqu'il a été divisé par une huile, ne donne lieu à aucune lésion du système nerveux, et borne son action à produire quelques petits ulcères dans la membrane muqueuse de l'estomac.

Traitement (voy. *Coque du Levant*).

---

(1) En pratiquant des frictions à la partie interne de la cuisse avec de l'huile camphrée, on observe, chez l'homme, une action directe sur les reins et sur la vessie. Il y a quelques années, plusieurs praticiens de Brest employèrent ce moyen avec succès pour modérer l'irritation produite sur le dernier de ces organes par des vésicatoires. Chrestien rapporte aussi une observation de ce genre. Il est à présumer que le camphre est absorbé dans ces circonstances.

DE LA COQUE DU LEVANT.

La *coque du Levant* est le fruit d'un arbrisseau (*menispermum coc-culus*, de la famille des ménispermes, de la diœcie décandrie de Linné) qui croît naturellement dans le sable, au milieu des rochers, sur les côtes du Malabar, de l'île de Ceylan, et dans d'autres parties des Indes Orientales. On le trouve surtout à l'ombre des grands arbres, dont il embrasse le tronc en s'élevant jusqu'à leurs plus hautes branches.

Ce fruit offre le volume d'un gros pois ; il est presque rond, et présente à la partie de sa surface qui correspond à l'insertion du placenta, une dépression marquée, ce qui lui donne jusqu'à un certain point la forme d'un rein. Il est composé, 1° d'une *tunique* extérieure, mince, sèche, friable, noirâtre, rarement lisse, et le plus souvent couverte de rugosités, à laquelle on a donné le nom de *brou* et d'*écorce* ; 2° d'une *coque* blanche, ligneuse, à deux valves, recouverte par cette tunique ; 3° d'un *placenta* central, rétréci par le bas, élargi par le haut, et attaché à la portion de la surface qui est déprimée, de manière que la coque se trouve divisée intérieurement en deux petites loges ; 4° d'une *amande* blanchâtre ou roussâtre, d'une saveur amère très-prononcée, partagée en deux lobes par le placenta, et remplissant l'espace compris entre celui-ci et la coque ; cette amande s'atrophie avec le temps, en sorte que les fruits dont je parle finissent par être presque entièrement vides. La coque du Levant est inodore, et contient de la *picrotoxine*, de la *ménispermine*, des acides oléique et margarique, une matière albumineuse, une partie colorante jaune, du ligneux, une certaine quantité de matière sucrée, et des sels.

DE LA PICROTOXINE (1).

La picrotoxine, composée d'oxygène, d'hydrogène et de carbone, est sous forme d'aiguilles aciculaires, de filaments soyeux et flexibles, de masses mamelonnées ou de cristaux durs et grenus. Elle est blanche, brillante, demi-transparente et excessivement amère. Elle se comporte au feu à peu près comme les résines, et se décompose sans donner de produit ammoniacal. Elle se dissout dans 25 parties d'eau bouillante, dans 150 d'eau froide, et dans trois parties d'alcool. Les acides ne se combinent pas avec elle, tandis que les alcalis minéraux favorisent tous sa dissolution dans l'eau ; aussi la considère-t-on comme jouant plutôt le rôle d'acide que de base dans les diverses combinaisons qu'elle forme.

______

(1) Du grec πικρός, amer, et de τοξικον, poison.

L'acide sulfurique, à la température de 14°, la jaunit peu à peu ; puis la fait passer au rouge safrané, et pour peu que l'on chauffe, la matière se détruit et se charbonne entièrement.

Action de la coque du Levant et de la picrotoxine sur l'économie animale.

Les effets délétères produits par la *coque du Levant* sur les poissons, les oiseaux de paradis, les chèvres et les vaches sauvages, les crocodiles, etc., ont engagé quelques médecins à faire des expériences sur les animaux vivants, dans le dessein de reconnaître son mode d'action. Goupil, médecin à Nemours, a communiqué à la Société de médecine quelques faits intéressants sur ce sujet. Voici les conclusions qu'il a cru pouvoir tirer de son travail :

1° La coque du Levant est non-seulement un poison pour les poissons, mais aussi pour différents quadrupèdes carnivores, et très-probablement pour l'homme ; 2° elle peut être rangée dans la classe des poisons végétaux irritants ; 3° son enveloppe ligneuse n'a qu'une propriété émétique, même chez les poissons, et à telle dose qu'elle soit administrée ; 4° c'est dans l'espèce d'amande renfermée dans cette enveloppe que réside la partie vénéneuse, qui, du reste, n'est pas sensiblement altérée par les sucs digestifs et l'action vitale des organes de la digestion, et qui passe, au contraire, dans le système absorbant avec toutes ses propriétés : la chair des poissons qui en ont mangé irrite l'estomac et les entrailles des animaux auxquels on la donne, à peu près comme la coque du Levant elle-même ; 5° tous les poissons qui en ont mangé ne meurent pas dans un temps égal : gardons, meuniers, brèmes, perches, tanches, barbeaux, tel est à peu près l'ordre dans lequel ces poissons paraissent résister : le gardon est tué le plus facilement ; le barbeau est le dernier à mourir ; de tous les poissons, le barbeau est celui dont la chair produit le plus souvent des accidents chez les animaux qui le mangent, probablement par la raison que, ce poisson mettant un temps plus long à mourir, le poison est plus longtemps soumis à l'action des sucs digestifs, et il s'en trouve une grande quantité d'absorbé. (*Bulletin de la Société de l'École de médecine*, novembre 1807.)

M. Boullay, dans sa dissertation sur la coque du Levant, dit que 5 centigr. de picrotoxine, mêlée à 1 gr. de mie de pain, ont suffi pour faire mourir une forte grenouille à laquelle on l'a fait avaler ; tandis que l'huile concrète, la substance végéto-animale, la partie colorante et l'eau distillée sur cette semence, n'ont produit aucun mauvais effet sur les mêmes animaux auxquels il en fit prendre des quantités beaucoup plus considérables ; d'où il conclut que la picrotoxine est la seule matière à laquelle la coque du Levant doit ses propriétés délétères.

En comparant les effets de la picrotoxine à ceux de la coque du Levant, j'ai cherché à déterminer le mode d'action de ces deux substances.

EXPÉRIENCE Iᵣᵉ. — Lorsqu'on fait avaler à des chiens robustes 12 ou 16 gr. de coque du Levant pulvérisée autant que possible, et qu'on lie l'œsophage immédiatement après l'ingestion de la substance vénéneuse, on remarque que ces animaux ne tardent pas à faire des efforts répétés pour vomir. Au bout de vingt, vingt-cinq, trente minutes, leur marche et leur attitude sont chancelantes; leurs yeux deviennent saillants et hagards; leurs muscles sont agités d'un tremblement d'abord léger, mais qui augmente par degrés; bientôt après, leurs traits sont altérés par des mouvements convulsifs des diverses parties musculaires de la face; des contorsions et des grimaces horribles annoncent une attaque nerveuse générale; tout à coup, ils font quelques pas en arrière, roidissent les pattes antérieures, s'arrêtent, et ce n'est qu'avec peine qu'ils évitent de tomber en se reposant sur les extrémités postérieures; leur tête ne tarde pas à éprouver une violente secousse, comparable à celle qui résulterait d'une forte décharge électrique sur les grenouilles; quelquefois ces commotions sont assez vives pour que cette partie soit renversée sur le tronc, et pour produire une culbute en arrière, dans laquelle la tête frappe d'abord le sol avec véhémence, et le corps roule en tous sens. Ces effets cessent pendant une ou deux minutes; les animaux se lèvent, essayent de faire quelques pas en avant; mais ils sont bientôt attaqués de nouveau; l'intensité et la fréquence de ces accès augmentant de plus en plus, on ne tarde pas à apercevoir les convulsions les plus effayantes; couchés ordinairement sur le côté, ils agitent leurs pattes avec une force et une rapidité extrêmes; la tête et la queue sont plus ou moins renversées sur la partie postérieure de la colonne vertébrale; les organes des sens n'exercent plus leurs fonctions, et on peut déplacer ces animaux, les heurter, crier autour d'eux, sans qu'ils donnent le moindre signe de connaissance; leur bouche devient écumeuse; la langue et les gencives sont plus ou moins livides, la conjonctive injectée, leur respiration accélérée et laborieuse; quelquefois, dans cette contraction générale, ils ont une émission involontaire d'urine et d'excréments. Cet état dure deux ou trois minutes; les animaux paraissent calmes pendant quelques instants, et ne tardent pas à retomber dans un nouvel accès; ils finissent par succomber après une ou deux attaques. Ordinairement, la mort a lieu une demi-heure ou une heure après l'ingestion du poison.- A l'ouverture de leur corps, on ne remarque aucune lésion dans l'étendue du canal digestif; le ventricule gauche du cœur renferme un sang d'un rouge brun, et les poumons sont peu crépitants, d'un tissu plus serré qu'à l'ordinaire, et d'une couleur foncée par plaques.

EXPÉRIENCE II. — Si au lieu de lier l'œsophage après avoir introduit la coque du Levant dans l'estomac des chiens, on leur laisse la faculté de vomir, ils la rejettent presque en entier, et échappent quelquefois à la mort, quoiqu'ils aient éprouvé assez souvent deux ou trois attaques semblables à celle qui vient d'être décrite.

Expérience III. — On a appliqué sur le tissu cellulaire de la partie interne de la cuisse d'un petit chien 6 gr. 6 décigr. de coque du Levant finement pulvérisée et mêlée avec 31 gr. 25 centigr. d'eau. Au bout de dix minutes, l'animal a eu une attaque convulsive analogue à celle dont j'ai parlé (expérience 1re), et il est mort quarante minutes après l'application de la substance vénéneuse. On l'a ouvert sur-le-champ. Le cœur ne se contractait plus, il contenait du sang fluide et noirâtre; les poumons paraissaient ridés et gorgés; les autres organes n'offraient aucune altération.

Expérience IV. — Lorsqu'on se borne à écraser grossièrement le fruit du *menispermum cocculus*, et qu'on en introduit 16 ou 20 gr. dans l'estomac des chiens de petite taille, on n'observe aucun des symptômes nerveux que j'ai fait connaître, lors même que l'on a pratiqué la ligature de l'œsophage pour s'opposer au vomissement; dans ce dernier cas seulement, les animaux ne succombent qu'après avoir été plongés dans un grand état d'abattement pendant quatre, cinq, six ou huit jours. A l'ouverture des cadavres, on retrouve dans l'estomac tous les fragments de la coque, et les tissus n'offrent aucune altération.

Expérience V. — On a fait manger à un petit carlin très-robuste 60 centigrammes de *picrotoxine* non purifiée. Au bout d'une demi-heure, l'animal, qui n'avait encore rien éprouvé, a vomi une petite quantité de matières jaunes liquides, et il a été en proie à une attaque des plus violentes. Les muscles de la face ont d'abord été agités de légers mouvements convulsifs, qui bientôt sont devenus très-intenses, en sorte que l'animal faisait des grimaces horribles; sa marche était chancelante et toujours en arrière; les pattes antérieures, fortement appuyées sur le sol, l'empêchaient de tomber lorsqu'il venait à s'arrêter. Cet état a duré trois minutes: alors l'animal est tombé sur le côté; les convulsions sont devenues générales et cruelles; la tête et la queue, fortement renversées sur la partie postérieure de la colonne vertébrale, formaient un arc avec le tronc; les pattes antérieures exécutaient des mouvements fréquents et analogues à ceux qu'exercent ordinairement les chiens qui nagent. Les yeux, rouges et saillants, étaient momentanément fermés par l'agitation des paupières; l'animal ne donnait aucun signe de sensibilité à l'approche des corps propres à l'exciter; la langue, d'une couleur livide, plongeait dans une grande quantité d'écume blanche, très-épaisse. L'attaque a duré douze minutes, et s'est terminée par un trismus qui avait été précédé du craquement des mâchoires. Pendant les huit minutes qui ont suivi cet accès, l'animal n'a offert d'autres phénomènes qu'un état d'insensibilité générale et une gêne extrême de la respiration. Il a succombé cinquante-trois minutes après l'ingestion de la substance vénéneuse. L'ouverture du cadavre n'a offert aucune lésion du canal digestif.

Expérience VI. — On a fait manger à un autre chien très-fort 22 centigrammes de *picrotoxine* parfaitement pure. Au bout d'un quart d'heure, l'animal a vomi une petite quantité de matières jaunâtres et liquides; les vomissements se sont renouvelés cinq fois dans l'espace d'une heure, sans qu'il soit survenu aucun accident nerveux. Le lendemain, l'animal était bien portant.

EXPÉRIENCE VII. — On a injecté dans la veine jugulaire d'un petit chien assez robuste 7 centigrammes de *picrotoxine* pure, dissoute dans 16 gr. d'eau. Au bout d'une minute, l'animal a éprouvé de légers mouvements convulsifs dans la face; les yeux étaient hagards, et il est aussitôt tombé sur le côté: alors l'attaque est devenue générale, excessivement forte, et en tout semblable à celle que j'ai décrite dans l'expérience 5; elle n'a cessé qu'au bout de huit minutes, après quoi l'animal est resté tranquille, et il a expiré vingt minutes après l'injection. A l'ouverture du cadavre, on a vu que le sang du ventricule gauche était d'un rouge brun; les poumons étaient ridés, peu crépitants, et d'une couleur foncée par plaques.

Les mêmes phénomènes ont eu lieu en injectant dans la veine jugulaire 4 gr. d'eau mère de *picrotoxine*.

Il résulte de ces expériences : 1° que la coque du Levant pulvérisée est un poison énergique pour les chiens ; 2° qu'elle agit, comme le camphre, sur le système nerveux, et principalement sur le cerveau; 3° qu'on ne doit pas la considérer comme un poison âcre, irritant, ainsi que l'avait cru Goupil (1); 4° que la partie active de ce poison est la *picrotoxine*; 5° que lorsqu'on l'introduit peu divisée, elle borne ses effets à produire des nausées et quelques vomissements; 6° enfin que le vomissement paraît être le meilleur moyen de s'opposer aux accidents qu'elle développe lorsqu'elle est encore dans l'estomac.

MM. Bonnefin et Brown-Séquard ont conclu de leurs expériences : 1° que la picrotoxine ne paraît pas agir directement sur les muscles ni pour les exciter, ni pour accroître l'énergie de leur irritabilité; 2° qu'elle ne paraît pas plus agir sur les nerfs moteurs ou centrifuges que sur les muscles eux-mêmes; 3° qu'elle ne paraît agir ni en excitant, ni en accroissant l'excitabilité des nerfs centripètes et sensitifs ; 4° qu'elle occasionne des convulsions par suite de son action sur les parties des centres nerveux qui sont capables de produire des mouvements sous une excitation extérieure; 5° qu'elle paraît produire des convulsions non d'une manière directe et par une excitation, mais indirectement et par l'augmentation de la faculté réflexe du centre cérébro-rachidien (dissertation inaugurale soutenue à Paris le 23 août 1851).

____

(1) Il est probable que la rougeur observée, par M. Bouillay, à l'intérieur de l'estomac d'un chien auquel il avait fait avaler 50 centigrammes de picrotoxine, tenait à ce que l'animal avait été tué pendant la digestion, puisque l'estomac était rempli d'aliments.

Traitement de l'empoisonnement par la strychnine, la brucine, la noix vomique, la fève de Saint-Ignace, les upas, la fausse angusture, le ticunas, le woorara, le curare, le camphre, la coque du Levant et la picrotoxine.

MM. Magendie et Delille ont prouvé que le sel marin (*chlorure de sodium*), dont se servent les Indiens qui ont été blessés par l'upas, n'était pas le contre-poison de cette substance vénéneuse, soit qu'elle eût été introduite dans l'estomac, soit qu'on l'eût appliquée à l'extérieur. Les moyens qui leur ont le mieux réussi pour annuler ses effets, ainsi que ceux de la noix vomique et de la fève de Saint-Ignace, consistent à faire rejeter le poison le plus promptement possible, à l'aide des émétiques et du chatouillement du gosier, et à s'opposer ensuite à l'asphyxie, qui est la principale cause de la mort, en pratiquant la trachéotomie et en insufflant de l'air dans les poumons. La mort a été retardée chez plusieurs animaux soumis à ce mode de traitement, et elle n'a eu lieu que lorsqu'on a cessé l'insufflation de l'air. Dans les cas où ces poisons ont été appliqués sur des blessures faites aux membres, ils les ont empêchées de devenir mortelles, en retirant aussitôt l'instrument qui a pénétré, en cautérisant la plaie jusqu'au fond, et en pratiquant une ligature au-dessus de l'endroit blessé. L'efficacité de ces préceptes est confirmée par un fait généralement connu, savoir, qu'une hémorrhagie dans le membre opéré empêche l'empoisonnement, parce qu'elle s'oppose au mélange du sang avec la substance délétère. J'ai reconnu l'utilité de ces moyens dans les expériences que j'ai tentées sur la *fausse angusture*, le *camphre* et la *coque du Levant*. Un émétique, administré quinze ou vingt minutes après l'ingestion de ces poisons, a procuré des évacuations abondantes ; les attaques ont été moins fortes qu'à l'ordinaire, et il a suffi de prolonger l'insufflation pendant une heure ou une heure et demie, pour *empêcher les animaux de mourir*. Dans quelques circonstances, je n'ai fait usage de vomitif qu'à la fin de la première ou de la seconde attaque, et il m'a fallu prolonger l'insufflation pendant trois ou quatre heures pour obtenir les mêmes résultats. Quelquefois même les animaux seraient morts sans l'emploi d'une *potion* et de *lavements purgatifs*. Il est à remarquer que l'eau éthérée et l'huile de térébenthine m'ont paru exercer une influence salutaire pour rétablir entièrement la santé des animaux empoisonnés par l'une ou l'autre de ces substances vénéneuses. Je ne quitterai pas ce sujet sans faire sentir l'importance que l'on doit attacher à l'insufflation de l'air dans les poumons : ce moyen exige beaucoup de patience de la part du médecin ; car il n'est efficace que lorsqu'il est employé pendant plusieurs heures. Je garantis avoir sauvé par ce moyen quatorze animaux sur vingt ; et il n'est point douteux qu'ils auraient succombé asphyxiés si on ne l'eût pas mis en usage.

L'eau chlorée, employée comme il a été dit en parlant de l'acide cyanhydrique (voy. p. 342), sera excessivement utile pour combattre les accidents que déterminent ces toxiques.

Si l'empoisonnement était l'effet de l'application extérieure de l'une ou de l'autre de ces substances, on aurait recours à la ventouse, comme il a été dit à la page 23 du tome I.

ARTICLE QUATRIÈME.

DES CHAMPIGNONS VÉNÉNEUX.

On peut rapporter les principales espèces de champignons vénéneux aux genres *amanita* et *agaricus*.

AMANITA.

Le genre *amanita* (agaric-bourse), de la famille des agaricoïdées, offre les caractères suivants : champignon sortant d'une bourse ou d'un *volva*; chapeau garni de feuilles ou de lamelles rayonnantes en dessous, et supporté par un pédicule plus ou moins renflé à sa base (voy. pl. xiv, fig. 2, de mon *Traité de médecine légale*, 4ᵉ édit.).

Description des espèces.

1° *Fausse oronge* (variété de l'*amanita aurantiaca* de Persoon, *agaricus muscarius* de Linné, *agaricus pseudo-aurantiacus* de Bulliard; voy. ma *Médecine légale*, pl. xiv, fig. 1, demi-grand. nat.). — *Caractères*. Son chapeau atteint 14 à 18 centimètres; il est d'abord convexe, et ensuite presque horizontal; sa couleur, rouge écarlate, est plus foncée au centre; il est un peu rayé sur le bord, et presque toujours tacheté de tubercules ou verrues blanches qui sont les débris du *volva*; le pédicule, long de 8 à 12 centimètres, est blanc, plein, cylindrique, excepté à sa base, où il est épais; les feuillets (lames) sont blancs, inégaux, recouverts, dans leur jeunesse, d'une membrane qui se rabat sur le pédicule et forme son collier. Le *volva* est incomplet, c'est-à-dire qu'il ne le recouvre pas entièrement à sa naissance, et forme quelques écailles le long du pédicule. Ce champignon est très-commun dans l'Europe septentrionale.

L'*oronge vraie* (*amanita aurantiaca*), que l'on mange souvent, se distingue de la précédente : 1° parce que dans sa jeunesse elle est enveloppée dans le *volva*, ce qui lui donne de la ressemblance avec un œuf ; 2° par la couleur orangée du chapeau, qui du reste n'est point tacheté de verrues blanches ; 3° par les feuillets, qui sont jaunâtres.

2° *Amanite vénéneuse* (*amanita venenosa* de Persoon). Cette espèce comprend l'*agaricus bulbosus* et l'*agaricus bulbosus vernus* de Bulliard (voy. mon *Traité de médecine légale*, pl. xiv, fig. 2).— *Caractères.* Couleur blanche, sulfurine ou verdâtre ; pédicule bulbeux, entouré à sa base d'un *volva* qui couvre son chapeau avant son développement, et sur lequel il reste des lambeaux qui sont difformes et larges vers le bord, mais plus petits et polyèdres au milieu ; il y a en outre à la tige un anneau ou collet assez large et épais, et souvent rabattu. Les feuillets sont blancs, et conservent toujours cette couleur sans devenir rougeâtres. Le chapeau est convexe, charnu, large de trois à quatre doigts, rarement dépourvu de verrues ; l'odeur en est vireuse, assez forte ; la saveur âcre et styptique, surtout après quelques instants, quand on en a mâché. (Persoon.)

Première variété. — *Amanita bulbosa alba* de Persoon (*agaricus bulbosus vernus* de Bulliard, *oronge-ciguë blanche* de Paulet ; voy. mon *Traité de médecine légale*, pl. xv, fig. 1, gr. nat.).— *Caractères.* Elle est entièrement blanche, quelquefois un peu jaunâtre au sommet ; le chapeau, qui était d'abord convexe, devient concave parce que les bords se relèvent en vieillissant ; ses feuillets sont nombreux, divisés en feuillets et en parties de feuillets. On peut la distinguer de l'agaric comestible de Bulliard (champignon de couche), parce que ce dernier n'a point de bourse ni de pied bulbeux, que le chapeau ne porte point de verrues, qu'il peut être pelé facilement ; par l'irrégularité de son collet, qui est rongé à ses bords ; parce que sa superficie est sèche, qu'il est toujours, au-desssous, d'une couleur rose ou vineuse, d'abord tendre et ensuite plus foncée, et à la fin d'un brun noirâtre, tandis que les feuillets de la variété que je décris sont toujours blancs. Cette variété est très-commune dans les bois, et a souvent causé des accidents fâcheux, parce qu'elle a été confondue avec le champignon comestible.

Deuxième variété.— *Amanita citrina* ou sulfurine de Persoon (*oronge-ciguë jaunâtre* de Paulet, *agaricus bulbosus* de Bulliard ; voyez mon *Traité de médecine légale*, pl. xv, fig. 2, demi-gr. nat.). — *Caractères.* Le chapeau et l'anneau offrent une couleur citrine pâle ; le pédicule, long de 10 à 12 centimètres, est bulbeux et légèrement strié à son sommet. On la trouve abondamment en automne, mêlée avec les feuilles sèches dans les endroits sombres des bois.

Troisième variété. — *Amanita viridis* (*oronge-ciguë verte* de Paulet, *agaricus bulbosus* de Bulliard ; voyez mon *Traité de médecine légale*, pl. xv, fig. 3, demi-grand. nat.).— *Caractères*. Chapeau presque toujours glabre, sans lambeaux ou débris du volva ; le renflement (bulbe) qui est à la base du pédicule est plus arrondi que dans les deux variétés précédentes, il n'est pas aplati comme dans ces variétés (1). Elle a une couleur d'herbe quelquefois olivâtre ou grisâtre, et elle est plus grande que les précédentes. On la trouve en automne dans les bois touffus ; mais elle est moins commune que les deux autres.

Il existe encore un certain nombre d'espèces vénéneuses mal connues, que Paulet a indiquées sous le nom générique d'*hypophyllum*, et qui paraissent devoir être rapportées au genre *amanita* : ces espèces sont désignées sous les noms d'*oronge visqueuse, blanche, à pointes de trois-quarts, à pointes de râpe, souris, croix de Malte, peaussière de Picardie, et de laiteux pointu rougissant.*

Oronge visqueuse dartreuse. Grivelé visqueux, ou *hypophyllum maculatum* de Paulet (voy. mon *Traité de médecine légale*, pl. xvi, fig. 4, un tiers de grand. nat.).—*Caractères*. Champignon blanc ou d'un blanc tirant sur le gris, dont la grandeur varie, mais qui a pour l'ordinaire 10 à 12 centimètres de hauteur, et qui offre des pellicules grisâtres, des feuillets, une tige, un bulbe parfaitement blanc, et une surface visqueuse. Chapeau tendre, large de 10 à 12 centimètres, et à peine charnu ; il est légèrement rayé, facile à peler, et sujet à se fendre. Feuillets entre-mêlés de petites portions de feuillets vers les bords : ils sont blancs, et ont leur tranche taillée un peu en dents de scie ; ils s'insèrent circulairement comme à un bourrelet qui ne touche point à la tige, et sont couverts, en naissant, d'un voile qui se rabat sur la tige en manière de marteau, et forme un collet plus ou moins apparent. Le pédicule, d'abord plein, finit par devenir creux en grande partie, ainsi que le bulbe. On le trouve aux environs de Lagny et dans la forêt de Sénart. (Paulet.)

Oronge blanche, ou *citron,* ou *bulbeux jaune et blanc,* ou *hypophyllum albo-citrinum* de Paulet (voy. mon *Traité de médecine légale,* pl. xvii, fig. 1, demi-grand. nat.). — *Caractères*. Champignon de taille moyenne et de forme très-régulière, tantôt d'un blanc sali de jaune, avec des parcelles de coiffe jaunâtre ou terreuse, ou d'un brun sale ; tantôt avec un chapiteau uni, d'un blanc quelquefois net, et d'autres fois avec une légère teinte jaune. Bulbe fort, saillant, et très-arrondi. Pédicule droit et cylindrique, blanc ou diversement coloré, comme je viens de le dire en parlant du champignon en général ; il est d'abord

---

(1) Ces caractères ne sont-ils pas suffisants pour faire de ce champignon une espèce particulière, comme l'a indiqué Persoon ?

plein, puis il se creuse en partie, et s'évase à son insertion au chapeau, avec lequel il semble se confondre. Chapeau circulaire à surface plus ou moins humide. Feuillets blancs, dont la tranche forme une surface égale et unie, presque tous de longueur égale, à l'exception de quelques petites portions de feuillets qu'on trouve vers les bords, et dont la base semble tenir aux feuillets complets comme par de petites brides : ces feuillets s'insèrent circulairement sur une sorte de bourrelet qui leur sert de soutien, et ne touchent point au pédicule. Ce champignon présente assez constamment un léger collet, qui était primitivement un voile fin qui couvrait les feuillets. On le trouve en automne dans les bois des environs de Paris. (Paulet.)

Oronge à pointes de trois-quarts, ou *palette à dards*, ou *hypophyllum tricuspidatum* de Paulet (voy. mon *Traité de médecine légale*, pl. xvii, fig. 2, demi-grand. nat.).— *Caractères.* Champignon haut de 15 à 18 centimètres, blanc, avec des feuillets qui tirent sur le vert. Chapeau régulièrement circulaire, couvert de pointes triangulaires égales, de forme pyramidale, d'un blanc sale, fortement adhérentes par leur base à la peau qui recouvre le chapeau. Feuillets ordinairement couverts d'une poussière semblable à une fleur de farine, et d'un voile fin qui finit par tenir uniquement à la tige et lui sert de collet. Pédicule blanc, cylindrique, plein, offrant à sa base un bulbe qui à la longue devient creux comme la tige. On le trouve en automne dans le parc de Saint-Maur. (Paulet.)

Oronge à pointes de râpe, ou *petite râpe*, ou *hypophyllum rapula* de Paulet (voy. mon *Traité de médecine légale*, pl. xvii, fig. 3, demi-grand. nat.).—*Caractères.* Petit champignon dont le chapeau, de couleur noisette en dessus, offre une multitude de pointes inégales, semblables à celles d'une râpe ordinaire, et d'une couleur plus foncée que celle du chapeau. Feuillets minces, très-serrés, blancs, couverts d'abord d'un voile tendre, mais très-apparent, qui se déchire en plusieurs portions et finit par s'effacer entièrement. Pédicule blanc, plein d'une substance moelleuse. On le trouve en automne dans la forêt de Saint-Germain. (Paulet.)

Oronge-souris, ou *oronge-serpent*, ou *hypophyllum sanguineum* de Paulet (voy. mon *Traité de médecine légale*, pl. xvi, fig. 2, demi-grand. nat.).— *Caractères.* Champignon élancé, de forme conique, de couleur grise de souris, et comme satiné en dessus, avec des feuilles blanchâtres et une tige blanche, un peu tortueuse, qui s'élève à la hauteur de 12 à 15 centimètres, portant un chapiteau qui peut en avoir 4 à 5 d'étendue, et dont la substance intérieure, étant coupée, semble résulter de petits grains qui, à quelque distance, la font paraître de couleur cendrée. Ses feuillets, entremêlés de petites portions de feuillets, sont d'un blanc sale et d'une légère teinte jaune. La tige, d'un blanc sale, est pleine d'une substance très-blanche, et porte à sa base les débris d'une enveloppe mince qui couvrait le champignon. On le trouve en automne, surtout en Piémont. (Paulet.)

Oronge croix de Malte, ou *hypophyllum crux melitensis* de Paulet (voy. mon *Traité de médecine légale*, pl. XVI, fig. 1, demi-grand. nat.). — *Caractères.* Champignon bulbeux, à bourse, de couleur de chair pâle. Chapeau découpé en cinq ou six parties égales, ce qui lui donne presque l'aspect d'une croix de Malte, offrant au centre un bouton arrondi un peu relevé et régulièrement circonscrit. Ses lobes ont environ 5 millimètres d'épaisseur. Feuillets presque tous égaux et de la couleur du chapeau ; ils s'insèrent circulairement et en rayonnant à une espèce de bourrelet sans toucher à la tige. Pédicule droit et colleté, haut de 10 à 12 centimètres, d'abord plein, et qui finit par se vider en grande partie pour devenir fistuleux. Collet et bourse d'un beau blanc, chair fraîche, un peu humide, de la même couleur en dedans qu'en dehors. On le trouve au mois d'août au bois de Pantin, près Paris. (Paulet.)

Laiteux pointu rougissant, ou *laiteux rougissant*, ou *hypophyllum pudibundum* de Paulet (voy. mon *Traité de médecine légale*, pl. XVII, fig. 4, grand. nat.). — *Caractères.* Chapeau dont le centre est élevé en pointe aiguë, qui finit par s'effacer pour faire place à une cavité. Il est blanc ; mais sa chair, ainsi que le suc qu'il fournit lorsqu'on le coupe, acquièrent une couleur rouge-carmin par leur exposition à l'air. Les feuillets sont blancs, taillés en biseau et de longueur inégale. Sa tige, qui est une continuité de la substance du chapeau, est cylindrique et pleine d'une substance moelleuse. Ce champignon est plus rare en France qu'en Italie et dans le Piémont. (Paulet.)

Oronge peaussière de Picardie, *hypophyllum pellitum* de Paulet (voy. mon *Traité de médecine légale*, pl. XVI, fig. 3, un tiers de grand. nat.).— *Caractères.* Ce champignon, que je ne connais que par la figure qu'en a donnée Paulet, laquelle n'est accompagnée d'aucune description, me paraît, d'après son port, appartenir à la section des oronges (*amanita*, Persoon). Son pédicule est cylindrique, gros, un peu renflé à sa partie inférieure, qui, d'après la figure, me semble nue ; il est haut d'environ 18 centimètres ; vers sa partie supérieure, il présente un collet circulaire, rabattu, membraneux et inégalement frangé à son bord libre. Ce pédicule est d'un blanc sale. Le chapeau est inégalement convexe, d'environ 18 centimètres de diamètre ; son contour est comme sinueux ; il est d'un gris jaunâtre à sa face supérieure, et recouvert de petites plaques irrégulières plus foncées, qui me paraissent être les restes du *volva*, dans lequel toutes les parties du champignon étaient renfermées avant leur entier développement. Il croît en Picardie.

AGARICUS.

Le genre *agaricus*, de la famille des agaricoïdes, offre les caractères suivants : champignon à pédicule dépourvu de bourse ou volva, et dont le chapeau a des feuillets rayonnants, ordinairement simples, et alternativement plus courts (voy. mon *Traité de médecine légale*, pl. XVIII, fig. 3). Il peut être subdivisé en plusieurs groupes ; je vais m'occuper seulement de ceux qui présentent des espèces malfaisantes.

Groupe des agarics lactuaires ou lactésiens de Persoon (*poivrés laiteux* de Paulet).

La chair de ces champignons est ferme, cassante, et contient un liquide laiteux d'une saveur poivrée qui en découle aussitôt qu'on l'entame ; leur surface est sèche et un peu rude au toucher ; leur tige est en général courte, leurs feuillets fins et d'une longueur inégale ; le chapeau finit par se creuser et prendre la forme de soucoupe ou d'entonnoir. Sans être aussi nuisibles que les précédents, ces champignons peuvent donner lieu à des indigestions et à d'autres accidents fâcheux, surtout lorsqu'ils n'ont pas été apprêtés d'une manière convenable.

Description des espèces.

1° *Agaric meurtrier, agaricus necator* de Bulliard et *torminosus* de Schœffer, *mouton zoné* de Paulet (voy. mon *Traité de médecine légale*, pl. XIX, fig. 3, demi-grand. nat.). — *Caractères.* Chapeau d'abord convexe, puis plane, puis concave dans le centre, et dont les bords, roulés en dedans, très-velus et frangés, grandissent souvent plus d'un côté que de l'autre ; il est quelquefois marqué de zones concentriques dont le diamètre ne dépasse pas le plus ordinairement 10 centimètres, et d'une couleur pâle, incarnate, ou même tannée, qui s'éteint vers la marge ; le dessous du champignon est blanchâtre ou d'un jaune pâle. La surface du chapeau est couverte de peluchures plus foncées, qui lui donnent un aspect velu et disparaissent avec l'âge. Pédicule cylindrique, plein, nu, épais, long de 10 à 12 centimètres au plus. Le petit nombre de feuillets qui sont entiers forment un bourrelet à leur insertion au pédicule. Il est très-commun dans les bois, parmi les gramens, en été et en automne. Il produit des coliques terribles d'après Bulliard.

2° *Agaricus acris* de Bulliard. Poivré à feuillets roussâtres de Persoon, et connu sous les noms vulgaires de *lathyron*, de *roussette* (voy. mon *Traité de médecine légale*, pl. XVIII, fig. 3, demi-grand. nat.). — *Carac-*

tères. Chapeau charnu, large de 10 à 12 centimètres, d'abord convexe et irrégulier, ensuite plane, puis concave, et dont le bord, velu, roulé en dedans, onduleux, *quelquefois* zoné, est un peu visqueux pendant un temps pluvieux. Pédicule nu, plein, cylindrique, charnu, long d'environ 3 centimètres, et presque aussi épais. Feuillets nombreux, souvent bifurqués, un peu décurrents sur le pédoncule. Ce champignon est blanc, excepté les feuillets, qui, suivant leur âge, offrent une couleur rose ou d'un roux clair. On le trouve dans les bois ou sur les pelouses.

3° *Agaricus piperatus* des auteurs, *agaricus lactifluus acris*, ou *agaric laiteux âcre* de Bulliard, laiteux poivré blanc de Paulet; il est regardé par les auteurs de la *Flore française* comme une variété de l'*agaricus acris* (voy. mon *Traité de médecine légale*, pl. xix, fig. 4, demi-grand. nat.). — *Caractères*. Chapeau très-blanc, et bien arrondi dans l'état de jeunesse; ce chapeau perd, en vieillissant, sa blancheur, prend la forme d'un entonnoir, et ses bords, qui sont légèrement cotonneux ou glabres, deviennent inégaux. Feuillets entiers, semi-décurrents, rares ou très-multipliés, dont la couleur blanche se change en couleur de paille à mesure que le champignon vieillit; quelquefois, au lieu de feuillets entiers, on ne voit que des parties de feuillets. On le trouve fréquemment au printemps et en automne dans les bois.

4° *Agaricus pyrogalus* de Bulliard (voy. mon *Traité de médecine légale*, pl. xviii, fig. 2, demi-grand. nat.). Voici la description qui en a été donnée par les auteurs de la *Flore française* : « Pédicule cylindrique, nu, plein, d'un jaune livide, long de 3 à 4 centimètres, épais de 8 à 10 millimètres. Chapeau d'abord convexe, puis presque plane, un peu déprimé au centre, de la même couleur que le pédoncule, souvent marqué de zones concentriques noirâtres; il atteint 16 centimètres de diamètre. Ses feuillets sont nombreux, un peu rougeâtres, inégaux, adhérents un peu au pédicule. » On le trouve dans les bois.

Groupe des agarics à pédicule nul, latéral ou excentrique (*Flore française*).

Espèce. — *Agaricus stypticus*, agaric styptique de Bulliard, *agaricus semipetiolatus* de Schœffer (voy. mon *Traité de médecine légale*, pl. xviii, fig. 4, deux tiers de grand. nat., et fig. 2 de la pl. xix, grand. nat.). — *Caractères*. Couleur générale de cannelle plus ou moins foncée; superficie sèche; chair mollasse, se déchirant facilement. Chapeau hémisphérique, avec les deux extrémités un peu prolongées et arrondies, ressemblant assez bien à une oreille d'homme; ses bords sont toujours roulés en dessous; son grand diamètre est tout au plus de 3 centimètres. Feuillets étroits, tous entiers, susceptibles d'être détachés de la chair, et remarquables par la manière dont ils se terminent sur une ligne circulaire *qu'aucun d'eux ne dépasse.* Pédicule nu, plein, continu avec le chapeau latéral très-évasé à sa partie supérieure, court de 10 à 15 millimètres. On le trouve dans les bois, en automne et pendant une partie de l'hiver, sur les troncs d'arbres découpés horizontalement. (Bulliard.) Il purge et incommode les animaux, d'après Paulet, mais ne les tue pas.

Groupe des agarics à pédicule plein, à chapeau charnu, à feuillets non adhérents au pédicule, qui ne noircissent point en vieillissant (*Flore française*).

Espèce. — *Agaricus urens,* agaric brûlant de Bulliard (voy. ma *Médecine légale,* pl. xviii, fig. 10, demi-grand. nat.). — *Caractères.* Chapeau d'abord convexe, ensuite plane, assez régulier, puis légèrement concave, de 4 à 5 centimètres, d'un jaune pâle et sale. Feuillets roux, inégaux, parmi lesquels ceux qui sont entiers n'atteignent pas jusqu'au pédicule, mais s'arrêtent tous régulièrement à 1 ou 2 millimètres de distance. Pédicule cylindrique, long de 10 à 15 centimètres, un peu épais et velu à sa base, nu, plein, continu avec la chair du chapeau, d'un jaune pâle et terreux, un peu strié de roux. Ce champignon croît sur les feuilles mortes.

Groupe des agarics à pédicule pourvu d'un collet.

Espèce. — *Agaricus annularius,* annulaire de Bulliard, *agaricus polymyces* de Persoon, tête de Méduse de Paulet (voy. ma *Médecine légale,* pl. xix, fig. 1, demi-grand. nat.). — *Caractères.* Champignon d'une couleur fauve ou rousse. Chapeau convexe, un peu proéminent vers le centre (cette proéminence, appelée *mamelon,* est velue), tacheté de petites écailles noirâtres ou glabres, et dont les bords sont entiers ou un peu sinueux, non étalés. Feuillets d'abord blancs, entremêlés de petites portions de feuillets, et adhérant fortement au pédicule, où ils se terminent par des nervures fines en se confondant avec sa substance : ces feuillets finissent par prendre une légère teinte rousse. Pédicule charnu, cylindrique, souvent un peu courbé à sa base, où il est un peu renflé, long de 9 à 10 centimètres, ayant 10 à 12 millimètres de diamètre, muni d'un collier entier, redressé en forme de godet, glabre ou garni de petites écailles. Ce champignon croît en automne sur la mousse, au pied des chênes, et en groupes plus ou moins nombreux, composés quelquefois de quarante à cinquante individus. Voici comment Paulet explique la formation du collet et du chapeau de ce champignon : « Il porte, dit-il, des chapiteaux qui n'ont pas plus de 4 à 5 centimètres d'étendue ; ces chapiteaux, d'abord empreints comme de croûtes brunes, surtout au centre, ont leurs feuillets couverts, en naissant, d'un voile blanc, épais, ferme, qui leur donne une forme globuleuse, et qui se déchire ensuite pour se convertir en collet : ces têtes finissent par prendre la forme d'un chapeau. »

Action des champignons vénéneux sur l'économie animale.

Fausse oronge. — EXPÉRIENCE. — On fit prendre à un chien de moyenne taille trois de ces champignons mêlés avec de la pâtée. Trois heures après, l'animal, qui n'avait point été incommodé, éprouva des tremblements et de la faiblesse dans les extrémités. Cet état dura environ quatre heures, pendant lesquelles il se plaignait parfois ; enfin il tomba dans la stupeur ; sa respiration était lente et profonde, et il poussait de temps en temps des cris plaintifs ; tantôt il se roulait par terre, tantôt il tournait comme autour de lui et avec des frissonnements subits qui ressemblaient à des secousses électriques. Cet état dura huit à neuf heures sans que l'animal eût la moindre évacuation. On lui fit avaler du vinaigre, qui, loin de diminuer les symptômes, les aggrava. Onze ou douze heures après l'apparition des premiers accidents, on lui donna 15 centigr. de tartrate de potasse antimonié dans deux cuillerées d'eau, ce qui ne le fit point évacuer. Au bout de deux heures, on lui administra un peu d'huile d'olives, et il vomit, cinq heures après, une partie des champignons ; il vomit de nouveau des morceaux de champignon mêlés de mucus blanchâtre, et il fut complétement guéri en peu de jours, au moyen d'une certaine quantité de lait.

OBSERVATION Ire. — Paulet, qui fit cette expérience, rapporte plusieurs cas d'empoisonnement par la fausse oronge. Les malades éprouvèrent des nausées, des vomissements, des défaillances, des anxiétés, un état de stupeur et d'anéantissement, et un sentiment d'astriction à la gorge. Ils n'eurent ni coliques ni douleurs vives. On leur administra plusieurs décigram. d'émétique et de l'eau chaude ; ils évacuèrent par haut et par bas, rendirent les champignons avec des matières sanguinolentes, et furent longtemps rétablis par les adoucissants : quelques-uns éprouvèrent des douleurs abdominales, et furent traités par les fomentations émollientes et par les opiacés.

OBSERVATION II. — Plusieurs soldats français mangèrent, à deux lieues de Polosck en Russie, des champignons que l'on croit être de fausses oronges ; quatre d'entre eux, fortement constitués, se crurent à l'abri des accidents, parce que la plupart de leurs camarades étaient déjà en proie à des symptômes plus ou moins graves ; ils refusèrent constamment de prendre l'émétique. Le soir, les accidents suivants se manifestèrent : anxiété, suffocation, soif ardente, tranchées excessivement intenses, pouls petit et irrégulier, sueurs froides générales, altération de la physionomie, teinte violacée du bout et des ailes du nez ainsi que des lèvres, tremblement général, météorisme de l'abdomen, déjections de matières fécales très-fétides. Ces symptômes augmentèrent d'intensité ; on porta les malades à l'hôpital. Le froid et la couleur livide des extrémités, un délire mortel, et les douleurs les plus vives, les accompagnèrent jusqu'au dernier moment : l'un succomba quelques heures après son entrée à l'hôpital ; les trois autres eurent le même sort, et périrent dans la nuit. — *Ouverture des cadavres.* Le premier présenta les phénomènes suivants : évacuation de matières écumeuses noirâtres, verdâtres ; abdomen météorisé ; l'estomac et les intestins étaient distendus par des gaz très-fétides ; leur surface interne offrait des marques d'inflammation et des points gangréneux ; dans plusieurs endroits, la membrane muqueuse de l'intestin grêle était détruite ; l'estomac contenait un peu de liquide noirâtre. Le deuxième était à peu près dans le même état, à cette différence près, que l'intérieur de l'estomac offrait une sorte de congestion inflammatoire près l'orifice pylorique ; le foie était prodigieusement gonflé, la vésicule du fiel remplie d'une bile épaisse et foncée en couleur. Le troisième et le quatrième présentaient les mêmes altérations que le premier, mais bien plus marquées ; on apercevait de larges taches gangréneuses tant dans l'estomac que dans les intestins, où la putréfaction paraissait déjà fort avancée. (Dissertation inaugurale de M. Vadrot, p. 26 ; Paris, 1814.)

Observation III. — Losel rapporte que six hommes moururent après avoir mangé de ce champignon (*Flora pruss.*, p. 88, ann. 1703).

Observation IV. — Les habitants du Kamtschatka préparent, avec la fausse oronge et l'*epilobium angustifolium*, une boisson très-enivrante qui excite quelquefois des délires mortels, accompagnés de désespoir. Les domestiques qui boivent l'urine des individus enivrés se ressentent aussi des effets de ce champignon funeste. (Krascheminckow, *Histoire naturelle du Kamtschatka*, p. 209.)

Oronge-ciguë. — Expérience Ire. — On fit avaler à un fort chien de la pâtée contenant 12 gr. d'*oronge-ciguë verte* divisée. Au bout de cinq heures, l'animal mangea comme à l'ordinaire, et n'avait éprouvé aucune incommodité. Dix heures après l'ingestion, il fit des efforts pour vomir ; ses extrémités faiblirent ; il se coucha, s'assoupit et mourut bientôt dans des mouvements convulsifs. L'estomac et le canal intestinal étaient tapissés d'un mucus épais et jaunâtre ; les rides de l'estomac et l'intérieur du duodénum offraient quelques taches livides ; la vésicule du fiel était verte.

Expérience II. — On administra à un chien deux des champignons de l'*oronge-ciguë jaunâtre* hachés et mêlés avec de la pâtée. Au bout de onze heures, l'animal, qui n'avait offert aucun phénomène remarquable, vomit. Quelques heures après, il rendit des excréments blancs et trembla. Il ne tarda pas à se coucher et à éprouver des mouvements convulsifs. Cet état dura plusieurs heures, et fut accompagné du hoquet : des douleurs poignantes, de temps à autre, faisaient frissonner l'animal ; enfin tous les symptômes de l'apoplexie se déclarèrent, et il continuait à avoir, par intervalles, des mouvements convulsifs. On lui fit prendre du vinaigre à plusieurs reprises, ce qui le réveillait un peu ; mais il retombait bientôt. Il expira trente heures après l'introduction du poison. Le canal digestif ne renfermait aucun atome de champignon ; l'intérieur de l'estomac était tacheté de points rougeâtres ; les membranes muqueuse et musculeuse des intestins étaient détruites ; il ne restait que la tunique séreuse, qui offrait dans toute son étendue des taches d'un rouge livide, que l'on pouvait apercevoir à l'extérieur.

EXPÉRIENCE III. Seize grammes d'*oronge-ciguë jaunâtre,* étendue d'un peu d'eau, furent donnés à un gros chien. Il fit presque aussitôt de violents efforts pour vomir, et il en rendit une partie. Il éprouva un véritable *choléra* et des convulsions avec un abattement de forces considérable, et il mourut vingt-quatre heures après l'ingestion de la substance vénéneuse. L'intérieur de l'estomac offrit aussi quelques points rouges.

EXPÉRIENCE IV. — On fit prendre à plusieurs chiens le liquide provenant de la distillation du même suc. Ils n'éprouvèrent aucun symptôme, mais le résidu de la distillation, administré même à petite dose, fit périr tous les chiens qui en avalèrent : la mort n'eut lieu que vingt-quatre heures après l'ingestion, et elle fut précédée des symptômes ci-dessus décrits. Les animaux n'éprouvèrent aucun accident pendant les dix premières heures. La tunique interne de l'estomac était parsemée de petits points rouges ; tout le canal digestif était tapissé d'une matière épaisse, visqueuse et jaunâtre.

EXPÉRIENCE V. — L'extrait aqueux de cette plante produisit la mort en moins de vingt-quatre heures. Il en fut de même d'un morceau de ces champignons que l'on avait fait dessécher au four. L'eau dans laquelle avaient macéré, pendant plusieurs heures, quelques-uns de ces champignons, administrée à un chien, lui occasionna un dévoiement sanguinolent et de vives douleurs. L'animal cependant fut rétabli. D'autres animaux périrent après avoir avalé les portions de champignon ainsi traitées par l'eau.

EXPÉRIENCE VI. — L'ingestion dans l'estomac de 45 gr. d'alcool, que l'on avait fait digérer pendant plusieurs heures sur un de ces champignons bien desséché au four, et dont le poids était de 2 gr. 20 centigr., occasionna la mort. Le résidu ne jouissait plus de propriétés vénéneuses, puisqu'il fut administré à plusieurs animaux sans inconvénient. (Paulet, *Traité des champignons.*)

OBSERVATION Ire. — Guibert, sa femme, sa fille, deux garçons étrangers et une domestique, mangent à dîner de l'*oronge-ciguë jaunâtre,* préparée avec une étuvée de carpe. A trois heures après minuit, Mme Guibert, qui n'avait pris que de ce plat, est réveillée par un rêve effrayant et par des nausées ; elle vomit sans douleur une partie du dîner, et elle est plongée dans un assoupissement que les efforts de vomissement seuls font cesser. On lui donne l'émétique : elle évacue et se trouve soulagée. Elle fut parfaitement rétablie environ trois semaines après. Un des *garçons* et la *fille,* qui ne furent pas émétisés, moururent après avoir éprouvé les mêmes accidents. L'autre garçon et la domestique, secourus à temps, furent rétablis au bout de trois semaines. Guibert éprouva naturellement un *choléra-morbus* accompagné de crampes très-douloureuses, surtout aux pieds, avec rétraction des membres. Il fut sauvé. Aucun de ces individus n'éprouva de fièvre ;

tous, excepté Guibert, furent plongés dans un état de stupeur continuelle.

Observation II. — Des symptômes analogues se manifestèrent chez deux individus de Suresne et deux autres de Melun qui mangèrent le même champignon. Trois d'entre eux, qui ne furent point secourus, périrent.

Observation III. — La *Gazette de santé* du 18 juillet 1777 fait mention d'un empoisonnement de cinq personnes par l'*oronge-ciguë jaunâtre*.

Observation IV. — Benoît, sa femme et leur enfant, mangent, à six heures du soir, de l'*oronge-ciguë blanche* cueillie et apprêtée le même jour. Le lendemain, nausées, anxiétés, défaillances fréquentes; le père et l'enfant vomissent abondamment après avoir pris une forte dose d'émétique, du lait et de la thériaque. L'enfant meurt le deuxième jour; le père expire quelques instants après. Peu de temps avant la mort, il était dans un état d'anxiété et de stupeur remarquables, le ventre tendu, les extrémités froides, le pouls petit et intermittent; il avait des défaillances fréquentes, et il était de couleur livide. La mère, qui n'avait point pris d'émétique parce qu'elle était atteinte d'une hémorrhagie utérine, avait cependant déjà beaucoup vomi au deuxième jour; elle était faible, pâle, et dans un grand état d'anxiété; son pouls, peu fébrile, était faible. On lui prescrivit une médecine ordinaire aromatisée avec l'eau de fleurs d'oranger. Trois heures après, elle avait évacué des champignons entiers et d'autres qui étaient comme dissous dans des mucosités jaunâtres; elle allait mieux. On lui fit prendre un lait d'amandes douces avec quelques gouttes d'éther sulfurique et de l'eau de fleurs d'oranger, ce qui la calma beaucoup. Le surlendemain, elle fut encore purgée, et avec succès; l'hémorrhagie, qui s'était arrêtée, revint, et la malade éprouvait de temps en temps de l'oppression et des faiblesses. On lui administra des restaurants et d'autres antispasmodiques; mais elle ne se rétablit qu'avec peine, et, cinq ou six mois après, elle était encore très-pâle et avait des maux de tête et d'estomac. Elle succomba à une autre maladie qu'elle eut longtemps après.

Oronge-souris. — Observation. — Une femme de Stupinis, son mari, trois garçons et une fille, mangent, le 6 octobre, à leur dîner, 1 kilogr. de ce champignon cuit avec du beurre. Vers deux heures après minuit, un des enfants, âgé de sept ans, se plaint de douleurs aiguës dans le bas-ventre : on lui administre de la thériaque. La mère, qui avait beaucoup mangé du ragoût, éprouve, un moment après, une forte cardialgie, de la suffocation, et fait de violents efforts pour vomir. Il en est de même de l'enfant aîné. Le père se trouve également attaqué avant le jour, le second fils sur les neuf heures, et la fille, qui en avait mangé très-peu, ne commence à se plaindre que vers le soir

Le 7 octobre, l'enfant, âgé de sept ans, était comme stupide, souffrait beaucoup du ventre, et ne pouvait que prendre de l'eau fraîche; l'abdomen est météorisé; l'enfant pousse par intervalles des cris plaintifs, aigus, quoique plongé dans un état léthargique. Vers le midi, il éprouve des mouvements convulsifs; les extrémités se roidissent, le pouls devient très-petit, et il meurt attaqué d'un spasme cynique. Son corps fut couvert de taches violettes. L'estomac et les intestins, distendus par un gaz fétide, étaient corrodés à leur surface interne, on voyait près du pylore des taches livides; le colon contenait des vers vivants, et un reste de champignon mêlé à un fluide jaunâtre; le foie était très-volumineux, pâle et sans consistance.

La mère, qui se plaignait d'anxiété suffocante, de cardialgie avec vomissement de matières verdâtres et sanguinolentes, devint jaune par tout le corps, et ne pouvait pas respirer. Le bas-ventre était dans une constriction spasmodique, le nombril enfoncé; la plus légère compression augmentait la rétraction des jambes. Elle ne prit que de la thériaque, et mourut dix-huit heures après l'invasion du mal, dans une léthargie profonde et des sueurs froides. Il sortit des narines un sang ichoreux et de l'écume par la bouche; les viscères de l'abdomen offraient des altérations analogues à celles du sujet précédent.

L'enfant de dix ans, qui n'avait mangé que beaucoup de raisin dans la journée, était stupide le soir; il éprouva les accidents ci-dessus mentionnés, et mourut dans les convulsions. Le foie était très-volumineux. A l'ouverture de l'estomac, il s'exhala une odeur tellement infecte, qu'on renonça à l'examen des autres viscères.

La fille eut des défaillances, des vomissements et des douleurs tensives à l'estomac; elle refusa de prendre un vomitif; le pouls devint fréquent, petit et irrégulier; le hoquet se déclara par intervalles; il y avait cardialgie forte et brûlante, anxiété, un sentiment d'étranglement et une soif extrême. On la saigna : le sang était noir et livide, et elle parut soulagée. Elle ne tarda pas cependant à éprouver de la suffocation et de la difficulté d'avaler; elle eut du délire et une épistaxis. On lui fit prendre de la manne, qui procura des évacuations. Le troisième jour, elle expira dans un état léthargique et au milieu d'affreuses angoisses, de frissons, de sueurs froides, de convulsions et du délire. On reconnut les mêmes altérations de tissu que chez la mère et l'enfant de sept ans; la vésicule du fiel était complétement vide, et la partie du foie voisine de l'estomac molle et livide, tandis qu'elle était blanche supérieurement et antérieurement.

L'aîné des enfants éprouva des coliques nerveuses avec rétraction des jambes, de la cardialgie, des vomissements fréquents, des palpitations de cœur et un sentiment d'étranglement. L'émétique, administré à deux reprises, procura des évacuations abondantes. On lui donna ensuite une décoction blanche, et d'heure en heure on lui fit prendre 10 gouttes de liqueur minérale d'Hoffmann dans 60 gr. d'eau thériacale, ce qui parut le soulager un peu : cependant les coliques revenaient de temps en temps; il éprouvait de la céphalalgie, une sorte de pesanteur d'estomac, du délire et des anxiétés qui l'obligeaient de changer souvent de place; la fièvre se déclara; les yeux étaient enflammés. On le saigna, et il fut soulagé. La saignée fut répétée le soir, et on administra un lavement; ces moyens firent cesser des tranchées dont il se plaignait, et la fièvre fut moins forte.

Le lendemain, la langue était chargée : on lui ordonna 90 gr. de manne qui procurèrent des évacuations salutaires. Il était faible, avait une tension douloureuse à l'estomac, eut quelques crachats teints de sang, et des aigreurs que la magnésie dissipa. On diminua successivement la dose de liqueur d'Hoffmann, et l'enfant fut rétabli.

Le père, âgé de soixante ans, évacué par l'émétique, eut une dysenterie copieuse qui ne cessa qu'au troisième jour. Il resta près de cinq jours sans parler, les yeux fixes et larmoyants, le pouls petit, tardif et languissant. Il se rétablit peu à peu; il digérait facilement, et avait souvent des évacuations sanguinolentes : il en était de même de son fils aîné. L'un et l'autre furent traités par le quinquina et par le sirop balsamique. Un an après, ils se ressentaient encore des maux qu'ils avaient soufferts. (*Mémoires de la Société royale de médecine*, années 1780 et 1781; observation de M. Picco, p. 355.)

Oronge croix de Malte. — OBSERVATION. — Paulet mangea environ la moitié d'un de ces champignons; il ne tarda pas à éprouver une grande faiblesse et à perdre connaissance. Demi-heure après, on lui administra beaucoup de vinaigre, et il reprit l'usage de ses sens : il avala de l'émétique sur-le-champ et il vomit le champignon; cependant il eut pendant plusieurs jours du dévoiement, des faiblesses d'estomac et des coliques assez vives. (Paulet, t. II, p. 316.)

Tête de Méduse. — EXPÉRIENCE. — A six heures du soir, on a fait prendre à un chien de moyenne taille une certaine quantité de ce champignon : l'animal s'est plaint toute la nuit, et il est mort douze heures après l'ingestion de la substance vénéneuse. L'œsophage était tapissé d'un mucus blanc et glaireux, l'estomac ridé, phlogosé; il en était de même du canal intestinal, dont les membranes, épaissies d'environ 1 millimètre, étaient pleines d'une liqueur brune de même couleur que celle des champignons. (Paulet, t. III, p. 304.)

Blanc d'ivoire. — EXPÉRIENCE. — Un de ces champignons, administré à un chien, a déterminé, au bout de trois heures, des évacuations abondantes par haut et par bas; l'animal a refusé les aliments et a paru souffrir considérablement (Paulet, t. II, p. 153).

Laiteux pointu rougissant. — EXPÉRIENCE. — M. Picco ayant donné de ce champignon haché avec de la viande à un chien, l'animal a péri de gangrène au bout de douze heures (1).

---

(1) L'œil de l'olivier (*fungus perniciosus intense aureus* de Micheli), l'oreille du chêne vert, l'entonnoir creux et vénéneux (*fungus infundibulum referens albus* de Buxbaum), le grand moutardier et l'œil de corneille (*fungus minimus totus niger umbilicatus* de Vaillant), ont également produit des accidents plus ou moins fâcheux.

Je vais maintenant rapporter les observations d'empoisonnement occasionné par l'ingestion d'un mélange de deux ou de trois espèces de champignons vénéneux.

OBSERVATION Iʳᵉ. — Un cultivateur va le dimanche se promener dans un bois voisin de sa demeure, accompagné de sa femme, enceinte de près de trois mois, et de ses trois enfants âgés, l'un de cinq ans et demi, l'autre de quatre, le troisième de deux ans; ils aperçoivent des champignons de différentes espèces; ils les cueillent sans choix, et, de retour au logis, on les apprête et on les mange. Dès la nuit suivante, la femme ressent du malaise et une douleur gravative à la région épigastrique; tous, pendant la journée du lundi, éprouvèrent un sentiment de suffocation et de cardialgie, et des nausées fréquentes qui, chez le père, furent ce même jour suivies de vomissement. Le mardi, symptômes plus graves, nouveaux accidents, nausées continuelles, vomissements de matières bilieuses, respiration plus gênée, douleurs dans toute la capacité abdominale, mais plus sensible à l'épigastre; ténesme, difficulté d'uriner. Deux des enfants périssent ce même soir, et le troisième le lendemain. Du mercredi au vendredi soir, le mal ne cesse de s'aggraver chez le père et la mère : douleurs insupportables à l'estomac, vers les hypochondres, les lombes et la région de la vessie; météorisme du bas-ventre, difficulté plus grande d'uriner, ténesme plus douloureux, déjections glaireuses, sanguinolentes, par haut et par bas; céphalalgie, langue sèche, soif inextinguible, angoisses, mouvements convulsifs des extrémités; chez le père, hémorrhagie nasale. Le vendredi soir, gonflement œdémateux des articulations des pieds et des mains chez la femme seulement; chez le mari, frissons précurseurs de la gangrène des intestins. Le samedi, épiphénomènes suivants : chez le mari, gerçures, aphthes, phlogose à la langue et à l'arrière-bouche, hoquet, syncopes, dépression et intermittence du pouls, délire, suppression de l'excrétion alvine et de l'urine, froid glacial des extrémités, sueur froide universelle, mort. Le samedi, chez la femme, déjà aussi mouvements convulsifs des extrémités. Des boissons adoucissantes et antispasmodiques abondantes, et une potion huileuse et calmante lui font rendre, dès la même journée, plusieurs morceaux informes de champignons. Le soir, les vomissements sont moins fréquents, l'urine commence à couler, une selle fétide et gluante a lieu, les mouvements convulsifs des extrémités cessent dans le cours de la nuit. Le dimanche au matin, les coliques sont moins fortes, le météorisme est diminué. Quatre jours après, les accidents ont presque cessé; il reste une grande débilité, de l'enflure aux extrémités inférieures seulement, tremblement de toutes les extrémités, douleur fixe au-dessus de l'orbite droite. La convalescence a été longue; cependant, trois mois après, la femme avait repris de l'embonpoint, et sentait très-distinctement les mouvements de son enfant (1).

____

(1) *Journ. gén. de méd.*, t. XXV, p. 241.

Observation II. — La femme d'un médecin goûta par distraction un morceau de champignon sec; elle le mâcha, le rejeta aussitôt et rinça sa bouche. Une demi-heure après, elle éprouva des malaises, des frissons, des envies de vomir, des efforts inutiles de vomissement, et une sensation très-douloureuse à l'estomac. Quelque temps après, vomissements continuels, pâleur, sueurs froides, yeux presque mourants, pouls extrêmement abattu et petit. (*Journ. gén. de méd.*, t. XXVI, p. 265.)

Observation III. — M. Dufour, médecin à Montargis, cueillit dans la forêt voisine des champignons frais et sains, connus sous les noms vulgaires de *cepe*, de *columelle* et d'*oronge*; ils furent dépouillés de leur peau et de leur pied, coupés par tranches, et cuits dans leur jus avec du beurre et des fines herbes, sous un four de campagne : on les servit au repas. La domestique, âgée de vingt ans, qui en avait mangé le plus, ne tarda pas à se plaindre d'étourdissements, de vertiges et d'un léger soulèvement d'estomac; sa face était rouge et enflammée, l'œil saillant et vif, le pouls large, ondulant et plein. La fille aînée de M. Dufour, âgée de douze ans, éprouva les mêmes accidents sans nausées. Un petit enfant de dix-huit mois, qui n'avait mangé que du pain trempé de jus, dormit tranquillement pendant seize heures contre son ordinaire, et ne présenta pas d'autre phénomène remarquable. L'autre enfant, âgé de onze ans, se plaignit plus tard d'étourdissement et d'ivresse : les parents ne ressentaient aucune incommodité, quoiqu'ils eussent mangé du même mets. M. Dufour administra et fit prendre à tous les malades de l'émétique en lavage, et il chercha à exciter sympathiquement les évacuations en faisant vomir tous les individus dans un vaste seau de faïence. On fit usage ensuite d'une potion antispasmodique fortement éthérée, et la guérison fut complète le soir. Il paraît que ces accidents étaient dus à deux *fausses oronges* que l'on avait confondues avec la vraie, et que l'on avait fait entrer dans la composition du mets (1).

Observation IV. — Le même médecin fut prié de visiter un enfant de neuf à dix ans, malade depuis quatre jours, que l'on avait rapporté mourant de la forêt de Montargis, et que l'on croyait empoisonné par des champignons. Voici quel était son état : pâleur de la mort, sueur gluante et froide comme la glace; œil entr'ouvert, ne laissant voir que la cornée opaque; les pupilles immobiles et insensibles à l'éclat de la lumière; roideur de tout le corps, ou plutôt tétanos universel; les muscles abdominaux dans toute leur tonicité spasmodique; le ventre aplati et dur comme une planche; trismus ou spasme invincible des mâchoires; le pouls était perdu, les mouvements du cœur à peine perceptibles : on aurait cru l'enfant mort si les extrémités et le thorax n'eussent été agités de quelques mouvements convulsifs. M. Dufour cassa deux dents incisives d'un coup de ciseau, et administra, au moyen d'une petite cuiller d'étain pliée en gouttière, un mélange fait avec parties égales d'éther sulfurique et de sirop de fleurs

____

(1) *Gazette de santé* du 21 août 1812.

d'oranger; le corps fut enveloppé de feuilles de tanaisie, de morelle, de douce-amère et de jusquiame; on fit des frictions sur le ventre avec un mélange d'huile de camomille, de camphre, d'alcool et d'ammoniaque. On chercha tous les moyens possibles de réchauffer le malade. La déglutition, d'abord difficile, ne tarda pas à avoir lieu librement: l'enfant ouvrit les yeux, puis la bouche, et fut rétabli dans le cours de quelques heures, et après avoir avalé 32 gr. d'éther et autant de sirop. On ne tarda pas à se convaincre qu'il y avait parmi les champignons du bois l'*amanita viridis* de Persoon, l'*hypophyllum virosum* de Paulet, l'*oronge-ciguë*, et plusieurs autres espèces vénéneuses. (*Gazette de santé*, 1ᵉʳ novembre 1812.)

OBSERVATION V. — Lemonnier fit l'ouverture du corps d'une jeune personne empoisonnée par des champignons. Il trouva la portion de l'estomac contiguë au pylore enflammée, le duodénum gorgé de sang; sa membrane interne était légèrement tachée, et présentait çà et là de petites excoriations; sa partie inférieure était rétrécie. (Alibert, ouvr. cité, t. I, p. 462, 3ᵉ édit.)

OBSERVATION VI. — Garner mange, le dimanche 19 juin, des champignons, et il éprouve à la suite de ce repas de la pesanteur et de la douleur épigastrique. Il vomit plusieurs fois dans la nuit. Le lendemain, il y a encore eu des vomissements, et la diarrhée est survenue. Le mardi 21 juin, le malade est conduit à l'hôpital; je ne sais quelle médication a été mise en usage avant son entrée; alors il présentait l'état suivant: abattement général; refroidissement du corps; coloration légèrement bleuâtre de tout le système cutané; pouls insensible aux radiales; décubitus dorsal, tête tournée à droite, reposant sur la joue de ce côté; paupières fermées; pupilles dans l'état normal; réponses lentes, plaintives; langue blanche, humide; grande douleur épigastrique; soif vive; respiration lente, calme, parfaitement régulière. (Infusion de tilleul, potion éthérée, deux sinapismes, cataplasme à l'épigastre; lait. Faire boire chaud.)

État du malade pendant son séjour à l'hôpital. La soif est très-vive; trois pots de tisane sont bus dans l'espace de trois quarts d'heure; pas de convulsions, pas de vomissements; selles fréquentes et abondantes; les matières alvines sont d'un jaune orangé et liquides. Mort à quatre heures du soir.

Autopsie. Rigidité cadavérique très-prononcée (homme à muscles très-développés); les bras placés sur la poitrine, ce qui dénote que l'individu n'a pas péri dans des convulsions. Coloration bleuâtre de toute la peau de la partie postérieure du corps (lividités cadavériques): coloration violacée de la partie inférieure et antérieure des cuisses, ce qui tend à établir des présomptions sur la mort par asphyxie primitive ou secondaire. Pas de taches aux doigts, aux lèvres; bouche pâle ainsi que le pharynx; œsophage blanc dans toute sa longueur, et d'un blanc beaucoup plus marqué qu'il ne l'est ordinairement. Ecchymose de 8 centimètres de longueur sur 4 centimètres de largeur au pourtour de l'orifice cardiaque. Estomac et intestins pâles à l'extérieur, si ce n'est les portions de l'intestin grêle qui sont placées dans la cavité du bassin. A la surface interne de la membrane muqueuse de l'estomac, une couche épaisse de mucus blanc ; une tache d'un rouge livide, de 24 centimètres de diamètre en tous sens, au grand cul-de-sac et à la face antérieure de l'estomac ; arborisations assez dessinées au voisinage du pylore ; le reste de la membrane muqueuse pâle et de consistance normale ; dans l'estomac, 1 litre de liquide trouble analogue à une décoction de riz, mais virant au jaune fauve ; toute la membrane muqueuse intestinale blafarde, et tapissée, dans les deux tiers supérieurs de l'intestin, par une matière blanchâtre ; le gros intestin offre à l'intérieur le même aspect. Il existe dans le tube intestinal beaucoup de liquide analogue à celui de l'estomac, et on ne retrouve pas la moindre trace de matières solides. Toutes les valvules conniventes sont très-saillantes ; le foie dans l'état le plus sain ; la vésicule biliaire distendue par de la bile d'un vert noirâtre ; la rate, les reins, dans l'état naturel ; la vessie fortement contractée, au point qu'elle n'est plus apparente ; elle ne contient pas d'urine.

Le larynx, la trachée-artère, parfaitement sains ; les poumons affaissés, mous, mais crépitants et sains. Les cavités droites du cœur gorgées de sang, ainsi que les troncs veineux. Il s'est opéré dans ce liquide une séparation considérable d'une matière fibrineuse d'un blanc jaunâtre, mais ayant l'aspect gélatineux ; les caillots fibrineux sont en quantité considérable.

Vaisseaux de la dure-mère gorgés de sang, ceux de l'arachnoïde peu injectés. Substance du cerveau sablée de sang dans toute son étendue et d'une manière remarquable par sa quantité ; cet état est moins prononcé dans le cervelet et encore moins dans la protubérance annulaire. Un peu de sérosité dans le quatrième ventricule. (Devergie, ouvr. cité, p. 667.)

Observation VII. — Madame la baronne Boyer et sa fille, âgées l'une de quarante ans, l'autre de vingt ans, qui habitaient depuis quelques jours le village de Saintry près Corbeil, cueillirent imprudemment une espèce de champignon qui ressemble beaucoup au champignon de couche, excepté qu'il est plus grêle, que son chapeau est recouvert d'une pellicule jaune verdâtre, et que sa tige, très-renflée à la racine, est garnie d'un volva qui l'enveloppe entièrement avant qu'il soit épanoui : c'était l'agaric bulbeux, espèce très-dangereuse, redoutée même des insectes, et qui ne croît que sous l'ombrage des forêts. Elles en firent presque exclusivement leur dîner. Quelques heures après ce pernicieux repas, mademoiselle Boyer éprouva des vertiges et dit à sa mère qu'elle était comme si elle avait pris de l'opium ; on lui donna du café, et la nuit fut très-calme jusqu'à trois heures du matin, heure à laquelle elle fut éveillée par des coliques et des vomissements ; on se contenta de lui faire du thé pour attendre le jour. Je fus prévenu à sept heures du matin ; à huit heures, la mère faisait prendre un bain à sa fille, qui commençait aussi à éprouver les mêmes accidents ; leurs évacuations ne contenaient déjà plus de traces de champignons. Néanmoins je prescrivis immédiatement une potion stibiée, dans le but d'expulser ce qui pourrait encore rester dans le tube digestif, en recommandant d'en prendre quelques cuillerées seulement, puis d'étendre le reste dans une certaine quantité de liquide pour agir comme lavage. Revenu auprès de ces dames quelques heures après, elles étaient couchées et continuaient de vomir, mais les évacuations alvines étaient beaucoup plus rares.

Jusque-là les symptômes ne présentaient rien de bien alarmant; la langue n'était ni sèche ni froide; la soif n'était pas très-intense; le ventre n'était ni tendu ni douloureux; les extrémités et la peau avaient conservé la température ordinaire, la physionomie était à peine altérée; la circulation paraissait à peu près normale; la mère avait uriné plusieurs fois, mais chez la demoiselle, cette sécrétion était complétement nulle depuis l'accident; l'intelligence était parfaitement intacte; ces dames conservaient même une certaine gaieté; elles me parlaient de leurs plaisirs aux bains de mer, de leurs projets, des avantages et des désagréments de leur nouvelle habitation, etc. ; mais ces conversations, toutes spontanées de leur part, était momentanément interrompues par des vomissements. Néanmoins, si je n'avais été averti de la gravité de la circonstance par les observations de cas analogues que je trouvais dans les auteurs, j'aurais été naturellement porté à me rassurer , et j'avoue que je ne m'inquiétai sérieusement que vers les six heures du soir.

La soif devint plus vive; il fallait des boissons plus copieuses et plus froides pour la modérer quelques instants; les vomissements étaient plus rares, mais plus fatigants. La quantité des matières vomies paraissait excéder celle des boissons ingérées; chaque effort était suivi de prostration, quelquefois de défaillance , et la tête retombait sur la poitrine.

La réaction se fit vainement attendre, et c'est à ce moment que je commençai à désespérer de leur salut; en effet, les extrémités se refroidissaient; la sensibilité semblait les abandonner ; une sorte d'engourdisssement douloureux se faisait sentir dans les membres inférieurs et dans les lombes: le regard était incertain; les lèvres et la langue étaient froides, et l'indifférence complète de ces deux infortunées l'une pour l'autre fit place à ces moments d'excitation presque enjouée de la matinée. A onze heures du soir, le D' Petit père voulut bien m'aider des conseils de sa longue expérience; il me proposa d'ajouter à ce que j'avais fait, une application de trente sangsues à l'anus à chacune, et les boissons glacées, puis l'huile d'amandes douces, pour calmer l'éréthisme du canal intestinal; toutes deux parurent plus calmes pendant l'action des sangsues, mais aucune amélioration n'en fut suivie. Ce calme trompeur était interrompu souvent par des gémissements et le besoin de boire ou de vomir. Cependant les vomissements cessèrent dans la matinée chez la mère, c'est-à-dire environ trente-six heures après l'ingestion des champignons, mais elle ne paraissait qu'en souffrir davantage; elle demandait qu'on la fît vomir. La demoiselle était plus calme, et continuait de vomir.

Aucun accident nouveau ne se présenta dans la journée; mais plusieurs augmentèrent, et le danger paraissait de plus en plus imminent. L'indifférence de ces deux infortunées l'une pour l'autre avait quelque chose de douloureux pour les assistants. La mère entendait les gémissements de sa fille, la fille ceux de sa mère, sans se préoccuper le moins du monde l'une de l'autre; elles ne portaient sur nous leurs regards affaiblis que pour demander à boire : c'est alors seulement que les idées devinrent incohérentes; que le facies commença à devenir hippocratique chez la jeune fille, qui avait fait preuve d'un courage et d'une résignation extraordinaires; les yeux turgescents se troublèrent, la circulation se ralentit progressivement sans être irrégulière, et elle rendit le dernier soupir en murmurant les noms qui lui étaient chers.

M. Piorry, mandé le matin, ne put arriver que le soir; la demoiselle n'était plus. La mère, qui ne s'occupait aucunement de sa pauvre enfant, avait les yeux caves, les lèvres et la langue froides et violacées; son teint olivâtre rappelait le choléra; on sentait à peine les battements de l'artère radiale, ceux de la brachiale étaient à peine sensibles, et les mouvements du cœur s'affaiblissaient sans devenir irréguliers; l'agonie se prolonge cependant encore jusqu'à six heures du matin, et cette malheureuse mère ne s'occupe pas un instant de sa fille qu'elle avait vue entourée de soins quelques heures auparavant, et dont elle devait apercevoir le chevet abandonné, car une seule porte séparait les deux chambres.

Je n'ai pas cru devoir interrompre ce récit en intercalant les moyens employés, parce qu'aucun n'a été suivi de la moindre amélioration. Je vais simplement les énumérer par ordre.

D'abord quelques cuillerées d'une potion stibiée en lavage pour expulser les débris que pouvait contenir encore le tube intestinal, puis le sirop d'éther, les infusions aromatiques, le lait, la solution de blanc d'œuf, furent vomis immédiatement; les boissons aromatiques éthérées, les vins de Bordeaux et de Frontignan, ne furent pas tolérés davantage; les lavements, les frictions sèches ou humides avec l'alcool camphré, l'insolation même et les sinapismes, ne donnèrent lieu à aucune réaction. La potion antivomitive de Rivière, additionnée de 10 gouttes seulement de laudanum, parut plus nuisible qu'utile dès les premières cuillerées, et ne fut pas continuée. Les vomissements persistèrent toujours, excepté chez la mère, comme nous l'avons dit plus haut, et elle nous suppliait de la faire vomir. Les sangsues à l'anus ne produisirent pas un meilleur effet; deux choses seules parurent un peu calmer, la glace à l'intérieur et les fomentations émollientes sur le ventre. Nous ne crûmes pas devoir recourir à la saignée, parce que la réaction manquait complétement.

Une des bonnes, qui avait goûté quelques parcelles crues de ces champignons, vomit huit à dix fois au bout de seize heures seulement, et ne fut pas sérieusement indisposée; l'autre qui en avait goûté après la cuisson, et qui soutint longtemps qu'elle ne croyait pas en avoir avalé, n'éprouva les premiers accidents qu'au bout de quarante-huit heures, et donna de vives inquiétudes. (*Journal de chimie méd.*, année 1846.)

Observation VIII. — Le 19 avril 1846, M. le Dr Keber fut appelé dans une famille, où il trouva le père, la mère et les quatre enfants adultes couchés et tourmentés incessamment par des vomituritions et des vomissements. Ces six individus avaient mangé, pour leur souper de la veille, un plat de morilles avec le meilleur appétit, et des vomissements s'étaient déjà manifestés dans le courant de la nuit.

Comme il s'était écoulé vingt heures depuis la fin de ce repas jusqu'à l'arrivée du médecin, ce dernier prescrivit l'administration d'un éméto-cathartique (tartre stibié et sel de Glauber), dans le but de faire rejeter par le vomissement et par les selles à la fois, les matières qui pouvaient être encore dans l'estomac et celles qui étaient passées dans le tube intestinal. Il fit donner en même temps des lavements vinaigrés, placer des compresses d'eau froide sur la tête, et respirer des substances excitantes très-volatiles. Les vomissements de matières vertes herbacées, au milieu desquelles il était facile de reconnaître des fragments de morilles, persistèrent encore pendant plus de vingt-quatre heures; chez la mère, ils durèrent même plus de quarante heures. Une jeune fille de dix-huit ans tomba dans un état de coma, duquel elle ne sortit qu'au bout de trois jours. — Un symptôme remarquable que présentèrent ces six malades fut le développement d'une teinte ictérique de tout le corps aussitôt que les vomissements cédèrent. Enfin, dans l'espace de huit jours, ces six individus se trouvèrent complétement rétablis.

M. Keber s'est assuré, par un examen attentif, qu'il n'y avait que des morilles parmi les aliments employés; seulement il remarqua que plusieurs d'entre elles présentaient une coloration très-foncée, qu'elles devaient sans doute à l'état humide et pluvieux de la saison. En outre, ces champignons n'avaient pas été bien nettoyés avant leur cuisson.

M. le Dr Gerpe, de Labischin, a rapporté à M. Keber qu'à la même époque, trois personnes du village de Krotoschin, près de Barcin, ont succombé en présentant des symptômes semblables à ceux qui viennent d'être décrits, après avoir mangé des morilles.

OBSERVATION IX. — Deux femmes, l'une d'une faible complexion, l'autre d'une constitution plus robuste, dinèrent avec des morilles. Le maître de la maison en mangea de même, mais en petite quantité seulement, et il n'en éprouva aucun inconvénient. Dans la soirée, les deux femmes eurent des nausées, des vertiges, des vomituritions, et des vomissements pénibles et douloureux, accompagnés d'un sentiment de faiblesse. Ces symptômes augmentèrent considérablement pendant la nuit; les vomissements, presque continuels, n'amenèrent que des liquides glaireux, sans aucun mélange de matières alimentaires. Vers le matin, les accidents s'amendèrent un peu.

Chez la malade la plus faible, il survint, pendant le cours de la nuit, une forte diarrhée, et le canal intestinal fut débarrassé de toutes les matières nuisibles qu'il pouvait contenir. Il en résulta que les accidents ultérieurs ne tardèrent pas à se calmer, et que la guérison fut assez rapidement obtenue.

Chez la malade la plus forte, à laquelle se rapportent surtout les détails qui suivent, il y avait de la constipation. On n'eut recours au médecin que vingt-quatre heures après l'ingestion des morilles, parce qu'à la suite de l'amélioration passagère du matin, il s'était manifesté de nouveaux accidents plus graves encore que les premiers. M. Berger trouva les deux malades très-souffrantes, en proie à des vomituritions incessantes, et presque toutes sans résultat : leur aspect offrait une grande analogie avec celui des individus qui sont affectés du choléra à un faible degré. Le pouls était peu fréquent, difficile à trouver, et nerveux ; les matières vomies consistaient en des mucosités brunâtres ; la peau était fraîche au toucher ; la face, pâle et plombée autour des yeux, était couverte d'une sueur froide ; de temps en temps il survenait des vertiges accompagnés d'envies de vomir ; la région précordiale était surtout douloureuse, et, en outre, il existait une constriction spasmodique du thorax, une grande anxiété, de l'inquiétude et de l'affaiblissement.

Ces symptômes arrivèrent, chez la malade la plus robuste, à un degré tel que l'on dut craindre pour sa vie. Comme tous les médicaments portés dans l'estomac furent aussitôt rejetés, on eut recours à des lavements réitérés d'infusion de camomille ; on provoqua une émission sanguine, et on chercha à prévenir l'inflammation imminente de la membrane muqueuse gastro-intestinale.

Le quatrième jour, les accidents commencèrent à diminuer, et ils cédèrent le cinquième, en laissant toutefois à la malade un sentiment de lassitude extraordinaire.

Il est possible qu'au début des symptômes d'empoisonnement, l'administration d'un vomitif aurait pu couper court à tous les accidents qui se sont développés ultérieurement.

Les morilles qui avaient occasionné l'empoisonnement dont il vient d'être question avaient été conservées pendant plusieurs jours, exposées à l'action d'une température élevée ; sans aucun doute, c'est à cette circonstance qu'il faut rapporter l'altération qu'elles auront éprouvée dans leur constitution chimique, et qui les aura rendues vénéneuses. (*Medicinische Zeigtung*, 1844, n° 36.) (1)

Symptômes de l'empoisonnement par les champignons.

Il me serait difficile, pour ne pas dire impossible, de donner une description générale des symptômes produits par les champignons vénéneux, parce que ces symptômes offrent des différences notables suivant l'espèce et la quantité du champignon ingéré, et surtout parce que souvent l'empoisonnement a eu lieu par un *mélange* de divers champignons vénéneux ; il suffira de jeter un coup d'œil sur les observations qui précèdent pour qu'il ne reste aucun doute à cet égard ; aussi me garderai-je bien d'adopter, avec M. Devergie, que les champignons développent seulement deux espèces d'accidents ; que les uns agissent

---

(1) On voit que nous sommes d'accord, avec le rédacteur de l'article, sur la cause qui a donné lieu aux accidents causés par le *machella esculenta* ; nous avons su qu'en mars dernier des accidents avaient été déterminés par des champignons de couches, récoltés depuis quelques jours.

principalement, par exemple, sur le cœur et sur le système nerveux, et les autres sur le canal digestif. Zeviani avait été plus exact lorsqu'il disait : *Il solo veleno dé funghi contiene in se la malizia di tutti, e vari motiplici effetti produce secondo che è in maggior copia ingolato è in maggior copia dentro le vene s'include* (1). (Dissertation inaugurale.) Je me bornerai donc à résumer les divers accidents qui ont été observés à la suite de ces intoxications.

C'est en général plusieurs heures après avoir mangé les champignons vénéneux, que les effets délétères se manifestent; il faut que par suite du travail de la digestion, le principe actif ait eu le temps d'être isolé, dissous et absorbé. Ici l'individu éprouve des douleurs d'estomac, des coliques et des sueurs froides; ces douleurs acquièrent de plus en plus de l'intensité, et deviennent presque continues et atroces; il y a des évacuations par le haut et par le bas, et le plus souvent les selles sont précédées ou accompagnées de coliques; il survient une soif inextinguible et une chaleur générale, plus forte cependant dans la région abdominale; le pouls est petit, dur, serré, très-fréquent, et la respiration gênée. Bientôt après on observe des crampes, des roideurs, des convulsions tantôt générales, tantôt partielles et des défaillances; cependant le malade conserve l'intégrité de ses facultés intellectuelles et sent la mort approcher au milieu des plus vives souffrances. La durée de la maladie varie depuis deux jusqu'à quatre, cinq ou six jours; les douleurs et les convulsions ont épuisé les forces.

Dans d'autres cas, après l'apparition des symptômes qui annoncent une affection gastro-intestinale, les malades éprouvent des vertiges, un délire sourd, de l'assoupissement, du coma, accidents qui ne sont interrompus que par des douleurs et des convulsions, et quelquefois par des vomissements.

Chez certains malades, les symptômes nerveux dont je viens de parler n'ont pas été précédés de ceux qui appartiennent plus particulièrement à l'affection gastro-intestinale; ces malades succombent assez promptement par suite d'une forte lésion du système nerveux, caractérisée à la fois par des phénomènes d'excitation et d'assoupissement; aussi aux convulsions violentes, au délire assez intense, aux douleurs vives, se joint un état comateux et comme apoplectique.

Dans certaines circonstances les champignons paraissent agir à la manière des poisons septiques; tout à coup la peau pâlit, se refroidit et se couvre d'une sueur glacée; le pouls et les mouvements du cœur

____

(1) Le poison des champignons réunit à lui seul les qualités malfaisantes de tous les poisons, et il produit des effets variés et nombreux, suivant qu'il a été pris et introduit dans les veines en plus ou moins grande quantité.

sont à peine sensibles, les inspirations sont rares et pénibles, les yeux sont éteints, et la mort arrive sans souffrance. Il est pourtant des cas où ces mêmes symptômes sont accompagnés ou suivis d'un état comme convulsif qui s'annonce par le *trismus*, la tension et la dureté du ventre, une respiration agitée et comme convulsive, etc.; cet état est, en général, fort grave, et ne tarde pas à être suivi de la mort.

Lésions de tissu produites par les champignons vénéneux.

Quoique les lésions cadavériques présentent des différences suivant l'espèce de champignon qui a occasionné l'empoisonnement, cependant ces différences sont moins nombreuses que pour les symptômes; aussi la Société de médecine de Bordeaux a-t-elle pu résumer avec succès les principales lésions cadavériques constatées à la suite de cette intoxication. Voici ce qu'on lit dans le rapport qui lui a été présenté le 26 juin 1809 : «Taches violettes, très-étendues et nombreuses sur les téguments, ventre très-volumineux, conjonctive comme injectée, pupilles contractées, estomac et intestins phlogosés et parsemés de taches gangréneuses, sphacèle dans quelques portions de ce viscère, contractions très-fortes de l'estomac et des intestins, au point que, dans ceux-ci, les membranes épaissies avaient entièrement oblitéré le canal; œsophage phlogosé et gangrené dans l'un des sujets; dans un autre, iléum invaginé de haut en bas, dans l'étendue de 9 centimètres : un seul individu avait les intestins gorgés de matières fécales. On n'a trouvé dans aucun des vestiges de champignons : ils avaient été complétement digérés ou évacués. Les poumons étaient enflammés et gorgés d'un sang noir; le même engorgement avait lieu dans presque toutes les veines des viscères abdominaux, dans le foie, dans la rate, dans le mésentère; taches d'inflammation et taches gangréneuses sur les membranes du cerveau, dans ses ventricules, sur la plèvre, les poumons, le diaphragme, le mésentère, la vessie, la matrice, et même sur le fœtus d'une femme enceinte : le sang était très-fluide chez cette femme; il était presque coagulé dans d'autres individus; la flexibilité extrême des membres n'a pas été constante.»

On a vu depuis, chez les malades qui avaient éprouvé des symptômes très-prononcés, que dans certains cas les vaisseaux cérébraux étaient engorgés, la substance cérébrale piquetée de points rouges, et que les ventricules contenaient de la sérosité limpide et sanguinolente.

Examen de certains caractères considérés comme propres à faire reconnaître les mauvais champignons.

Paulet, Persoon, et quelques autres savants, ont cru pouvoir faire suspecter les espèces de champignons dangereuses par la consistance, l'odeur, la couleur, la saveur, etc., qu'elles présentent ; mais les règles générales données à cet égard offrent tant d'exceptions, qu'elles doivent nécessairement occasionner des méprises funestes. On a indiqué, dit le Dr Letellier, comme propres aux espèces dangereuses, 1° une *consistance molle* : mais la *tremella mesenteriformis* et l'*agaricus typhoïdes* sont incapables de nuire ; 2° une *consistance ligneuse, subéreuse* ou *coriace* : mais les *polyporus*, qui sont coriaces, servent d'aliments dans beaucoup de pays ; 3° une *odeur très-forte* ou *désagréable* : mais le *polyporus juglandis*, que l'on mange, a presque asphyxié Bulliard ; 4° une *saveur désagréable*, mais presque tous les agarics à lamelles égales piquent fortement la langue et le gosier, et l'*hypodris buglossoïdes* a quelquefois une saveur acide détestable ; 5° la *présence d'un lait âcre* : mais on a donné à des animaux sans résultats fâcheux la plupart des espèces d'une section de champignons à lait âcre ; 6° l'*apparition dans les endroits sombres* : mais les clavaires, les mérules, ne viennent souvent qu'au fond des bois ; 7° l'*accroissement rapide* et la *prompte dissolution* : mais l'*agaricus typhoïdes* et presque tous ceux de sa section sont incapables de faire du mal ; 8° la *tige bulbeuse* : mais elle appartient aux *agaricus solitarius* et *colubrinus*, champignons excellents ; 9° les *fragments de peau collés sur le chapeau* : mais les *agaricus asper* et *solitarius*, et souvent le *vaginatus*, en présentent ; 10° la *vacuité du pédicule* : mais elle existe constamment dans les *agaricus colubrinus castaneus*, l'*helvella elastica* ; 11° la *couleur de la chair changeant quand on a coupé le champignon* : mais le *boletus aurantiacus* passe au rose tendre ; 12° la *couleur éclatante de la surface* : mais l'oronge vraie la présente ; 13° la *couleur jaune soufrée ou rouge vif* : mais l'*agaricus sulfureus* et beaucoup d'agarics ne sont pas malfaisants ; 14° la *présence d'un volva* : mais on peut manger impunément beaucoup d'agarics à volva ; 15° la *présence d'un collier* : cependant les meilleures espèces comestibles, comme les *agaricus edulis, colubrinus, solitarius, aurantiacus*, en sont pourvues. (Letellier, dissertation inaugurale ; Paris, janvier 1826.)

La composition chimique des champignons varie à l'infini, et ne peut servir en aucune manière à distinguer les bonnes des mauvaises espèces. Voici les noms des diverses substances que l'on en a retirées jusqu'à ce jour : de la fungine, de l'albumine, une matière grasse, une substance azotée insoluble dans l'alcool, de l'osmazome, du sucre, de la gélatine, de la cire, des résines, de l'acide fungique, des acides benzoïque et acétique, et des sels à base de potasse et de chaux. Les champignons vénéneux renferment en outre un principe âcre, extrêmement fugace, peu connu, et un principe délétère que M. Letellier prétend avoir obtenu mêlé à des sels à base de potasse ou de soude, et qu'il dit être soluble dans l'eau et dans tous les liquides qui en contiennent, insoluble dans l'éther, incristallisable, inodore, insipide, formant avec les acides des sels cristallisables, et que ni les acides, ni les alcalis faibles, ni l'acétate de plomb, ni l'infusion de noix de galle, ne précipitent. Ce principe n'existerait, d'après les expériences de M. Letellier, qui demandent à être répétées, que dans les *agaricus bulbosus, muscarius,* et probablement *vernus.* Injecté à dose assez forte dans le tissu cellulaire du dos des grenouilles, il aurait agi à peu près comme l'opium.

Nous devons à M. Pouchet, professeur d'histoire naturelle à Rouen, des expériences curieuses sur le principe actif de l'*amanita muscaria* et de l'*amanita venenosa.* Il s'est assuré, après avoir fait bouillir cinq ou six de ces champignons dans un litre d'eau pendant un quart d'heure, que le *decoctum* empoisonnait violemment les chiens, et les faisaient périr en quelques heures, en déterminant une gastro-entérite, tandis que les champignons, ainsi dépouillés de leur principe actif par l'eau bouillante, pouvaient être pris impunément par d'autres chiens, qu'ils nourrissaient parfaitement. (*Journal de chimie médicale,* t. V, p. 322; année 1839.)

Traitement de l'empoisonnement par les champignons.

J'ai tenté les expériences suivantes pour constater la valeur du vinaigre, du sel commun, de l'éther, de l'émétique, et de l'alcali volatil dans l'empoisonnement par les champignons.

Le *vinaigre.* 1° Cet acide a la faculté de dissoudre la partie active de la fausse oronge et de l'oronge-ciguë jaunâtre, en sorte que l'on peut avaler impunément l'un ou l'autre de ces champignons coupés par morceaux et épuisés par cet acide, mais la liqueur est excessivement vénéneuse : ce résultat est conforme à ceux qu'avait obtenus Paulet. 2° Ces champignons, introduits dans l'estomac avec du vinaigre, et à une dose capable de produire la mort, la déterminent plus tôt qu'ils ne le feraient si le vinaigre n'eût pas été administré, pourvu que le poison n'ait pas été vomi, ce qui dépend de la faculté qu'a l'acide de dissoudre les parties vénéneuses, dont l'absorption doit être plus facile. 3° L'eau vinaigrée m'a paru utile dans cet empoisonnement, lorsque le champignon vénéneux a été expulsé par les évacuants.

Le *sel commun* dissous dans l'eau jouit, comme le vinaigre, de la propriété de dissoudre les parties actives de ces champignons, et offre par conséquent les mêmes avantages et les mêmes inconvénients que cet acide végétal.

Le vendredi 21 novembre 1851, M. Gérard, en présence de plusieurs membres du Conseil de salubrité, a avalé de la fausse oronge et de l'agaric bulbeux, qu'il avait préalablement dépouillés de leurs principes vénéneux, et quoique la dose ingérée fut assez considérable, il n'a pas été incommodé. «Par chaque 500 grammes, dit-il, de champignons, coupés de médiocre grandeur, il faut *un litre d'eau acidulée* par deux ou trois cuillerées de vinaigre ou deux cuillerées de sel gris, si l'on n'a pas autre chose. Dans le cas où l'on n'aurait que de l'eau à sa disposition, il faut la renouveler *une ou deux fois.* On laisse les champignons macérer *pendant deux heures entières,* puis on les lave à grande eau; ils sont alors mis dans l'eau froide, qu'on porte à l'ébullition, *et après un quart d'heure,* ou mieux *une demi-heure,* on les retire, on les lave, on les essuie, et on les apprête comme mets spécial.» (Rapport fait au Conseil de salubrité par M. Cadet de Gassicourt; *Journal des connaissances médicales pratiques,* numéro de décembre 1851.)

L'*éther sulfurique,* dont on a fait un usage si fréquent dans ces derniers temps pour combattre l'empoisonnement qui m'occupe, m'a paru d'une très-grande utilité après l'emploi des évacuants; en effet, j'ai rétabli la santé de plusieurs chiens, qui avaient pris une assez forte dose de fausse orange pour périr, en leur faisant avaler alternativement, après avoir évacué le poison, de l'éther et de l'eau éthérée, ou de la liqueur minérale anodine d'Hoffmann.

L'*émétique* et les *éméto-cathartiques* me semblent devoir jouer le principal rôle dans ce traitement, car la mort a presque toujours lieu lorsque ces champignons ne sont pas évacués.

Paulet a prouvé que l'*alcali volatil* (ammoniaque) est plutôt nuisible que salutaire, et que l'huile, la thériaque, le beurre, et le lait, ne sont d'aucune utilité dans cette intoxication (*Traité des champignons,* par Paulet, t. II; Paris, 1793).

Après avoir parlé en particulier de chacun des moyens proposés pour guérir la maladie produite par les champignons vénéneux, je dois établir les préceptes d'après lesquels l'homme de l'art pourra combattre avec succès les accidents qu'ils développent. 1° Il favorisera l'évacuation du poison à l'aide de l'émétique, et mieux encore des éméto-cathartiques, des potions, et des lavements purgatifs; en effet, assez souvent les purgatifs doivent être préférés aux émétiques, parce que l'action de ces champignons est lente, et ne se manifeste que dix ou douze heures après leur ingestion, c'est-à-dire quand ils se trouvent déjà dans le canal intestinal : ainsi, on fera avaler au malade 15 ou 20 centigrammes de tartrate de potasse antimonié, uni à 1 gramme 30 centigrammes d'ipécacuanha, et à 24 ou 30 grammes de sulfate de soude dissous dans l'eau; on administrera, en outre, une potion faite avec l'huile de ricin et le sirop de fleurs de pêcher, et on fera prendre des lavements préparés avec la casse, le séné, et du sulfate de magnésie; lorsque les champignons auront été évacués, on emploiera quelques cuillerées d'une potion fortement éthérée de préférence à l'eau vinaigrée, qui pourtant est utile dans cette période de la maladie (voy. observation 4, p. 669), et on aura recours aux mucilagineux, si le malade se plaint de douleurs et d'irritation dans le bas-ventre. M. Chansarel dit avoir réussi dans plusieurs cas d'empoisonnement, en administrant une dissolution de 2 grammes de *tannin* dans 1 litre d'eau, ou bien un *decoctum* préparé avec 16 grammes de noix de galle, 1 litre d'eau, et une quantité suffisante de mucilage. Il arrive quelquefois, dans cette espèce d'empoisonnement, que le tartrate de potasse antimonié seul ne détermine aucune évacuation.

OBSERVATION. — Feu madame la comtesse de Conti, dit M. Paulet, lors d'un voyage de la cour à Fontainebleau, en automne, ayant aperçu dans la forêt plusieurs champignons vénéneux, les fit cueillir, les prenant pour des oronges, et obligea son cuisinier de les servir à dîner, malgré tout ce qu'on put lui dire. Elle avait à sa table, entre autres personnes, M. l'évêque de Langres, et elle en mangea plus que tout le monde. Deux heures après le dîner, elle éprouva des envies de vomir avec des défaillances et des anxiétés, resta quelque temps sans connaissance et dans un état de stupeur et d'anéantissement qui fit craindre pour sa vie. Un gramme et demi de tartre émétique donné dans la journée n'avait encore produit aucun effet, lorsque le suc de raifort, et surtout un lavement préparé avec une forte décoction de tabac, procurèrent une évacuation complète par haut et par bas, qui lui fit rendre les champignons tels qu'elle les avait pris. Elle perdit du sang par les selles, et on craignit un moment un état inflammatoire dans les entrailles, à raison de l'irritation excessive que les remèdes avaient produite. Elle fut très-longtemps à se remettre, et le lait contribua beaucoup à son rétablissement (1).

2° Il serait imprudent d'administrer des purgatifs irritants si l'inflammation du bas-ventre avait déjà fait des progrès rapides; ainsi, s'il y avait beaucoup de fièvre jointe à une tension douloureuse de l'abdomen, à la cardialgie, à la sécheresse de la langue, accompagnée d'une soif extrême, et de chaleur brûlante à la peau, dans la bouche et dans la gorge, il faudrait avoir recours aux saignées, aux sangsues, et aux autres moyens antiphlogistiques. Forestus parle d'une jeune personne qui avait été empoisonnée par les champignons, et qui guérit au moyen de la saignée pratiquée au sixième jour de la maladie.

______

(1) Les lavements de tabac ne déterminant pas toujours le vomissement chez l'homme, et pouvant occasionner des accidents graves, il est préférable de recourir au sulfate de zinc ou à d'autres médicaments émétiques.

DES LIQUIDES SPIRITUEUX.

1° Action de l'alcool sur l'économie animale.

Expérience Ire. — On introduisit dans l'estomac d'un chat 8 gr. d'alcool. Immédiatement après, l'animal s'agita avec violence, puis se coucha sur le côté dans un état de grande insensibilité et d'immobilité; la respiration devint laborieuse et stertoreuse, et les battements du cœur furent accélérés. Cet état dura sept minutes : alors la respiration s'exécuta plus facilement; l'animal se releva et put marcher.

Expérience II. — On injecta 45 gr. du même liquide dans l'estomac d'un très-gros lapin. Les mêmes symptômes se déclarèrent, et ne se dissipèrent qu'au bout de quarante minutes.

Expérience III. — La même expérience fut répétée sur un lapin beaucoup plus jeune avec 28 gr. du même liquide. Au bout de deux minutes, l'animal était évidemment sous l'influence du poison, et, trois minutes après, il se coucha sur le côté dans un état de grande insensibilité et d'immobilité; les pupilles étaient très dilatées; de temps à autre, les membres étaient agités de légers mouvements convulsifs; la respiration s'exerçait d'une manière pénible, et cessa entièrement une heure quinze minutes après l'ingestion de l'alcool. Au bout de deux minutes, l'animal paraissait mort. On ouvrit le thorax, et on vit que le cœur se contractait avec assez de force et de fréquence, et qu'il contenait du sang d'une couleur foncée. On introduisit un tube dans la trachée-artère, et on insuffla de l'air; par ce moyen on pouvait conserver aux battements du cœur leur type naturel, comme chez un animal auquel on a enlevé la tête.

Expérience IV. — On injecta dans l'estomac d'un lapin 60 gr. du même liquide. L'injection était à peine terminée, que l'animal devint insensible. On remarqua en outre les symptômes dont j'ai parlé dans l'expérience précédente, et la mort eut lieu vingt-sept minutes après l'introduction de la substance vénéneuse. En examinant le thorax, on vit que le cœur se contractait. (Brodie, *Philos. trans.*, année 1811, p. 178, 1re partie.)

Expérience V. — A huit heures et demie du matin, j'ai introduit dans l'estomac d'un petit chien robuste 24 gr. d'alcool à 40 degrés : l'œsophage a été lié. Immédiatement après, l'animal a paru agité; il a parcouru le laboratoire en différents sens, et n'a pas cessé de marcher librement pendant dix minutes; il avait un air égaré. A huit heures trois quarts, il a commencé à éprouver des vertiges. A neuf heures dix minutes, il s'est couché sur le côté, et ne pouvait plus se tenir debout. Jusqu'à ce moment, il avait marché en différents sens, et était tombé plusieurs fois, mais s'était relevé aussitôt; ses extrémités n'avaient point été paralysées. A neuf heures vingt-cinq minutes, il a poussé des cris plaintifs et a fait des efforts infructueux pour lever la tête; les membres étaient flasques et les pupilles resserrées; il voyait et entendait bien; ses muscles n'étaient agités par aucun mouvement convulsif. Dix minutes après, les plaintes étaient aiguës.

A neuf heures quarante minutes, il a cherché à se mettre sur les pattes ; mais il est retombé aussitôt en frappant le sol avec sa tête ; quelques instants après, il a fait de nouveaux efforts, s'est relevé, a marché pendant quelques secondes, et est retombé en poussant des cris aigus. A onze heures, il était couché sur le côté et continuait à souffrir ; point de mouvements convulsifs. Il est mort à onze heures et demie. On l'a ouvert à deux heures. Le sang contenu dans le cœur était noir et coagulé ; les poumons n'offraient aucune altération ; la membrane muqueuse de l'estomac était d'une couleur rouge-cerise dans toute son étendue, et présentait un très-grand nombre de bandes longitudinales d'un rouge noirâtre, formées par du sang extravasé entre les deux tuniques.

EXPÉRIENCE VI. — Lorsqu'on injecte dans le tissu cellulaire de la cuisse d'un chien de moyenne taille 30 à 40 gr. d'alcool à 40 degrés, on remarque que l'animal est agité ; pendant trente ou quarante minutes, il marche en tous sens avec un air égaré, et n'éprouve point de vertiges ; alors les extrémités postérieures deviennent faibles ; sa démarche commence à être chancelante ; il vomit, à deux ou trois reprises différentes, des matières bilieuses jaunâtres. Quinze ou vingt minutes après, les vertiges sont plus intenses ; l'animal marche comme un furieux, tombe, se relève et continue à parcourir le laboratoire. Bientôt après, il éprouve beaucoup de difficulté à se mettre sur les pattes, il les agite comme s'il nageait. Ces efforts ne tardent pas à être vains ; alors il se couche sur le côté, dans un état de grande insensibilité ; les membres sont flasques et n'offrent aucun mouvement convulsif ; l'animal ne se plaint pas, à moins qu'on ne le secoue ; les inspirations sont profondes ; les pupilles sont comme dans l'état naturel. Ces symptômes persistent pendant deux ou trois heures, et l'animal succombe. En l'ouvrant immédiatement après, on ne découvre point de lésion dans la plaie ; l'alcool se trouve complètement absorbé ; le cœur et les veines du membre opéré renferment du sang noir coagulé ; on n'observe plus la moindre contraction dans ces organes ; les poumons et le canal digestif n'offrent aucune altération.

Si la quantité d'alcool appliqué sur le tissu cellulaire est moindre, les animaux éprouvent les symptômes d'excitation dont j'ai parlé ; ils sont en proie à de légers vertiges, et ils ne tardent pas à se rétablir.

EXPÉRIENCE VII. — J'ai prouvé, à l'article *Cantharides*, que l'alcool détermine une mort subite lorsqu'il est injecté dans la veine jugulaire, et qu'il agit principalement en coagulant le sang.

OBSERVATION Ire. — Un homme dans l'âge mûr resta ivre avec aphonie, pendant trois jours, et mourut le quatrième sans éprouver de convulsions (lib. I, *Epist. anat. med.*, 19, art. 35).

OBSERVATION II. — Dans les derniers jours de décembre 1825, deux soldats du régiment suisse caserné à Rueil, dont un était Russe, par suite d'un défi, ayant bu chacun quatre litres d'eau-de-vie, sont morts, l'un sur-le-champ, et l'autre pendant son transport à l'hôpital militaire de Paris.

Observation III. — Un homme d'une quarantaine d'années, adonné à la boisson, vida un flacon d'eau-de-vie sans reprendre haleine. Bientôt après, il sortit tout chancelant et dans un état complet d'ivresse; le hasard le fit entrer dans une grange voisine où il passa la nuit, probablement dans un état soporeux. On l'en vit sortir le matin pour se traîner vers une fontaine peu distante, où il but longtemps et avec avidité. Il retourna ensuite dans la grange, où on le trouva mort dans le milieu de la journée. (*De l'Abus des boissons spiritueuses*, par le Dr Roesch; *Annales d'hygiène*, t. II, p. 66.)

Observation IV. — Un homme d'une cinquantaine d'années but une mesure (*maass*) de vin de bonne qualité. Quelques heures après, il se mit à souper avec sa famille. Tout à coup il fut pris de violents spasmes toniques et cloniques, et entra dans un épouvantable accès de fureur; à peine trois ou quatre personnes pouvaient-elles le dompter. Le paroxysme, qui se répéta plusieurs fois sous la même forme avant l'arrivée du médecin, durait chaque fois huit à quinze minutes, et il était suivi d'un intervalle de même durée, pendant lequel le malade, épuisé, recouvrait un peu de connaissance. Trois quarts d'heure après, on lui fit prendre une cuillerée à café d'acétate d'ammoniaque et de l'eau froide. Au bout d'un quart d'heure, le malade prit une seconde cuillerée, qui fut encore suivie d'une troisième, après quoi les accidents diminuèrent, puis disparurent à la suite du vomissement. Le malade s'endormit, et à son réveil il était bien portant. Vers l'âge de seize à dix-sept ans, après avoir bu une bouteille de bon vin du Rhin, il avait déjà eu un accès pareil, mais bien plus violent, puisqu'on avait été obligé d'employer pendant la journée entière quatre hommes à le contenir. Plus tard, il en éprouva un second, dont la durée fut à peu près la même. (*Ibid.*)

Symptômes déterminés par les liqueurs alcooliques.

Voici comment Garnier de Montargis résume les phénomènes que produisent les liqueurs alcooliques chez l'homme, lorsqu'elles sont prises à une assez grande dose pour déterminer l'ivresse.

Le premier degré s'annonce par la rougeur du visage; les yeux s'animent, le front se déride, la figure s'épanouit et respire une aimable gaieté; l'esprit est plus libre, plus vif; les idées sont plus faciles; les soucis disparaissent; les bons mots, les doux épanchements de l'amitié, de tendres aveux, les remplacent; on parle beaucoup, on est indiscret; les propos sont un peu diffus, et déjà l'on commence à bégayer.

Le second degré de l'ivresse est caractérisé par une joie bruyante, turbulente, par des éclats de rire immodérés, des discours insensés, des chants obscènes, des actions brutales, en rapport avec l'idiosyncrasie des individus, par une démarche vacillante, incertaine, analogue à celle des enfants, par des pleurs stériles, le trouble des sens, la vue double, des yeux hagards, sombres, et des tintements d'oreille; la langue, embarrassée, articule avec peine les sons; il y a quelquefois écume à la bouche; le jugement devient faux, la raison disparaît, rien ne règle plus nos penchants et nos appétits grossiers, quelquefois un délire furieux succède; le pouls est plus développé, le battement des artères carotides plus sensible; la face est rouge, vultueuse; les veines du cou sont gonflées, la respiration précipitée; l'haleine est vineuse; il y a des rapports aigres, des envies de vomir, des vertiges, des chutes imminentes, puis complètes; la somnolence et l'état de vertige croissent, la face devient pâle, cadavéreuse, les traits sont affaissés; des vomissements abondants de matières aigres, quelquefois l'excrétion involontaire de l'urine et des matières fécales, se manifestent, ainsi qu'une céphalalgie violente et la perte totale des sens, enfin un sommeil profond qui dure plusieurs heures, et pendant lequel la transpiration est très-abondante et amène la terminaison de cet état pénible; les fonctions reviennent peu à peu à leur état primitif; la tête est encore douloureuse et pesante, la langue est chargée, la bouche pâteuse; il y a soif, et il reste du dégoût pour les aliments, et des lassitudes dans tout le corps.

Le troisième degré de l'ivresse est un état vraiment apoplectique : on observe l'abolition des sens, de l'entendement; la face est livide ou pâle, la respiration stertoreuse; l'individu ne peut plus se soutenir; la bouche est écumeuse, le coma se déclare, et le sentiment est plus ou moins complétement perdu. Cet état peut durer pendant trois ou quatre jours, et se terminer par la mort.

On sait que l'abus prolongé des boissons spiritueuses détermine une série de maladies, dont voici les principales : irritation de l'estomac et du canal intestinal, pyrosis, vomissements, dysphagie, squirrhe de l'estomac, diarrhée, hépatite, jaunisse, engorgements du système de la veine porte, ophthalmies, éruptions cutanées, congestion vers la tête, apoplexie, ramollissement des os, hydropisies, diabètes, ulcères, gangrène, scorbut, combustion spontanée, *delirium tremens*, spasmes, épilepsie, paralysie, émoussements et hallucinations des sens, maladies mentales, impuissance et stérilité, etc.

Lésions de tissu développées par les liqueurs alcooliques.

Lorsqu'on introduit dans l'estomac une assez grande quantité d'alcool pour déterminer la mort, on observe, en faisant l'ouverture des cadavres, que ce viscère est fortement enflammé; il en est quelquefois de même de quelques autres parties du canal digestif.

On a constaté les lésions anatomiques suivantes dans presque tous les cadavres des individus adonnés à l'ivrognerie, principalement de ceux qui faisaient un usage immodéré d'*eau-de-vie*, et qui sont morts par suite d'accidents ou par suicide (Roesch, à Urach; *Gazette médicale* du 26 juillet 1851).

1° Le *cerveau* n'a pas offert de lésions notables, constantes; par contre, ses membranes ont été trouvées plus ou moins altérées dans tous les cas, et principalement l'*arachnoïde*, dont les parties, plus ou moins étendues, étaient *épaissies*, lactescentes, non transparentes. En général, la membrane séreuse renfermait un peu de sérosité incolore entre ses deux feuillets; il en existait quelquefois dans les ventricules, dont les parois imprégnées de liquide étaient ramollies. On remarque souvent des adhérences partielles entre les membranes du cerveau, entre la dure-mère et l'arachnoïde et la pie-mère, ou entre celle-ci et l'arachnoïde; dans plusieurs cas, la dure-mère seule adhérait à la face interne du crâne. Certains sujets qui n'avaient jamais présenté des symptômes d'inflammation du cerveau avec épanchement, abstraction faite toutefois de la diminution de l'activité des facultés intellectuelles, offrirent à l'autopsie les mêmes altérations du cerveau.

2° Les *poumons* étaient souvent *œdémateux*; incisés, ils laissaient écouler une sérosité incolore ou rougeâtre, légèrement spumeuse, très-abondante lorsqu'on exerçait une légère pression; alors aussi les tissus conservaient l'impression des doigts. Plusieurs fois *emphysème* interlobulaire superficiel, *adhérences* fréquentes plus ou moins étendues entre les poumons, les côtes, et le diaphragme.

3° La *membrane muqueuse de l'estomac*, le plus souvent près du pylore, présentait des îles pointillées très-rouges; il en existait aussi dans la partie supérieure du *duodénum*, du *jéjunum*, et de l'*iléon*; les membranes des intestins grêles étaient amincies, surtout la muqueuse, mais les tuniques musculeuse et séreuse étaient restées intactes. Glandes muqueuses dans l'intestin grêle hypertrophiées.

4° L'*amaigrissement* et la *pâleur des muscles* ont été constamment notés. Parois du cœur flasques et amincies.

5° La *graisse* était toujours très-abondante sous la peau et entre les muscles; le mésentère, le cœur, les reins, et le foie, en étaient tellement imprégnés que le parenchyme, dans ces organes, avait subi partiellement la transformation adipeuse.

6° Le *sang* contenu dans les artères est noir, fluide; la *rate* est ordinairement ramollie, quelquefois jusqu'à consistance de bouillie.

L'*intoxication aiguë par l'eau-de-vie*, ou l'ivrognerie, donne rarement lieu à une mort instantanée; pourtant des auteurs rapportent des cas où, après une forte libation, survinrent des phénomènes d'irritation et de paralysie du cerveau qui ont amené une mort rapide. Les enfants sont quelquefois victimes de doses très-minimes d'eau-de-vie, administrées par des personnes imprudentes. Dans le jeune âge, la première période, c'est-à-dire l'excitation, est courte ou manque complétement ; la seconde période, au contraire, c'est-à-dire l'engourdissement, la compression, la paralysie, s'observent presque toujours ; souvent se déclarent des convulsions, ordinairement suivies de mort.

M. Roesch rapporte cinq cas d'ivresse suivie de mort, dont un garçon de deux ans et une petite fille de quatre ans ; à l'autopsie de la petite fille, on trouva le cerveau, la moelle épinière, et leurs membranes, gorgés de sang. Chez deux adultes, outre les phénomènes énumérés plus haut, dus à l'intoxication chronique, on trouva le cerveau, ses membranes et le tissu pulmonaire gorgés de sang ; dans un cas, un œdème des poumons. L'eau-de-vie fut encore trouvée non altérée dans les voies digestives ; tous les tissus et les liquides de l'économie paraissaient en être imprégnés, au moins à en juger par l'odeur qu'ils exhalaient.

Ces résultats cadavériques sont aussi notés dans les autopsies des pendus et des noyés, en un mot, des asphyxiés.

Il est probable que la cause de la mort, par suite de l'ingestion d'une trop grande quantité d'eau-de-vie, doit être attribuée à une congestion de sang imprégné de ce liquide dans le cerveau, d'où résultent une compression qui amène la paralysie du cerveau et de la moelle épinière, de la stase de sang dans les voies respiratoires et dans les organes centraux de la circulation, arrêt de la respiration, asphyxie.

Action de l'alcool sur l'économie animale.

1° L'homme, les chats, les lapins, et les chiens soumis à l'influence de l'alcool, éprouvent à peu près les mêmes symptômes ; une petite dose de cette liqueur étendue de beaucoup d'eau suffit même pour enivrer les chiens. 2° L'ivresse produite par l'alcool peut être le résultat de l'injection de cette liqueur dans l'estomac et dans le tissu cellulaire sous-cutané, ou de l'*inspiration d'un air fortement chargé de vapeurs alcooliques*. 3° L'action de l'alcool est plus vive lorsqu'il est introduit dans l'estomac que dans le cas où il est appliqué sur le tissu cellulaire sous-cutané. 4° Il commence par exciter fortement le cerveau, puis il détermine le coma et l'insensibilité ; il agit par conséquent autrement que l'opium (voy. p. 267). 5° Les accidents fâcheux qu'il occasionne paraissent être le résultat de l'action qu'il exerce sur les extrémités nerveuses, et qui se propage au cerveau, autant que de son absorption. 6° Il développe une vive inflammation de l'estomac lorsqu'il a été mis en contact avec cet organe ; mais cette inflammation ne peut pas être regardée comme étant exclusivement la cause des effets qu'il produit, puisqu'on les observe également presque tous lorsqu'on l'injecte dans le tissu cellulaire sous-cutané, et que, dans ce cas, il est impossible de découvrir la moindre trace d'inflammation en faisant l'ouverture du cadavre. 7° Il coagule le sang, et tue subitement les animaux quand il est injecté dans la veine jugulaire. Suivant M. Flourens, il agit spécialement sur le cervelet, lorsqu'il est administré à une dose déterminée, et n'altère que les fonctions attribuées à cet organe; si la dose est plus forte, les parties voisines du cervelet sont atteintes; quoi qu'il en soit, l'action de l'alcool produit toujours une effusion sanguine, apercevable à l'œil, ou à travers les parois crâniennes des petits oiseaux: cette trace matérielle comprend la portion de l'encéphale qui a été affectée (voy. p. 228).

Il n'y a point identité, comme on l'a prétendu, entre son action et celle de l'opium; en effet, l'alcool occasionne constamment sur l'homme et sur les chiens une excitation dont la durée varie, et qui est suivie d'un état comateux et d'une grande insensibilité; l'opium, au contraire, commence par donner lieu à un assoupissement toujours accompagné de la paralysie des extrémités postérieures, et qui est bientôt suivi des phénomènes convulsifs les plus horribles, en sorte que les animaux finissent par être dans un véritable état d'excitation. L'opium n'enflamme pas les tissus de l'estomac; l'alcool, au contraire, y produit une vive phlogose.

On pourra se convaincre de la différence qui existe entre ces deux poisons en injectant dans le tissu cellulaire de la partie interne de la cuisse de deux chiens à peu près de même force 2 grammes d'extrait aqueux d'opium dissous dans 8 à 12 grammes d'eau, et 30 ou 50 grammes d'alcool à 40 degrés : ces doses détermineront la mort à peu près au bout de quatre ou cinq heures.

2° Action de l'éther sur l'économie animale.

Expérience Ire. — A huit heures du matin, on a introduit dans l'estomac d'un petit chien robuste 16 gr. d'éther sulfurique, et on a lié l'œsophage. Deux minutes après, l'animal a fait des efforts pour vomir, qu'il a renouvelés quelques instants après. Au bout de cinq minutes, il a éprouvé des vertiges, qui n'ont pas tardé à devenir très-intenses. A huit heures dix minutes, il ne pouvait plus se tenir debout; tous ses muscles semblaient avoir perdu leur contractilité: il n'offrait aucun mouvement convulsif, et les organes des sens jouissaient de toutes leurs facultés; de temps à autre, il appuyait la tête sur le sol, et faisait des efforts infructueux pour se relever; la respiration était gênée et accélérée. A huit heures seize minutes, il a poussé des cris plaintifs, et a cherché de nouveau à vomir. Quelques instants après, il a cessé de se plaindre, et il est tombé dans un état de grande insensibilité; ses membres étaient très-flasques. A huit heures quarante-cinq minutes, il s'est plaint de nouveau, et paraissait beaucoup moins assoupi; il s'est contourné en différents sens pour se relever, et ce n'est qu'au bout de cinq minutes qu'il y est parvenu; ses extrémités postérieures n'étaient point paralysées, mais il était tourmenté de vertiges qui rendaient sa démarche chancelante; la respiration continuait à être gênée et accélérée. A neuf heures, il est tombé de nouveau, et il a été plongé dans un état de grande insensibilité. Il est mort à onze heures; on l'a ouvert à midi et demi. L'estomac contenait une petite quantité d'un fluide visqueux, brunâtre; sa membrane muqueuse offrait, dans toute son étendue, une couleur rouge noirâtre; elle était fortement enflammée; les autres tuniques de ce viscère étaient d'un rouge vif; la membrane interne du duodénum était un peu enflammée; le reste du canal digestif était sain; le cœur renfermait du sang noir en partie fluide, en partie coagulé; les poumons étaient gorgés de sang fluide.

Expérience II.—A huit heures du matin, on a injecté dans le tissu cellulaire de la partie interne de la cuisse d'un petit chien faible 14 gr. d'éther sulfurique. A neuf heures, l'animal n'avait éprouvé aucun phénomène remarquable. A huit heures du soir, il a poussé des cris plaintifs, qu'il a souvent renouvelés pendant la nuit; sa démarche était chancelante. Le lendemain, il était un peu abattu. Cet état a continué jusqu'à la fin du quatrième jour, où il a expiré.

Observation Irc.—Un jeune homme, pour avoir respiré de la vapeur d'éther sulfurique, tomba dans un état d'insensibilité, présenta les symptômes de l'apoplexie pendant plusieurs heures, et serait mort infailliblement si l'on ne l'eût transporté à l'air libre, et si l'on n'eût employé les moyens convenables (*Archives gén. de méd.*, t. XXVI, p. 267).

Observation II.—Un homme, ayant respiré pendant quelque temps de la vapeur d'éther sulfurique, fut pris d'une léthargie intermittente qui dura trente-six heures, avec accablement extrême, petitesse du pouls, etc. (Christison, *ibid.*).

J'avais conclu de ces expériences que l'éther agit sur les animaux à peu près comme l'alcool, mais avec plus d'énergie, et l'on sait qu'en parlant de l'alcool, j'avais dit qu'il produisait l'ivresse *lorsqu'il était inspiré* (voy. p. 687).

Voici maintenant ce que nous lisons dans un Mémoire de Blandin, intitulé *de l'Usage des inhalations d'éther* dans les opérations chirurgicales (mars 1847).

Tout le monde reconnaît aujourd'hui que les sujets soumis aux inhalations éthérées sont bientôt pris d'une ivresse véritable, analogue, mais non semblable, à celle que produisent les alcooliques; cet état présente des périodes nettement tranchées, qu'il importe, avant tout, de bien fixer, et que l'on peut étudier à la fois dans le moment du développement et vers l'époque de la décroissance des phénomènes.

Dans la première période, que l'on peut appeler *de préparation*, il n'y a pas encore ivresse ; l'éther n'a pas commencé à exercer son action spéciale sur le système nerveux, mais, absorbé par la surface pulmonaire, qu'il touche la première, et qu'il irrite parfois d'une manière fatigante, il est rapidement distribué par les vaisseaux dans toute l'économie animale, et de tous côtés, il va porter une excitation insolite, qui se traduit à l'extérieur par un trouble et une agitation remarquables.

Dans la seconde période, que l'on peut appeler, avec M. Longet, *période d'éthérisation des lobes cérébraux*, les phénomènes deviennent plus tranchés, l'ivresse se prononce, les sujets éprouvent de la pesanteur de tête, des étourdissements, des tintements d'oreille ; ils ont de la peine à se soutenir sur les jambes, s'ils s'étaient tenus debout jusque-là. Les uns paraissent accablés ; les autres ressentent une excitation insolite, parfois même une roideur comme tétanique ou des secousses convulsives ; ceux-ci versent des larmes, ceux-là sont pris d'un rire sardonique ; quelques-uns veulent parler, et la parole expire sur leurs lèvres ou n'est produite qu'incomplétement et sans suite ; d'autres restent silencieux, réfléchis, et paraissent étudier ce qui se passe en eux-mêmes.

Les phénomènes variés et le trouble intellectuel qui caractérisent cette deuxième période ne permettent pas de douter un seul instant que l'éther ait porté son action sur les lobes du cerveau ; mais son influence n'a pas encore dépassé les limites de ces organes : aussi les sujets demeurent-ils jusque-là parfaitement sensibles aux excitations extérieures ; ils réagissent avec force contre les impressions douloureuses ; ils s'agitent, cherchent à fuir, et font entendre des cris qui paraissent même plus plaintifs et plus prolongés que ceux que profèrent les individus non éthérisés dans les mêmes circonstances, seulement ils ne conservent aucun souvenir de ce qui leur a été fait, et ils paraissent fort surpris quand on leur en parle, après leur retour à la raison.

Dans la troisième période, que l'on peut appeler, avec M. Longet, *période d'éthérisation de la protubérance*, la scène change *complétement*. A l'excitation précédente succède un état de résolution de tout le corps : la vie de relation est momentanément suspendue ; il n'y a plus trace de sensibilité aux excitations extérieures ; l'action réflexe de la moelle est entièrement abolie ; les muscles du squelette demeurent immobiles ; les paupières supérieures s'abaissent ; les yeux sont fixes, humides, et la figure inanimée ; les mouvements respiratoires, plus précipités jusque-là, se ralentissent de plus en plus ; le cœur seul paraît déployer plus d'activité que de coutume : ses battements sont plus précipités ; *l'hématose est troublée :* le sang qui parcourt les artères n'est pas brun d'abord, comme l'a cru M. Amussat, mais peu à peu il devient moins rose qu'à l'état normal, et il n'acquiert guère la teinte du sang veineux que dans les cas où l'on prolonge très-longtemps l'inhalation ; enfin il résulte des expériences de M. Longet que l'insensibilité n'est pas bornée, dans cette période, aux parties extérieures, mais qu'elle s'étend à la protubérance annulaire qui était restée intacte jusque-là.

L'insensibilité et l'abolition des mouvements qui caractérisent cette troisième période sont les phénomènes les plus avancés de l'ivresse éthérée; à partir de ce moment, on peut, à volonté, suivant que l'on cesse ou que l'on continue l'inhalation, dissiper cette ivresse ou la prolonger un certain temps. Si l'on cesse l'inhalation, le sujet repasse successivement par tous les états qu'il a déjà subis lors du développement des phénomènes : à l'assoupissement et à l'insensibilité, succèdent l'agitation et le délire; et ces symptômes s'effacent un peu plus tard pour faire place à un trouble et à un malaise général, qui accusent encore la diffusion de l'éther par toute l'économie, comme au commencement de l'inhalation.

Les trois périodes ascendantes et descendantes de l'ivresse éthérée ont les mêmes caractères; elles se correspondent très-exactement, et cependant il existe entre elles une différence très-réelle, que nous ne pouvons omettre de signaler ici : les premières se succèdent parfois avec une telle rapidité, chez certains individus, qu'elles paraissent en quelque sorte confondues ensemble, et qu'il est difficile de les distinguer les unes des autres; les secondes, au contraire, se déroulent avec lenteur, dans un ordre parfaitement régulier, et, pour cette raison, elles se prêtent admirablement à l'étude physiologique de l'éther.

Si l'on ajoutait une foi entière aux premières publications auxquelles la question de l'éther a donné lieu, on croirait que tous les sujets soumis à l'action de cet agent éprouvent une sensation de bien-être indéfinissable, et que leur sommeil est toujours traversé par les rêves les plus délicieux; mais il n'en est pas ainsi : les songes de l'ivresse éthérée, comme ceux du sommeil ordinaire, sont simplement en rapport avec l'âge, les goûts, les habitudes et les préoccupations habituelles des sujets : la jeune fille rêve à ses plaisirs, la femme lascive voit l'objet de son amour, le dévot se croit en paradis, l'homme occupé songe à ses affaires; un pêcheur auquel nous pratiquions, ces jours derniers, l'ablation d'une tumeur du cou, croyait tenir dans ses filets un brochet monstrueux, etc.

Bien loin d'être toujours gracieux, toujours agréables, les rêves des sujets éthérisés ont, en général, le caractère d'un cauchemar; ceux qui les éprouvent voient presque toujours leur échapper le but vers lequel ils croient marcher, ou bien ils ne parviennent à l'atteindre qu'après avoir surmonté mille obstacles; un de mes opérés, qui déteste l'odeur de l'éther, rêvait qu'on voulait le forcer à en respirer la vapeur, et que, ne pouvant autrement se soustraire aux obsessions dont il était l'objet, il n'avait trouvé rien de mieux que de se jeter dans un puits; un autre, ennemi naturel du calembourg, était mis dans l'obligation d'en faire un pour sortir d'embarras; un troisième, retenu captif, s'écriait à son réveil : *Laissez-moi, laissez-moi, je suis décidé à faire des révélations.*

Quoi qu'il en soit, les songes et les autres phénomènes de l'ivresse éthérée n'ont pas grande ténacité; ils se dissipent assez promptement; cependant on se tromperait si l'on croyait que l'influence de l'éther est aussi légère que le disent quelques personnes ; en effet, les solides et les fluides de l'économie animale ont été si bien pénétrés par cet agent, qu'ils en conservent l'odeur caractéristique pendant un certain temps, et que vingt-quatre heures après l'expérience, cette odeur est encore reconnaissable dans la matière de la transpiration, dans l'urine et dans l'air expiré ; la plupart des malades éprouvent pendant plusieurs heures, quelques-uns même toute la journée, une céphalalgie et une pesanteur de tête remarquables ; les expériences que nous avons faites, M. Longet et moi, ne nous laissent aucun doute touchant la congestion du cerveau qui suit les inhalations. MM. Jobert, Baudens, Ricord, et plusieurs autres, ont fait de semblables observations sur l'homme ; nous-même nous avons été deux fois obligé de faire saigner des opérés pour remédier à cette congestion. Enfin au retour, il se manifeste souvent une sorte de réaction nerveuse qui rend les sujets plus irritables et plus sensibles qu'à l'état normal.

Si l'on veut bien se reporter à ce qui a été dit des phénomènes qui caractérisent la troisième période de l'ivresse éthérée, on appréciera facilement l'intérêt que doit inspirer cette période véritablement chirurgicale, la seule, en effet, pendant laquelle il est possible, en raison de la complète insensibilité des sujets, de les soumettre, sans les faire souffrir, aux plus douloureuses opérations ; et, en même temps, on comprendra sans peine l'importance de toutes les questions qui s'y rattachent.

Eh bien, en cet instant de l'inhalation éthérée, deux préoccupations se présentent à l'esprit du chirurgien : 1° *la mort peut-elle être le résultat de l'inhalation, si on continue celle-ci au delà du moment où les sujets sont devenus insensibles aux excitations extérieures? 2° ce fatal événement, s'il est possible, arrive-t-il bien loin de l'époque où l'insensibilité a été absolue?*

Il est impossible de conserver le moindre doute sur le premier point ; continuée pendant un temps qui varie suivant la force et la disposition particulière des sujets, l'inhalation de l'éther produit la mort. Les expériences physiologiques sont positives à cet égard ; après avoir porté son action stupéfiante sur la protubérance annulaire et sur les tubercules quadrijumeaux, l'éther agit de même sur le bulbe rachidien, *véritable nœud vital,* suivant l'expression caractéristique de M. Flourens, et devient cause de mort en suspendant les phénomènes respiratoires.

La distance qui sépare le commencement de la période d'*éthérisation de la protubérance* de celle de l'*éthérisation du bulbe rachidien* est, après la précédente, la question qu'il est le plus urgent de résoudre dans l'intérêt de l'avenir des inhalations éthérées ; en effet, il importe avant tout au chirurgien de savoir jusqu'où il peut, sans danger, continuer ces inhalations.

Or, des expériences qui nous sont communes avec M. Longet nous ont appris que, lorsque l'on continue l'inhalation, l'abolition des phénomènes respiratoires suit de très-près l'abolition de la sensibilité, et que, par exemple, *les lapins sont à quatre, six ou huit minutes de la mort,* lorsqu'ils sont arrivés à cette période de l'ivresse éthérée que nous attendons chez nos malades pour les opérer.

Mais il ne suffit pas, pour le but que nous poursuivons, d'analyser les curieux phénomènes de l'ivresse éthérée, et d'avoir démontré que, pour les produire, l'éther agit sur les différents centres nerveux successivement, et suivant un ordre régulier, du cerveau vers la moelle, de celle-ci vers la protubérance, et même, à la fin, de la protubérance vers le bulbe rachidien ; il importe, en outre, de déterminer, s'il est possible, le mode particulier de cette action, afin d'estimer jusqu'à quel point elle peut demeurer indifférente pour l'organisme, jusqu'à quel point elle peut influer sur l'issue de nos opérations.

Si l'on s'en tenait aux premières apparences, on pourrait se figurer, avec quelques personnes, que l'action de l'éther consiste en un simple engourdissement des sujets, et qu'elle se réduit, en définitive, à la production d'un sommeil un peu plus profond que le sommeil ordinaire ; mais une telle opinion ne pourrait soutenir le plus léger examen, et n'a d'ailleurs pas besoin d'être discutée après les résultats fournis par les vivisections ; ce serait un singulier sommeil, en effet, que cet état qui permet, sur un animal, sans le réveiller, de tirailler, d'arracher même le nerf sciatique, de traverser, de labourer la protubérance annulaire dont la sensibilité est si exquise dans les conditions normales.

La lésion de l'hématose, que l'on observe à un certain degré chez les sujets soumis aux inhalations éthérées, et que nous avons signalée, a fait demander si, en réalité, toute leur action ne consisterait pas à produire un commencement d'asphyxie, et si la mort n'arriverait pas chez les animaux que nous mettons en expérience, uniquement parce que, se trouvant privés d'air dans nos appareils, l'asphyxie serait portée chez eux à son *summum* de développement.

Il suffirait, pour trancher cette difficulté, de dire que nous avons réussi à produire l'ivresse éthérée et la lésion de l'hématose, en portant l'éther ailleurs que sur la surface pulmonaire, en l'injectant, par exemple, dans le tissu cellulaire sous-cutané ; mais la question mérite un plus sérieux examen.

D'abord, il est aisé de montrer que le reproche relatif aux animaux sur lesquels nous expérimentons, ne s'adresse qu'aux physiologistes peu rigoureux ; en effet, si l'on place un animal dans une boîte spacieuse, largement ouverte, supérieurement et inférieurement, de manière qu'il y règne un courant d'air continu, et qu'on se borne à mettre sous son nez une éponge imbibée d'éther, à coup sûr cet animal ne manque pas d'air respirable dans un tel appareil. Eh bien, cela ne l'empêche pas, comme nous l'avons vu avec M. Longet, si c'est un lapin, de mourir en *vingt* ou *trente minutes,* c'est-à-dire dans un temps rigoureusement semblable à celui dans lequel il succomberait, si l'éther était inhalé avec l'appareil ordinaire.

En second lieu, si tout se réduisait, dans l'inhalation, à une simple asphyxie par privation d'air, on devrait observer les phénomènes de l'ivresse éthérée, et notamment la perte de sensibilité, dans l'asphyxie ordinaire, ce qui n'a pas lieu, ainsi que nous nous en sommes directement assurés sur des animaux auxquels nous avons lié la trachée-artère, ou que nous avons plongés dans le gaz azote ou dans l'hydrogène.

Cependant, qu'on ne conclue point de ce qui précède, que nous ne croyons pas à un peu d'asphyxie chez les sujets soumis aux inhalations éthérées; loin de là; non-seulement nous pensons qu'il en est ainsi, mais encore nous soutenons que les choses ne sauraient se passer autrement; en effet, avec les appareils les plus parfaits, les malades ne respirant qu'un mélange d'air et de vapeurs éthérées, mélange d'autant plus chargé d'éther, que la température à laquelle on opère est plus élevée, la quantité d'oxygène qu'ils inspirent, dans un temps donné, est bien inférieure à celle qu'ils puisent dans l'air libre pendant le même laps de temps; et, par suite, il est impossible que leur sang artériel ne subisse pas, dans sa composition, des modifications proportionnées à cette différence.

Mais là ne se borne pas l'influence de l'éthérisation sur le fluide circulatoire; nous croyons, en effet, contrairement à ce qu'ont avancé plusieurs personnes, que l'éther nuit directement à l'hématose, peut-être en paralysant l'action sur les poumons des nerfs pneumo-gastriques, mais certainement en se mêlant avec le sang, et le rendant moins propre à subir l'action oxygénante de l'air.

Afin de prouver cette assertion, nous avons mis comparativement dans deux verres séparés, du sang veineux pris sur un animal sain non éthérisé, et du sang veineux également, mais pris sur un autre animal parvenu à la troisième période de l'ivresse éthérée; nous avons laissé ces deux sangs en contact avec l'air, et, après quelques instants, nous avons vu le premier acquérir à la surface une teinte d'un beau rose, tandis que le second est devenu rose brun seulement. Au bout de quarante-huit heures, la différence était bien plus grande encore, et les résultats bien plus tranchés : le sang veineux normal formait un caillot ferme, d'un rose vif à la surface, d'un rose un peu plus foncé au centre, tandis que le sang éthérisé était plus aqueux et formait un caillot moins consistant, moins volumineux, et beaucoup moins rose extérieurement et intérieurement que le précédent (1).

Qu'on ne dise pas, du reste, que les modifications du sang que nous avons observées dans cette expérience étaient le résultat de l'asphyxie que produit inévitablement l'inhalation, comme nous l'avons fait remarquer

---

(1) Les expériences de M. Lassaigne publiées dans le n° de mai du *Journal de chimie médicale,* deux mois après le travail de Blandin, établissent en effet : 1° que la proportion de *serum* augmente après l'inhalation, et par conséquent que celle du caillot diminue; 2° que le poids des globules dans la masse du sang éprouve aussi une diminution après l'inhalation de l'air éthérisé; que la quantité de fibrine ne paraît pas généralement être inférieure à celle qui se trouve dans le sang avant l'inspiration de l'air chargé de vapeur éthérée.

précédemment; non, car nous avons obtenu les mêmes résultats avec du sang pris sur des animaux que nous avions éthérisés en leur injectant de l'éther dans le tissu cellulaire sous-cutané, et chez lesquels, par conséquent, il est impossible de croire à l'asphyxie; nous devons même ajouter que du sang mêlé avec un peu d'éther dans un verre nous a paru également réfractaire, jusqu'à un certain point, à l'action de l'oxygène.

En résumé, il se manifeste inévitablement un commencement d'asphyxie dans l'inhalation éthérée, et la lésion de l'hématose qui a lieu pendant l'ivresse dépend en partie de cette circonstance, et en partie de l'éther lui-même, qui se combine avec le sang, et lui communique des qualités particulières.

La lésion de l'hématose suffit-elle pour expliquer les phénomènes variés qui caractérisent l'ivresse éthérée? Nous ne le pensons pas. Nous croyons, en effet, que l'éther exerce une action spéciale à la fois sur le sang et sur le système nerveux, action analogue, sous quelques rapports, à celle de l'acide carbonique et de la vapeur du charbon. On sait, en effet, que les sujets qui tentent de s'asphyxier à l'aide de la vapeur du charbon, perdent connaissance et sont frappés d'insensibilité à une certaine époque de leur asphyxie, à tel point que, s'il leur arrive de se laisser tomber sur le brasier qu'ils ont allumé dans l'intention de se détruire, ils supportent les plus profondes brûlures sans éprouver aucune douleur, et sans se rappeler à leur réveil, lorsqu'on est venu à temps à leur secours, rien de ce qui leur est arrivé. Nous avons amputé plusieurs malades qui s'étaient trouvés dans ce cas; et, d'autre part, nous avons constaté, sur des animaux auxquels nous faisions respirer tantôt de l'acide carbonique pur, tantôt de l'acide carbonique mêlé avec parties égales d'air atmosphérique, que non-seulement il se manifeste, au bout d'un certain temps, une complète insensibilité, mais encore que la protubérance annulaire et les tubercules quadrijumeaux participent à cet état, comme dans l'ivresse éthérée.

Il est évident, d'après ce qui précède, que les inhalations éthérées ne sont pas chose aussi simple qu'il semblerait au premier abord; et qu'appliquées d'une manière intempestive ou mal dirigées, elles peuvent devenir la source de graves accidents; toutefois, suit-il de là qu'il faille les blâmer, et qu'elles doivent être tout à fait rejetées du domaine de la pratique? Non, assurément; en tout, dans ce bas monde, l'abus et le danger sont voisins de l'usage; les agents les plus précieux de la thérapeutique sont souvent de violents poisons qu'on ne s'avise pas de proscrire pour cette raison, et qui, bien administrés, rendent tous les jours les plus grands services. Une seule conséquence ressort des faits que nous avons rapportés : *Il importe de marcher avec une grande prudence dans la voie encore mal connue qui nous est ouverte, et il faut, le plus promptement possible, régler l'application du moyen nouveau qui nous est offert.*

Traitement de l'empoisonnement par les liqueurs spiritueuses.

L'ivresse qui n'a pas été portée très-loin se guérit d'elle-même au bout de quelques heures. On peut en hâter la guérison en faisant respirer de l'ammoniaque et en administrant 20 ou 25 gouttes de cet alcali. Dans le cas où l'ivresse persisterait plus longtemps, et que l'individu serait plongé dans un coma profond, il faudrait avoir recours à l'émétique, et ensuite aux boissons sucrées et ammoniacales. La saignée pourrait être pratiquée avec avantage si la congestion cérébrale était très-prononcée; quelquefois aussi l'application de sangsues derrière les oreilles a été suivie de bons effets. On emploierait également les lavements irritants et les lotions de vinaigre sur toute la surface du corps.

Recherches médico-légales.

L'*alcool* est un liquide transparent, incolore, doué d'une odeur forte qui le caractérise, et qui est d'autant plus prononcée que l'alcool est plus concentré ou plus déphlegmé; sa saveur est chaude et caustique. Il ne rougit pas l'*infusum* du tournesol; il est plus volatil que l'eau, et brûle avec une flamme blanche lorsqu'on l'approche d'un corps en ignition. Il ne précipite ni le vin, ni le cidre, ni la bière, ni le café; mais il coagule une foule de matières organiques végétales et animales dissoutes dans l'eau, dont il s'empare.

S'il s'agissait d'en démontrer la présence à la suite d'un empoisonnement, on soumettrait à la distillation au bain-marie les matières suspectes vomies ou celles que l'on aurait retirées du canal digestif; le liquide alcoolique obtenu dans le récipient, contenant beaucoup d'eau, serait distillé de nouveau au bain-marie après l'avoir mélangé avec du chlorure de calcium solide; les premières portions recueillies dans le récipient contiendraient de l'alcool à un degré de concentration suffisant pour bien conserver son odeur, et pour être enflammé à l'aide d'un corps en ignition.

Il peut arriver, comme l'a vu tout récemment mon ami Morin, professeur à Rouen, que, dans l'empoisonnement par l'eau-de-vie, une portion de l'alcool ait été transformée en *éther* dans l'estomac, soit par l'action de la diastase de la salive, soit par toute autre cause. Dans ce cas, on saturerait la liqueur spiritueuse, qui est ordinairement acide, par du bicarbonate de soude; on distillerait jusqu'à réduction à moitié du liquide. Le produit condensé dans le récipient offrirait une *odeur éthérée*; traité par le carbonate de potasse pur, jusqu'à ce qu'il refusât d'en dissoudre, et abandonné à lui-même, il fournirait une couche d'un liquide dans lequel on pourrait constater les caractères de l'*alcool*. (*Journal de chimie médicale*, mars 1851.)

L'*éther sulfurique* est liquide, incolore, doué d'une odeur forte et suave qui le caractérise, et d'une saveur chaude et piquante. Il est beaucoup plus léger que l'eau et très-volatil; il bout à 35°,6 sous la pression de 76 centimètres; il ne rougit point la teinture de tournesol lorsqu'il a été convenablement purifié. Il brûle avec une flamme blanche très-étendue et fuligineuse quand il est mis en contact avec un corps en ignition.

On ne peut pas croire que ce soit sérieusement que l'on ait proposé de découvrir l'éther dans le sang, à l'aide de l'acide chromique cristallisé, qui devrait être noirci (voy. *Journ. de chimie médicale*, mars 1849).

Mélange de parties égales d'alcool et d'éther (liqueur d'Hoffmann). — Il a une odeur éthérée; lorsqu'on l'approche d'un corps en ignition, il brûle d'abord avec une flamme blanche qui ne tarde pas à être mêlée de bleu, et ne laisse point de résidu. Si après avoir mis dans un verre à expérience environ 30 grammes d'eau distillée, on verse peu à peu 1 gramme de ce liquide, il reste à la surface; si on agite pendant une minute, une grande partie de l'éther se vaporise; l'autre partie se dissout dans l'eau ainsi que l'alcool, en sorte qu'on ne remarque plus les deux couches. En substituant l'éther à la liqueur d'Hoffmann, on obtient les deux couches, lors même que l'agitation a été prolongée pendant plus de deux minutes; l'*alcool,* au contraire, se mêle intimement avec l'eau dès qu'on l'agite avec ce liquide.

3° Action du chloroforme sur l'économie animale.

Le chloroforme, cet agent anesthésique, si souvent et si utilement employé pour engourdir et rendre insensibles les malades qui doivent supporter des opérations chirurgicales graves, et les femmes en couches, est très-vénéneux, et susceptible de déterminer, dans certaines circonstances, une mort prompte. Voici un certain nombre de cas de mort produite par le chloroforme appliqué à l'aide d'un *mouchoir* ou d'un appareil.

1° Hannah Gruner, âgée de quinze ans; crainte profonde de respirer le chloroforme. Inhalation de ce corps versé sur un mouchoir; insensibilité après une demi-minute; commencement de l'extirpation de l'ongle. Mort immédiate, malgré les secours qui lui furent donnés. (Meggison, 1848.)

2° Mistriss Simons, âgée de trente-cinq ans; bonne santé quoique nerveuse : repas copieux et marche un peu longue, avant l'opération. Chloroformisation pendant quelques instants, après lesquels on extrait quelques racines de dents. Mort deux minutes après le commencement de l'inhalation. (Pearson, 1848.)

3° Jeune femme atteinte d'une lésion du médius gauche. Inhalation

d'un gramme de chloroforme versé sur un mouchoir ; commencement
d'amputation du doigt. Mort immédiate. (1848.)

4° Walter Badger, âgé de vingt-trois ans, atteint de maladie du cœur
et d'hypertrophie du foie. Chloroformisation avec un appareil pendant
une minute ; l'opérateur s'absente pendant trois quarts de minute pour
reprendre le flacon de chloroforme. Badger mourut pendant l'absence
de l'opérateur, qui tenta vainement divers moyens pour le ranimer.
(Robinson, 1848.)

5° Mlle Stock, âgée de trente ans, ayant été sujette à des palpitations et
à la chlorose ; abcès consécutif à une tumeur superficielle de la cuisse.
Inhalation de chloroforme pendant moins d'une minute ; ce temps
suffit à la production de symptômes graves, pendant lesquels le foyer
purulent de la cuisse est incisé. Mort immédiate. (Gorré, de Boulogne-
sur-Mer, 1848.)

L'Académie, sur le rapport de M. Malgaigne, a eu la faiblesse de déci-
der que Maria Stock n'était pas morte par l'action du chloroforme ;
pourtant le vide des arguments mis en avant par le rapporteur sautait
aux yeux des moins clairvoyants.

6° Daniel Schlyg, âgé de vingt-quatre ans ; cuisse fracassée par une
balle pendant les journées de Juin ; profond abattement physique et mo-
ral. Inhalation du chloroforme pendant trois à quatre minutes. Dés-
articulation coxo-fémorale ; nouvelle inhalation de chloroforme. Mort
pendant l'opération. (Robert, 1848.)

7° Blessé de Juin, ayant eu le col de l'humérus brisé par une balle ;
affaiblissement par hémorrhagie, gangrène de la plaie. Chloroformisa-
tion, désarticulation scapulo-humérale ; nouvelle inhalation pour re-
chercher la balle. Mort pendant les dernières incisions. (Malgaigne,
1848.)

8° Charles Desnoyers, âgé de vingt-deux ans, scrofuleux, atteint de
tumeurs blanches du poignet gauche. Chloroformisation avec un appa-
reil pendant cinq minutes ; cautérisation transcurrente de l'article.
Mort au commencement de l'opération. (Hôtel-Dieu de Lyon, 1848.)

9° Femme affectée de squirrhe du sein. Chloroformisation ; amputa-
tion du sein. Mort avant de quitter l'amphithéâtre. (Service de M. Roux,
1848.)

10° Homme affecté d'une lésion de la cuisse. Chloroformisation ; dés-
articulation coxo-fémorale. Mort avant la fin de l'opération. (Bicêtre, sep-
tembre 1848.)

11° Homme affaibli ayant une lésion du cœur. Chloroformisation ;
excision d'hémorrhoïdes. Mort presque au moment où l'on se proposait
d'opérer. (Gordon Buck, à New-York, 1848.)

12° Jeune sujet; chloroformisation; extirpation d'ongle incarné. Mort immédiate. (Observé à Govan, 1849.)

13° Verrier, âgé de dix-sept ans, scrofuleux. Inhalation de 6 à 8 grammes de chloroforme, pendant six minutes, pour une amputation de doigt. Agitation convulsive suivie de mort après une demi-minute. (Barrier, de Lyon, 1849.)

14° Enfant de douze ans. Emploi du chloroforme pour une amputation de jambe. Mort pendant l'opération, après roideur tétanique violente (à Madrid, 1849.)

15° Mme Labrune, âgée de trente-trois ans, d'un tempérament nerveux. Soumise un an avant avec succès à l'inhalation de l'éther, fut chloroformisée pour une extraction de dent. Mort foudroyante. (Confevron, de Langres, 1849.)

A ces exemples, je pourrais en joindre d'autres, si je les croyais nécessaires pour établir l'action délétère du chloroforme; je préfère résumer en quelques mots les symptômes que l'on observe après l'inhalation de ses vapeurs. Celles-ci provoquent à peine la toux; leur saveur sucrée est surtout ressentie vers l'isthme du gosier, la base de la langue, le voile du palais et même le pharynx ; elles déterminent quelquefois des envies de vomir; elles font saliver, mais moins que l'éther, et l'engourdissement qu'elles occasionnent est très-prompt. (Gerdy.)

D'après Christison, le chloroforme produit un état de sommeil passant rapidement au coma avec ou sans excitation préalable. Quelques inhalations peuvent suffire pour foudroyer de petits animaux, les pigeons, par exemple. Les lapins, les petits chiens, soumis à son action, meurent aussi très-promptement. L'homme est un des animaux qui le supportent le mieux. Respiré à petite dose, il produit des phénomènes semblables à ceux de l'enivrement par le gaz protoxyde d'azote (voy. ce corps). Une plus longue inhalation amène l'état soporifique dans un temps très-court, qui varie de une à cinq minutes. Le sommeil comateux et l'insensibilité absolue se produisent à leur tour; et si l'administration du chloroforme n'était pas suspendue opportunément, la mort surviendrait.

Les expériences faites sur les animaux, notamment par M. Flourens, viennent corroborer ce que nous disons sur les effets du chloroforme.

Quant aux lésions cadavériques produites par cet agent, on pourra s'en faire une idée par le récit de celles qui ont été constatées chez Martha Simmons, morte subitement après avoir inhalé du chloroforme pendant deux minutes (Bouisson, *Traité de la méthode anesthésique;* 1 vol. in-4°, Paris, 1850), et par les détails fournis par M. Tourdes (voy p. 705).

Apparence extérieure. Les lèvres livides, le reste de la figure pâle, une écume sanguinolente sort de la bouche. La surface antérieure du corps et des membres offre une coloration normale; mais en arrière, la peau était profondément livide. La cornée était terne, flasque et partagée par une ligne horizontale d'un rouge terne, d'un dixième de pouce de largeur, correspondant à la partie de la cornée que les paupières avaient laissée à découvert. Les membres étaient complétement roides, le ventre distendu par des gaz. Poids probable de 140 à 150 livres; tempérament sanguin-bilieux.

Crâne. Les téguments ne contenaient que peu de sang. En enlevant la voûte du crâne, il s'écoula des vaisseaux de la dure-mère une quantité de sang plus considérable que de coutume. Les vaisseaux superficiels du cerveau étaient modérément distendus; deux ou trois onces de sang fluide, entremêlé de bulles d'air, s'écoulèrent de la dure-mère. Le cerveau offrait l'aspect, la couleur et la consistance de l'état normal.

Poumons. Les poumons étaient le siége d'une congestion considérable, sans être trop intense; ils crépitaient librement dans tous les points; pas d'extravasation. La membrane muqueuse des bronches était légèrement congestionnée, effet probable d'un récent catarrhe, et très-colorée par le sang. La plèvre était fortement injectée sur tous les points; il y avait six gros de sérosité sanguinolente dans la plèvre droite et deux onces à gauche.

Cœur et gros vaisseaux. Le péricarde contenait six gros de sérosité sanguinolente. Le cœur était flasque et toutes ses cavités entièrement vides; la surface interne des oreillettes et des ventricules profondément colorée. L'aorte et l'artère pulmonaire vides; la veine cave était vide dans sa partie thoracique, et contenait une fort petite quantité de sang dans sa portion abdominale, si petite que, pour l'apprécier, il a fallu ouvrir le vaisseau. La tunique interne de tous les vaisseaux était rouge.

Abdomen. On recueillit une once et demie de sérosité sanguinolente dans l'hypochondre gauche. L'estomac et les intestins étaient distendus par des gaz. L'estomac contenait des aliments en partie digérés. Le foie était plus pâle que de coutume par l'absence du sang; les reins, considérablement engorgés. Nul indice de maladie antérieure dans aucun des viscères de l'abdomen; la vessie et l'utérus, à l'état normal.

État du sang. Le sang fut trouvé partout fluide comme de l'eau; pas le moindre caillot nulle part; examiné au microscope, les globules parurent un peu altérés de forme : il y en avait d'irréguliers, et ils semblaient plus généralement distendus et plus globuleux qu'à l'état normal; il y en avait aussi qui semblaient avoir été rompus et en fragments; leur nombre semblait un peu diminué. La couleur était partout celle du sang veineux noir.

Le nerf grand sympathique, examiné à son tour, offrit son aspect naturel.

Ces détails, empruntés à un cas particulier, tout en révélant plusieurs circonstances nécroscopiques dignes d'intérêt, ne font reconnaître aucune lésion qu'on puisse considérer comme caractéristique.

Nous appellerons toutefois l'attention sur la présence de *bulles gazeuses* dans les vaisseaux veineux de la dure-mère; une lésion semblable a été observée dans le cadavre d'une femme chloroformisée par M. Gorré, et qui mourut aussi subitement pendant l'action du chloroforme; le sang fut trouvé spumeux non-seulement dans les veines intra-crâniennes, mais dans l'ensemble du système veineux. M. de Confevron a vu aussi des bulles gazeuses dans le cœur d'une femme morte dans les mêmes circonstances; mais ce médecin en attribue la présence aux insufflations pulmonaires qui avaient été tentées pour ranimer l'action respiratoire.

La *rougeur de la membrane muqueuse pulmonaire* mérite aussi d'être remarquée. Si, dans le cas rapporté, on a pu rattacher l'injection sanguine de cette tunique à un catarrhe récent, l'existence de la même lésion chez un autre sujet, dont l'observation appartient au Dr Meggison, révèle une impression locale particulière exercée par l'agent anesthésique. Comme conséquence de l'irritation directe exercée par le contact immédiat du chloroforme, on observe aussi quelquefois de l'écume sanguinolente et du mucus accumulé dans les bronches; les traces matérielles de cet engouement existaient sur le cadavre examiné par M. Meggison, et nous avons déjà vu, en parlant de l'influence de l'éther sur la respiration, dit M. Bouisson, que cet agent produisait une irritation suivie d'engouement bronchique, appréciable sur le vivant par l'auscultation. La cause matérielle de l'obstruction consiste dans l'accumulation de mucus plus ou moins spumeux dont le poumon n'a pu se débarrasser.

Dans les cas où l'inhalation éthérée ou chloroformique s'est prolongée de manière à exposer les sujets à une asphyxie mortelle, les lésions que présente le cadavre sont celles de ce dernier état. Les organes vasculaires, tels que les poumons, le foie, sont gorgés de sang noir; le sang est fluide et fortement empreint de l'odeur de l'agent inhalé. Au moyen de la distillation, on peut extraire l'éther ou le chloroforme.

Recherches médico-légales.

Le chloroforme (HC^2Cl^3) est liquide, incolore, d'une odeur éthérée très-agréable, d'une saveur sucrée, d'une densité de 1,491 à 17°. Il bout à 61°, et la densité de sa vapeur est de 4,2; son équivalent est donc représenté par 4 volumes de vapeur. Si on le fait passer à travers un tube de porcelaine rouge, il est décomposé et fournit du charbon, de l'acide chlorhydrique et un corps cristallisé en longues aiguilles. Il brûle avec une flamme verte quand on le met en contact avec un corps en ignition. Il se *solidifie* en houppes blanches soyeuses par le seul fait de l'évaporation d'une partie du liquide, absolument comme cela a lieu pour l'acide cyanhydrique. Il est insoluble dans l'eau et très-soluble dans l'alcool. Le chlore, sous l'influence de la *lumière solaire,* lui enlève l'équivalent d'hydrogène qu'il renferme et le transforme en un chlorure de carbone, C^2Cl^4. Le potassium et l'acide sulfurique n'exercent aucune action sur lui.

Les alcalis le décomposent en donnant naissance à des formiates et à des chlorures ; la réaction est caractéristique.

M. Ragsky a donné un moyen propre, suivant lui, à faire découvrir le chloroforme dans le sang. Ce moyen est fondé sur la décomposition du chloroforme à la chaleur rouge, en carbone, en acide chlorhydrique et en chlore. On introduit le sang soumis à l'essai dans un flacon au col duquel est adapté un tube courbé à angle droit ; la partie horizontale de ce tube est chauffée au rouge, puis on introduit dans l'extrémité ouverte une petite bande de papier imprégné d'empois ou d'iodure de potassium. On chauffe le flacon au bain-marie : le chloroforme se dégage et traverse le tube chauffé au rouge, où il se décompose ; le chlore libre réagit sur le papier recouvert d'empois, d'amidon et d'iodure, et lui fait prendre une coloration bleue. Suivant M. Ragsky, on peut de cette manière déceler la présence d'un millionième de chloroforme. Ainsi qu'il s'en est assuré par de nombreuses expériences, le même résultat ne s'obtient pas avec le sang d'individus sains ou malades non soumis à l'inhalation chloroformique. (*Pharmaceutical journal.*)

QUESTIONS MÉDICO-LÉGALES.

Le 4 décembre 1851, le tribunal de 1re instance de Strasbourg a jugé, sous la présidence de M. Adam, le sieur Kobell, officier de santé, accusé d'avoir causé la mort de Mme Simon, en lui faisant application du chloroforme pour l'extraction de plusieurs dents, sans avoir pris les précautions nécessaires en pareil cas, et sans avoir observé les règlements qui fixent ses attributions.

MM. Tourdes, Rigaud et Cailliot, professeurs à la Faculté de médecine de Strasbourg, chargés de rédiger un rapport médico-légal sur cette affaire, ont formulé les conclusions suivantes :

1° L'autopsie n'a fait reconnaître aucune cause de mort qui puisse être considérée comme indépendante de l'action du chloroforme.

2° Les altérations pathologiques constatées sont analogues à celles que l'on a observées dans plusieurs des cas où la mort a été le résultat de l'action du chloroforme.

3° Elles sont analogues aux lésions que l'on constate chez la plupart des animaux que l'on fait périr par l'action de cette substance.

4° L'analyse chimique a démontré la présence du chloroforme dans le sang, dans les poumons et dans la rate extraits du corps de la dame Simon.

5° La mort de cette dame a été le résultat de l'inhalation du chloroforme.

6° Les circonstances dans lesquelles cette mort a eu lieu nous paraissent exceptionnelles ; mais pour déterminer par quelles causes et sous quelles influences l'action du chloroforme a été mortelle, il est nécessaire de connaître les détails du fait tels qu'ils ont été établis par l'instruction et les résultats de l'analyse chimique à laquelle a été soumis le chloroforme dont on a fait usage.

Dans une consultation médico-légale rédigée par ces trois experts, ils répondent à plusieurs questions qui leur avaient été adressées par le tribunal. Voici ces questions : 1° Y a-t-il des règles particulières à observer pour administrer le chloroforme à un malade ? 2° Quelles sont ces règles consacrées par l'expérience déjà acquise ? 3° Quelle doit être la position du corps de l'opéré, lorsque le chloroforme lui est administré ? 4° A quelle distance du nez et de la bouche le chloroforme doit il être approché pour produire ses effets sans danger ? 5° Y a-t-il danger à l'appliquer immédiatement sur les organes extérieurs de la respiration ? 6° Dans quelle proportion cette substance peut-elle être administrée ? 7° L'âge, le tempérament, le sexe du sujet, sont-ils à observer dans la chloroformisation pour modifier d'une manière ou d'une autre l'administration du chloroforme ? 8° L'époque des menstrues chez la femme est-elle un obstacle à ce qu'elle soit chloroformée ? 9° Une personne dont l'imagination est vivement frappée, dont le système nerveux est violemment surexcité, chez laquelle cette surexcitation et ses vives appréhensions se manifestent d'une manière non équivoque par des paroles presque délirantes et par des mouvements du corps involontaires, tels que des soubresauts, peut-elle être chloroformée sans danger au moment même ? 10° Spécialement une femme, dans ce cas, est-elle à ménager plus qu'un homme ? 11° Est-il du devoir de l'opérateur de résister à la volonté du malade qui demande à subir une opération avec le secours du chloroforme, lorsque l'état nerveux de ce malade ou toute autre circonstance, dont il est le seul appréciateur, devrait, dans sa pensée, faire ajourner l'opération? 12° En cas d'opération chirurgicale, le chirurgien manque-t-il à la prudence, s'il ne se fait pas assister pendant l'opération d'un homme de l'art qui puisse concourir à atténuer les effets fâcheux de l'opération, en cas de besoin? 13° Le chloroforme ne peut-il et ne devrait-il pas, en raison des dangers que peut offrir son emploi, n'être administré que sous la surveillance et avec le concours d'un docteur en médecine? 14° La prudence la plus ordinaire n'exige-t-elle pas que l'homme de l'art qui applique le chloroforme s'entoure d'avance de tout ce qui est nécessaire, pour le trouver sous sa main, dans le cas où il deviendrait urgent d'en combattre les effets? 15° Une opération chirurgicale n'est-elle point à considérer comme une grande opération, dès que la douleur qu'elle entraîne fait recourir à l'emploi du chloroforme? L'application du chloroforme peut-elle être considérée comme une grande opération chirurgicale?

On peut lire dans le numéro du 20 janvier 1852, de la *Gazette médicale* de Strasbourg, les réponses justes et sages faites par les experts à ces diverses questions; si je ne les transcris pas en ce moment, c'est qu'elles se trouveront en quelque sorte résumées *dans les remarques sur la mort par le chloroforme* que je vais bientôt emprunter à M. le professeur Tourdes.

M. Sédillot, entendu comme expert, s'est exprimé ainsi: «Deux méthodes distinctes se partagent l'emploi du chloroforme. L'une exige peu de temps et une très-petite quantité de l'agent anesthésique; il suffit, pour produire l'insensibilité, de rendre les inhalations concentrées: cette méthode offre sans doute de grands avantages, mais ils sont compensés par d'inévitables dangers. Dans la seconde méthode, on commence par faire inspirer le chloroforme mêlé à une très-forte proportion d'air atmosphérique, on maintient la régularité, la normalité de la respiration; on n'augmente que lentement et peu à peu la concentration des inhalations, et on les suspend à la moindre imminence des accidents. L'insensibilité est huit à dix minutes à se produire, et on consomme de 12 à 20 grammes de chloroforme; il y a perte de temps et perte de l'agent anesthésique, mais ces inconvénients sont compensés par l'absence de danger. Avec cette méthode, on peut continuer les opérations les plus délicates pendant une heure, sans que les malades en aient conscience; on consomme 100 grammes et plus de chloroforme, si on le juge nécessaire, et l'on n'a pas eu de mort à déplorer. La question est donc tranchée; c'est à cette méthode qu'il faut recourir.»

M. le président a prononcé le jugement suivant.

Attendu que l'emploi du chloroforme n'est pas une des opérations chirurgicales qui soient interdites aux officiers de santé, *qui en général toutefois, quoiqu'il n'y ait point encore de règle à cet égard, doi-*

vent regarder comme un devoir de ne l'administrer qu'après avoir pris l'avis et appelé le concours d'un docteur.

Attendu qu'il résulte des débats et des explications fournies par un homme de l'art dont l'opinion doit faire autorité, que si au point de vue scientifique, le mode de procéder employé par Kobelt peut être critiqué, au point de vue pratique, il n'a point commis de faute.

Le tribunal renvoie Jean-Chrétien Kobelt des fins de la plainte.

Remarques sur la mort par le chloroforme au point de vue médico-légal, par G.-M. Tourdes, professeur à la Faculté de médecine de Strasbourg. — L'emploi des moyens anesthésiques a fait naître des questions médico-légales nouvelles et d'une grande importance; plusieurs de ces questions ont été posées à l'occasion du fait dont nous donnons les détails; il ne sera peut-être pas sans intérêt de les résumer et de les classer, en appelant l'attention sur les conséquences qui peuvent être tirées de l'observation actuelle.

Voici les principaux problèmes que le médecin peut être appelé à résoudre: Le chloroforme a-t-il été employé, a-t-il pénétré dans l'organisme? La mort a-t-elle eu lieu par suite de causes indépendantes de l'action du chloroforme? La mort ou des accidents graves ont-ils été le résultat de l'action du chloroforme? Quelles sont les circonstances qui ont concouru à rendre mortelle l'action de cette substance? La mort par le chloroforme a-t-elle été le résultat d'un accident, d'un suicide ou d'un homicide? L'inhalation du chloroforme a-t-elle servi à favoriser l'accomplissement d'un autre crime? Dans quelles limites la responsabilité médicale est-elle engagée par les accidents qui accompagnent l'emploi des moyens anesthésiques?

Quatre points seulement vont être l'objet de quelques remarques: 1° la présence du chloroforme dans les organes; 2° les caractères symptomatiques et anatomiques de l'action de cette substance; 3° le genre de mort; 4 la responsabilité médicale.

Présence du chloroforme dans les organes. — 1° Pour pouvoir affirmer qu'une personne a succombé à l'action du chloroforme et qu'elle a été soumise à son influence, il faut avant tout démontrer la présence du chloroforme dans l'organisme. Cette question est fondamentale; le chloroforme est ici le *corpus delicti;* les symptômes, les caractères anatomiques, ne peuvent remplacer cette preuve; comme dans toute affaire d'empoisonnement, c'est d'abord la substance toxique qu'il faut trouver. Cette question peut être posée à l'occasion d'une personne vivante aussi bien que dans un cas de mort.

Recherche du chloroforme pendant la vie. — Les témoignages, dans un cas de ce genre, suffisent le plus souvent pour résoudre le problème; mais la science n'en a pas moins le devoir de réunir toutes les preuves qui sont de son ressort; il est d'ailleurs des circonstances où seule elle peut faire connaître la vérité. Une femme allègue qu'elle a été victime d'un attentat à la pudeur pendant qu'on la soumettait à l'inhalation du chloroforme; le médecin ne doit pas seulement constater les traces de la violence, son devoir est de rechercher si cette femme a été réellement soumise à l'influence anesthésique. La preuve de cette action résultera de la présence même du chloroforme dans l'organisme et de l'existence d'un certain nombre de symptômes qui succèdent à son action.

L'élimination du cloroforme paraît se faire en grande partie par les organes de la respiration. La présence du chloroforme sera recherchée dans l'air expiré par le malade; cet air sera recueilli et soumis à l'analyse chimique. On sait combien de temps les vapeurs d'éther restent dans l'organisme et rendent odorante l'haleine des personnes qui ont été soumises à son action. Il importera de rechercher pour le chloroforme la durée du séjour dans l'organisme, de préciser les voies d'élimination, et de déterminer dans quelles limites de temps et de dose l'analyse peut le saisir. Si une saignée a été indiquée, on examinera le sang du malade, et cette recherche, faite à une époque rapprochée de l'inhalation, conduira à des résultats décisifs. L'observation des opérés et des expériences faites sur les animaux permettront d'apprécier le temps nécessaire à l'élimination du chloroforme.

L'analyse de l'urine pourra encore fournir des signes indirects. Il résulte de recherches entreprises par M. Hepp, pharmacien en chef de l'hôpital civil, sur les indications de M. Sédillot, que l'urine de quelques malades récemment chloroformés renfermait de l'albumine ou du sucre, tandis qu'elle n'en contenait pas avant cette opération.

Ces preuves seront fortifiées par la coïncidence d'un certain nombre de symptômes qui suivent l'action du choroforme; mais la démonstration positive du fait qu'une personne actuellement vivante a été soumise à l'action de cette substance résultera de la présence du chloroforme même dans le sang ou dans l'air expiré.

Recherche du chloroforme après la mort. — La recherche du chloroforme sur le cadavre est le point de départ de toutes les expertises qui ont pour but de démontrer la mort par cette substance. Si le fait s'est passé sans témoin, dans un cas de suicide ou de crime, il faut trouver le chloroforme en substance dans les organes pour être en droit de lui attribuer la mort. L'autopsie ne peut suppléer à cette recherche, aussi indispensable dans un cas de ce genre que dans tout empoisonnement. Dans les expertises mêmes qui sont ordonnées à la suite d'accidents survenus dans la pratique chirurgicale, malgré les témoignages qui ne laissent aucun doute sur l'emploi de cette substance, les recherches chimiques ne doivent pas être négligées. Ne serait-il pas possible qu'une mort subite eût frappé le malade avant même qu'il eût eu le temps de respirer du chloroforme? Presque toujours on a affirmé que la mort avait eu lieu très-rapidement et dès les premières inspirations. Dans le cas même de la dame Simon, les témoins étaient d'abord disposés à révoquer en doute l'influence anesthésique; ils semblaient croire qu'une apoplexie avait enlevé la malade avant l'inhalation. L'autopsie cadavérique pourrait le plus souvent, mais non toujours, faire justice d'une assertion de ce genre; la démonstration chimique de la présence du chloroforme dans les organes nous paraît donc devoir être établie en principe; c'est le point de départ essentiel de toutes les expertises de ce genre, la base nécessaire de toutes les autres preuves.

Des expériences sur les animaux et quelques recherches sur l'homme avaient démontré la possibilité de retrouver le chloroforme dans les organes; l'expertise instituée à l'occasion de la mort de la dame Simon est peut-être la première où l'analyse chimique ait été employée dans une constatation médico-légale. Les doutes émis sur le genre de mort rendaient cette recherche indispensable, et les résultats obtenus ont été décisifs.

Le chloroforme a été recherché dans les poumons, dans le sang, dans la rate et dans le liquide qui s'était écoulé du foie, des reins et de la rate coupés en fragments et conservés dans le même vase. On a eu recours au procédé indiqué dans le rapport, procédé déjà connu, et heureusement modifié par notre collègue, M. Cailliot. Un courant d'air, mis en mouvement par un gazomètre, traversait les matières à examiner et entraînait à l'état de vapeur le chloroforme qu'elles pouvaient contenir. Cette substance était décomposée par l'action de la chaleur dans un tube de porcelaine chauffé au rouge, et la présence de l'acide chlorhydrique et du chlore libre était annoncée par un précipité qui se formait dans une solution de nitrate d'argent à laquelle aboutissait le courant d'air. Des expériences comparatives, dont le détail est donné plus haut, ont toujours été faites sur des portions analogues d'organes provenant d'individus non chloroformés.

Le chloroforme a été découvert dans le sang, et ce fait suffit pour expliquer sa présence dans les différents viscères. La rate en offrait des traces très-appréciables, mais les poumons surtout ont fourni très-promptement la réaction caractéristique. Ces organes sont ceux qui évidemment contenaient le plus de chloroforme. La proportion plus considérable de cet agent ne s'explique peut-être pas uniquement par leur grande vascularité; elle peut dépendre aussi de l'introduction directe du chloroforme dans les cellules aériennes, par le fait de l'inhalation. Il est possible encore que quelques gouttes de chloroforme liquide tombent dans le larynx et dans la trachée-artère, et cet accident, extrêmement redoutable, augmenterait de beaucoup les proportions de gaz constatées par l'analyse.

La science n'a pas encore précisé quels sont les organes où le chloroforme se porte en plus grande abondance, et ceux où il séjourne le plus longtemps. La connaissance de ces faits serait très-utile dans tous les cas où la mort n'a pas été immédiate.

Quelle est l'influence de la putréfaction du corps sur le chloroforme; combien de temps après la mort peut-on encore le retrouver? L'observation qui précède démontre que la putréfaction, dans certaines limites, ne rend pas le problème plus difficile, et que l'on peut retrouver le chloroforme, après plusieurs jours, dans des organes qui commencent à se décomposer. Au mois de juin, par une température de $+17°$ à $+25°$, la présence du chloroforme a été reconnue dans du sang et dans des viscères conservés depuis plusieurs jours; la dernière expérience a été faite, plus de dix jours après le décès, sur un liquide putride qui s'était écoulé de plusieurs organes conservés dans le même vase, et la présence du chloroforme n'en a pas moins été mise au jour de la manière la plus évidente.

Cette possibilité de retrouver le chloroforme après la mort, si facilement, et dans des organes déjà décomposés, répond à une crainte qu'avait fait naître l'emploi des moyens anesthésiques. On redoutait de voir le crime s'emparer de cette puissance nouvelle de destruction, et que la science ne fût pas en mesure de découvrir un genre de mort qui ne laissait dans les organes que des traces légères et encore contestées. L'observation que nous analysons est de nature à diminuer cette crainte; elle montre avec quelle facilité le chloroforme est saisi par l'analyse, et comment l'action de cette substance est reconnue avec une certitude que beaucoup d'empoisonnements par les produits organiques sont loin de présenter encore.

Sans doute, l'existence du chloroforme dans les organes ne démontre pas d'une manière positive que la mort ait été le résultat de son action. Par une coïncidence admissible, mais peu probable, une autre cause a pu faire périr le malade, au moment même où on le chloroformait; diverses circonstances, une prédisposition, le procédé opératoire, ont pu favoriser l'anesthésie et rendre l'inhalation mortelle; mais l'analyse chimique donne au moins la preuve que le malade a été soumis à l'action du chloroforme, qu'il en a respiré, que cette substance a pénétré dans ses organes. Si cette preuve manque, l'expertise pèche par la base; on peut soupçonner, mais on ne peut plus affirmer, que la mort ait été causée par le chloroforme. Quand, au contraire, l'analyse chimique a démontré la présence de cet agent, les recherches ultérieures ont un point de départ certain, et cette première preuve détermine la valeur des lésions fonctionnelles et organiques.

2° *Symptômes et caractères anatomiques.* — Quelles sont les traces que l'action du chloroforme laisse sur les organes? La science peut-elle assigner à cette substance des effets certains, des symptômes pathognomoniques, des lésions matérielles, constantes et irrécusables?

Symptômes. Nous ne dirons qu'un mot sur les symptômes étudiés par tant de physiologistes dans leurs manifestations principales. Si le chloroforme a été employé pour faciliter un crime, le médecin, dans le cas de survie de la victime, est appelé à reconnaître les phénomènes consécutifs, les signes d'ivresse, l'assoupissement, la céphalalgie, l'hébétude, les vomissements, qui, dans beaucoup de cas, succèdent à l'action du chloroforme. Le plus souvent, après quelques heures, chez les enfants surtout, tout cet appareil de symptômes a disparu.

Si la mort a lieu par accident, à la suite d'une inhalation pratiquée dans un but médical, il importe beaucoup de connaître les phénomènes qui ont précédé le moment suprême. Cette connaissance, au point de vue scientifique, est nécessaire pour apprécier le mode d'action du chloroforme et la théorie du genre de mort. En médecine légale, elle n'est pas moins utile; c'est un des moyens de déterminer si la mort a été occasionnée par l'inhalation, par le procédé opératoire, ou par une influence étrangère à ces deux causes.

En général, dans les morts subites, l'étude des symptômes a peu de valeur, l'autopsie seule est décisive. Bien que les accidents par le chloroforme aient eu presque toujours des témoins compétents, la détermination des symptômes qui annoncent une issue funeste est loin d'être nettement précisée.

La dame Simon, de Strasbourg, est en proie, avant l'inhalation, à une exaltation extrême qui semble voisine de l'aliénation mentale; l'action du chloroforme est rapide; dès les premières inhalations, au moment même où elle déclare qu'elle n'éprouve rien encore, elle est plongée dans une crise mortelle; sa face pâlit et s'altère; à l'instant même où l'on s'aperçoit du danger, le malheur est déjà accompli.

Dans la plupart des accidents par le chloroforme, le même dénoûment rapide et inattendu a toujours été signalé. Il est permis cependant d'élever quelques doutes sur ces effets foudroyants du chloroforme. Les assistants, troublés par la douleur, se rendent difficilement compte du temps écoulé, et sans parti pris d'altérer la vérité, ils semblent croire que plus la mort aura été rapide, plus leur responsabilité sera à couvert. Ces réserves faites, il n'en ressort pas moins des observations que la mort a été le plus souvent très-prompte, arrivant surtout au début de l'inhalation et non à la suite d'inhalation prolongée.

Les phénomènes des derniers instants ont été rarement bien décrits; l'émotion qui s'empare des témoins de ces tristes scènes s'oppose à toute observation régulière.

On a cherché à préciser les symptômes qui précèdent le danger, et qui annoncent que l'inhalation doit être suspendue : la perte de la sensibilité, la résolution musculaire, le renversement du globe de l'œil, ont été considérés, à juste titre, comme avertissant l'opérateur qu'il est temps de suspendre l'action du chloroforme. L'annonce d'un danger imminent est donnée par le plus léger trouble dans les phénomènes de la respiration, par le spasme du larynx, par le renversement de la langue ou par des mouvements convulsifs. Passer outre, lorsque l'on a reçu l'un de ces avertissements, c'est exposer à une mort presque certaine. Les expériences sur les animaux mettent ces conclusions hors de doute. Si l'on met à nu le cœur sur un animal chloroformé, on voit cet organe conserver longtemps la régularité de ses mouvements, même quand la respiration est entreprise, et celle-ci s'éteindre la première, sans que la circulation, par son trouble, ait averti du péril. Si l'inhalation est continuée après que la respiration est devenue irrégulière, la mort est rapide et presque toujours inévitable. L'issue fatale ne se fait pas attendre, lorsque, l'animal étant pris de mouvements convulsifs, on continue à le soumettre à l'action du chloroforme.

L'analyse des principaux cas d'accidents montre le peu de valeur des symptômes, comme preuve de l'action du chloroforme; le plus souvent ils n'ont pas été observés avec assez de soin pour permettre d'en déduire le genre de mort. Si quelquefois, suivant la remarque de M. Sédillot, ils semblent accuser le procédé opératoire, presque toujours leur expression est vague et incomplète, et l'autopsie seule peut fournir des résultats positifs.

Caractères anatomiques. Pour déterminer les lésions anatomiques qui résultent de l'action du chloroforme, il ne suffit pas de faire le résumé des autopsies pratiquées à la suite des principaux accidents; la question est plus complexe. Dans chaque cas de mort, il faut, avant tout, faire la part des effets du chloroforme, et celle des autres causes qui ont contribué à l'issue funeste. L'opinion si importante de notre collègue M. Sédillot, qui attribue la plupart des accidents au mode d'emploi des anesthésiques, semble, sous ce point de vue, diminuer la valeur de beaucoup d'observations.

La difficulté que je signale est cependant plus apparente que réelle. Dans les cas mêmes où le procédé opératoire a rendu l'inhalation mortelle, l'action du chloroforme a toujours puissamment contribué à l'issue funeste; il est par conséquent vraisemblable qu'elle a eu le temps de s'imprimer dans les tissus. Que l'on suppose une asphyxie produite par l'application d'un obstacle sur la bouche et sur les narines, on verra quelle résistance désespérée l'organisme oppose à cette cause de mort. Quelle différence entre les agitations terribles d'une pareille agonie, et le passage presque insensible de vie à trépas signalé dans la plupart des cas d'inhalation du chloroforme; c'est à peine si les témoins s'aperçoivent du danger, ils ne constatent le mal que quand il est irréparable.

Nous conclurons de cette remarque que, même dans les circonstances où le procédé opératoire a concouru à l'issue funeste, le chloroforme, qui a rendu possible cette asphyxie mécanique, n'en a pas moins laissé dans les organes des traces importantes et caractéristiques. Cette opinion est corroborée par les faits recueillis sur les animaux. Lorsqu'on les fait périr par le chloroforme, en évitant avec soin toute cause d'asphyxie mécanique, on rencontre des lésions analogues à celles qui ont été constatées le plus souvent sur l'espèce humaine. Les caractères anatomiques observés chez la dame Simon concordent avec beaucoup de précision avec les résultats de ces expériences; cette concordance leur donne une grande valeur et permet de les considérer, sinon comme des preuves positives du genre de mort, du moins comme des traces incontestables de l'action du chloroforme.

Voici les principaux caractères anatomiques envisagés dans leur rapport avec les lésions contractées dans d'autres cas et avec les résultats de quelques expériences sur les animaux :

1º *Retard de la putréfaction.* Au mois de juin, après soixante-douze heures de décès, par une température de $+17°$ à $+22°$, le corps exhalait peu d'odeur fétide; le ventre était à peine météorisé, il ne présentait aux deux flancs qu'une légère teinte bleuâtre; la rigidité cadavérique existait encore aux extrémités. La putréfaction était évidemment en retard. Ce fait peut s'expliquer par l'influence de l'asphyxie, qui a souvent pour résultat de retarder et de prolonger la rigidité cadavérique; mais il est aussi en rapport avec les expériences qui montrent que le chloroforme a pour effet de conserver les matières animales. Quoi qu'il en soit de cette explication, le retard apporté à la décomposition du corps, dans les cas de mort par le chloroforme, est un caractère qui mérite d'être signalé.

2° *Pâleur de la peau.* La décoloration de la peau est générale; la face est pâle, son expression est calme; un état analogue est souvent remarqué dans les congestions pulmonaires; il n'existait aucune tache rosée sur le tronc et sur les membres.

3° *Dilatation des pupilles.* Ce phénomène était très-prononcé. Pendant la durée des inhalations, comme sous l'influence du sommeil, les pupilles sont souvent contractées, ou du moins dans un état de dilatation médiocre. Chez les animaux, c'est au moment de la mort, ou peu après, que cette dilatation se manifeste; il est vraisemblable qu'elle ne dépend point de l'action du chloroforme, mais qu'elle s'opère à l'instant même où la vie s'éteint.

4° *Renversement de la langue et abaissement de l'épiglotte.* La langue était fortement rétractée, et l'épiglotte, abaissée, fermait l'ouverture du larynx. La position de la langue était très-différente de celle qu'elle occupe dans la plupart des morts par asphyxie, où, projetée en avant, elle est pressée contre les arcades dentaires. L'observation si curieuse rapportée par M. Rigaud donne beaucoup de valeur à ce signe : on sait qu'ayant aperçu chez une de ses malades, prête à étouffer pendant une inhalation, le renversement de la langue et le spasme du larynx, il empêcha une asphyxie imminente en exerçant une forte traction sur la langue et en découvrant ainsi l'ouverture de la glotte. M. Sédillot a aussi constaté le rôle que joue le spasme du larynx dans les accidents par le chloroforme. En expérimentant sur des animaux, on voit que l'anesthésie se produit avec beaucoup plus de facilité, sans malaise apparent et sans résistance, quand on introduit le chloroforme directement par la trachée-artère, sans le faire passer par le larynx; MM. Coze et Michel ont mis ce fait hors de doute dans leurs expériences. L'irritation de cet organe peut être le point de départ de mouvements convulsifs qui déterminent les accidents les plus graves. Le renversement de la langue, constaté dans le cas actuel, doit attirer l'attention sur cette cause de mort.

5° *État des poumons.* L'examen de ces organes a fourni les caractères les plus importants :

Congestion sanguine. Les poumons contiennent une quantité considérable de sang; d'une teinte rosée en avant, ils sont d'un rouge foncé à leur partie postérieure; leur tissu, incisé, est d'un rouge vif, trace d'une congestion active. La congestion, chez les animaux, est souvent portée au point de déterminer un engorgement lobulaire disséminé qui fait disparaître dans les points malades toute crépitation; on a même constaté des déchirures partielles avec apoplexie pulmonaire.

Ecchymoses sous-pleurales. Deux taches rougeâtres formées par une infiltration de sang existaient sous la plèvre qui tapisse la scissure des lobes gauches. Ces ecchymoses sous-pleurales ont été observées dans plusieurs autres cas, et elles manquent rarement dans les expériences sur les animaux. Qu'on les fasse périr par inhalation ou par injection, presque toujours d'abondantes taches sanguines couvrent la surface des poumons.

Emphysème pulmonaire. Les poumons étaient très-volumineux; leur partie supérieure offrait de nombreuses saillies emphysémateuses formées par la dilatation de plusieurs lobules et par quelques plaques d'emphysème sous-pleural. Leur bord antérieur était surtout dilaté par de l'air, et les lobes inférieurs présentaient encore, quoiqu'à un moindre degré, des traces d'emphysème. Non-seulement plusieurs lobules étaient dilatés de manière à former sous la plèvre des élevures distinctes, mais des vésicules s'étaient rompues en plusieurs points, et de l'air s'était épanché sous la plèvre. Le fait de l'emphysème pulmonaire est un des plus constants que l'observation ait signalés; on le trouve indiqué dans beaucoup de cas de mort par le chloroforme, et il manque bien rarement dans les expériences sur les animaux. Un mémoire de M. Gosselin (1) a appelé l'attention sur la fréquence de cette lésion; MM. Coze et Michel l'ont presque toujours rencontrée; j'ai pu constater, à diverses reprises, sa fréquence et son étendue. Il serait facile de multiplier les citations en faveur de l'importance de ce phénomène (2).

Quelle est la cause de cet emphysème pulmonaire? Peut-on l'attribuer à une asphyxie mécanique produite par le procédé opératoire; dépend-il, au contraire, de l'action du chloroforme? La première de ces opinions prête aux objections suivantes : l'étouffement produit par l'application d'un mouchoir sur la bouche a de l'analogie avec les effets de la strangulation, et, dans ce dernier genre de mort, les poumons sont souvent affaissés au lieu d'être emphysémateux. En observant l'agonie tranquille et souvent inaperçue des personnes qui succombent au chloroforme, on n'y trouve point ces efforts respiratoires convulsifs et douloureux qui semblent une des conditions nécessaires à la production de l'emphysème. Quand on expérimente sur des animaux en les tuant avec une certaine précaution, de manière à éviter l'asphyxie par l'application du mouchoir, on n'en rencontre pas moins l'emphysème pulmonaire; on retrouve encore cette lésion quand le chloroforme a été injecté dans la trachée-artère. On serait donc tenté de rapporter l'emphysème pulmonaire à l'action même du chloroforme sur les poumons. Quelques médecins ont pensé qu'il agissait sur le sang de manière à en dégager les gaz; mais cette hypothèse, difficilement explicable, est démentie par l'état même du sang dans le cœur et dans les gros vaisseaux. Peut-être l'abondance de la congestion sanguine refoule-t-elle l'air dans les lobules, de manière à en dilater quelques-uns, et à les rompre au voisinage de la plèvre; cet effet serait favorisé par les efforts respiratoires.

Injection de la muqueuse aérienne. Le larynx avait sa coloration normale; la trachée était à peine rouge; une teinte plus vive existait dans les

<hr>

(1) *Arch. gén. de méd.,* décembre 1848.

(2) *Bulletin de l'Académie de méd.,* t. XIV, p. 201, 297, 431. — Berend, *Zur Chloroform-Casuistik;* Hanovre, 1850.

bronches. Le tube aérien contenait très-peu d'écume ; la bronche droite seule en présentait quelques traces.

Il convient de signaler ici la possibilité d'un genre de mort qui laisserait sans doute des traces plus profondes sur la muqueuse aérienne. L'introduction du chloroforme liquide dans la trachée-artère des animaux détermine une mort extrêmement rapide. MM. Coze et Michel ont démontré ce fait par des expériences dont j'ai été témoin. L'intensité de la congestion et l'abondance de l'emphysème arrivent ici à leur maximum. Peut-être, dans des cas d'inhalation mal conduite et surtout dans des cas d'homicide ou de suicide, quelques gouttes de chloroforme, tombant dans le larynx, produiraient-elles les mêmes effets désastreux.

6° *Appareil circulatoire.* Les cavités droites du cœur sont remplies d'un sang liquide, d'une teinte foncée, mêlé de quelques caillots fibrineux ; les cavités gauches renferment une quantité beaucoup moindre d'un sang qui a les mêmes caractères physiques. On remarque la plénitude des veines et la présence d'une quantité de sang assez notable dans les principales artères. La distribution du sang se rapproche cependant de celle que l'on observe habituellement dans l'asphyxie. La liquidité est certainement moindre, la couleur n'est pas très-foncée, elle paraît la même dans les deux moitiés du cœur.

Le sang n'était spumeux ni dans le cœur ni dans les gros vaisseaux ; quelques bulles de gaz existaient dans les veines de la pie-mère ; mais ce phénomène est très-ordinaire, je l'ai constaté dans diverses autopsies', et je ne doute pas qu'avec un peu d'attention, on ne le rencontre très-fréquemment ; cette pénétration d'air paraît dépendre de la manière d'ouvrir le crâne. Chez les animaux, je n'ai jamais noté l'état spumeux du sang ; on ne l'a signalé que dans un petit nombre d'observations sur l'homme, et il est bien probable que la présence des gaz provenait le plus souvent d'un commencement de putréfaction.

7° *Appareil cérébro-spinal.* Le parenchyme cérébral est très-ramolli et d'une consistance huileuse ; il est peu injecté ; il n'exhale point d'odeur fétide. Les ventricules sont presque vides. La pie-mère ne présente pas de traces de congestion. L'état des centres nerveux n'indique rien sur les causes de la mort. On n'observe pas même cette congestion veineuse, d'une intensité médiocre, qui accompagne si souvent l'asphyxie.

8° Le *foie* a une teinte foncée, et il renferme beaucoup de sang. L'état de cet organe mérite d'être signalé comme point de comparaison avec les modifications qu'il éprouve dans d'autres genres de mort également occasionnés par l'action de vapeurs et de gaz délétères.

En résumé, les caractères les plus importants me paraissent être le retard de la putréfaction, la pâleur de la peau, le renversement de la langue et l'abaissement de l'épiglotte, la congestion des poumons, les ecchymoses sous-pleurales et l'emphysème pulmonaire.

3° *Du genre de mort.* — La détermination du genre de mort est la conséquence des faits qui précèdent ; nous l'examinerons sous deux points de vue : théoriquement, quel est le mécanisme de la mort occasionnée par le chloroforme; pratiquement, quelles sont, en médecine légale, les preuves de la mort déterminée par cet agent.

Le chloroforme exerce sur le centre cérébro-spinal une action encore inconnue dans son essence et dans ses causes matérielles, mais qui a pour résultat d'anéantir successivement les différentes fonctions du système nerveux. Sans prétendre assigner de règles positives à l'abolition successive de ces fonctions importantes, on peut cependant indiquer comme marche habituelle que la volonté et l'intelligence disparaissent les premières; que la sensibilité s'éteint ensuite, et que les mouvements musculaires, poursuivis successivement dans tous les systèmes, cessent les derniers. L'organisation tout entière reçoit une profonde influence; l'analyse chimique des sécrétions fait entrevoir l'étendue de ce trouble. Le chloroforme finit par tuer en déterminant une asphyxie qui est le résultat de la paralysie de la portion du système nerveux qui préside aux mouvements respiratoires. Cette opinion m'a déjà paru très-vraisemblable pour l'éther (1), et M. Flourens lui a donné un haut degré de probabilité en démontrant l'action graduelle des anesthésiques sur les différentes parties du système nerveux. Cette asphyxie serait donc analogue à celle qui résulte de la section du nœud vital, avec cette différence que l'interruption des mouvements respiratoires, au lieu d'être subite, n'arriverait que lentement et serait précédée de l'extinction successive d'autres fonctions moins nécessaires au maintien de la vie. La rapidité de la mort varierait, du reste, suivant l'abondance de la dose et le degré de continuité de l'inhalation.

L'asphyxie ainsi expliquée rend-elle compte des symptômes et des lésions anatomiques qui accompagnent l'action du chloroforme? On peut l'admettre en songeant aux différences si caractéristiques que d'autres asphyxies présentent suivant les causes qui les déterminent. Il est cependant permis de supposer que l'action propre du chloroforme peut laisser sur les organes des traces spéciales, indépendantes des phénomènes d'asphyxie pure. Cette action si évidente par les symptômes sur le système nerveux n'y est démontrée par aucune empreinte matérielle.

Il ne serait pas irrationnel de croire que le chloroforme exerce une action spéciale sur le poumon; c'est cet organe qui présente les altérations les plus graves; on les détermine directement ou indirectement par l'inhalation, par l'injection dans la trachée-artère ou dans les vaisseaux. Sans doute, l'asphyxie pure pourrait, jusqu'à un certain point, les produire; nous avons vu par quelles hypothèses l'emphysème peut s'expliquer; mais ces lésions pulmonaires ont assez de constance et d'identité pour qu'on puisse, jusqu'à plus ample informé, les considérer comme des phénomènes qui caractérisent l'action du chloroforme sur les organes respiratoires. Quelle est la nature de cette action? Le trouble de l'hématose, la paralysie pulmonaire, l'irritation de la muqueuse, la décomposition du sang, le développement de gaz, ont été tour à tour invoqués, sans qu'il soit encore

____

(1) *Gazette médicale de Strasbourg*, février 1847.

possible de rien dire de bien positif sur la lésion directe des poumons par le chloroforme.

En médecine légale, abstraction faite de toute idée théorique, sommes-nous en mesure de donner la preuve matérielle de la mort par le chloroforme? En ne puisant qu'à une seule source d'induction, on ne trouvera point de caractère pathognomonique, mais la réunion d'un certain nombre de faits conduira le plus souvent à une conclusion positive.

Cette preuve résultera : 1° de la présence du chloroforme dans les organes; 2° de l'absence de toute trace de maladie ou de blessure capable d'occasionner la mort subite; 3° de symptômes annonçant l'emploi des anesthésiques; 4° des lésions anatomiques le plus souvent observées. Cette réunion de caractères négatifs et positifs suffit pour démontrer la mort par le chloroforme.

La question est loin de se présenter toujours dans des termes aussi simples; les causes de la mort peuvent être complexes, malgré leur unité apparente; il est des cas où l'inhalation ne sert, pour ainsi dire, qu'à favoriser d'autres influences pathologiques.

Le spasme du larynx, le renversement de la langue et de l'épiglotte, peuvent hâter l'asphyxie; une maladie antécédente la rend plus facile; des attaques d'épilepsie ou d'hystérie sont rappelées par l'influence de l'anesthésie; le manuel opératoire devient lui-même une cause de mort; du chloroforme liquide peut pénétrer dans les bronches; l'impureté même de cette substance peut en modifier les effets.

Dans les cas de suicide ou d'homicide, la détermination de la mort par le chloroforme sera généralement possible, souvent même facile. Si le cadavre abandonné de la victime présente les caractères indiqués, le chloroforme dans l'organisme, l'absence de toute autre cause de mort, les altérations anatomiques reconnues dans beaucoup d'autres observations, il sera légitime de conclure à la mort par le chloroforme. Il est évident que dans les cas de ce genre, au point de vue judiciaire, on a moins d'intérêt à reconnaître l'influence plus ou moins grande de l'étouffement mécanique. Ce qu'il faut démontrer, c'est qu'on s'est servi du chloroforme pour ôter la vie, et cette preuve acquise, il importe peu que la substance même ou la manière de l'appliquer aient joué un rôle plus ou moins grand dans le mécanisme de la mort.

Ces différences serviront surtout à distinguer l'homicide du suicide, les phénomènes de l'asphyxie mécanique devant prédominer dans le premier cas. Les traces de résistance, la coïncidence d'autres blessures, les preuves d'une pression violente sur la bouche et sur les narines, compléteront le diagnostic médico-légal. Ces remarques autorisent à conclure que, dans les cas de suicide ou d'homicide, il sera généralement possible de déterminer que la mort a été la conséquence de l'action du chloroforme, ou que cette substance a concouru à l'entraîner.

Si la mort n'a pas été immédiate, si elle a suivi de quelques heures ou de quelques jours l'action du chloroforme, le problème se composera d'éléments plus nombreux. On pourra bien, dans une limite encore indéterminée, acquérir la preuve de l'action du chloroforme, mais on se trouvera souvent en présence de phénomènes complexes qui laisseront dans le doute quant au genre de mort. Nous devons cependant faire observer qu'en général, la mort arrivant quelques heures ou quelques jours après l'inhalation, les présomptions sont contre l'influence de cette cause. L'observation démontre que le plus souvent le danger n'existe que pendant l'inhalation ou peu après; il disparaît quand on a remédié aux accidents primitifs; si les malades succombent à une époque plus ou moins éloignée, il est bien probable qu'on trouvera une autre cause de mort.

Les accidents qui accompagnent les inhalations pratiquées dans un but chirurgical soulèvent des questions plus délicates encore et plus complexes; nous les examinerons à l'occasion de la responsabilité médicale.

4° De la responsabilité. — La responsabilité n'existe pas pour le médecin dans l'exercice consciencieux de sa profession; mais sa responsabilité est engagée par les fautes graves qui résultent d'une négligence coupable et d'une ignorance grossière. La jurisprudence s'est prononcée sur ce point. Sans doute, l'appréciation des fautes de ce genre prête à l'arbitraire, et de fatales erreurs ont pu être commises; mais le principe de la responsabilité, limité, restreint par des conditions spéciales, ne peut disparaître pour personne; il est la conséquence des devoirs du médecin et du droit exclusif que la société lui confie.

On a dit : « C'est une épée de Damoclès, qui n'atteint en réalité personne et qui ne devrait, en aucun cas, imposer silence à la vérité. » Nous acceptons la seconde de ces assertions, mais nous ne pouvons admettre la première; cette menace est très-réelle et très-sérieuse, et c'est surtout dans les cas d'inhalation du chloroforme qu'il importe de s'en préoccuper.

Il nous paraît difficile qu'une instruction judiciaire n'ait pas lieu, dans quelques-uns des cas où la mort sera survenue pendant l'inhalation du chloroforme. L'opinion publique sera toujours émue par le sort tragique d'une personne pleine d'espérance et de force, qui meurt tout à coup entre les mains de l'homme à qui elle s'est confiée; cette émotion sera augmentée encore par la disproportion qui existe souvent entre le résultat fatal et le motif pour lequel on en a couru les chances. La cause de la mort est ici trop évidente; il ne s'agit pas de l'interprétation douteuse d'un traitement prolongé; le malade succombe pendant l'inhalation du chloroforme; la justice voudra connaître quelles sont les causes de cette catastrophe imprévue, et le médecin lui-même ira au-devant d'une investigation nécessaire au moins pour dégager sa responsabilité morale.

Dans le fait de la dame Simon, la question de la responsabilité a été posée; à l'audience, le débat s'est engagé principalement sur l'influence du procédé opératoire; mais pendant l'instruction, les recherches les plus minutieuses ont porté sur tous les faits accessoires qui pouvaient être allégués comme des preuves d'imprudence. Un acquittement a terminé ce procès pénible, et nous partageons l'opinion de M. Sédillot, qui a complétement dégagé, dans l'espèce, la responsabilité de l'officier de santé. La mort de la dame Simon a été le résultat de l'action du chloroforme favorisée par le procédé opératoire qui y a joint des phénomènes d'asphyxie mécanique; le spasme du larynx, et le renversement de la langue et de l'épiglotte, ont dû contribuer au résultat funeste, et l'état d'exaltation nerveuse de la malade y a également concouru. Le procédé d'inhalation brusque, employé par l'officier de santé, n'était pas encore suffisamment proscrit par la science, pour qu'un homme, qui l'avait mainte fois employé avec succès, ne se crût pas autorisé à y recourir encore; et d'ailleurs le concours des autres influences pathologiques me paraît avoir assez d'importance pour qu'on puisse hésiter à affirmer que le procédé opératoire a seul causé la mort.

La question de la responsabilité médicale dans la mort par le chloroforme est une des plus complexes que l'expert ait à résoudre; au milieu d'éléments si nombreux, il faut qu'il sache faire un choix et aller droit aux fautes principales qui peuvent influer sur la cause.

L'accident est-il le résultat d'une mort subite qui a coïncidé avec l'inhalation; la mort est-elle la conséquence de l'opération chirurgicale? Ces deux questions doivent être d'abord examinées et écartées; c'est la présence du chloroforme dans les organes, jointe à l'absence des signes de ces deux causes de mort, qui servira à résoudre le problème.

La cause de la mort étant reconnue, on demandera aux experts si l'opération entreprise était assez grave pour justifier l'emploi du chloroforme. On l'a dit avec autant de vérité que de force : dans toute inhalation, la question de vie et de mort est posée, et cette alternative redoutable ne peut être acceptée sans de sérieux motifs. On aura donc à apprécier les indications de l'emploi du chloroforme, à rechercher les limites extrêmes où l'imprudence commence et où il est permis de supposer que le médecin, agissant avec légèreté, n'a pas assez tenu compte du danger qu'il faisait courir à son malade.

Les contre-indications plus ou moins manifestes seront encore l'objet d'une investigation. La science ne s'est pas encore prononcée sur ce point qui ne doit être abordé qu'avec la plus grande circonspection. Il est certainement des états morbides pendant lesquels aucun médecin n'oserait chloroformer; ne pourrait-on pas taxer d'imprudence celui qui passerait outre dans un cas de ce genre? Les mêmes causes organiques qui expliquent pourquoi l'inhalation est devenue mortelle pourraient être retournées contre l'opérateur et devenir le point de départ d'un reproche, s'il était démontré que, connues à l'avance, elles pouvaient avertir du danger. Dans l'affaire de Strasbourg, l'application du chloroforme pendant l'époque de la menstruation avait été signalée par l'instruction judiciaire comme un indice d'imprudence.

La question du procédé opératoire est capitale; il est vraisemblable que, dans un grand nombre de cas, la mort a été la conséquence de la manière dont l'inhalation a été conduite; le malade succombe, étouffé pendant l'anesthésie, par une application trop hermétique des linges imbibés de chloroforme; il meurt parce que, dans un temps donné, on a fait pénétrer dans l'organisme une trop grande quantité de cet agent. On voit, chez les animaux, avec quelle facilité on peut amener la mort par l'une ou l'autre de ces causes. M. Sédillot pense que le chloroforme pur et bien employé ne tue jamais; cette formule qui, en théorie, est moins exclusive qu'elle ne le paraît, aurait pour conséquence pratique de faire supposer que la mort est toujours la faute du médecin. Aujourd'hui, l'homme de l'art est justifié parce que le procédé le plus convenable n'était pas encore suffisamment connu; mais demain, ce plaidoyer même deviendra son acte d'accusation. L'inhalation peut être mortelle par l'asphyxie mécanique, par l'excès de la dose qui étend l'anesthésie aux muscles inspirateurs; mais la limite où ces effets commencent n'est pas la même pour tous; un état morbide, une idio-syncrasie, peuvent rendre plus ou moins sensible à l'action du chloroforme; la même dose absorbée, suivant les cas, pourra être mortelle ou innocente; c'est là que se trouvent et la cause du danger et l'excuse du médecin qui se sera entouré de tous les soins nécessaires. L'opérateur prudent et habile peut rencontrer un de ces cas exceptionnels où des effets rapides trompent sa prévoyance; des chirurgiens d'une valeur incontestée ont eu des cas de mort; d'autres ont vu avec terreur leurs malades bien près de la fatale li-mite. Ces exemples ne doivent jamais être perdus de vue dans les cas de responsabilité médicale. Le fait seul de la mort ne suffit pas pour autoriser à incriminer le procédé opératoire; il faut des preuves directes et maté-rielles de l'influence de ce procédé, et elles sont souvent bien difficiles à réunir.

La dose du chloroforme employée peut-elle constituer une présomption d'imprudence? En général, on peut s'étonner de la petite quantité de chlo-roforme dont on a fait usage dans tous les cas mortels; les observateurs ne parlent que de quelquesgouttes ou de quelques grammes au plus; dans le cas de la dame Simon, 3 gr. environ avaient été consommés. Cette circonstance, donnée comme excuse, paraît, au contraire, indiquer que le chloroforme a été administré trop brusquement et que l'application des linges a été trop immédiate. Il est difficile de déterminer l'anesthésie avec une quantité aussi faible; à la clinique externe de la Faculté de médecine, les quantités con-sommées s'élèvent souvent au delà de 20 ou 30 gr.; en chloroformant des enfants, j'ai atteint le premier de ces chiffres; M. Sédillot a été jusqu'à 145 gr., pendant une opération qui a duré une heure un quart; mais il est de toute évidence que ces quantités représentent le liquide versé sur le linge et non le chloroforme absorbé. La question de la dose restera secon-daire et subordonnée au procédé opératoire jusqu'au moment où la science aura pu la régler.

L'opérateur manque-t-il à la prudence en ne se faisant pas assister, hors le cas d'urgence, d'un aide capable et exercé? Pourra-t-on trouver une cause de blâme dans l'absence de soins méthodiques et d'un traitement con-venable lorsque les accidents arrivent?

L'impureté du chloroforme peut contribuer aux accidents. Il importe ici de bien connaître les substances étrangères qui l'altèrent et leur action spéciale. Le chloroforme peut contenir de l'alcool, du chlore, de l'acide chlorhydrique, de l'acide hypochloreux, de l'éther sulfurique, de l'éther acétique, de l'acide acétique, de l'acide formique et une huile chlorurée qui se colore en rouge par l'acide sulfurique. Ces différentes substances peuvent, dans une certaine mesure, compliquer l'action du chloroforme et déplacer la responsabilité.

Tous ces problèmes sont dominés par la question du genre de mort : la mort est-elle le résultat d'une maladie intercurrente et spontanée, d'une syncope, par exemple, de l'opération chirurgicale, de l'action du chloroforme seule ou compliquée ?

La responsabilité spéciale de l'officier de santé a été examinée dans le fait qui est l'objet de ces réflexions. On a demandé aux experts si l'application du chloroforme pouvait être assimilée à une grande opération chirurgicale interdite aux officiers de santé par la loi du 19 ventôse an XI. Nous avons pensé que cette application devait être plutôt assimilée à l'administration d'une substance très-active, dont la prescription n'est cependant pas interdite aux officiers de santé. Le danger de l'inhalation ne suffit pas pour qu'on puisse la considérer comme une grande opération chirurgicale; elle en diffère par la simplicité du manuel opératoire. L'application des anesthésiques exige bien plutôt de la prudence et des connaissances médicales qu'une véritable habileté manuelle. Si la loi ne paraît pas assez précise pour engager la responsabilité de l'officier de santé, il n'en est pas moins à regretter que l'application du chloroforme ne soit pas réservée aux docteurs en médecine; la question de vie et de mort étant posée dans l'emploi de ce moyen *merveilleux* et *terrible,* la société ne peut s'entourer de trop de garanties.

Nous avons examiné quelques-uns des problèmes qui se rattachent à l'action du chloroforme; l'importance du sujet excusera peut-être l'étendue de ces détails ; la médecine légale commence seulement à réunir des matériaux pour résoudre ces questions nouvelles, et il n'est malheureusement pas permis d'espérer que cette affaire soit la dernière où l'on ait à discuter le problème toujours si difficile de la responsabilité médicale.

ARTICLE CINQUIÈME.

DU SEIGLE ERGOTÉ (SECALE CORNUTUM).

Les épis de certaines graminées offrent quelquefois une production végétale en forme d'éperon ou de corne qui porte le nom d'*ergot,* et que l'on voit le plus communément sur le seigle. «L'ergot, dit M. Tessier, est un grain ordinairement courbe et allongé; il déborde de beaucoup la balle qui lui tient lieu de calice. Ses deux extrémités, moins épaisses que la partie moyenne, sont tantôt obtuses, tantôt pointues. Rarement il est arrondi dans toute sa longueur; le plus souvent on y remarque trois angles mousses et des lignes longitudinales, qui se portent d'un bout à l'autre. On aperçoit dans plusieurs grains d'ergot de petites cavités qu'on croirait formées par des piqûres d'insectes. La couleur de l'ergot n'est point noire, mais violette, avec différents degrés d'intensité. On remarque sur la plupart des grains dont il s'agit quelques traces blanchâtres à l'une des extrémités : c'est par où l'ergot était adhérent à la balle. L'écorce violette de ces grains recouvre une substance d'un blanc terne et d'une consistance ferme, dont elle ne se sépare pas même après une longue ébullition. Les grains ergotés se rompent facilement, et se cassent net en faisant un petit bruit comme une amande sèche. Dans l'état de grain, l'ergot n'a une odeur désagréable que quand il est frais et réuni en quantité ; mais s'il est réduit en poudre, cette odeur est plus sensible et plus développée : il imprime alors sur la langue une saveur légèrement mordicante et tirant sur celle du blé corrompu. L'ergot ne saurait être confondu ni avec le charbon ni avec la carie.» (*Mémoire sur les observations faites en Sologne*, par M. Tessier, en 1797.)

Nous devons à M. Bonjean, de Chambéry, un travail intéressant sur le seigle ergoté, dont il importe de faire connaître les principaux résultats. Adoptant l'opinion de M. Blanc, habile agronome de Beaufort, ce pharmacien dit que le seigle ergoté vient de préférence dans les terres humides et légères, et sur le bord des champs ; qu'il se manifeste rarement de suite après la floraison ; que le plus souvent c'est dans la huitaine qui précède la maturité du seigle qu'il développe son germe, paraissant alors sous forme d'un suc visqueux et brillant dont la saveur ne tente pas les abeilles. Quand il approche de sa maturité, la formation de l'ergot devient très-rapide, et il suffit de quelques jours pour qu'il ait atteint sa grandeur longitudinale. Il est brun violet à l'extérieur quand il a été recueilli *peu après son développement*, et à l'intérieur, il est tantôt d'un blanc sale, tantôt violacé ; sa saveur rappelle celle des amandes fraîches, et il *n'est point vénéneux*, ainsi que l'a prouvé M. Bonjean par des expériences directes. Mais si, au lieu de le récolter presque au moment de sa naissance, on le laisse mûrir pendant quelques jours sur le seigle, il est moins grêle, moins violet, plus volumineux, plus nourri et plus brun ; il commence à présenter cette saveur désagréable de blé pourri qu'on lui a souvent reconnue, et qui ne se développe bien qu'avec le temps ; *alors il est vénéneux*. Ces deux états de l'ergot expliquent suffisamment les opinions contradictoires de plusieurs auteurs sur les propriétés toxiques du seigle ergoté.

Composition chimique de l'ergot. Huile fixe vénéneuse soluble dans l'éther (37,50). Poudre rougeâtre soluble dans l'alcool bouillant, ou *ergotine* de Wiggers, non vénéneuse (00,40). Matière colorante violette inerte (00,40). Extrait soluble dans l'alcool et dans l'eau (6,25). Résine âcre et nauséabonde (2,35). Extrait *hémostatique* obtenu en traitant l'ergot par l'eau froide, et composé d'un principe hémostatique, d'osmazome végétale, de matière gommeuse et d'albumine végétale (21,25) ; c'est lui qui excite les contractions utérines, sans être vénéneux. Phosphate acide de potasse et de chaux (3,75). Résidu ligneux (28,10). Total=100. Il ne renferme aucun alcali végétal auquel on puisse attribuer ses propriétés médicales et toxiques.

Quelle est la *cause* de la production de l'ergot ? On l'ignore. Plusieurs naturalistes avaient dit qu'elle pourrait bien dépendre de la piqûre du grain de seigle par un insecte ; telle était l'opinion de Read (*Traité du seigle ergoté*, in-12 ; Strasbourg, 1771). Decandolle pensait que c'était un champignon. Léveillé croyait que le suc dont j'ai parlé plus haut est un champignon (*sphacœlia*) ; le germe du grain n'ayant pas été fécondé, dit-il, la *sphacélie* qui en frappe le sommet dès les premiers temps de son existence en modifie les propriétés vitales ; de là les différences profondes qui distinguent le grain de seigle normal du grain ergoté.. M. Tulanne vient d'émettre une nouvelle opinion. Il a reconnu que les filaments, comme la masse spongieuse de l'ergot sont bien un champignon ; mais bien que cette masse puisse produire les corps reproducteurs, elle ne forme en réalité que la phase végétative d'un champignon particulier, très-voisin des sphéries et qui a été décrit depuis longtemps sous le nom de *corolyliceps purpurea* (Académie des sciences, bulletin de décembre 1851).

Le pain contenant du seigle ergoté offre des taches ou des points de couleur violette ; sa pâte a même quelquefois une teinte de la même couleur ; il a une saveur détestable de pourri qui laisse dans la gorge une âcreté très-persistante, et qui est beaucoup plus prononcée que dans du seigle ergoté en poudre.

Action du seigle ergoté sur l'économie animale.

Expérience Ire. — Quarante-cinq grammes de décoction très-forte et très-concentrée de seigle ergoté, pulvérisé, furent injectés dans la veine jugulaire d'un chien de moyenne taille ; aussitôt après, perte d'appétit, malaise très-grand, cris plaintifs, progression avec faiblesse évidente du train postérieur et écartement des cuisses, puis vomissement avec grands efforts ; quelques heures après, dyspnée considérable, pouls fébrile, et maladie grave toute la journée. Le lendemain, rétablissement apparent ; la démarche est cependant pénible : alors nouvelle injection de 30 grammes de la même décoction, qui n'a causé d'abord que le vomissement ; mais, quatre heures après, embarras de la poitrine, dyspnée stertoreuse, pouls très-fréquent, perte des forces, démarche et station impossibles, assoupissement interrompu de temps en temps par des cris et des hurlements de

II.   46

douleur, état de souffrance continue pendant neuf heures, et enfin nouveau vomissement bilieux, puis hoquet, et mort environ trente heures après la première injection. Les poumons étaient parsemés, en tous sens, de petites taches rondes, noires, sans dureté au toucher, et d'une inflammation gangréneuse; la membrane muqueuse de l'estomac offrait deux plaques de sang noirâtre; les muscles étaient plus bruns et plus foncés en couleur qu'à l'ordinaire; le cerveau était violet, livide, et plus ferme que de coutume; les autres organes étaient sains. (Gaspard.)

EXPÉRIENCE II. — Le même auteur dit avoir observé, pour symptôme spécial de cet empoisonnement, la faiblesse ou même la paralysie du train de derrière, avec un état d'ivresse ou de narcotisme plus ou moins long jusqu'à l'évacuation complète du poison. Beaucoup de grenouilles lui ont présenté ces symptômes, ainsi qu'un jeune renard, qui ne commença à être affecté qu'a la dose de 16 grammes. Chez plusieurs moineaux, il a remarqué surtout l'état de narcotisme, avec quelques symptômes nerveux; cependant un seul, qui en avait avalé cinq ou six petits grains, périt sans offrir de lésion cadavérique apparente. Un autre, sous la peau thoracique duquel il avait introduit et maintenu pendant trois heures la moitié longitudinale d'un grain de seigle ergoté, succomba, au bout de quinze heures, à un état de langueur et de souffrance. Le tissu cellulaire était enflammé, ainsi que le muscle pectoral sous-jacent, qui était grisâtre et recouvert d'une exsudation albumineuse. Enfin ce poison, dissous dans l'eau en petite quantité, a constamment empêché le développement des œufs de grenouille terrestre, et fait périr leurs têtards en quelques heures. (*Journal de physiologie expérimentale,* année 1822, p. 35.)

Après avoir fait trente-quatre expériences sur les animaux, soit avec le seigle ergoté entier, soit avec les matériaux qui le composent, M. Bonjean en résume ainsi les effets. La première action de l'ergot entier se manifeste par la perte d'appétit et par une diminution notable dans leur agilité qui va jusqu'à les rendre immobiles. Les animaux sont comme hébétés; leur regard est fixe et leurs yeux hagards. Immédiatement après l'ingestion du poison, pourvu que la dose dépasse 16 grammes, les chiens poussent des hurlements affreux qui ne s'apaisent que par les vomisssements ou lorsque le toxique a déjà produit ses premiers effets, car dès qu'ils commencent à devenir immobiles, ils ne crient plus. Le cerveau est sans doute le premier organe qui subit l'influence de l'ergot. Dans aucun cas on ne voit de l'écume à la gueule, ni gonflement ni déchirement de la langue.

Chez les coqs et les poulets, la crête et le jabot noircissent d'abord, puis se recouvrent de petits points noirs plus ou moins saillants. Bientôt un état d'ivresse s'empare d'eux; ils chancellent et tombent tout d'une pièce par la plus légère poussée; affaissés sous leur propre poids, sans force et plongés dans un état comateux, ils finissent par succomber après une agonie qui est ordinairement assez longue : un coq, après avoir pris 90 grammes de seigle ergoté en treize jours, était resté trente-trois heures dans un état de mort apparente avant de succomber. Les mouvements convulsifs sont peu apparents chez les volatiles, et se bornent à quelques tiraillements des pattes, lorsque ces animaux ne peuvent plus se tenir debout.

Les altérations cadavériques ressemblent à celles que déterminent les poisons narcotiques : ainsi on trouve toujours un engorgement sanguin du côté de la tête, du canal rachidien, et du système veineux. Le seigle ergoté porte donc son action sur le système nerveux, qu'il paralyse en quelque sorte.

Le seigle ergoté à cassure blanche est tout aussi vénéneux que celui qui est plus ou moins violet à l'intérieur, quoiqu'on ait dit le contraire.

Il semble aussi résulter d'une des expériences de M. Bonjean que la cuisson, et plus encore la *fermentation panaire*, atténuent singulièrement l'énergie de l'ergot, au point de pouvoir annihiler presque entièrement ses propriétés vénéneuses, si la fermentation a été bien marquée et la cuisson du pain suffisamment prolongée. Avant d'adopter ce résultat, il importe de multiplier les expériences ; en effet, l'influence attribuée à la fermentation panaire n'est-elle pas démentie par les accidents nombreux et incontestables que l'on a dû attribuer depuis plusieurs siècles à l'usage du pain contenant de l'ergot ?

Comme nous l'avons déjà dit, le seigle ergoté est inerte ou presque inerte avant sa maturité, ce qui explique les mécomptes que l'on a si souvent remarqués dans son emploi comme médicament, et pourquoi les uns l'ont considéré comme très-dangereux, tandis que d'autres le disaient inefficace.

L'ergot renferme deux principes actifs, l'un est vénéneux (huile fixe), l'autre un remède bienfaisant (extrait hémostatique) ; en traitant l'ergot par l'eau froide et par déplacement, on dissout ce dernier, tandis que la portion non dissoute retient l'huile, qu'il est facile d'extraire au moyen de l'éther froid.

Les effets délétères de l'huile fixe varient suivant le procédé d'extraction qui a été suivi et quelques autres circonstances. Toutes les fois que le seigle ergoté a subi l'action de l'eau ou de l'alcool à une température de 80° à 100°, l'huile qu'on en retire est moins active ; quelquefois même elle ne produit aucun effet. Il se trouve encore dépourvu de toute action nuisible, lorsqu'il a été retiré d'ergots non parvenus à la maturité. Tout porte à croire que l'activité de cette huile est due à un principe non encore isolé qu'elle tient en dissolution ou avec lequel elle est combinée.

(Mémoire sur le seigle ergoté, par M. Bonjean ; voy. *Journal de pharmacie*, 1842, p. 174.)

J'ajouterai à ces détails qu'il faut des doses assez considérables de seigle ergoté (plusieurs grammes) pour qu'il incommode sensiblement des animaux de forte taille tels que les chiens, et qu'ayant été à même d'injecter dans la veine jugulaire de quelques-uns de ces animaux de *l'huile fixe d'ergot* qui m'avait été envoyée par M. Bonjean, je n'ai pas trouvé qu'elle fût douée de beaucoup d'activité. Est-ce à dire pour cela qu'il ne faut pas ajouter foi à tant d'auteurs estimables qui ont tracé des effets du seigle ergoté un tableau si sombre ? Non, certes ; les faits bien observés doivent être enregistrés, alors même qu'ils paraissent difficiles à concilier entre eux, en attendant que des recherches ultérieures nous permettent de les expliquer.

On a remarqué que plusieurs individus qui avaient mangé une petite quantité de seigle ergoté éprouvaient des symptômes nerveux, tandis que ceux qui en avaient fait usage pendant longtemps, ou qui en avaient mangé beaucoup à la fois, étaient en proie à une affection gangréneuse. On a donné à ces deux maladies les noms *d'ergotisme convulsif* et *d'ergotisme gangréneux*.

Ergotisme convulsif. L'usage du seigle ergoté, même à petite dose, a donné lieu à des épidémies qui ont dévasté quelques cantons de la Silésie, de la Prusse, de la Bohême, de la Hesse, de la Lusace, de la Saxe et de la Suède. Plusieurs auteurs recommandables ayant donné la description des symptômes le plus généralement observés dans ces épidémies, je vais extraire ce qu'il importe d'en connaître. J.-A. Srinc, qui a parlé des effets que produit ce poison, en 1736, dans le pays de Wurtemberg, en Bohême, dit : «La maladie commence par une sensation incommode aux pieds, une sorte de titillation ou de fourmillement ; bientôt il se déclare une vive cardialgie ; les mains et la tête ne tardent pas à être affectées. Les doigts sont en outre saisis d'une contraction tellement forte, que l'homme le plus robuste peut à peine la maîtriser, et que les articulations paraissent comme luxées. Les malades poussent des cris aigus, et sont dévorés par un feu qui leur brûle les pieds et les mains. Après les douleurs, la tête est lourde, le malade éprouve des vertiges, et les yeux se couvrent d'un nuage épais, au point que quelques individus deviennent aveugles ou voient les objets doubles ; les facultés intellectuelles sont perverties ; la manie, la mélancolie ou le coma se déclarent, les vertiges augmentent, et les malades paraissent ivres. Le mal est accompagné d'opisthotonos ; la bouche contient une écume presque sanguinolente, ou jaune, ou verdâtre ; la langue est souvent déchirée par la violence des convulsions ; elle se tuméfie quelquefois au point d'intercepter la voix et de donner lieu à une sécrétion abondante de salive. Presque tous ceux qui ont éprouvé des accidents épileptiques succombent ; ceux qui, après le fourmillement des membres, deviennent froids et roides, ont beaucoup moins de distension dans les mains et dans les pieds. Ces symptômes sont suivis de faim canine, et il est rare que les malades aient de l'aversion pour les aliments. Sur cinq cents individus atteints de cette maladie, un seul eut des bubons au cou, lesquels rendirent un pus jaune, et il fut en proie à des douleurs atroces et brûlantes. Un autre eut les pieds couverts de taches semblables aux piqûres de puces, qui ne se dissipèrent qu'au bout de huit semaines. La face de plusieurs d'entre eux fut couverte de cette éruption. Le pouls était comme dans l'état de santé. La roideur des membres succéda aux spasmes. Cette maladie durait deux, quatre, huit, quelquefois même douze semaines, avec des intervalles de repos. Sur cinq cents personnes, trois cents enfants périrent. » (*Saty. medicor. Siles. specim.* III.)

Ergotisme gangréneux. Lorsque le seigle ergoté a été pris en grande quantité, ou qu'on en a fait usage pendant longtemps, la maladie débute par une douleur très-vive avec chaleur intolérable aux orteils. La douleur monte, s'empare du pied, et gagne la jambe. Le pied devient bientôt froid, pâle, plus livide. Le froid s'empare de la jambe, qui est très-douloureuse, et le pied est devenu insensible. Les douleurs sont plus vives la nuit que le jour ; il y a de la soif, mais l'appétit se soutient, et le malade fait régulièrement ses fonctions. Il ne peut se mouvoir ni se soutenir sur ses pieds. Bientôt il paraît des taches violettes, des ampoules ; la gangrène se montre avec toute son horreur, et monte jusqu'au genou. La jambe se détache de son articulation, et laisse voir une plaie vermeille qui se ferme avec facilité, à moins que le malade, mal nourri, habitant un lieu froid et humide, couché dans un lit infecté de matières gangréneuses, ne pompe de nouveau des miasmes. (Lettre de M. François au rédacteur de la *Gazette de santé*, année 1816.)

EXPÉRIENCE. — Salerne donna à un petit cochon mâle, déjà coupé, de l'orge dans lequel il y avait un tiers d'ergot. Au bout de quinze jours, les jambes de l'animal devinrent rouges, rendirent une humeur verdâtre et fétide ; le dessous du ventre et le dos étaient d'une couleur noire ; les excrétions étaient comme dans l'état naturel. On continua cette nourriture pendant quinze autres jours : alors on lui donna du son pur, bouilli et chaud. L'animal parut d'abord un peu mieux, mais il ne tarda pas à se plaindre ; il se soutenait avec peine, et mourut en conservant son appétit. Le mésentère, le jéjunum et l'iléum, étaient enflammés ; le bord tranchant du foie présentait deux taches livides ; il y avait sous la gorge et aux jambes quelques boutons noirs et entr'ouverts, qui rendaient une humeur roussâtre ; il n'y avait point de gangrène aux pieds. D'autres expériences, faites par le même auteur, par Réad et par Tessier, ont offert des résultats analogues : les animaux sont morts avec des signes de gangrène dans la queue, les oreilles, les pieds, etc., et on a trouvé des taches gangréneuses au foie et aux intestins.

OBSERVATION. — Le Dr Pratscke fut appelé, le 12 octobre, auprès d'une femme qui était malade, ainsi que ses trois enfants, depuis la veille. Cinq jours auparavant, ils avaient mangé du pain contenant du seigle ergoté. La mère, âgée de quarante ans, se plaignait de gêne et de pesanteur dans la tête, d'oppression d'estomac, de perte d'appétit, et de diarrhée, mais elle n'était pas assez malade pour garder le lit. Sa fille aînée, qui avait dix-huit ans, accusait une sensation très-vive de brûlure dans les mains et dans les pieds, et surtout dans les doigts et dans les orteils, qui étaient contracturés et engourdis. Les lèvres étaient rétractées de manière à laisser les dents à découvert; la langue était blanche et humide, la peau sèche et moite, le pouls petit, à 90 ; la malade n'avait pas de repos, et se plaignait d'une soif très-vive ; l'abdomen était mou, le ventre libre, l'urine pâle. Elle mourut le lendemain, dans de violentes convulsions. La seconde fille, âgée de sept ans, présentait la même affection des extrémités inférieures, qui, chez elle, se montra périodiquement. L'appétit était bon, mais il y avait aussi de la diarrhée. Le troisième enfant, âgé de quatre ans, ne présenta que ce dernier symptôme. Tous les malades prirent d'abord de l'émétique, puis du camphre. La mère se plaignait, pendant quelques jours, de crampes presque tétaniques, d'une grande anxiété, de perte d'appétit, et de diarrhée ; elle conserva pendant longtemps de l'anesthésie à la plante des pieds. La seconde fille se rétablit, mais elle ne recouvra pas complétement l'usage de ses membres inférieurs. Le plus jeune enfant éprouva pendant plusieurs jours des crampes tétaniques, et conserva de l'engourdissement dans les membres, qui le faisait trébucher. Cet accident disparut par les bains aromatiques. (Casper's Wochenschritt, *Journal de chimie médicale,* avril 1851.)

Traitement de l'empoisonnement par le seigle ergoté.

Si la maladie est légère, qu'il n'y ait qu'un peu de fièvre, de l'embarras dans la tête et quelques mouvements convulsifs, on donnera 4 ou 5 cuillerées d'une potion antispasmodique, et on fera boire de l'eau vinaigrée ou de l'eau dans laquelle on aura exprimé du jus de citron.

Si les douleurs, l'engourdissement et le froid qui leur succèdent annoncent l'approche de la gangrène sèche, on cherchera à la prévenir. On placera le malade dans un appartement sec et chaud, et dans un lit bien propre, dont on renouvellera fréquemment les couvertures.

Plusieurs médecins ont recommandé de faire prendre l'émétique lorsque la bouche est amère, la langue chargée, et les envies de vomir fréquentes : l'expérience prouve pourtant que ce médicament augmente l'irritation, et peut occasionner une diarrhée qui est toujours à craindre ; cependant, comme on est quelquefois obligé d'administrer un vomitif pour faire cesser les symptômes dont je parle, on doit avoir recours à l'ipécacuanha : alors on verse, sur 4 grammes d'ipécacuanha, trois verres d'eau bouillante ; dix minutes après, on passe la liqueur ; si le premier verre détermine des vomissements abondants, on ne donne point les autres : on favorise l'effet de ce vomitif par l'eau tiède.

Dans le cas où le malade se plaindrait d'engourdissement et de froid aux membres, on lui ferait prendre des bains de jambes avec une décoction de plantes aromatiques, telles que la lavande, le romarin, la sauge, animées avec du vinaigre ; au sortir du bain, on frotterait les pieds et les jambes avec la main ou avec de la laine ; on les couvrirait de compresses trempées dans l'infusion de fleurs de sureau ou d'oranger, à laquelle on ajouterait 15 ou 20 gouttes d'alcali volatil par verre ; ces compresses peuvent également être trempées dans la lessive de cendres ou dans la décoction suivante, dont on administre trois verres par jour au malade. On fait bouillir pendant demi-heure 120 grammes de *quinquina* concassé dans un litre d'eau ; au bout de ce temps, on ajoute 16 grammes de *sel ammoniac* et deux pincées de fleurs de *camomille* ; on laisse refroidir et on passe. On peut encore donner avec succès une tisane d'infusion d'*arnica* ou de serpentaire de Virginie, édulcorée avec du sirop de vinaigre ou de l'oxymel.

Si l'engourdissement et le froid persistent, on met de larges vésicatoires sur les endroits voisins des membres engourdis ; enfin si rien ne peut empêcher le développement de la gangrène, on applique plusieurs fois par jour sur les membres la fomentation suivante : on fait bouillir dans un litre d'eau 120 grammes d'alun calciné, 90 grammes de vitriol romain, 30 grammes de sel de cuisine ; on réduit la liqueur jusqu'à moitié. M. Janson, ex-chirurgien en chef du grand hôtel-Dieu de Lyon, a retiré des avantages marqués de l'emploi de l'opium à l'intérieur, dans les cas nombreux de gangrène aux membres abdominaux, par suite de l'ingestion du seigle ergoté, qui se sont présentés à lui dans le courant des années 1818, 1819 et 1820. La gangrène, du reste, continuait ses ravages tant que la douleur persistait dans le membre affecté, tandis que le cercle inflammatoire commençait à se former lorsque les malades pouvaient, à l'aide de l'opium, jouir de quelques heures de sommeil. (Compte rendu de la pratique chirurgicale de l'hôtel-Dieu de Lyon, 1821.)

Si la gangrène est tellement prononcée qu'il faille couper le membre, on attend que la nature ait établi une ligne de démarcation entre le vif et le mort, qui indique l'endroit où l'opération doit être faite. L'amputation ne doit être pratiquée que dans le cas où la gangrène s'est arrêtée au milieu d'un membre, qu'elle a mutilé d'une manière irrégulière, en sorte que la partie saine deviendrait après la guérison un obstacle au mouvement; ou bien, lorsque les parties gangrenées ne se séparent pas assez promptement, se pourrissent, et infectent le malade.

DE L'IVRAIE ET DU FROMENT.

Ivraie (lolium temulentum). — Expérience. — Seeger fit prendre à un chien 90 gr. de bouillie faite avec la farine d'ivraie et de l'eau. Cinq heures après, l'animal eut des tremblements très-violents qui durèrent trois heures; il ne pouvait plus marcher; ses yeux étaient fixes, sa respiration gênée. Neuf heures après l'ingestion du liquide, il était profondément assoupi et insensible; cependant, le lendemain il fut rétabli. D'autres animaux soumis à la même expérience ont éprouvé des vomissements violents, des convulsions; la sueur et l'urine ont été augmentées.

Observation 1re. — Deux paysans, leurs femmes et une autre vieille femme, mangèrent ensemble 2 kilogr. 500 gr. de pain d'avoine mêlée d'ivraie. Deux heures après, ils se plaignirent tous d'une pesanteur de tête, accompagnée d'une douleur qui paraissait fixée principalement au front. Ils eurent des vertiges, et un tintement d'oreille tel, qu'ils croyaient entendre un bruit continuel de tambours et de timbales; la langue offrait un tremblement très-fort; ils ne pouvaient ni avaler, ni prononcer un mot en entier; la respiration était gênée, l'estomac douloureux. Ils rejetèrent un peu d'eau claire, après avoir fait plusieurs fois des efforts inutiles pour vomir. Ils n'avaient point d'appétit. Ils avaient fréquemment de fortes envies d'uriner, sans cependant ressentir de douleur marquée ou d'autre incommodité; tout leur corps était tremblant, couvert de sueur froide, et accablé de lassitude. Ils tombèrent, quelques heures après, dans un état d'assoupissement. (Seeger, dissertation latine sur l'ivraie; Tubingæ, 1710.) Suivant cet auteur, un des signes les plus certains de l'empoisonnement par l'ivraie est le tremblement général de tout le corps.

Observation II. — M. Giovanni Ruspini fait connaître qu'il fut chargé d'analyser du pain qui avait rendu malade une vingtaine de femmes employées dans une manufacture de soie. Ces femmes, après en avoir mangé, avaient été prises de somnolence avec un tremblement convulsif universel et un froid marqué des extrémités.

L'auteur, au moment où on lui présenta ce pain, qui était gris, compact, lourd et d'une odeur désagréable, se rappela les exemples de sophistication au moyen de l'alun ou du sulfate de cuivre avec la farine de froment; mais il ne trouva pas les caractères que présentent ces sels; il pensa alors à la chaux, à l'arsenic que les agriculteurs emploient dans l'opération du chaulage, puis il procéda à l'analyse, et il trouva dans le pain une plus grande quantité de chaux qu'on n'en rencontre ordinairement, ce qu'il attribua à l'eau dont on s'était servi pour le confectionner. Il demanda alors un échantillon de la farine, pensant qu'elle pourrait contenir quelque principe organique qui aurait pu être altéré ou masqué par l'action du feu ; mais il ne put s'en procurer qu'un peu tard, et pendant ce temps le chef de la manufacture où les femmes malades étaient employées se transporta chez le boulanger, et, après des reproches et des menaces, obtint de lui l'aveu que le meunier lui avait quelquefois fourni de la farine qui contenait du *lolium*. Le médecin, croyant, en effet, reconnaître les symptômes de l'empoisonnement causé par cette substance, administra l'émétique et des émulsions, et bientôt tous les accidents se dissipèrent. L'affaire en resta là. Malgré cela, dit M. Ruspini, en ma qualité de pharmacien, et quoique je ne fusse plus chargé, comme expert, de recherches relatives à ce cas, je ne manquai pas ensuite de faire des essais pour distinguer la farine de froment pure de celle qui a été mêlée avec le *lolium*. Sa méthode d'analyse est simple et telle qu'elle peut être mise en pratique par des personnes étrangères à la science : elle consiste à faire digérer, pendant une demi-heure, de l'alcool à 35 degrés et à une chaleur naturelle (probablement à la température atmosphérique) sur une demi-once de farine de froment ; plus celle-ci sera pure, plus l'alcool restera limpide ; alors il ne prendra qu'une couleur paille plus ou moins foncée, selon que la farine contiendra plus ou moins de péricarpe et d'embryon passés à travers le bluttoir par suite de l'incurie ou de la volonté du meunier. L'alcool se colorera en jaune en dissolvant cette résine particulière que contient le *triticum hybernum* et qui réside dans le péricarpe ; la saveur de l'alcool ainsi coloré ne sera cependant pas désagréable ; elle aura même de la douceur. Que si, au contraire, on fait digérer, comme il le fit, l'alcool sur de la farine mêlée avec la semence de *lolium*, l'esprit de vin acquerra sur-le-champ une teinte verdâtre caractéristique, qui, peu à peu, deviendra plus foncée ; la saveur de la teinture sera astringente et désagréable au point d'exciter le vomissement. Évaporée jusqu'à siccité dans une tasse de porcelaine, elle donnera pour produit une résine d'un jaune vert, qui aura les mêmes caractères que la teinture, mais plus prononcés et si évidents, qu'ils ne laisseront aucun doute sur la sophistication en question.

Suivent quelques réflexions sur l'infamie d'une pareille fraude et sur la nécessité de la punir en faisant connaître, par l'insertion de leurs noms dans les feuilles publiques, les boulangers qui se la permettent.

Dans une première note, l'auteur dit que l'arsenic qui entre dans le chaulage est décomposé par la terre et que les plantes n'en peuvent conserver aucune trace.

Dans une seconde, il annonce que cette année les pluies ayant été très-abondantes avant la sortie des épis, toutes les mauvaises herbes, particulièrement le *lolium*, ont poussé en abondance dans les champs, ce qui devra forcer à cribler le blé avec beaucoup de soin. (*Journal de chimie médicale*, p. 80, année 1844.)

Froment. — Il arrive quelquefois que la partie farineuse du froment se convertit en une poussière noire qui donne au pain de mauvaises qualités. Fodéré dit avoir observé, en 1808, des coliques et des diarrhées qui dépendaient de cette cause. Les grains rouillés peuvent aussi donner lieu à des accidents.

DES PLANTES ODORANTES.

Action des plantes odorantes sur l'économie animale.

Parmi les plantes dont j'ai parlé jusqu'ici, il en est un très-grand nombre dont les fleurs répandent une odeur qui paraît dépendre de la volatilisation d'une huile essentielle, qui a occasionné souvent des accidents funestes. Je ne crois pas devoir regarder cette odeur comme un poison absolu, c'est-à-dire comme capable d'empoisonner tous les individus placés dans toutes les circonstances possibles, mais seulement comme un poison relatif, dont les effets dépendent de la plus ou moins grande susceptibilité nerveuse et de l'idiosyncrasie. Combien de personnes ne voit-on pas qui couchent impunément dans des chambres étroites et fermées, où il y a plusieurs pots remplis de fleurs odorantes, tandis que d'autres ne pourraient pas y rester quelques minutes sans éprouver des symptômes plus ou moins fâcheux ! Je vais rapporter succinctement les principaux accidents occasionnés par les émanations de ces plantes odoriférantes.

Observation Ire. — Mme Norry, âgée de cinquante-huit ans, d'une forte constitution, ne pouvait se trouver dans aucun lieu où l'on préparait une décoction de graine de lin, sans éprouver, quelques instants après, une tuméfaction considérable de la face, suivie de la perte des facultés intellectuelles et de syncope. J'ai été témoin de ce fait surprenant, et je l'ai vu se renouveler chez cette dame par l'administration de lavements préparés avec la même graine. La tuméfaction du visage ne se dissipait qu'au bout de vingt-quatre heures.

Observation II. — Vincent, célèbre peintre de cette capitale, ne pouvait rester dans un appartement où se trouvaient des roses sans être promptement attaqué de céphalalgie violente, suivie de syncope. Marrigues s'exprime ainsi dans le *Journal de physique* (année 1780) : « J'ai connu un chirurgien qui ne pouvait flairer les roses sans éprouver dans le moment un étouffement singulier, qui se dissipait aussitôt que les roses étaient écartées de lui, et une demoiselle qui perdait la voix lorsqu'on lui mettait sous le nez un bouquet de fleurs odorantes. » Ledelius parle d'un marchand à qui l'odeur des roses causait une ophthalmie (1).

Observation III. — Valtain rapporte qu'un officier éprouva des convulsions et perdit connaissance pour avoir laissé dans sa chambre une certaine

------

(1) *Ephemerid. cur. nat.*, dec. II, an 2, obs. 40.

quantité de fleurs d'œillet, qu'il aimait beaucoup. On fit aussitôt enlever la corbeille remplie de ces fleurs et l'on ouvrit les fenêtres. Au bout d'une demi-heure, les convulsions cessèrent, et le malade reprit l'usage de la parole. Depuis cette époque, l'officier ne put jamais, pendant douze ans, sentir l'odeur d'œillet sans tomber en syncope (1).

Observation IV. — Valmont de Bomare dit que les parties subtiles et odorantes de la bétoine fleurie sont si vives, que l'on assure que les jardiniers qui arrachent cette plante deviennent ivres et chancelants comme s'ils avaient bu du vin (2).

Observation V. — Boyle affirme que lorsqu'on se repose à l'ombre d'un noyer ou d'un sureau, on ne tarde pas à s'endormir, et on éprouve une céphalalgie intense (3).

Observation VI. — Mademoiselle J. D., âgée de vingt-quatre ans, était assise à sa croisée et se plaignait d'un violent mal de tête. Tout à coup ses muscles extenseurs se contractèrent, elle devint roide, et tomba à la renverse en jetant un cri. On lui prodigua des secours qui la firent revenir bientôt. M. Barthélemy, auteur de cette observation, ayant appris que depuis quelque temps la malade renfermait dans sa chambre des roses, des lis, des œillets, des chèvrefeuilles, la fit renoncer à cet usage, et elle ne se trouva plus incommodée : seulement une fois encore elle éprouva de légères crispations pour avoir gardé à sa ceinture un bouquet de chèvrefeuille; mais l'éloignement du bouquet les fit disparaître de suite. (Dissertation inaugurale soutenue à Paris en 1812, n° 158.)

Observation VII. — Sennert et Boyle ont vu des effets purgatifs produits par l'odeur que répandent l'ellébore noir et la coloquinte que l'on pile (4). L'ellébore blanc a occasionné des vomissements à ceux qui l'arrachaient (5).

Quelle foi doit-on ajouter à ces historiens qui prétendent que l'on empoisonnait jadis des gants, des boîtes, etc., et qu'il s'en exhalait une matière subtile assez énergique pour déterminer les accidents les plus graves chez les personnes qui la respiraient? J'ai été consulté, il y a quelques années, par le ministère public, pour savoir s'il était possible que des étourdissements, des nausées, etc., éprouvés par madame X***, et par quelques autres personnes, au moment de l'ouverture d'un paquet rempli de *son*, eussent été occasionnés par quelque substance vénéneuse volatile que l'on y aurait préalablement mêlée; le mari de cette dame était soupçonné d'avoir voulu l'empoisonner par ce moyen. L'examen le plus scrupuleux n'a fait découvrir aucune matière délétère dans

---

(1) Prix de l'Académie, *Hygiène chirurgicale*, p. 26.
(2) *Dictionnaire d'histoire naturelle.*
(3) Boyle, *de Nat. determ. effluv.*, in-4°, p. 38.
(4) *Encycloped.*, l. c., p. 402.
(5) *Amœnitales academicæ*, p. 200.

le *son;* mais comme celui-ci avait été exposé à l'air pendant cinq jours, depuis l'ouverture du paquet, on pouvait supposer que la substance vénéneuse s'était volatilisée. J'ai voulu savoir jusqu'à quel point cette supposition était fondée, et j'ai tenté les expériences suivantes.

Expérience. — Du *son* mêlé avec une assez forte proportion d'*ammoniaque* liquide, pour être excessivement odorant, a été exposé à l'air : au bout de trois jours, il n'y avait plus d'odeur; l'ammoniaque était entièrement volatilisée. Une autre portion de *son* a été mêlée avec une assez grande quantité d'acide *cyanhydrique médicinal* pour qu'il fût sensiblement humecté : cinq jours après l'exposition de ce mélange à l'air, l'odeur d'acide cyanhydrique, quoique excessivement affaiblie, était encore sensible : distillé avec de l'eau, il a fourni un liquide contenant un peu de cet acide. Dans aucun cas, ces mélanges n'ont occasionné le plus leger accident : je les ai flairés pendant longtemps au moment où ils venaient d'être faits ; plusieurs personnes ont tenté la même expérience, et aucun de nous n'a été incommodé.

Je ne balance donc pas à conclure qu'il n'existe point de substance volatile (à moins que ce ne soit l'acide cyanhydrique concentré, qu'on ne trouve jamais dans le commerce) qui soit capable de produire des étourdissements, des nausées, et à plus forte raison des symptômes plus fâcheux, lorsqu'on ouvre une boîte dans laquelle elle aurait été renfermée avec du son ou avec toute autre matière solide, puisque l'on peut sans inconvénient rester *pendant quelque temps* au-dessus de paquets d'où il s'exhale de l'acide *cyanhydrique médicinal,* de l'acide *sulfhydrique,* de l'*ammoniaque,* etc. Sans doute, il y aura des exceptions, et certains individus doués d'une grande sensibilité pourront être incommodés pour avoir flairé à plusieurs reprises les matières dont je parle ; mais il n'est guère probable que des accidents soient le résultat de la simple ouverture d'un paquet, lorsqu'on ne flaire pas obstinément la poudre qu'il contient. Les anciens connaissaient-ils des poisons volatils plus actifs que ceux que nous possédons ? Non certes; aussi je n'hésite pas à regarder comme fabuleux les récits de ces empoisonnements de l'empereur Henri IV, d'un prince de Savoie, du pape Clément VII, et de quelques autres personnages, où l'on tombait à la renverse pour avoir flairé des boîtes et des gants parfumés (Ambroise Paré, liv. xxi, ch. 10).

Je pourrais encore rapporter un très-grand nombre d'observations analogues aux précédentes ; il me suffira de dire qu'en général, on a remarqué les symptômes suivants : engourdissements, palpitations, syncopes, convulsions, céphalalgie, aphonie, plusieurs autres névroses, enfin l'asphyxie.

Traitement. On commencera par éloigner les fleurs qui entourent le malade ; ensuite on traitera la maladie qu'elles auront fait naître. L'asphyxie sera combattue par les moyens que j'indiquerai bientôt (voy. *Vapeur du charbon*); la céphalalgie, les syncopes, les névralgies, exigeront l'emploi des toniques et des antispasmodiques.

DE L'EMPOISONNEMENT PRODUIT PAR DES GAZ.

J'ai déjà parlé des effets délétères de certains gaz irritants, qui, indépendamment de l'action qu'ils peuvent exercer sur le système nerveux, sur le sang, etc., produisent une inflammation grave des organes de la respiration, tels sont les acides hypoazotique, sulfureux, et chlorhydrique, l'ammoniaque, le chlore, etc.; il me reste maintenant à examiner plusieurs autres gaz dont le mode d'action n'est pas le même, et ressemble au contraire, sous bien des rapports, à celui de quelques poisons narcotico-âcres; ces gaz sont le protoxyde d'azote, l'hydrogène phosphoré, l'hydrogène arsénié, l'hydrogène bicarboné, l'acide carbonique, l'oxyde de carbone, le gaz de l'éclairage, et la vapeur du charbon.

DU GAZ PROTOXYDE D'AZOTE.

Ce gaz est invisible et inodore, il a une saveur douceâtre, son poids spécifique est de 1,5204; il est soluble dans l'eau. Lorsqu'on le met en contact avec une bougie qui présente quelques points en ignition, celle-ci se rallume, et brûle avec éclat; dans ce cas, le gaz est décomposé et l'azote est mis à nu. Il n'est pas coloré en jaune orangé par quelques bulles de gaz bioxyde d'azote, tandis que ce dernier gaz colore ainsi le gaz oxygène.

Les effets de ce gaz sur l'économie animale n'ont pas été les mêmes chez les différents individus qui l'ont respiré. H. Davy éprouva d'abord des vertiges, des picotements à l'estomac; vers la fin de l'expérience la force musculaire augmenta, et il se déclara une sorte de délire gai, qui finit par des éclats de rire. Proust ressentit seulement des étourdissements et un malaise inexprimable. Les essais tentés à Toulouse par une société d'amateurs confirment les résultats obtenus par Davy; cependant quelques individus, loin d'éprouver de la gaieté, ressentirent une grande chaleur de poitrine; leurs veines se gonflèrent, le pouls devint accéléré; ils eurent des vertiges, des éblouissements; les objets paraissaient tourner autour d'eux. Pfaff, en rendant compte des expériences faites récemment à Kiel, dit : «Une des personnes qui ont respiré ce gaz a été

enivrée très-vite et mise dans une extase extraordinaire et très-agréable. »
Je me suis soumis aussi à une épreuve de ce genre ; le protoxyde d'azote
sur lequel j'opérais était parfaitement pur, et j'ai été bientôt obligé de
suspendre l'expérience ; des vertiges, un malaise inexprimable, une
vive chaleur dans la poitrine, tels sont les symptômes que j'ai éprouvés,
et qui ont amené une syncope qui a duré six minutes. Nysten a conclu
d'une multitude d'expériences faites en injectant ce gaz dans les veines,
1° qu'il se dissout avec la plus grande promptitude dans le sang veineux
des animaux ; 2° qu'injecté par quantités de 30 à 40 centimètres cubes,
il ne donne lieu d'abord à aucun effet primitif notable, mais que si on
multiplie les injections, surtout si on augmente les doses, il finit par
produire sur le système nerveux des phénomènes analogues à ceux qu'il
détermine lorsqu'on le respire en grande quantité, et que ces phéno-
mènes peuvent être suivis de la mort, qui commence alors par le cer-
veau ; 3° que, malgré la solubilité du gaz protoxyde d'azote, si on en
injecte à la fois une très-grande quantité, par exemple 200 à 300 cen-
timètres cubes, il détermine sur le champ la distension du cœur pul-
monaire et la mort, qui, dans ce cas, commence par le cœur ; 4° qu'in-
jecté en quantité considérable, mais insuffisante pour produire des
phénomènes nerveux mortels, et avec les précautions nécessaires pour
ne pas donner lieu à la distension du cœur, il peut occasionner du chan-
cellement dans la marche, mais que cet effet cesse promptement, et
qu'il n'est suivi d'aucun accident consécutif grave ; 5° qu'il n'occa-
sionne aucun changement apparent dans le sang artériel (ouvrage cité,
p. 77).

DU GAZ HYDROGÈNE PHOSPHORÉ (PHOSPHURE D'HYDROGÈNE).

Le gaz hydrogène phosphoré, spontanément inflammable, ne doit
pas m'occuper ici, parce qu'il ne sera jamais respiré ; en effet, il est
décomposé dès qu'il a le contact de l'air. Le gaz hydrogène phosphoré,
qui ne s'enflamme pas spontanément, est incolore, d'une forte odeur
alliacée ; il brûle par l'approche d'un corps en combustion avec une
vive lumière, en répandant des vapeurs blanches d'acide phosphori-
que, et en déposant sur les parois de la cloche de l'oxyde rouge de
phosphore.

Nysten dit qu'il peut être injecté dans le système veineux des animaux
en petite quantité, sans déterminer d'accidents primitifs graves. Quoi
qu'il en soit, en attendant que des recherches plus probantes aient été
tentées à ce sujet, je dirai que tout porte à croire que ce gaz est rapi-
dement absorbé, et qu'il agit sur l'économie animale comme le phos-
phore très-divisé, et même avec plus d'énergie.

DU GAZ HYDROGÈNE ARSÉNIÉ (ARSÉNIURE TRIHYDRIQUE).

J'ai déjà parlé de ce gaz à la page 466 et suiv. du tome Ier. Il est excessivement délétère et agit à l'instar des préparations arsenicales. Au mois de juillet 1815, Gehlen s'occupait, avec M. Ruhland, de recherches sur l'action réciproque de l'arsenic et de la potasse. Une très-faible proportion d'hydrogène arsénié fut inspirée par Gehlen durant ces expériences. Au bout d'une heure, il survint des vomissements continuels, s'accompagnant de frissons et d'une grande faiblesse. Ces symptômes ne firent que s'accroître jusqu'au neuvième jour, où la mort survint au milieu de souffrances insupportables. (*Annales de physique et de chimie*, t. XC, p. 110.)

Je ne rapporterai pas ici un cas d'empoisonnement par ce gaz, décrit, il y a quelques années, dans plusieurs journaux de médecine, parce que rien ne prouve que, dans cette espèce, les accidents aient réellement été occasionnés par l'hydrogène arsénié.

DU GAZ HYDROGÈNE BICARBONÉ (BICARBURE D'HYDROGÈNE).

Action sur l'économie animale.

EXPÉRIENCES.—Un lapin placé dans 3 litres d'air contenant un cinquième de son volume de gaz hydrogène bicarboné éprouve de l'agitation au bout de neuf minutes, puis de l'immobilité; on le retire à une heure, assez malade. Un autre lapin respire dans une atmosphère composée de 1 litre 50 centilitres d'air mêlé d'un cinquième de gaz bicarboné; à neuf minutes, agitation, tombe sur le flanc, meurt en trente et une minutes. Sang coagulé. Lapin (n° 33), 2 litres de gaz contenant *un septième* d'hydrogène bicarboné. A quinze minutes, chancelle; reprend l'équilibre; s'appuie contre la cloche; immobile; respiration accélérée, par moments convulsive; retiré à cinquante-deux minutes, vivant, mais affaibli; restant sur le flanc, se remet vite. Lapin (n° 34), 1 litre 50 centilitres de gaz, proportion d'*un dixième*. A douze minutes, tombe; à quinze, convulsions; retiré à trente-six minutes, malade, mais pouvant se tenir sur ses pattes. Lapin (n° 35), 1 litre de gaz, proportion d'*un quinzième*. A vingt-sept minutes, mouvements convulsifs, puis immobilité, changeant plusieurs fois de place; retiré à cinquante-six minutes; se tenant sur ses pattes; malade, mais peu gravement. Lapin (n° 36), 1 litre de gaz, proportion d'*un quinzième*. A vingt minutes, respiration accélérée; léger balancement; à trente, immobile, la tête fortement appuyée contre la cloche; à une heure vingt et une minutes, vive agitation; chute sur le flanc; il se relève une fois, puis reste immobile; mort en trois heures vingt-trois minutes. Sang coagulé à droite, mêlé de sang liquide à gauche.

Les pigeons ont été plus impressionnables à l'action de ce gaz. Pigeons (nos 37 et 38), *un neuvième*. Fortes convulsions en deux minutes; retirés très-malades à six minutes; se rétablissent vite. Pigeon (no 39), *un dix-huitième*. Effets énergiques en aussi peu de temps. Pigeon (no 40), *un vingt-cinquième*. A douze minutes, se débat, tombe, se relève; à cinquante-cinq minutes, convulsions; à une heure douze minutes, retiré de la cloche, très-faible, ne pouvant se tenir, mais se ranime très-promptement. Pigeon (no 41), *un trente-deuxième*. Cinquante centilitres de gaz: l'animal reste vingt minutes sans éprouver le plus léger accident. (Tourdes, *Relation médicale des asphyxies par le gaz de l'éclairage;* Strasbourg, 1841.)

Évidemment le gaz hydrogène bicarboné est délétère par lui-même; c'est donc à tort que Nysten l'avait rangé parmi les gaz simplement non respirables. Tout tend à faire croire, au contraire, que le gaz hydrogène *protocarboné* n'est point nuisible par lui-même, et qu'il agit comme les gaz hydrogène, azote, etc.

Quant aux *pyrélaïnes*, telles que la naphtaline, la piccamare, la créosote, et autres carbures hydriques tenus en suspension dans le gaz de l'éclairage, il semble résulter de quelques expériences tentées par M. Tourdes qu'elles sont douées de fort peu d'énergie, si tant est qu'elles en aient; en effet, lorsque le gaz de l'éclairage a été privé de ces carbures, on l'a vu agir, à peu de chose près, avec autant d'intensité que lorsqu'il les contenait : je ne m'en occuperai donc point ici.

Caractères du gaz hydrogène bicarboné. Il est incolore, insipide, d'une odeur faible à la fois éthérée et empyreumatique, sans action sur la teinture de tournesol, et d'un poids spécifique de 0,9814. Il éteint les corps enflammés ; mais il brûle avec une belle flamme blanche au contact de l'air par l'approche d'un corps enflammé, et donne de l'eau et du gaz acide carbonique sans dépôt de charbon. Il est peu soluble dans l'eau.

DU GAZ ACIDE CARBONIQUE.

Action sur l'économie animale.

EXPÉRIENCE Ire. — Hallé, Varin, et plusieurs autres expérimentateurs, ont vu des animaux, plongés dans du gaz acide carbonique, périr en deux ou trois minutes. Les oiseaux meurent en deux minutes, s'ils respirent dans une atmosphère composée de 79 parties d'acide carbonique et de 21 d'oxygène. (Varin, *Dissertation physiologique et médicale sur les asphyxies et la respiration;* Thèses de Paris, an X, no 81.)

EXPÉRIENCE II. — M. Collard de Martigny a plongé des oiseaux dans des cloches remplies de gaz acide carbonique, et de manière que la tête seule sortît d'un parchémin qui fermait l'ouverture de la cloche; les animaux n'étaient pas étranglés, car ils pouvaient manger au commencement des expériences; mais, au bout d'une heure ou d'une heure et un quart, ils éprouvaient des symptômes d'asphyxie, et succombaient après une heure trois quarts de séjour sous les cloches (*Archives de médecine,* t. XXVI, p. 203).

Expérience III. — Landriani, ayant enveloppé le corps d'une poule dans une vessie pleine de gaz acide carbonique, de manière à empêcher son accès dans les poumons, vit bientôt l'animal frappé d'une paralysie générale (Anglada, *Toxicologie générale,* p. 123).

Expérience IV. — Les petits poissons meurent en quelques minutes dans de l'eau aérée tenant en dissolution les trois quarts de son volume de gaz acide carbonique. Les grenouilles ne peuvent vivre au delà de dix à douze minutes dans un pareil liquide.

Observation Ire. — Dans le mois d'avril 1806, une famille de sept individus fut empoisonnée à Marseille, hors la barrière Saint-Victor, par la *vapeur d'un four à chaux* qu'on faisait brûler clandestinement dans la cour de la maison, vapeur qui s'était introduite par la porte et par les fenêtres. De ces sept individus, cinq périrent et deux furent sauvés; tous cherchèrent à fuir la mort en désertant la maison; et, comme c'était la nuit que l'accident était arrivé, on en trouva sur l'escalier et sur le seuil de la porte, une lampe à la main, dans l'attitude de fuir, mais le gaz délétère leur en avait ôté la force et les moyens. (Fodéré, *Médecine légale,* t. IV, p. 37.)

Observation II. — Attumonelli raconte ainsi ce qu'il éprouva pendant qu'il respirait le gaz acide carbonique qui s'exhale de la grotte du Chien près Pouzzole : «Les larmes coulaient abondamment de mes yeux, et une chaleur mordicante se faisait sentir au visage, même lorsque je tenais la tête dans la vapeur sans respirer.» Le chien, plongé dans cette *moffette,* éprouve une gêne de la respiration qui augmente peu à peu; le sang se porte à la tête, les yeux sont à demi ouverts, l'abdomen très-tendu; enfin, après six ou sept minutes, l'animal reste immobile et roide; mais quoique mort en apparence, il peut, si on ne le laisse pas trop longtemps dans l'acide, être rappelé à la vie. (*Mémoire sur les eaux minérales de Naples,* 1804.)

Observation III. —Un vigneron fort et bien portant fut empoisonné en foulant une *cuve de raisin.* Sa figure, légèrement tuméfiée, dit M. Collard de Martigny, est très-rouge; ses yeux sont humides et étincelants; la respiration paraît suspendue entièrement, mais une glace présentée sous le nez paraît légèrement ternie; l'action du cœur et du pouls est insensible. Le malade, promptement déshabillé, porté au grand air, est couché horizontalement, la tête et les épaules légèrement élevées; il est aussitôt soumis à des lotions d'eau froide et vinaigrée, à des irritations sous la plante des pieds, le long de la moelle épinière, dans les fosses nasales, etc.; on lui fait respirer de l'ammoniaque, on lui donne un lavement de décoction de tabac, et on lui insuffle de l'air dans les poumons. Il semble renaître un instant par cette persévérance; puis on le croit sauvé; mais tantôt le délire, tantôt le coma, persistant, on essaye une nouvelle stimulation, une saignée de pied, l'application de sangsues aux tempes: vains efforts, le malade succomba aux accidents secondaires. (*Arch. de méd.*, t. XXVI.)

OBSERVATION IV. — M. Collard de Martigny, s'étant plongé dans l'air d'une cuve en fermentation, en s'enveloppant le corps d'un drap disposé sous forme de cylindre, dont une extrémité était adaptée à la cuve, tandis que l'autre était fixée à la tête, respirant d'ailleurs par la bouche à l'aide d'un tuyau qui communiquait avec l'air extérieur, commença à éprouver les symptômes de l'empoisonnement, dès la cinquième minute; mais ce ne fut qu'à la vingtième, qu'il fut forcé de se retirer, l'abattement étant tel alors, qu'il avait abandonné le tuyau appliqué à sa bouche, à l'aide duquel il respirait l'air extérieur. (*Ibid.*)

Symptômes et lésions de tissu.

Ils diffèrent à peine de ceux que détermine la vapeur du charbon (voyez p. 773).

Conclusions. Le gaz acide carbonique est délétère *par lui-même*, malgré l'opinion contraire émise par Nysten, qui attribuait ses effets toxiques à ce qu'il ne contenait pas, à l'état de liberté, l'élément indispensable à la respiration, l'oxygène. L'empoisonnement que déterminent le charbon de bois et la houille enflammés, la carbonisation des poutres ou l'air vicié que respirent les individus rassemblés en grand nombre dans des locaux resserrés, où l'air ne se renouvelle pas facilement, est principalement occasionné par le gaz acide carbonique. (Voyez, pour plus de détails, les articles *Vapeur du charbon* et *Air non renouvelé*, aux pages 768 et 742.)

Il résulte des expériences de Varin, que les animaux périssent en trois minutes lorsqu'ils respirent de l'air atmosphérique mêlé à un cinquième de son volume de gaz acide carbonique, et que la plus forte proportion à laquelle ce gaz puisse être ajouté à l'air sans le rendre nuisible à la respiration est de deux centièmes. D'après M. Leblanc, lorsque l'air contient 10 pour 100 d'acide carbonique, les chiens sont déjà très-souffrants, et le malaise est déjà très-prononcé quand la proportion de ce gaz est de 5 pour 100 (*Annales de chimie et de physique*, 3e série, t. V). Nous verrons, en parlant de la vapeur du charbon, que celle-ci, alors même qu'elle ne contiendrait que des quantités beaucoup plus faibles de gaz acide carbonique, serait susceptible d'occasionner la mort, parce que là, indépendamment de ce gaz, il y a de l'oxyde de carbone, de l'azote libre et beaucoup moins d'oxygène que dans l'air atmosphérique ordinaire.

Nysten s'appuyait, pour soutenir l'opinion erronée qu'il avait émise, sur un certain nombre d'expériences qu'il avait tentées, et dont voici les principaux résultats. 1° Le gaz acide carbonique peut être injecté en assez grande quantité dans le système veineux sans arrêter la circulation; il n'agit pas primitivement sur le cerveau, et lorsqu'on en injecte beaucoup plus que le sang ne peut en dissoudre, il détermine la distension de cet organe et la mort. 2° Lorsqu'il est injecté avec précaution, il n'occasionne qu'une faiblesse musculaire qui cesse au bout de quelques jours. 3° Il peut être injecté à plus forte dose sans donner lieu à aucune lésion pulmonaire. 4° Il brunit le sang artériel, mais moins que ne le fait le gaz oxyde de carbone. 5° Il peut être injecté en petite quantité dans l'artère carotide sans déterminer aucun symptôme notable; injecté en plus grande quantité, il produit l'apoplexie, qui paraît entièrement due à la distension outre mesure du système capillaire de la pulpe cérébrale.

Mais, comme l'a fait observer M. Collard de Martigny, si le gaz acide carbonique, injecté en petite quantité à la fois dans les veines, ne tue pas les animaux, ce n'est pas qu'il ne soit pas délétère, c'est qu'il se mêle au sang et sort par les vésicules pulmonaires au moment où ce liquide traverse les poumons. «Qu'on analyse, dit-il, l'air qui s'échappe des poumons pendant la respiration ordinaire d'un lapin; qu'on lui injecte du gaz acide carbonique dans les veines et qu'on examine l'air expiré, on verra qu'il renferme plus d'acide carbonique.»

Traitement de l'empoisonnement par le gaz acide carbonique.

Voyez *Vapeur du charbon*, p. 777.

Recherches médico-légales.

Le gaz acide carbonique est incolore, d'une odeur piquante, d'une saveur aigrelette, et d'un poids spécifique de 1,5245. Il éteint les corps en combustion, se dissout dans l'eau, et rougit faiblement la teinture de tournesol; il précipite l'eau de chaux en blanc, et le carbonate déposé se dissout instantanément dans un excès de gaz. Il se produit 1° toutes les fois que l'on fait brûler du charbon, de la houille, du bois ou toute autre matière organique; 2° quand le raisin, les pommes et beaucoup d'autres matières sucrées subissent la fermentation alcoolique, et produisent du vin, du cidre, de la bière, etc.; 3° lorsque des matières végétales et animales se pourrissent comme dans le fumier, ou qu'elles subissent un mode particulier de fermentation par suite de l'addition d'une autre substance, comme cela se voit dans les serres chaudes quand on a mélangé de la tannée aux matières végétales. Il existe dans certaines grottes, près des terrains volcaniques ou des lacs dont les eaux sont chargées de ce gaz, et où il se dégage de manière à constituer presque en entier la partie inférieure de l'atmosphère de ces lieux : telle est, par exemple, la grotte du Chien, près de Pouzzole. On en trouve aussi des quantités considérables au fond de certains puits creusés dans les terrains qui recouvrent les couches de houille ou d'anciennes décombres. L'atmosphère des fours à chaux en est presque entièrement formée. Il s'en exhale aussi de ces nombreuses sources d'eaux minérales dans lesquelles il est très-abondant, soit qu'il y soit seul et libre, soit qu'il tienne en dissolution des carbonates de chaux, de magnésie ou de fer.

S'il s'agissait de déterminer la proportion de ce gaz qui pourrait exister dans une atmosphère, on viderait dans cette atmosphère un grand flacon parfaitement desséché plein de sable également sec, et dont le volume serait connu; on verserait ensuite dans ce flacon un excès d'eau de baryte, on boucherait, et l'on agiterait jusqu'à ce qu'il ne se formât plus de précipité; le carbonate de baryte bien lavé, desséché et pesé, donnerait la proportion d'acide, puisque ce sel est formé de 77,66 de baryte et de 22,34 d'acide carbonique. On sait, d'ailleurs, qu'un mètre cube de ce gaz pèse 197 grammes, 41.

Si l'on veut s'assurer que le gaz soumis à l'examen contient de l'air atmosphérique, on en prend une nouvelle portion, on la mêle avec de l'eau et de la potasse caustique, et on agite pendant sept à huit minutes; par ce moyen, l'acide carbonique s'unit à la potasse et à l'eau, et il ne reste plus que l'air atmosphérique, dont on peut constater les caractères. Il est inutile d'indiquer que ces diverses opérations doivent être faites sous l'eau, pour empêcher que le gaz ne se répande dans l'atmosphère.

DU GAZ OXYDE DE CARBONE.

Action sur l'économie animale.

EXPÉRIENCE Iʳᵉ. — M. Tourdes a vu, en expérimentant sur plusieurs lapins, que ces animaux n'ont jamais pu résister plus de vingt-trois minutes lorsqu'on les plongeait dans de l'air contenant un *quinzième* de son volume de gaz oxyde de carbone. A un *trentième*, la mort arrivait au bout de trente-sept minutes. A un *huitième*, les lapins périssaient en sept minutes. (*Relation médicale des asphyxies par le gaz de l'éclairage,* 1841.)

EXPÉRIENCE II. — Lorsqu'on mêle 4 ou 5 p. 100 de gaz oxyde de carbone à l'air atmosphérique, il fait périr instantanément un moineau. Un centième de ce gaz mêlé à l'air détermine la mort d'un oiseau au bout de deux minutes; si, au moment de la mort apparente, on soustrait immédiatement l'animal à cette influence délétère, il pourra revenir peu à peu à la vie; mais ce n'est souvent qu'au bout de quelques heures que les phénomènes de paralysie se dissipent. (Leblanc, *Ann. de physique et de chimie*, 3e série, tome V, p. 19.)

EXPÉRIENCE III. — Samuel Witte éprouva un tremblement convulsif et des vertiges avec abolition presque complète de la sensibilité, après deux ou trois inspirations de ce gaz; à ces phénomènes, succédèrent de la langueur, de la céphalalgie, et un état de faiblesse.

Dans une autre expérience, il tomba presque aussitôt à la renverse, privé de mouvement, de pouls et de sentiment, pour avoir fait trois ou quatre fortes inspirations, après avoir vidé ses poumons. L'insufflation du gaz oxygène fut suivie des meilleurs effets; cependant il éprouva encore une agitation convulsive et une céphalalgie très-vives; il tarda beaucoup à recouvrer la vue, et il était en proie à des nausées, à des vertiges, et à des alternatives de frisson et de chaleur. En dernier lieu, il y avait une grande propension au sommeil, qui était interrompu et fébrile. (*Biblioth. brit., sciences et arts*, vol. LXI.)

EXPÉRIENCE IV. — Nysten, tout en établissant, par des expériences faites sur les chiens, les effets nuisibles du gaz oxyde de carbone, l'avait rangé à tort parmi les gaz non délétères par eux-mêmes. Voici, au reste, les conclusions qu'il crut devoir tirer de son travail : 1° le gaz oxyde de carbone produit, par son *action mécanique*, lorsqu'on l'injecte dans le système veineux, beaucoup plus de trouble, toutes choses égales d'ailleurs, dans la respiration et la circulation que l'acide carbonique; les *douleurs* qu'il occasionne ne semblent pas en rapport avec celles que déterminerait un corps dont l'action ne dépendrait que de son état gazeux, tel que l'air atmosphérique : ce qui porte à croire qu'il a une influence particulière sur le *système nerveux*; 2° il agit spécialement, quand on le respire, en portant obstacle aux phénomènes chimiques de la respiration, et il ne doit pas être regardé comme délétère par lui-même; 3° il brunit beaucoup le sang artériel; 4° après la cessation des accidents qui résultent de son action mécanique, il laisse dans les fonctions de la vie animale un trouble qui paraît dangereux, mais qui se dissipe promptement; 5° il peut être injecté à assez forte dose sans occasionner aucune lésion pulmonaire.

Il résulte de ce qui précède que le gaz oxyde de carbone est essentiellement délétère.

Traitement de l'empoisonnement.

Voyez *Traitement de l'empoisonnement par la vapeur du charbon*, p. 777.

Recherches médico-légales.

Le gaz oxyde de carbone est incolore, transparent, inodore, insipide, sans action sur la teinture de tournesol, d'un poids spécifique de 0,9727.

Il brûle à l'air avec une flamme bleue lorsqu'on approche de lui un corps en combustion, et il se transforme en acide carbonique susceptible de précipiter l'eau de chaux en blanc (carbonate de chaux), tandis qu'avant la combustion, il ne troublait point cette eau alcaline. Il n'est pas sensiblement soluble dans l'eau. On le distingue de l'hydrogène protocarboné, seul gaz avec lequel il puisse être confondu, en le combinant dans un eudiomètre avec du gaz oxygène à l'aide de l'étincelle électrique; il ne donnera que du gaz acide carbonique, tandis que le gaz hydrogène carboné fournit, outre ce gaz, une certaine quantité d'eau.

Il se produit particulièrement lorsqu'on fait brûler de grandes masses de charbon à la fois, comme cela se pratique dans les hauts-fourneaux où l'on prépare le fer. Barruel disait avoir vu souvent des ouvriers empoisonnés pendant leur sommeil par le gaz oxyde de carbone qui passait à travers les crevasses des fourneaux. D'après Parent-Duchatelet, ce gaz se formerait aussi dans les petits fourneaux des fondeurs en cuivre lorsqu'ils sont activés par le vent d'un soufflet (*Dictionnaire de l'industrie*, t. Ier, p. 549).

DE L'AIR NON RENOUVELÉ.

Si l'air non renouvelé n'était nuisible que parce qu'il aurait perdu une grande partie ou la totalité de son oxygène, je ne devrais pas en parler ici, puisqu'il faudrait simplement le considérer comme un *gaz irrespirable*, et non comme un *poison;* mais il n'en est pas ainsi : l'expérience prouve que par le seul fait du défaut de renouvellement, la proportion d'acide carbonique augmente au point de pouvoir déterminer un véritable empoisonnement, surtout lorsqu'un grand nombre de personnes respirent à la fois dans une chambre où l'air ne se renouvelle pas. Indépendamment de l'altération dont je parle, l'air non renouvelé se trouve vicié par le défaut d'oxygène libre, par la prédominance de l'azote, et par la présence de la vapeur aqueuse *animalisée,* qui s'exhale par la transpiration cutanée et la transpiration pulmonaire.

Si nous examinons d'abord ce qui est relatif à *l'acide carbonique,* nous verrons, en adoptant les résultats indiqués par M. Dumas, qu'un homme consomme par heure tout l'oxygène contenu dans 90 litres d'air à peu près, et qu'il sort des poumons, par heure aussi, 33 centimètres cubes d'air, dans lesquels il y a 4 pour 100 d'acide carbonique en moyenne. Cela étant, la proportion d'air expiré dans les vingt-quatre heures serait de 8 mètres cubes. Dans les expériences qu'il a tentées sur lui-même, M. Dumas a vu que le nombre des expirations était de seize à dix-sept par minute, et que chacune d'elles fournissait un tiers de litre environ. En admettant dans cet air 4 pour 100 d'acide carbonique, on voit que la quantité de cet acide expiré dans les vingt-quatre heures s'élèverait à 305 litres 8 dixièmes. Que l'on juge maintenant de la proportion énorme de ce gaz qui existerait bientôt dans l'atmosphère d'une petite chambre close ou à peine aérée, dans laquelle seraient réunies trente, quarante ou cinquante personnes. On appréciera encore mieux la rapidité avec laquelle se manifesteraient les effets nuisibles de cette atmosphère, lorsqu'on saura que si un adulte ne consomme par heure que l'oxygène contenu dans 90 litres d'air, il commence déjà à être fortement incommodé lorsque l'air a perdu le tiers de l'oxygène qu'il doit renfermer : aussi M. Péclet assigne-t-il le nombre de 6 à 10 mètres cubes pour la ration d'air à fournir à un homme par heure, si l'on veut maintenir sa respiration dans de bonnes conditions.

J'emprunterai au mémoire déjà cité de M. Leblanc quelques-uns des nombreux résultats qu'il a obtenus dans diverses analyses d'air confiné. Dans un dortoir de la salle du Calvaire de la Salpêtrière, où se trouvent un grand nombre d'aliénées incurables, et qui n'a qu'une faible capacité, au bout d'une nuit de clôture, l'air fournissait jusqu'à 8 millièmes d'acide carbonique, et l'on sait que l'air pur n'en contient guère qu'un demi-millième. Dans un amphithéâtre de 1,000 mètres cubes de capacité, où neuf cents personnes avaient séjourné pendant une heure et demie, il y avait plus de 1 pour 100 d'acide carbonique, quoique deux portes fussent restées constamment ouvertes.

Quant à la vapeur aqueuse *animalisée* qui s'exhale par la transpiration cutanée et la transpiration pulmonaire, je dirai, avec M. Leblanc, qu'il résulte des expériences de Séguin et de celles qui ont été faites plus récemment par M. Dumas que la quantité d'eau évaporée par un homme dans les vingt-quatre heures peut s'élever habituellement à 800 grammes. Si l'on cherche le volume d'air sec que ces 800 grammes de vapeur aqueuse sont capables de saturer, on trouve environ 60 mètres cubes pour la température de 10° centigrades, et 80 mètres cubes pour celle de 15°. Si l'air était déjà à demi saturé, il faudrait un volume double, soit 120 mètres cubes à 10°, et 160 à 15°. Il suffit d'énoncer ces chiffres pour juger de l'effet qui doit résulter du séjour prolongé d'un certain nombre d'individus dans une enceinte fermée; l'air doit arriver assez promptement à l'état de saturation ; à ce terme, il est permis de croire, avec M. Dumas, qu'un séjour plus prolongé amènerait des effets physiologiques prononcés ; en effet, l'évaporation cutanée, qui formerait à elle seule les trois quarts de l'évaporation totale, doit se trouver sinon totalement arrêtée, du moins notablement diminuée, puisque l'air ne peut plus enlever de vapeur aqueuse qu'autant qu'il s'échauffera au contact de la peau : or celle-ci n'étant pas à découvert, les mouvements de l'air sont trop gênés pour que l'effet soit sensible. Quant à la transpiration pulmonaire, elle ne s'effectue plus qu'à raison de la différence de tension entre la vapeur d'eau à saturation à 37° et celle qui saturerait l'espace à la température du milieu environnant. Il s'ensuit qu'une portion notable de la chaleur enlevée à l'état latent par l'effet de la transpiration normale tendra à s'accumuler dans nos organes et à en élever la température, à moins qu'il ne s'opère dans les procédés mêmes de la respiration une réaction capable de compenser cet effet (p. 8).

Faut-il ajouter qu'indépendamment des effets nuisibles que la vapeur aqueuse *animalisée* doit à la vapeur proprement dite, elle en détermine probablement d'autres à raison de la matière organique qu'elle renferme; qui ne sait que dans l'air non renouvelé on sent souvent une odeur repoussante? MM. Péclet et Dumas affirment que l'air expulsé par des cheminées d'appel destinées à opérer la ventilation des salles d'assemblées nombreuses exhale souvent une odeur tellement infecte qu'on ne saurait la supporter impunément, même pendant un temps assez court.

Il n'est pas nécessaire de dire que la combustion des chandelles, des bougies, des lampes, etc., dans une pièce où l'air n'est point renouvelé ou ne l'est qu'incomplétement, contribue puissamment à vicier l'atmosphère. 1 kilogramme d'acide stéarique, en brûlant, peut verser, dans une capacité de 50 mètres cubes, près de 4 pour 100 d'acide carbonique en volume, c'est-à-dire amener cette atmosphère au même degré d'altération que l'air expiré par nos poumons. Une chandelle de 12 au kilogramme absorbe le tiers de l'oxygène contenu dans 340 litres d'air; une bougie de 10 au kilogramme consomme le tiers de celui que renferment 435 litres d'air; et une lampe à gaz, pendant qu'on y brûle 42 grammes de combustible, absorbe le tiers de l'oxygène contenu dans 1680 litres. Que l'on juge maintenant de la rapidité avec laquelle l'air est vicié dans nos salons, lorsque, indépendamment d'un luminaire considérable, plusieurs centaines de personnes se trouvent réunies.

Symptômes déterminés par l'air non renouvelé. Les deux faits suivants prouvent combien peuvent être graves les accidents occasionnés par l'air non renouvelé.

Observation Ire. — Huit mineurs restèrent enfermés pendant cent trente-six heures dans la houillère du bois Monzil. Quelques heures avant l'achèvement de la percée, leur respiration était pénible, stertoreuse; ils ne pouvaient pour la plupart articuler une seule parole; leur tête était le siége d'une vive douleur, et leurs membres ne les soutenaient qu'avec peine; un assoupissement s'empara d'eux, et quelques-uns délirèrent. (*Journal des connaissances médico-chirurgicales*, 4e année, p. 117.)

Observation II. — Cent quarante-six personnes furent renfermées dans une chambre de 7 mètres carrés, qui n'avait d'autre ouverture que deux petites fenêtres donnant sur une galerie. Le premier effet qu'éprouvèrent ces malheureux prisonniers fut une sueur abondante et continuelle; une soif insupportable en fut bientôt la suite : à cette soif, succédèrent de grandes douleurs de poitrine et une difficulté de respirer approchant de la suffocation. Ils essayèrent divers moyens pour être moins à l'étroit et se procurer de l'air : ils ôtèrent leurs habits, agitèrent l'air avec leurs chapeaux, et prirent enfin le parti de se mettre à genoux tous ensemble, et de se relever simultanément au bout de quelques instants; ils eurent recours trois fois en une heure à cet expédient, et chaque fois, plusieurs d'entre eux, manquant de force, tombèrent, et furent foulés aux pieds par leurs compagnons. Ils demandèrent de l'eau; on leur en donna; mais, se disputant pour s'en procurer, les plus faibles furent renversés et succombèrent bientôt après : l'eau n'apaisa pas la soif de ceux qui purent en boire, et encore moins leurs autres souffrances; ils étaient tous dévorés d'une fièvre qui redoublait à tous moments. Avant minuit, c'est-à-dire durant la quatrième heure de leur réclusion, tous ceux qui restaient encore en vie, et qui n'avaient point respiré aux fenêtres un air moins infect, étaient tombés dans une stupidité léthargique, ou dans un affreux délire : on se battit de nouveau pour avoir accès aux fenêtres. A deux heures du matin, il n'y avait plus que cinquante vivants; mais ce nombre étant encore trop grand pour que tous pussent recevoir de l'air frais, le combat continua jusqu'à la pointe du jour. Le chef lui-même, après avoir résisté longtemps, était tombé asphyxié : on le releva, on l'approcha de la fenêtre, et on lui donna des secours; bientôt après, la prison fut ouverte : de cent quarante-six hommes qui y étaient entrés, il n'en sortit que vingt-trois vivants; ils étaient dans le plus déplorable état qu'on puisse imaginer, portant peinte dans tous leurs traits la mort à laquelle ils venaient d'échapper. (Extrait de l'*Histoire des guerres des Anglais dans l'Indoustan; Dictionnaire des sciences médicales.*)

Lésions de tissu. Lorsqu'on ouvre les cadavres d'individus morts pour avoir respiré de l'air non renouvelé, on voit que les cavités du cœur et les vaisseaux sanguins contiennent du sang noir; il y en a beaucoup plus dans l'oreillette et le ventricule du côté droit et dans le système veineux que dans les autres parties.

Analyse de l'air non renouvelé. On déterminerait aisément les proportions d'acide carbonique, d'azote et d'oxygène, contenues dans l'air non renouvelé, en suivant la marche qui sera indiquée à l'occasion de la vapeur du charbon. Quant à la vapeur d'eau qu'il renferme, on en apprécierait la quantité à l'aide du chlorure de calcium bien sec, que l'on pèserait avant et après l'expérience; l'augmentation du poids subie par le chlorure indiquerait la proportion d'eau que renfermerait le volume d'air sur lequel on aurait opéré.

DU GAZ DE L'ÉCLAIRAGE (GAZ LIGHT)

La composition du gaz de l'éclairage varie suivant la nature des corps qui l'ont fourni et la température à laquelle il a été produit. Quand il a été préparé avec l'*huile de poisson brute*, l'*huile de graine* ou la *matière grasse des eaux de savon*, et que l'huile a été chauffée jusqu'au rouge, il est formé, pour 100 parties, de 6 de gaz *hydrogène bicarboné* et de *carbures*, de 28,2 d'*hydrogène protocarboné*, de 14,1 d'*oxyde de carbone*, de 45,1 d'*hydrogène* et de 6,6 d'*azote*; tandis que la même huile, décomposée à une chaleur *beaucoup moins forte*, fournit 22,5 d'*hydrogène bicarboné et de carbures*, 50,3 d'*hydrogène protocarboné*, 15,5 d'*oxyde de carbone*, 7,7 d'*hydrogène* et 4 d'*azote* (Dumas). Obtenu par le procédé de Selligues, en décomposant ensemble de l'eau et l'huile qui fait partie des chistes d'Igornay, il contient, d'après M. Wurtz, sur 100 parties, 6 d'*hydrogène bicarboné et de carbures*, 22,5 d'*hydrogène protocarboné*, 21,9 d'*oxyde de carbone*, 31 d'*hydrogène*, 14 d'*azote* et 4,6 d'*acide carbonique*. La présence de cet acide et une plus forte proportion d'oxyde de carbone s'explique par l'action du charbon rouge dont on se sert pour décomposer l'eau. Les proportions de ces éléments, dit M. Tourdes, ne doivent certainement pas être toujours les mêmes, puisque, suivant les remarques de M. Persoz, ils ne constituent qu'un simple mélange; mais les variations ne peuvent être bien considérables, car bientôt elles influeraient sur le pouvoir éclairant. M. Persoz, qui a également étudié le gaz Selligues, dit que l'hydrogène bicarboné n'y domine point; que c'est un simple mélange d'oxyde de carbone et d'hydrogène tenant en suspension des carbures hydriques pyrogénés, dans lesquels on reconnaît particulièrement la naphtaline.

Le gaz de la *houille* non purifié renferme du gaz *hydrogène bicarboné*, du *carbure tétrahydrique*, du gaz *oxyde de carbone*, de l'*hydrogène*, du *sulfure de carbone*, une certaine quantité de *vapeur d'huile pyrogénée* très-volatile, une petite portion de gaz *sulfhydrique* et d'acide *carbonique* libres ou combinés à l'ammoniaque. C'est au commencement de l'opération, dit Berzelius, qu'il renferme le plus de gaz hydrogène bicarboné, de carbure tétrahydrique et de vapeur d'huile pyrogénée; la proportion de ces corps va sans cesse en diminuant, de sorte que, vers la fin, l'hydrogène et l'*oxyde de carbone* prédominent dans le mélange. Si la température est au-dessous du rouge-cerise, on obtient beaucoup de goudron et peu de gaz; si elle est plus élevée, il se produit beaucoup de gaz, mais il est formé d'une grande quantité d'hydrogène protocarboné et d'hydrogène, et il éclaire peu.

Le gaz de la houille, *purifié* en le faisant passer à travers de la chaux solide et en suspension dans l'eau, est presque entièrement privé de l'acide sulfhydrique, de l'acide carbonique, du sulfhydrate et du carbonate d'ammoniaque qu'il renfermait ; il peut cependant retenir encore quelques traces de ces substances. Il contient, en outre, presque toujours du sulfure de carbone en quantité variable, ce qui explique l'odeur d'acide sulfureux que la combustion y développe.

Il résulte de ce qui précède qu'il est impossible de donner du gaz de l'éclairage une description qui convienne à toutes les variétés, et cela d'autant mieux qu'on prépare aussi *avec des résines* une autre variété de ce gaz qui diffère, sous certains rapports, de ceux qui viennent d'être indiqués. Mais il est deux faits sur lesquels il importe d'insister : je veux parler de l'odeur et de l'explosibilité de ces gaz. L'odeur du gaz fabriqué avec les huiles est tellement pénétrante qu'elle se développe avec intensité dès que la plus faible portion de gaz s'échappe *sans avoir été enflammée* ; aussi à peine y a-t-il une fuite de gaz, qu'on sent celui-ci, et que l'on peut se préserver des accidents qui arriveraient souvent si on le respirait. « Les propriétés odorantes de ce gaz, dit M. Tourdes, sont, pour la sécurité publique, une garantie tellement précieuse, qu'on peut avancer, sans exagération, qu'un gaz complétement inodore présenterait de grands dangers, et qu'il deviendrait indispensable de lui communiquer des qualités odorantes» (p. 58). Ce professeur s'est assuré qu'à la proportion d'un *onzième* l'odeur est extrêmement intense ; il en est de même à un *trentième ;* à un *cent cinquantième*, elle est toujours très-caractéristique ; elle est très-sensible à un *quatre centième*, à un *cinq centième* et à un *sept cent cinquantième*. A un *millième*, on perçoit une sensation douteuse, mais l'odorat est encore impressionné.

Quant à l'*explosibilité* du gaz mélangé à l'air, à l'approche d'un corps en combustion, on sait qu'elle a occasionné de nombreux accidents. MM. Tourdes et Wurtz ont vu, pour le gaz de Selligues, qu'*un* volume de gaz et *cinq* d'air produisent une très-forte détonation ; qu'*une* partie sur *sept,* sur *neuf* et sur *dix,* donne le même résultat ; qu'à *une sur onze,* la détonation est faible, et ne s'obtient dans l'eudiomètre que par une forte étincelle ; qu'*une* proportion sur *onze et demie* ne détermine plus ni inflammation ni détonation, mais que le vide se forme avec rapidité ; ainsi, au delà d'un onzième, il n'y a plus d'explosibilité, comme l'avait déjà dit M. Devergie.

On doit conclure de ces faits qu'une atmosphère peut contenir assez de gaz de l'éclairage pour ne pas détoner (plus d'un onzième) ; et cependant en renfermer assez pour empoisonner, puisque nous verrons bientôt que la dose d'un quinzième suffit pour tuer les lapins et les pigeons en quelques minutes ; il suit de là également qu'on se méprendrait étrangement si l'on croyait qu'il n'y a aucun danger à rester au milieu d'une atmosphère dans laquelle des lumières et du charbon brûleraient comme à l'ordinaire, attendu, encore une fois, que les corps en ignition ne déterminent l'explosion du gaz que lorsque celui-ci entre dans sa composition au moins pour un *onzième*. Dès que l'odeur du gaz se manifeste dans un appartement, dit avec raison M. Tourdes, il est prudent d'éteindre tous les corps en ignition. La prudence conseille également de ne pas entrer avec une lumière dans un lieu où l'odeur du gaz se fait sentir, car rien n'indique à l'avance que la proportion n'est pas suffisante pour détoner ou que l'accumulation successive du gaz ne lui communique pas bientôt cette propriété.

Nous allons voir maintenant combien sont graves les accidents que peut déterminer le gaz de l'éclairage ; ces accidents dépendent surtout du gaz oxyde de carbone qu'il renferme ; car le gaz hydrogène bicarboné n'est pas, ni à beaucoup près, aussi énergique que lui (voyez p. 735).

Action du gaz de l'éclairage sur l'économie animale.

Expérience Ire. — Un lapin placé dans 6 litres de gaz de l'éclairage, préparé par le procédé Selligues, s'élance au haut de la cloche ; violentes convulsions ; il tombe en vingt-cinq secondes, se débat, est immobile au bout d'une minute et demie, et meurt en moins de deux minutes. Les cavités droites du cœur sont remplies par un seul caillot rougeâtre très-dense ; il existe un caillot plus petit dans les cavités gauches ; les poumons sont d'un rouge pâle et le foie d'un rouge brun.

Expérience II. — M. Tourdes, après avoir ainsi examiné l'action du gaz pur, a voulu connaître les effets de doses de plus en plus faibles, et a exposé des animaux à l'influence de mélanges d'air atmosphérique et de gaz de l'éclairage dans des proportions qui ont varié, pour ce dernier, depuis $\frac{1}{4}$ jusqu'à $\frac{1}{180}$. Voici les résultats qu'il a obtenus :

Proportion d'un quart. Chien de petite taille (n° 6) placé dans une caisse avec 12 litres de gaz. A l'instant quelques gémissements, immobilité, convulsions partielles ; mort en douze minutes. Ouverture : pas d'écume dans la trachée, tissu pulmonaire rouge, contenant beaucoup de sang ; un seul caillot remplissant les deux cavités droites du cœur, un peu de sang coagulé dans les gauches ; foie rougeâtre ; très-légère injection de la pie-mère cérébrale ; rien à la moelle.

Proportion d'un huitième. Chien de très-petite taille (n° 7) dans la même caisse ; 6 litres 60 centilitres de gaz de l'éclairage. A cinq minutes, cris plaintifs, gémissements sourds ; à sept, immobilité, décubitus sur le flanc ; à neuf, convulsions des pattes ; à douze, mort. Poumons rouges ; un caillot dans chaque oreillette, mêlé à très-peu de sang liquide ; foie rougeâtre; rien à noter aux autres organes. Lapin (n° 8) dans la grande cloche; 2 litres de gaz. A deux minutes quarante-cinq secondes, mouvements convulsifs; à trois, cris plaintifs, plus fortes convulsions, tête renversée en arrière; à trois et demie, immobilité; à quatre, convulsions partielles; à cinq, mort. Il est à remarquer que dans les deux premières minutes l'animal n'avait paru nullement influencé par le gaz. Poumons assez rouges; sang coagulé dans le ventricule droit et les veines caves; caillot semblable dans les cavités gauches; foie rougeâtre; légère injection de la surface du cerveau et des sinus rachidiens.

Proportion d'un dixième. Pigeon (n° 9) placé dans cette atmosphère. Au bout d'une demi-minute, convulsions violentes, mort en trois minutes.

Proportion d'un quinzième. Lapin (n° 10), 1 litre de gaz mêlé à l'atmosphère de la grande cloche. A trois minutes, mouvements convulsifs; à trois et demie, retombe sans pouvoir se relever, mouvements convulsifs des muscles respiratoires; mort en douze minutes. Caillot dans l'oreillette gauche, dans les cavités droites, vacuité du ventricule artériel. Lapin (n° 11). A deux minutes, mouvements convulsifs, tombe sur le flanc, immobile, respiration convulsive, mort en neuf minutes. Sang coagulé dans les quatre cavités du cœur, poumons rougeâtres. Lapin (n° 12). Malade au bout de trois minutes; succombe en quatorze. Foie d'un brun foncé, poumons d'un rouge vif; un seul caillot pour chaque moitié de cœur, se continuant dans les gros vaisseaux; très-légère injection de la surface du cerveau et de la moelle.

Proportion d'un dix-septième. Lapin (n° 13), 88 centilitres. Après trois minutes, chancelle et tombe, se relève à dix, retombe; convulsions partielles, immobilité; mort en vingt-quatre minutes. Poumons pâles; sang liquide dans les quatre cavités du cœur. Lapin (n° 14). A trois minutes, sur le flanc, convulsions légères, tombe par accident dans l'eau entre le support et la cloche; meurt noyé à neuf minutes. Écume dans la trachée, sang coagulé dans les cavités droites et l'oreillette gauche. Lapin (n° 15). Tombe au bout de trois minutes, se débat, immobilité, convulsions partielles; mort en quarante-six minutes. Pigeon (n° 16). A une minute, s'agite; à une et demie, tombe; à trois, fortes convulsions; mort à cinq.

Proportion d'un trentième. (Lapin (n° 17). A six minutes, chancelle; à sept, tombe, reste couché depuis ce moment, faisant par intervalles des efforts inutiles pour se lever; respiration convulsive puis très-lente; s'éteint en une heure vingt-deux minutes. Sang liquide dans le cœur. Lapin (n° 18). A neuf minutes, chancelle, s'agite, tombe; à treize, convulsions, puis affaissement profond et immobilité; à une heure quarante-deux minutes, l'animal est retiré de la cloche, sans force, incapable d'aucun mouvement; il se remet au bout d'une heure. Lapin (n° 19). A quatre minutes, chancelle; à cinq, tombe; retiré à sept, sans mouvement; se remet en un quart d'heure. Pigeon (n° 20) dans une atmosphère contenant 50 centilitres de gaz; *un trente-deuxième.* A deux minutes, chancelle; à deux et demie, tombe; à trois et demie, se relève; à six, se roidit, frémissement des ailes; mort à sept. Sang coagulé dans le cœur. Pigeon (n° 21), même proportion. A deux minutes, s'élance, tombe; retiré à cinq, sans force, se remet en cinq minutes.

Proportion d'un cinquantième. Lapin (n° 22), 30 centilitres de gaz. A neuf minutes, chancelle et s'incline; à onze, se relève, retombe sur le côté; retiré à quinze, sans force, sur le flanc; se remet vite. Pigeon (n° 23), 30 centilitres de gaz (*un cinquante-quatrième*). A trois minutes, tombe; à quatre minutes, s'agite; puis immobile, sans force, respiration convulsive; retiré à six, se remet promptement.

Proportion d'un soixante et quinzième. Lapin (n° 24), 20 centilitres de gaz. Jusqu'à quinze minutes, tranquille : à seize, tremblement; à dix-sept, tombe; à dix-huit, retiré sans force; il se remet en une demi-heure. Lapin (n° 25), même proportion. A vingt-cinq minutes, commence à trembler, puis chancelle, mais reste sur ses pattes; retiré à trente-cinq, faible, étonné, pouvant se tenir et non marcher.

L'action de quantités plus faibles encore a été expérimentée sur des pigeons. Pigeon (n° 26), 10 centilitres de gaz; petite cloche, proportion d'*un quatre-vingt-dixième*. A quatre minutes, chancelle et tombe; à sept, se relève, tombe de nouveau; retiré à quatorze, ne pouvant se tenir sur ses pattes. Il se rétablit peu à peu. Pigeon (n° 27), même cloche; 75 centilitres de gaz, soit *un cent trentième*. A seize minutes, semble s'affaiblir un peu, puis il se remet et n'éprouve rien de particulier; retiré à quarante minutes, peut courir, mais vole avec peine. Pigeons (n°s 28 et 29), grande cloche; 10 centilitres de gaz, soit *un cent soixantième*. Au bout de quarante et de cinquante minutes, aucun effet. Pigeon (n° 30), petite cloche; 5 centilitres de gaz, soit *un cent quatre-vingtième*. Au bout de quarante-cinq minutes, pas d'effet. (Tourdes, *Relation médicale des asphyxies par le gaz de l'éclairage*; Strasbourg, 1841.)

Empoisonnement des familles Beringer et Loison. — François Béringer père, âgé de quarante-six ans, Marie-Louise Beringer, sa femme, âgée de quarante-quatre ans, leurs trois enfants, François-Joseph, âgé de quinze ans, Louis-Charles, âgé de quatorze ans, Marie-Louise, âgée de cinq ans, leur servante, Anasthasie Lehmann, âgée de dix-huit ans, habitaient, rue des Petites-Boucheries, n° 101, un logement au rez-de-chaussée et deux pièces du premier étage sur la cour. Le logement du rez-de-chaussée se compose d'un grand magasin avec porte et deux fenêtres sur la rue, d'une chambre à coucher longue et étroite, communiquant avec le magasin, avec une fenêtre sur la rue; d'une cuisine attenant à cette pièce, et ayant jour sur la cour, d'un petit cabinet à l'extrémité du logement. La chambre à coucher a 6ᵐ 77 de long sur 2ᵐ 80 de large, et 3ᵐ 20 de hauteur; sa capacité est de 60 mètres cubes; la fenêtre sur la rue est élevée de 1 mètre au-dessus du plancher, elle forme un carré de 2ᵐ 14; elle est bien close et doublée par un volet plein. Les deux portes de communication avec le magasin et la cuisine ferment mal; une large fenêtre vitrée donne sur la première de ces pièces. La cuisine, dont les ouvertures laissent facilement entrer l'air de la cour, a une capacité de 63 mètres cubes, celle du magasin est de 120 mètres cubes; celui-ci communique par une porte mal jointe avec une cave placée sous la cuisine et le bâtiment latéral. Une grande cave voûtée s'étend sous la portion du rez-de-chaussée située sur la rue. Elle ne communique ni avec la première cave, ni avec le logement.

Le 31 décembre 1840, toute la famille Beringer était réunie; un des fils était revenu, dans l'après-midi, d'une petite ville voisine. Le 1er janvier, le magasin et le logement ne s'ouvrent point; aucune des personnes qui l'habitent ne paraît; les déclarations des voisins sont sur ce point unanimes. Le 2 janvier, même silence; tout reste encore fermé; alors s'élèvent des inquiétudes, que bien des circonstances auraient dû faire naître plus tôt. A dix heures et demie, on se décide à pénétrer dans le logement. On ouvre la porte de la cuisine, celle de la chambre à coucher, qui n'était point fermée à clef. Un affreux spectacle se présente : cinq personnes sont étendues par terre; un sixième corps repose sur un lit. Beringer père, la tête du côté de la cuisine, était couché sur les genoux et sur les coudes, donnant encore quelques signes de vie; sa femme, étendue sur le dos, les pieds du côté de la même porte, la tête sous son lit, faisait entendre de sourds râlements; au milieu de la chambre, les pieds tournés vers la fenêtre, la servante gisait sur le dos, déjà roide et froide; à ses pieds était placé obliquement, près de la porte vitrée du magasin, le corps du fils aîné, la bouche distordue et couverte d'écume; le plus jeune fils, roide et froid comme son frère, était en travers sur un matelas, vis-à-vis la même porte vitrée, le visage souillé de matières noirâtres répandues autour de lui; le sixième corps, celui de la petite fille, offrant au tronc quelques traces de chaleur, était couché sur le lit des parents, dans l'attitude du sommeil.

Ces six personnes étaient plus ou moins complétement vêtues : Beringer père n'avait qu'un caleçon et une chemise sans chaussure; sa femme, un jupon et une chemise; la petite fille, un bonnet, un gilet et une chemise; le fils aîné, une chemise seule; le plus jeune, un caleçon, un gilet et une chemise; la servante était entièrement habillée et chaussée. L'expression des physionomies offrait des différences tranchées; celles du père et de la mère étaient comme étonnées et stupides; le visage de la petite fille et celui de la servante étaient calmes, bien que cette dernière eût de l'écume à la bouche; la face des deux fils était altérée et grimaçante, tachée d'écume; leur attitude pénible et contournée, leurs bras relevés au-dessus de la tête, leurs membres fixés dans la demi-flexion par la rigidité cadavérique, semblaient indiquer que leur vie s'était éteinte dans d'affreuses convulsions. Déjà se manifestait dans leur coloration extérieure une différence qui devint plus sensible encore le lendemain; les cadavres des deux jeunes filles étaient presque pâles, tandis que les deux fils, principalement l'aîné, présentaient une teinte rouge presque générale, qui, dès le premier abord, frappait par sa vivacité.

MM. les D⁵ Schæffer et Eissen; M. Fahlmer, pharmacien, M. Teutsch, élève en pharmacie, M. Kuhn, officier de santé, qui pénétrèrent les premiers sur les lieux, constatèrent que les trois cadavres d'adultes étaient entièrement refroidis et atteints d'une roideur générale très-intense. Ils reconnurent un reste de chaleur au tronc de la petite fille dont les articulations cessaient déjà d'être souples, et lui prodiguèrent pendant une demi-heure des soins inutiles. Ils firent immédiatement transporter Beringer et sa femme, dans la cuisine d'abord, puis dans la maison voisine. Les secours que réclamait leur état, employés avec persévérance pendant plusieurs heures, n'obtinrent qu'un succès incomplet : Beringer père succomba le 3 janvier, à cinq heures du matin ; sa femme eut le triste bonheur de survivre. L'observation détaillée des symptômes qu'ils ont offerts sera exposée aux pages 755 et suivantes.

L'examen des lieux fit reconnaître les détails suivants : la chambre renfermait un grand lit placé contre le mur du côté de la cuisine, plus loin un berceau, vers le milieu un poêle en fonte, un matelas étendu par terre, du côté de la fenêtre, vis-à-vis la porte vitrée du magasin. Le poêle contenait une petite quantité de cendres, son tuyau n'avait point de soupape ; il n'existait dans la chambre aucun vase avec des résidus de braise. Sur le poêle se trouvait un chandelier de cuivre, tout à fait vide, présentant dans la portion creuse qui reçoit la chandelle un cylindre de papier noir et carbonisé. Une petite lampe remplie d'huile au tiers, une chandelle brûlée aux quatre cinquièmes étaient placées sur un rayon, derrière le lit, et cachées par un rideau. La chandelle trouvée sur le poêle avait donc seule servi ; elle n'avait point été éteinte et avait brûlé jusqu'au bout. Ce fait fournit des renseignements importants sur l'heure à laquelle l'accident a commencé, et sur la proportion du gaz au moment où s'exerçait déjà son action délétère.

A quelle cause devait-on rapporter ce funeste événement ? Le doute n'a pas été un seul instant possible. L'évidence la plus incontestable démontrait que ces malheureux avaient succombé à un empoisonnement par le gaz de l'éclairage. Les premières personnes qui s'introduisirent dans la chambre à coucher furent frappées de l'odeur de gaz qui y était répandue. Arrivés sur les lieux, une heure apèrs la découverte de l'accident, lorsque déjà l'air avait été renouvelé par l'ouverture de la fenêtre et de la porte, nous n'en perçûmes que de faibles traces ; mais ayant pénétré dans le magasin, nous y reconnûmes l'odeur caractéristique du gaz de l'éclairage prononcée au plus haut point. L'infiltration s'était étendue au logement comme à la cave placée sous lui ; celle-ci en était tellement remplie, qu'il refluait dans le corridor extérieur et jusque dans la cour. La cave située sous le bâtiment latéral et celle de la maison voisine n'en contenaient point. M. Fahlmer a recueilli une certaine quantité de l'air du magasin et de la cave dont nous ferons connaître l'analyse.

Déjà depuis plusieurs jours, l'odeur du gaz se répandait dans cette maison ; le 30 décembre, elle devient beaucoup plus intense ; le 31, elle augmente encore. Des plaintes sont alors adressées par le propriétaire à l'administration de l'éclairage au gaz ; des employés se rendent sur les lieux, reconnaissent la fuite, et constatent que le gaz s'épanche avec abondance dans la cave ; on y descend le 1ᵉʳ janvier. La fatale persuasion où l'on est que la famille Beringer s'est absentée ce jour-là empêche que l'on ne pénètre dans son logement. Le 31 décembre, dans l'après-midi, le directeur de l'usine fait commencer des travaux autour de la maison ; ils continuent le 1ᵉʳ janvier, mais malgré leur activité, on ne parvient point à remédier au mal. L'origine de la fuite n'est point découverte, le gaz continue à se répandre autour de la maison et dans la cave ; un papier enflammé, jeté le 1ᵉʳ janvier dans l'égout voisin, détermine une forte explosion et la sortie d'un grand jet de flamme. Une perte considérable de gaz était en même temps constatée par l'administration de l'usine ; cette perte, que l'on évaluait à plus de 5,000 litres par heure d'éclairage, s'était accrue subitement pendant les grands froids de décembre ; le 30, le 31 décembre, le 1ᵉʳ janvier, elle s'était élevée à des proportions énormes. Le 2 janvier seulement, alors que l'événement était accompli, on parvint à en reconnaître la cause. Le gaz est distribué, dans les différents quartiers de Strasbourg, au moyen de gros conduits en fonte ou en tôle, placés dans des tranchées d'un mètre de profondeur, auxquels sont adaptés des tubes d'un diamètre plus petit, aboutissant aux becs de l'éclairage public et aux maisons particulières. Pour absorber l'eau que le gaz entraîne en quantité plus ou moins considérable, on a adapté, aux points les plus déclives des conduits principaux, des siphons en plomb qui doivent être toujours remplis d'eau. Ces siphons communiquent d'une part avec le sol, protégés de ce côté par une calotte de fonte, de l'autre avec le tuyau par une ouverture de plusieurs centimètres de diamètre. La maison Beringer, placée à l'angle de la rue de Petites-Boucheries et de la rue Thoman, est côtoyée sur ses deux faces, à 5 mètres de distance, par un des gros conduits du gaz. Un petit tube s'en détache pour éclairer la brasserie voisine ; vis-à-vis la porte du magasin, est placé un siphon perdu. Le tube de la brasserie, sur lequel s'étaient portés les premiers soupçons, fut trouvé intact ; mais l'examen du siphon fit reconnaître qu'il était entièrement vide, et dévoila la cause du mal : toute l'eau en avait été absorbée. Le siphon versait incessamment dans le sol des flots de gaz, qui, ne pouvant s'élever perpendiculairement par suite de la congélation des couches supérieures, s'infiltrait sur les côtés jusque dans la cave de la maison voisine. On se fera une idée de l'énorme quantité de gaz qui a dû se perdre près de cette maison, en considérant que chaque siphon équivaut par son diamètre à trois cents becs, et que chaque bec peut verser dans une heure près de 125 litres de gaz.

La famille Beringer est restée exposée pendant près de quarante heures à l'action du gaz de l'éclairage ; dans les premiers instants, on a cru qu'elle n'était renfermée dans son domicile que depuis la soirée du 1ᵉʳ janvier, mais maintenant des preuves décisives établissent qu'il faut faire remonter ce moment à la soirée du 31 décembre. Lorsque la mère, revenue à elle, a pu donner des explications, elles ont concordé de la manière la plus exacte avec les déclarations de tous les voisins. Le 31 décembre, toute sa famille était réunie. Indisposée depuis quelques jours, ainsi que sa petite fille, elle se couche de bonne heure ; vers sept heures, son mari et ses deux fils soupent auprès d'elle ; le plus jeune fils, revenu gai et bien portant d'un voyage, éprouve bientôt après des nausées et du malaise ; un peu plus tard, l'aîné est pris de semblables accidents. Ils demandent à coucher dans la chambre de leur mère, elle y consent ; elle voit placer le matelas par terre, ses deux fils et son mari couchés, l'enfant dans son berceau, la servante encore dans la chambre. A dater de cet instant, ses souvenirs s'effacent ; elle ne sait rien des quarante heures qu'elle a passées dans sa chambre, et de la scène de désolation qui s'y est accomplie ; la mémoire ne lui revient qu'au moment où elle entend un grand bruit de personnes qui entrent, et où quelqu'un dit à côté d'elle : « En voilà une qui vit encore, les autres ne sont plus. »

Un accident de même nature, qui aurait pu entraîner d'aussi fatales conséquences, si le premier n'avait éveillé la sollicitude publique, a mis en péril, peu de jours après, la vie de plusieurs personnes. Le sieur Loison, cabaretier, âgé de soixante-six ans, sa femme, âgée de trente-neuf ans, sa fille, âgée de douze ans, sa belle-sœur, âgée de trente-huit ans, habitent, rue de l'Esprit, 23, un logement au rez-de-chaussée, composé d'une grande salle très-basse, d'une capacité de 75 mètres cubes, et de trois petites pièces d'environ 9 mètres chacune, et communiquant avec la première par un corridor très-court, fermé par deux portes bien closes et par une fenêtre vitrée jointe très-exactement. La famille entière se tient dans la grande salle du cabaret pendant le jour ; la nuit, elle se retire dans les cabinets. Depuis environ un mois, les deux femmes et la petite fille sont presque continuellement malades ; elles éprouvent des nausées, de la céphalalgie, des étourdissements, un affaiblissement profond ; une servante, atteinte d'accidents semblables, les a quittés récemment. Le mari seul ne ressent rien, mais ses occupations l'appellent fréquemment hors de la chambre. Presque toujours pendant la nuit, l'indisposition se dissipe ou diminue considérablement. Depuis la même époque, on sentait dans la salle du cabaret une forte odeur de gaz, augmentant surtout le soir et quand on activait le tirage du poêle, on s'en plaignait, mais on ne songeait point à rapporter à cette cause l'origine du mal. Le lundi 4 janvier, l'odeur redoubla : la femme Loison éprouva des symptômes plus graves, elle tomba dans un évanouissement dont on eut peine à la faire revenir. L'autorité avertie fit inspecter les lieux ; on reconnut que la salle du cabaret contenait du gaz de l'éclairage. L'infiltration s'opérait à travers le mur près du poêle ; elle ne s'étendait point aux chambres à coucher, circonstance qui a sauvé leurs habitants et qui explique l'amélioration que leur état présentait chaque nuit. Les recherches exécutées à l'extérieur démontrèrent que la fuite du gaz était occasionnée, comme dans le cas précédent, par la vacuité d'un siphon placé à 7 mètres de la maison. Le gaz, s'échappant par ce large tuyau, se répandait dans le sol et pénétrait directement dans la salle, qui n'est point placée sur une cave. Ce fait, qui jette un si grand jour sur une des causes principales des fuites de gaz et sur l'étendue des infiltrations, fournit des éléments précieux pour l'histoire des symptômes.

OBSERVATION Ire. — La femme Beringer, d'une santé délicate, indisposée depuis le 28 décembre, éprouve un sentiment incommode de faiblesse, de la céphalalgie, des nausées; ce malaise coïncide avec son époque menstruelle, qui suit sa marche ordinaire, sans en être troublée, et dont les dernières traces sont encore sensibles après l'accident. Le jeudi 31, son indisposition augmente; elle se plaint de vertiges et d'une faiblesse plus grande; elle se couche dans l'après-midi, après avoir pris quelques aliments. Dans la soirée, l'odeur du gaz, qu'elle percevait déjà depuis plusieurs jours, lui paraît plus prononcée que de coutume; un moment elle s'en inquiète, et elle envoie son mari s'informer si la présence du gaz n'offre pas quelque danger; celui-ci sort, mais il rentre bientôt ayant oublié cette recommandation. Toute la famille est réunie autour d'elle et soupe; un de ses fils se trouvant malade, elle se relève pour quelques instants; elle se recouche ensuite; elle sait que vers neuf heures du soir son mari, ses fils, sa petite fille, étaient couchés, que la servante se trouvait dans sa chambre; alors il lui semble qu'elle s'endort, et dès ce moment elle perd tous ses souvenirs. Quand on la presse de questions, elle répond seulement qu'il lui reste comme la sensation d'un rêve pénible; elle ignore absolument ce qui s'est passé depuis la soirée du 31 décembre jusqu'à la matinée du 2 janvier. Pendant quarante heures, la connaissance a été absolument suspendue; elle ne sait point comment sa petite fille, qu'elle avait couchée dans son berceau, s'est trouvée dans son lit; comment les personnes qui l'entouraient se sont débattues et ont expiré autour d'elle; comment elle-même elle était étendue sur le plancher, la tête dirigée du côté de la porte de la cuisine. Il est évident cependant qu'elle est lourdement tombée sur le sol, il est probable qu'elle a éprouvé des mouvements convulsifs. Elle présente des traces de contusion violente à l'épaule et à la tête; la douleur du coup n'a pu la tirer de son assoupissement. Phénomène singulier! La connaissance, si longtemps suspendue, et que tant de causes propres à la rappeler ont laissé anéantie, revient d'une manière subite à l'instant même où l'on pénètre dans la chambre; la femme Beringer entend d'une manière distincte les premières paroles que l'on prononce, elle reconnaît un des médecins qui lui portent les premiers secours. On la transporte immédiatement dans un air pur, on exerce sur la surface du corps les frictions les plus énergiques, on la dépose dans un lit chauffé. Elle est froide comme de la glace, une pâleur mortelle est répandue sur son visage; la respiration est courte, le pouls insensible, les membres sont dans le collapsus. Une heure après, des battements distincts se font sentir à l'artère radiale; la respiration devient régulière, la déglutition possible. Il n'y a ni toux, ni vomissements, ni selles; on fait prendre à la malade une tasse d'infusion de menthe avec quelques gouttes d'éther. La connaissance est revenue, mais les facultés intellectuelles sont obtuses. A deux heures de l'après-midi, la circulation est rétablie, la respiration est presque naturelle. Il est à remarquer que la gêne de cette fonction n'a pas été longue. La face devient rouge et animée; la malade reste immobile, couchée sur le dos; elle se plaint de douleurs à la joue et au côté droit de la tête; elle ne répond que par monosyllabes. On constate l'existence d'une forte contusion à l'épaule droite et à la région temporale du même côté, immédiatement au-dessus de l'oreille. A quatre heures, l'immobilité est moins complète, mais on remarque que la femme Beringer saisit les objets de la main gauche; elle ne peut mouvoir la main droite, et l'extrémité inférieure du même côté participe à la paralysie. Les muscles de la face, du cou et du tronc, sont libres. Un lavement détermine une selle; l'émission de l'urine est facile. Pendant la nuit, elle éprouve de l'agitation, de la fièvre, une soif assez vive; elle est tourmentée par de pénibles rêves. C'est la seule nuit où un état fébrile se soit manifesté. Pendant les trois premiers jours, une amélioration progressive se déclare; on continue les boissons stimulantes, on ordonne du bouillon et des aliments légers. La respiration est facile, sans aucun signe d'irritation bronchique; dans les commencements, il y a eu une toux légère et rare qui a peu duré; la circulation est redevenue naturelle. Les idées sont restées confuses pendant environ quarante-huit heures, puis elles ont repris leur lucidité. La paralysie des extrémités droites a diminué; la malade a pu soulever la main, elle a ressenti des fourmillements douloureux dans le membre inférieur. Elle est considérablement affaiblie, et ses forces ne reviennent qu'avec lenteur. L'appétit reparaît, les digestions sont faciles. Les plaies contuses de l'épaule et de la tête suppurent, et occasionnent d'assez vives souffrances. Les jours suivants, l'amélioration se prononce d'une manière plus rapide. La paralysie seule diminue lentement. La sensibilité des parties est peu altérée, elle redevient presque naturelle; les mouvements restent faibles et incomplets. Toutes les fonctions reprennent leur état normal, mais les forces ne se rétablissent pas aussi promptement. Vers la fin de janvier, l'état du bras droit s'est notablement amendé; la femme Beringer peut s'en servir, quoiqu'il n'ait pas repris toute sa force; la paralysie du membre inférieur droit a également diminué; la station est passable, et bientôt la malade marche avec un appui. On fait alors connaître à cette malheureuse femme l'étendue de ses pertes, que jusqu'alors on lui avait laissé ignorer; elle en reçoit une impression profonde, mais qui n'empêche pas sa santé de se rétablir. Dans les premiers jours de février, il ne lui reste plus qu'un affaiblissement de l'extrémité inférieure droite, qui rend la démarche lente et lui donne un aspect particulier. Tout porte à croire que ce reste de paralysie ne tardera pas à se dissiper d'une manière complète.

OBSERVATION II. — Beringer père, bien constitué, d'une santé robuste, se couche le 31 décembre au soir, après avoir soupé comme de coutume, et sans avoir éprouvé de malaise. On le trouve, le 2 janvier, gisant sur le plancher, près de la porte; aucun renseignement ne fait connaître ce qu'il a ressenti pendant quarante heures. Quelques traces de contusion à la tête et au tronc font supposer qu'il est tombé à plusieurs reprises, et qu'il s'est débattu dans sa chute. Les facultés intellectuelles ont été promptement troublées; la gêne de la respiration, dans les premiers moments, a été nulle ou bien faible, puisqu'aucune tentative de fuir n'a été faite, à l'époque où elle pouvait encore réussir. La face est pâle, la peau est glacée, le pouls insensible, la respiration petite et irrégulière, la connaissance complétement perdue, au moment où l'on administre les premiers secours. Le corps est placé dans des linges chauds; on pratique pendant plus de deux heures consécutives des frictions énergiques sur toute sa surface. Les mâchoires sont fortement serrées l'une contre l'autre; la déglutition est impossible. Vers deux heures de l'après-midi, le pouls reparaît, fréquent mais faible; la chaleur commence à se rétablir, le visage se colore : vingt sangsues sont appliquées aux tempes. A trois heures, la face est rouge, animée, le reste du corps est pâle; la chaleur est rétablie, la respiration est assez libre, mais prompte et entrecoupée d'inspirations profondes et suspirieuses; il n'y a pas de toux; le pouls est petit et bat cent vingt fois par minute; les pupilles sont resserrées, les conjonctives peu injectées. Tous les membres sont dans un état de résolution comme paralytique; le malade n'a pas fait un mouvement; une seule fois il a vomi. Les selles et l'urine s'échappent involontairement. Les facultés intellectuelles restent toujours anéanties. La déglutition devient possible; on administre de l'infusion de menthe avec quelques gouttes d'éther. Une saignée de 1 kilogr. est pratiquée pendant que les sangsues agissent encore; le sang, d'un rouge noirâtre, s'écoule d'abord en bavant; on finit cependant par obtenir un jet. Pendant la saignée, une légère amélioration se déclare, la respiration semble plus facile; le malade fait un mouvement de tête et exécute une profonde inspiration qu'il fait suivre d'une expiration bruyante. Ce léger amendement dure peu; bientôt la respiration s'embarrasse, un râle muqueux se fait entendre; le pouls redevient petit, irrégulier. A sept heures du soir, l'agonie commence, elle est longue; d'heure en heure, la respiration devient plus difficile. A cinq heures du matin, le malade expire sans avoir éprouvé de mouvements convulsifs. Il a prononcé deux mots à haute voix, une demi-heure avant de rendre le dernier soupir; il n'a pas repris un seul instant connaissance. M. le professeur Ehrmann et M. le Dʳ Schæffer ont donné à ce malade et à la femme Beringer leurs soins assidus, et m'ont fourni, sur la nature et la marche des symptômes, les renseignements les plus circonstanciés.

Autopsie pratiquée le 4, trente-quatre heures après le décès. 1° Face presque pâle, expression calme, oreilles à peine bleuâtres, yeux troubles, conjonctives légèrement injectées; décoloration complète du cou, du thorax, de l'abdomen; *plaques bleuâtres* peu marquées à la partie antérieure des cuisses; lividités cadavériques en arrière très-faibles; teinte bleuâtre de l'extrémité de la verge, légère congestion des organes génitaux, coloration violette aux aines; rigidité cadavérique au bras gauche, très-prononcée aux extrémités inférieures.

Sang coagulé aux tempes et aux piqûres de sangsues, trace de saignée au bras droit; au milieu de la poitrine, vers le mamelon droit, deux empreintes jaunâtres parcheminées, de 7 à 8 centimètres carrés d'étendue, pas de sang infiltré sous la peau; au côté gauche du scrotum, ecchymose bleuâtre avec extravasation de sang coagulé; deux petites ecchymoses semblables dans l'aisselle droite; empreinte parcheminée rougeâtre, avec excoriation sur le trochanter droit; empreinte semblable entourée de phlyctènes à l'épaule du même côté ; larges phlyctènes remplies de sérosité et bordées d'une auréole rougeâtre à la partie externe des deux genoux ; sur les deux mollets, taches rouges avec éraillement de l'épiderme, et dessé-chement de la peau. Au côté droit de la tête, au-dessus de l'oreille ; empâ-tement des tissus, et épanchement de lymphe coagulée dans le tissu cellu-laire sous-aponévrotique.

2° Téguments du crâne très-pâles ; injection assez marquée de la dure-mère près du sinus longitudinal et *de toute la pie-mère* ; beaucoup de sé-rosité dans ses mailles ; *cerveau assez sablé*, surtout près de sa surface ; cervelet moins injecté ; plexus choroïde à l'état normal ; consistance natu-relle du parenchyme.

3° *Sinus vertébraux antérieurs, bleuâtres, contenant beaucoup de sang* ; légères traces d'injection de la dure-mère rachidienne ; sérosité très-abondante sous l'arachnoïde ; pie-mère et moelle à l'état normal.

4° Cavité buccale décolorée ; injection légère de la base de la langue et de l'amygdale droite ; voile du palais et épiglotte pâles ; larynx, trachée, bronches, offrant leur teinte naturelle, et ne *contenant pas d'écume* ; poumons grisâtres à l'extérieur, plus foncés en arrière, crépitants ; tissu incisé, laissant suinter beaucoup de sang et de liquide écumeux, offrant en avant surtout, et dans les deux tiers environ de leur étendue, *la colo-ration d'un rouge vif éclatant*, indiquée dans les quatre observations qui vont suivre.

5° Cœur volumineux, *sang noirâtre mêlé de caillots de même cou-leur*, distendant l'oreillette droite, remplissant le ventricule droit et l'ar-tère pulmonaire, en quantité un peu moindre dans les cavités gauches, abondant dans l'aorte pectorale.

6° *Foie* volumineux, *pâle, d'un gris jaunâtre* ; rate petite ; vessie à moitié pleine ; membrane muqueuse gastrique généralement d'une teinte brunâtre, injection plus marquée vers le cardia ; estomac contenant quel-ques cuillerées d'un liquide jaunâtre.

7° Nous avons extrait et renfermé dans des vases cachetés et scellés, une certaine quantité de sang et la totalité du tube digestif.

OBSERVATIONS III et IV. — Les phénomènes présentés par les deux fils Beringer ne peuvent être connus que par l'interprétation des lésions ana-tomiques et la comparaison de leur état antérieur. Le plus jeune fils revient d'un voyage, gai et bien portant ; il soupe avec appétit ; bientôt après, il éprouve des nausées et du malaise, et vomit à plusieurs reprises. Le fils aîné, qui jusqu'alors n'avait rien ressenti, est pris une demi-heure plus tard de semblables accidents. Ils se couchent, et, à dater de ce moment, les renseignements nous manquent. Combien de temps ont-ils vécu dans cette atmosphère délétère? Le refroidissement complet des corps et la rigi-dité générale établissent que leur décès remontait déjà à plusieurs heures. Il est probable qu'il avait eu lieu depuis six à huit heures au moins, peut-être dans la soirée du 1er janvier. N'oublions pas cependant, en essayant de fixer cette époque, que si cet empoisonnement maintient plus longtemps que les autres genres de mort la chaleur du corps et la souplesse des membres, ces cadavres étaient presque nus, découverts, l'un d'eux sur le sol, dans une saison rigoureuse, dans une chambre dont le feu était depuis longtemps éteint. La mort n'a point été subite, elle a dû, au contraire, n'arriver qu'avec lenteur; il a fallu du temps pour qu'une aussi remarquable quantité d'écume ait pu se former dans les voies respiratoires, et que la congestion sanguine ait pu s'étendre à un aussi grand nombre d'organes. La gêne de la respiration ne s'est manifestée que graduellement; l'irritation du tube aérien a dû être portée à un haut degré d'acuité. Les facultés intellectuelles ont été atteintes des premières; rien n'indique la trace d'un effort pour se dérober à l'influence de la cause. Une subite prostration des forces a dû frapper les victimes, elles n'ont pu faire un pas pour s'éloigner; l'une était sur le lit où elle s'était couchée, l'autre est à côté sur le sol. Les congestions cérébrales et rachidiennes expliquent la lésion des mouvements. Il est probable cependant que les convulsions ont éclaté, au moins dans les derniers moments de la vie; la bouche contournée et grimaçante dans les deux cas, quelques traces de contusions, l'attitude des corps, donnent assez de vraisemblance à cette supposition. Remarquons que le jeune fils, dont le canal rachidien présentait un épanchement de sang coagulé, a été trouvé sur le lit même, n'offrant qu'une empreinte parcheminée sur le sternum. Cet épanchement manquait, au contraire, chez le fils aîné, dont l'attitude était plus convulsive, et qui était couvert de contusions nombreuses. Chez tous les deux, des vomissements avaient eu lieu; des matières noirâtres étaient répandues auprès du plus jeune; chez l'autre, des débris d'aliments étaient engagés dans l'œsophage; la présence d'aliments non élaborés dans l'estomac témoignait en même temps que la digestion avait été incomplète. Le plus jeune était remarquable par la vacuité du tube digestif.

Autopsie du plus jeune fils, Louis-Charles Béringer. Vêtements: caleçon, gilet tricoté, chemise.

1° Face rougeâtre à gauche, pâle à droite; œil droit clair, œil gauche trouble avec injection de la conjonctive; bouche contournée, grimaçante; nez déprimé; rouge sur le dos; poitrine, cuisses et jambes parsemées à leur partie antérieure de *larges plaques roses;* teinte bleuâtre à l'abdomen; empreinte jaunâtre, parcheminée, au milieu du sternum; lividités cadavériques en arrière peu marquées; injection du derme et du tissu cellulaire aux points correspondants aux taches rosées; rigidité prononcée, surtout aux extrémités inférieures.

2° *Injection* sanguine légère des téguments du crâne, très-marquée de la dure-mère, avec plénitude des sinus, *considérable de la pie-mère* et de la surface du cerveau; *sablure extrêmement prononcée* de tout le cerveau et du cervelet; peu de sérosité dans les ventricules, teinte rosée des os du crâne.

3° Pas de trace de contusion au rachis; *épanchement considérable de sang coagulé* entre la dure-mère et le canal osseux, depuis la deuxième dorsale; engorgement très-prononcé des sinus longitudinaux antérieurs, et des plexus rachidiens; pie-mère très-légèrement injectée, peu de sérosité; moelle à l'état normal.

4° Teinte bleuâtre de la voûte palatine; rougeur du voile du palais, de l'épiglotte, et de la base de la langue; larynx, trachée, bronches, d'un rouge vif, remplis d'*écume blanchâtre ou rougeâtre*, à fines bulles, dans un mucus épais et visqueux; poumons d'un gris rougeâtre à l'extérieur, présentant des élevures emphysémateuses d'une teinte plus claire, gorgés de sang et d'écume; tissu incisé d'un *rouge vif éclatant* dans toute son étendue.

5° Oreillette droite du cœur remplie de *sang coagulé;* état presque semblable de l'oreillette gauche; assez de sang dans le ventricule droit; très-peu dans le gauche; plénitude des veines caves, des artères pulmonaires et de l'aorte; *sang noirâtre grumeleux*, caillots offrant diverses nuances de consistance et de volume, l'un d'eux dépouillé de matière colorante.

6° *Foie d'un brun rouge, gorgé de sang;* vessie remplie d'urine; rate petite à l'état normal, ainsi que les reins; estomac contenant deux cuillerées d'un liquide jaune brunâtre, sans trace de lésion. Impubère. Parties génitales peu injectées.

7° Ont été recueillis, comme dans l'autopsie précédente, du sang, l'air des poumons, et la totalité du tube digestif.

Autopsie du fils aîné, François-Joseph Beringer. Vêtements: chemise.

1° Teinte rosée de la face, bleuâtre aux oreilles et autour des yeux; expression comme convulsive, écume à la bouche; *teinte rouge extrêmement prononcée*, couvrant par larges plaques le cou, la poitrine, l'abdomen, la partie antérieure des cuisses; jambes d'un rouge moins vif; lividités bleuâtres de la partie postérieure du corps assez prononcées; aine droite verdâtre.

Quatre plaques rougeâtres, desséchées et parcheminées, sans ecchymose, au genou gauche; quatre plaques semblables à la hanche, à la face externe et supérieure de la jambe du même côté; plaque parcheminée, comprenant toute l'épaisseur de la peau, étendue de 4 à 5 centimètres carrés, à la jambe droite; peau desséchée, rougeâtre, excoriée au scrotum; extrémité de la verge bleuâtre, urèthre injecté, corps caverneux gorgés de sang.

Rigidité cadavérique prononcée et générale; pouces en dedans, et couverts par les doigts.

2° Téguments du crâne assez injectés, os rosés; vaisseaux très-marqués sur la dure-mère, sang mêlé de caillots dans le sinus longitudinal supérieur; *pie-mère gorgée de sang*, ainsi que la surface du cerveau, qui est extrêmement rouge; *parenchyme très-sablé*, surtout vers l'extérieur; cervelet un peu moins; consistance naturelle de ces viscères; peu de sérosité dans les ventricules.

3° Teinte assez foncée de la dure-mère rachidienne; *injection considérable de sinus vertébraux;* état normal de la pie-mère et de la moelle; sérosité assez abondante.

4° Écume sous la voûte palatine, couleur bleuâtre de cette partie; rougeur vive du voile du palais, de la luette, de l'épiglotte, de la base de la langue, de toute la membrane muqueuse aérienne; *écume blanchâtre, épaisse, abondante, à fines bulles,* dans le larynx, la trachée et les bronches; poumons volumineux, gris rougeâtres à l'extérieur; tissu incisé, offrant une *teinte d'un rouge vif éclatant* dans toute son étendue, même en arrière, laissant ruisseler beaucoup de sang et d'écume.

5° Oreillette droite du cœur remplie de sang noirâtre très-liquide, mais mêlé de *nombreux caillots* dont un seul est jaunâtre; sang liquide, en assez grande quantité, dans le ventricule droit et l'oreille gauche, *sang en partie coagulé* dans l'aorte et les grosses veines.

6° *Foie très-rouge,* gorgé de sang; rate moyenne, injectée; vessie remplie d'urine; estomac présentant une arborisation noirâtre; débris d'aliments, qui nous paraissent être des fragments de pommes de terre, dans ce viscère et dans l'œsophage.

7° Ont été recueillis et placés dans des vases cachetés et scellés: l'air des poumons, du sang, et la totalité du tube digestif.

Observation V. — L'examen du corps de la fille Lehmann conduit aussi à quelques inductions sur les phénomènes qu'elle a présentés; évidemment, ce n'est point pendant son sommeil que cette fille a été surprise par les effets du gaz; elle était habillée complétement, comme une personne qui ne s'est point couchée. Les derniers souvenirs de la femme Beringer constatent qu'elle se trouvait le soir dans la chambre à coucher. Les fonctions cérébrales se sont d'abord troublées chez elle; éprouvant un malaise dont elle ne soupçonnait pas la cause, elle n'a pas eu l'idée de s'y soustraire: une paralysie générale a dû être la conséquence de la congestion cérébro-rachidienne, tellement intense que le canal vertébral était le siége d'un épanchement sanguin. L'expression stupide de la face, l'attitude calme du cadavre, l'absence des traces de contusion, font présumer qu'elle n'a point été atteinte de mouvements convulsifs. La respiration a dû se perdre assez tard, et graduellement; une gêne subite de cette fonction eût probablement amené la malade à fuir brusquement ce triste lieu, au moment où elle le pouvait encore. L'empoisonnement a été lent; le tube aérien s'est rempli d'écume; il y a eu une turgescence du cou et de la face telles, que ces parties ont conservé l'empreinte d'un collier et d'un cordon de bonnet. On n'a point observé de vestiges de vomissements; la presque vacuité du tube alimentaire indique que la digestion a continué, mais la présence de quelques matières grumeleuses, non élaborées, dans l'estomac, prouve qu'elle n'a point été complète. Le 2 janvier, au matin, la mort datait de quelques heures; elle offrait les mêmes signes d'ancienneté que dans les deux cas précédents.

Autopsie. Vêtements: bonnet noué sous le menton, collier en corail, faisant trois fois le tour du cou, robe d'indienne, casaquin, gilet tricoté, gilet de flanelle, jupon, chemise, caleçon en molleton, bas de laine, souliers de lisière.

1° Face offrant une légère teinte rosée, oreilles bleuâtres; œil gauche plus terne et couvert d'une toile glaireuse plus épaisse que le droit, petite plaie à l'angle interne de l'œil gauche. Écume à la bouche et dans les narines, écume desséchée autour des lèvres.

Au cou, deux empreintes grisâtres, desséchées, bornées à la superficie de la peau : la première au-dessus de l'os hyoïde, étroite, oblique, remontant vers les oreilles, correspondant au cordon du bonnet; la seconde, 3 centimètres plus bas, horizontale, circulaire, résultat de la pression du collier, dont elle représente assez distinctement les dimensions. *Teinte rosée*, légère au thorax et à l'abdomen, très-prononcée à la partie extérieure et interne des cuisses, et à la face interne des bras; jambes pâles; injection du tissu cellulaire et du derme sous les plaques; teinte des muscles n'offrant rien de particulier; lividités cadavériques médiocrement prononcées à la partie postérieure du corps; rigidité, surtout aux extrémités inférieures.

2° Coloration normale des téguments du crâne; dure-mère, *pie-mère surtout*, et *surface du cerveau, extrêmement injectées*, même état des plexus choroïdes, peu de sérosité dans les ventricules, *sublure considérable du cerveau*, de la protubérance annulaire, du cervelet, consistance naturelle.

3° Pas de contusion au rachis; *épanchement de sang coagulé*, abondant, couvrant la dure-mère et les deux faces du canal osseux; surtout la postérieure, *depuis la deuxième vertèbre dorsale jusqu'à la première lombaire*, caillots noirâtres, plus épais sur les premières dorsales; sinus longitudinaux antérieurs du rachis gorgés de sang; moelle et ses méninges à l'état normal.

4° Écume dans l'intérieur de la bouche; forte injection du voile du palais, de la langue, de l'épiglotte, et de toute la membrane muqueuse aérienne; *écume blanchâtre avec des stries rouges*, épaisse, à fines bulles, collée aux parois, dans le larynx, la trachée et les bronches; poumons grisâtres en dehors, offrant de faibles lividités en arrière; tissu gorgé de sang, *d'un rouge vif éclatant*, mêlé par places, surtout en arrière, de teintes un peu plus foncées; sérosité rougeâtre, environ un demi-litre, dans la cavité gauche des plèvres, quelques cuillerées à droite; plèvres saines.

5° Oreillette droite du cœur remplie d'un *sang très-liquide*, et contenant un *petit caillot rougeâtre*; sang liquide avec un *caillot fibrineux* dans le ventricule droit; sang liquide et *plusieurs caillots noirs* dans l'oreillette gauche; ventricule artériel presque vide; sang liquide noirâtre, mêlé de caillots, dans l'aorte et les grosses veines.

6° Foie brunâtre, gorgé de sang; rate et reins à l'état normal; vessie remplie d'urine; estomac presque vide, renfermant une assez faible quantité de liquide jaunâtre et de matière grumeleuse, débris d'aliments; arborisation noirâtre; un peu de sérosité dans le péritoine; aspect des viscères n'offrant rien de particulier.

7° Air des poumons, sang et tube digestif entier recueillis et conservés comme dans les cas précédents.

OBSERVATION VI. — La petite fille, âgée de cinq ans, très-lymphatique, d'une santé chétive, était malade depuis le 30 décembre ; le 31, elle a des vertiges, des nausées et des vomissements ; on la couche dans l'après-midi, elle ne prend aucun aliment. On l'a trouvée dans le grand lit, couchée sur le dos, dans l'attitude du sommeil. La physionomie avait une expression tranquille ; rien n'indiquait un état convulsif antérieur ; la congestion cérébrale était peu marquée, mais l'épanchement dans le rachis était considérable. Il y avait des signes positifs d'un empoisonnement lent ; pas de trace de vomissements, vacuité du tube digestif, à l'exception de quelques matières dans le cœcum. On reconnut au tronc quelques vestiges de chaleur ; les membres étaient froids et complétement roides. Faut-il en conclure que la vie s'était éteinte chez elle plus tardivement que chez les autres ? Cela paraît vraisemblable et s'explique peut-être par sa situation plus rapprochée de la porte, par où pouvait pénétrer de l'air pur ; il faut remarquer cependant que cette chaleur était très-faible, et que le corps de la petite fille, couché dans un lit et couvert, était dans des conditions moins favorables au refroidissement. On peut présumer que sa mort datait de trois ou quatre heures au moins.

Autopsie. Vêtements : deux gilets, un bonnet, une chemise.

1° Face et tronc pâles ; teinte verdâtre à l'abdomen ; *plusieurs plaques rosées* à la partie intérieure et interne des cuisses ; et aux grandes lèvres ; injection du derme et du tissu cellulaire correspondant ; plaque bleuâtre à la partie postérieure du bras gauche ; lividités cadavériques assez prononcées en arrière ; toile glaireuse sur les deux yeux ; matière blanchâtre coagulée autour de la bouche ; expression calme de la physionomie ; forte rigidité, surtout aux extrémités inférieures ; pouces fléchis en dedans, recouverts par les doigts.

2° Téguments du crâne pâles ; dure-mère assez injectée ; *pie-mère trèsrouge* ; consistance naturelle, *sablure légère du cerveau* ; peu de sérosité sous l'arachnoïde, quelques gouttes dans les ventricules ; cervelet plus injecté que le cerveau.

3° Aucune trace de contusion au rachis ; *épanchement de sang coagulé, deux cuillerées environ, entre la dure-mère et le canal osseux,* depuis la septième vertèbre cervicale jusqu'à la onzième dorsale ; réseau veineux rachidien, sinus vertébraux, surtout les *sinus longitudinaux antérieurs, bleuâtres, gorgés de sang* ; méninges et moëlle spinale à l'état naturel.

4° Rougeur légère du voile du palais, intense de l'épiglotte et de la base de la langue ; *écume blanchâtre avec stries rosées,* visqueuse ; à fines bulles, *remplissant* le larynx, la trachée, les bronches ; rougeur marquée de toute la membrane muqueuse aérienne ; poumons gris-rougeâtres à l'extérieur, volumineux, crépitants ; gorgés de sang et d'écume ; tissu incisé, présentant, dans toute son étendue, *une teinte d'un rouge vif éclatant.*

5° Oreillette droite du cœur remplie de *sang coagulé* ; quantité moins considérable dans le ventricule droit, moindre encore dans l'oreillette gauche ; vacuité presque complète du ventricule artériel, sang demi-liquide dans l'aorte et les grosses veines ; sang et caillots *d'un rouge noirâtre* ; quelques caillots décolorés.

6° *Foie rougeâtre très-injecté* ; rate et reins à l'état normal ; vessie remplie d'urine ; estomac sain, légères arborisations ; une ou deux cuillerées d'un liquide jaunâtre, sans trace d'aliments.

7° Ont été recueillis et placés dans des vases cachetés et scellés : 1° du sang ; 2° l'air des poumons ; 3° la totalité du tube digestif. Le tube digestif a été conservé pour chaque cadavre, avec les matières qu'il contenait, afin d'être en mesure de résoudre la question d'une manière tout à fait péremptoire, si plus tard un soupçon d'empoisonnement venait à s'élever.

OBSERVATIONS VII, VIII et IX. — Les deux femmes et la jeune fille de la rue de l'Esprit ont présenté des phénomènes identiques, des nausées, de l'inappétence, de la céphalalgie, des étourdissements, un affaiblissement profond ; depuis près d'un mois, elles éprouvaient ces accidents à différents degrés ; ils persistaient aussi longtemps qu'elles restaient dans la salle où pénétrait le gaz, ils augmentaient le soir lorsque le dégagement se faisait avec plus d'abondance. Une servante les avait récemment quittées, atteinte de phénomènes semblables. Il est à remarquer qu'elles ne se plaignaient point de toux ni de gêne de la respiration. La femme Loison, plus gravement frappée, tomba un soir évanouie, et il fallut des soins prolongés pour la rappeler à la vie. M. le Dr Kuntz, appelé au moment de l'accident, fit transporter les malades dans une autre partie de la maison, et prescrivit de la limonade, des lavements purgatifs avec le sel d'Epsom, de l'eau de Seidschütz, puis des boissons amères. Le rétablissement fut prompt chez la sœur et la jeune fille ; la première cependant eut une rechute dans les premiers jours de février. La femme resta indisposée pendant plusieurs jours, se plaignant surtout d'un accablement profond et d'anorexie. Le mari, âgé de soixante-six ans, et qui sortait plus fréquemment de la salle, ne fut nullement influencé par le gaz.

OBSERVATION X. — Le 13 avril 1830, entre onze heures et minuit, une forte odeur de gaz de l'éclairage (ce gaz avait été préparé avec de la *houille*) se répand dans les magasins d'un marchand de nouveautés, rue de Bussy, à Paris ; on y fait peu d'attention, seulement on laisse ouverte pendant quelque temps une porte du rez-de-chaussée et une fenêtre du deuxième étage. Vers deux heures et demie du matin, B., garçon de magasin, qui couche au rez-de-chaussée, se réveille étourdi et suffoqué par une forte odeur de gaz ; il entend M., commis, au premier, qui pousse des cris plaintifs ; il l'appelle, sans recevoir de réponse ; il monte près de lui et le trouve sans connaissance, ayant de l'écume à la bouche, vomissant, atteint de mouvements convulsifs et d'une roideur telle qu'il ne peut se soutenir. B. monte au deuxième étage, criant au secours ; A., commis, qui y couche, peut seul se lever et descendre, mais bientôt il tombe évanoui. B., qui avait été le moins influencé par le gaz, aide à ouvrir plusieurs fenêtres, puis ses forces l'abandonnent ; il se traîne avec peine jusqu'à une chambre du quatrième étage. A sa voix, F., commis, qui couchait au second, s'était réveillé ; il exécute des mouvements désordonnés pour sortir de son lit, sans y réussir; il se met à pleurer, retombe sur son oreiller, et perd connaissance. L., commis, n'entend rien; il ne sort de son évanouissement qu'après avoir été stimulé par plusieurs personnes. Le Dr Moulin, appelé immédiatement, trouve M. sans connaissance, offrant tous les caractères d'une forte congestion cérébrale, ayant de l'écume à la bouche, la respiration stertoreuse, la face fortement injectée, les pupilles dilatées. Cinq piqûres de saignée au bras donnent très-peu de sang; vingt-cinq sangsues de chaque côté du cou se remplissent, et en même temps les saignées fournissent davantage. Un moment la connaissance revient; M. se plaint d'avoir été éveillé trop tôt : ce sont ses seules paroles. La respiration est toujours très-difficile; il y a encore des vomissements entre cinq et sept heures du matin. A huit heures, le malade succombe. A., F., L. et B., saignés largement, reprennent peu à peu l'usage de leurs sens. A dix heures du matin, ils ne conservent plus qu'une tendance à l'assoupissement et une grande lassitude. Des lavements purgatifs, des pédiluves sinapisés, des tisanes et des potions anodines et calmantes, amènent une amélioration prononcée; deux jours après l'accident, la guérison est complète.

Ouverture du cadavre de M. La face est pâle, non tuméfiée, les lèvres décolorées et minces; la surface du corps est aussi généralement pâle, quelques points seulement présentent des teintes plus ou moins violacées. La surface du cerveau est le siége d'une congestion sanguine très-intense, la substance cérébrale est très-piquetée, les ventricules sont presque vides. La membrane muqueuse qui revêt la base de la langue, l'épiglotte et les cartilages du larynx, est blanche; la trachée est injectée à partir des bronches. On trouve dans la cavité du larynx, dans la trachée-artère, et dans le commencement des bronches, une quantité notable d'une écume rouge sale; un haricot de volume ordinaire est placé dans la bronche droite. Blafard, dans son tiers antérieur, légèrement violet dans les deux tiers postérieurs, peu injecté et peu crépitant, le poumon gauche contraste avec le droit, qui est violacé en dehors, rouge, gorgé de sang à l'intérieur, surtout dans son lobe inférieur, et laisse suinter beaucoup d'écume. Le cœur est peu gorgé de sang; il y en a plus dans le ventricule droit que dans le gauche. Le sang est coagulé, dense, très-consistant. La surface des intestins est rougeâtre. L'estomac renferme des haricots et un liquide analogue à celui qui formait l'écume de la trachée. Le foie est d'un vert ardoisé; son tissu, plus dense qu'à l'état ordinaire, a l'aspect de la terre glaise; un peu de sang s'écoule par le canal de l'urèthre. Rien dans l'aspect du cadavre n'indique que des convulsions aient accompagné les derniers moments de la vie. (Devergie.)

OBSERVATION XI. — Angélique F., âgée de dix-sept ans, se coucha après avoir éteint la chandelle qu'elle avait conservée allumée pendant quelques instants, après la fermeture des conduits du gaz de l'éclairage préparé avec la *houille*. Il paraît qu'une fuite eut lieu; car lorsqu'on vint, le lendemain matin, pour ouvrir la boutique, on fut frappé de l'odeur pénétrante et caractéristique du gaz qu'elle renfermait; il fallut en laisser quelque temps la porte ouverte avant de pouvoir y pénétrer, et l'on trouva la jeune F.

morte dans son lit; le cadavre était déja froid. Il fut ouvert quarante heures environ après l'invasion des accidents. Le sang, très-fluide, présentait une belle couleur d'un rouge pourpre; le ventricule droit du cœur renfermait un très-petit caillot fibrineux; le foie était d'un rouge brun, sans changement appréciable dans l'aspect et la consistance du tissu. Les muscles avaient une teinte plutôt rouge que brune. La putréfaction était très-peu avancée. (Ollivier d'Angers.)

Symptômes et lésions de tissu déterminés par le gaz de l'éclairage.

Les détails dans lesquels je viens d'entrer en rapportant les expériences et les observations qui précèdent me dispensent de faire une longue énumération des symptômes et des altérations cadavériques; je me bornerai à dire, pour les *premiers*, que dès le début, on voit apparaître des accidents qui sont dans une indépendance complète de toute gêne de la respiration. Des nausées, de la céphalalgie, des étourdissements, de l'inappétence, un affaiblissement considérable: tels sont toujours les prodromes parmi lesquels ne figurent ni la dyspnée ni la toux. Quand la maladie éclate avec toute sa violence, l'appareil cérébrospinal, qui a reçu les premières atteintes, présente encore les phénomènes prédominants. A la céphalalgie, aux vertiges, succède un trouble profond de la sensibilité, de la motilité et des facultés intellectuelles; le système nerveux est le théâtre principal des symptômes: ainsi il y a perte totale de connaissance, prostration profonde des forces, paralysie ou convulsions. La respiration s'exécute longtemps sans trouble notable; sa lésion n'est vraiment grave que dans les derniers moments; alors il y a suspension de la circulation et tous les phénomènes de l'asphyxie.

Quant aux *altérations cadavériques*, s'il est vrai que l'un des signes les plus importants de l'asphyxie manque, c'est-à-dire que le sang est en général coagulé, au lieu d'être liquide, il est également certain que l'on constate presque toujours une coloration toute spéciale du tissu du poumon, l'abondance et la nature de l'écume des voies aériennes, la vivacité de l'injection de la membrane muqueuse qui les tapisse, l'intensité de la congestion cérébrale, l'engorgement du système veineux vertébral, et l'épanchement de sang coagulé dans le rachis.

Les lésions du canal digestif des cadavres ouverts par le professeur Tourdes, un mois après avoir conservé ces viscères dans l'alcool, peuvent être réduites aux suivantes: 1° Marie-Louise Beringer. Teinte rougeâtre de l'estomac et du tiers supérieur des intestins grêles; couleur grisâtre du reste du canal digestif; membrane muqueuse saine; matières fécales demi-liquides dans le cœcum; vacuité presque complète du colon; très-peu de liquide jaunâtre dans les intestins grêles. 2° Louis-Charles Beringer. Teinte rose avec nuances opalines de l'estomac et du tiers supérieur des intestins grêles ; teinte grisâtre de leurs deux tiers inférieurs ; couleur rosée du colon ; une petite quantité de matières jaunâtres et un lombric dans les intestins grêles ; matières fécales dans le rectum. 3° François-Joseph Beringer. Couleur rouge uniforme très-vive , sans lésion de tissu de la totalité du tube intestinal ; un lombric ; très-peu de matières brunâtres. 4° Anastasie Lehmann. Teinte générale d'un rose pâle, mêlée de nuances grisâtres ; membrane muqueuse intacte ; plusieurs lombrics ; matières jaunâtres à la fin de l'iléum ; colon presque vide. 5° Beringer père. Rougeur à la grande courbure de l'estomac ; teinte grisâtre des intestins ; matière jaunâtre assez abondante dans l'iléum ; matières fécales dans le colon ; tunique muqueuse saine. (Tourdes, p. 31.)

Conclusions. 1° Le gaz de l'éclairage est délétère par lui-même.

2° Son action toxique doit être attribuée au gaz hydrogène bicarboné, aux carbures d'hydrogène qu'il tient en suspension, et surtout au gaz oxyde de carbone.

3° Il peut donner la mort, même lorsqu'il se trouve dans une proportion inférieure à *un onzième.*

4° Il agit d'abord sur le système nerveux , puis sur l'appareil respiratoire. Ces différents organes sont le siége d'une congestion active, portée à un haut degré d'intensité. On observe en outre, en général, une coagulation toute particulière du sang. (*Ibid.*, p. 83.)

Traitement de l'empoisonnement.

Le traitement des accidents déterminés par le gaz de l'éclairage diffère sous certains rapports de celui que réclament les asphyxiés ; il repose sur deux indications fondamentales : combattre les congestions cérébrale , rachidienne et pulmonaire ; remédier à l'asphyxie. La lésion du sang ne fournit point d'indication appréciable. La soustraction de la cause , seule ou jointe à l'usage de boissons théiformes et légèrement stimulantes , quelquefois à un laxatif, suffit presque toujours pour dissiper l'état prodromal ; rarement des moyens plus actifs deviennent nécessaires. Lorsque les signes des congestions viscérales se sont manifestés , les émissions sanguines générales et locales constituent la base du traitement. On aura recours en même temps à des révulsifs énergiques sur la peau et le tube intestinal. L'état d'asphyxie se traite comme s'il était amené par toute autre cause; on emploiera , pour ranimer la chaleur éteinte et rappeler la respiration , les moyens généralement recommandés dans les circonstances de cette nature ; mais , dès que les phénomènes de l'asphyxie proprement dite auront disparu, le médecin n'oubliera pas qu'il existe des congestions cérébrale et rachidienne extrêmement intenses, contre lesquelles il doit diriger tous ses efforts. Il sera soutenu, dans ses soins persévérants, par cette idée consolante que la guérison est possible malgré les apparences les plus graves. L'événement de Strasbourg n'offre malheureusement qu'un seul exemple de succès après des symptômes d'une grande violence ; mais il est assez remarquable pour ne laisser aucun doute sur la puissance d'un traitement actif et bien dirigé. (Tourdes, p. 84.)

DE LA VAPEUR DU CHARBON DE BOIS, DU CHARBON DE TERRE, DU COKE ET DU BOIS CARBONISÉ.

Action sur l'économie animale.

OBSERVATION Ire. — Le 31 mars 1837, est entrée à la Charité, dans le service dont j'étais chargé, une fille âgée de vingt ans, nommée Marie-Joséphine, demeurant rue Saint-Nicaise, 1.

Cette jeune fille est d'une constitution forte : cheveux noirs, sourcils noirs, yeux noirs, pommettes légèrement colorées.

Les détails de l'empoisonnement sont les suivants :

Après avoir fait quelques préparatifs nécessaires, cette demoiselle a pris, à onze heures du matin, une tasse ordinaire de café au lait et un pain à café. Elle a fait quelques courses, et il était près d'une heure lorsqu'elle a allumé le charbon. Elle avait préalablement fermé la porte à clef. Une large couverture fortement ouatée avait été placée devant la cheminée, de manière à intercepter complétement le renouvellement de l'air. Les fenêtres, bien jointes, n'avaient pas nécessité de calfeutrage. Sur les deux heures, une personne, ayant des soupçons sur son dessein, est arrivée, a fait ouvrir la porte, et, sur les déclarations rassurantes de la demoiselle, est sortie deux minutes environ après avoir pénétré dans la chambre ; la porte n'avait pas été largement ouverte. Un premier fourneau de charbon fut brûlé. Elle en alluma un second. Chacun d'eux pouvait contenir environ un sixième de boisseau de gros charbon. Dans l'intervalle, la jeune personne s'était occupée à écrire plusieurs lettres ; elle n'avait encore rien ressenti avant la combustion du deuxième fourneau. Une demi-heure après celle-ci, elle a éprouvé un léger mal de tête. Elle n'a nullement souffert. Ses yeux se sont troublés environ dix minutes après les premiers accidents ; elle a quitté la plume, et est allée s'asseoir sur un fauteuil, dans la crainte de tomber sur le fourneau, dont elle n'était d'abord éloignée que d'environ 66 centim., et d'éveiller l'attention par l'apparition du feu, qui aurait pu prendre à sa robe. Elle se trouvait alors éloignée du fourneau d'environ la longueur d'un lit (ce sont les propres termes de la malade). Elle avait d'abord imbibé son mouchoir de quelques gouttes de vinaigre, l'avait appliqué devant son nez, et s'était évanouie en perdant toute sensibilité et fermant les yeux, qu'on a trouvés ouverts quand on a enfoncé la porte.

Des vomissements n'ont eu lieu que dans le moment où elle était sans connaissance et à son insu. Les matières projetées étaient jaunes, en grande quantité et tout à fait liquides.

La chambre, dans laquelle se passait la scène, est petite, et le plafond en est bas.

La personne qui lui a porté des secours a enfoncé la porte. On a secoué la malade, et celle-ci a entendu assez distinctement dire qu'il était trois heures.

Le fourneau contenait encore des charbons embrasés quand la porte a été enfoncée.

Couchée sur le lit, la malade, dont les joues étaient fortement colorées en bleu noirâtre, a éprouvé de fortes convulsions; les arcades dentaires étaient fortement pressées l'une contre l'autre. Les bords latéraux de la langue présentaient évidemment l'empreinte de quelques morsures. Difficilement on a pu lui desserrer les dents pour introduire quelques liquides dans la bouche.

Pour la faire revenir à la vie, on a projeté de l'eau froide sur son corps, en même temps qu'on lui pratiquait une saignée du bras. Le sang a été long à venir, mais il a pu en sortir ensuite une grande quantité (8 palettes environ). Quelques instants après, on lui a fait prendre une potion, et on lui a posé des sinapismes aux mollets. Alors la vue lui est revenue mais excessivement troublée.

Dans la soirée, la malade a été portée à l'hôpital. (Devergie, ouvrage cité.)

Observation II. — Au n° 105 de la salle Henri IV, est couché le nommé Lecordier, âgé de vingt-deux ans, garçon de cuisine à l'hôpital Saint-Louis.

Ce jeune homme, couchant avec deux autres personnes dans une petite chambre mal aérée et chauffée par un poêle dans lequel brûlait du charbon de terre, a l'imprudence d'intercepter le cours de la fumée, qui ainsi se répandit dans la chambre. Ces trois hommes sont endormis. Ils éprouvent des phénomènes morbides variés. Le jeune homme dont je parle se réveille; il a des vertiges, des étourdissements, une pesanteur de tête horrible; *plusieurs fois dans la nuit, il vomit.* Le matin, il veut se lever, mais il lui est impossible. Il arrive dans l'état suivant :

Quelques nausées, langue un peu rouge à la pointe. *Un vomissement* quelques instants après son entrée. Ventre indolent; pas de diarrhée; abattement général; laisser-aller; un peu de brisure dans les membres. Ce dont se plaint le malade, c'est de la douleur de tête; il dit qu'il a des battements dans les tempes, un bandeau très-douloureux à la région frontale; la tête est chaude, les paupières appesanties, habituellement closes; la lumière lui fait mal à voir. Des cataplasmes sinapisés sont promenés sur les membres inférieurs; des compresses imbibées d'eau fraîche sont maintenues constamment appliquées sur le front; vingt sangsues aux apophyses mastoïdes.

Le lendemain, la tête est moins lourde, la face moins rouge. Un lavement avec 62 gr. de sel de Glauber. Le surlendemain, il est bien, et retourne, quatre jours après son accident, à ses travaux. (Le Dr Baron fils, *ibid.*)

OBSERVATION III. — Fleury, âgée de vingt-cinq ans, couturière, entra à l'Hôtel-Dieu le 9 avril 1838.

Cette femme, ayant déjà tenté de s'empoisonner deux fois, par suite de chagrins de famille, à ce que l'on présume, demeurait depuis cinq jours dans une petite chambre, au quatrième étage d'une maison rue de la Tacherie. Cette chambre a environ 3 mètres de longueur, un peu plus de 2 mètres de largeur et environ 2 mètres de hauteur. Une fenêtre de 1 mètre de largeur, et de 1 mètre 99 centimètres de hauteur, se trouve sur l'une des faces les plus larges, mais non au milieu de cette face, peu distante d'une porte à un seul battant, située sur l'une des faces les plus étroites.

Le lit se trouve contre le mur opposé à la porte. Il n'y a ni cheminée ni poêle. Chaque matin, on voyait cette femme aller à son ouvrage; le soir, elle rentrait de bonne heure et se couchait. Le 8 avril, elle éprouva un chagrin vif, que l'on suppose relatif à l'amour; elle rentra toute triste au milieu de la journée, et ne reparut plus jusqu'au lendemain 9 avril, où elle descendit pour acheter un boisseau de charbon, vers cinq heures du matin. Elle remonta ensuite dans sa chambre, où elle s'enferma. Entre sept et huit heures et demie, son voisin entendit, à travers la cloison qui le séparait de sa chambre, des gémissements. Aussitôt il court avertir quelques personnes de la maison. On ouvre au moyen d'une double clef, on trouve une chambre pleine de fumée, un tas de charbon allumé au milieu de la chambre; la malade, étendue sur son lit, faisant entendre quelques plaintes mal articulées, n'entendant pas les paroles qu'on lui adressait, ne faisant aucune réponse aux questions, ne paraissant avoir aucune conscience des objets environnants. Un rideau était tiré devant la fenêtre, une serviette avait été disposée sur la porte pour intercepter le passage de l'air. On transporte aussitôt la femme hors de la chambre, on la dépose devant une fenêtre, puis, après quelques instants, on la porte dans une autre chambre sur un lit, où, vers neuf heures, un médecin lui pratique une saignée. Entre midi et une heure, elle semble reprendre connaissance; elle répond quelques mots aux personnes qui l'interrogent : elle dit qu'elle ne veut rien prendre, que déjà deux fois elle a voulu se détruire, et qu'elle veut mourir. Plus tard, elle dit qu'elle a *trop souffert*, qu'elle ne recommencera pas; elle se plaint d'avoir les membres brisés, de souffrir au creux de l'estomac. Elle eut *un petit vomissement de matières bilieuses.* Vers trois heures, on la porte à l'hôpital.

A son entrée, tendance à l'assoupissement, face colorée, céphalalgie très-grande, douleur dans les membres, peine à soulever les paupières. (Vingt sangsues derrière les oreilles). Elles tirent peu de sang.

État actuel, le 10 avril :

Céphalalgie très-forte, pesanteur de tête, face rouge, membres brisés; pupilles larges, un peu moins que la moitié de la cornée transparente; bouche pâteuse, amère; légère sensibilité abdominale par la pression. Constipation depuis sept à huit jours. Chaleur élevée, halitueuse; sensation de froid aux pieds. Quatre-vingt-douze pulsations régulières; légère oppression, mouvements faciles; respiration normale en arrière, des deux côtés. Rien de remarquable dans les battements du cœur; mémoire nulle sur tout ce qui s'est passé entre cinq heures du matin et une heure de l'après-midi. Elle a dormi cette nuit. (Limonade citronée, trois pots; lavement purgatif; diète.) Le 11, la céphalalgie est plus forte; tendance au sommeil; un peu de douleur épigastrique; quatre-vingt-douze pulsations, chaleur douce, sens intacts. (Ventouses scarifiées derrière les oreilles; lavement de séné.) Pas de selles hier. Le 12, le mal de tête est beaucoup moindre; sommeil, pouls calme, chaleur douce. Le 13, elle s'est levée hier une partie du jour. Ce matin, un peu de douleur de tête. Elle a un peu moins dormi qu'à l'ordinaire. (Quart d'aliments.) Le 14, peu de céphalalgie, bon appétit; chaleur douce; pouls très-calme, soixante-dix-huit pulsations; bon sommeil. (Demie d'aliments.) Le 15, la céphalalgie est passée, la gaieté est revenue. Elle sort le lendemain. (Le Dr Baron fils, *ibid.*)

OBSERVATION IV. — La femme F., qui avait déjà menacé à plusieurs reprises de se détruire, réalise son projet le 21 mars 1837. Après avoir fait souper son fils aîné, âgé de cinq ans, elle le couche; elle allaitait alors un garçon de six mois, elle le fait teter, et, lorsqu'il est endormi, elle le place près de son frère, dans le même lit, remplit deux réchauds de charbon, qu'elle allume et qu'elle met au milieu de sa chambre, sort ensuite après avoir soigneusement fermé sa porte, et va se jeter dans le canal de la Villette, d'où on la retira noyée le surlendemain. Ollivier d'Angers et West constatèrent que, chez les deux enfants, *la digestion avait été arrêtée* presque à son début par la mort qui les avait frappés; chez l'aîné, l'estomac était rempli d'aliments *non digérés* et parfaitement reconnaissables. L'estomac du plus jeune était distendu par une grande quantité de *lait non coagulé, sans aucune odeur acide,* qui offrait encore tous les caractères que ce liquide présente au moment de son ingestion. Chez cet enfant, tout le sang qui s'écoula des vaisseaux avait une *couleur rouge;* les *muscles étaient rosés.* Chez son frère, le sang était noir. (*Annales d'hygiène,* t. XX, p. 117.)

OBSERVATION V. — Mme Gossard, âgée de cinquante et un ans, succomba à l'action du charbon. Elle était placée dans son lit, couchée sur le côté droit, et courbée en avant. Elle paraissait plutôt *plongée dans le sommeil* que morte. La maison était habitée par un grand nombre de locataires; trois occupaient des pièces contiguës au logement de cette femme: pas une plainte, pas un gémissement, n'avaient été entendus. (Marye, *de l'Asphyxie par la vapeur du charbon,* p. 14; Paris, 1837.)

OBSERVATION VI. — Mme Gosselin, âgée de trente-six ans, meurt deux heures et demie après avoir été soumise à l'action de la vapeur du charbon. Examinée une demi-heure après sa mort, on remarque qu'il existe une *rigidité* cadavérique des plus prononcées, une *pâleur* très-marquée de la face, des extrémités supérieures et du tronc, tandis que les cuisses et les jambes étaient marbrées de rose. La physionomie donne l'idée d'un *som-*

meil *paisible*, et, ce qu'il est important de remarquer, c'est que les voisins ont entendu très-distinctement faire les préparatifs, et qu'il n'est venu aux oreilles d'aucun locataire ni *plaintes* ni *gémissements*. (*Ib.*, p. 17.)

OBSERVATION VII. — Une jeune femme d'une vingtaine d'années, qui avait essayé de se suicider avec la vapeur du charbon, offrait, lorsqu'elle fut vue par le Dr Marye, une pâleur excessive de la face, et ne donnait d'autre signe de vie qu'une respiration insensible, qui paraissait même embarrassée. Le pouls était lourd, et les battements du cœur à peine perceptibles. On la plaça sur un lit, et on ouvrit immédiatement la veine, d'où il sortit un peu de sang rouge coagulable qui, cinq minutes après la saignée, n'offrit plus qu'un *caillot* très-consistant. Pendant la sortie du sang, la tête fut recouverte de compresses épaisses trempées continuellement dans de l'eau de puits très-froide. Peu après, la malade se relève sur son séant, mais il y a aberration des facultés intellectuelles. Au bout d'une demi-heure, elle reconnut tout le monde; mais elle est très-impressionnable, et a une tendance très-marquée vers le sommeil. Le lendemain, elle est en pleine convalescence, et ne conserve qu'une grande susceptibilité du système nerveux. Elle affirme n'avoir éprouvé aucune souffrance : *je me sentais m'en aller sans souffrir,* dit-elle, *seulement je ressentais dans les membres des crispations.* Cependant un des locataires du voisinage avait entendu pousser quelques gémissements faibles, analogues à ceux d'une personne qui respirerait avec difficulté. (*Ibid.*, p. 25.)

OBSERVATION VIII.—Terrade a vu un homme qui avait été empoisonné par la vapeur du charbon, en laquetant des bouteilles dans sa cave, et qu'il a rappelé à la vie. Cet individu lui a assuré qu'il avait senti ses forces diminuer par gradation, que le plaisir qu'il a éprouvé l'avait en quelque sorte forcé de rester exposé à l'action des gaz délétères résultant de la combustion du charbon, qu'enfin il *s'était endormi.* (*Instructions sur les moyens à employer pour rappeler à la vie les personnes asphyxiées,* par Favre; Bruxelles, 1806.)

OBSERVATION IX. — Un homme, âgé de trente ans, est trouvé mort empoisonné par le charbon, le 27 mars 1830. Le lendemain, jour de l'ouverture du cadavre, la rigidité cadavérique, qui a complétemet disparu dans les membres et le tronc, se conserve encore dans les doigts; aucune trace de violence extérieure ne se remarque sur le corps.

La face paraît bouffie; elle offre l'aspect d'un individu qui fait effort pour aller à la selle; les yeux sont saillants et fortement injectés; les veines superficielles de la face et du cou font saillie sous la peau; les oreilles sont colorées en rouge comme dans l'érysipèle; une quantité notable de sang fluide mêlé à des bulles d'air s'écoule par les narines et la bouche; la face dorsale des mains présente une couleur rose; les ongles sont violacés, les doigts sont très-rosés, et cette couleur suit la direction des tendons des muscles; le pénis est gonflé et de couleur violette; des plaques rosées se remarquent sur la surface interne de la cuisse droite et sur la face externe de la jambe droite; vers les genoux, ces plaques sont beaucoup moins prononcées que celles que l'on observe chez beaucoup d'autres individus morts empoisonnés par le charbon ; le cou, les parties latérales de la poitrine, la face interne des bras et des avant-bras ainsi que la cuisse gauche, offrent une teinte violacée.

Ouverture. Les veines superficielles du cou et de la tête sont distendues par des gaz, quelques-unes d'entre elles contiennent du sang non fluide ; les muscles de ces parties offrent une teinte rouge plus foncée que dans l'état ordinaire ; la bouche et l'arrière-bouche sont remplies d'un sang noir qui s'échappe au dehors mêlé à quelques bulles d'air ; la langue n'est point serrée entre les arcades dentaires, sa base est d'un rouge brun ; le larynx, la trachée-artère et les bronches, contiennent aussi un peu de sang mêlé à de la sérosité ; leurs parois sont colorées en rouge foncé, résultat d'une exsudation sanguine ; les artères carotides ne contiennent pas de sang ; une certaine quantité de sérosité sanguinolente existe dans le péricarde ; le cœur est flasque, ses parois peu épaisses, ses cavités droites gorgées de sang, ainsi que les veines caves inférieure et supérieure ; quand on presse sur l'abdomen, il sort de la veine cave inférieure du sang noir fluide.

Les poumons sont très-développés, crépitants ; le poumon gauche est libre dans la cavité thoracique ; le droit a conservé quelques adhérences, la couleur de ce poumon est d'un gris marbré, surtout vers sa partie supérieure, celle du poumon gauche est d'un rouge brun ; exprimés et incisés, ces organes laissent échapper beaucoup de sang noir dont ils sont gorgés ; les cavités des plèvres contiennent chacune une assez grande quantité de sérosité sanguinolente. L'estomac est distendu par des gaz ; sa couleur extérieure est rouge ; cette couleur est peu marquée à la membrane muqueuse de cet organe, dans lequel il n'existe pas de traces d'aliments ; les intestins sont distendus par des gaz. Le foie, de volume ordinaire, a pris une teinte verdâtre ; son parenchyme ressemble à celui de la rate, tant il est gorgé de sang ; le volume de la rate est au moins triplé, le rein droit est placé derrière l'estomac, le gauche occupe le flanc de ce côté ; la vessie est vide.

Une petite quantié de sang existe dans la cavité crânienne, les vaisseaux de la surface du cerveau sont fortement injectés et forment des arborisations remarquables ; tout le cerveau est faiblement piqueté. Pas de sérosité dans les ventricules ; le cervelet partage aussi l'injection du cerveau. (Devergie, ouvrage cité.)

Symptômes de l'empoisonnement par la vapeur du charbon.

Les symptômes, indiqués par les observateurs qui ont été à même de voir des individus exposés à l'action de la vapeur du charbon, présentent des différences telles qu'il est difficile, pour ne pas dire impossible, d'en donner une description générale ; on peut établir toutefois que les malades éprouvent presque toujours une grande pesanteur de tête, des bourdonnements et des tintements d'oreille souvent intolérables, le trouble et l'affaiblissement de la vue et des autres sens, une grande propension au sommeil, la diminution des forces musculaires, le coma, la chute. La respiration, difficile et lente, est quelquefois stertoreuse et finit par s'éteindre. Les battements du cœur, d'abord précipités, se ralentissent et deviennent plus forts ; souvent aussi, d'après M. Marye, ils deviennent imperceptibles, tandis que le pouls est distinct au toucher, et si l'on ouvre la veine, on voit le sang jaillir à une certaine distance ; ce liquide est *rouge et tellement coagulable* qu'il suffit de quelques minutes pour qu'il se prenne en un caillot consistant ; bientôt après, la circulation s'éteint. Si quelques malades poussent des plaintes et des gémissements qui attestent des souffrances plus ou moins vives, beaucoup d'autres ne ressentent, d'après ce médecin, qu'une extase qui persiste bien certainement jusqu'à la perte complète des facultés intellectuelles. La rougeur violacée de la face et de plusieurs parties du corps ainsi que la flaccidité des membres, signalées par les auteurs, ne s'observent que rarement, puisque dans les nombreuses observations qu'il a recueillies, M. Marye a constamment vu une décoloration générale (sauf cependant quelques taches rouges fort limitées aux oreilles et à la face) ainsi qu'une pâleur remarquable d'une couleur mate plus prononcée sur les régions inférieures, sans altération des traits de la face, et une roideur tétanique apparaissant immédiatement et disparaissant quelquefois trois ou quatre heures après la mort pour reparaître plusieurs heures après. Il s'en faut de beaucoup aussi que les malades éprouvent toujours des nausées et des vomissements, ainsi qu'il résulte de cinq observations rapportées par M. Marye ou par Ollivier d'Angers. L'urine et les matières fécales sont quelquefois rendues involontairement.

Lésions de tissu déterminées par la vapeur du charbon.

Voici comment M. Marye décrit l'état d'un cadavre d'un asphyxié pendant les trois ou quatre heures qui suivent la mort.

Habitude du corps. Presque généralement, pâleur de toute la superficie ; cependant il est des cadavres sur lesquels on aperçoit une marbrure des cuisses. Dans beaucoup de cas, contrairement à ce qui a été dit, les cadavres perdent rapidement la chaleur, en quelques minutes, surtout lorsqu'une ventilation un peu vive et prolongée a été employée pour assainir le logement. On sait, au reste, que la conservation de la chaleur s'observe assez fréquemment dans d'autres genres de mort que celui qui m'occupe pour que l'on soit obligé d'éloigner l'heure de l'inhumation. Rigidité tétanique, qui permet d'enlever l'individu d'une seule pièce, comme un morceau de bois. Ces caractères sont communs avec ceux de l'apoplexie foudroyante.

Face. Décoloration de la face ; malgré cette décoloration, il n'est pas rare de trouver quelquefois deux ou trois petites plaques roses sur le cou et sur les joues. Bouche fermée, lèvres légèrement pâles, paupières abaissées ; le globe de l'œil souvent vitré, les pupilles rarement dilatées. L'ensemble de la face n'exprime qu'une mort calme pour l'individu qui vient de succomber.

Évacuations. Nulle évacuation ne se remarque ; on n'aperçoit aucune matière rejetée par la bouche ou par l'anus.

Les extrémités se font voir dans les mêmes positions que celles qu'elles ont prises avant la mort, c'est-à-dire que si le malade avait le bras élevé avant de mourir, vous trouvez ce membre dans cette position après la mort, et telle force que vous déployiez, vous ne pouvez le ramener complétement auprès du tronc.

Les mains et les pieds sont pâles ; jamais les doigts et les ongles de la main ne sont violacés. (*Ibid.*, p. 44 et 55.)

M. Marye dit aussi avoir trouvé le sang *rouge* et *coagulable* dans les ouvertures des corps faites peu de temps après la mort.

Ollivier d'Angers a vu le sang *vermeil* quatre fois ; dans l'un de ces cas, la femme avait promptement succombé, puisqu'elle était rentrée chez elle à huit heures et qu'elle fut trouvée morte une heure après ; le charbon n'avait pas été entièrement consumé (*Annales d'hygiène,* juillet 1838, p. 114). Aussi Ollivier conclut-il, avec raison, *que dans l'empoisonnement par le charbon, la couleur noire du sang ne peut plus être considérée comme un phénomène cadavérique constant et caractéristique de ce genre de mort.*

M. Lhéritier, cherchant à mettre d'accord les observateurs qui ont écrit sur la matière, a cru devoir admettre que l'état des cadavres varie suivant que l'empoisonnement a été prompt ou lent et que l'ouverture des corps a été faite peu de temps ou longtemps après la mort. La rigidité cadavérique, dit-il, est très-prononcée quand la mort arrive au milieu de mouvements convulsifs très-forts ; la peau, les membranes muqueuses de la bouche, du nez et de la langue sont pâles au lieu d'être fortement colorées, lorsque l'ouverture du corps a été faite *immédiatement après la mort.* Dans quelques cas seulement, elles sont cyanosées. Il en est de même pour les membranes séreuses ou muqueuses des grandes cavités, ainsi que pour les autres parties de la peau. Le sang contenu dans le cœur et dans le système vasculaire est d'un *rose* vif ou *rouge*-cerise.

Si l'empoisonnement, au contraire, s'établit lentement, le sang est d'un rouge foncé, violacé ou lie de vin. Il en est de même aussi quand l'ouverture du cadavre n'a été faite que lorsque déjà il s'est écoulé un

certain laps de *temps depuis la mort. (Médecine pratique*, par Fossone.)
De nouvelles observations peuvent seules nous fixer à cet égard.

A l'occasion de la couleur de la face, je dirai que M. Marye a été trop
exclusif en établissant « que la coloration violacée de la face ne s'ob-
serve *jamais* dans l'empoisonnement par le charbon, et que ceux qui
l'ont vue, l'ont confondue avec un premier degré de putréfaction, com-
mun avec toutes les autres causes de mort (p. 28). » En effet, Ollivier
d'Angers, tout en accordant que la face des cadavres est, en général,
pâle et décolorée, dit avoir plusieurs fois, et notamment dans deux cir-
constances qu'il cite, vu des individus morts empoisonnés par la vapeur
du charbon, chez lesquels la face avait une coloration *violacée* très-
prononcée, sans gonflement ni bouffissure *et alors que les cadavres
n'étaient pas pourris. (Annales d'hygiène*, t. XX, p. 123.)

Conclusion. Il résulte de ce qui précède, que ni les symptômes ni les
lésions de tissu, pris séparément ou dans leur ensemble, ne suffisent
pour déterminer si un individu a succombé à un empoisonnement par
la vapeur du charbon, puisque non-seulement ils ne sont pas toujours
les mêmes, mais encore et surtout parce qu'on peut les observer dans
quelques autres maladies.

Déjà M. Marye avait établi *que l'engorgement des vaisseaux veineux,
le développement des poumons, leur couleur d'un brun noirâtre, leur pa-
renchyme rouge, laissant écouler sous le scalpel un sang liquide très-
noir et très-épais, ne sont pas des caractères propres spécialement à cet
empoisonnement, car on en constate l'existence sur des cadavres d'indi-
vidus ayant succombé à un autre genre de mort* que cet empoisonnement
(*ibid.*, p. 6). A cette occasion, M. Devergie dit qu'il ne saurait trop s'é-
lever contre cette assertion : « Nous concevons cette proposition, à une
époque où nos travaux sur les morts subites n'étaient pas encore publiés,
et où l'on ignorait le rôle puissant que peut jouer la congestion pulmo-
naire dans l'extinction de la vie. Il est évident que cet état est commun
à toutes les morts par *asphyxie*, mais il est beaucoup plus prononcé en-
core dans l'asphyxie par le charbon. »

Je répondrai à mon tour à M. Devergie qu'il ne paraît pas avoir com-
pris l'assertion qu'il combat, car M. Marye ne dit pas que cet état ne soit
pas commun à toutes les morts *par asphyxie*; il établit seulement, *ce
qui est vrai*, qu'on l'observe aussi dans certains genres de mort qui ne
reconnaissent point l'asphyxie pour cause, et il cite notamment trois
exemples où l'on a constaté l'état dont il s'agit chez des individus qui
n'avaient succombé ni à l'asphyxie ni à l'empoisonnement par la va-
peur du charbon (voy. pages 35 à 40 du Mémoire cité).

Traitement de l'empoisonnement par la vapeur du charbon.

On commencera par exposer le malade tout nu au grand air, sans craindre le froid ; il sera couché sur le dos, la tête et la poitrine un peu plus élevées que le reste du corps, pour faciliter la repiration. On se gardera bien de le placer dans un *lit chaud* et de lui administrer des fumigations *de tabac* par l'anus. On projettera avec force , à la surface du corps, et notamment au visage et à la poitrine, de l'eau tiède et même de l'eau froide , si la température n'est pas trop basse; on ne cessera ces affusions que lorsque la repiration commencera à se rétablir. On frottera également le corps, et surtout la poitrine, avec des linges trempés dans de l'eau vinaigrée , dans de l'eau-de-vie camphrée, l'eau de Cologne, ou tout autre liquide spiritueux. Au bout d'une ou de deux minutes, on essuiera les parties mouillées avec des serviettes chaudes, et deux ou trois minutes après, on recommencera les frictions. Ce moyen doit être employé avec persévérance. On irritera la plante des pieds, la paume des mains et tout le trajet de l'épine dorsale, avec une brosse de crin ou de la flanelle sèche ; on promènera sous le nez des allumettes bien soufrées que l'on allumera, afin d'irriter la membrane pituitaire , ou bien on fera flairer de l'alcali volatil ou de l'eau de la reine de Hongrie (1). On pourra encore stimuler les fosses nasales en remuant doucement dans les narines un petit rouleau de papier ou la barbe d'une plume. On insufflera de l'air dans les poumons à l'aide du tube laryngien. On administrera un lavement d'eau froide mêlée avec un tiers de vinaigre; quelques minutes après, on en donnera un autre préparé avec de l'eau froide, 60 ou 80 grammes de chlorure de sodium et 30 grammes de sulfate de magnésie. Si, malgré l'emploi de ces moyens, le malade continue à être plongé dans un grand état d'assoupissement, qu'il conserve de la chaleur, que la peau soit rouge par plaques , les lèvres gonflées et les yeux saillants, on le saignera au pied et même encore à la veine jugulaire. La saignée peut être suivie d'excellents résultats, alors même que les phénomènes de congestion sont beaucoup moins prononcés. Elle est toujours préférable à l'émétique, dont on a quelquefois fait usage en pareil cas, et qui a été plutôt nuisible qu'utile; c'est tout au plus si l'on devrait recourir à l'émétique, dans le cas où le malade, après avoir repris connaissance, éprouverait des nausées, une pesanteur d'estomac, car même alors il vaudrait encore mieux faire usage de lavements purgatifs. On évitera de faire prendre des liquides au malade avant que la

---

(1) On se gardera bien de laisser pendant longtemps sous le nez le flacon contenant de l'alcali volatil concentré (voy. t. 1, p. 323).

déglutition soit rétablie, car on s'exposerait à faire pénétrer une partie de ces liquides dans la trachée-artère, et à ajouter à l'empoisonnement une véritable asphyxie. Lorsque le malade sera entièrement rappelé à la vie, on le couchera dans un lit chaud, placé dans un appartement dont les fenêtres soient ouvertes, et on aura soin d'écarter les personnes inutiles. Alors on lui fera prendre quelques cuillerées d'un vin généreux, tel que celui de Malaga, d'Alicante, de Rota, de Madère ou de Xerès, ou bien on lui donnera du vin chaud sucré, ou quelques cuillerées d'une potion antispasmodique.

Le galvanisme a été quelquefois employé avec succès dans le traitement qui m'occupe.

OBSERVATION Ire. — Une jeune fille était exposée à l'action de la vapeur du charbon depuis quatre heures du matin; elle fut secourue à huit heures seulement. Pendant deux heures, les moyens les plus énergiques furent employés sans résultat. Alors on résolut de tenter l'emploi du galvanisme. On plaça un des pôles d'une pile composée de vingt-quatre éléments dans le pharynx, et deux autres pôles dans le rectum. Quatorze minutes après, quelques mouvements se manifestèrent dans le tube digestif, et la malade ne tarda pas à revenir à la vie. (Lhéritier, *Médecine pratique*, par Fossone.)

Le fait suivant milite en faveur de l'emploi des affusions d'eau tiède.

OBSERVATION II. — Dans l'hiver de 1802, un infirmier de l'hôpital Marrat, de Narbonne, ne se présenta pas à la visite du matin. M. Darbon, médecin, qui faisait alors le service dans cet hôpital, demanda aux autres infirmiers ce qu'était devenu leur camarade. Sur la réponse qu'on lui fit de ne l'avoir pas vu de la matinée, il donna l'ordre d'aller voir s'il était dans sa chambre. On trouva la porte fermée en dedans; il l'a fit enfoncer, et l'on découvrit l'infirmier étendu sur son lit, ayant à ses côtés un réchaud où paraissait avoir brûlé du charbon de bois pendant la nuit.

Il fit transporter cet homme hors de sa chambre; son corps était froid, sans roideur, ne donnant aucun signe de vie; la respiration et la circulation avaient totalement cessé.

Il lui fit administrer tous les soins qu'on donne aux personnes empoisonnées par le charbon; mais ces soins furent continués jusqu'à deux heures de l'après-midi sans aucun résultat avantageux. Alors M. Darbon se souvint d'un procédé qu'on lui avait dit avoir réussi en pareil cas. Il le mit en usage : il fit étendre l'infirmier sur une planche un peu déclive, la tête en haut, et le corps en supination; il lui fit jeter de l'eau chaude, à une température d'environ 40°, sur toute la surface antérieure du corps, tantôt sur la face, tantôt sur le thorax et l'abdomen. On projetait cette eau avec beaucoup de force, en se servant d'une casserole à longue queue, comme si on avait voulu en frapper quelqu'un à tour de bras.

L'on continua cette manœuvre pendant deux heures; peu à peu la chaleur se rétablit dans le corps de l'infirmier, soit sous l'influence du calorique, soit sous celle des forces vitales qui se ranimaient, de sorte que, vers les quatre heures de l'après-midi, le malade donna signe de vie; alors on lui administra des cordiaux; on le fit coucher dans un lit chaud, on l'entoura bien de couvertures, et on vit ses forces se ranimer de telle sorte que trois ou quatre jours après cet accident, il avait repris ses fonctions.

Mais une chose remarquable que lui occasionna cet empoisonnement, c'est que cet homme, qui auparavant était gai, vif et facétieux, conserva depuis un caractère triste, morne et soucieux. (Devergie, *ibid.*)

Il faut administrer les secours dont je viens de parler avec la *plus grande promptitude*, et les continuer pendant longtemps, lors même que l'individu *paraît être mort*; on ne doit les cesser que lorsque la *rigidité cadavérique est survenue*, et l'on aura soin de ne pas confondre celle-ci avec la rigidité *convulsive*, que l'on observe si souvent dans certains genres d'asphyxie. Il me suffira de mentionner un exemple rapporté par M. Bourgeois, dans lequel le malade ne reprit connaissance qu'après *douze heures* de traitement.

Recherches médico-légales.

Composition et propriétés physiques et chimiques de la vapeur du charbon. — La vapeur du charbon contient de l'oxygène, de l'azote, de l'*acide carbonique*, du gaz *oxyde de carbone*, et du gaz *hydrogène carboné*.

Expérience Iʳᵉ. — M. Leblanc a fait périr un chien en vingt-cinq minutes, dans une chambre où il avait allumé de la braise de boulanger; au moment de la mort de l'animal, une bougie placée dans la même pièce *brûlait encore avec éclat;* ce n'est que dix minutes après la mort du chien que la bougie s'est éteinte, après avoir pâli de plus en plus. Le gaz retiré de la chambre en ce moment est composé de :

Hydrogène carboné =	0,04
Oxygène =	19,19
Azote =	75,62
Acide carbonique =	4,61
Oxyde de carbone =	0,54

L'air, recueilli dans cette même pièce une heure et demie après, contenait encore 1 $\frac{1}{2}$ pour 100 d'acide carbonique, et 0,002 d'oxyde de carbone. (*Recherches sur la composition de l'air confiné*, par M. Leblanc, 1842.)

Expérience II. — A huit heures et demie du matin, j'ai introduit dans une chambre de la capacité de 24 mètres 50 centimètres, pouvant être parfaitement fermée, quatre petits réchauds de charbon *qui commençait à brûler*, et j'y ai placé un chien de moyenne taille, qui venait de manger 600 gr. de tripes, après avoir jeûné pendant vingt-quatre heures. La porte de cette chambre était percée d'une ouverture par laquelle passait un tube de verre adapté à un grand flacon que j'avais disposé à l'extérieur, et dans lequel devait se rendre la vapeur du charbon lorsque l'expérience serait terminée; un carreau enchâssé dans cette porte permettait de voir ce qui se passait dans l'intérieur. La chambre a été ensuite close et comme lutée. A neuf heures moins un quart, l'animal est lourd, sommeille et urine abondamment, quoiqu'il n'ait pas bu. A neuf heures moins cinq minutes, la couche inférieure du charbon est incandescente, tandis que la moitié supérieure n'est pas encore complétement allumée. Le chien éprouve une première convulsion ; ses pattes sont roides et écartées; il est couché sur le ventre, et se plaint; la respiration devient haletante, et la tête est fortement renversée en arrière. Trois minutes après, il *vomit* abondamment. A neuf heures, il continue à avoir des mouvements convulsifs, et fait de longues inspirations. Le charbon s'éteint un peu. Dix minutes après, la gueule est béante; la respiration se ralentit. A neuf heures un quart, la respiration est comme convulsive. Cinq minutes après, l'animal est complétement immobile; les yeux sont ouverts et fixes, la gueule béante; les pattes et la tête sont dans la position naturelle. A neuf heures vingt-deux minutes, l'animal succombe. A dix heures, on retire *cinq mille deux cents centimètres cube d'air*. Le charbon n'est pas encore complétement éteint. Cet air contient :

> Acide carbonique   = 570 milligrammes.
> Oxyde de carbone = 29
> Hydrogène carboné =   2,65

Voici comment j'ai déterminé les proportions de ces gaz : on commence par se procurer de l'air de la chambre; pour cela on dispose l'appareil représenté par la fig. 1, de manière que le flacon OO soit en dehors de la chambre, près de la porte, tandis que la portion rs du tube rr' est dans l'intérieur de cette chambre. Le flacon OO est rempli aux quatre cinquièmes d'eau ; le cinquième supérieur est plein d'huile. Dès que l'on ouvre le robinet N, l'eau coule lentement, et l'air de la chambre s'introduit dans le flacon par le tube $rr'r''$. Il s'agit maintenant d'analyser cet air (voyez fig. 2). A est un vase contenant de l'eau qui tombe goutte à goutte dans le vase B, à l'aide de l'entonnoir d, et qui en fait sortir le gaz bulle à bulle par le tube de dégagement b. La couche d'huile a empêche l'eau d'être en contact avec le gaz tt. Le gaz traverse le tube en U, C, renfermant de la pierre ponce humectée d'acide sulfurique, et destinée à dessécher le gaz. D est un appareil à boules de Liébig, d'une dimension double de celui dont on se sert dans l'analyse organique, contenant une dissolution très-concentrée de potasse caustique pour absorber tout l'acide carbonique contenu dans le gaz. E est un petit tube en U, renfermant dans la première branche de la potasse en dissolution sur de la pierre ponce, et dans la seconde branche, de la potasse

Fig. 1.

Fig. 2.

Analyse de la Vapeur du Charbon.

e[illegible]
e[illegible]
t[illegible]
i[illegible]
e[illegible]
f[illegible]
r[illegible]
g[illegible]
7[illegible]
r[illegible]
s[illegible]
n[illegible]
n[illegible]
c[illegible]
c[illegible]
c[illegible]
p[illegible]
fr[illegible]
l'[illegible]
d[illegible]
d[illegible]
ci[illegible]
d'[illegible]
co[illegible]
ri[illegible]
tu[illegible]
et[illegible]
ce[illegible]
ca[illegible]
mê[illegible]
de[illegible]
mê[illegible]
des[illegible]
cha[illegible]
ten[illegible]
Da[illegible]
div[illegible]
éto[illegible]
ter[illegible]
rep[illegible]
dar[illegible]

en morceaux, destinée à retenir la portion d'acide carbonique non absorbée en *D*, ainsi que l'eau qui aurait pu être entraînée par le gaz, après avoir traversé l'appareil de Liébig. *F* est un grand tube rempli de pierre ponce imprégnée d'acide sulfurique concentré pour dessécher encore le gaz. *F'* est un tube qui joint le tube *m* avec le tube *F*; *m* est un tube de verre infusible contenant de l'oxyde de cuivre, qui sera chauffé à une température rouge, et dont l'oxygène se portera sur l'oxyde de carbone et sur l'hydrogène carboné du gaz, pour les transformer en acide carbonique et en eau. *T* est un tube en *U* contenant de la pierre ponce humectée d'acide sulfurique dans la première branche, et du chlorure de calcium fondu dans la seconde; ces deux colonnes sont séparées par un peu de verre pilé, et les matières qu'elles renferment sont destinées à dessécher le gaz, et à déterminer la proportion d'eau qui s'est formée par l'hydrogène de l'hydrogène carboné. *O*, appareil à boules de Liébig ordinaire, pour absorber l'acide carbonique produit par le carbone du gaz oxyde de carbone et de l'hydrogène carboné. *X*, tube en *U*, contenant dans la première branche de la pierre ponce imprégnée de potasse caustique, et dans l'autre de la potasse en fragments pour absorber l'acide carbonique qui aurait pu échapper, et l'eau qui aurait pu être entraînée par le gaz, après avoir traversé le tube de Liébig.

On connaît la quantité de gaz sur laquelle on opère par la quantité d'eau dépensée par le vase *A*.

L'appareil *D*, pesé avant et après l'expérience, donne la proportion d'acide carbonique contenu dans le gaz.

Le tube *T*, pesé avant et après l'expérience, fait connaître la quantité d'eau qui s'est formée par la combustion de l'hydrogène dans le tube *m*, contenant l'oxyde de cuivre.

Enfin la différence de poids entre l'appareil *O*, avant et après l'expérience, indique la proportion d'acide carbonique qui s'est formée dans le tube *m*, par suite de la combustion du carbone du gaz oxyde de carbone et du gaz hydrogène carboné. Il est dès lors aisé de calculer, à l'aide de ces éléments, combien le gaz contient d'oxyde de carbone et d'hydrogène carboné.

EXPÉRIENCE III. — J'ai brûlé, dans une salle de 166 mètres 86 centimètres, 5 kilogr. de charbon. Quatre chandelles, placées à diverses hauteurs, depuis le niveau du sol jusqu'à 1 mètre 33 au-dessus, ont été allumées. Une mésange fut placée dans une cage, en haut de la pièce, à 2 mètres 33 au-dessus du sol. Dans les derniers temps de la combustion, la flamme des chandelles a semblé rougir un peu; mais leur combustion s'est bien entretenue pendant toute la durée de l'expérience, qui a été de trois heures. Dans la dernière heure, l'oiseau, qui jusque-là n'avait rien offert d'extraordinaire, a commencé à s'agiter, à ouvrir parfois largement le bec et à étendre les ailes, comme s'il eût cherché à respirer; puis il a cessé de chanter, il est devenu presque immobile, et sa respiration était plus lente. Il a repris de la vivacité aussitôt qu'on a ouvert les fenêtres; mais il a succombé dans les vingt-quatre heures. (Devergie.)

EXPÉRIENCE IV. — Cette même expérience ayant été répétée sans chandelles et sans oiseau, deux appareils à recueillir les gaz furent ouverts aussitôt après que la combustion du charbon fut terminée ; nous avons mesuré l'acide carbonique, et nous avons vu que l'air, recueilli en haut de la pièce, *contenait à peu près* autant d'acide carbonique que celui qui avait été pris près du sol (50 et 52 centimètres cubes de gaz). L'air était vicié par un cinquantième d'acide carbonique. (*Ibid.*)

EXPÉRIENCE V. — Nous avons placé dans une salle deux appareils propres à recueillir des gaz, l'un dans la partie la plus élevée, l'autre dans la partie la plus basse : cette pièce avait 166 mètres 86 de capacité. Nous y avons fait brûler *dans la soirée* 8,500 gr. de charbon ; *nous avons laissé refroidir la pièce pendant la nuit*, et le lendemain, à onze heures du matin, nous avons vidé en même temps le flacon supérieur de chaque appareil ; nous avons introduit rapidement une dissolution de potasse dans chaque flacon, que nous avons fermé immédiatement, et au bout de deux heures, nous avons mis la liqueur dans un appareil muni d'un tube à entonnoir, et d'un autre tube propre à conduire le gaz sous une éprouvette graduée ; nous avons versé de l'acide sulfurique par le tube droit, jusqu'à saturation de la potasse, et nous avons retiré 150 centimètres cubes d'acide carbonique de la liqueur du flacon placé dans la partie *la plus déclive* de la pièce, tandis que celle du flacon situé dans *la partie la plus élevée* ne nous a donné que 32 centimètres cubes de gaz. Un chat avait été mis sur le sol de cette pièce ; il poussa des plaintes pendant une heure et demie, et le lendemain matin, il fut trouvé dans un état de rigidité cadavérique des plus prononcés. (*Ibid.*)

EXPÉRIENCE VI. — J'ai, à plusieurs reprises, cherché à vérifier ce fait, et j'ai constamment obtenu *des résultats tout autres*. J'ai toujours trouvé autant d'acide carbonique à la partie inférieure qu'à la partie supérieure de la pièce, ce qui est conforme aux principes de physique et à la loi de Dalton, ainsi conçue : *Un fluide élastique ne peut rester sur un autre plus pesant sans s'y mêler*. Dans mes essais, 93 parties d'air d'en haut m'ont fourni deux fois 2,5 d'acide carbonique, et 93 parties d'air d'en bas 2,52. Dans deux autres expériences, 67 parties d'air, pris à la partie supérieure de la chambre *non encore* complétement refroidie, contenaient 3 parties d'acide carbonique, précisément autant qu'il y en avait dans l'air de la partie inférieure. Trente heures après la combustion du charbon, lorsque *la chambre était parfaitement refroidie*, la couche supérieure comme la couche inférieure renfermaient 1 1/2 d'acide carbonique pour 67 parties. Mes expériences ont été faites d'après la méthode de MM. Dumas et Boussingault ; l'air était recueilli à l'aide de deux longs tubes de verre placés à l'intérieur de la chambre, l'un en haut, l'autre en bas, et communiquant à l'extérieur avec un flacon rempli d'eau ; au fur et à mesure que l'on faisait écouler ce liquide, l'air de la chambre venait le remplacer ; aussitôt après, le gaz était porté dans une cloche graduée disposée sur la cuve à mercure, et traité par la potasse caustique. (Voy. p. 780.)

Il résulte de ces expériences, 1° que si la vapeur du charbon offre des différences en ce qui concerne les *proportions* des divers gaz qu'elle renferme, suivant la nature des charbons, le degré plus ou moins avancé de leur combustion, le moment où l'on examine la vapeur, etc., ces gaz contiennent toujours une proportion notable d'acide carbonique, beaucoup moins de gaz oxyde de carbone, et une quantité excessivement faible de gaz hydrogène carboné.

2° Que si le charbon avec lequel on opère n'était pas parfaitement allumé, il répandrait une odeur très-prononcée, qui paraît dépendre de quelques vapeurs de nature encore inconnue, et qui jusqu'ici ont échappé aux moyens analytiques.

3° Qu'en faisant brûler du charbon de bois dans une chambre parfaitement close, et en examinant l'air, on trouve autant d'acide carbonique à la partie supérieure qu'à la partie inférieure de cette chambre, malgré l'assertion contraire de M. Devergie, et d'accord avec la loi de Dalton ainsi conçue : *Un fluide élastique ne peut rester sur un autre plus pesant sans s'y mêler.* Dans mes essais, 93 parties d'air d'en haut m'ont fourni, à deux reprises différentes, 2,5 d'acide carbonique, et 93 parties d'air d'en bas 2,52. Dans deux autres expériences, 67 parties d'air pris à la partie supérieure de la chambre *non encore complètement refroidie*, contenaient 3 p. d'acide carbonique, précisément autant qu'il y en avait dans l'air de la partie inférieure. Trente heures après la combustion du charbon, *lorsque la chambre était parfaitement refroidie*, la couche supérieure comme la couche inférieure renfermaient 1 1/2 d'acide carbonique pour 67 parties.

M. Lassaigne n'a fait que confirmer les résultats des expériences que j'avais publiées à ce sujet quelques années avant lui, et qu'il ne connaissait probablement pas.

Propriétés de la vapeur du charbon. — Gaz incolore, inodore, éteignant les corps en combustion, rougissant faiblement la teinture de tournesol, ne se dissolvant qu'en très-petite partie dans l'eau, précipitant en blanc par l'eau de chaux, et ne s'enflammant pas par l'approche d'un corps enflammé. Si on l'agite avec de la potasse caustique dissoute, l'acide carbonique est absorbé, et le gaz restant éteint encore les corps en combustion, ne rougit plus la teinture de tournesol, ne se dissout plus dans l'eau, ne précipite plus l'eau de chaux, et ne s'enflamme pas plus par l'approche d'un corps allumé qu'avant d'avoir subi l'action de la potasse, ce qui dépend de la petite proportion d'oxyde de carbone et d'hydrogène carboné qu'il renferme par rapport à celles de l'oxygène et de l'azote.

Vapeur du charbon de terre. — Lorsque le charbon de terre a cessé de brûler avec flamme, il est réduit en quelque sorte à du *coke ;* celui-ci, s'il continue à brûler à une température rouge, donne une vapeur dans laquelle se trouvent probablement les mêmes gaz que ceux qui se produisent pendant la combustion du charbon, quoique les proportions respectives de chacun de ces gaz puissent ne pas être les mêmes. Qu'importe, la vapeur dont il s'agit n'en est pas moins délétère et susceptible d'occasionner la mort, après avoir développé les accidents que l'on observe dans l'empoisonnement par la vapeur du charbon.

Vapeur du bois carbonisé. — Lorsque des poutres ont été suffisamment chauffées par des tuyaux de fumée de calorifères placés trop près d'elles, par des fourneaux qui les avoisinent, etc., elles se décomposent et se carbonisent, alors même qu'elles sont enfermées dans un plancher et à l'abri du contact de l'air. Cette décomposition, qui s'opère en général fort lentement, donne lieu, entre autres produits, à un gaz composé d'acide carbonique, d'oxyde de carbone et d'hydrogène carboné, comme lorsqu'on chauffe le bois en vaisseaux clos. On conçoit dès lors les effets délétères produits par ce mélange, qui, en définitive, est composé comme la vapeur du charbon.

Expérience VII. — J'ai voulu savoir jusqu'à quel point la digestion est ralentie chez les animaux qui sont sous l'influence de la vapeur du charbon. Déjà M. Marye et Ollivier d'Angers avaient établi, d'après un petit nombre d'ouvertures de cadavres de personnes empoisonnées par cette vapeur, que la digestion est comme suspendue (voy. obs. 4, p. 771).

J'ai, à plusieurs reprises, introduit, dans une chambre où je faisais brûler du charbon, des chiens à jeun depuis quarante-huit heures, qui venaient de manger depuis 100 jusqu'à 600 grammes de viande bouillie, coupée en petits morceaux, et j'ai exactement noté le temps qu'ils ont vécu. En même temps, je donnais les mêmes proportions d'aliments à des chiens à peu près de même force et dans les mêmes conditions que les précédents, et je les laissais vivre autant que ceux-ci, puis je les pendais. Plus de dix fois, ces expériences ne m'ont fourni aucun résultat satisfaisant, parce que la vapeur du charbon tuait ces animaux en moins d'une heure, parce que la quantité d'aliments avalés était beaucoup trop considérable, là où la vie s'était suffisamment prolongée, ou parce que les chiens empoisonnés vomissaient. Enfin je suis parvenu, en n'administrant que 100 gr. de viande et en n'introduisant dans la chambre qu'un petit réchaud rempli de charbons ardents, à faire vivre les chiens pendant deux heures et demie ou pendant trois heures, et alors j'ai pu me convaincre de l'exactitude de l'assertion émise par M. Marye et par Ollivier d'Angers; constamment les vaisseaux chylifères des animaux qui avaient digéré à l'air étaient pleins de chyle et tellement injectés qu'on les voyait au loin, tandis que ceux des animaux soumis à la vapeur du charbon étaient à peu de chose près *vides*; toutefois, il n'existait pas une grande différence entre l'état de la viande chez ces différents animaux : dans l'un comme dans l'autre cas, elle était ramollie au même degré et conservait encore sa structure fibreuse.

J'avais souvent placé trois chandelles allumées dans la chambre où devait brûler le charbon; l'une était en bas, l'autre à 3 mètres du sol, touchant presque le plafond, et la troisième à 1 mètre 50 centimètres, c'est-à-dire au milieu de la hauteur. Dans quelques expériences, les trois chandelles étaient éteintes, *demi-heure avant la mort* des animaux; la supérieure avait cessé de brûler au bout de cinquante-cinq minutes, la moyenne au bout d'une heure, et l'inférieure au bout d'une heure trente secondes; les chiens ne périssaient pourtant qu'une heure et demie après avoir été soumis à l'action de la vapeur du charbon. Dans d'autres expériences, la mort des animaux ne survenait qu'au bout de deux heures, et les chandelles étaient encore allumées.

Expérience VIII. — J'ai tué deux chiens de moyenne taille, en les laissant pendant quelques heures dans une chambre bien close où je faisais brûler du charbon. A l'instant même où ces animaux sont morts, j'ai pendu deux autres chiens à peu près de même force, et j'ai abandonné les quatre animaux à eux-mêmes, dans un des pavillons de la Faculté, afin de savoir lesquels d'entre eux seraient *plus tôt pourris*. Dès le troisième jour, j'ai pu m'apercevoir que la putréfaction marchait avec beaucoup plus de rapidité chez les animaux qui avaient été pendus que chez les autres. Au deuxième jour, l'abdomen des chiens qui avaient été pendus était ballonné et d'un vert foncé; l'épiderme se détachait avec la plus grande facilité; les muscles étaient d'un rouge violacé; les gros troncs veineux contenaient à peine du sang *noir* et fluide. L'abdomen des chiens, tués par la vapeur du charbon, n'était ni ballonné ni vert, et l'épiderme ne se détachait pas encore. Les muscles étaient d'un rouge vif, et les gros troncs veineux renfermaient une assez grande quantité de sang noir *presque entièrement coagulé.*

La même expérience, répétée avec deux autres chiens, qui n'ont été ouverts qu'*au bout de vingt jours,* a fourni les mêmes résultats; la putréfaction était à son comble chez le chien qui avait été pendu, tandis que l'autre était à peine altéré; l'abdomen, les muscles, le sang, etc., offraient encore des différences plus tranchées que dans les animaux que l'on avait ouverts au dixième jour.

Expérience IX. — Le corps du sieur Devar..., qui avait succombé à l'action de la vapeur du charbon, fut reçu à la Morgue le 7 avril dernier: je l'ai conservé à l'air libre dans une salle humide, exposé à toutes les variations atmosphériques de sécheresse, d'humidité, de chaleur et de froid, au milieu de corps beaucoup plus putréfiés, et j'ai été frappé de la lenteur avec laquelle la putréfaction est survenue; le corps, au lieu de se colorer en vert, au bout de quelques jours, puis de prendre une teinte brune, de se ramollir, de suivre, en un mot, toutes les phases de la putréfaction humide, n'a commencé à prendre une teinte verte au cou et sur les côtés de la poitrine que vers le huitième ou le dixième jour. Au trente-cinquième, cette teinte n'avait pas encore envahi la totalité de la surface des membres inférieurs; il nous a même semblé que du vingtième au vingt-cinquième jour, elle a perdu de son intensité, dans les points où elle s'était développée; mais certainement elle n'a jamais acquis la teinte foncée des autres cadavres. Le corps, au lieu de se ramollir, a semblé, au contraire, se dessécher; il ne s'est pas développé de gaz sous la peau; il ne s'est pas écoulé de sanie putride mêlée de gaz par la bouche et le nez; les yeux ont été envahis et vidés par les mouches et les vers, et les paupières sont restées intactes : ce n'est qu'au trente-troisième jour que la peau de la partie postérieure des cuisses a commencé à devenir brune et à laisser suinter du sang altéré. La peau de l'abdomen et celle de la poitrine se sont conservées intactes, elles se sont seulement colorées en vert, mais c'était plutôt un vert très-clair, très-peu intense, que cette coloration d'un vert noirâtre que l'on observe dans les cas de putréfaction ordinaire; le sujet, sans être gras, n'était pourtant pas maigre. En résumé, il nous a été démontré que la putréfaction n'avait pas, à beaucoup près, marché avec la rapidité qu'elle affecte dans les autres genres de mort. (Devergie, ouvrage cité.)

Expérience X. — Le 16 mai suivant, on a apporté à la Morgue les corps d'un homme et d'une femme qui s'étaient empoisonnés par le charbon un mois auparavant : ils offraient le même genre d'altération putride, c'est-à-dire une tendance à la dessication qui se dessinait surtout d'une manière très-marquée à la face, aux mains et aux avant-bras, on ne voyait pas cette tendance à la fonte putride que l'on remarque ordinairement; pas d'état emphysémateux (gazeux) du tissu cellulaire; la peau était jaunâtre, verdâtre dans quelques points; mais il n'y avait aucun ramollissement, aucune destruction des parties. Dans ces deux faits, la mort par la vapeur du charbon a évidemment retardé l'apparition des phénomènes de la putréfaction. (*Ibid.*)

Il faut cependant noter que dans certaines circonstances et sous des conditions spéciales, les cadavres de ceux qui ont succombé à l'action de la vapeur du charbon se pourrissent rapidement. (Voyez p. 803.)

Expérience XI. — Pour savoir combien une quantité déterminée de charbon fournirait de cendres, j'ai fait brûler des proportions données de charbon, et j'ai pesé les produits cendrés que j'avais obtenus. (Voyez p. 799.)

Observations Ire, II et III. — *A.* J'ai vu, dit M. d'Arcet, dans la maison du Mont-de-Piété de la rue des Petits-Augustins, un homme de ma connaissance, traîner et dépérir, quoiqu'encore jeune et d'une bonne constitution. Je l'engageai souvent à faire examiner son logement, et même à le quitter; il me pria, à la fin, de chercher la cause du malaise qu'il éprouvait lorsqu'il restait chez lui. Je trouvai que son appartement était souvent rempli de produits gazeux provenant de la combustion du charbon. La cheminée de son salon, dans laquelle il faisait rarement du feu, était commune à une cuisine de l'étage supérieur. La cheminée de sa chambre à coucher faisait continuellement appel, en hiver, à cause du feu qu'on y faisait, et en été, par suite, pendant la nuit, de l'élévation de la température dans cette petite chambre à coucher; l'acide carbonique descendant par la cheminée du salon, pénétrait dans la chambre à coucher, et en rendait le séjour malsain. La cause du mal étant connue, on y remédia facilement en établissant une bonne cheminée, à courant d'air chaud, dans la chambre à coucher, en mettant une trappe à la cheminée du salon, et en plaçant en outre des bourrelets à la porte qui séparait le salon de la chambre à coucher. (D'Arcet, *Annales d'hygiène et de médecine légale*, t. XVI, p. 30.)

B. M. Anglès, étant préfet de police, me pria un jour, à six heures du matin, d'aller examiner, au coin du boulevart et de la rue de Bondy, un appartement dans lequel deux dames de sa connaissance avaient été empoisonnées pendant la nuit.

Je reconnus facilement la présence de l'acide carbonique. Cherchant par où ce gaz avait pu pénétrer dans la chambre à coucher des deux dames, je trouvai qu'il était entré par le poêle de la salle à manger, où l'on n'avait pas fait de feu depuis longtemps; qu'il avait traversé le salon et avait pénétré dans la chambre à coucher, par suite de l'appel de la cheminée de cette chambre.

Le propriétaire, questionné, me dit que la cheminée où donnait le tuyau du poêle dépendait du logement d'un dentiste qui occupait le premier étage. J'allai sonner à la porte de ce dentiste; il vint lui-même m'ouvrir; il avait des pincettes à la main, et avait passé la nuit à cuire des dents artificielles dans un fourneau à coupelle chauffé au charbon de bois, et avait ainsi donné lieu à l'empoisonnement des deux dames qui logeaient au-dessus de lui. (*Ibid.*)

C. A l'époque où Vauquelin demeurait à l'École des Mines, son ménage était tenu par les deux sœurs de Fourcroy : ces dames, qui avaient chien, chat et serins, allant passer deux jours à la campagne avec Vauquelin, donnèrent amplement à manger et à boire à ces animaux, et les enfermèrent dans l'antichambre. Au retour, Vauquelin trouva l'antichambre remplie de fumée et les animaux morts : la fumée avait pénétré dans l'appartement par le tuyau du poêle venant d'une cheminée de l'étage supérieur; elle était ou *tombée* par suite de son refroidissement, ou avait été amenée dans l'appartement par suite de l'appel de l'une des cheminées de Vauquelin, dont le tuyau avait pu être échauffé soit sur le toit, par le soleil, soit par son adossement à une cheminée voisine où l'on aurait fait du feu. (*Ibid.*)

Observation IV. — M., qui avait occupé une position élevée dans l'ancien gouvernement, et qui l'avait perdue à la suite des événements de 1830, conçut, par suite de cette perte, un vif et profond chagrin qui le conduisit au suicide. Il plaça dans sa chambre une quantité donnée de charbon, et se mit dans son lit. Il eut soin d'alimenter le foyer; mais, après quelques heures, voyant que ce moyen ne produisait sur lui qu'une très-légère indisposition, il abandonna ce projet. Peu de jours après cette tentative, il alla voir des personnes avec lesquelles il était lié, et raconta cet événement comme le fait d'un de ses amis, et il soutint que la vapeur de charbon n'était pas un moyen infaillible. Un pharmacien de mes amis, qui se trouvait présent, et qui était de la connaissance de M., lui demanda quelques détails; alors M. lui expliqua que son ami s'était placé dans son lit, et qu'il avait dû se développer dans la chambre assez de gaz pour produire l'empoisonnement, car une bougie allumée s'était éteinte. Ce pharmacien lui répondit que le gaz acide carbonique, beaucoup plus pesant que l'air, occupe toujours la couche inférieure; que la lumière, placée plus bas que le niveau du lit, avait bien pu se trouver dans l'atmosphère de la vapeur du charbon et s'éteindre, et que le gaz acide carbonique n'ayant pas dépassé cette limite, c'était à cette circonstance que cet ami avait dû son salut. On changea de conversation, et, de la soirée, il ne fut plus question de ce sujet. Deux jours écoulés, on trouva M. mort dans sa chambre, assis devant son lit; une bougie encore allumée était placée sur sa table de nuit. Il avait mis en pratique les fatales connaissances qu'il s'était procurées. (Marye, ouvrage cité, p. 42.)

OBSERVATIONS V, VI, VII et VIII. — Au mois de janvier 1835, M. C., marchand de nouveautés, se couche après avoir fermé le tuyau du poële de sa chambre; ce poële avait été chauffé avec un mélange de bois et de coke; la chambre, située à l'entresol, immédiatement au-dessus du magasin, communiquait avec ce dernier *par une ouverture de plus de 60 centimètres carrés,* à laquelle aboutissait l'escalier tournant par où l'on montait du magasin à la chambre à coucher; le lendemain matin, on frappe à la porte du magasin; à l'aide d'une échelle, on pénètre dans la chambre par la croisée, qu'on trouve *incomplétement fermée* dans sa partie inférieure. M. C. était couché dans l'attitude d'un homme qui dort profondément; le corps était déjà froid; le poële était rempli en partie de coke et de charbon incomplétement consumés; on constata, après la mort, tous les caractères de l'empoisonnement par la vapeur du charbon. (Ollivier d'Angers.)

La femme Gosselin, dont j'ai parlé à la page 771, fut trouvée dans une chambre large de 3 mètres sur 3 de long, et éclairée sur une petite cour, par une assez grande croisée *mal close,* et en haut de laquelle il y avait une *vitre de moins;* pour fermer cette ouverture, on avait placé un morceau de calicot que le vent faisait *voltiger* à chaque instant.

Mademoiselle P... conçut l'idée du suicide sous l'influence de chagrins assez vifs et d'un état maladif. Elle éprouva tous les effets de la vapeur du charbon, quoique la *cheminée* et la *croisée* de la chambre étroite où elle fut trouvée ne fussent pas *hermétiquement fermées.* (Marye, p. 29.)

Quatorze personnes éprouvèrent les effets de l'empoisonnement par la vapeur du charbon dans une chambre à coucher; des poutres carbonisées existaient dans l'épaisseur des murs. Au fur et à mesure qu'une personne venait porter secours à celles qui étaient malades, elle était prise des mêmes accidents, et cependant la porte était *continuellement ouverte pour l'administration des soins.* (Devergie, ouvrage cité.)

OBSERVATION IX. — Une famille habitait le logement du premier de la maison rue de la Harpe, n° 90. Dans une arrière-boutique placée immédiatement au-dessous, se trouvait un fourneau d'un traiteur fort achalandé. Depuis longtemps, les habitants du premier étage se plaignaient d'une odeur de fumée dans leur appartement et principalement dans leur salon. Un soir, un domestique, marchant pieds nus sur le parquet, sentit un point du plancher beaucoup plus chaud que le reste, sans toutefois que la couleur ou l'apparence du parquet fussent changées. On appelle les pompiers ; le parquet est ouvert, et l'on trouve une très-grosse poutre presque complétement carbonisée dans l'étendue de 60 centimètres environ. Ce point correspondait au fourneau du traiteur. (*Ibid.*)

OBSERVATION X. — Dans une petite ville de l'Odenwald, plusieurs personnes, qui habitaient ensemble une même maison, éprouvaient depuis quelques jours de la céphalalgie et un malaise général. Les symptômes s'aggravèrent de jour en jour au point que, le 8 janvier 1829, la dame Sk... fut obligée de garder le lit ; et comme la maladie paraissait faire des progrès rapides, on fit appeler un médecin (on n'indique pas le traitement qui fut prescrit). Vers minuit, le malaise et surtout la céphalalgie de Mme Sk... s'étaient accrus au point qu'une parente de la malade, Mme L..., qui couchait dans le même appartement, crut devoir lui donner des soins et appeler de nouveau le médecin. Avant que ce dernier fût arrivé, Mme Sk... avait presque entièrement perdu l'usage de ses sens ; et pendant que Mme L... était occupée à la ranimer, elle tomba elle-même sans connaissance au pied du lit de la malade. Mme Sk..., étant revenue à elle, aida une servante, qui venait d'accourir, à relever Mme L... et à la mettre au lit. On appela aussitôt M. L..., qui trouva, en arrivant, sa femme, ainsi que sa cousine Sk..., étendues sans connaissance, et bientôt après en proie à des convulsions violentes, auxquelles vint se joindre une roideur presque totale du corps chez Mme Sk... Sur ces entrefaites, arriva le Dr H... ; et pendant que M. L... veut l'informer de ce qui vient de se passer, il tombe sans connaissance. La même chose arrive à la servante quelques instants après. Deux domestiques étant accourus, on s'empresse, sur la demande du Dr H..., d'appeler un second médecin, et d'avertir plusieurs parents de M. L... — M. N..., de qui M. Berthol tient cette observation, étant arrivé dans la maison où cette scène se passait, trouva quatre personnes couchées sur des lits, sans connaissance. M. L... paraissait plongé dans un profond sommeil ; Mme L..., dans un état d'absence complète, et en proie à des convulsions et à des spasmes tétaniques. L'infirmier seul était encore sur pied ; mais il se plaignit d'un violent mal de tête et d'un malaise inexprimable, prodrome d'une lipothymie commençante. M. L... se réveilla peu à peu, vers neuf heures du matin ; un torrent de larmes, qui s'échappa spontanément, trahit le trouble de son système nerveux, mais enfin il recouvra l'usage de ses sens au point qu'il put quitter son lit, quoiqu'il fût encore dans un état de prostration considérable. Les dames L... et Sk... passèrent le reste de la journée dans leur lit, dans un état de somnolence presque continuelle.

Le second médecin étant arrivé, on se borna, après une consultation, à prescrire l'application de sinapismes, l'inhalation de vapeurs spiritueuses et aromatiques, et du thé de camomille pour boisson. Comme toutes les personnes de la maison étaient malades, M. N... se chargea de les veiller pendant la nuit suivante, assisté de deux infirmières et de Mlle No..., la nièce de M. L..., qui venait d'arriver.

Pendant que l'on s'occupait à préparer ce qui était nécessaire pour les malades, Mlle No... tomba subitement en syncope ; elle fut aussitôt ranimée, au moyen d'aspersions d'eau de Cologne faites par l'une des infirmières, qui elle-même, peu d'instants après, tomba sans connaissance, et fut de même ranimée par l'eau de Cologne. Mais, peu de temps après, elle éprouva un nouvel accès de lipothymie, accompagné de contractions spasmodiques très-violentes. Ces convulsions se répétèrent fréquemment, malgré le traitement mis en usage, jusqu'à dix heures et demie du soir, époque à laquelle cette femme paraissait s'endormir profondément. Les dames L... et Sk..., ainsi que la servante, furent dans un état d'agitation continuelle; M. L... paraissait plongé dans un sommeil profond. L'agitation de Mme Sk... allant toujours en augmentant, la seconde servante lui appliqua des sinapismes, suivant les ordonnances du médecin; au même instant, cette femme, ainsi que M. N..., furent pris d'un mal de tête des plus violents, qui céda pour le moment à l'usage du thé de camomille. M. N... s'était assis sur un fauteuil, dans un état de prostration complète, lorsque la première infirmière, qui avait été affectée dès le commencement de la nuit, fut de nouveau prise de convulsions très-violentes. M. N... se leva brusquement pour lui porter secours; il appela la seconde infirmière, la seule dont la santé se fût maintenue jusqu'alors. Ce ne fut qu'après avoir été appelée à plusieurs reprises, qu'elle se leva en sursaut pour donner à M. N... le flacon d'eau de Cologne, et aussitôt elle perdit connaissance et tomba au pied du lit des malades.

M. N... fit alors tous ses efforts pour ranimer les deux infirmières; il ne réussit qu'au bout de dix minutes; et, après leur avoir versé de l'eau de Cologne dans les narines, elles revinrent à elles, fort heureusement, au moment où M. N... cessait de pouvoir résister à une céphalalgie atroce, et à un sentiment de constriction à la poitrine, accompagné d'angoisses inexprimables. Il sortit avec précipitation de la chambre des malades, pour éveiller tous les domestiques et pour envoyer de suite chercher le médecin.— M. N..., étant rentré dans l'appartement des malades, s'aperçut que madame L... avait eu des vomissements, et qu'elle était en partie penchée hors de son lit. Des sinapismes lui furent aussitôt appliqués. Cependant la céphalalgie et l'oppression augmentèrent chez M. N...; bientôt il éprouva des nausées, et au moment où il s'approcha de la croisée, il vomit avec des efforts violents, trois ou quatre fois, de petites quantités de matières; après ces vomissements, la respiration devint un peu plus libre, mais la céphalalgie persista.

Comme les spasmes de l'infirmière continuèrent avec une grande intensité, et que le médecin qu'on avait appelé tardait à venir, on fit chercher en toute hâte un troisième médecin, le docteur B..., qui prescrivit pour cette malade l'application d'un vésicatoire à la nuque; cette application fut suivie d'un peu de calme. M. N... (l'auteur de cette relation), après avoir éprouvé un grand frisson et une anxiété inexprimable, perdit lui-même connaissance; il revint à lui au moment où l'on cria que le feu était dans la maison.

Cet accident fut découvert par un domestique, qui, ayant par hasard appliqué la main contre la muraille, sentit qu'elle était extrêmement chaude.

On fit aussitôt venir des ouvriers, et l'on découvrit qu'un des murs et le plafond de la cuisine étaient en incandescence. On trouva de plus réduite en charbon toute la charpente d'un coin, communiquant à la fois avec l'appartement des malades, avec une chambre voisine et avec la cuisine. Le feu fut éteint en moins d'une heure. Les malades ayant été transportés dans un autre appartement, leur état s'améliora rapidement, et ils ne tardèrent pas à être complétement rétablis. C'est ainsi que fut découverte la véritable cause de tous ces accidents.

Déjà, dans la matinée du lundi, plusieurs des malades avaient remarqué une odeur désagréable dans les appartements dont il s'agit, comme si on y avait brûlé du bois de sapin. Depuis plusieurs jours, la porte de la chambre à coucher ne pouvait plus être fermée (une poutre voisine avait été trouvée carbonisée). La combustion s'était continuée pendant au moins huit jours ; quatorze personnes en tout ont plus ou moins souffert des effets de cette combustion. Chez madame Sk... (qui était couchée le plus près de la muraille incandescente), les accidents en étaient arrivés au point que le pouls avait cessé de battre pendant assez longtemps, et que ses mains et une partie de ses bras étaient déjà devenus froids.

En continuant les fouilles, on finit par découvrir encore un grand nombre de poutres qui, quoique recouvertes d'une couche de terre glaise, étaient complétement carbonisées. On ne trouva nulle part la moindre trace de fentes ou de fissures dans les murailles. (*Ann. de la méd. politique* de Henke, ann. 1830.)

Questions médico-légales relatives à l'empoisonnement par la vapeur du charbon.

Avant de faire connaître ces questions, il importe de donner un sommaire de deux affaires médico-légales qui les ont motivées, et qui concernent, l'une le nommé Amouroux, et l'autre la fille Ferrand.

Amouroux. — Voici ce que l'instruction apprend à l'égard de ces deux individus. Le samedi 13 février 1836, les époux Amouroux dînent vers six heures du soir ; la femme mange plus que son mari : du feu était allumé dans le poêle. A sept heures environ, Amouroux remplit de charbon un fourneau qui pouvait contenir un quart de boisseau ; il retire du poêle *la majeure partie de la braise qu'il renfermait*, allume le charbon du fourneau, et place ce dernier entre lui et sa femme au voisinage du lit, et de manière à respirer tous deux la vapeur qui s'en exhalait. La femme Amouroux n'a pas tardé à dormir ; car, vers sept heures et demie ou huit heures moins un quart, elle avait la respiration un peu râleuse. A onze heures et demie ou minuit moins un quart, Amouroux, qui jusqu'alors n'avait éprouvé qu'un peu d'altération, soulève le bras de sa femme pour savoir si elle vivait encore : le bras retombe, il s'aperçoit qu'elle venait de mourir ; le membre soulevé était encore chaud. — A ce moment, il boit beaucoup d'eau. A minuit, il remplit le fourneau de charbon, et reste éveillé toute la nuit, exposé qu'il était à la vapeur méphitique de cette substance. — Le lendemain matin, il renouvelle le charbon dans le fourneau; l'effet de sa vapeur ayant été nul pour lui jusqu'alors, il achète lui-même un boisseau de charbon, et en consume de nouveau un plein réchaud. Le soir, il brûle dans une terrine le reste du charbon acheté le matin. Le lundi, nouveau boisseau de charbon consumé inutilement; il en est de même le mardi; le mercredi, il achète en sus d'un boisseau de charbon un panier de braise; il superpose la braise et le charbon par couches dans la terrine, de manière à leur faire prendre feu en masse; *il n'a éprouvé pendant ces cinq jours et cinq nuits passés auprès du corps de sa femme, sans prendre de nourriture,* qu'une soif assez vive qu'il a satisfaite. Cependant il s'exposait à la vapeur du charbon; il avait le plus souvent deux fourneaux allumés auprès de lui, et placés tellement près, qu'il s'est fait plusieurs brûlures aux jambes et sur plusieurs autres parties du corps. Des *fumerons* se trouvaient-ils dans le charbon, il les laissait brûler, et respirait en vain la vapeur et la fumée qu'ils exhalaient. Tels sont les résultats des documents fournis à l'instruction par le sieur Amouroux. L'accusation supposait, au contraire, que toutes ces circonstances d'empoisonnement étaient fausses et imaginées par Amouroux; que ce dernier avait étranglé sa femme, et qu'il avait conservé le corps de sa victime pendant quatre jours et demi dans sa chambre.

Ferrand. — Le sieur Lion vivait en concubinage avec la fille Ferrand; la chambre de celle-ci était sur le même carré et au même étage que celle qui était occupée par Lion et sa femme, rue du Roi-de-Sicile, n° 17. Le 25 février, vers onze heures et demie du soir, la fille Ferrand rentra chez elle avec Lion, qui était dans un état d'ivresse assez prononcé. D'après la version de cette fille, à peine la porte est-elle fermée sur eux, que Lion s'empare d'un couteau, et, déclarant qu'il veut se détruire, il cherche à s'en frapper; la fille Ferrand se précipite alors sur lui, et, après un débat de quelques instants, elle saisit le couteau, l'arrache des mains de Lion, et le jette à l'extrémité de la chambre, du côté de la porte; violemment émue par cette scène, elle tombe presque aussitôt à la renverse, évanouie, et ne recouvre ses sens que vers six heures et demie à sept heures du matin; elle se trouve alors étendue sur le carreau, entre sa commode et le lit, la tête tournée du côté de la porte.

Que se passa-t-il pendant son évanouissement? Elle l'ignore complétement, dit-elle; mais, quand elle fut revenue de cet état de syncope, et qu'elle put se lever, elle fut horriblement effrayée, en voyant Lion couché tout habillé sur son lit, la face appliquée sur la couverture, et souillée par le sang qui s'écoulait de la bouche et du nez; il était mort.

Elle vit alors au pied du lit, du côté de la croisée, deux fourneaux et deux terrines remplis de cendres et de débris de charbon, qui lui firent comprendre quelle avait été la cause de la mort de Lion.

Quant à elle, elle se sentait étourdie, et lorsqu'elle entendit qu'on lui demandait d'ouvrir sa porte, et que, sur son refus, on menaçait de la faire enfoncer, elle chercha à se pendre à une corde attachée à un clou près de la porte; mais la corde cassa, et la fille Ferrand était tombée à terre lorsqu'on pénétra dans sa chambre.

A ces détails, fournis par la fille Ferrand, nous ajouterons que, vers une heure et demie après minuit, la femme Lion, dont la chambre n'est séparée que par une cloison de celle de la fille Ferrand, entendit des plaintes, des gémissements assez forts, et qu'elle crut que cette dernière était malade : elle ne soupçonnait pas que son mari, qui n'était pas rentré dans la soirée, fût dans la chambre de la fille Ferrand. Les plaintes devinrent de plus en plus sourdes, et cessèrent de se faire entendre. (Devergie, *ibid.*)

A l'occasion de ces deux affaires, les juges d'instruction posèrent aux experts une série de questions dont la solution embrasse, à peu de chose près, tout ce qui se rapporte à la partie médico-légale de l'empoisonnement par la vapeur du charbon. Je vais successivement examiner chacune de ces questions, et en donner la solution, d'après les résultats des expériences et des observations consignées à la page 779 et suivantes.

1° *La disposition des localités habitées par les époux Amouroux était-elle compatible avec la supposition d'asphyxie par le charbon émise par le sieur Amouroux, à l'occasion de la mort de sa femme?*

Solution. Les observations 5, 6, 7 et 8 (voy. p. 788) prouvent qu'il n'est pas nécessaire que toutes les ouvertures d'une pièce soient fermées pour que l'on ressente les funestes effets de la vapeur du charbon. Or, dans l'espèce, les portes et les fenêtres de la chambre fermaient parfaitement; à la vérité, l'air pouvait avoir été *faiblement* renouvelé, parce que la cheminée n'était fermée que par un devant de cheminée, et que d'un autre côté le poêle, auparavant allumé, avait été vidé de la braise qu'il renfermait, et qu'il était encore chaud; mais il n'en résulte pas moins de la disposition des localités, qu'elles étaient dans des conditions favorables pour permettre à l'empoisonnement d'atteindre ses dernières limites.

2° *Si, dans l'espèce, la femme Amouroux a pu périr asphyxiée par le charbon, sans que son mari ait ressenti les effets de sa vapeur délétère?*

Solution. On ne saurait admettre que la femme Amouroux ait succombé en trois heures pour avoir vécu dans une atmosphère délétère,

sans que son mari soit également mort, et cela d'autant mieux que ce-
lui-ci prétend avoir brûlé, du samedi soir au mercredi, 6 décalitres
de charbon et un panier de braise, et cela dans une grande terrine et
dans un large fourneau à la fois.

*3° L'état complet de putréfaction qu'a offert le corps de la femme
Amouroux, après quatre jours et demi de décès, est-il compatible avec la
supposition d'asphyxie, ou au contraire ne tend-il pas plutôt à éloigner
cette supposition ?*

Solution. Les expériences que j'ai tentées, ainsi que celles que j'ai
rapportées à la page 785, ne laissent aucun doute sur la conservation
des cadavres de ceux qui ont péri empoisonnés par la vapeur du char-
bon ; on verra toutefois à la p. 803 que certains cadavres d'individus
empoisonnés par la vapeur du charbon se pourrissent assez rapide-
ment ; en sorte qu'il n'est plus possible de dire qu'une personne n'est
pas morte sous l'influence de cette vapeur, parce que son cadavre était
dans un état de putréfaction peu de jours après le décès. Dans l'affaire
Amouroux, il n'était donc pas rigoureusement exact d'affirmer que cette
femme n'avait point succombé à l'action délétère de la vapeur du char-
bon ; il aurait fallu donner le fait comme probable, parce qu'*en géné-
ral*, on remarque l'absence d'une putréfaction rapide dans cette sorte
d'empoisonnement. On sait d'ailleurs que l'accusation, supposant fausses
toutes les assertions du sieur Amouroux, lequel voulait faire croire que
sa femme était morte empoisonnée par le charbon, adoptait au con-
traire que cet homme *avait étranglé sa femme.*

Quelle peut être la cause de la conservation si fréquente des chairs à
la suite de l'empoisonnement dont je parle ? Tout porte à croire que la
vapeur du charbon est absorbée, mêlée au sang, et portée dans tous nos
tissus, qu'elle préserve de la putréfaction, ainsi que cela a lieu pour
les viandes que l'on place dans une atmosphère de gaz acide carbonique
et qui, d'après Hildebrand, se conservent intactes pendant plus de cin-
quante jours.

*4° La coloration rosée de la peau, qui est un des principaux carac-
tères de l'asphyxie, n'aurait-elle pas dû se retrouver, même après
quatre jours et demi de mort, et malgré la putréfaction du cadavre ?*

Solution. S'il est vrai que dans beaucoup de cas on observe la co-
loration rosée de certaines parties de la peau des malades ou des cada-
vres dont il s'agit, il est également certain qu'on ne la remarque pas
toujours. M. Marye a cité quelques exemples de cadavres dont la peau
offrait une *décoloration générale* (p. 15, 20); il a également constaté
cette pâleur générale chez des individus encore vivants : «Les cuisses et
les jambes, dit-il, qui sont, chez certains asphyxiés, marbrées de rose, se
trouvent décolorées comme toutes les autres parties du corps chez la

femme qui fait le sujet de la 4ᵉ observation» (voy. p. 27). Je pourrais encore invoquer l'autorité d'autres écrivains à l'appui de cette assertion. C'est donc à tort que M. Devergie, qui était chargé de répondre à cette question, après avoir dit que depuis huit ans il a toujours observé cette coloration, ajoute «que tous les auteurs qui ont écrit sur l'asphyxie, sans s'expliquer d'une manière tout à fait catégorique sur ce point, ont cependant *toujours raisonné dans ce sens*» (ouvrage cité, t. III, p. 134).

Maintenant, lorsque cette coloration existe, éprouve-t-elle quelques modifications à mesure que la putréfaction fait des progrès, et combien de temps persiste-t-elle? On ne saurait rien dire de positif à cet égard, faute de documents suffisants, et parce que mille causes peuvent influer sur les changements que subissent ces colorations. Nous voyons en effet le corps du sieur Devar... (expér. 9, p. 785) présenter une teinte *rosée* évidente sur plusieurs points, teinte qui devient d'un rouge vif après le douzième jour et qui persiste pendant trente-trois jours à la partie antérieure de la jambe et du pied droits, alors même que la coloration verte avait déjà envahi les membres et fait disparaître un bon nombre de plaques rouges; tandis que chez les deux individus qui s'étaient empoisonnés ensemble *depuis un mois* (expér. 10, p. 786) il ne restait que quelques traces *incertaines* de coloration rouge sur la peau de la fin de la jambe droite de l'*homme*. Il y a mieux : cet effet, qui n'avait été sensible sur le corps du sieur Devar... qu'après le *douzième jour*, a été remarqué depuis pendant les fortes chaleurs de l'été, quatre jours, et même dans un cas, trois jours après la mort.

Faisant application de ces faits à l'espèce qui m'occupe, j'avoue que je n'aurais pas répondu avec M. Devergie «qu'il nous paraît surprenant que l'on n'ait pas reconnu à la surface du corps des traces d'une coloration rosée après quatre jours et demi de mort, si réellement la femme Amouroux est morte asphyxiée.» Il eût été plus convenable d'apprendre au magistrat que la coloration rosée de la peau n'est pas un des *principaux caractères* de cet empoisonnement, et de lui faire savoir que la science ne sera probablement pas de sitôt en mesure de déterminer, lorsque ces colorations existent, ce qu'elles deviennent réellement par la suite ni d'indiquer pendant combien de temps elles persistent.

5° Les individus du sexe féminin résistent-ils plus longtemps à la cause asphyxiante du charbon que les individus du sexe masculin?

Solution. Les observations recueillies à ce sujet ne sont pas assez nombreuses pour que l'on puisse résoudre la question d'une manière définitive; néanmoins il résulte de la comparaison du nombre des décès occasionnés par la vapeur du charbon pendant l'année 1835, que la mortalité n'a été que de 3/4 pour les femmes, tandis qu'elle a été de 4/5 pour les hommes ; mais on ne saurait attacher à des rapports de cette nature plus d'importance qu'ils n'en méritent, tant qu'on n'aura pas apprécié une foule de circonstances dont on n'a tenu aucun compte jusqu'à présent : ainsi, par exemple, l'atmosphère au milieu de laquelle se trouvaient ces hommes et ces femmes était-elle viciée au même degré; les chambres où le charbon brûlait étaient-elles également closes dans l'un et l'autre cas; les individus étaient-ils bien portants ou malades, etc. ?

6° *L'asphyxie est-elle plus facile lorsque les personnes se placent à la surface du plancher, ou au contraire n'éprouve-t-elle pas plus d'obstacles lorsqu'elles sont situées à une certaine distance ?*

Solution. Dès que les gaz qui se produisent pendant la combustion du charbon se mêlent promptement; dès que l'on trouve les mêmes proportions d'acide carbonique, d'oxyde de carbone, d'hydrogène carboné, d'azote et d'oxygène, en bas, au milieu et en haut, et c'est ce qui résulte des expériences que j'ai faites à diverses époques de la combustion du charbon, il est évident que l'empoisonnement n'est pas plus facile à la surface du plancher que dans un lieu plus élevé. Il y a mieux : tout porte à croire que dans cet empoisonnement, on périrait plus vite à la partie supérieure de la chambre qu'en bas, puisque nous voyons constamment les chandelles et les bougies renfermées dans une chambre où le charbon brûle s'éteindre d'autant plus promptement qu'elles sont placées plus haut (voy. expér. 7e, p. 785). Il m'est impossible de partager à cet égard l'opinion exprimée par M. Devergie dans une partie de la réponse qu'il adressa au juge d'instruction dans l'affaire Amouroux : «S'il pouvait se former, dit-il, dans la partie la plus déclive de la pièce une couche d'acide carbonique, ce ne serait qu'après la combustion totale du charbon, et lorsqu'il y aurait eu équilibre dans la température de toutes les couches atmosphériques de la pièce, » etc. (*ibid.*, p. 136). En effet, j'ai démontré (voy. p. 782) qu'alors même que la chambre a été complétement refroidie, la proportion de l'acide carbonique est la même en bas qu'en haut.

7° *Quelle peut être la quantité de charbon qu'il faudrait brûler pour asphyxier des individus de la force et de l'âge des époux Amouroux, en ayant égard à l'étendue de la pièce qu'ils occupaient ?*

Solution. On se tromperait étrangement si, pour résoudre cette question, on se bornait à déterminer quelle est la proportion de gaz acide carbonique nécessaire pour tuer un adulte, et quelle est la quantité de charbon qu'il faudrait brûler pour obtenir cette proportion de gaz acide carbonique; car une atmosphère viciée par la vapeur du charbon n'est pas seulement viciée par du gaz acide carbonique, mais bien aussi par du gaz oxyde de carbone, du gaz hydrogène carboné et du gaz azote; en outre, elle contient moins d'oxygène. Aussi admettrons-nous qu'un animal qui, à la rigueur, pourrait vivre dans un mélange artificiel de 96 parties d'air et de 4 parties d'acide carbonique, périrait infailliblement dans une atmosphère où l'on aurait fait brûler du charbon, et qui pourtant ne renfermerait pas au delà de 4 pour 100 d'acide carbonique. M. Leblanc, après s'être assuré qu'un chien de forte taille, placé dans une chambre où il y avait de la braise de boulanger allumée, était tombé épuisé au bout de dix minutes, et qu'il était mort au bout de vingt-cinq minutes, a vu que l'air recueilli dans cette chambre était formé de 19,19 d'oxygène, de 75,62 d'azote, de 4,61 d'acide carbonique, de 0,54 de gaz oxyde de carbone et de 0,04 d'hydrogène carboné (mémoire cité, p. 17).

Ce serait donc en brûlant du charbon dans l'air et en expérimentant directement sur l'atmosphère viciée par suite de la combustion, que l'on devrait tenter de résoudre ce problème. On peut affirmer que, toutes les fois que cette atmosphère contiendrait 3 pour 100 au plus de gaz acide carbonique, l'empoisonnement serait mortel.

Il s'agit maintenant de savoir s'il est possible de calculer la proportion de charbon qu'il a fallu brûler dans une chambre d'une capacité déterminée pour rendre délétère l'air qu'elle renferme. M. Devergie se prononce pour l'affirmative, et s'exprime ainsi : «Soit donc que l'on ait à déterminer la quantité de charbon qu'il a fallu brûler pour rendre délétère une capacité de 25 mètres cubes d'air, on dira : Puisqu'il faut que le quart de l'oxygène de la pièce soit converti en acide carbonique, que 25 mètres cubes d'air contiennent 5 mètres cubes d'oxygène (négligeant une fraction) dont le quart est 1 mètre 25 centièmes, qu'il faut 54 grammes 70 centièmes de carbone pour donner naissance à 1 mètre cube d'acide carbonique, que 54 grammes 70 centièmes de carbone représentent 58 grammes environ de charbon, à cause des sels et de l'eau qu'il contient, qu'un décalitre de charbon pèse terme moyen 3,000 gr., on arrivera à ce résultat, qu'il a suffi de brûler la *cinquante et unième partie* d'un décalitre ou boisseau, en supposant que l'espace fût parfaitement clos.» Et plus loin : « Remarquons que, dans toutes ces opérations, on ne peut arriver qu'à des approximations : aussi doit-on toujours se rapprocher de la détermination numérique la plus favorable à la défense.» (*Médecine légale*, t. III, p. 102.)

On ne saurait sans danger admettre de pareils préceptes; et d'abord il n'est pas exact de dire qu'il faille, pour rendre délétère de l'air atmosphérique, que le quart de l'oxygène de cet air ait été transformé en acide carbonique par la combustion du charbon; car il suffit, pour *tuer* un adulte, que l'air n'ait perdu qu'*un septième* environ de son oxygène;

d'où il suit que de l'air qui n'aurait perdu qu'un dixième ou un douzième de l'oxygène qu'il renferme serait déjà un élément irrespirable et susceptible d'occasionner des accidents graves. Je dirai, en second lieu, que les chambres dans lesquelles les individus ont été empoisonnés, quelque bien fermées qu'elles fussent *en apparence*, étaient loin d'être *parfaitement closes*, en sorte que l'air extérieur a dû pénétrer dans la chambre, en expulsant une partie de celui qui auparavant occupait la totalité de la pièce et en se mêlant avec la portion restante : or la conséquence de ce mélange a dû être de rendre l'air moins vicié, et par conséquent de prolonger la vie; s'il en est ainsi, et cela n'est pas douteux, la quantité de charbon brûlée *avant que les individus aient péri* a dû être plus considérable que dans le cas où la mort serait arrivée plus promptement dans une pièce *hermétiquement fermée*. Enfin le charbon que l'on aura fait brûler renfermera tantôt, sur 100 parties, 75 parties de charbon et 25 parties de cendres, tantôt 96 et 97 parties de charbon et 4 ou 3 de cendres, et dans d'autres circonstances, il pourra contenir 80, 85, 90, etc., parties de charbon. Or, comme cet élément est inconnu, toutes les fois qu'il ne reste plus dans la pièce une portion de charbon *non brûlé* avec lequel on puisse expérimenter, *ce qui arrive presque toujours,* il en résulte que l'on pourra croire avoir brûlé 2 kilogrammes de charbon, lorsqu'en réalité on n'en aura brûlé que les trois quarts ou les quatre cinquièmes; car il n'est pas vrai, comme le dit M. Devergie, que 54 grammes 70 centièmes de carbone représentent toujours 58 grammes environ de charbon (à cause des sels et de l'eau qu'il contient).

A la vérité, les difficultés sont moins grandes lorsqu'on trouve dans la chambre une partie du même charbon qui n'a point été brûlé, car alors on peut l'incinérer et savoir combien il fournit de cendres par kilogramme; ce fait une fois connu, on sait, d'après le poids des cendres contenues dans le fourneau, combien il a dû être brûlé de charbon; mais encore ici il faut supposer qu'il n'y avait pas dans ce fourneau, avant de l'introduire dans la chambre, une certaine quantité de cendres, ce qu'il sera souvent difficile d'affirmer.

D'où je conclus qu'il est impossible de donner une solution tant soit peu satisfaisante du problème dont je m'occupe, et qu'il y a lieu de dire aux magistrats que l'on s'exposerait par trop à les induire en erreur en cherchant à le résoudre, même d'une manière approximative; c'est assez faire sentir combien j'aurais été loin de répondre comme le fit M. Devergie au juge d'instruction qui, à l'occasion de l'affaire Amouroux, lui posa la question qui fait le sujet de ce paragraphe. Voici cette réponse : «On peut, sans s'éloigner de la vérité, dire qu'il aurait fallu moitié moins de charbon, ou deux livres seulement, pour produire une quantité de gaz capable d'amener l'asphyxie dans la chambre occupée par les époux Amouroux !!! »

8° *Quelle est la proportion de cendres que peut fournir une quantité donnée de charbon ?*

Solution. Elle est difficile, sinon impossible ; en effet, la quantité de cendres variera suivant l'espèce de charbon, son degré d'humidité ou de sécheresse, etc. : ainsi M. Berthier a trouvé que, *le plus ordinairement*, elle était de trois à quatre centièmes ; toutefois elle peut être beaucoup moindre ou beaucoup plus considérable : le charbon de bourdaine n'en a fourni que *huit millièmes*, tandis que le charbon d'acajou en a donné *huit centièmes*, celui de tilleul *vingt centièmes*, et celui d'écorce de chêne près de *vingt-cinq centièmes*. Dans les expériences que j'ai tentées, le charbon de mon laboratoire, *non calciné*, a laissé seize centièmes de cendres, tandis que du charbon pris dans un autre laboratoire n'en a donné que *sept centièmes*. Le charbon employé dans ma cuisine, et *non calciné*, a fourni seulement *quatre centièmes*, et le même charbon calciné, *cinq centièmes*. La braise de boulanger n'en a donné que *deux centièmes et demi*.

Appliquant ces données à l'espèce, je dirai qu'il me serait impossible d'accorder la moindre confiance à la phrase du rapport de M. Devergie ainsi conçue : «Toutefois quelques essais tentés par nous à cet égard nous ont conduit aux résultats suivants : un boisseau de charbon donne souvent un peu plus d'un litre de cendres poreuses et légères ; en sorte que l'on aurait dû trouver, tant dans le fourneau que dans la terrine dont s'est servi Amouroux, *près d'un demi-boisseau de cendres* » (*Médecine légale*, t. III, p. 137).

Évidemment on ne parviendra à résoudre le problème dont il s'agit que lorsqu'il restera dans la chambre où l'on a été empoisonné une partie du charbon employé, comme cela eut lieu dans l'affaire de la fille Ferrand, dont je vais parler. Pour tous les autres cas, il n'y a que vague et incertitude.

9° *Pensez-vous que la fille Ferrand, qui, d'après ses dires, serait entrée, vers onze heures et demie du soir, le 25 février, avec Lion, dans la chambre où l'on a trouvé le cadavre de celui-ci ; qui se serait évanouie en entrant dans cette chambre, et ne serait revenue de son évanouissement que le lendemain, vers sept heures du matin, ait pu rester, pendant tout ce laps de temps, exposée à l'influence de l'acide carbonique qui s'échappait des fourneaux et des terrines remplis de charbon allumé placés dans ladite chambre, et que vous avez vus, sans succomber à l'influence des gaz qui ont donné la mort audit Lion ?*

Solution. Après avoir établi, en examinant la portion *restante* du charbon qui avait déterminé l'empoisonnement, quelle était la quantité de cendres que donnait 1 kilogramme de ce charbon, Ollivier d'Angers calcula combien les 266 grammes de cendres trouvées dans les fourneaux et les terrines dont on s'était servi représentaient de charbon, et il conclut qu'il en avait été brûlé plus de 3 kilogr. 375 grammes, quantité plus que suffisante pour introduire dans l'air de la chambre le *quart en volume* au moins de gaz acide carbonique. Évidemment, dit-il, cette atmosphère était beaucoup trop délétère pour que la fille Ferrand eût pu la respirer pendant six heures sans mourir. Mais, dira-t-on, l'évanouissement que la fille Ferrand a éprouvé n'a-t-il pas pu la préserver de l'action délétère des gaz au milieu desquels elle est restée plongée? Mais comment croire à cet évanouissement prolongé, répondit judicieusement Ollivier; qui ne sait que la position dans laquelle la fille Ferrand dit être restée est précisément la plus convenable pour faire cesser promptement une syncope? Elle était étendue sur un carreau froid, la tête renversée sur le même plan que les pieds, et couchée sur le dos. En admettant qu'une syncope puisse durer ainsi six heures, la respiration n'en continue pas moins de s'effectuer; quoique faible, elle est suffisante pour que l'inspiration de vapeurs délétères longtemps continuée soit suivie de la mort.

Mais l'empoisonnement incomplet occasionné par le charbon laisse l'individu qui l'a éprouvé dans un état de torpeur, d'anéantissement, qui ne lui permet pas de se lever, de marcher; une douleur de tête atroce, avec faiblesse générale, persiste souvent pendant plusieurs jours. La fille Ferrand a bien paru un peu étourdie, *son air était hébété* quand on est entré dans sa chambre; mais il est évident qu'elle avait tenté, à à l'instant même, de se pendre; son cou portait l'empreinte caractéristique du lien auquel elle s'était suspendue, et ce fait suffirait pour expliquer l'état dans lequel on la trouva. Cette tentative de suicide ne prouve-t-elle pas encore contre l'empoisonnement auquel elle aurait été exposée; comment concilier la possibilité de sa part des préparatifs que nécessitait cette tentative de pendaison avec l'affaissement, la prostration des forces, qui suivent toujours l'inspiration, *même passagère*, des vapeurs du charbon? Ainsi la fille Ferrand serait restée *six heures* dans une atmosphère qui avait tué Lion à ses côtés, et elle en eût ressenti des effets assez peu intenses pour pouvoir effectuer de nouveau le projet de se détruire! Cette assertion est, pour nous, dénuée de toute probabilité. (*Annales d'hygiène et de médecine légale.*)

10° *L'air pur qui pouvait s'introduire dans la chambre par l'intervalle existant entre le plancher et le bas de la porte de ladite chambre pouvait-il suffire à l'entretien de la vie de la fille Ferrand au milieu de l'atmosphère chargée d'acide carbonique où elle se trouvait, alors qu'elle était couchée sur le dos, la tête du côté de la porte ?*

Solution. La porte clôt très-bien, et ne présente par conséquent aucune disposition qui ait pu favoriser le passage d'une quantité d'air atmosphérique suffisante pour entretenir la vie chez la fille Ferrand pendant que le sieur Lion succombait près d'elle (voyez 1re et 2e questions, p. 793).

11° *L'air qui pouvait pénétrer soit par la fenêtre lorsqu'elle était fermée, soit par la trappe existant au plafond lorsqu'elle était entrebâillée, pouvait-il suffire pour neutraliser l'effet de la vapeur du charbon sur la fille Ferrand, sans produire le même effet sur le sieur Lion, qui était couché sur un lit élevé du sol d'environ 1 mètre ?*

Solution. Cela est impossible, d'après ce qui a déjà été dit (voyez 2e question, p. 793).

12° *Si la fenêtre a été entr'ouverte vers une heure du matin, quelle a dû être l'influence de l'entrée de l'air extérieur tant sur la fille Ferrand que sur le sieur Lion, placés dans les positions susdites ?*

Solution. Comme je l'ai déjà établi, la fille Ferrand n'a pas pu rester six heures dans l'atmosphère empoisonnée sans périr ; tout porte à croire qu'elle est entrée précipitamment dans la chambre lorsqu'elle a entendu les plaintes et les gémissements de Lion, et que c'est elle qui a ouvert la croisée pour prévenir la mort de son amant, s'il en était temps encore. Quant à l'influence que l'ouverture de cette croisée peut avoir eue sur Lion, le temps écoulé depuis qu'il se trouvait exposé à la vapeur du charbon et sa mort prouvent que l'empoisonnement était alors trop avancé pour que l'air extérieur pût exercer sur lui une influence salutaire et le rappeler à la vie.

13° *D'après l'examen que vous avez fait du cadavre du sieur Lion, à quelle heure présumez-vous qu'on doive faire remonter le moment de sa mort, et pouvez-vous indiquer à quel moment il eût été encore possible de lui donner efficacement des secours ?*

Solution. Nous ne procédâmes à l'examen et à l'ouverture du cadavre du sieur Lion que trois jours après la mort : les progrès de la putréfaction étaient déjà assez avancés, et nos recherches, lors même qu'elles eussent été faites à une époque plus rapprochée de la mort, n'auraient pu nous fournir aucune donnée susceptible de préciser le moment auquel Lion succomba. Quant à indiquer à quelle époque il eût été encore possible de lui donner efficacement des secours, les renseignements que nous avons recueillis et que nous avons relatés dans ce rapport nous portent à penser que l'empoisonnement était déjà très-avancé chez Lion à minuit et demi, et qu'il eût fallu arriver près de lui

II.   51

vers minuit ou minuit un quart pour lui administrer des secours avec quelques chances de succès.

14° *Un appareil calorifère chauffé par du charbon de terre peut-il laisser échapper des gaz qui, respirés, produiraient l'asphyxie? Faut-il attribuer à cette cause ou à toute autre la mort du cocher de M.***, ainsi que les accidents éprouvés par plusieurs domestiques de la même maison?*

Voici les faits qui motivèrent cette question, adressée par un juge d'instruction à M. Devergie. Le 3 décembre, à sept heures du matin, Régn..., cocher de M. le duc de Mont..., entre dans la chambre de Dumes, située au deuxième étage; il y voit une fumée épaisse et sent une odeur de charbon qui lui porte à la tête. (Rapport du commissaire de police.) Dumes, qui, pour la première fois, y avait passé le nuit, était sans connaissance; en vain on l'appelle; il ne donne pas signe de vie. Régn... entre alors dans la chambre d'un sieur Robert; il le trouve dans le même état que Dumes. Il appelle du secours; des soins sont donnés à Robert, il revient à lui. En vain on administre les mêmes secours à Dumes; en vain un médecin met en usage les moyens propres à le rappeler à la vie. A deux heures après midi, un second médecin, trouvant le corps de Dumes encore chaud, ouvre l'artère temporale, mais sans résultat. Depuis quelques jours, Régn... éprouvait des maux de tête en s'éveillant, et sentait dans sa chambre l'odeur de la vapeur du charbon. Dans la même nuit, un autre cocher, nommé Gas..., s'était couché à minuit; il s'était éveillé à deux heures du matin dans un état complet de malaise qui ne s'est dissipé qu'en prenant l'air à une fenêtre (déposition de Gas...). Le commissaire de police et les deux médecins, appelés le 5 décembre, constatèrent, en entrant dans la chambre de Dumes et de Régn..., non-seulement l'odeur très-forte de la vapeur du charbon, mais encore la sortie de cette vapeur par les *bouches de chaleur* placées dans lesdites chambres. Au rez-de-chaussée, existait un calorifère; il avait été allumé pour la dernière fois le samedi 29 novembre, c'est-à-dire quatre jours avant les accidents qui se sont manifestés (déposition de Bi...); sa construction remontait au mois de mai 1833. Depuis fort longtemps, les personnes qui habitaient le corps de bâtiment qu'il était destiné à chauffer en étaient incommodées. Leurs plaintes donnèrent lieu à une réparation en février 1834. Elle n'eut aucun résultat, et ces personnes prirent le parti de fermer les bouches de chaleur destinées à chauffer leurs chambres. Il s'en exhalait une fumée d'une odeur particulière. C'était, dit Gas..., une *exhalaison qui m'empoisonnait*. Gas... couchait au premier.

Le soir même de l'événement de la mort de Dumes, le calorifère est démoli. Le 22 décembre, un architecte-expert est commis pour constater quel était l'état des lieux, quel mode de construction avait été adopté pour le calorifère, et pour déterminer la cause des accidents survenus. Il résulte de son rapport que le calorifère établi au rez-de-chaussée, dans une sellerie, avait son tuyau de fumée posé au droit d'une cheminée, et ses tuyaux *calorifères* dans l'épaisseur du plancher bas de l'entresol, entre deux solives. Ils sortaient tous ensuite par plusieurs embranchements dans la hauteur de l'entresol et d'une partie du premier pour conduire la chaleur dans diverses pièces. Lors de la démolition dudit calorifère et de tous ses accessoires, on a trouvé les deux pièces de bois entre lesquelles passaient les tuyaux de la fumée et de la chaleur, *consumées* à un tel point qu'elles s'*enflammaient* au contact de l'air. Il paraît résulter des renseignements qu'a recueillis l'architecte, que le placement du tuyau de la fumée trop près des solives les a tellement échauffées qu'il y a mis le feu; que le feu s'est étendu successivement dans toute la longueur des solives, et les a mises dans un état de carbonisation qui a produit dans l'entrevous, où étaient placés les tuyaux de chaleur, un gaz qui se sera introduit dans les tuyaux de chaleur mal joints, et se sera répandu ensuite dans les chambres où ces tuyaux aboutissaient sans aucune soupape de fermeture; que l'on aurait dû placer les tuyaux de conduite de la chaleur en contre-bas du plafond des pièces du rez-de-chaussée, en les enveloppant d'une poterie en grès ou en terre cuite, au lieu de les mettre dans l'intérieur du plancher, entre les solives.

Solution. M. Devergie, s'appuyant sur les observations 9 et 10 (voy. p. 788), et adoptant les explications si péremptoires de l'expert-architecte, a conclu que la mort de Dumes, et les accidents éprouvés par les autres domestiques, devaient être attribués à un empoisonnement, et qu'il y avait tout lieu de croire que cet empoisonnement avait été occasionné par la *carbonisation des poutres* placées dans le plancher de l'entresol (voy. *Vapeur du bois carbonisé*, p. 784).

Affaire Gautier — Quatre personnes furent trouvées mortes, le 30 septembre 1849, dans la chambre à coucher où elles s'étaient endormies quatre jours auparavant. Les perquisitions les plus minutieuses établirent que la mort était le résultat d'une imprudence et non d'un crime. Il fut en effet prouvé que Gautier père avait laissé brûler une quantité notable de charbon dans la pièce où il s'était endormi avec sa femme et deux de ses enfants. Voici le rapport de l'ouverture des quatre cadavres, faite le lendemain à l'École pratique de Paris.

Nous soussignés, docteurs en médecine de la Faculté de Paris : Orfila (Mathieu-Joseph-Bonaventure), professeur de la Faculté de médecine et membre de l'Académie, demeurant rue de Condé, n° 18; Rochard (Jean-

Félix), demeurant rue de Marbeuf, n° 36, et Houel (Charles-Nicolas), conservateur adjoint du musée Dupuytren, rue de l'École-de-Médecine, n° 15. Sur la réquisition de M. le commissaire de police de Chaillot, nous nous sommes rendus, aujourd'hui 1ᵉʳ octobre 1849, à 10 heures du matin, dans un des grands pavillons de l'École pratique, et, en présence du commissaire de police, nous avons procédé à l'examen cadavérique du nommé Gautier, de sa femme et de ses deux enfants. Les quatre cadavres avaient été portés, le matin même, de leur demeure habituelle à l'École pratique. La constatation des cadavres ayant été faite, l'examen a eu lieu dans l'ordre suivant : nous avons d'abord ouvert la petite fille, âgée de six ans ; le petit garçon, âgé de dix ans ; la femme Gautier, puis son mari.

1° Petite fille. — *État extérieur.* Nous ne remarquons sur le corps aucune trace de violence ; la face, le tronc, sont verts ; le ventre est considérablement ballonné, la putréfaction est *très-avancée* ; le bras et la main droite sont colorés d'un rouge assez vif, et marqués de taches noirâtres ; le bras gauche offre la même disposition ; la cuisse et la jambe droite sont aussi tuméfiées et rouges ; ces caractères se rencontrent également sur le membre gauche, mais à un degré moindre.

Tête. Après avoir enlevé le cuir chevelu, nous avons constaté que les os ne présentaient aucune trace de lésion à la voûte crânienne ; la dure-mère offrait une coloration un peu rosée ; incisée, elle nous a permis de constater que le cerveau, qui est dans un état de ramollissement assez avancé, présente une injection modérée de la pie-mère, injection qui s'étend aussi à la substance grise ; la substance blanche est normale ; les ventricules contiennent une sérosité rougeâtre peu abondante ; le cervelet est diffluent.

L'exploration de la cavité buccale nous a fait voir que l'entrée des voies aériennes et digestives était libre ; le doigt, introduit dans la bouche, a pu arriver facilement jusque sur l'épiglotte.

Poitrine. A l'ouverture du thorax, nous avons trouvé les poumons revenus sur eux-mêmes, le droit plus affaisé que le gauche ; le premier est rouge, gorgé au niveau de son bord postérieur ; le poumon gauche, plus pâle, nous offre l'aspect normal : ils sont tous deux crépitants.

Le cœur est vide de sang tant dans ses cavités ventriculaires que dans ses cavités auriculaires ; il est flasque ; les gros vaisseaux qui l'avoisinent sont également vides de sang.

Abdomen. L'aspect général des viscères contenus dans l'abdomen n'offre rien de particulier dans sa coloration ; la portion abdominale du tube digestif est distendue par des gaz ; l'estomac présente, à sa face externe, une coloration rougeâtre qui est d'autant plus intense que l'on se rapproche davantage de sa petite courbure ; à l'intérieur, il contient peu de matières alimentaires, qui ont été recueillies pour être soumises à un examen spécial ; elles sont presque complétement chymifiées. Après avoir lavé la membrane muqueuse, nous avons constaté qu'elle avait une coloration assez pâle, surtout au niveau de la grosse tubérosité ; elle n'est pas ramollie.

La rate est peu volumineuse, ramollie, en pleine putréfaction.

Le foie est emphysémateux à sa surface; il est en grande partie putréfié, sa couleur est brunâtre, il se laisse déchirer facilement.

Les reins ne présentent rien de particulier.

2° Petit garçon, âgé de dix ans. — *État extérieur*. La tête et le tronc sont dans un état de putréfaction *plus avancé* que sur le cadavre de la petite fille : ils présentent une coloration verdâtre; l'épiderme est détaché dans une grande étendue ; les membres supérieurs et inférieurs offrent aussi cet aspect verdâtre dû à la putréfaction ; mais au niveau des avant-bras et des jambes, cette coloration verdâtre est remplacée par une couleur rosée. On ne trouve à l'extérieur aucune trace de blessures.

Tête. Les os du crâne ne sont point fracturés, la dure-mère est légèrement colorée en rose ; le cerveau à sa surface, présente une injection assez considérable, et qui s'étend jusqu'aux vaisseaux capillaires; il est moins ramolli que chez la petite fille ; les ventricules contiennent une sérosité rougeâtre peu abondante. Le doigt, introduit dans la partie supérieure des voies aériennes et digestives, montre qu'elle est libre.

Thorax. A l'ouverture de la poitrine, nous avons constaté que les poumons étaient moins affaisés que sur le cadavre précédent ; ils sont rouges, gorgés de sang près de leur bord antérieur, le bord postérieur offrant la couleur et la consistance normales. Cette disposition, qui n'est que le résultat de la stase sanguine, s'explique par la position qu'occupait dans son lit le petit garçon ; il était couché sur le ventre. Les poumons, dans leur totalité, sont crépitants.

Le cœur est mou , les parois des cavités sont affaissées; incisé, nous trouvons que le ventricule droit contient un peu de sang noirâtre, fluide ; la même disposition s'observe dans le ventricule gauche, seulement le sang est en quantité moindre, mais il présente la même coloration. Après avoir lavé la membrane interne, nous avons constaté qu'elle offrait une couleur violacée analogue à celle du sang qu'elle contenait; cette coloration est également plus intense dans le ventricule droit.

Abdomen. L'estomac, à la surface extérieure, est d'une couleur lie de vin ; il renferme dans sa cavité une grande quantité de matières pultacées, au milieu desquelles, la chymification n'étant pas encore complète, il nous a été facile de reconnaître quelques pellicules de fruits. La coloration de la membrane muqueuse est moins intense que celle de la surface extérieure; cette tunique est consistante, et ne se laisse pas facilement déchirer ; les matières contenues dans la cavité de l'estomac ont été recueillies et mises à part.

Le foie est ramolli et dans un état de putréfaction fort avancé. La rate est au contraire mieux conservée ; elle est normale.

Les reins n'offrent rien de particulier.

3° Femme Gautier. — *État extérieur*. La putréfaction est presque complète sur ce cadavre ; la coloration verdâtre se remarque sur toute la surface du corps, excepté à la plante des pieds, qui offre encore une coloration rougeâtre ; la coloration verte a remplacé, sur plusieurs parties du corps, la coloration rosée qui avait été constatée les jours précédents. Le ventre est considérablement ballonné ; point de traces de blessures à la surface du corps.

Tête. La dure-mère est normale dans sa coloration ; la masse encéphalique est dans un état de diffluence telle que l'examen en est impossible ; la putréfaction est complète. La bouche est libre ainsi que la partie supérieure du larynx.

Thorax. Les poumons sont affaissés, à l'ouverture de la poitrine ; les deux plèvres contiennent de la sérosité sanguinolente, un verre environ. Les poumons, à leur bord antérieur, sans être emphysémateux, nous offrent l'aspect normal ; à leur bord postérieur, existe un peu d'engorgement. Ils sont crépitants dans leur totalité.

Le cœur est complétement exsangue, sa membrane interne est blanche ; les gros vaisseaux qui partent des ventricules et ceux qui se rendent dans les oreillettes sont également vides de sang.

Abdomen. L'estomac à sa surface externe présente une coloration rouge ; il est à peu près vide d'aliments. La membrane muqueuse, qui est pâle, offre un aspect alvéolaire au niveau du grand cul-de-sac ; elle n'est pas ramollie.

Le foie, qui est un peu volumineux, est dans un état de putréfaction moins avancé que dans les cadavres précédemment décrits ; sa coloration est un peu foncée.

La rate et les reins sont à l'état normal.

Examen du corps de Gautier. — *État extérieur.* La putréfaction est générale et *considérable* ; le ventre est fortement ballonné, il y a un emphysème considérable des bourses ; aucune trace de violence à la surface du corps. Les mains, examinées avec soin, ne nous ont présenté aucun indice de brûlure.

Tête. Point de lésion apparente aux os de la voûte du crâne ; la masse encéphalique est dans un état de diffluence telle que l'examen en est impossible ; nous avons cependant pu constater, à la base du cerveau, au niveau de la face antérieure de la protubérance annulaire, une sorte de traînée rougeâtre, qui nous a paru ressembler assez bien à du sang délayé dans la substance cérébrale altérée, et qui s'est échappé sous forme de fusée. La bouche est libre ainsi que l'entrée des voies respiratoires.

Thorax. Les poumons sont affaissés comme sur les cadavres précédents ; les cavités pleurales droites et gauches contiennent chacune un verre de sérosité sanguinolente ; les deux poumons sont assez fortement gorgés de sang au niveau de leur bord postérieur ; leur bord antérieur est presque normal ; la substance pulmonaire est crépitante dans toute son étendue.

Le cœur ainsi que les gros vaisseaux sont vides de sang ; la membrane interne blanchâtre offre sa coloration normale.

Abdomen. L'estomac est rouge violacé dans presque toute l'étendue de sa surface interne ; il est presque vide. Au niveau de la valvule pylorique, il contient encore quelques débris d'aliments qui ont été recueillis avec soin ; la membrane muqueuse est emphysémateuse, plus injectée que dans les autres cadavres, mais nullement ramollie.

La rate, de volume normal, est en pleine putréfaction.

Le foie et les reins paraissent à l'état normal.

Le tissu musculaire présente le même aspect sur les quatre cadavres ; il est notablement plus rouge qu'on ne le rencontre ordinairement. Il offre l'aspect que les auteurs ont signalé dans les cas d'asphyxie.

Conclusions. Les faits qui précèdent nous portent à conclure : 1° que la mort des quatre personnes ci-dessus mentionnées, n'est pas le résultat de blessures ni d'aucune autre violence extérieure ;

2° Qu'elle peut être attribuée à une même cause, l'empoisonnement par la vapeur de charbon ;

3° Que s'il nous a été impossible de constater tous les caractères anatomiques décrits par les auteurs, comme étant la suite de l'empoisonnement par cette vapeur, cela peut tenir, 1° à ce que ces caractères ne se rencontrent pas tous dans une espèce déterminée, et qu'il existe, au contraire, à cet égard, des variétés assez nombreuses ; 2° à l'état très-avancé de la putréfaction des cadavres, laquelle a dû modifier notablement la coloration et la consistance des tissus ;

4° Que s'il est vrai que, dans beaucoup de cas, les corps des individus qui ont succombé à cet empoisonnement se conservent pendant plusieurs jours sans altération, tandis que dans l'espèce, ils ont été trouvés fortement pourris, cette décomposition putride pourrait s'expliquer par l'état chaud, humide et orageux de l'atmosphère, depuis le jour de la mort, jusqu'au moment où l'on a pénétré dans la chambre qu'habitait la famille Gautier, chambre dont les deux croisées, ouvertes d'ailleurs, donnaient un libre accès à l'air atmosphérique qui devait nécessairement hâter la putréfaction ;

5° Que pour être à même d'affirmer que la mort a été produite par la vapeur du charbon, et rien que par elle, il faudrait s'assurer par un examen attentif des matières recueillies dans les quatre estomacs, et par l'analyse de ces viscères et du foie, qu'il n'y a eu ingestion d'aucune substance vénéneuse capable d'occasionner cette mort. Nous dirons toutefois que l'absence des vomissements et des selles tend à faire supposer qu'une pareille ingestion n'a pas eu lieu ;

6° Qu'en adoptant l'hypothèse de l'intoxication par la vapeur du charbon, tout semblerait faire croire que Gautier aurait succombé le dernier ; qu'avant de mourir, en proie déjà à de grandes souffrances, il aurait tenté de se soustraire à la mort en portant dans une chambre voisine le cylindre qui contenait le charbon en combustion, et en ouvrant les croisées.

CLASSE QUATRIÈME.

DES POISONS SEPTIQUES OU PUTRÉFIANTS.

On a donné le nom de *poisons septiques* à ceux qui déterminent une faiblesse générale, la dissolution des humeurs et des syncopes, et qui n'altèrent point en général les facultés intellectuelles.

DU GAZ ACIDE SULFHYDRIQUE (HYDROGÈNE SULFURÉ).

Caractères. Ce gaz est incolore, transparent, doué d'une odeur excessivement fétide, analogue à celle des œufs pourris. *Il rougit l'infusum de tournesol.* Lorsqu'on l'enflamme à l'air, il brûle avec une flamme bleuâtre, et dépose sur les parois internes de la cloche qui le contenait, une certaine quantité de soufre d'une couleur jaune ; mêlé au *chlore*, il se décompose sur-le-champ, cède son hydrogène qui le transforme en acide chlorhydrique, et le *soufre* est mis à nu ; il est soluble dans l'eau, et précipite en noir les sels de cuivre, de plomb et de bismuth, et en orangé plus ou moins foncé ceux d'antimoine.

Action sur l'économie animale.

On sait depuis longtemps que les animaux périssent peu de secondes après qu'on les a plongés dans le gaz acide sulfhydrique, que l'on regarde par cela même comme un des poisons les plus délétères. Chaussier a fait, à cet égard, un grand nombre d'expériences (1) ; Nysten a entrepris depuis de nouvelles recherches fort intéressantes sur ce même objet, que l'on doit regarder comme le complément du travail de Chaussier (2). J'ai soigneusement répété les expériences de ces deux médecins, et j'ai reconnu qu'elles étaient exactes : c'est donc d'après leurs écrits que je vais rédiger cet extrait.

EXPÉRIENCE Iʳᵉ. — Un animal quelconque périt dans l'espace de quelques secondes si on le plonge dans une atmosphère de gaz acide sulfhydrique ; il tarde un peu plus à mourir lorsque ce gaz est mêlé à une très-grande quantité d'air atmosphérique. D'après M. Thénard et Dupuytren, il suffit que l'air en contienne $\frac{1}{1500}$ pour tuer un oiseau en très-peu de temps ; celui qui en renferme $\frac{1}{800}$ donne la mort à un chien de moyenne taille, et un

---

(1) *Journal de Sédillot,* octobre 1802.
(2) Ouvrage cité, p. 116.

cheval finit par succomber dans un air où on en a ajouté $1/_{250}$. Après la mort, on observe que les cavités nasales et bronchiques sont tapissées d'une mucosité visqueuse, brunâtre; le sang est épais et noir; les poumons, le foie, la rate, les reins, le cerveau, et en général tous les organes qui reçoivent beaucoup de vaisseaux sanguins, ont une teinte brunâtre ou noirâtre; les muscles ne jouissent presque plus de leur contractilité, et sont également noirâtres; la consistance est diminuée dans toutes les parties molles, qui se déchirent facilement, répandent une odeur fétide, et passent promptement à la putréfaction.

EXPÉRIENCE II. — On injecta dans la veine jugulaire d'un carlin, dont le pouls battait cent deux fois par minute, 10 centimètres cubes de gaz acide sulfhydrique. Quelques secondes après, l'animal parut très-agité et poussa des cris aigus; mais il ne tarda pas à se calmer : le pouls était très-faible et ne battait que soixante-huit fois par minute. Huit minutes après l'injection, l'animal avait repris des forces, et le pouls battait soixante-dix-huit fois par minute. Alors on fit une nouvelle injection de 20 centimètres cubes de gaz : immédiatement après, cris, mouvements convulsifs, renversement du torse en arrière, insensibilité du pouls, mort. On ouvrit le cadavre dans le même instant : le système sanguin ne contenait point de gaz; le cœur était gorgé de sang noir; les poumons offraient une belle couleur rose.

EXPÉRIENCE III. — A neuf heures cinquante-deux minutes, 10 centimètres cubes de gaz ont été injectés dans la veine jugulaire d'un chien de moyenne taille, dont le pouls battait cent six fois par minute. Aussitôt après, l'animal a été agité et a fait quelques grandes inspirations; son pouls ne battait plus que quatre-vingts fois par minute. A neuf heures cinquante-cinq minutes, la respiration était naturelle et l'animal calme. On a injecté de nouveau la même dose de gaz : la respiration a été haute et très-fréquente; il y a eu des mouvements convulsifs; le pouls battait soixante-douze fois par minute : ces symptômes n'ont point tardé à se calmer. A dix heures deux minutes, nouvelle injection de la même quantité de gaz : sur-le-champ, l'animal s'est agité et a poussé des cris; les membres se sont allongés, la respiration était suspendue, et il paraissait mort. Au bout de quelques minutes, la respiration s'est rétablie; elle était d'abord grande et rare. A dix heures sept minutes, elle s'exerçait comme dans l'état naturel. L'animal a été détaché; il est resté couché sur le côté, dans une grande prostration; ses membres étaient très-flasques, et son pouls battait soixante-dix fois par minute. Trois minutes après, il paraissait moins accablé; il s'appuyait sur les extrémités antérieures; sa tête chancelait par intervalles; il a pu marcher quelques moments après; mais sa progression était vacillante. A dix heures cinquante-cinq minutes, il était debout et paraissait stupéfié, sans donner le moindre signe de souffrance; le pouls était très-faible et battait quatre-vingt-dix fois par minute. Le lendemain, il était rétabli. Une des artères crurales a été ouverte, et il en est sorti du sang vermeil. (Nysten.)

EXPÉRIENCE IV. — On a injecté dans la plèvre droite d'un chien de moyenne taille 40 centimètres cubes de gaz acide sulfhydrique. Dans le même instant, le tronc s'est renversé en arrière; les membres sont devenus roides, il y a eu éjection d'urine et de matières fécales, et l'animal est mort. On l'a ouvert peu de temps après : la plèvre sur laquelle on avait opéré était d'une couleur verdâtre ; le cœur, qui ne fut ouvert qu'au bout de vingt-quatre heures, contenait du sang noir coagulé, sans concrétion d'apparence gélatineuse. Il n'y avait point de gaz dans le système sanguin.

Expérience V. — La même expérience, répétée sur un autre chien, avec 20 centimètres cubes de gaz, offrit d'abord des phénomènes analogues. Au bout d'une minute, il n'y avait plus de mouvements respiratoires ; les muscles locomoteurs étaient agités de légers mouvements convulsifs; le pouls était fréquent et fort, mais devint bientôt insensible. A cet état succéda un relâchement général. Deux ou trois minutes après, l'animal fait une inspiration profonde, le pouls redevient sensible et la respiration se rétablit; mais la vie animale parut éteinte pendant un quart d'heure ; il ne pouvait pas faire deux pas sans chanceler et tomber. Demi-heure après l'injection, les fonctions cérébrales ne présentaient plus aucun signe de lésion grave; l'animal offrait un tremblement général et de l'écume à la gueule. Une heure cinq minutes après l'injection, sa démarche était encore chancelante. Le lendemain, il était entièrement rétabli.

Expérience VI. — Lorsqu'on injecte dans le tissu cellulaire sous-cutané des lapins et des grenouilles du gaz acide sulfhydrique ou de l'eau sulfhydrique, la mort arrive au bout de quelques secondes. Les chiens périssent aussi en très-peu de temps, au milieu des convulsions et après avoir poussé des cris aigus. Les organes intérieurs n'offrent point de lésion remarquable ; mais les vaisseaux disséminés dans la portion du tissu cellulaire dans laquelle l'injection a été faite sont gorgés d'un sang noir visqueux ou d'une teinte verdâtre ; les muscles les plus superficiels participent à cette teinte.

Expérience VII. — Les lapins, les canards et les jeunes cabiais périssent en quelques minutes lorsqu'on plonge tout leur corps, excepté la tête, dans des vessies contenant du gaz acide sulfhydrique. Un lapin a succombé, quoique la cuisse seule plongeât dans la vessie. La mort est plus prompte lorsqu'on déplume ces animaux. En ouvrant leurs cadavres, on a trouvé les vaisseaux sous-cutanés remplis d'un sang brunâtre, visqueux, le tissu cellulaire mollasse, la peau se déchirant avec facilité, mais les autres parties conservaient leur couleur et leur consistance naturelles. Un chien a été soumis à une expérience de ce genre, en n'exposant à l'action du gaz qu'une patte de derrière que l'on avait tondue. L'animal n'avait rien éprouvé au bout d'une heure, ce qui dépend sans doute de ce que l'absorption est nulle ou extrêmement faible à la surface du derme de ces animaux.

Expérience VIII. — Injectés dans les gros intestins des lapins et des chevaux, le gaz acide sulfhydrique et l'eau sulfhydrique font périr ces animaux en moins d'une minute, et on trouve les vaisseaux abdominaux remplis de sang noir, épais ; le gros intestin est d'une couleur brunâtre ; le foie, la rate et les reins sont plus foncés que dans l'état naturel ; il n'y a aucune altération dans les viscères du thorax et de la tête. On observe des effets analogues lorsque ces poisons ont été injectés dans l'estomac. Après la mort, leur sang est fluide et d'une couleur brune foncée dans les artères ; la membrane muqueuse de l'estomac est molle, se déchire avec la plus grande facilité, et offre une couleur noirâtre. Les autres viscères paraissent sains.

Il résulte de ce qui précède, 1° que le gaz acide sulfhydrique et l'eau sulfhydrique sont des poisons énergiques pour tous les animaux ; que le gaz est très-actif lorsqu'il est respiré, qu'il l'est moins quand il a été introduit dans la plèvre ou dans la veine jugulaire ; qu'il l'est encore moins si on l'injecte dans le tissu cellulaire, dans l'estomac ou dans les intestins ; enfin que son action est moins rapide lorsqu'on l'applique sur la surface de la peau, et, comme Nysten l'a observé dans ce cas, cette action est d'autant plus énergique que les animaux sont d'un plus petit volume ; en sorte que l'homme peut, sans inconvénient, se soumettre à l'usage des bains hydrosulfurés, dans lesquels ce gaz se dégage, pourvu qu'il n'y reste pas trop longtemps, et que le gaz n'entre pas dans les poumons ; 2° qu'il est entièrement absorbé sans éprouver la moindre décomposition ; que, porté dans le torrent de la circulation, il détermine une faiblesse générale, une altération prolongée dans la texture des organes, et principalement dans le système nerveux, et probablement dans la composition du sang ; 3° que cependant il peut être injecté à petite dose dans le système veineux des animaux sans déterminer de symptômes funestes ; 4° qu'il ne tue pas en opérant la distension du cœur pulmonaire, puisqu'il est très-soluble dans le sang ; 5° qu'il paraît agir sur l'homme comme sur les animaux.

Traitement (voy. p. 817).

DU GAZ QUI SE DÉGAGE DES FOSSES D'AISANCES.

Ce gaz, connu vulgairement sous le nom de *plomb,* est le plus souvent formé de beaucoup *d'air atmosphérique* et d'une certaine quantité de *sulfhydrate d'ammoniaque* (composé de gaz acide sulfhydrique et de gaz ammoniac), qui est fourni par l'eau de la fosse : en effet, il résulte des expériences de M. Thénard, que l'eau dont il s'agit contient quelquefois jusqu'à un tiers de son volume de ce sulfhydrate. Quelquefois aussi, mais plus rarement, le gaz des fosses d'aisances, loin d'être composé comme le précédent, est formé d'environ 94 parties de gaz azote, de 2 parties de gaz oxygène, et de 4 d'acide carbonique ou de sesqui-carbonate d'ammoniaque. Quelle que soit sa composition, il contient en outre une certaine quantité de matière organique putréfiée qui lui communique une odeur désagréable. On peut aisément se procurer l'une ou l'autre de ces variétés de gaz en suivant le procédé décrit, en parlant de la vapeur du charbon (voy. p. 780).

Caractères du gaz composé d'air atmosphérique et de sulfhydrate d'ammoniaque. Il a une odeur très-marquée d'œufs pourris et d'alcali volatil; il irrite fortement les yeux; il n'éteint point les corps en combustion; il précipite à l'état de *sulfure noir* les dissolutions d'azotate d'argent et d'acétate de plomb; enfin il produit, par son mélange avec le gaz acide chlorhydrique, un nuage blanc très-épais, formé d'acide chlorhydrique et d'ammoniaque.

Caractères du gaz composé de 94 parties d'azote, de 2 parties d'oxygène et de 4 parties d'acide carbonique. Il est incolore et transparent; il éteint les corps en combustion; il rougit faiblement l'eau de tournesol, et précipite l'eau de chaux en blanc. Lorsqu'on en sépare l'acide carbonique, au moyen de la potasse caustique, comme je l'ai indiqué (voy. p. 780), on voit que le résidu, qui est presque entièrement formé d'azote, éteint encore les corps en combustion, mais il ne rougit plus l'eau de tournesol, et il ne précipite plus l'eau de chaux. Si le gaz dont il s'agit contient du *sesquicarbonate d'ammoniaque* au lieu d'acide carbonique, il offre une odeur d'alcali volatil, verdit le sirop de violettes, et donne naissance à des vapeurs blanches plus ou moins épaisses, lorsqu'on le mêle avec du gaz acide chlorhydrique; du reste, il agit sur les corps en combustion, sur l'eau de chaux et sur la potasse caustique, comme s'il était simplement formé d'azote, d'oxygène et d'acide carbonique.

Les symptômes et les lésions de tissu déterminés par le gaz qui se dégage des fosses d'aisances varient suivant qu'ils sont le résultat de l'inspiration de l'une ou de l'autre des variétés de gaz dont je viens de parler, ce qui m'engage à les exposer séparément.

Symptômes et lésions de tissu déterminés par le gaz composé d'air atmosphérique et de sulfhydrate d'ammoniaque.

OBSERVATION Ire. — Quelquefois, dit Dupuytren, les individus sont fortement empoisonnés, et la mort arrive en très-peu de temps; mais, dans d'autres circonstances, les symptômes de l'empoisonnement sont moins intenses; alors on peut transporter les malades dans l'atmosphère, et on remarque qu'après avoir resté quelque temps dans un état de mort apparente, ils font de grandes inspirations; peu à peu la respiration se rétablit et persiste à être laborieuse; les mouvements du cœur deviennent sensibles; cependant le pouls est faible et petit, les appareils digestif et locomoteur ont perdu de leur contractilité, les fonctions cérébrales sont suspendues, et si le malade recouvre la santé, il tarde beaucoup à reprendre des forces.

OBSERVATION II. — Trois maçons réparaient une fosse d'aisances vide depuis quinze jours, et se disposaient à vider l'eau, qui, filtrant des terres voisines, avait déjà 33 centimètres de hauteur. A peine l'un d'eux avait-il ôté quelques-unes des pierres qui affermissent le sol, que l'eau vint en plus grande abondance, et laissa dégager des émanations d'une grande fétidité qui le suffoquèrent et le firent tomber dans le bourbier, où il se débattit pendant quelque temps avant de perdre connaissance. Son camarade vient et le tire de l'eau; mais, frappé lui-même, il ne tarde pas à tomber. Le père de l'un d'eux, apprenant que son fils est en danger, vole vers lui, et déjà il était parvenu à le tirer de l'eau, ainsi que son camarade, lorsqu'il éprouve des étourdissements qui l'obligent à les abandonner, et ils tombent tous dans le cloaque. On ne tarde pas à venir à leur secours, et on les transporte à l'Hôtel-Dieu, à neuf heures du matin.

Le premier qui arriva était le plus faible des deux jeunes gens; il était tombé le premier dans la fosse, et il en fut retiré le dernier. Il était âgé de vingt et un ans et assez bien constitué. Voici quel était son état : il était privé de connaissance, de sentiment et de mouvement; le corps était froid, les lèvres violettes, la face livide; une écume sanglante s'échappait de la bouche; les yeux étaient ternes, sans éclat, les pupilles dilatées et immobiles; le pouls était petit et fréquent, les battements du cœur désordonnés et tumultueux; la respiration courte, difficile, et comme convulsive; les membres étaient dans le relâchement. Le malade, confié aux soins de M. Récamier, fut mis sur un lit et exposé à l'air; on lui fit respirer du chlore gazeux qui détermina une excitation momentanée. On ouvrit une des veines brachiales, qui ne donna point de sang; on se décida à ouvrir l'autre, et on en obtint environ trois pallettes. Les battements du cœur devinrent plus réguliers, le pouls se développa un peu, la respiration parut moins pénible; mais la peau était toujours froide et la face livide. On fit des frictions sur le tronc et sur les extrémités, et on administra plusieurs cuillerées d'une potion éthérée. Il n'y avait plus d'écume à la bouche; la prostration était moins marquée; de temps à autre, le malade poussait quelques plaintes; bientôt après l'agitation la plus violente se manifesta et dura environ deux heures; on se décida à le mettre dans un bain froid, et on lui fit quelques affusions. L'immersion dans l'eau parut d'abord accroître le désordre; la respiration fut très-pénible, et les mouvements plus violents; la face pâlit, la saignée se rouvrit et laissa couler une très-grande quantité de sang. Le malade tomba dans l'abattement et fut transporté dans son lit : il était froid, immobile, le pouls misérable, et la respiration haletante. On parvint à le ranimer au bout de quelques heures, en lui faisant des frictions sèches et en chauffant les draps du lit : alors le pouls se releva, la peau devint chaude et se couvrit d'une légère moiteur; les yeux s'entr'ouvrirent; cependant la respiration était toujours courte et pénible. A quatre heures, le pouls paraissait calme et régulier; la peau était humide et chaude. Le soir, on appliqua des sinapismes aux pieds, qui déterminèrent une vive stimulation : la nuit fut assez tranquille, et la connaissance revint vers trois heures du matin; dès lors tous les symptômes diminuèrent, et le rétablissement fut complet vers le troisième jour.

Le père de ce malade, âgé de soixante ans, d'une forte constitution, avait été beaucoup moins affecté; il avait pris sur-le-champ une potion à l'aide de laquelle il avait rendu l'eau qu'il avait avalée : il conservait l'usage de ses sens ; tout son corps était agité de mouvements spasmodiques ; les muscles du thorax en particulier étaient le siége de contractions qui laissaient apercevoir chaque faisceau de leurs fibres ; les mâchoires offraient de temps à autre quelques mouvements convulsifs ; la peau était froide; la respiration libre, mais irrégulière ; le pouls très-embarrassé ; il n'y avait point d'écume à la bouche ; le malade avait souvent des envies de vomir. Au bout de deux heures, le spasme avait cessé ; le pouls était régulier, les nausées persistaient. Petit ordonna 1 gramme 30 centigrammes d'ipécacuanha, de la limonade sulfurique, et un lavement, qui amenèrent le calme, et le malade fut en état de sortir le lendemain.

Le troisième malade était âgé de dix-neuf ans, d'un tempérament bilioso-sanguin très-prononcé ; il avait le cou court, la poitrine large, et les muscles bien développés. Voici quel était son état lorsque je l'observai à son entrée à l'Hôtel-Dieu : il était dans une agitation extrême; tous ses muscles offraient des contractions violentes de peu de durée, mais qui étaient remplacées par des mouvements spasmodiques avec courbure du tronc en arrière. Il paraissait éprouver des douleurs aiguës, et poussait des cris semblables aux mugissements d'un taureau. La face était moins pâle que chez le premier malade; les pupilles étaient dilatées et immobiles, et la bouche remplie d'écume blanche; la respiration était convulsive, les mouvements du cœur désordonnés, et la peau froide. On lui fit respirer du chlore, ce qui parut le saisir vivement. On pratiqua une saignée au bras, et on eut beaucoup de peine à arrêter le sang. Les mouvements et les vociférations du malade étaient tels qu'il fallut l'attacher. Une heure après, on le mit dans un bain froid : chaque affusion le rendait comme stupide ; du reste, l'effet du bain fut le même que chez le premier malade; le calme qui en résulta fut de peu de durée ; les cris et les contorsions recommencèrent, la respiration était laborieuse et entrecoupée, le pouls filiforme, et d'une rapidité qui ne permettait pas de compter les pulsations. Une heure après, tout le corps devint brûlant, quoique couvert de sueur ; la face pâlit, l'agitation diminua par degrés, et le malade expira au bout de deux heures, sans avoir recouvré l'usage des sens. L'*ouverture du cadavre* fut faite quarante heures après la mort : le temps était orageux. La tête et le tronc paraissaient déjà putréfiés; la peau était bleuâtre, soulevée par des gaz; le sang contenu dans les cavités splanchniques était *noir* et *fluide*. Le cerveau était verdâtre et peu consistant. Les bronches offraient une couleur d'autant plus rouge que l'on se rapprochait davantage de leurs dernières divisions. La partie postérieure des poumons était gorgée de sang noir; mais en général, cet organe était crépitant. L'estomac présentait des traces d'une irritation récente, et plusieurs marques d'une irritation plus ancienne. Le canal intestinal était verdâtre. Le foie, d'une couleur noire tirant sur le vert, était gorgé de sang. Tous les viscères exhalaient une odeur de poison pourri. La membrane interne de quelques gros vaisseaux était d'un rouge assez vif. Plusieurs des personnes qui assistèrent à cette ouverture éprouvèrent des lassitudes, de la stupeur, un état de somnolence, et des coliques plus ou moins violentes. (*Nouveau journal de médecine, chirurgie, pharmacie,* etc., tom. Ier, avril 1818.)

OBSERVATION III. — Dam... (Jean-François), âgé de vingt-cinq ans, garçon vidangeur (ancien équarrisseur de Montfaucon, qui avait l'habitude de manger des rats tout crus), mourut empoisonné, dans la nuit du 5 au 6 mai; il était tombé ivre dans une fosse d'aisances, où il paraissait avoir été sous l'influence du gaz ammoniac ou du sulfhydrate d'ammoniaque; il fut apporté à la Morgue, à trois heures du matin, le 6 mai.

État extérieur du cadavre dans l'après-midi. La peau de la face et celle de tout le corps offrent une *teinte blanche bleuâtre,* se rapprochant un peu de la couleur opaline que l'on remarque chez certains noyés qui ont longtemps séjourné dans l'eau. Le pourtour des lèvres est d'un brun violet; les oreilles, la paume des mains, présentent aussi cette teinte, mais d'une manière beaucoup moins prononcée. Tout le cadavre exhale une odeur ammoniacale.

8 mai, jour de l'ouverture. La peau des joues, du front, du nez et du menton, est fortement injectée; la couleur de ces parties est d'un rouge violet; la teinte des oreilles est beaucoup plus foncée que le jour de l'arrivée. Le cadavre ne répand plus d'odeur ammoniacale. La peau du cou est d'un bleu verdâtre; le reste de la surface du corps a légèrement changé de teinte; elle est d'un blanc un peu plus mat. La peau des mains est d'un brun violet.

Toutes les veines superficielles du cou sont gorgées d'un sang noir fluide; le tissu des muscles, dans cet endroit, n'est plus rouge, comme dans l'état naturel; il tire sur le bleu. La cavité de la bouche contient quelques matières fécales; le larynx et la trachée-artère sont d'un blanc bleuâtre (couleur que nous n'avons point encore observée dans aucun autre genre de mort). Intérieurement ces conduits contiennent des matières fécales et une certaine quantité d'eau. *Cette eau se retrouve en abondance dans les dernières ramifications bronchiques.*

Les veines jugulaires et sous-clavières sont fortement distendues par du sang noir très-fluide; les artères carotides en contiennent à peine.

Thorax. Les poumons sont très-volumineux; libres dans les cavités thoraciques et sans aucune adhérence, ils recouvrent complétement le péricarde, et se touchent tous les deux; leur couleur est brune à l'extérieur. Ils sont crépitants; leur tissu est rouge, gorgé dans toutes ses parties d'un sang rouge-brun écumeux, qui sort par nappe, quand on incise une portion de ces organes (c'est ici le type de l'empoisonnement; jamais nous n'avons vu de poumons aussi gorgés de sang).

Le péricarde a une teinte bleuâtre; il contient une très-petite quantité de sérosité.

Le cœur est assez gros; ses cavités droites sont gorgées d'un sang noir très-fluide. Le tissu du ventricule droit a une teinte toute particulière qui tire un peu sur le rouge bleuâtre. Le ventricule gauche contient à peine du sang; ses parois sont moins foncées que celles du ventricule droit. L'oreillette et l'aorte renferment un peu de sang.

Le diaphragme paraît refoulé en haut.

Abdomen. L'estomac est plein d'aliments solides, non digérés ; mais il ne contient aucune trace de matières fécales, comme on en a rencontré dans l'arrière-bouche et le larynx. Les intestins sont distendus par des gaz. Le foie est très-volumineux, gorgé de sang ; son parenchyme offre une couleur brune-violette.

La vésicule biliaire contient peu de bile.

La vessie est presque vide.

Les muscles des cuisses et des jambes n'ont point la couleur brune que présentent ceux du cou ; leur teinte est comme dans l'état naturel.

Crâne. Le cuir chevelu est très-fortement injecté ; les vaisseaux de la dure-mère sont gorgés de sang ; ceux de l'arachnoïde ne sont pas aussi distendus par ce liquide. La substance cérébrale, piquetée dans toute son épaisseur, n'a plus sa teinte habituelle ; la substance grise est beaucoup plus brune, et la substance blanche est d'un blanc bleuâtre. Peu de sérosité dans les ventricules. (Devergie.)

OBSERVATION IV. — George Cross fut trouvé mort dans les lieux d'aisances du sieur Langlay ; on apprit qu'une personne avait jeté un quart de bouteille d'acide sulfurique dans un conduit qui aboutit à la fosse, évidemment cet acide avait donné lieu à un dégagement considérable de gaz acide sulfhydrique. L'argent qui se trouvait dans la poche de Cross était presque noir. Ce fait explique pourquoi les matières des fosses sont très-mauvaises à certaines époques de l'année, et particulièrement dans la saison où l'on fait usage de fruits acides. (*Journal de chimie médicale,* année 1847.)

En résumant les symptômes qui ont été observés dans les différents cas de ce genre, on voit que, lorsque la maladie est légère, l'individu éprouve du malaise, des envies de vomir, des mouvements convulsifs de toutes les parties du corps, et principalement des muscles de la poitrine et des mâchoires ; la peau est froide, la respiration libre, mais irrégulière ; le pouls est très-embarrassé.

Si l'affection est plus grave, le malade est privé de connaissance, de sentiment et de mouvement ; le corps est froid, les lèvres et la face violettes ; une écume sanglante s'échappe de la bouche ; les yeux sont fermés, sans éclat, les pupilles dilatées et immobiles, le pouls petit et fréquent, les battements du cœur désordonnés et tumultueux ; la respiration est courte, difficile et comme convulsive ; les membres sont dans le relâchement. A cet état succède quelquefois une agitation plus ou moins vive.

Lorsque la maladie est encore plus grave, les muscles offrent des contractions violentes de peu de durée, mais qui sont remplacées par des mouvements convulsifs avec courbure du tronc en arrière ; l'individu paraît éprouver des douleurs aiguës, et pousse des cris semblables aux mugissements d'un taureau; la peau, la respiration, les battements du cœur, la face, les lèvres, la bouche, et les pupilles, sont comme je l'ai dit à la page 814.

A l'ouverture des cadavres des individus qui ont succombé à l'action de ce gaz, on découvre des altérations analogues à celles dont j'ai fait mention en parlant de l'acide sulfhydrique, et à celles qui font le sujet des observations 2 et 3 (voy. p. 810 et 812).

Symptômes et lésions de tissu déterminés par le gaz des fosses d'aisances, composé d'azote, d'oxygène et d'acide carbonique ou de sesquicarbonate d'ammoniaque.

L'individu éprouve de la gêne dans la respiration, qui devient grande, élevée et plus rapide que de coutume, et un affaiblissement progressif sans aucune lésion des fonctions nerveuses. Ici la mort n'a lieu que par défaut d'air respirable: aussi, le plus souvent, les malades reviennent-ils à leur premier état, sans se ressentir aucunement de ce qu'ils ont éprouvé, dès l'instant où ils sont exposés à l'air libre.

A l'ouverture des cadavres, on trouve que le système artériel est rempli de sang noir.

Traitement de l'empoisonnement produit par le gaz des fosses d'aisances.

1° L'exposition du malade au grand air, les aspersions avec l'eau vinaigrée froide, les frictions avec une forte brosse de crin : tels sont les premiers secours à donner aux personnes empoisonnées dans les fosses d'aisances. En parlant de la vapeur du charbon, j'ai dit comment ces secours devaient être administrés.

2° Si la maladie est produite par l'acide sulfhydrique, et que l'on puisse se procurer du chlore, ou mieux encore du chlorure de chaux, on promènera sous le nez le flacon qui le contient, ou bien un mouchoir ou une éponge que l'on aura imprégnés de cette liqueur; mais on ne le laissera que peu de temps, de crainte d'irriter les poumons.

OBSERVATION. — Appelé auprès d'un ouvrier qui avait été asphyxié en remuant les plâtres provenant de la démolition d'une fosse d'aisances, M. Labarraque lui fit respirer de l'ammoniaque, moyen jadis vanté dans ces sortes de cas pour stimuler le système nerveux. Le malade ne reprenant pas connaissance, il trempa un linge dans du chlorure de soude et le plaça sous le nez; aussitôt un effort respiratoire eut lieu. Voulant savoir si ce mieux-être devait être attribué au chlore, M. Labarraque fit de nouveau usage de l'ammoniaque; mais cette fois encore, il n'obtint aucun succès. Il revint au chlore, et dans peu d'instants l'ouvrier avait recouvré sa connaissance.

3° Si, comme il arrive souvent, le malade a avalé de l'eau contenue dans la fosse, on se hâtera de le faire vomir en lui donnant un verre d'huile, ou mieux encore 10 centigrammes d'émétique ou 1 gramme 30 centigrammes d'ipécacuanha.

4° Dans le cas où ces moyens seraient insuffisants, et les battements du cœur désordonnés ou tumultueux, on pratiquerait une saignée au bras, et on laisserait couler une quantité de sang proportionnelle à la force de l'individu. On n'hésiterait pas à le saigner de nouveau quelque temps après, si l'on était persuadé que la première saignée avait produit un effet favorable.

5° On chercherait à calmer les désordres nerveux, les spasmes, les convulsions, par les bains froids, et par l'usage de quelques cuillérées d'une potion antispasmodique. Après l'emploi du bain, on placerait le malade dans un lit chaud, et on continuerait à faire des frictions sur l'épine du dos.

6° Enfin, on appliquerait des sinapismes et des vésicatoires aux pieds si, malgré l'usage de ces moyens, l'individu était encore privé de connaissance, de sentiment et de mouvement.

DU MÉPHITISME DES ÉGOUTS.

Je ne saurais mieux faire, pour donner une idée convenable des accidents qui peuvent être la suite du séjour des ouvriers chargés du curage des égouts, que d'indiquer sommairement ce qui a été dit à ce sujet par Parent-Duchâtelet dans un excellent rapport qu'il a rédigé au nom d'une commission composée de MM. d'Arcet, Girard, Cordier, Devilliers, Parton, Gaultier de Claubry, Labarraque et lui, à l'occasion du curage des égouts *Amelot*, de *la Roquette*, *Saint-Martin*, et autres.

Analyse de l'air des égouts. Lorsque la masse des matières *n'est pas remuée*, l'air contient de un à quatre centièmes de moins d'*oxygène*. Treize fois sur vingt et une, la diminution était de trois centièmes, et six fois de quatre centièmes. — L'*azote* s'est trouvé six fois dans les mêmes proportions que dans l'air, et treize fois, il y en avait un centième de moins. Constamment l'air contenait une proportion notable d'acide *carbonique*; quatre fois la quantité de ce gaz s'élevait à un centième plus une fraction, et deux fois à trois centièmes. Dans la plupart de ces analyses, on a trouvé de vingt-cinq à quatre-vingts millièmes de gaz acide *sulfhydrique*; cependant deux fois il y en avait deux centièmes. Évidemment la composition de cette atmosphère n'est pas de nature à produire les accidents graves que l'on a remarqués chez les ouvriers qui n'y séjournent que peu de temps; on doit donc attribuer ces accidents à une altération de l'air plus profonde occasionnée par le *remuement des matières* : en effet, l'air de l'égout d'Amelot, analysé par M. Gaultier de Claubry, après avoir agité et *remué* fortement la vase, s'est trouvé formé d'oxygène 13,79, d'azote 81,21, d'acide carbonique 2,01, et d'acide sulfhydrique 2,99. (*Annales d'hygiène et de médecine légale*, t. II, p. 82.)

Symptômes. L'accident le plus commun que l'on ait observé a été l'*ophthalmie*, désignée sous le nom de *mitte*, et déterminée par l'action directe de la boue des égouts ou par l'impression des gaz échappés de cette boue lorsqu'on la remuait; quelquefois cette maladie a été légère; mais, dans certaines circonstances aussi, loin d'être bornée à la conjonctive, elle a gagné la cornée, et a été suivie d'accidents cérébraux. En général, les adoucissants et les émollients ne faisaient que prolonger le mal, tandis que les collyres toniques et astringents étaient suivis des plus heureux résultats.

Huit ouvriers ont été pris de fatigues, de courbatures, de céphalalgie, de malaises, d'envies de vomir, en un mot, d'embarras gastrique, qui cédait aux boissons délayantes et acidulées, ou au tartre stibié.

Six ont été atteints de coliques extrêmement violentes, qui cependant se dissipèrent en peu de jours, sous l'influence de traitements variés. Chez l'un d'eux, la paroi de l'abdomen était rétractée et presque appliquée sur la colonne vertébrale, comme dans la colique des peintres.

Une jaunisse très-intense a été remarquée chez un ouvrier; un autre eut un érysipèle à la jambe droite; un autre une angine tonsillaire, et un autre un lumbago.

Lorsque le feu s'éteint ou lorsque le ventilateur n'est pas mû avec la rapidité convenable, le courant d'air s'arrête dans l'égout, et les gaz délétères ne sont pas expulsés; aussi les ouvriers ressentent-ils bientôt après une faiblesse, un anéantissement et un malaise général; ils sont à chaque instant menacés de syncopes, ils ont des vertiges et d'autres accidents; si, malgré cet avertissement, ils persistent à rester dans l'égout, ils perdent complétement connaissance et tombent à terre. L'impression du grand air et quelques excitants ramènent les mouvements d'inspiration; mais, à mesure que cette fonction se rétablit, on voit quelquefois survenir un claquement de dents et un tremblement général, suivi de mouvements convulsifs dans tous les membres; les facultés intellectuelles ne reprennent pas leur intégrité; au contraire, le désordre le plus complet de ces fonctions se manifeste par un délire dont l'intensité va toujours en augmentant et devient véritablement furieux. L'un des ouvriers dont parle Parent éprouvait ces divers accidents; il ne reconnaissait ni ses proches ni ses amis; sa figure était rouge, ses yeux animés; mais au milieu de ce désordre, il n'existait pas de fièvre; le pouls n'avait qu'un peu de fréquence. (*Ibid.*, p. 62.)

Traitement. On applique en général avec succès aux ouvriers qui sont sous l'influence du méphitisme des égouts le traitement que j'ai déjà fait connaître en parlant de l'empoisonnement par la vapeur du charbon , et surtout si on se hâte de les retirer de l'atmosphère infectée (voyez p. 777). Parent-Duchâtelet , en indiquant les *procédés employés pour le curage, et les moyens divers qui ont contribué au succès de cette opération,* a décrit soigneusement et avec détail les précautions à prendre pour éviter les accidents ; je crois devoir renvoyer le lecteur à ce qu'il a dit à cet égard , plutôt que de donner une idée sommaire et inexacte de son travail (voyez p. 22 du mémoire cité).

Après avoir dit que les gaz des fosses d'aisances occupent des places différentes dans ces fosses, qu'ils remplissent la partie dépourvue de matières fécales solides ou liquides, c'est-à-dire l'atmosphère de la fosse, ou bien qu'ils s'accumulent sous la croûte , ainsi que dans l'épaisseur de la pyramide, ou *heurte,* ce qui est beaucoup plus rare, ou enfin dans la partie que l'on nomme *gratin* , et principalement dans celle qui remplit les angles d'une fosse quadrilatère , M. Devergie indique les moyens d'éviter les accidents résultant de la présence des gaz répandus dans l'atmosphère d'une fosse, en y descendant des lampes allumées, afin d'observer si elles y brûlent , et , dans le cas contraire, en introduisant des réchauds remplis de charbon bien allumés , que l'on renouvelle au fur et à mesure que le combustible s'éteint, jusqu'à ce qu'il brûle dans la fosse, comme s'il se trouvait exposé à l'air libre. Un phénomène particulier accompagne souvent cette opération , que tous les vidangeurs prudents pratiquent ordinairement avant de descendre dans la fosse , c'est la production d'une auréole lumineuse autour du foyer ; elle a lieu toutes les fois qu'il existe de l'acide sulfhydrique en quantité suffisante dans l'atmosphère de la fosse, et les gens du métier disent alors qu'ils brûlent le *plomb* lorsqu'ils opèrent la combustion. Il peut y avoir et il y a quelquefois détonation par le contact d'un corps enflammé. Pour brûler complétement le gaz, il faut descendre dans la fosse un tuyau qui communique avec le cendrier d'un fourneau produisant un fort appel. — On pourrait aussi éviter les accidents qui résultent le plus souvent de la présence des gaz sous la croûte et dans la pyramide de matière fécale , en ayant le soin de la crever avant de retirer les réchauds ; mais les vidangeurs ne prennent pas toujours cette précaution, en sorte qu'au moment où ils commencent la vidange, ils tombent souvent empoisonnés dans un espace de temps plus ou moins court. Cet effet peut même être instantané lorsque le gaz se dégage en masse, et qu'il est formé par de l'acide sulfhydrique ou du sulfhydrate d'ammoniaque, et comme les individus rappelés à la vie disent tous avoir éprouvé une vive pression sur l'épigastre et la sensation d'un poids exerçant une forte pression sur la tête, on a nommé cet empoisonnement, empoisonnement par le *plomb*. La prédominance de l'ammoniaque peut quelquefois être portée à un tel degré, que toute odeur est masquée, cet effet a lieu surtout pendant les temps de pluie. C'est à cette quantité d'ammoniaque que l'on doit attribuer l'ophthalmie des vidangeurs, connue sous le nom de *mitte*.

Une autre circonstance induit souvent les ouvriers en erreur, c'est celle dans laquelle la fosse n'est pas sensiblement odorante, lorsque l'air est vicié par la présence seule de l'azote et de l'acide carbonique : alors l'empoisonnement ne survient que lentement, et par un état de faiblesse que les travailleurs cherchent en vain à surmonter; cet état de faiblesse peut être porté jusqu'à la syncope et même jusqu'à l'extinction de la vie, si des secours ne sont pas administrés à temps.

Une fosse vidée peut empoisonner les ouvriers qui y descendent avec la même rapidité qu'une fosse pleine : c'est qu'il s'est opéré alors un dégagement de gaz délétères des murs qui ont été imprégnés de matière fécale, et ce n'est qu'après douze ou quinze jours que la fosse a été vidée et laissée ouverte, que les ouvriers peuvent impunément y descendre pour faire les réparations que les constructions en maçonnerie peuvent exiger. (Tome III, ouvr. cité, p. 154.)

DES MATIÈRES PUTRÉFIÉES.

Les qualités nuisibles des matières putréfiées sont mises hors de doute par les expériences que j'ai publiées en 1815, par celles qui ont été faites postérieurement par MM. Gaspard et Magendie, et par des observations recueillies chez l'homme.

EXPÉRIENCE Ire. — A huit heures du matin, j'ai appliqué sur le tissu cellulaire de la partie interne de la cuisse d'un chien robuste, et de moyenne taille, 16 gr. de sang de chien pourri. L'animal n'a éprouvé aucun symptôme remarquable dans le courant de la journée. Le lendemain, à cinq heures du matin, il a vomi, après avoir fait plusieurs fois des efforts infructueux : il était abattu et couché sur le côté, il faisait de temps à autre des inspirations profondes. On l'a relevé : il a marché sans chanceler, mais lentement; il n'a pas tardé à se coucher de nouveau; l'abattement a été en augmentant, et il est mort à dix heures et demie. On l'a ouvert trois heures après. Le membre sur lequel on avait opéré, et tout le côté correspondant jusqu'à la troisième côte sternale, étaient très-enflammés et d'un rouge livide; le canal digestif paraissait sain; les poumons contenaient une assez grande quantité de sang noir, fluide; il y avait dans les ventricules du cœur quelques caillots noirâtres.

EXPÉRIENCE II. — La même expérience a été répétée sur un autre chien moins fort, qui est mort dix-huit heures après l'application du sang, et qui a offert les mêmes résultats à l'ouverture du cadavre.

EXPÉRIENCE III. — J'ai injecté dans le tissu cellulaire de la partie interne de deux gros chiens environ 24 grammes de bile de bœuf pourrie. Au bout de quinze heures, ces animaux ont fait des efforts de vomissement et ont rejeté des matières alimentaires; ils ont poussé des cris plaintifs, et sont tombés dans l'abattement. Six heures après, on les a trouvés morts. Il m'a été impossible de découvrir la moindre altération dans les organes intérieurs; tout le côté correspondant au membre sur lequel on avait opéré était en suppuration et d'une couleur rouge claire; tandis que l'autre côté était sain.

EXPÉRIENCE IV. — Deux chiens ont été opérés de la même manière; je leur ai appliqué sur le tissu cellulaire environ 30 grammes d'une portion d'estomac complétement pourri, mais n'ayant subi qu'un léger ramollissement. Ils n'ont éprouvé aucun accident; l'appétit n'a point été perdu, et la plaie a été guérie au bout de quelques jours.

EXPÉRIENCE V. — J'ai substitué à ces matières une portion d'encéphale tellement pourrie, qu'elle était sous forme de bouillie épaisse. L'animal, qui était robuste, est mort dans l'abattement dix-huit heures après. L'inflammation de la plaie était peu étendue, mais la suppuration était assez abondante.

EXPÉRIENCE VI. — L'injection du pus plus ou moins fétide dans les veines, dans le tissu cellulaire et dans les cavités séreuses, permet d'établir : 1° que ce liquide, introduit dans les vaisseaux sanguins à petite dose, peut y circuler sans causer la mort, pourvu qu'après avoir déterminé un trouble considérable des fonctions, il soit expulsé de l'économie animale au moyen de quelque excrétion critique, surtout de l'urine ou des matières fécales; 2° qu'introduit plusieurs fois de suite, en petite quantité, chez le même animal, il finit par occasionner la mort; 3° qu'à plus forte raison il la détermine encore plus vite quand il est injecté dans les veines à une dose trop forte, et alors il produit diverses phlegmasies graves, telles que la pneumonie, la cardite, la dysenterie; 4° qu'il est susceptible d'être absorbé lorsqu'on l'applique sur les membranes séreuses et sur le tissu cellulaire, dont il occasionne néanmoins l'inflammation; 5° que la plupart des symptômes que l'on observe dans les fièvres lentes ou chez les phthisiques semblent pouvoir être rapportés à la présence du pus dans l'économie animale, puisque, dans ces cas, il y a toujours suppuration abondante et profonde, avec trouble général des sécrétions. (Gaspard, 1809.)

EXPÉRIENCE VII. — On injecta dans la veine jugulaire d'une petite chienne 16 grammes d'un liquide fétide provenant de la putréfaction simultanée de viande de bœuf avec du sang de chien. Au moment même, l'animal exécuta plusieurs mouvements de déglutition, et bientôt après il éprouva de la dyspnée, du malaise et de l'abattement; il se coucha sur le côté, refusant tout aliment, et ne tarda pas à rendre des excréments, puis de l'urine. Mais, au bout d'une heure, prostration des forces, déjections alvines gélatineuses et sanguinolentes, souvent renouvelées, apparence de dysenterie, rougeur de la conjonctive, ensuite poitrine douloureuse, ventre rénitent et sensible au toucher, extinction progressive des forces, vomissement bilieux, gélatineux et sanguin. Mort, trois heures après l'injection (1). — *Ouverture du cadavre.* Le corps était encore chaud. Les poumons étaient gorgés de sang, peu crépitants, d'une couleur violette ou noirâtre, avec beaucoup de taches ecchymosées ou pétéchiales, qui existaient aussi dans le tissu du ventricule gauche du cœur, dans celui de la rate, des glandes mésentériques, de la vésicule biliaire, et même dans le tissu cellulaire sous-cutané. Le péritoine contenait quelques cuillérées de sérosité rougeâtre, mais la membrane muqueuse du canal digestif était principalement affectée; celle de l'estomac était légèrement enflammée; celle des intestins, et surtout du duodénum et du rectum, l'étaient considérablement, avec couleur livide, ponctuation noire, enduit gélatineux et sanguinolent, semblable à de la lie de vin ou à de la lavure de chair. Au reste cette inflammation était accompagnée d'un faible épaississement des tissus, et avait un aspect hémorrhagique ou scorbutique. (*Ibid.*)

EXPÉRIENCE VIII. — L'injection dans la veine jugulaire de 75 grammes du liquide non acide, provenant de feuilles de chou fermentées, a développé des accidents semblables à ceux de l'expérience précédente, mais à un moindre degré; il en a été de même lorsqu'on a injecté 30 grammes du liquide résultant de la fermentation, pendant trois jours, de cardes et de feuilles de poirée ou bette blanche. (*Ibid.*)

EXPÉRIENCE IX. — Cent cinquante grammes d'un liquide très-infect, provenant de sang et de viande de bœuf pourris dans l'eau, furent injectés en dix reprises dans le péritoine d'un chien. A chaque injection, l'animal poussa des plaintes, s'agita beaucoup, et rendit presque à chaque fois une quantité abondante d'urine claire et inodore. Après l'expérience, refus complet des aliments, vomissements, excrétions alvines avec de pénibles efforts de ténesme, abattement, décubitus abdominal, ventre sensible à la pression. Au bout d'une heure, les vomissements et les déjections recommencèrent, et furent réitérés dès lors fréquemment; les selles devinrent muqueuses, gélatineuses, et dysentériques; la plaie du ventre prit une lividité scorbutique. L'animal ne marchait qu'en chancelant, et poussait des cris atroces aussitôt qu'on le touchait; il éprouva une dyspnée plaintive, un ténesme continu, et il mourut neuf heures après l'injection. Il y avait dans l'abdomen une bouteille environ de sérosité sanguinolente. Le péritoine était enflammé, surtout le long des vaisseaux mésentériques, où l'on voyait des taches noires; depuis le cardia jusqu'à l'anus, la membrane muqueuse était fortement enflammée; celle de l'estomac n'était phlogosée qu'à ses rides; la vessie, vide, resserrée, enflammée à l'extérieur, était très-blanche au dedans; la plèvre gauche contenait de la sérosité sanguinolente; la rate et les poumons étaient parsemés d'ecchymoses; enfin la plaie,

____

(1) Dans une autre expérience de ce genre, l'animal eut des selles liquides très-fétides, noires comme de la suie, analogues aux déjections du *melœna.*

qui, avant l'injection, était couverte de bourgeons d'un beau rouge, avait un aspect noirâtre, comme scorbutique ou gangréneux. (*Ibid.*)

Expérience X. — L'injection de matières putrides dans le tissu cellulaire sous-cutané a fourni des résultats semblables à ceux que j'avais déjà obtenus (voy. p. 821).

Ces travaux ont conduit M. Gaspard à rechercher quelle peut être la substance active de ces divers putrilages. Il établit par des expériences directes : 1° que l'injection dans les veines de 16 grammes de sperme humain étendu de moitié d'eau, de 32 grammes de salive humaine, de 45 grammes d'urine humaine récente et médiocrement colorée, de 16 grammes de bile de veau, et de 45 grammes de sérosité abdominale, ne développe que des accidents légers, et qu'il est par conséquent impossible d'admettre que les effets obtenus soient le résultat de l'introduction d'un liquide animal dans les veines; 2° qu'il ne faut pas non plus attribuer la mort à l'acide carbonique ni à l'acide sulfhydrique qui entrent dans la composition des liquides pourris; 3° que tout en reconnaissant que l'ammoniaque a quelque part dans la production de ces effets, puisque étant injectée dans les veines elle développe une phlegmasie intestinale, et que d'une autre part le putrilage végétal est bien moins funeste que celui qui est azoté, il ne faut pas cependant conclure qu'il faille la considérer comme étant exclusivement la cause de ces effets, attendu qu'elle n'a jamais déterminé l'inflammation hémorrhagique des intestins, qui a toujours été constante lors de l'injection des matières pourries (voy. expér. 7, p. 822).

M. Magendie fait observer que les diverses sortes de chairs n'ont pas la même activité dans leur putréfaction, que les muscles des mammifères herbivores paraissent moins actifs que ceux des carnivores, que l'eau putréfiée d'huître n'a pas eu d'effets très-violents, mais qu'il a suffi d'injecter dans les veines quelques gouttes d'eau putride de poisson pour produire en moins d'une heure des symptômes qui ont la plus grande analogie avec le typhus et la fièvre jaune; que dans ce cas la mort arrive ordinairement dans les vingt-quatre heures, et qu'à l'ouverture du corps on trouve toutes les traces d'une altération chimique du sang, qui du reste conserve presque partout sa fluidité et traverse les divers tissus, surtout la membrane muqueuse de l'estomac et des intestins. — La même eau putride n'exerce aucune action délétère quand elle est introduite dans l'estomac ou dans le rectum; il paraîtrait que, dans ce cas, il n'y aurait d'absorbé que la portion aqueuse, tandis que les particules animales putréfiées seraient arrêtées par le mucus qui revêt la membrane interne du canal digestif. — L'injection du même liquide dans le poumon a des suites moins graves que l'injection dans les veines. Ayant disposé un tonneau de telle façon que son fond pût contenir des matières putréfiées, tandis que des animaux étaient placés sur un grillage en double fond, exposés aux miasmes qui s'échappaient continuellement, on a pu se convaincre que des pigeons, des lapins et des cochons d'Inde, qu'on y a laissés pendant environ un mois, n'ont éprouvé aucun accident. Au contraire, les chiens soumis à la même épreuve commencent à maigrir dès le quatrième jour, et bien qu'ils conservent leur gaieté et leur appétit, ils meurent pour ainsi dire exténués au bout de dix, quinze ou vingt jours, sans offrir aucun des symptômes observés chez les animaux dans les veines desquels on a injecté des matières putrides, notamment le vomissement noir; ces animaux périssent évidemment par l'influence des miasmes qu'ils ont respirés et avalés avec les aliments. A l'ouverture des cadavres, on voit que la membrane muqueuse intestinale est enflammée, mais beaucoup moins que dans le cas de l'injection putride dans les veines; l'estomac contient des aliments; il y a du chyle dans les vaisseaux lactés et dans le canal thoracique. (*Journal de physiologie expérimentale,* année 1823.)

Ces divers travaux sont on ne peut plus propres à nous éclairer sur la cause de plusieurs maladies typhoïdes, putrides, etc., car il est évident que nous avons produit sur les animaux, en très-peu de temps, plusieurs affections semblables à celles que les exhalaisons putrides déterminent chez l'homme. Des recherches nouvelles, il est vrai, sont indispensables pour éclairer ce sujet important, et ce serait rendre un important service à la science que de résoudre, comme je l'ai dit dans la première édition de ce traité, les problèmes suivants : 1° *quelle est l'altération chimique qu'éprouvent les fluides animaux après la mort des individus ; 2° quelle est leur action sur l'économie animale ou le genre de maladies locales et générales auxquelles ils donnent lieu lorsqu'ils ont été putréfiés ; 3° quelles sont les décompositions que les fluides animaux subissent dans certaines maladies du vivant de l'individu* (décompositions qui me paraissent incontestables, malgré l'opinion des médecins solidistes), *et quelles sont les affections qu'ils développent par leur contact avec les tissus animés.*

OBSERVATION. — Fodéré rapporte qu'au siége de Mantoue, plusieurs individus, s'étant nourris de chair de cheval à demi-pourrie, eurent la gangrène sèche des extrémités et le scorbut.

Matières virulentes. Pour ce qui concerne l'ingestion des matières virulentes dans le canal digestif de l'homme et des animaux domestiques, les choses sont loin de se passer comme il vient d'être dit, d'après les expériences nombreuses tentées par M. Renault, directeur de l'École vétérinaire d'Alfort. Voici, en effet, les conclusions formulées par ce savant vétérinaire (sommaire d'un mémoire ayant pour titre *Études expérimentales et pratiques sur les effets de l'ingestion des matières virulentes*, etc., lu à l'Institut le 17 novembre 1851).

1° Que le *chien* et le *porc* peuvent manger, sans danger pour leur santé, tous les produits de sécrétion, quels qu'ils soient, tous les débris cadavériques, cuits ou non cuits, provenant d'animaux affectés des maladies contagieuses dont il a été question dans ce travail, à savoir : la *morve*, la *maladie charbonneuse*, dite *sang de rate*, la *rage*, le *typhus contagieux* et la *péripneumonie des bêtes bovines*, l'épizootie contagieuse des gallinacées ;

2° Qu'il en est de même pour les *poules*, à l'égard des mêmes maladies ; à l'exception peut-être de celle qui leur est propre, sur laquelle il serait nécessaire, avant de se prononcer, d'expérimenter hors de l'atmosphère épizootique ; ce que je n'ai pu faire dans les circonstances où je me suis trouvé ;

3° Que les matières virulentes de la *morve* et du *farcin* aigus, qui perdent complétement leurs propriétés contagieuses dans les voies digestives du *chien*, du *porc* et de la *poule*, les conservent, bien que moins énergiques, dans les voies digestives du *cheval* ;

4° Que la matière virulente du *sang de rate*, que peuvent manger sans inconvénient le *chien*, le *porc* et la *poule*, donne souvent lieu à des accidents charbonneux quand elle est avalée par des herbivores tels que le *mouton*, la *chèvre* et le *cheval* ;

5° Que cette immunité à l'égard de la contagion, dont jouissent les carnivores et les omnivores alimentés avec des matières virulentes, alors que celles-ci peuvent produire tous leurs effets quand elles sont avalées par des herbivores, pourrait bien tenir à ce que les virus, étant évidemment, par leur origine, des principes de nature *animale*, subiraient, dans des organes destinés à digérer des aliments *animaux*, des modifications qui, en les altérant profondément, leur feraient perdre leurs qualités contagieuses ;

6° Que, quoi qu'il en soit de cette explication, il est constant, en fait, que les *porcs* et les *poules* n'éprouvent, ni dans leur santé ni dans la qualité des produits qu'ils fournissent à l'alimentation de l'homme, aucune altération par suite de leur nourriture avec des matières provenant d'animaux morts de la *morve* ou du *farcin*, du *charbon*, de la *rage* ; et que l'homme peut se nourrir sans danger de la chair et des produits de ces animaux ainsi alimentés ;

7° Que la cuisson sur les viandes, et l'ébullition sur les liquides provenant d'animaux affectés de maladies contagieuses, ont pour effet d'anéantir les propriétés virulentes de ces liqueurs et de ces viandes ; à tel point que non-seulement les matières morveuses peuvent alors être avalées impunément par le cheval ; les matières charbonneuses par le cheval, le mouton et la chèvre ; les débris des gallinacées morts de l'épizootie, par les poules ; mais encore que toutes ces matières, qui sont si actives, dont la puissance contagieuse est si énergique et si certaine quand elles sont inoculées à l'état frais, restent complétement inertes sur quelque animal que ce soit, même après leur inoculation, *quand elles ont subi l'action de la cuisson ou de l'ébullition.*

La conséquence pratique des faits exposés dans ce mémoire est donc :

A. Qu'il n'existe aucune raison sanitaire d'empêcher l'alimentation des porcs et des poules avec les débris des clos d'équarrissage, quels qu'ils soient ;

B. Que, si concevable que soit la répugnance de l'homme à se nourrir de viande ou de laitage provenant de bêtes bovines, porcs, moutons ou poules affectés de maladies contagieuses, il n'y a, en réalité, aucun danger pour lui a manger de la chair cuite ou du lait bouilli fourni par ces animaux.

Viandes et boudins fumés. — OBSERVATION Ire. — Le docteur Kerner, médecin de Weinsberg, a publié en 1820 (1) un travail sur *les boudins fumés*, qu'il regarde comme un *aliment putréfié*, capable de produire les accidents les plus graves. Il a rassemblé 135 observations de 1793 à 1822, et sur ce nombre d'empoisonnements 84 ont été suivis de mort. Dans 36 cas, les accidents survinrent chez 24 individus après avoir mangé du boudin de foie fumé, et 12 d'entre eux succombèrent ; les 12 autres éprouvèrent les mêmes symptômes d'empoisonnement par l'usage de boudins ordinaires fumés, et parmi ces derniers il en mourut 3. Ces divers boudins fumés avaient été exposés à l'action de la fumée aussitôt après leur confection et y avaient été laissés quelquefois pendant des mois entiers. Les ravages qu'ils ont produits ont été comparés par M. Kerner à ceux qu'exerce le venin des serpents dans les régions voisines des tropiques. Les boudins blancs ont paru plus actifs que les noirs, et leurs effets délétères ont semblé proportionnés à la quantité employée.

Les phénomènes de l'empoisonnement se développent communément vingt-quatre heures après l'ingestion de cet aliment, rarement plus tôt, quelquefois plus tard. Une douleur vive et brûlante se fait alors sentir dans la région épigastrique, et il survient en même temps *des vomissements de matières sanguinolentes ;* bientôt les yeux deviennent fixes, les paupières immobiles ; les pupilles se dilatent et restent insensibles à l'action de la lumière ; le malade voit double ; la voix est altérée, souvent il y a aphonie plus ou moins complète ; la respiration est gênée ; on ne sent plus les battements du cœur ; syncopes fréquentes, pouls plus faible que dans l'état naturel ; veines du cou dilatées et saillantes ; la déglutition est d'une difficulté extrême ; les boissons tombent dans l'estomac comme dans un vase inerte ; les aliments solides s'arrêtent dans l'œsophage : toutes les sécrétions paraissent suspendues ; constipation opiniâtre, ou bien les matières excrétées sont sèches et dures, comme terreuses ; la bile ne les colore point ;

---

(1) *Nouvelles observations sur les empoisonnements mortels qui arrivent si souvent dans le Wurtemberg par l'usage des boudins fumés ;* Tubingue, brochure in-12.

les facultés intellectuelles se conservent intactes; seulement, dans beaucoup de cas, le caractère devient irascible; il y a rarement insomnie; appétit souvent conservé, soif très-grande; les téguments perdent de leur sensibilité; le malade perçoit à peine les impressions du chaud et du froid; paume des mains dure et coriace; il en est de même de la plante des pieds, qui semble tapissée par une lame cornée, absolument insensible; la peau en général est froide et sèche; rien ne peut rappeler la transpiration dont elle était le siége; urine très-abondante, son excrétion est difficile; mouvements lents, à cause des syncopes dont le malade est menacé au moindre effort; cependant nulle fatigue dans les muscles du dos ni des lombes. La mort, quand elle a lieu, arrive du troisième au huitième jour; la respiration s'embarrasse, la voix se perd entièrement, le pouls tombe, et la vie s'éteint, quelquefois après de légers mouvements convulsifs, le malade ayant conservé jusqu'au dernier instant sa pleine connaissance. Dans le cas de guérison, la convalescence est extrêmement longue; il se fait souvent une sorte d'exfoliation à la surface des membranes muqueuses. Le malade reste longtemps exposé à des syncopes; les battements du cœur ne paraissent que fort tard. Ces symptômes présentent quelques variétés dans différents cas; on peut ne pas les observer tous chez le même individu, et quelquefois on en remarque un certain nombre dont je n'ai pas parlé : tels sont la diarrhée, l'hydrophobie, un délire furieux, des vertiges, l'atrophie des testicules, etc.

A l'ouverture des cadavres, on trouve : 1° les muscles très-contractés, les membres roides et inflexibles, le ventre dur et tendu; 2° souvent des traces d'inflammation dans le pharynx et dans l'œsophage, quelquefois seulement à la surface externe de ce dernier et à sa partie inférieure; 3° une ou plusieurs plaques inflammatoires gangréneuses, dans quelques cas, de la largeur de la main, occupant la surface interne de l'estomac aux environs du cardia; quelquefois la membrane interne de ce viscère se détache aisément; 4° les intestins enflammés en divers endroits, ou même en partie gangrenés; 5° le foie sain dans la plupart des cas, quelquefois seulement il est pénétré de sang noir : la vésicule considérablement distendue, dans certains cas enflammée, et alors remplie d'un fluide sanguinolent; 6° la rate saine, de même que les reins et le pancréas, qui pourtant offraient une inflammation manifeste dans deux cas de ce genre; 7° la vessie pleine ou vide, saine ou enflammée; 8° la trachée-artère souvent enflammée et remplie d'un mucus sanguinolent, les poumons parsemés de taches noirâtres ou bien *hépatisés;* 9° le cœur flasque et affaissé sur lui-même, quelquefois enflammé dans ses cavités; l'aorte, dans un cas, était très-rouge et comme maroquinée à l'intérieur. L'auteur dit aussi avoir observé que les cadavres de ces individus ne répandent aucune espèce d'odeur, même dans leurs cavités intérieures.

M. Kerner pense que le poison contenu dans les *boudins* agit particulièrement en paralysant tout le système nerveux des ganglions et des nerfs cérébraux qui ne sont point exclusivement destinés aux organes des sens. Suivant lui, le cerveau, la moelle et les nerfs qui lui appartiennent en propre ne se ressentent nullement de ce genre de lésion. Il regarde les inflammations locales comme une suite de la lésion du système nerveux, et il fait remarquer que dans un cas de ce genre l'inflammation s'était propagée le long de l'œsophage, non à la surface interne, qui était parfaitement saine, mais à sa surface externe, en suivant le *trajet des nerfs vagues*.

OBSERVATION II. — Le docteur Schumann expose ainsi les symptômes et les lésions de tissu occasionnés par les *viandes fumées* et les *boudins*. Les personnes affectées ressentent, après douze ou vingt-quatre heures, quelquefois plus tard, une grande lassitude et des douleurs violentes, accompagnées de sécheresse de la bouche, du nez, de la langue, de l'arrière-gorge et du larynx, en sorte que la voix est enrouée, rauque, la soif continuelle; la déglutition difficile, douloureuse, quelquefois impossible; et cependant il existe ordinairement en même temps un appétit prononcé. Plus tard, des nausées et des vomissements se manifestent; il survient des alternatives de frissons et de chaleur, des éructations avec saveur acide ou amère, une toux croupale avec aphonie presque complète vers la fin de la maladie. Abdomen tantôt douloureux et météorisé, tantôt souple et indolent; le plus souvent constipation, évacuations de matières dures, noires, globuleuses; pouls dur, petit, tantôt lent, d'autres fois un peu accéléré; battements du cœur à peine sensibles; peau sèche, froide, rude au toucher; paupières affaissées; pupilles plus dilatées ou plus rétrécies que dans l'état naturel, ou bien sans changement appréciable; vue trouble; quand les accidents se prolongent, la sensation du toucher devient de plus en plus obtuse, la tête est pesante; céphalalgie violente, rougeur et gonflement de la face, anxiété, vertiges, étourdissements, défaillances, assoupissement. Le malade maigrit beaucoup et s'affaiblit rapidement. Lorsque l'issue est funeste, on observe une diarrhée subite, excrétion involontaire de l'urine, faiblesse augmentée de la vue; la déglutition devient libre tout à coup, et le malade succombe sans agonie pénible, et en conservant jusqu'à la fin toute l'intégrité de ses facultés intellectuelles.

La durée de ces accidents est variable, et dépend de la quantité d'aliments altérés qui a été prise, et de la susceptibilité propre à chaque individu. Quand ces différents symptômes se développent dès le début avec intensité, ils se succèdent rapidement, et la mort ne tarde pas à en être la suite; lorsqu'ils se manifestent, au contraire, avec peu d'intensité, l'état de souffrance peut se prolonger pendant des mois et même des années (il est probable qu'alors, quoique l'auteur n'en dise rien, les accidents se prolongent ainsi, parce que les individus affectés continuent de manger des mêmes viandes); dans ce cas, les malades se plaignent d'une sécheresse continuelle de la bouche et de l'arrière-gorge, de douleur en avalant, d'enrouement, de constipation, de dysurie, etc.; le corps s'amaigrit et prend un aspect cadavéreux. En général, la convalescence est toujours longue, et chez des individus qui n'avaient été que légèrement indisposés, plus d'une semaine s'écoulait avant qu'ils revinssent à leur état de santé ordinaire.

A l'ouverture des cadavres des individus qui ont succombé, on a trouvé les organes dans l'état suivant : Le plus souvent les vaisseaux cérébraux sont remplis d'un sang liquide, bleu noirâtre; les ventricules du cerveau contiennent tantôt du sang pur, tantôt de la sérosité sanguinolente, et d'autres fois une grande quantité de sérosité limpide. Le plus ordinairement, la substance cérébrale est dans l'état normal, quelquefois elle est très-injectée de sang, dans quelques cas elle est dans un état de ramollissement très-prononcé. Tous les nerfs qui traversent la cavité thoracique, comme le diaphragmatique, le pneumo-gastrique, le grand sympathique, offrent un grand changement de couleur dans le voisinage du cœur. Leur névrilème est enflammé, et la pulpe nerveuse a une teinte plus foncée que dans l'état naturel.

La langue et les gencives sont recouvertes de mucosités épaisses, l'épiderme de ces parties est blanc et ridé; l'œsophage est communément enduit d'un mucus tenace, quelquefois sanguinolent; la membrane muqueuse est enflammée, couverte de taches et souvent d'aphthes : quand on ouvre l'abdomen, il se dégage quelquefois des gaz d'une extrême fétidité. Le péritoine offre çà et là des rougeurs. On observe des points d'inflammation à la face interne de l'estomac, surtout vers l'orifice cardiaque. Les vaisseaux de cet organe sont très-gorgés de sang, ses tuniques épaissies, et la membrane muqueuse enduite d'une mucosité jaune et visqueuse. L'intestin grêle, quelquefois très-distendu par des gaz, présente des traces d'inflammation très-intense, et souvent des plaques gangréneuses. Dans le gros intestin, on trouve des matières noires et durcies. Le foie est singulièrement développé et d'une couleur noire, quelquefois il est enflammé (l'auteur aurait dû décrire cet état au lieu de l'indiquer simplement), il contient un sang noir et liquide; la vésicule est souvent remplie de bile. Le plus fréquemment, la rate et le pancréas sont dans l'état sain. Les vaisseaux du mésentère sont ordinairement gorgés de sang. Il en est de même des reins. La vessie offre des traces d'inflammation, elle est quelquefois contractée sur elle-même.

La plèvre costale est comme injectée de sang, les poumons ont une teinte bleue noirâtre, marbrée; leur tissu est plus ferme que dans l'état naturel, et gorgé d'une grande quantité de sang noirâtre et visqueux : la trachée artère et les bronches contiennent, le plus communément, un mucus épais, tenace, quelquefois sanguinolent. Le péricarde est aussi enflammé, et sa cavité remplie parfois d'une abondante quantité de sérosité. Le cœur est flasque, mou, facile à déchirer; le ventricule droit contient ordinairement des caillots noirs, visqueux, polypiformes; le ventricule gauche est habituellement vide. La membrane qui tapisse les cavités du cœur et des gros vaisseaux est très-rouge (fortement phlogosée, dit le Dr Schumann).

Les animaux qui périssent empoisonnés par les mêmes viandes altérées ont offert les mêmes altérations cadavériques. Mais le Dr Schumann fait remarquer que l'action délétère de ces aliments est bien moins énergique chez les animaux que chez l'homme; qu'il en est qui peuvent en manger une grande quantité sans éprouver autre chose que quelques vomissements et des déjections alvines, et qu'ils offrent ainsi une très-grande différence sous le rapport de leur susceptibilité à éprouver des accidents d'empoisonnement. (*Arch. gén. de méd.*, t. XXII.)

OBSERVATION III. — Trois individus mangèrent, le 2 avril 1846, des saucisses faites de foie, de poumons, de cerveau de porc, de pain blanc trempé dans du lait, de gingembre, de poivre, de sel, etc., blanchies à l'eau bouillante et fumées ensuite.

L'un d'eux éprouva des vomissements, des douleurs au ventre, perdit la vue, etc., et succomba le 12.

Un autre (Dœlker) éprouva, dans la nuit du 2 au 3 avril, des douleurs dans le ventre, de la sécheresse dans la gorge, soif, dysphagie, éructations, vomissements, diminution de la vue et diplopie. Ce n'est que le 14 que M. Lipp le vit pour la première fois, et le trouva dans l'état suivant : tête lourde, vertiges, céphalalgie; pupilles dilatées, insensibles à la lumière; perte de vue et diplopie, dysphagie très-pénible, langue rouge et sèche; voix rauque, presque aphonie; soif très-forte, extrémités froides, tronc chaud; pouls lent, petit, à peine perceptible; urine rare et ne sortant que par gouttes; ventre fortement tuméfié, tendu, dur, et très-sensible au toucher; constipation depuis douze jours. (Huile de ricin avec quelques gouttes d'huile de croton, potion de Rivière, limonade, lavements de séné et de sel de Glauber, frictions d'onguent mercuriel, huile de camomille sur le ventre, fomentations froides sur la tête; bain alcalin.) Plusieurs selles, et urine plus copieuse. Le 16, céphalalgie plus forte, vertiges, plusieurs selles, ventre moins tendu et moins sensible, déglutition plus facile, état général assez satisfaisant. (15 sangsues aux tempes; cachou recommandé par Kerner, Tubingue, 1820; continuation de moyens externes.) Le 18, appétit assez bon, déglutition encore plus facile, voix presque normale, selles liquides spontanées, globe de l'œil et pupilles toujours immobiles, paupières supérieures pendantes. (Bains plus fortement alcalins, cachou.) Le 19, le malade était si bien qu'on le croyait hors de danger. Il prit quelques bouillons dans la journée; mais, à sept heures du soir, il s'écria : « Je me meurs! Il s'est rompu quelque chose dans mon ventre, et je sens distinctement couler un liquide hors de l'intestin! » Les forces diminuèrent, la voix s'affaiblit de plus en plus, et il succomba le 20, à quatre heures du matin, ayant conservé ses facultés intellectuelles.

A l'*autopsie*, faite le 21, à trois heures de l'après-midi, on trouva les muscles du ventre, et tous les viscères de la poitrine et du ventre, extrêmement ramollis et friables; il n'y avait pas de rupture ni d'inflammation dans le canal digestif, proportionnellement plus résistant que les autres organes; sang du foie, de la rate, des reins, des poumons et du cœur, très-rouge, ténu et entièrement dissous; vessie remplie d'une urine jaune, claire; bile ténue et jaune. La tête ne fut pas ouverte.

La femme de Dœlker, malade depuis le 3, n'a été visitée par M. Lipp que le 14. Elle était levée, et se plaignait de céphalalgie, de brûlure dans le gosier, de dysphagie; langue rouge et sèche, enrouement, sentiment de brûlure dans la région de l'estomac, constipation opiniâtre, globe de l'œil très-mobile, paupières pendantes, pupilles insensibles à la lumière. (Huile de ricin, sangsues à la tête; les jours suivants, cachou alternant avec du chlore liquide, tannate de fer.) Le 17, guérison. (*Journ. de chimie médicale*, année 1847.)

Observation IV. — Weis, qui a observé vingt-neuf cas d'empoisonnement de ce genre, dont six ont été mortels, dit, en parlant de l'ingestion des *saucisses gâtées :* L'effet de cet aliment ne s'est jamais manifesté immédiatement après son usage, il s'écoulait constamment au moins un jour avant qu'on observât la moindre indisposition. Après ces moments d'incubation, survenait une sorte de paralysie des organes soumis à l'influence du système nerveux ganglionnaire, et surtout des organes de la circulation; les veines se gorgeaient de sang, la chaleur du corps diminuait; en même temps, toutes les sécrétions étaient suspendues. Le système cérébro-spinal était le moins affecté. La scène commençait ordinairement par un dégoût, un malaise général, et des vomissements d'un liquide jaunâtre visqueux; bientôt se joignaient à ces phénomènes des vertiges, un sentiment de pesanteur dans la tête, et des élancements dans les membres inférieurs. Les yeux s'obscurcissaient, et dans les cas les plus graves il y avait diplopie; les pupilles étaient dilatées. L'ouïe en échange paraissait exaltée chez plusieurs malades; elle était naturelle chez les autres. Les paupières étaient paralysées, ce qui obligeait le malade à soulever les supérieures pour y voir. La bouche était sèche, le pharynx rouge et enflammé; la déglutition, très-difficile ou presque impossible, donnait lieu à une toux croupale. La voix était faible et quelquefois nulle, le pouls n'offrait aucun changement, mais le plus souvent on ne sentait pas les battements du cœur. La respiration s'exécutait avec une extrême lenteur, et l'air expiré ne présentait pas sa chaleur ordinaire. Dans un cas on observa l'excrétion involontaire de l'urine; ce liquide sortait froid de la vessie. La sécheresse de la peau était en raison directe de la gravité du mal; la constipation se montrait constamment opiniâtre.

A l'ouverture des cadavres, on trouvait les organes renfermés dans la poitrine, le conduit laryngo-trachéen, et le canal intestinal, enflammés. M. Weiss observa une inflammation du diaphragme et de l'enveloppe celluleuse (névrilème) des nerfs voisins; la substance de ceux-ci, ayant été mise à nu, présenta une couleur sale. Le cœur était flasque et ramolli. Cet organe et les gros troncs qui en partent offraient des escharres et des traces d'une vive inflammation. L'estomac et le canal intestinal contenaient un fluide jaunâtre, semblable à celui qui était rendu par le vomissement. (*Die neuesten Vergiftungen durch verdorbenen Wurste;* Carlsruhe, année 1824, p. 247, in-8°.)

Observation V. — Ermann, habitant d'un petit village, tua un porc qui était dans un état de parfaite santé; il prépara lui-même le boudin avec du foie, des épices, et les divers autres ingrédients qui sont ordinairement employés pour la confection de cet aliment; puis il le fit cuire dans de l'eau, le fuma, le conserva dans une cave humide, et, huit jours après, le fit servir pour le souper. Un charpentier du voisinage, qui faisait partie des convives, avec ses trois garçons, trouva à ce boudin une saveur aigre, et leur conseilla de n'en pas manger; mais un seul d'entre eux suivit les conseils de son maître et en goûta à peine, tandis que les deux autres en mangèrent chacun 30 à 60 gr. Ermann et son domestique en mangèrent beaucoup; ses deux fils, dont l'un âgé de vingt-quatre ans et l'autre de dix-huit, en prirent un peu moins; sa femme et sa servante en essayèrent seulement. Ermann en mangea même encore le lendemain.

Deux jours plus tard, Ermann se plaignit de sécheresse dans la bouche, de vertiges et d'éblouissements, et bientôt ensuite il fut pris de coliques et de diarrhée; cette dernière d'ailleurs ne dura que jusqu'au lendemain, mais elle fut suivie d'une diminution notable de la vue, de diplopie, de malaise dans les extrémités, de bourdonnements d'oreilles, et en même temps la sécheresse de la bouche et du gosier augmenta. La face était pâle, les pupilles très-dilatées et immobiles, la prononciation embarrassée et parfois très-difficile, la langue sèche, couverte d'un enduit blanc-jaunâtre, rouge, pointillée; la déglutition très-pénible, particulièrement celle des aliments solides, et cette difficulté d'avaler n'était pas due à la sécheresse de la bouche, mais paraissait dépendre d'un obstacle existant dans l'œsophage. La soif était presque nulle; mais l'appétit était considérable, et contrastait grandement avec l'état de la bouche. Du reste, il n'y avait pas la moindre altération de l'intellect; il n'existait ni toux, ni gêne de la respiration.

Le lendemain, la prostration était encore plus marquée, les paupières paralysées, les pupilles toujours dilatées, la faculté visuelle complétement abolie, la conjonctive colorée en rouge bleuâtre, l'ouïe intacte, la prononciation excessivement difficile (évidemment par suite d'une paralysie du larynx, car le malade faisait mouvoir sa langue, et jouissait tellement de la plénitude de ses facultés intellectuelles, qu'il prit un crayon et écrivit à son médecin, d'une main tremblante et sans le voir : «Vous me direz lorsqu'il n'y aura plus d'espoir»); la respiration parfaite, la déglutition tout à fait impossible, le pouls faible et intermittent.

Le quatrième jour, la mort arriva par suite de la prostration générale des forces et des progrès croissants de la paralysie; toutefois cette dernière n'avait pas envahi les extrémités; car le malade, qui n'était pas allé à la garde-robe depuis le commencement des accidents, en éprouva le besoin une demi-heure avant de succomber, et se leva pour le satisfaire : l'émission des urines n'avait pas eu lieu non plus pendant toute la durée de la maladie; et ce ne fut qu'à l'instant de la mort que la vessie, distendue par une grande quantité de liquide, se vida en partie.

L'ouverture du corps fut pratiquée au bout de trente-six heures. Les vaisseaux de la dure-mère et du cerveau donnèrent un sang rouge noir. L'arrière-bouche n'était plus rouge; on y remarquait seulement çà et là quelques vaisseaux injectés. Les papilles de la langue avaient atteint un haut degré de développement. Les amygdales présentaient plusieurs lobules remplis de pus. Le gosier et le larynx n'offraient ni rougeur, ni autres anomalies; mais la membrane muqueuse de la trachée-artère était d'une teinte rouge bleuâtre, et parsemée de nombreux épanchements sanguins dans le tissu sous-muqueux. La membrane muqueuse des bronches était d'une couleur brune sale jusque dans ses ultimes divisions, et les poumons, dans leurs portions supérieures, étaient en partie emphysémateux, en partie œdématiés; leur substance, gorgée de sang noir, était à la fois ramollie et friable. La moitié gauche du foie était flasque et de couleur plombée; la moitié droite, au contraire, avait conservé son aspect naturel, mais à l'incision elle donnait du sang noir. La rate, dont le volume était considérablement augmenté, avait son parenchyme gorgé d'un sang décomposé. La membrane muqueuse œsophagienne, sans rougeur particulière, était recouverte d'un enduit blanchâtre; la rougeur n'était pas plus distincte au cardia; mais le restant de la muqueuse de l'estomac présentait çà et là des plaques rouges ou noires, et parsemées de *sudamina*; ses vaisseaux étaient injectés de sang noir; la membrane muqueuse intestinale était colorée en brun sale; les gros intestins, fortement injectés, étaient remplis de gaz et de matières fécales.

Le domestique d'Ermann, âgé de vingt-huit ans, tomba malade en même temps que son maître, et présenta des symptômes exactement pareils; il succomba quelques heures après lui, et l'examen nécropsique donna des résultats à peu près identiques.

Le jeune fils d'Ermann conserva sa santé pendant trois jours encore après le fatal souper; mais enfin on fut obligé de le renvoyer de son école, parce qu'il ne pouvait plus voir ses lettres. Déjà son gosier était un peu rouge, sa langue couverte d'un enduit blanc jaunâtre et parsemée de papilles saillantes; la déglutition ne s'opérait qu'avec beaucoup de peine, et la prononciation était difficile. A partir de cette époque, la maladie suivit toutes ses périodes, comme elle avait fait chez les deux précédents sujets, seulement avec moins de rapidité; car sa mort ne survint que le sixième jour. Au début des accidents, il y avait eu de la toux et de la diarrhée, qui avaient ensuite fini par disparaître.

Le fils aîné tomba malade deux jours plus tard que son jeune frère, et présenta aussi les mêmes symptômes, mais avec une intensité moindre. Il revint graduellement à la santé dans l'espace d'un mois. La paralysie des paupières et la gêne de la déglutition furent les phénomènes morbides qui persistèrent le plus. Vers la fin de la maladie, il y eut de la toux et une expectoration assez abondante; la constipation ne céda qu'avec les autres accidents.

La mère, la servante, et les deux garçons du charpentier, tombèrent aussi malades, de trois à cinq jours après l'ingestion du boudin altéré, et furent obligés de garder le lit pendant vingt-cinq à trente jours. Les symptômes observés furent, chez ces sujets, les mêmes que ceux qui ont été décrits plus haut.

M. Roeser, en résumant les détails de ces huit observations, fait observer qu'il trouva constamment, bien qu'à des degrés différents, la paralysie de la vue, des mouvements de l'œil, de la langue, du larynx, du pharynx, du gros intestin et de la vessie urinaire; toujours, au contraire, les fonctions cérébrales et les mouvements dépendant des nerfs rachidiens restèrent dans un parfait état d'intégrité. Il ajoute que la rougeur présentée par les membranes muqueuses pendant la durée de la maladie, et celle qui fut trouvée, à l'autopsie, dans la trachée, les bronches, l'estomac et les gros intestins, n'étaient point de nature inflammatoire, mais dépendaient de la stase et de la décomposition du sang dans les vaisseaux, et, en certains points, de l'épanchement de ce liquide dans le tissu cellulaire sous-muqueux.

Une portion du boudin gâté et du sang des trois individus morts a été adressée à M. Gmelin, à Tubingue, avec prière d'en faire l'analyse chimique; mais malheureusement les résultats du travail de cet habile chimiste ne sont pas encore connus. (Roeser, *Gazette des hôpitaux* du 4 février 1843.)

OBSERVATION VI. — Le 25 juillet 1834, le sieur Plassiard acheta chez M. Lesage un *pâté de jambon;* le jour même, on ne mangea que l'intérieur du pâté, et le lendemain la croûte. Trois heures après ce repas, le sieur Plassiard fut pris d'un malaise général avec sueur froide, frissons, violentes douleurs d'abdomen et vomissements répétés; le malade est tourmenté par une soif ardente; le ventre devient douloureux, et des déjections alvines très-abondantes succèdent à des coliques excessivement aiguës. Sa fille, âgée de vingt-sept ans, et un enfant de neuf ans, éprouvèrent également les mêmes accidents. Un médecin déclara que ces trois personnes avaient une phlegmasie intense de l'estomac et des intestins, et soupçonna le vert-de-gris comme coupable de les avoir causées. Ces accidents graves se dissipèrent après quelques jours d'un traitement antiphlogistique énergique. *Il fut constaté que ce pâté était dans un état de moisissure très-avancé.* (Ollivier d'Angers, *Journal de chim. médic.*, t. VI.)

OBSERVATION VII. — Huit personnes éprouvèrent des accidents aussi graves pour avoir mangé du *pâté pourri* dans lequel il fut impossible de déceler la moindre trace de sel métallique vénéneux. (Lecanu, Labarraque et Lamorlière).

OBSERVATION VIII. — M. le Dr Westerloff fut appelé en 1836 auprès de deux enfants appartenant à un pauvre ouvrier, chez lesquels des accidents assez graves s'étaient manifestés simultanément. L'aîné, âgé de dix ans, avait le visage rouge et gonflé, le regard était animé et effaré, la langue sèche; pouls faible et accéléré, céphalalgie, étourdissements, soif inextinguible, coliques violentes, envies de vomir et vomituritions alternatives; enfin vomissements très-abondants, indifférence à tout et sommeil par moments. Le cadet, âgé de huit ans, était un peu plus fortement affecté que son frère; chez lui aussi, les vomissements survinrent et procurèrent quelque soulagement. M. Westerloff, ayant appris qu'ils n'avaient mangé la veille qu'un morceau *de pain de seigle vieux et moisi*, prescrivit un traitement adoucissant, qui ne tarda pas à les ramener à la santé.

Quelque temps après, des bateliers, ayant mangé du pain de seigle *également moisi*, furent pris d'accidents semblables; mais ils en furent bientôt délivrés par des vomissements qui eurent lieu spontanément.

Le D' Westerloff demande si cette espèce d'empoisonnement reconnaît pour cause l'altération de la qualité du pain ou la végétation que l'on a désignée sous le nom de *moisissure (mucor, mucedo)*. (*Bijdragen tot de naturkund*, Wetenscapp, t. IV, p. 110, ou *Archives générales de médecine*, t. XXIV.)

OBSERVATION IX. — Un homme eut tous les symptômes d'un empoisonnement violent après avoir mangé du bœuf gras fumé. Kruger éprouva des accidents analogues à la suite d'un repas avec des haranguets fumés (*clupea sprattus*). (*Arch. gén. de méd.*, t. XXII.)

OBSERVATION X. — Une femme âgée de trente ans, bien portante, mangea à son dîner, avec un excellent appétit, quelques morceaux de hareng, qui, bien que lavés et frottés avec grand soin, exhalaient cependant une odeur nauséeuse et avaient une saveur extrêmement désagréable. Bientôt après ce repas, se développèrent des symptômes d'intoxication, dont on put distinguer deux séries successives.

La première série de ces accidents commença par une pression dans l'estomac, une soif très-vive, un sentiment de froid et d'abattement : dans la soirée, il vint encore s'y adjoindre de forts vertiges, de sorte qu'au moindre mouvement la malade se trouvait entraînée vers le sol. Le sentiment d'abattement se transforma peu à peu en une sensation d'anéantissement et de mort imminente : bientôt ensuite, il y eut perte de connaissance; la face, pâle et grippée, se couvrit d'une sueur froide, les pupilles se dilatèrent, et le pouls devint insensible. Tandis qu'on transporta la malade à l'air libre, elle vomit une grande quantité d'un liquide presque incolore, mêlé de mucosités et de chyme; après quoi la syncope cessa.

Ce fut alors que se développa la seconde série des accidents d'empoisonnement; des douleurs violentes, de véritables tranchées, se firent sentir dans l'abdomen, en revenant par accès avec tant d'intensité que la malade criait que son ventre allait se déchirer; l'abdomen était excessivement sensible à la pression; les accès de douleur n'étaient séparés les uns des autres que par l'espace de quelques secondes au plus. Les muscles de la face se contractèrent, les lèvres et les dents furent comprimés spasmodiquement; les nausées persistèrent, mais sans être suivies de vomissements; le pouls était faible, presque filiforme (100 pulsations par minute); tout le corps était baigné d'une sueur froide.

La malade refusa opiniâtrément toute espèce de boisson, même l'eau pure.

Au bout d'une demi-heure environ, les douleurs commencèrent à céder peu à peu; la sueur froide fut remplacée par une sueur chaude, le pouls se releva; il survint du sommeil.

On administra alors une poudre composée d'extrait de jusquiame et de sous-nitrate de bismuth.

Le lendemain, il existait encore quelques légères nausées et un peu de pression à l'épigastre; mais ces symptômes ne tardèrent pas à disparaître complétement.

Deux autres personnes qui avaient mangé aussi des mêmes harengs, mais sans doute des morceaux moins profondément altérés, n'en éprouvèrent qu'une pression de l'estomac qui continua pendant plusieurs heures. (Fayrer de Prague, *Gazette des hôpitaux* du 11 octobre 1845.)

Quelle peut être la cause des accidents développés par ces substances alimentaires? Kerner, après avoir dit qu'il a été impossible jusqu'à présent de démontrer la présence d'aucune substance vénéneuse, minérale ou végétale, dans les boudins fumés, rejette l'opinion d'Emmert, qui avait pensé que ce principe pouvait être l'acide cyanhydrique; il crut d'abord devoir attribuer cet empoisonnement à un commencement de *décomposition putride*, éprouvée par les boudins pendant le temps qu'on les laisse exposés à l'action de la fumée. Voici les raisons qui lui faisaient adopter cette manière de voir : 1º les accidents sont plus fréquents au mois d'avril, et après que les boudins ont gelé et dégelé plusieurs fois de suite; or rien n'est plus propre à hâter la putréfaction des matières animales; 2º les boudins qui ont produit des accidents avaient une saveur et une odeur putrides; on y remarquait des masses graisseuses, molles, et plus ou moins semblables au gras des cadavres; 3º il y a beaucoup d'analogie entre les phénomènes observés et ceux qui dépendent des exhalaisons putrides. Plus tard il pensa, d'après de nouvelles recherches, que l'agent vénéneux est une matière alcaline combinée avec un acide; mais cette matière n'a pu encore être isolée.

Weiss admettait que ce principe agissait chimiquement sur le sang et était analogue à celui du typhus contagieux. Berres considérait à tort l'acide pyroligneux comme étant la cause de ces accidents. Buchner, après avoir opéré sur des boudins de foie fumés, s'assura que le *solutum* aqueux n'incommodait pas les animaux; mais une dissolution alcoolique faite à chaud, évaporée lentement, donna une masse brune d'une saveur piquante, analogue à la graisse altérée, en partie soluble dans l'eau; la portion dissoute par l'eau n'était point vénéneuse, tandis que le résidu, insoluble dans ce liquide, mis sur la langue, déterminait un sentiment de sécheresse dans l'arrière-gorge et dans l'œsophage, qui dura plusieurs heures. Un chien, auquel on en fit avaler, succomba au bout de treize jours. Ce résidu avait l'aspect d'une graisse molle et gluante, de couleur jaune, devenant brune au contact de l'air, d'une odeur particulière et nauséabonde, d'une saveur rebutante, qui décelait un corps gras. Buchner considère ce principe actif comme un acide, qu'il nomme *acide gras des boudins*, et qui serait insoluble dans l'eau, très-soluble dans l'alcool et dans l'éther, se combinant avec la potasse, avec laquelle il formerait un savon brun très-soluble dans l'eau.

Schumann, de son côté, arrivait à peu près aux mêmes résultats, et concluait de son travail : 1° que les boudins de foie sont plus sujets à se gâter que les boudins ordinaires ; 2° que la formation du principe délétère est due à une décomposition putride favorisée par l'action de la fumée et surtout par l'huile empyreumatique que cette dernière contient : ce principe vénéneux développe particulièrement son énergie lorsqu'il a été mêlé aux sucs gastriques ; 3° que ce principe a de l'analogie avec l'adipocire, la butyrine, la phocénine ; 4° qu'il est probable que, dans l'estomac, le principe vénéneux se dégage sous forme gazeuse, ce que tend à prouver la mauvaise odeur qui s'exhale de la bouche des malades pendant la durée de l'empoisonnement. (*Archives générales de médecine, t. XXII ; Ollivier d'Angers.*)

Sertuerner, après avoir examiné des fromages altérés qui avaient déterminé des accidents assez graves, dit en avoir retiré du *caséate acide d'ammoniaque,* une matière grasse ou *résine caséeuse acide,* et une *substance acide* moins grasse que les précédentes. Ces trois matières sont vénéneuses, mais la seconde agit plus que les deux autres sur les animaux.

Empoisonnement par certains poissons (voy. p. 207).

Évidemment de nouvelles recherches sont encore nécessaires pour arriver à la connaissance des causes qui produisent les effets délétères sus-mentionnés.

DES ACCIDENTS DÉVELOPPÉS PAR DES MATIÈRES ALIMENTAIRES N'AYANT SUBI AUCUNE ALTÉRATION APPARENTE.

On est réellement embarrassé quand on aborde ce sujet ; il est bien constaté, en effet, que certaines substances alimentaires, *non moisies, non putréfiées, non fumées,* ont donné lieu à des accidents graves, alors que l'analyse chimique ne pouvait y déceler aucune trace de matière toxique. Est-on autorisé à considérer ses substances comme vénéneuses ; et ne serait-il pas plus rationnel de classer parmi les indigestions les maladies qu'elles ont déterminées ; d'un autre côté, comment admettre qu'il y a simplement indigestion, lorsqu'on voit la totalité des membres d'une famille et même des centaines d'individus atteints par ces aliments aussi bien en été qu'en hiver, et comment ne pas supposer dans ces aliments un principe quelconque, qu'il nous a été impossible de reconnaître et à plus forte raison d'isoler jusqu'à présent ? Quoi qu'il en soit, enregistrons les faits qui motivent ces réflexions.

OBSERVATION Iʳᵉ. — Cadet de Gassicourt a été quelquefois appelé pour analyser des mets qui avaient occasionné des empoisonnements, et qui avaient été achetés chez les charcutiers de Paris, et il lui a été impossible de découvrir la moindre trace de poison minéral soit dans les aliments, soit à la surface des vases métalliques dans lesquels ils avaient été cuits. (*Journal de pharmacie.*) J'ai été consulté deux fois par l'autorité pour des cas de ce genre, et j'ai obtenu les mêmes résultats; les aliments sur lesquels j'opérais n'étaient ni moisis ni putréfiés, et n'avaient pas été fumés.

OBSERVATION II. — Un manœuvre, employé aux salines, reçoit de son maître un *potage de gruau* et un morceau de *bœuf bouilli,* dont il enferme le reste dans un lieu frais, après en avoir mangé, ainsi que sa femme et ses deux enfants. Le lendemain, il le fait réchauffer dans le bouillon : il le mange encore, et dépose le peu qui reste (120 ou 150 grammes) dans une assiette de porcelaine, sur un poêle assez fortement chauffé. Le troisième jour, ce morceau de bœuf, racorni par la chaleur, est sauté au beurre avec du veau frais; il n'a ni saveur ni odeur désagréables : toute la famille fit honneur au ragoût. Bientôt les deux enfants et la mère sont pris de vomissements, de douleurs épigastriques, de coliques atroces, de diarrhée séreuse. Les traits sont décomposés, la peau froide, le pouls faible et concentré, la partie inférieure de l'épine du dos sensible à la pression. Ces accidents se dissipèrent promptement par l'emploi du carbonate d'ammoniaque et des applications narcotiques. Hunkel soumit une partie de la viande suspecte à l'analyse chimique, sans y découvrir la moindre trace de substance vénéneuse, et il se demande s'il n'y a pas eu ici de l'analogie entre l'altération qu'aurait éprouvée cette viande à la suite des préparations successives qu'on lui avait fait subir, et celle qui se développe dans les *boudins fumés.* Cette opinion me paraît très-probable. (Ollivier d'Angers, *Annales d'hygiène* ; t. XX.)

OBSERVATION III. — Plusieurs personnes furent empoisonnées par un plat de pommes de terre ; l'une d'elles succomba à une gastro-entérite aiguë. Les pommes de terre restant furent analysées, ainsi que les matières contenues dans le tube digestif, et on ne trouva pas de poison. (*Ibid.*)

OBSERVATION IV. — Il y a quelques années, plusieurs centaines d'individus, qui avaient pris des glaces au *café de la Rotonde* pendant les mois d'été, éprouvèrent les symptômes d'un choléra sporadique, tantôt léger, tantôt assez intense. Aujourd'hui quinze ou vingt individus étaient atteints, tandis que plusieurs autres ne ressentaient aucun accident; pendant quelques jours ensuite, les glaces étaient prises impunément; puis, les jours suivants, elles développaient encore des symptômes fâcheux. Rien de semblable n'avait lieu à la même époque dans les autres cafés du Palais-Royal; on pouvait donc supposer, jusqu'à un certain point, que les glaces du café de la Rotonde étaient parfois empoisonnées. Nous fûmes invités par le ministère public, Barruel et moi, à nous rendre sur les lieux, afin d'examiner les matières premières avec lesquelles on confectionnait les glaces, ainsi que les vases et ustensiles dont on se servait; après nous être assurés que ces objets ne contenaient aucune substance vénéneuse appréciable par les réactifs, nous suivîmes attentivement la préparation des diverses espèces dc glaces, et nous ne vîmes dans les opérations rien qui pût nous faire supposer que les accidents se renouvelleraient. Il n'en fut pourtant pas ainsi; car un grand nombre des habitués, qui vinrent le soir manger de ces glaces, furent en proie à des douleurs abdominales, à des vomissements, à des selles, à des crampes, etc. Je fus ensuite désigné avec Marjolin pour rendre compte à la justice des causes qui pouvaient donner lieu aux accidents qui avaient été observés, et nous fûmes obligés de convenir que la solution du problème était au-dessus de nos forces.

Des animaux venimeux.

On donne le nom d'*animaux venimeux*, 1° à ceux qui renferment un réservoir à venin et dont la morsure, même légère, fait naître des symptômes graves, suivis quelquefois de la mort; 2° à ceux dont les liquides ont été tellement pervertis par les maladies antécédentes, que leur contact détermine des effets aussi funestes.

§ Ier.

Des animaux venimeux dont la morsure ou la piqûre est accompagnée d'accidents plus ou moins graves.

DES SERPENS VENIMEUX.

Voici ce qu'on lit dans un rapport de Cuvier à l'Académie des sciences (séance du 16 mai 1831, à l'occasion d'un mémoire de M. Duvernoy sur ce sujet): Depuis longtemps les naturalistes ont cherché en vain quelque caractère apparent extérieur qui pût établir cette distinction; ils n'en ont trouvé aucun de constant. Les plaques ou les écailles du dessus de la tête, qui avaient paru suffisantes, lorsque l'on n'avait observé qu'un petit nombre d'espèces, se sont promptement trouvées en défaut. On a cru ensuite que le maxillaire plus mobile, armé d'un *grand crochet* percé d'un canal, était un caractère plus certain et assez facile à observer; et, en effet, tous les serpents qui le possèdent sont réellement venimeux; mais, depuis quelques années, on a découvert une famille entière de ces animaux dont le maxillaire a des dents *aussi nombreuses* et est *aussi fixe* que dans les couleuvres, et dans lesquels cependant cet os porte antérieurement un crochet *peu apparent*, mais percé et versant du venin. C'était toutefois un caractère susceptible d'être reconnu, quoique plus difficilement; mais on commence à croire qu'il ne suffit pas encore. MM. Leschenault, de Lalande et Boyer, assurent avoir constaté des propriétés délétères dans des serpents qui n'ont point de crochets percés en *avant* de leurs mâchoires; en sorte qu'il a fallu chercher dans quelque autre endroit de leur bouche l'arme dangereuse dont on doit les supposer pourvus. Or quelques couleuvres, dans le nombre desquelles sont précisément celles dont il vient d'être question, se trouvent avoir, non pas en avant, *mais en arrière* de leur maxillaire, des dents plus longues, plus fortes que les autres, et quelquefois creusées d'un sillon que l'on pourrait croire propre, comme le tube du crochet des vipères, à conduire dans les plaies une liqueur nuisible.

Il était fort important de vérifier ce qu'il pouvait y avoir de réel dans la supposition que c'était là une autre sorte de *crochet à venin*. M. Schlegel fit connaître, en 1828, les glandes particulières auxquelles les dents sillonnées de l'arrière-bouche servent de canal efférent, et qui, dans les serpents qui les possèdent, coexistent avec les glandes salivaires ordinaires, comme coexistent les glandes à venin dans les serpents anciennement reconnus pour venimeux. M. Duvernoy, qui avait vu tout ce que M. Schlegel a fait connaître sur les différences de ces deux sortes de glandes et sur leur coexistence, ajoute plusieurs particularités nouvelles. Le muscle de la glande à venin lui paraît un temporal extérieur, et il en décrit deux dispositions; le plus ordinairement, il s'attache à l'enveloppe de la glande, et descend à la mâchoire inférieure, sans tenir au haut de la fosse temporale; mais dans les *naia* et les *bongares,* il est composé de deux portions.

La glande particulière à ces arrière-dents, lorsqu'elle existe, est collée à la glande sus-maxillaire par un tissu cellulaire très-dense, et peut être facilement confondue avec elle. M. Duvernoy l'a reconnue dans le *coluber Œsculapii* de Linné, dans le *coluber cerberus* de Daudin, dans une autre espèce de ce même genre, l'*homalopsis pantherinus* de Boyer, et dans un *dipsas,* le *burgarus interruptus* d'Oppel. Or, Boyer a constaté, par des expériences faites avec les serpents vivants, que les *dipsas* et les *homalopsis* sont venimeux.

Les genres *dendrophis, dryinius, xenodon,* ont aussi les dents postérieures plus grandes; et même dans le *dryinius nasutus,* la grande dent a un sillon. Néanmoins M. Duvernoy ne leur a point trouvé de glande spéciale, ils n'ont que la sus-maxillaire ordinaire : en conséquence, il ne les croit pas venimeux.

Au reste, il est aisé de comprendre qu'en adoptant, même dans toute son étendue, l'idée que cette glande postérieure est venimeuse, les serpents qui la possèdent seront toujours bien moins dangereux que ceux dont les crochets venimeux sont situés à la partie antérieure de la bouche. Les espèces qui n'ont de crochets que dans l'arrière-bouche ne pourraient faire de mal à l'homme que si elles en saisissaient le doigt ou telle autre partie, qu'ils feraient arriver jusque dans le fond de leur bouche ; tandis que les serpents venimeux ordinaires ont leur arme terrible à portée d'empoisonner tout ce qu'ils parviennent seulement à atteindre du bout des mâchoires.

Il résulte de ce qui précède que les serpents, pour être venimeux, doivent offrir, *soit en avant, soit en arrière* de leur maxillaire, des crochets à venin et une glande spéciale, indépendante des glandes salivaires ordinaires, occupant en grande partie la place de la glande salivaire sus-maxillaire des serpents innocents.

DE LA VIPÈRE (VIPERA BERUS, COLUBER BERUS, ANGUIS CINEREA, MACULA DORSI FUSCA, LONGITUDINALI, DENTATA, Linné).

Caractères du genre vipère. Reptile de l'ordre des ophidiens, offrant des plaques transversales sous le ventre, deux rangs de demi-plaques sous la queue, et dont la tête est triangulaire, aplatie, large postérieurement, terminée en forme de museau à bords saillants. *Crochets à venin* à l'extrémité antérieure de la mâchoire supérieure. (Voy. pl. xx, fig. 1re, de ma *Médecine légale*, 4e édition.)

Vipère commune. — Sa longueur totale est ordinairement de 70 centimètres, rarement de 76 à 85 centimètres ; celle de la queue est de 8 à 10 centimètres. Sa grosseur dans le milieu du corps est d'environ 3 centimètres, elle est beaucoup moindre du côté de la queue ; celle-ci est communément plus longue et plus grosse dans le mâle que dans la femelle. Sa couleur est d'un cendré olivâtre, verdâtre ou grisâtre, plus intense sur le dos que sur les flancs. Depuis la nuque jusqu'à l'extrémité de la queue, le long du dos, on remarque une bande noirâtre composée de taches de la même couleur, de forme irrégulière, qui, en se réunissant en plusieurs endroits les unes aux autres, représentent assez bien une chaîne dentelée en zigzag. On voit sur chaque côté du corps une rangée de petites taches noirâtres, symétriquement espacées, dont chacune correspond à l'angle rentrant de la bande en zigzag. Un nombre infini d'écailles *carénées* (voy. pl. xx, fig. 2, de ma *Médecine légale*) couvrent la tête et le dos ; la couleur de ces écailles varie suivant qu'elles répondent aux taches noires dont j'ai parlé ou aux autres parties du dos. Le ventre et le dessous de la queue sont garnis de plaques transversales d'une couleur d'acier poli : les plaques abdominales sont simples, et au nombre de cent cinquante-cinq ; les plaques caudales, plus petites, d'un noir bleuâtre, avec le bord plus pâle, sont disposées sur deux rangs, et au nombre de trente-neuf paires. La tête est en cœur, plus large postérieurement, plus plate et moins longue que celle des couleuvres : quoique sa largeur soit un peu plus considérable que celle du corps, elle est encore susceptible de s'élargir dans la colère ; parmi les écailles qui la recouvrent, celles qui sont au-dessus des yeux sont un peu plus larges ; le bout du museau, comme tronqué, forme un rebord saillant, retroussé comme le boutoir des cochons, sur lequel on voit une grande écaille trapézoïdale tachetée de blanc et de noir. Le sommet de la tête présente deux lignes noires, divergentes d'avant en arrière, très-écartées, de manière à représenter la lettre V ; ces lignes sont séparées par une tache noirâtre en forme de fer de lance. Les yeux sont très-vifs, étincelants, l'iris rouge et la prunelle noire ; on voit derrière chaque œil une bande noire large, qui se prolonge jusqu'à la quinzième plaque abdominale. Le bord de la mâchoire supérieure est blanc, tacheté de noir ; celui de l'os maxillaire inférieur est noir. La langue est fourchue, grise, susceptible de s'allonger, molle et incapable de blesser ; l'animal la darde souvent lorsqu'il est en repos. La queue, plus courte que celle des couleuvres, est un peu obtuse. La vipère commune ne se trouve qu'en Europe (1).

Les principales variétés de la vipère commune sont : 1° celle dont la bande en zigzag est formée de taches arrondies sur le dos et de taches transversales sur la queue ; 2° la vipère commune roussâtre, ayant le cou très mince et la tête bigarrée ; 3° la vipère commune, avec une tache blanche entourée d'un trait arqué brun sur l'occiput ; 4° celle qui offre sur le sommet de la tête une tache divisée en plusieurs parties ; 5° la *vipère aspic*, dont la bande anguleuse et noire du dos est souvent interrompue par la couleur brune ou rousse du fond, avec les taches des flancs plus marquées.

Le *venin de la vipère* est un liquide jaunâtre, ni acide ni alcalin, car il ne rougit point la teinture de tournesol, et il ne verdit point le sirop

---

(1) *Appareil venimeux* (voy. pl. xx, fig. 3, de ma *Médecine légale*, 4ᵉ édit.). Le venin de la vipère est sécrété par deux glandes *a*, situées une de chaque côté de la tête, derrière le globe de l'œil, sous le muscle crotaphyte (temporo-maxillaire) ; ces glandes présentent un canal excréteur *b*. La mâchoire supérieure offre une, ou plus communément deux dents très-différentes des autres, connues sous le nom de *crochets à venin d*, environnées jusqu'aux deux tiers d'une poche membraneuse *c*, mobile d'avant en arrière ; sur la convexité desquelles on aperçoit une petite cannelure qui conduit à un canal dont l'intérieur de la dent est creusé. D'autres dents, beaucoup plus petites que les précédentes, et destinées à les remplacer lorsqu'elles sont cassées, se trouvent également attachées à l'os maxillaire supérieur. Lorsque l'animal veut mordre, il ouvre sa bouche ; le muscle élévateur de la mâchoire supérieure, en se contractant, presse la glande, et facilite la sécrétion du venin : celui-ci sort du canal excréteur, arrive à la base de la dent, traverse la gaine qui l'enveloppe, et entre dans sa cavité par le trou qui se trouve à cette base ; alors il coule le long de la rainure des dents, et sort par le trou qui est près de leur pointe, pour pénétrer dans la blessure.

de violettes. Il n'est ni âcre ni brûlant ; il ne produit sur la langue
qu'une sensation analogue à celle de la graisse fraîche des animaux ; il
a une légère odeur, semblable à celle de la graisse de vipère, mais
beaucoup moins nauséabonde ; il ne fait pas effervescence avec les
acides ; mis dans l'eau, il en occupe le fond ; si on le mêle à ce liquide,
il le trouble et le blanchit légèrement. Il ne brûle pas lorsqu'on l'ex-
pose à la flamme d'une chandelle ou sur des charbons ardents. Lors-
qu'il est frais, il est un peu visqueux ; s'il est desséché, il s'attache
comme de la poix. Il paraît être de nature gommeuse. (Fontana.)

Le prince Louis-Lucien Bonaparte a publié un travail, duquel il ré-
sulte (*Gazetta toscana delle science medico-fisiche*, anno primo ; Firenze,
1843.) : 1° que le venin de la vipère est composé d'*échidnine* ou de *vipé-
rine*, d'une matière jaune, d'une substance soluble dans l'alcool, d'al-
bumine ou de mucus, d'une matière grasse et de sels, consistant surtout
en phosphates et en chlorures ; 2° que l'*échidnine* (de εχιδνα, *echidna
vipera*) est le seul principe actif de ce venin ; 3° que l'albumine, le mu-
cus et la matière grasse, n'en font pas constamment partie ; 4° que
l'*échidnine* offre l'aspect d'un vernis gommeux, incolore, inodore,
insipide, sans action sur les couleurs végétales, très-soluble dans l'eau
froide et incoagulable dans l'eau bouillante. Sa dissolution aqueuse est
troublée par l'alcool, et le précipité se dissout dans l'eau ; le sulfate de
sesquioxyde de fer la précipite, tandis que l'acétate de plomb ne la
trouble pas ; l'acide azotique ne paraît pas la transformer en acide mu-
cique ; elle contient de l'azote, ce qui n'a pas lieu pour les gommes,
quoiqu'en ait dit Raspail à l'appui de ses idées très-étranges (*stranissime
idee*) ; elle agit sur différentes espèces de sang, comme le venin de la
vipère. Si l'on ajoute à ces caractères qu'étant mêlée à du bioxyde de
cuivre et à de la potasse, elle donne un liquide violet, on verra qu'elle
ne saurait être confondue avec aucun autre principe immédiat ; celui
qui a le plus d'analogie avec elle est la ptyaline.

Action du venin de la vipère sur l'économie animale.

OBSERVATION Ire. — Laurino, grenadier de la garde impériale, est vive-
ment mordu à la deuxième phalange du doigt index de la main gauche. Il
éprouve à l'instant une douleur excessivement vive ; la partie mordue enfle
presque immédiatement après. On fait une forte ligature au haut de la pre-
mière phalange, près de son articulation avec le métacarpe. La partie in-
férieure se tuméfie considérablement. Paulet, qui voit ce grenadier une
heure après, trouve la peau du doigt mordu dans un état de tension ex-
trême, et plus pâle que celle des environs. Il fait huit ou dix scarifications
sur toute l'étendue du doigt tuméfié. Le malade, qui n'avait éprouvé ni
syncope, ni vomissements, ni d'autres douleurs que celles qu'avait pro-

duites la morsure, eut une faiblesse semblable à celle qu'aurait pu causer une forte saignée. La partie déliée fut dégorgée entièrement. On lui fit prendre 4 gr. de thériaque dans un verre de vin, et la partie fut pansée avec des compresses d'eau-de-vie camphrée. On lui administra l'*infusum* de fleurs de tilleul. Le lendemain, la partie mordue était en bon état; mais quelqu'un y fit appliquer de l'alcali volatil, qui détermina une vive douleur et une tuméfaction qui se communiqua de la main jusqu'au haut du bras. On revint aux compresses imbibées d'eau-de-vie camphrée; la sueur ne tarda pas à s'établir, et le malade fut entièrement guéri au bout de dix-sept jours. (*Observations sur la vipère de Fontainebleau,* par Paulet; 1805.)

OBSERVATION II. — Charles Nava, âgé de quatorze ans, d'une constitution grêle, fut mordu, dans la matinée du 6 mai 1823, par une vipère, à la dernière phalange du doigt indicateur de la main gauche; il éprouva aussitôt une douleur très-aiguë qui se fit sentir dans tout le bras jusqu'à l'épaule, et lui arracha un cri perçant. On fit pénétrer dans les morsures, qui étaient à peine visibles, de l'acide azotique concentré. Ce moyen fut employé environ une demi-heure après l'accident; le malade n'éprouvait alors que beaucoup d'inquiétude. Il tomba bientôt dans un état de somnolence et de prostration; la partie mordue se tuméfia, le gonflement tarda peu à s'étendre jusqu'au bras. On lui fit avaler cinq gouttes d'ammoniaque étendue dans 32 grammes d'eau commune. Aux symptômes déjà indiqués s'étaient joints la perte de la vue, beaucoup de difficulté dans la respiration, des efforts pour vomir et des vomissements, des convulsions, une douleur très-vive à la région ombilicale, avec tension de l'abdomen; le pouls était petit et fréquent. On prescrivit 1 gramme 30 centigr. d'ammoniaque dans 96 gr. d'eau de menthe poivrée, à prendre deux cuillerées chaque heure. Il pouvait à peine marcher quoiqu'il fût soutenu; d'une voix presque éteinte, il priait qu'on le laissât dormir, la mort ne lui causant aucune crainte, si elle devait être le résultat de son sommeil. On plaça la partie du membre qui avait été mordue, ainsi que la tête du malade, sous un filet d'eau très-froide; on ne laissa la tête qu'un moment, et on l'essuya immédiatement après; bientôt le malade la releva de lui-même et se trouva un peu éveillé; ce moyen fut répété trois ou quatre fois, et toujours avec plus d'avantage. Alors on fit plonger le malade nu dans un bassin formé par un torrent, et on fit répandre avec un seau de l'eau sur sa tête; on le retira deux minutes après du bassin, et il était encore moins assoupi; le pouls s'était relevé, il était moins fréquent, cependant un peu irrégulier; la vue était en partie revenue, quoique les yeux fussent encore troubles; la physionomie était moins abattue, la douleur de l'ombilic moins vive, le ventre plus souple; mais les efforts pour vomir continuaient. Il pouvait faire quelques pas de lui-même. En peu de temps, on prescrivit cinq affusions sur la tête; le malade les désirait, et il n'éprouvait plus de douleur à l'abdomen dès qu'il était dans l'eau. Deux heures après l'emploi de ce moyen, il se promenait seul, et à l'exception de légères douleurs dans le bas-ventre, tout était rentré dans l'ordre, et le pouls était presque naturel.

Le siége de la morsure était tuméfié; on y appliqua des morceaux de flanelle trempés dans une décoction de mauve et de fleurs de sureau; on ordonna de nouveau la potion ammoniacale. Le malade dormit tranquillement pendant une heure, et passa éveillé le reste de la nuit; mais le gonflement de la partie se soutenait, les petites plaies étaient livides. Le troisième jour, vers le soir, ce gonflement était presque dissipé; il s'y était formé, au lieu de la blessure, une petite vessie qui, lorsqu'elle fut ouverte, laissa couler un ichor jaunâtre : on y appliqua un petit morceau de feuille de poirée enduite de beurre; deux jours après, la petite plaie était entièrement guérie, et la tuméfaction complétement dissipée.

Le docteur Prina, médecin à Erba, auteur de cette observation, n'hésite pas à attribuer la guérison du malade aux moyens employés; car, dit-il, de tous ceux qui ont été mordus par les vipères et les aspics de nos montagnes, et chez lesquels les symptômes généraux se sont développés avec une certaine intensité, il n'en est pas un qui ne soit mort. Un homme robuste de Villabesse périt dans l'espace de huit heures, quoiqu'il n'eût été mordu qu'une seule fois à un doigt de la main. (*Gazette de santé* du 5 juillet 1824.)

Observation III. — Un étudiant en médecine, âgé de quinze ans, bien constitué, est mordu, le 5 juillet 1820, à dix heures, à deux reprises différentes, à la main droite, par la vipère de Fontainebleau; les deux plaies occupaient, l'une la seconde phalange du pouce, l'autre la première de l'indicateur. Ces morsures, peu douloureuses d'abord, laissèrent couler une assez grande quantité de sang, et furent lavées avec de l'eau fraîche. Un demi-quart d'heure environ après l'accident, les deux doigts mordus se tuméfièrent; des phlyctènes brunâtres se formèrent à l'endroit des blessures, et le jeune homme tomba en syncope; quelque temps après, il urina sur sa plaie, d'après le conseil d'un de ses camarades. Cependant la douleur et la tuméfaction allaient en croissant rapidement, et celle-ci s'étendait déjà à toute la main et à une partie de l'avant-bras. On lui fit plonger la main dans du vinaigre rouge pendant environ une heure. La tuméfaction parut marcher avec plus de rapidité; des douleurs vives se firent sentir à l'endroit des morsures, à l'avant-bras, à la saignée, au creux de l'aisselle, et même jusqu'à la partie antérieure de la poitrine. Vers midi et demi, le médecin du lieu se contenta de lui frictionner le bras avec du laudanum liquide, et peu de temps après il lui administra trois ou quatre gouttes d'ammoniaque dans un verre d'eau, mais *ne cautérisa pas les plaies*. Après quelques moments de repos à Montmorency, il fut reconduit en voiture à son domicile à Paris, où il arriva vers six heures du soir.

Les secousses de la voiture l'avaient considérablement fatigué; la main et l'avant-bras avaient tellement augmenté de volume, que pour retirer sa redingote il fallut en découdre la manche. Le bras et l'épaule même commençaient à être envahis par le gonflement; les phlyctènes qui s'étaient formées autour des plaies étaient plus volumineuses. Un médecin fut appelé, et annonça que les symptômes cesseraient par les seules forces de la nature; cependant il fit envelopper la main dans un cataplasme préparé avec la graine de lin et l'eau vinaigrée, et il ordonna de la thériaque, la liqueur d'Hoffmann, et une infusion de fleurs de tilleul et d'oranger. Dans la soirée, les différents symptômes, et surtout l'enflure, augmentèrent d'intensité; les douleurs sont très-vives et continues : celles qui se propagent à la poitrine deviennent plus vives et plus marquées; agitation extrême, dispositions continuelles à la syncope et au vomissement. Pendant la nuit, insomnie, délire.

Le lendemain, à neuf heures du matin, on ouvrit les deux phlyctènes qui s'étaient formées aux deux doigts mordus, et on pansa avec un liniment composé d'onguent styrax, de styrax liquide, et de baume du commandeur; on appliqua sur le bras un cataplasme fait avec des plantes aromatiques. Peu de temps après, les plaies étaient excessivement douloureuses (1). A une heure, le bras malade était étendu le long du corps, et placé de manière que la main était la partie la plus déclive. Le pouce était presque entièrement recouvert de phlyctènes à sa face dorsale; celles qui avaient été ouvertes peu de temps auparavant laissaient écouler une sérosité sanguinolente, mêlée d'un peu de pus. Tout le membre, y compris l'épaule, se trouvait dans un état de tuméfaction extraordinaire; il était d'un rouge livide et marbré. Sa dureté était telle, que l'on pouvait facilement supposer que la gangrène par étranglement était imminente, puisque le gonflement augmentait. Les douleurs étaient excessives, lancinantes, et ressenties surtout aux doigts blessés, au poignet, à la saignée et principalement au creux de l'aisselle. La poitrine était oppressée, surtout dans les fortes inspirations et dans les mouvements de déglutition; le toucher le plus léger était insupportable à l'endroit des morsures; le bras tout entier participait de cette extrême sensibilité. Il y avait de plus céphalalgie violente, propension au sommeil empêché par les douleurs, inquiétude portée jusqu'au désespoir; yeux brillants; visage offrant une légère teinte jaune, joues rouges; soif vive; langue humide, blanche au milieu, rouge sur les bords; pouls faible et petit, tendance continuelle à la syncope; douleurs lombaires, peau chaude et sèche; constipation, urine claire et abondante.

M. G. Pelletan vit le malade à cette époque pour la première fois. Le membre, placé sur un oreiller, fut mis dans une position telle que la main en devînt la partie la plus élevée, ce qui soulagea instantanément le blessé. Il n'était plus temps de cautériser les plaies : on fit sur tout le membre des embrocations avec un liniment volatil; on le recouvrit de flanelles; des linges imbibés d'huile d'olives pure servirent à envelopper les doigts mordus. On ordonna une infusion antispasmodique avec 12 à 15 gouttes d'acétate d'ammoniaque par tasse. Un mieux sensible ne tarda pas à se manifester. Cependant le liniment, s'étant répandu jusque sur les plaies, causa une cuisson assez forte pour que l'on fût forcé de changer l'appareil; les plaies furent pansées avec de la charpie sèche et douce, et toute la main enveloppée dans des compresses imbibées d'eau de sureau. A

____

(1) Il est peu d'exemples d'un traitement aussi mal dirigé.

une heure, on renouvela l'embrocation sur le bras; la dose d'ammoniaque fut diminuée; le mieux continua. Les douleurs étaient moins fréquentes, moins aiguës; une légère moiteur commençait à se manifester. Le soir, il y avait une légère exacerbation. Deux lavements avaient été donnés sans effet; on renouvela le pansement, et on ordonna une potion avec le sirop diacode et l'acétate d'ammoniaque, à prendre par cuillerées dans une infusion de sureau et une tisane sudorifique. Pendant la nuit, redoublement des symptômes, qui cependant ne reprennent point leur première intensité; fièvre avec soif intense, délire, extrême agitation, insomnie complète. On cessa l'usage de la potion vers trois heures du matin, et on continua la tisane diaphorétique. Sur les cinq ou six heures, l'exacerbation commença à diminuer. A neuf heures du matin, le bras était moins tendu; sa teinte, auparavant livide, était devenue rougeâtre; il y avait quelques petites phlyctènes au moignon de l'épaule; les douleurs étaient moins vives; la poitrine était toujours oppressée et douloureuse lors des fortes inspirations; le pouls avait pris du développement; la figure était plus calme. Les plaies, toujours très-douloureuses, furent pansées avec de la charpie imbibée d'eau de sureau; le reste du pansement fut renouvelé sans y rien changer. On appliqua sur la poitrine une flanelle trempée dans l'infusion chaude de fleurs de sureau, puis des flanelles sèches. (Infusion sudorifique, 3 petits bouillons, lavement émollient.) Il survint une douce transpiration générale, et le malade dormit pendant deux heures. La teinte livide du bras était changée en une couleur jaunâtre. Le soir, on pansa comme à l'ordinaire. Nous vîmes le malade, et nous prescrivîmes d'ajouter à l'infusion des fleurs de sureau, de la racine de serpentaire de Virginie; nous ordonnâmes, en outre, 16 grammes de sirop diacode, à prendre pendant la nuit en plusieurs doses. Il y eut des rêvasseries et des sueurs assez abondantes; le malade dormit pendant cinq heures. (Lavement qui produisit une légère évacuation.)

Le jour suivant, il n'y avait plus de céphalalgie ni d'oppression; tout annonce une prompte guérison: et en effet, le malade put sortir le 13 juillet. (Observation rapportée par M. le professeur Richard, dans le *Nouveau journ. de méd.*, t. VIII, année 1820.)

Observation IV. — Le 20 juillet 1820, un paysan d'environ vingt-cinq à vingt-six ans, fort et vigoureux, est mordu à la cheville du pied droit par une vipère grise. Aussitôt après, on incise la plaie avec un canif, on y verse de l'ammoniaque liquide, et on applique une petite compresse trempée avec cet alcali; on fait boire de l'eau tenant en dissolution quelques gouttes de la même substance. Cependant des accidents graves se manifestent: en peu de temps, un gonflement énorme s'empare de tout le membre et devient presque général; des syncopes ont lieu; il y a aussi des vomissements bilieux très-abondants, qui même plusieurs fois sont mêlés de sang. Mais, peu à peu, ces accidents se calment, les symptômes diminuent rapidement d'intensité, et au bout de vingt-quatre heures, la tuméfaction a presque entièrement disparu. Trois jours après, la guérison était complète. (*Ibid.*)

Observation V. — Un autre individu avait été mordu une quinzaine de jours auparavant. Le médecin, au lieu de cautériser la plaie, s'était contenté d'y appliquer une ventouse. Les symptômes les plus formidables s'étaient manifestés, et duraient encore quinze jours après l'accident. (*Ibid.*)

Le célèbre Fontana, qui a fait près de six mille expériences sur la morsure et le venin de la vipère, a cru pouvoir établir les faits suivants :

1° Le venin de la vipère n'est pas un poison pour tous les animaux : les *sangsues* ne périssent pas, lors même qu'on l'introduit dans leurs blessures ; la même chose a lieu pour les *limaces*, l'*escargot*, l'*aspic*, la *couleuvre* et les *orvets* ; les *anguilles*, la *vipère* elle-même, les petits *lézards*, et tous les animaux à sang chaud en meurent ; la mort n'arrive que très-difficilement chez la *tortue*, quelle que soit la partie qui ait été mordue.

2° Le venin de la vipère n'est constamment mortel que pour de très-petits animaux ; il est d'autant plus dangereux pour les gros, que la vipère a une plus grande quantité de venin en réserve, qu'elle mord plus souvent et en plus d'endroits différents, et probablement que le temps est plus chaud. Un demi-milligramme de venin introduit dans un muscle suffit pour tuer un moineau. Il en faut six fois davantage pour faire périr un pigeon ; et en ayant égard à la grandeur et au poids, Fontana calcule qu'il en faudrait environ 15 centigrammes pour tuer un homme, et 60 pour faire mourir un bœuf. Or, comme une vipère n'offre dans ses vésicules qu'environ 10 centigrammes de venin, qu'elle n'épuise même qu'après plusieurs morsures, il en résulte que l'homme peut recevoir la morsure de cinq ou six vipères sans en mourir (1).

3° Le venin de deux vipères, injecté dans la veine jugulaire de plusieurs gros lapins, détermine la mort en moins de deux minutes, au milieu de cris et de fortes convulsions. Le sang des ventricules du cœur est coagulé. Fontana ajoute encore que les intestins, le ventricule, le mésentère et les muscles du bas-ventre, sont enflammés.

4° Le venin de la vipère, appliqué par morsure, produit les sym-

---

(1) Bosc rapporte un fait curieux dont il a été témoin pendant son séjour en Amérique. « Deux chevaux furent mordus dans une enceinte, le même jour, par une vipère noire, l'un à la jambe de derrière et l'autre à la langue : ce dernier mourut en moins d'une heure, et l'autre en fut quitte pour une enflure de quelques jours et une faiblesse de quelques semaines. La perte du premier fut causée par une vive inflammation, qui avait fermé la glotte et causé l'asphyxie. La morsure de la vipère ne serait-elle pas beaucoup plus dangereuse, et même mortelle, lorsque les parties mordues sont peu éloignées du cœur ? » (*Dictionnaire d'histoire naturelle*, article *Vipère*.)

II.   54

ptômes suivants : sentiment de douleur aiguë dans la partie blessée, qui se répand dans tout le membre et même jusqu'aux organes internes, avec tuméfaction et rougeur, qui passe ensuite au livide et gagne peu à peu les parties voisines ; syncopes considérables ; pouls fréquent, petit, concentré, irrégulier ; difficulté de respirer, sueurs froides et abondantes, trouble de la vision et des difficultés intellectuelles, soulèvement d'estomac, vomissements bilieux et convulsifs, suivis presque toujours d'une jaunisse universelle ; quelquefois douleurs dans la région ombilicale. Le sang qui s'écoule d'abord par la plaie est souvent noirâtre ; quelque temps après, il en sort de la sanie, et la gangrène se déclare lorsque la maladie doit se terminer par la mort. Les climats, les saisons, le tempérament, etc., influent singulièrement sur la nature et la marche plus ou moins rapide des symptômes occasionnés par la morsure de ces animaux. Les accidents sont beaucoup plus à redouter dans l'Amérique méridionale, et pendant l'été qu'en Europe, comme Bosc l'a observé. Chez les personnes faibles, timides, dont l'estomac est plein, les symptômes se manifestent avec beaucoup plus de rapidité et sont plus graves que chez les individus robustes et difficiles à effrayer.

5° Le venin de la vipère, appliqué sur la peau légèrement écorchée des chapons d'Inde et des lapins, n'est pas mortel.

6° Il ne produit qu'une légère maladie de la peau chez les cochons d'Inde, et une maladie un peu plus grave chez les lapins.

7° Cette maladie est circonscrite dans la partie de la peau qui a été touchée par le venin.

8° Lorsque la vipère mord, dans toute son étendue, la peau de ces animaux, ils périssent en peu de temps.

9° Le venin paraît ne pas être mortel s'il ne pénètre pas dans le tissu cellulaire.

10° Il est tout à fait innocent s'il est simplement appliqué sur les fibres musculaires.

11° Les animaux mordus ou blessés par une dent venimeuse de vipère, à la poitrine, au ventre, aux intestins et au foie, périssent en un espace de temps plus ou moins court.

12° On observe le contraire si le venin est appliqué sur les oreilles, le péricrâne, le périoste, la dure-mère, le cerveau, la moelle des os, la cornée transparente, la langue, les lèvres, le palais et l'estomac ; il arrive même assez souvent que plusieurs animaux soumis à ces expériences n'offrent aucun phénomène sensible.

13° Le venin de la vipère, appliqué sur les nerfs, ne produit aucun effet, et il n'accélère point la mort de l'animal ; il est aussi innocent pour les nerfs que l'eau pure ou la simple gomme arabique.

14° Il ne détermine aucun changement apparent sur les parties qui viennent d'être détachées d'un animal, et qui par conséquent palpitent encore.

15° L'action de ce venin n'est pas instantanée; il faut un certain temps avant que les effets deviennent sensibles soit dans la partie mordue, soit dans les autres organes : ce temps varie chez les divers animaux selon leur constitution, leur grosseur, etc. D'après Fontana, on peut l'évaluer, pour un certain nombre d'animaux, à quinze ou vingt secondes.

16° Les accidents qu'il développe dépendent de son absorption, de son transport dans le torrent de la circulation, et de l'action qu'il exerce sur le sang, qu'il coagule en partie, et sur l'irritabilité nerveuse, qu'il détruit en portant dans les fluides un principe de putréfaction.

17° Il conserve encore son énergie dans une tête de vipère qui a été coupée depuis longtemps, ou simplement lorsqu'on l'a laissé dans la cavité de la dent qui a été séparée de l'alvéole. Des animaux sont morts pour avoir été piqués par la dent seule. Desséché depuis plusieurs mois dans un endroit découvert, il perd sa propriété, et ne laisse aucune impression sur la langue.

18° Les animaux meurent plus promptement s'ils sont mordus un égal nombre de fois dans deux parties, que s'ils ne le sont que dans une seule.

19° La partie qui a reçu seule autant de morsures que les autres ensemble, est sujette à une maladie externe beaucoup plus considérable.

Je puis ajouter à ces observations les résultats des travaux de Paulet et du professeur Mangili. Le premier de ces auteurs établit, dans un mémoire publié en 1805, et qui a pour titre *Observations sur la vipère de Fontainebleau*, que la morsure de ce reptile, qui est également la *vipera berus*, peut devenir mortelle pour l'homme, malgré l'assertion de Fontana.

OBSERVATION Ire. — Le venin qu'elle renferme, inoculé par une plaie ou par une piqûre qu'elle fait, est, en général, mortel pour les hommes et pour les animaux, principalement pour ceux qui sont faibles et susceptibles de s'effrayer facilement. Un enfant âgé de sept ans et demi fut mordu au-dessous de la malléole interne du pied droit, et mourut dix-sept heures après. Un autre enfant de deux ans expira trois jours après avoir été mordu à la joue. Un cheval, affaibli par des maladies précédentes, périt également d'une morsure à la joue, au bout de dix-huit heures.

Les symptômes les plus ordinaires de l'action de ce venin sont : une tumeur ferme d'abord et pâle, ensuite rougeâtre, prenant un caractère gangréneux, et faisant des progrès plus ou moins rapides du côté du cœur ; cette tumeur est bientôt suivie de syncope, de vomissements, de mouvements convulsifs et de la mort : l'intensité de ces symptômes est en raison inverse de la grandeur de l'animal piqué, ou de l'éloignement de la plaie au cœur, et de la lenteur des pulsations des artères.

Le professeur Mangili a entrepris une série d'expériences pour déterminer : 1° si le venin de la vipère, introduit dans l'estomac, pouvait occasionner la mort, comme Fontana l'avait annoncé ; 2° s'il ne jouissait plus de propriétés vénéneuses après avoir été desséché et conservé pendant neuf mois, ainsi que l'avait annoncé ce même auteur. Il résulte de ses travaux que l'une et l'autre de ces assertions sont erronées, comme on pourra s'en assurer par les faits suivants.

EXPÉRIENCE Ire. — On fit avaler à un petit merle le venin fluide de trois vipères ; un autre prit le venin de quatre de ces animaux ; on introduisit dans l'estomac d'un troisième le venin de cinq vipères, et dans celui d'un quatrième le venin de six de ces animaux. Ils parurent d'abord plongés pendant quelque temps dans un état de stupeur et d'inertie ; mais une heure s'était à peine écoulée, qu'ils se montrèrent, comme auparavant, vivaces et pleins d'appétit.

EXPÉRIENCE II. — Un des assistants avala tout le venin qui put être extrait de quatre grosses vipères, et n'en fut nullement affecté.

EXPÉRIENCE III. — Un corbeau qui était à jeun depuis douze heures prit sans inconvénient le venin de seize vipères.

EXPÉRIENCE IV. — Quatre petits morceaux de pain, trempés dans le venin lancé par sept grosses vipères, furent donnés à un pigeon, qui d'abord parut abattu, mais qui redevint bientôt tout aussi bien portant qu'auparavant.

EXPÉRIENCE V. — Un autre pigeon avala, avec les précautions convenables, tout le venin que purent fournir dix vipères très-grosses, sans offrir la moindre trace d'empoisonnement.

EXPÉRIENCE VI. — Quelques jours après, on introduisit dans une des pattes de deux pigeons un petit fragment de venin *bien sec*, recueilli et conservé depuis *quatorze mois* dans un petit vase de verre bien fermé : l'un et l'autre donnèrent bientôt des signes manifestes d'empoisonnement, et succombèrent au bout de deux heures environ.

EXPÉRIENCE VII. — Du venin, conservé avec soin pendant dix-huit mois, fut introduit dans la patte de plusieurs pigeons, et tous moururent empoisonnés au bout d'une demi-heure ou d'une heure. (*Giornale di fisica chimica*, etc., vol. IX, p. 458 ; et *Annales de chimie et de physique*, février 1817.)

DE LA VIPÈRE NAJA (COLUBER NAJA de Linné, CHINTA NAGOO des Indiens, COBRA DE CAPELLO) (1).

EXPÉRIENCE Iʳᵉ. — Dans le mois de juin 1787, un chien fut mordu à la partie interne de la cuisse par le *comboo nagoo* (variété de cette espèce de serpent). L'animal poussa aussitôt des cris très-plaintifs; il se coucha deux ou trois minutes après, et continua à se plaindre et à aboyer. Au bout de vingt minutes, il se leva, mais il se soutenait avec la plus grande difficulté et ne pouvait pas marcher; son organisation paraissait profondément atteinte : il ne tarda pas à se coucher de nouveau, fut agité, quelques instants après, de mouvements convulsifs, et mourut vingt-sept minutes et demie après avoir été mordu.

EXPÉRIENCE II. — Dans le mois de juillet de la même année, un gros chien robuste fut mordu à la partie interne de la cuisse par une autre variété de la vipère *naja*. Deux minutes après, la cuisse était tirée en haut, symptôme qui prouve en général que l'animal est sous l'influence du poison. Il continua cependant à marcher pendant une heure, en s'appuyant sur ses trois autres membres, sans manifester d'autre symptôme : alors il s'étendit par terre, parut très-inquiet, eut une selle, mais ne poussa point de cris. Peu de temps après, il fut agité de mouvements convulsifs violents à la tête et à la gorge; ses extrémités postérieures se paralysèrent, et il faisait des efforts infructueux pour se relever. Cet état dura jusqu'au moment de la mort, qui eut lieu deux heures après la morsure.

EXPÉRIENCE III. — Immédiatement après, on fit mordre par le même reptile, et à peu près sur le même point, une chienne noire. Voyant qu'elle n'offrait aucun symptôme remarquable au bout d'une heure et demie, on la fit mordre sur l'autre cuisse par un *cobra* qui n'avait point mordu depuis plusieurs jours. La piqûre fut faite avec fureur : nonobstant cela, aucun symptôme ne s'était manifesté deux heures après. Pendant l'heure qui suivit, l'animal fut en proie à tous les accidents précédemment rapportés; il mourut cinq heures après la seconde morsure.

EXPÉRIENCE IV. — Le 20 juillet de la même année, un gros chien robuste fut mordu au même endroit par le *scinta nagoo*, variété de la vipère *naja*. Bientôt après il fut sous l'influence du venin, et au bout d'une demi-heure il était assez mal. Les symptômes acquirent plus d'intensité pendant la deuxième heure; la respiration était laborieuse, surtout lorsqu'il était couché sur le côté. Tout à coup il se leva et poussa des cris horribles; il offrait un tremblement général. Peu de temps après, il tomba dans la stupeur. Cet état dura environ une heure. Quatre heures après la morsure, il paraissait rétabli.

---

(1) Tout ce que je vais dire de ce serpent et des quatre qui suivent est extrait de l'admirable ouvrage de Russel, intitulé : *An account of indian serpents collected on the coast of Coromandel, by Patrick Russel* ; London, 1796, 2 vol. in-fol.

Expérience V. — Le même reptile, après avoir mordu un autre chien, piqua un poulet à la cuisse, que l'on avait préalablement frottée avec de l'huile. Au bout d'un quart d'heure, l'animal commença à être abattu, et ne se mouvait qu'avec difficulté. Ces symptômes augmentèrent, et il expira une heure vingt minutes après la morsure. Il n'eut point de convulsions.

Expérience VI. — Un autre poulet fut mordu sans que l'on eût appliqué de l'huile. Voyant, au bout de quatre heures, qu'il n'offrait aucun symptôme remarquable, on le fit mordre une seconde fois. Il survécut deux heures à la blessure, et mourut aussi sans convulsions. On ne tarda pas à se convaincre, par plusieurs autres expériences, que l'application de l'huile sur la partie mordue, n'empêchait pas les effets du venin.

Expérience VII. — Dans le mois de novembre, un gros chien fut mordu à la cuisse par le *male nagoo*, variété de la vipère *naja*. L'animal éprouva les symptômes décrits ci-dessus, et expira cinquante-six minutes après.

Expérience VIII. — Un chien très-fort, mordu à deux reprises par le même reptile, se coucha sur le côté, éprouva un tremblement dans les muscles de la cuisse, et fut parfaitement rétabli au bout de huit heures.

Expérience IX. — La morsure de l'*arege nagoo*, autre variété de cette espèce, développa les mêmes symptômes sur un chien robuste, qui périt trois heures après.

Expérience X. — Un chien très-fort fut mordu à la cuisse par un *cobra de capello*, qui avait perdu les deux dents les plus longues. Immédiatement après, l'animal se plaignit beaucoup; cependant la cuisse n'était pas tirée en haut, et il n'y avait aucun symptôme apparent un quart d'heure après. Dans ce moment, il s'échappa, fit une longue course, et on ne put l'amener qu'au bout d'une heure et demie : il était très-fatigué et très-échauffé; il refusa de l'eau un quart d'heure après, mais il mangea du pain trempé dans ce liquide. Au bout de quinze minutes, il vomit, aboya, et parut inquiet. Les vomissements se renouvelèrent au bout de dix minutes, et l'animal devint furieux; il se débattait pour s'échapper, cherchait à briser le poteau auquel il était attaché, et aboyait continuellement. Il se coucha après le second vomissement, et paraissait éprouver une grande agitation dans le ventre et dans l'estomac : les muscles de la face étaient agités de mouvements convulsifs; ses extrémités n'étaient point paralysées, et il pouvait marcher. Vers la fin de la troisième heure, il était tellement furieux, qu'il fallut lui lier les pattes. Depuis ce moment, l'agitation et les hurlements diminuèrent; mais les mouvements convulsifs augmentèrent dans la face. Cet état dura à peu près une heure, et il expira. La partie mordue était presque noire dans l'étendue d'environ un écu de trois francs. Cette expérience offre deux phénomènes remarquables, savoir : la non-apparition des symptômes locaux avant la course, et le retard dans l'apparition de ces symptômes, qui ne se manifestèrent que deux heures après la morsure.

Expérience XI. — Plusieurs poulets furent mordus par le *cobra de capello*. On mit de l'acide sulfurique sur la blessure : ils périrent beaucoup plus vite que ceux qui avaient été mordus en même temps et sur la blessure desquels on n'avait point appliqué ce caustique.

Expérience XII. — Un cochon fut mordu, à la partie interne de la cuisse, par un *cobra de capello*, que l'on tenait enfermé depuis six semaines, et auquel on n'avait donné que du lait tous les sept jours. Il n'y eut point d'effet sensible pendant les dix premières minutes; alors l'animal se coucha et parut affecté; il ne poussait aucune plainte. Dix minutes après, sa respiration était laborieuse, et il se tenait couché sur le côté. Il resta dans cette position pendant un quart d'heure : alors il fut saisi de convulsions, et il expira une heure environ après avoir été mordu.

Expérience XIII. — Un *cobra de capello*, connu à Ganjam sous le nom de *satanag*, mordit une autre variété de *cobra*, qui ne parut ressentir aucun effet de cette morsure : à la vérité, on n'apercevait point la marque des dents.

Expérience XIV. — Le *coodum nagoo* fit une morsure au ventre d'un autre reptile, connu sous le nom de *coultiab*. La blessure saigna, et il n'y eut pas d'autre phénomène apparent. Le *tartutta*, mordu immédiatement après le même reptile, au même endroit, périt au bout de deux heures.

Expérience XV. — Plusieurs poulets et plusieurs pigeons furent mordus impunément par le *cobra de capello*, auquel on avait enlevé les dents; mais, lorsqu'on se procura le poison de ce reptile, et qu'on l'appliqua sur ces mêmes poulets soit par incision, soit par piqûre, ils périrent après avoir éprouvé tous les symptômes de l'empoisonnement.

Expérience XVI. — On fit une incision à la partie interne de la cuisse d'un chien; on introduisit dans la plaie, à l'aide du tranchant d'un scalpel et d'un peu de charpie, une certaine quantité de venin du *cobra de capello* : l'animal fut assujetti de manière à ne pas pouvoir lécher la plaie. Il ne parut pas en ressentir d'effet marqué; mais, comme il perdit beaucoup de sang par la blessure, on pouvait présumer que l'expérience n'avait pas été bien faite.

Expérience XVII. — On fit plusieurs plaies à la partie interne de la cuisse d'un fort chien, et on appliqua sur chacune d'elles du venin frais du *comboo nagoo*, variété de cette espèce; l'autre cuisse fut piquée à plusieurs reprises par des épingles envenimées avec le même poison. Ces piqûres étaient profondes et pénétraient les muscles. Il ne se développa aucun symptôme.

Expérience XVIII. — La même expérience fut répétée avec du venin épaissi à l'air; elle fournit des résultats analogues.

Expérience XIX. — On appliqua plusieurs fois du même venin sur la cuisse de quelques poulets, soit en pratiquant des incisions, soit en les piquant. Il ne se manifesta aucun symptôme fâcheux, tandis que ces animaux périrent en peu de minutes lorsqu'on les fit mordre par le serpent. Un pigeon mourut sept heures après avoir été piqué aux muscles de la cuisse par une lancette envenimée.

Observation Iʳᵉ. — Dans le mois de janvier 1788, une femme du Malabar fut mordue au bas de la jambe par un *cobra de capello*. M. Duffin la vit dix heures après. Elle avait perdu la faculté de voir et de sentir ; la déglutition était tellement difficile, qu'il aurait été impossible d'introduire la moindre chose dans l'estomac ; il n'y avait point de spasmes dans les autres parties du corps ; mais depuis l'accident, tous les systèmes avaient été plongés dans un état de torpeur qui allait en augmentant. On parvint à lui faire avaler avec peine une pilule de *tanjore* (voy., pour la composition de ces pilules, article *Traitement*); on agrandit la plaie, et on y appliqua de l'onguent mercuriel. Trois heures après, on administra une seconde pilule, qui, comme la première, ne produisit aucun effet ; enfin on en donna une troisième, quelques heures après, qui détermina des évacuations alvines et une légère moiteur à la peau. Dix-huit heures après la morsure, la malade recouvra le sentiment et la faculté de voir et d'avaler. Pendant les trois jours qui suivirent, on donna une pilule tous les matins, qui occasionna des nausées et augmenta la transpiration. La malade resta faible pendant huit ou dix jours, et se rétablit ensuite.

Observation II. — Un Indien fut mordu à la cheville du pied par un gros *cobra de capello*. Au bout d'un quart d'heure, ses mâchoires étaient serrées l'une contre l'autre, et il paraissait mort ; la partie mordue offrait quatre piqûres très-larges, sur lesquelles on appliqua de l'*eau de Luce*. Aussitôt l'individu donna des signes de sensibilité, et tira le membre en haut. On fit chauffer deux bouteilles de vin de Madère, qu'on le força à avaler, en séparant les mâchoires et en introduisant un entonnoir dans la la bouche. Presque tout le liquide était dans l'estomac. Une demi-heure après, on continua à appliquer extérieurement de l'*eau de Luce* pendant trois heures. L'individu était tellement insensible qu'on l'aurait cru mort s'il n'eût pas respiré de temps en temps. Cet état dura quarante heures, après lesquelles il parut recouvrer le sentiment. Ce ne fut que douze heures après qu'il commença à parler, et il resta quelques jours faible et langoureux. Le vin de Madère paraît avoir été ici, comme dans beaucoup d'autres circonstances analogues, un remède héroïque, à moins qu'on n'attribue la guérison de la maladie à l'*eau de Luce*. (Russel.)

Observation III. — Au commencement du mois de juin 1788, après le coucher du soleil, un homme de quarante ans fut mordu à la partie charnue qui se trouve entre le pouce et l'index par un *cobra de capello*. Il éprouva sur-le-champ une vive douleur, qui s'étendit bientôt jusqu'au haut du bras ; il eut des nausées, mais ne vomit pas. En moins d'une heure, la main et le poignet furent considérablement enflés ; l'épaule du même côté était douloureuse, la tête pesante, et il avait beaucoup de tendance à l'assoupissement, en sorte qu'il passa plusieurs heures sans pouvoir juger son état ; mais on apprit que tantôt il était très-inquiet sans se plaindre, tantôt il souffrait et retombait dans l'assoupissement. Les symptômes augmentèrent d'intensité vers minuit ; il eut des mouvements convulsifs à la gorge ; sa respiration devint pénible ; il ne pouvait plus parler ni voir ;

quoique ses yeux fussent ouverts. On avait appliqué sur le bras un cataplasme composé de plusieurs herbes, et l'on avait donné intérieurement un antidote secret. A deux heures du matin, il allait beaucoup mieux; il avait recouvré l'usage des sens; son bras était excessivement tuméfié. Dans le courant de la journée, les symptômes avaient singulièrement diminué. On lui fit prendre quelques doses de quinquina : le dos et la paume de la main, ainsi que le poignet, furent gangrenés; les tendons étaient à nu, et il en résulta un large ulcère qui fut guéri par les remèdes ordinaires. Le malade avait recouvré la santé dix jours après; mais il ne put se servir de la main qu'au bout de plusieurs mois.

DE LA VIPÈRE ÉLÉGANTE de Daudin (COLUBER RUSSELIANUS, KATUKA REKULA PODA des Indiens).

EXPÉRIENCE Iʳᵉ. — Le 17 octobre 1787, un poulet fut mordu à l'aile par ce reptile. Il eut sur-le-champ des convulsions, et il expira trente-huit secondes après. L'ouverture du cadavre ne fit voir aucune altération.

EXPÉRIENCE II. — Immédiatement après, on fit mordre par le même animal la cuisse d'un chien robuste. Cinq minutes s'étaient à peine écoulées qu'il parut stupéfié; le membre était tiré en haut, et il le remuait souvent comme s'il eût été douloureux. Il resta cependant debout, et mangea du pain qu'on lui offrit; il eut une selle. Dix minutes après la morsure, la cuisse commença à se paralyser, et elle n'exerçait plus de mouvements cinq minutes après; l'animal se coucha, poussa des cris horribles, lécha souvent sa blessure, et fit par intervalles de vains efforts pour se relever. Au bout de quatre minutes, il recommença à aboyer et se plaignit souvent; la respiration devint pénible, et les mâchoires étaient fortement serrées l'une contre l'autre : il éprouva alors alternativement les symptômes de l'agonie et de la stupeur, et mourut vingt-six minutes après l'opération. — *Ouverture du cadavre.* Il s'écoula du sang de la bouche et du nez. Les parties voisines de l'endroit mordu étaient très-enflammées.

EXPÉRIENCE III. — La partie interne de la cuisse antérieure d'un lapin fut dépouillée de la peau et mordue par le même reptile, qui avait déjà mordu quatre autres animaux. Sur-le-champ, la cuisse fut tirée en haut; cependant l'animal chercha à marcher. Trente-cinq minutes après, il eut des convulsions, perdit la faculté de se tenir debout, et fut affecté, par intervalles, d'un tremblement universel. Il mourut une heure après la morsure.

Le même reptile mordit le même jour, pour la sixième fois, un poulet, qui périt au bout de six minutes.

EXPÉRIENCE IV. — Le 13 mars 1788, un gros chien fut mordu par un *rekula poda*, qui était enfermé depuis douze jours sans manger. Une des dents toucha accidentellement le scrotum et en tira du sang; l'autre fut légèrement appliquée sur la cuisse. Il ne se manifesta aucun symptôme pendant la première heure : alors le scrotum et les parties génitales se tuméfièrent considérablement; mais la cuisse n'était pas tirée en haut. Durant la troisième heure, l'animal fut plongé dans un état comateux ; il ne pouvait pas se tenir sur les pattes, et le membre blessé était paralysé. Les symptômes acquirent de l'intensité ; l'animal était couché, dans un état de grande insensibilité ; sa respiration était pénible ; mais il ne poussait aucun cri. Huit heures après, il respirait avec la plus grande difficulté. Cet état de langueur dura encore deux heures, après lesquelles il mourut sans convulsions. Les parties blessées étaient considérablement enflées.

EXPÉRIENCE V. — Un cheval fut mordu sur les parties latérales du nez par un *katuka rekula*. La morsure du côté droit était plus profonde que celle du côté gauche. Au bout d'un quart d'heure, la partie droite était légèrement tuméfiée et décolorée ; il s'écoulait des narines une grande quantité de matière fluide. Dix minutes après, la face et la gorge étaient très-enflées. On offrit du foin à l'animal, qui le rejeta par l'impossibilité dans laquelle il était de mâcher et d'avaler. Quarante minutes après la morsure, la lèvre inférieure fut agitée de mouvements convulsifs qui durèrent jusqu'à la nuit ; les yeux étaient chassieux, et le nez continuait à fournir une grande quantité d'humeur. Pendant la deuxième heure, le cheval parut affecté ; la tuméfaction augmentait, principalement à la gorge et à la lèvre inférieure ; il refusa les aliments ; mais la respiration n'était pas aussi pénible qu'elle aurait semblé devoir l'être par la suppression de l'écoulement qui avait eu lieu par les narines. L'enflure augmenta pendant la nuit. Le lendemain matin, l'animal était dans le même état, sans pouvoir boire ni manger. On appliqua des émollients qui diminuèrent la tuméfaction : il put manger le soir. Le troisième jour, le mieux se soutenait, et il était parfaitement rétabli, deux jours après.

EXPÉRIENCE VI. — On fit une incision à la partie interne de la cuisse d'un chien qui avait été impunément mordu, deux heures auparavant, par le *katuka rekula poda*. On introduisit dans la blessure de la charpie imbibée du venin du même reptile. L'animal n'éprouva aucun phénomène remarquable ; la plaie était parfaitement guérie quelques jours après : le venin du serpent conservait cependant sa force, puisqu'il détermina, dans l'espace d'une minute un quart, la mort d'un poulet qui avait été mordu immédiatement après que l'incision fut faite sur la cuisse du chien.

EXPÉRIENCE VII. — On introduisit dans les muscles des deux cuisses d'un chien robuste un crochet cannelé, imitant la dent du serpent, et contenant une goutte et demie du venin de deux individus de l'espèce *katuka rekula poda*. Le chien parut perdre l'usage de ses membres ; il fut abattu, se plaignit et se coucha : les environs des blessures se tuméfièrent ; mais le lendemain il était rétabli.

EXPÉRIENCE VIII. — On appliqua près de l'aine d'un chien faible de la charpie imbibée du venin d'un de ces reptiles. L'opération fut faite comme lorsqu'on pratique celle du séton. Peu de temps après, les membres furent légèrement affectés ; mais l'animal était parfaitement rétabli au bout de quelques heures.

On répéta l'expérience en délayant le venin dans un peu de *rhum* ; les effets furent les mêmes.

Expérience IX. — Le poison de ce reptile fut mis en contact avec les cuisses, le cou et la poitrine de plusieurs poulets, tantôt en faisant une incision, tantôt en les piquant, tantôt en appliquant la charpie imbibée de venin. On en mit aussi en contact avec la poitrine et les cuisses de plusieurs pigeons : aucun de ces animaux n'éprouva de symptômes fâcheux ; mais les poulets périrent quelquefois lorsqu'on piqua, à deux ou trois reprises, avec un crochet cannelé contenant du venin frais, les différentes parties charnues des muscles pectoraux. On s'assura, par des expériences réitérées, que la diversité des effets de ce venin ne dépendait point de l'épaisissement qu'il éprouvait au contact de l'air. L'auteur de ces expériences avait cru, pendant quelque temps, qu'il ne s'était développé aucun symptôme chez quelques-uns de ces animaux, parce qu'ils avaient perdu du sang, et que le poison pouvait avoir été expulsé ; mais d'autres données le firent renoncer à cette opinion ; en sorte qu'il ne cherche pas à expliquer la cause de la différence des résultats qu'il a obtenus.

Expérience X. — On piqua, à plusieurs reprises, avec une lancette imprégnée du même venin, les muscles biceps de plusieurs poulets. Ils périrent au bout de trois ou quatre minutes.

Il résulte de ces expériences : 1° que le venin du *katuka rekula poda*, qui est excessivement dangereux pour les chiens lorsqu'il est appliqué par morsure, ne l'est presque pas dans le cas où on l'introduit par une incision ; 2° que les poulets et les pigeons, qui meurent constamment après la morsure d'un de ces serpents, survivent quelquefois à l'injection de leur venin dans une incision, et n'en ressentent même que de très légers effets ; mais qu'ils peuvent aussi périr à la suite de cette application artificielle, sans qu'on puisse, jusqu'à présent, assigner la cause de cette différence.

DU COLUBER GRAMINÆUS de Shaw (RODROO PAM des Indiens).

Expérience Ire. — Le 14 octobre 1788, on fit mordre par ce reptile la cuisse d'un poulet : sur-le-champ, elle fut tirée en haut, et l'animal eut une selle. Deux minutes après, il se coucha ; on le mit sur les pattes, et il ne put pas se soutenir. Cinq minutes après la morsure, il fut agité de mouvements qui devinrent très-forts, principalement dans la tête et dans le cou, et auxquels succédèrent, au bout de deux minutes, tous les symptômes de la stupeur. La mort eut lieu, huit minutes après le commencement de l'opération. On disséqua la peau qui recouvrait la partie mordue, et on remarqua une ligne noire d'environ 3 centimètres de long qui s'étendait vers l'aine, et qui, ayant été incisée, fournit du sang noirâtre.

Expérience II. — Le même jour, un cochon fut mordu à la patte antérieure par ce reptile ; les poils n'avaient point été enlevés. Sept minutes après, l'animal était sensiblement abattu, et il tomba dans la stupeur, un quart d'heure après la morsure. Cet état dura jusqu'à la fin de la deuxième heure; l'animal ne pouvait point se relever, et il poussait des cris plaintifs lorsqu'on le mettait debout. Les symptômes parurent augmenter pendant la troisième heure; il se plaignait de temps à autre, et ne tardait pas à retomber dans la stupeur. Ces accidents commencèrent à diminuer deux heures après, et l'animal chercha à marcher. Il était parfaitement rétabli, sept heures après la morsure.

Expérience III. — Un autre poulet fut mordu par le même reptile, une demi-heure après la morsure du cochon. Il eut de légères convulsions, et mourut au bout de trente-trois minutes.

Expérience IV. — Le 20 octobre, on fit mordre un chien à la cuisse par le même reptile. Seize minutes après, il eut un tremblement de tête et des extrémités antérieures; on le mit debout, et il fit quelques pas sans chanceler. Cinq minutes après, le tremblement augmenta, et la cuisse était contractée. Cinquante-cinq minutes après la morsure, le tremblement était général, et l'animal étendait le cou; sa bouche était tournée en haut, et exécutait des mouvements de bâillement comme s'il eût fait des efforts pour respirer, mais il ne poussait aucun cri plaintif. Pendant la deuxième heure, il fut couché sur le côté, dans un état de torpeur; mais il tordait ses membres par intervalles, et il avait de temps à autre des soubresauts des tendons. Ces symptômes diminuèrent après la troisième heure, et il ne tarda pas à être rétabli. Deux jours après, on le fit mordre de nouveau, aux deux cuisses, par le même reptile, qui avait mordu dans l'intervalle trois poulets. L'animal éprouva les mêmes symptômes, et fut rétabli au bout de trois heures. On imagina que le venin avait dû perdre de sa force après tant de morsures : pour s'en assurer, on fit mordre un poulet, qui ne périt pas, quoiqu'il eût été, pendant deux heures, sous l'influence du poison.

Ces faits tendraient à prouver que le venin de ce reptile n'est pas aussi délétère que ceux du *cobra de capello* et du *katuka rekula poda*.

Il existe encore un très-grand nombre d'espèces du même genre *vipera* qui sont vénéneuses; je vais en faire l'énumération.

La *vipera chersea* de Linné (æsping de Suède). Elle habite les contrées septentrionales de l'Europe. Linné rapporte qu'une femme fut mordue par ce reptile, et périt en très-peu de temps (*Amœnit. acad.*, vol. VI, pag. 214). La vipère de Redi, la vipère noire (*coluber præster* de Linné); la vipère Cléopâtre (*haje*), ammodyte, scythe, céraste; la vipère occellée de Latreille et Daudin; la vipère lébétine, fer-de-lance, à tête triangulaire, hébraïque, *atropos, dipsas, severa, stolata*, coralline, atroce (que les Portugais appellent *cobra de capello*); la vipère blanche (*nivea*) brasilienne, lobéris, tigrée, lactée et hæmachate.

DU GÉDI PARAGOODOO des Indiens (BOA de Russel).

EXPÉRIENCE Ire. — Dans le mois d'août 1788, un gros chien robuste fut mordu à la cuisse, près de l'aine, par un de ces serpents, qui y fut tenu pendant plus de vingt secondes. Mais la peau seule paraissait avoir été entamée; il n'y avait, à l'endroit de la blessure, qu'un peu de sang et un peu de venin. Le chien poussa des cris au moment de la blessure, mais il marcha librement un instant après. Au bout de dix minutes, il urina; le membre était un peu tiré en haut, cependant l'animal pouvait se tenir sur ses pattes. Cinq minutes après, il se coucha et aboya; le mouvement de la cuisse était sensiblement affaibli, quoique l'animal pût encore se tenir debout. Vingt-cinq minutes après la piqûre, les extrémités postérieures étaient paralysées. Dans le courant de la deuxième heure, la maladie fit des progrès; l'animal vomit plus d'une fois, devint plus engourdi, se coucha sur le côté, et haleta. Il mourut à la fin de la deuxième heure, et il n'eut presque pas de convulsions. La partie mordue fut examinée, quatre heures après; elle était à peine tuméfiée et décolorée, ce qui ne s'observe guère dans la morsure des autres reptiles venimeux.

EXPÉRIENCE II. — Un poulet fut mordu à l'aile par ce serpent. Peu de temps après, il tomba dans la stupeur; cependant il pouvait marcher et rester debout. Au bout de dix minutes, il lui était impossible de se soutenir. Cinq minutes s'étaient à peine écoulées, qu'il se coucha et paraissait endormi. Pendant quelques minutes, il fit, à plusieurs reprises, de vains efforts pour se relever, en portant la tête tantôt d'un côté, tantôt d'un autre; peu de temps après, il eut de légères convulsions et expira demi-heure après avoir été piqué. La partie blessée n'était pas décolorée; mais la crête et les côtés de la bouche étaient d'un rouge foncé; le bec et quelques-uns des doigts offraient une couleur livide.

EXPÉRIENCE III. — Une petite chienne fut mordue à l'aine par ce reptile. Au bout d'un quart d'heure, on n'avait observé qu'une légère faiblesse dans les membres. Cinquante minutes après, l'animal se coucha sur le côté, et paraissait plus mal; ses extrémités postérieures, principalement celle qui avait été mordue, étaient paralysées. Une heure après la piqûre, il vomit, eut des convulsions pendant dix minutes, et expira.

DU BUNGARUM PAMAK des Indiens, et SACKEENE du Bengale (BOA de Russel).

EXPÉRIENCE. — On fit mordre un poulet par ce reptile. L'animal ne tarda pas à se coucher, eut deux selles, et ne pouvait plus se tenir debout; il fit des efforts infructueux pour se relever pendant les dix premières minutes, et éprouva un tremblement de tête. Cinq minutes après, il semblait être sur le point d'expirer; les convulsions ne tardèrent pas à se déclarer, et il mourut, vingt-six minutes après la morsure. Il est probable que cet animal serait mort plus tôt si le serpent, qui le mordit, eût été en pleine vigueur.

OBSERVATION Ire. — Un homme de cinquante ans fut mordu par un de ces animaux au petit orteil du pied droit. Il ne ressentit d'abord qu'une douleur analogue à celle qu'aurait déterminée une grosse fourmi, et il fut se coucher. Dix-huit heures après, on le trouva presque roide, et il dit que la mort lui paraissait inévitable; il ne souffrait guère, mais il était stupéfié; il perdit la faculté de voir, et il expira deux heures après.

OBSERVATION II. — Le même serpent mordit à peu près en même temps la partie interne du poignet gauche d'un soldat. Celui-ci éprouva peu de douleur, mais tomba dans l'assoupissement et fut s'endormir. On le réveilla, dix-huit heures après; il avait un obscurcissement de la vue, et on lui conseilla de marcher. En examinant le poignet, trois heures après, on aperçut deux petites piqûres à la distance de 3 millimètres l'une de l'autre. Deux heures après, il n'y voyait plus, ne pouvait pas se tenir debout, et se plaignait principalement de ce qu'on l'empêchait de dormir. Il fut se coucher, et périt une heure et demie après, sans avoir eu de convulsions. Les cadavres de ces deux individus commencèrent à se putréfier, quatre heures après la mort. Les Indiens appellent *min naig paum* le serpent qui a produit ces accidents.

OBSERVATION III. — Un jeune domestique, intimidé par une circonstance antécédente, fut mordu par un serpent. Il se plaignit vivement, et fut dans l'impossibilité de rendre raison, quelques instants après, de ce qui lui était arrivé : il expira au bout de dix minutes.

Voici les conclusions tirées par l'illustre voyageur Russel des faits qui précèdent.

1° Les divers reptiles mentionnés sont tous vénimeux, mais à des degrés différents; 2° les symptômes qu'ils développent chez les différents animaux sont à peu près semblables, paraissent à peu près dans le même ordre, mais avec plus ou moins de rapidité : en général, leur invasion a lieu depuis la troisième jusqu'à la dixième minute; rarement elle tarde plus d'une demi-heure; 3° lorsque le reptile est pris depuis peu, sa morsure est plus délétère que dans le cas où on l'a gardé longtemps; cependant il ne perd pas entièrement ses qualités vénéneuses, lors même qu'on l'a tenu enfermé sans lui donner de nourriture. Dans ce cas, s'il n'a plus la force de tuer les quadrupèdes un peu robustes, il conserve la faculté de faire périr les poulets, les pigeons, etc., à la vérité, avec moins d'énergie que s'il était récemment pris; 4° lorsqu'on fait faire plusieurs morsures au même reptile, dans la même journée, la première est la plus délétère, toutes choses égales d'ailleurs; 5° le poison de ces reptiles ne tue pas toujours les animaux; il y en a même qui se rétablissent après avoir été en proie à des symptômes funestes; en général, le danger qu'ils courent est en raison de l'intensité et de la prompte manifestation de ces symptômes; 6° le moment où la mort arrive varie considérablement; les chiens ne périssent jamais aussi promptement

que les oiseaux : cette différence ne paraît pas dépendre de la grosseur
des animaux ; 7° il est beaucoup moins sûr de développer les symptômes
d'empoisonnement, en appliquant le venin sur une partie incisée, qu'en
la faisant mordre par le serpent; mais dans le cas où ils se manifestent,
ils sont identiques, et aussi funestes pour les petits animaux.

DES SERPENTS A SONNETTES.

Ces serpents forment un genre connu sous le nom de *crotalus*, dans
lequel on a rangé plusieurs espèces, telles que le *crotalus boiquira*, le
crotale à queue noire; le *crotalus durissus*, le crotale à losange; le *cro-
talus dryinas*, le crotale sans taches, le crotale camard, etc.

Caractères du genre. La mâchoire supérieure offre un et quelque-
fois deux énormes crochets, ou dents plus fortes, longues souvent de
plus de 1 centimètre 5 millimètres, creuses dans la plus grande partie
de leur longueur, et renfermées dans une sorte de poche ou gaîne mem-
braneuse, d'où elles sortent lorsque l'animal les redresse. C'est là, sous
la peau qui recouvre les mâchoires, que sont placées les vésicules du
poison. Il s'insinue dans le crochet, et sort par une fente longitudinale
qu'on voit en dedans, un peu au-dessous de la pointe. Plaques ou bandes
tranversales dessous le corps et dessous la queue, qui est terminée par
une ou plusieurs pièces creuses, mobiles, d'une consistance écailleuse
et sonore. (Bosc.)

On sait combien l'histoire des serpents à sonnettes abonde en récits
fabuleux que je ne crois pas devoir rappeler au lecteur : mon objet
n'est point de reproduire ici tout ce qui a été écrit de merveilleux sur
l'instinct, les mœurs, et les autres particularités concernant ces reptiles,
ces détails sont du ressort de l'histoire naturelle et de la physiologie; je
me bornerai donc à prouver que la morsure de ces serpents est extrême-
ment dangereuse, et à faire connaître les principaux accidents qu'elle
détermine.

Observation. — Thomas Soper, âgé de vingt-six ans, d'une faible cons-
titution, fut mordu, le 17 octobre, à deux heures et demie, deux fois de
suite, à la première phalange du pouce, et deux fois, sur le côté de la se-
conde jointure de l'index, par un serpent à sonnettes de 1 mètre 66 centi-
mètres de long. On lui administra, peu de temps après, une dose de jalap,
et on fit appliquer quelques drogues sur les blessures; la main se tuméfia,
et le malade, effrayé, entra à l'hôpital Saint-Georges à trois heures. Le
poignet de sa chemise avait été défait, et l'enflure s'étendait jusqu'à la
moitié de l'avant-bras; la peau du dos de la main était très-tendue et très-
douloureuse. A quatre heures, la tuméfaction avait gagné jusqu'au coude,
et à quatre heures et demie, la moitié du bras était déjà enflée; la douleur

s'étendait jusqu'à l'aisselle. M. Brodie, qui visita d'abord le malade, trouva que la peau était froide; le pouls battait cent fois par minute; les réponses étaient incohérentes, et il avait des envies de vomir. On lui administra 40 gouttes d'ammoniaque liquide pure, et 30 gouttes d'éther sulfurique dans 32 gr. d'une mixture camphrée; le malade vomit aussitôt cette potion. On appliqua sur les blessures de l'ammoniaque pure, et sur le bras et l'avant-bras, des compresses imbibées avec de l'alcool camphré. A cinq heures, il prit 8 gr. d'esprit d'ammoniaque composé, 30 gouttes d'éther et 45 gr. de mixture camphrée : cette potion ne fut point vomie. A six heures, le pouls était plus fort; il était très-faible à sept heures et demie (30 gouttes d'éther et la même quantité d'ammoniaque dans de l'eau). Cette dose fut renouvelée, à huit heures et demie. A neuf heures, il sentait qu'il était très-abattu; la peau était froide; le pouls, faible, ne battait que quatre-vingt-dix fois par minute. On donna de nouveau jusqu'à 50 gouttes des mêmes médicaments, et on les renouvela. A dix heures un quart, la douleur du bras était très-aiguë, le pouls plus fort; mais le malade tombait en défaillance tous les quarts d'heure. Dans cet état, le pouls devenait imperceptible; mais, dans les intervalles, son esprit n'était pas extrêmement abattu. Il eut deux selles dans la soirée. Everard Home le vit pour la première fois à onze heures et demie. La main, le poignet, l'avant-bras, le bras, l'épaule et l'aisselle étaient excessivement tuméfiés; le bras était presque froid, et il était impossible d'apercevoir les pulsations dans aucune de ces parties, sans excepter même celles de l'artère axillaire : les blessures du pouce étaient peu apparentes; celles de l'index étaient très-visibles; la peau était froide. On chercha à le tranquiliser sur son état, et il dit qu'il espérait se rétablir. Le 18, à une heure du matin, il parla d'une manière confuse; son pouls battait cent fois par minute; les défaillances étaient fréquentes. On administrait le même médicament, toutes les heures. A huit heures du matin, son pouls était très-faible et battait cent trente-deux fois par minute; l'enflure n'avait point gagné le cou, mais il y avait une plénitude, le long du côté; le sang était extravasé sous la peau jusqu'à la région lombaire, ce qui donnait au côté droit du dos une couleur bigarrée; la totalité du bras et de la main était froide et douloureuse par la pression; la peau était très-tendue; il y avait des ampoules à la partie interne du bras, au-dessous de l'aisselle et près du coude; au-dessus de chaque ampoule, la peau offrait une tache rouge de la grandeur d'un écu de six francs; elle avait généralement repris sa chaleur; le malade était très-faible et abattu; ses lèvres tremblaient, et les défaillances se produisaient à peu près comme dans la soirée précédente. La dernière dose du médicament avait été vomie; mais il gardait du vin chaud qu'on lui avait donné à midi. Il eut des mouvements convulsifs dans les membres; la peau de tout le bras paraissait livide, analogue à celle des cadavres qui commencent à se putréfier; il y avait de la fluctuation au-dessous de la partie externe du poignet et de l'avant-bras, ce qui détermina à faire une piqûre avec la lancette; il s'écoula une petite quantité d'un fluide séreux. On continua les mêmes médicaments jusqu'à onze heures du soir; mais, voyant qu'ils étaient souvent vomis, on lui ordonna 10 centigr. d'opium, toutes les quatres heures. Le pouls était à peine perceptible au poignet; les défaillances n'étaient pas moins fréquentes; les ampoules et les taches avaient augmenté de volume.

19 octobre. A neuf heures du matin, son pouls était à peine sensible, les extrémités froides, les ampoules plus grandes, et le volume du bras était diminué. Il était assoupi, ce qui dépendait probablement de l'opium. Il n'avait pris pendant la nuit que de l'eau-de-vie. A trois heures de l'après-midi, il était plus abattu, il parlait tout bas; les ampoules étaient encore plus grandes, les défaillances moins fréquentes; le volume du bras était diminué, et il avait recouvré le sentiment dans les doigts. A onze heures du soir, son pouls battait cent trente fois par minute et était petit. On suspendit l'opium, et on fit évacuer le malade au moyen d'un lavement. On ordonna en outre pour boisson une mixture camphrée, de l'eau-de-vie et du vin.

20 octobre. Il avait été assoupi par intervalles pendant la nuit; ses facultés intellectuelles étaient dans un meilleur état, et ses extrémités plus chaudes. A neuf heures, il déjeuna avec du café; quelque temps après, il mangea du poisson qu'il vomit. Alors il ne prit par intervalles que de l'eau-de-vie et du café, à la dose de 16 gr. à la fois, parce qu'il les rejetait lorsqu'on lui en faisait prendre d'avantage.

21 octobre. Il dormit de temps à autre pendant la nuit, mais il eut du délire; son pouls battait cent vingt fois par minute; son estomac ne pouvait supporter que de l'eau-de-vie et de la gelée. Le volume du bras était sensiblement diminué; mais la peau était extrêmement tendue.

22 octobre. Il avait dormi presque toute la nuit; son pouls battait quatre-vingt-dix-huit fois par minute. Il mangea du veau à dîner et prit de l'eau-de-vie; son pouls devint fort et plein le soir; on substitua du vin à l'eau-de-vie. Le côté droit du dos était enflammé et douloureux vers la région lombaire, et il avait une couleur bigarrée à raison du sang extravasé sous la peau.

23 octobre. Le pouls continuait à être plein et le bras très-douloureux, quoique son volume fût diminué: les ampoules avaient crevé, et la plaie fut pansée avec de l'onguent blanc; on procura des évacuations à l'aide d'une boisson. Il prit du veau et du *porter* à dîner; on suspendit le vin. Le soir, on lui ordonna une préparation saline avec du vin antimonié.

Le lendemain, il n'y avait point de changement.

25 octobre. La fréquence du pouls était augmentée: on le fit évacuer.

26 octobre. Le bras était plus enflé et plus enflammé.

27 octobre. Cet état inflammatoire avait augmenté; la langue était chargée et le pouls très-fréquent. Il essaya de se lever; mais il ne put y parvenir, à cause du poids du bras et de la douleur. On appliqua sur le bras de l'esprit-de-vin et de l'acétate d'ammoniaque.

28 octobre. L'eschare avait commencé à se séparer de la partie interne du bras au-dessous de l'aisselle, et le dévoiement avait déjà lieu. On lui ordonna une mixture calcaire et du laudanum. Il eut du frisson pendant la nuit.

29 octobre. Le dévoiement avait diminué; son pouls était faible et battait cent fois par minute. Il s'était formé un large abcès à la partie externe du coude; on l'ouvrit, et il s'en écoula un ½ litre d'une matière d'un rouge brun, dans laquelle flottaient des eschares de tissu cellulaire. La partie inférieure du bras devint plus petite, mais la supérieure continuait à être tendue : on appliqua un cataplasme sur la plaie. La partie inférieure du bras et de l'avant-bras fut couverte avec des bandelettes circulaires de cérat. On lui ordonna le quinquina, et on lui permit l'usage du vin et du *porter*.

30 octobre. La rougeur et la tuméfaction de la partie supérieure du bras étaient diminuées; le pouls battait cent fois par minute. Le malade avait été évacué de nouveau. On suspendit le quinquina et l'on prescrivit la mixture calcaire, le laudanum et un lavement opiacé.

31 octobre. Le pouls battait cent fois par minute; la suppuration de l'abcès avait diminué; le malade continuait à évacuer, et il eut du frisson la nuit.

1er novembre. Le pouls battait cent fois par minute; la voix était faible; il n'avait point d'appétit, et il avait du délire de temps à autre. L'ulcère était très-étendu. Il but 1 litre de *porter* dans le courant de la journée.

2 novembre. Son pouls était très-faible, son visage abattu, sa langue brune; l'ulcération avait de 66 centimètres à 1 mètre d'étendue; la peau voisine de l'aisselle était gangrenée; il vomissait tout, excepté le *porter*. Le délire avait continué pendant la nuit.

Il mourut le 4 novembre, à quatre heures et demie de l'après-midi. On fit l'ouverture du cadavre, seize heures après. Il n'y avait aucune lésion apparente à l'extérieur, excepté dans le bras mordu; la peau était blanche et les muscles contractés. Les blessures faites à la base du pouce étaient cicatrisées, mais la piqûre du poignet était encore ouverte; la peau était gangrenée dans une grande partie du bras et de l'avant-bras; elle était encore adhérente aux muscles fléchisseurs de l'avant-bras au moyen d'une portion de tissu cellulaire d'une couleur foncée. Dans les autres parties du bras, de l'avant-bras, de l'aisselle, elle était séparée des muscles par un liquide d'une couleur foncée, d'une odeur fétide, dans lequel nageaient des eschares formées par le tissu cellulaire; les muscles étaient comme dans l'état naturel, excepté près de l'abcès. Les poumons ne paraissaient pas altérés; la surface du péricarde correspondante au sternum était sèche; il y avait dans la cavité formée par cette membrane 16 gr. d'un fluide séreux mêlé à quelques bulles d'air; le sang contenu dans les ventricules du cœur était coagulé. La portion cardiaque de l'estomac était un peu distendue par un fluide; celle qui correspond au pylore était très-contractée; les vaisseaux de la membrane muqueuse de l'estomac étaient très-dilatés par du sang. Les intestins n'offraient aucune altération; la vésicule du fiel renfermait beaucoup de bile qui ne paraissait pas altérée. Les vaisseaux lactés et le conduit thoracique étaient vides et dans l'état naturel. Les vaisseaux de la pie-mère et du cerveau étaient gorgés de sang; les ventricules de cet organe contenaient plus de sérosité que dans l'état naturel; il y avait aussi un épanchement dans les cellules qui réunissent la pie-mère à l'arachnoïde : cette altération du cerveau et de ses membranes existe souvent dans les maladies aiguës dont l'issue a été funeste (1).

Everard Home, qui a rassemblé plusieurs faits relatifs aux morsures des divers serpents venimeux, pense 1° que lorsque le venin est très-actif, l'irritation locale est tellement subite et violente, et ses effets sur l'économie animale tellement intenses, que les animaux meurent en très-peu de temps : alors on ne trouve d'altération que dans les parties mordues ; le tissu cellulaire est entièrement détruit et les muscles très-enflammés ; 2° que lorsque le venin est moins intense, son action n'est pas toujours funeste ; cependant il y a un léger délire, et beaucoup de douleur dans la partie mordue : environ une demi-heure après, il se déclare une enflure qui dépend de l'effusion de la sérosité dans le tissu cellulaire, laquelle augmente avec plus ou moins de rapidité pendant douze heures, et qui s'étend dans le voisinage des parties affectées ; le sang cesse de couler dans les plus petits vaisseaux des parties tuméfiées ; la peau qui les recouvre se refroidit ; l'action du cœur est tellement faible, que le pouls est à peine sensible ; l'estomac tellement irritable, qu'il ne peut presque rien garder ; environ soixante heures après, ces symptômes ont acquis plus d'intensité ; l'inflammation et la suppuration se manifestent dans les parties lésées, et quand l'abcès est très-considérable, le malade expire. Lorsque la morsure a été faite au doigt, cette partie se gangrène quelquefois de suite. Si la mort a lieu, dans une de ces circonstances, les vaisseaux absorbants et leurs glandes n'éprouvent point de changements analogues à ceux que les *virus* déterminent, et il n'y a d'altération que dans les parties qui ont quelque rapport avec l'abcès. En général, les symptômes qui se développent dans ces cas marchent plus rapidement que ceux qui dépendent d'un *virus*. Cette considération, jointe à la gravité des accidents qui ont lieu d'abord chez les personnes qui se rétablissent après avoir été mordues, a fait croire que leur guérison devait être attribuée aux médicaments employés : c'est ainsi, par exemple, que l'*eau de Luce* est regardée dans les Indes orientales comme un spécifique contre la morsure du *cobra de capello* ; 3° que cette opinion ne paraît avoir aucun fondement, car la mort arrive toutes les fois que le poison est très-actif, et toutes les fois qu'il détermine une lésion locale très-étendue, tandis que le rétablissement a lieu dans toutes les blessures légères. Les effets du venin sur la constitution sont tellement instantanés, et l'irritabilité de l'estomac tel-

___

(1) *Philosophical transactions of the year* 1810, part. i, p. 75. *Read*, december 21, 1809, by Everard Home, esq.

lement grande, que l'on ne peut administrer des médicaments que lors-
qu'ils se sont pleinement développés, et alors il y a peu de chances de
succès (1).

Traitement de l'empoisonnement par les vipères et par les serpents.

Examen des moyens considérés comme spécifiques. On a beaucoup
exagéré le nombre des médicaments que l'on a cru pouvoir regarder
comme spécifiques de la morsure des serpents venimeux. Parmi ceux
qui ont été proposés comme tels, il en est quelques-uns qui méritent
de fixer notre attention, soit parce qu'ils paraissent jouer un rôle im-
portant dans le traitement qui nous occupe, soit parce qu'ils ont été
vantés par des savants d'un mérite distingué. Quoi de plus merveilleux,
par exemple, que les succès que les nègres ont obtenus depuis long-
temps du *guaco*, plante qui croît dans plusieurs contrées de l'Amérique,
et dont les Indiens se servent pour se défendre contre la morsure des
nombreux serpents qui infestent leur pays au point de le rendre inha-
bitable? Voici à ce sujet quelques particularités qui ne seront point lues
sans intérêt.

1° *Du guaco.* MM. de Humboldt et Bonpland ont donné les premiers
une bonne description de cette plante (*Plantes équinoxiales*, t. II, p. 84,
tab. 105), sous le nom de *mikania guaco*.

Le *guaco* croît naturellement dans les plaines très-rondes de la vallée
du *Rio de la Magdalena*, du *Rio Cauca*, du *Choco*, de *Barbacoas* (royaume
de Nouvelle-Grenade). Ces voyageurs l'ont cependant vu aussi dans la
région tempérée, à *Tuffagafuga*, à 1800 mètres de hauteur, où le ther-
momètre centigrade se soutient de 17° à 22°. Entre les tropiques, on
peut cultiver le *guaco* à des hauteurs de 2,800 mètres, où la tempéra-
ture baisse jusqu'à 5° centigrades. On a souvent confondu à tort, dans
des ouvrages récents, le *mikania guaco* avec l'*ayapana* du Brésil (*eupa-
torium ayapana* de Ventenat; *Jardin de la Malmaison*, p. 3). Don Pedro
Fermin de Vargas, magistrat du village de *Zipaquira*, fit un voyage à
Mariquita, en l'an 1788, pour s'assurer des effets surprenants du *guaco*
contre la morsure des serpents de l'Amérique. La relation qu'il fit à ce
sujet fut imprimée dans un journal espagnol, dont je vais extraire les
principaux résultats (2).

Le 29 mai au soir, on fit apporter par un nègre un serpent venimeux

---

(1) *Philosophical transactions for the year* 1810, by Everard Home,
part. 1, p. 75.

(2) *Semanario de agricultura y artes, dirigido a los parrocos*, t. IV,
p. 397; Madrid, 1798.

appelé dans le pays *taya-equiz.* Le lendemain, Vargas, convaincu par l'assurance avec laquelle le nègre racontait les effets du *guaco* pour empêcher les serpents venimeux de mordre, désira se soumettre lui-même à l'expérience. Il prit une ou deux cuillerées du suc de cette plante : on lui pratiqua six incisions, une à chaque pied entre les doigts, une autre entre l'index et le pouce de chaque main, enfin deux sur les parties latérales de la poitrine ; il se fit inoculer un peu de suc dans les blessures, comme cela se fait avec le vaccin : à mesure qu'il sortait du sang de ces incisions, on y faisait tomber quelques gouttes du même suc et on frottait la plaie avec la feuille du *guaco*. Alors il prit entre ses mains, et à trois reprises différentes, le serpent venimeux, qui parut un peu inquiet, mais qui ne donna aucune apparence d'avoir envie de mordre. Plusieurs personnes, qui avaient été témoins de ce fait, voulurent aussi se soumettre à l'expérience, et les résultats furent les mêmes, excepté chez Don Francisco Matiz, qui fut mordu à la main droite, parce que le reptile se trouva irrité en raison des mouvements forcés qu'on lui faisait exécuter. Les spectateurs étaient tous dans la consternation, lorsque le nègre essuya le sang qui s'écoulait, frotta la partie mordue avec les feuilles du *guaco,* et affirma qu'il n'arriverait rien de fâcheux ; en effet, Matiz déjeuna comme à l'ordinaire et put vaquer à ses affaires.

Les nègres sont dans l'habitude, après l'inoculation dont je viens de parler, de continuer l'usage de cette plante tous les mois, pendant trois ou quatre jours, afin de ne courir aucun risque en prenant les reptiles venimeux. Vargas pense que cette pratique est inutile, et qu'il suffit de se frotter les mains avec la feuille de ce végétal, un peu avant de saisir les animaux ; car il croit que l'odeur désagréable qu'il exhale suffit pour tourmenter et assoupir ces reptiles. M. de Humboldt dit avoir observé qu'en liant un serpent très-venimeux (*coluber corallinus* de L.) sur une table, et qu'en approchant du serpent une perche, il ne détourne la tête que lorsque l'extrémité de la perche est trempée dans le suc du *guaco*. Cette expérience lui fait croire que l'inoculation du *guaco* donne une odeur à la peau, et que le serpent craint de mordre, à cause de cette modification particulière de la perspiration cutanée. Il doute qu'il suffise, pour ne pas être mordu, de porter avec soi des feuilles de *guaco*. Les indigènes lui ont assuré qu'il fallait être inoculé. Lorsque la morsure est faite, on place des feuilles de *guaco* mâchées et mêlées à de la salive sur la plaie, et on prend en même temps le suc de la plante intérieurement. A Tuffagafuga, un cheval, dont le pied était entièrement enflé par la morsure du serpent, refusa d'abord de manger du *guaco* qui a une saveur amère et une odeur désagréable ; bientôt, comme si l'animal eût eu la conscience qu'il allait guérir, il mangea avec appétit. La jambe ne tarda pas à désenfler.

Il serait à souhaiter que le gouvernement espagnol nommât une commission composée de quelques membres éclairés, qui s'occupât de multiplier et de varier les expériences propres à fixer nos idées sur un des résultats les plus extraordinaires que l'on ait jamais annoncés:

2° L'*arsénite de potasse* et l'*acide arsénieux* ont été employés avec le plus grand succès, dit-on, contre la morsure des serpents venimeux. On lit dans le 2ᵉ volume des *Transactions médico-chirurgicales de Londres* plusieurs observations à l'appui de ce fait.

OBSERVATION Iʳᵉ. — Jacob Course, soldat au régiment d'York, fut mordu à la main gauche par un serpent, que l'on jugea être le *coluber carinatus* de Linné. Le doigt du milieu était tellement déchiré, qu'il parut nécessaire de l'amputer sur-le-champ dans sa jonction avec l'os du métacarpe. Dix minutes après la blessure, cet homme était dans la stupeur et l'insensibilité. La main, le bras et la partie de la poitrine correspondants au côté blessé étaient très-enflés, de couleur pourpre, noire et livide; il vomissait, et semblait avoir pris une forte dose de poison; le pouls était vif et dur : il s'aperçut à peine de l'opération. La blessure ayant été pansée, le malade mis au lit, on ordonna un lavement purgatif et la potion suivante : liqueur arsenicale, 8 grammes (1); teinture d'opium, 10 gouttes; eau de menthe poivrée, 48 grammes.

On ajoutait à cette potion 16 grammes de jus de limon, et on la faisait avaler durant l'effervescence légère que ce mélange produisait; l'estomac ne la rejeta point, et elle fut répétée à chaque demi-heure, pendant quatre heures successives : cependant les parties souffrantes étaient fréquemment fomentées et frottées avec un liniment composé de 16 grammes d'huile de térébenthine, d'autant d'ammoniaque liquide, et de 45 grammes d'huile d'olives.

Le lavement purgatif fut répété deux fois avant que le malade commençât à être purgé. La potion arsenicale fut alors discontinuée. Il avait déjà recouvré le sentiment, et il reprenait graduellement toutes ses facultés. Il prit alors quelque nourriture et dormit pendant plusieurs heures. Le lendemain, il était très-faible et très-fatigué. On continua les fomentations et le liniment. L'enflure disparaissait peu à peu, et la peau reprenait sa teinte naturelle. L'on n'eut besoin, pour le ramener à la santé parfaite, que d'entretenir pendant quelques jours la liberté du ventre, et de panser convenablement la blessure.

OBSERVATION II. — Dover, soldat nègre du 3ᵉ régiment américain, fut mordu à la main gauche par le même serpent. Peu de minutes après, les vomissements, la torpeur et l'insensibilité se déclarèrent; mais il y avait

____

(1) Cette liqueur est de l'*arsénite de potasse :* 8 grammes renferment 5 centigrammes d'acide arsénieux et autant de potasse, le reste est de l'eau.

moins d'enflure et d'altération de la couleur que dans le cas précédent; la blessure n'était pas non plus si étendue. On enleva les bords qui étaient déchirés; on fit le pansement, et on donna la potion arsenicale. On mit également en usage les fomentations et le liniment; on administra un lavement purgatif toutes les heures; le malade prit la potion toutes les demi-heures, durant quatre heures, et l'on en suspendit l'usage quand il commença à être purgé. Il eut alors quelques heures de repos. Le jour suivant, il parut moins faible, et se trouva bientôt en état de reprendre son service.

OBSERVATION III. — Thomas Rally, soldat au 68e régiment, fut mordu au bas de la jambe droite, et apporté à l'hôpital, dans le même état que Jacob Course. Les bords déchirés de la plaie furent excisés, le pansement fait, et la potion arsenicale administrée. On employa pareillement les lavements cathartiques, les fomentations et le liniment. Quand il eut pris la potion à chaque demi-heure, durant trois heures, il survint un vomissement violent, au point que l'estomac ne pouvait rien garder: cependant, au bout de quatre heures, par l'emploi des lavements, il commença à être purgé, et après deux autres heures, les vomissements cessèrent. Il prit alors la potion suivante : teinture d'opium, 20 gouttes; éther sulfurique, 75 centigr.; eau de menthe poivrée, 45 gr.

Il fut tranquille pendant plusieurs heures. Le lendemain, il était très-faible, et éprouvait beaucoup de difficulté à uriner. On fut, en conséquence, obligé de le sonder plusieurs fois durant les deux premiers jours; on fit des fomentations émollientes sur la région de la vessie. Le troisième jour, tous les symptômes fâcheux commençaient à diminuer, et dès lors il se rétablit promptement.

OBSERVATION IV. — Patrick Murphy, soldat au 68e régiment, fut mordu au poignet par le même serpent. Peu de minutes après, la main et le bras de ce côté commençaient à enfler et étaient déjà décolorés. Il ne vomissait pas encore. On pansa la blessure après en avoir excisé les bords déchirés, et on lui fit prendre la potion arsenicale. On prescrivit aussi les lavements cathartiques, les fomentations et le liniment. Il prit la potion à chaque demi-heure, durant trois heures, et alors se trouvant déjà fort bien, il cessa de la prendre. Les symptômes ne furent point aussi graves chez lui que dans les cas précédents. On continua seulement les fomentations et le liniment, et au bout de deux jours, il se trouva en état de reprendre son service.

OBSERVATION V. — Un officier et plusieurs hommes d'un régiment périrent après avoir été mordus par le même animal. Aucun d'eux n'avait pris la potion arsenicale.

Ces observations ont été recueillies à Sainte-Lucie (Amérique) par M. J.-P. Ireland, chirurgien au 4e bataillon du 60e régiment d'infanterie.

OBSERVATION VI. — Un soldat du 63e régiment fut mordu au doigt par un petit serpent de la Martinique; on employa le traitement que je viens d'indiquer, et le malade allait très-bien quelques jours après.

Russel, dans son ouvrage sur les serpents de l'Inde, rapporte des expériences qu'il a faites avec l'acide arsénieux, dans le dessein de combattre les accidents par la morsure des serpents venimeux. Je crois devoir exposer les principaux résultats de ce travail, quoiqu'ils soient insuffisants pour fixer nos idées à cet égard.

EXPÉRIENCE Ire. — On fit avaler à un petit chien une pilule de *tanjore* (1); immédiatement après, on le fit mordre à la cuisse par un *cobra de capello*, et on appliqua sur la piqûre la moitié d'une autre pilule dissoute. L'animal saliva beaucoup pendant les dix minutes suivantes. Au bout d'une heure, il commença à se plaindre, se coucha, et eut de légères convulsions. On lui administra une seconde pilule, qui augmenta aussi la sécrétion de la salive. Quatre heures après, il était parfaitement rétabli.

EXPÉRIENCE II. — On fit mordre un jeune chien par un *katuka rekula poda*, qui avait déjà mordu et tué un lapin. Quelques instants après, on lui donna une demi-pillule de *tanjore*, et le chien ne tarda pas à être rétabli.

EXPÉRIENCE III. — Un autre chien fut mordu aux deux cuisses par un *cobra de capello*. Deux minutes après, on lui fit avaler une pilule et demie de *tanjore*, qui produisit de bons effets : l'animal fut rétabli.

EXPÉRIENCE IV. — On donna à un poulet la moitié d'une de ces pilules ; dix minutes après, on le fit mordre par le même *cobra de capello* qui avait servi dans l'expérience précédente : l'animal ne tarda pas à mourir. Un autre poulet eut le même sort ; cependant l'ingestion de la pilule parut retarder le moment de la mort.

EXPÉRIENCE V. — Un lapin fut mordu par un *katuka rekula poda :* on lui administra en deux fois une pilule de *tanjore*, qui n'empêcha pas les accidents de se développer et de se terminer par la mort.

EXPÉRIENCE VI. — Une chienne fut mordue aux deux cuisses par un autre individu de la même espèce : on lui fit avaler une pilule, et l'animal mourut comme s'il n'avoit rien pris.

EXPÉRIENCE VII. — Deux autres chiens furent mordus à la cuisse par un *katuka rekula poda*. L'un d'eux prit une pilule cinq minutes après ; l'autre en avala une au bout de six minutes : les accidents se manifestèrent, et les animaux périrent.

Ammoniaque et *eau de Luce*. Depuis longtemps on a regardé ces deux liquides comme des spécifiques contre la morsure des serpents venimeux. Bernard de Jussieu, en 1747, guérit par ce moyen un jeune homme qui avait été mordu par une vipère en trois endroits, savoir : au pouce, au doigt index de la main droite et au pouce de la main gauche. Plusieurs auteurs ont rapporté des faits analogues.

---

(1) Préparation indienne très en vogue pour guérir la morsure des animaux venimeux. Russel n'indique pas sa composition ; mais il dit que l'acide arsénieux en fait la base, et qu'une pilule de 30 centigrammes en contient un peu moins de 4 centigrammes.

OBSERVATION. — Un jeune Indien avait été mordu depuis quelques heures à l'orteil par un serpent (*serpens ecchynatus*); son pied, sa jambe et sa cuisse, étaient prodigieusement enflés et durs; il avait une fièvre ardente des plus violentes, avec le transport au cerveau. Les Indiens avaient mis en usage tous les remèdes qu'ils connaissaient : ils avaient écrasé sur la plaie scarifiée la tête du serpent; le malade en avait avalé le foie, ce qui passe parmi eux pour un excellent spécifique contre le poison de tous les animaux venimeux; on avait employé infructueusement plusieurs autres moyens, et le malade était expirant. Sonnini fit avaler une cuillerée à café d'eau de Luce dans un peu de vin; il scarifia de nouveau la plaie pour la faire saigner, et y appliqua une compresse imbibée de la même eau. Deux heures après, l'enflure et la tension avaient sensiblement diminué, ainsi que la fièvre. On lui fit prendre une seconde dose, et on renouvela la compresse : il était neuf heures du soir. On le laissa tranquille pendant la nuit, et le lendemain matin on le trouva marchant dans sa chambre à l'aide d'un bâton; il avait dormi, et la fièvre l'avait quitté; il ne restait qu'un peu d'enflure à la jambe, qui disparut insensiblement, et le troisième jour il alla à la pêche (1).

Cependant Fontana prétend, d'après un très-grand nombre d'expériences, que ces préparations, employées à l'intérieur ou à l'extérieur, sont plutôt nuisibles qu'utiles. Everard Home combat aussi l'opinion de ceux qui pensent que l'ammoniaque et l'eau de Luce sont des *spécifiques* contre la morsure des serpents (voy. p. 867). Je partage l'avis de ce célèbre chirurgien; mais je pense que l'alcali volatil ne peut pas être nuisible, et même qu'il peut être considéré comme un médicament très-utile pour favoriser la transpiration.

4° *Caustiques.* Il n'est personne qui ignore les avantages de l'application prompte d'un caustique sur la partie mordue par un serpent venimeux. Fontana a conclu de ses expériences que la *potasse caustique* était le spécifique contre la morsure de la vipère, assertion qui ne peut pas se soutenir dès que l'on réfléchit à la manière dont cet alcali agit; en effet, son action est analogue à celle de tous les autres caustiques. Russel a fait quelques expériences sur leur emploi contre la morsure des serpents de l'Inde, qui tendent à faire croire que ce moyen n'est pas constamment suivi de succès, surtout lorsqu'il est employé quinze ou vingt minutes après la morsure.

EXPÉRIENCE Iʳᵉ.—Un chien fut mordu par un *katuka rekula poda*; peu d'instants après, les symptômes se déclarèrent. On le cautérisa, au bout

---

(1) *Journal de physique,* t. VIII, p. 474, année 1776; observations par Sonnini sur les serpents de la Guyane.

d'un quart d'heure, avec un fer rouge, ce qui ne retarda point le moment de la mort. Un autre chien, mordu par un serpent de la même espèce, était, deux minutes après, sous l'influence du poison. On le cautérisa, au bout de quinze minutes, avec l'acide sulfurique, et il mourut. L'expérience répétée sur un autre chien, qui ne fut cautérisé que dix-huit minutes après la morsure, offrit les mêmes résultats. Enfin deux autres de ces animaux eurent le même sort.

Expérience II. — Une chienne fut mordue par un *cobra de capello* qui venait de tuer un chien qu'il avait mordu. La chienne fut paralysée sur-le-champ. On cautérisa la blessure avec le fer rouge trois minutes après la morsure, et elle se rétablit. Un chien fut cautérisé avec l'acide sulfurique quinze minutes après avoir été mordu par un *katuka rekula poda*; il recouvra la santé. Il en fut de même d'un autre; mais le serpent qui le mordit avait tué un animal peu d'instants avant. Enfin deux chiens mordus par un *katuka rekula poda* furent cautérisés avec l'acide sulfurique quatorze minutes après, et se rétablirent complétement.

Russel dit, en résumant ses expériences : «Les caustiques ont souvent été infructueux, quoiqu'ils aient été employés quatre, six, huit, douze, quinze minutes après la morsure. Ils ont été constamment inutiles lorsqu'on les a appliqués plus tard. Quant aux animaux qui ont été sauvés, il faudrait tenter de nouvelles recherches avant de pouvoir établir quelque chose de positif.»

5° *Ventouses.* Les expériences intéressantes du Dr Barry (voy. t. I, p. 23) l'ont conduit à appliquer la ventouse sur les morsures de la vipère, et les résultats ont été fort satisfaisants. Deux lapins ont été mordus à la cuisse par la même vipère irritée, mais à une heure d'intervalle; la ventouse a été appliquée à l'un immédiatement après la morsure, son application a duré trente-cinq minutes; on l'a retirée alors, et l'animal n'a éprouvé aucun accident. L'autre lapin ne fut point soumis à l'influence de la ventouse, et quoiqu'il fût *plus fort* que le premier, et qu'il eût été *mordu le dernier*, il éprouva de graves accidents dont il faillit périr, et dont il ne guérit qu'après quelques jours.

6° Hunault et Geoffroy ont démontré que l'*huile d'olives* n'était pas un spécifique contre la morsure de la vipère, comme cela avait été annoncé dans les *Transactions philosophiques de Londres* (n° 443). Ils ont cependant reconnu l'utilité des fomentations faites avec ce corps gras.

7° Au rapport de Fontana, les *acides*, les *cantharides*, la *thériaque*, la *graisse de vipère*, les *sangsues*, la *succion*, tant employés par les psylles et les marses, n'empêchent aucunement les dangereux effets de la vipère. Les *scarifications*, d'après le même auteur, sont plus nuisibles qu'utiles. Les *bains d'eau chaude* diminuent les dangers, qui cessent par une amputation prompte de la partie mordue (1). Enfin les *ligatures* garantissent quelquefois des accidents.

Après avoir examiné succinctement chacun des moyens proposés jusqu'à ce jour comme spécifiques contre la morsure des reptiles venimeux, je vais exposer la marche que doit suivre l'homme de l'art, appelé pour des cas de cette nature. Cette marche sera sans doute modifiée lorsqu'on aura aprécié à leur juste valeur les effets du *guaco* et de l'acide arsénieux.

Traitement extérieur de la morsure des vipères et des serpents.

On commencera par placer une ligature *légèrement serrée* immédiatement au-dessus de la morsure, et on ne se servira ni de ficelle ni d'autres liens trop minces, qui irriteraient la peau; cette ligature ne sera pas continuée pendant longtemps, car elle augmenterait la teinte livide et favoriserait le développement de la gangrène. On laissera saigner la plaie, et même on la pressera doucement pour en retirer le venin. S'il est possible, on trempera pendant quelque temps la partie mordue dans de l'eau tiède; on la pressera légèrement et on l'enveloppera d'un linge mouillé. Aussitôt après, on appliquera une ventouse et on la laissera agir sur la blessure pendant vingt ou vingt-cinq minutes (voy. p. 875).

Si la maladie est grave, que l'enflure soit trop considérable, les douleurs très-vives, etc., on supprimera la ligature, dont l'objet n'était que de retarder la circulation du sang en la gênant, et on se gardera bien de faire des incisions et des scarifications multipliées, qui aggravent souvent les accidents. On cautérisera la plaie avec le *fer rouge*, la *pierre infernale* ou la *pierre à cautère*, le *beurre d'antimoine*, etc.

Caustiques.

Fer rouge. On fera rougir jusqu'au *blanc* un morceau de fer plus large que la plaie, et on la brûlera; la douleur sera d'autant moindre et le succès d'autant plus sûr que le fer sera plus chaud.

Pierre infernale. Ce caustique est écrasé ou réduit en poudre, et appliqué sur toute la surface de la plaie; on le recouvre de charpie, on met un bandage serré, et au bout de cinq à six heures on lève l'appareil.

---

(1) Les expériences que Russel a faites avec les serpents de l'Inde sont loin de confirmer cette assertion de Fontana, savoir que les accidents cessent par l'amputation de la partie mordue.

Pierre à cautère. On doit l'employer de la même manière que la précédente.

Beurre d'antimoine. Ce caustique, qui, après le fer rouge, doit être préféré aux autres, s'applique de la manière suivante : à l'extrémité d'un petit morceau de bois mince, on attache un pinceau fait avec de la charpie effilée ; on trempe celui-ci dans le beurre d'antimoine, et on l'applique sur toute la surface de la plaie ; on recommence cette opération plusieurs fois, en ayant soin d'appuyer spécialement sur les parties que l'on veut cautériser avec plus de force ; puis on fait un tampon de charpie, on l'applique sur la plaie, on entoure celle-ci de charpie, et on met un bandage.

Huile de vitriol. Ce caustique est appliqué de la même manière que le précédent.

Caustique ammoniacal de Gondret. On chauffe doucement dans un flacon à large ouverture 16 grammes de suif de chandelle, et autant d'huile d'olives ou d'amandes douces ; on ajoute peu à peu 32 grammes d'alcali volatil, et on remue jusqu'à ce que le mélange soit solide. Alors on étend la pommade sur un linge de 2 à 4 millimètres d'épaisseur ; on l'applique sur la plaie ; on le recouvre d'un bandage, et on le laisse pendant un quart d'heure ou une demi-heure.

Lessive des savonniers. Non-seulement il faut nettoyer la plaie avec cette lessive, mais encore la recouvrir de charpie qui en est imprégnée ; on la maintient à l'aide d'un bandage, et au bout de quatre à cinq heures, on fait une nouvelle application.

Chaux vive et savon. On fait une pâte avec 32 grammes de savon tendre et autant de chaux vive réduite en poudre ; on applique cette pâte de la même manière que le caustique de Gondret.

Moxa. Le moxa est un cylindre de toile rempli de coton ; on le place sur la blessure ; on met le feu à la partie supérieure, et on souffle jusqu'à ce qu'il soit entièrement consumé.

Huile bouillante. On peut cautériser la blessure avec de l'huile bouillante ; mais il importe de ne l'appliquer qu'à l'aide d'un entonnoir que l'on appuie fortement sur les environs de la plaie, afin d'empêcher la cautérisation des parties environnantes.

Si, après avoir cautérisé avec l'un ou l'autre de ces caustiques, les accidents ne diminuent pas, on élargit la plaie avec un bistouri, et on cautérise de nouveau, mais plus profondément.

Suite du traitement extérieur.

On applique des ventouses, et l'on met sur les parties engorgées, voisines de la plaie, un mélange fait avec une partie d'alcali volatil et le double d'huile. Lorsque les principaux accidents sont bien diminués, on ôte le caustique et on le remplace par un linge imbibé d'huile d'olives ; puis on frotte de temps en temps le membre avec la même huile, à laquelle on ajoute quelques gouttes d'alcali volatil. Enfin, bientôt après, la plaie n'offre aucune espèce de danger, et doit être pansée avec de la charpie comme les plaies simples.

Traitement intérieur.

Ce traitement a pour objet de favoriser la transpiration et le sommeil. Immédiatement après l'accident, et pendant que l'on s'occupe du traitement externe, on fera prendre au malade un verre d'eau de sureau ou de feuilles d'oranger, dans lequel on versera 6 ou 8 gouttes d'alcali volatil ; on renouvellera cette boisson toutes les deux heures : on pourra aussi administrer un petit verre de vin de Madère ou de Xerez : le malade sera placé dans un lit bien couvert, et s'il transpire, on évitera de le refroidir. L'ipécacuanha ou l'émétique seraient administrés si des vomissements bilieux ou la jaunisse se manifestaient. Si la gangrène faisait des progrès, on donnerait la potion de quinquina indiquée à la page 727 de ce volume, en parlant du seigle ergoté. Si, au contraire, l'intensité de la maladie diminuait, et que l'individu fût prêt à entrer en convalescence, on n'accorderait aucun aliment solide dans les premiers jours ; on permettrait seulement deux ou trois potages légers et peu copieux.

Si la morsure n'a occasionné qu'une maladie légère, que l'enflure soit peu considérable, que le malade n'ait ni envie de vomir ni défaillances, on se borne à écarter les bords de la blessure avec précaution ; on y verse une ou deux gouttes d'alcali volatil, puis on la recouvre d'une compresse mouillée avec le même alcali, et on la maintient à l'aide d'un bandage ; on frotte légèrement le membre avec de l'huile d'olives tiède, et on l'enveloppe de linges trempés dans l'huile.

On fait prendre à l'intérieur, toutes les deux heures, une tasse d'eau de feuilles d'oranger, de fleurs de sureau ou de camomille, à laquelle on a ajouté 5 ou 6 gouttes d'alcali volatil.

Des insectes venimeux.

DU SCORPION D'EUROPE.

Caractères du genre scorpion. Genre d'arachnides, ordre des pulmonaires, famille des pédipalpes de Latreille (voy. pl. xxi, fig. 3, de ma

Médecine légale, 4e édition). Abdomen intimement uni au tronc par toute sa largeur, offrant à sa base inférieure deux lames mobiles en forme de peignes; dessus du tronc recouvert de trois plaques dont la première très grande, en forme de corselet, porte six à huit yeux; deux de ces yeux sont situés au milieu du dos, rapprochés et plus grands; les autres sont placés près des bords latéraux et antérieurs; trois ou deux de chaque côté; mandibules en pince. Corps allongé et terminé brusquement par une queue longue, composée de six nœuds, dont le dernier, plus ou moins ovoïde, finit en une pointe arquée et très-aiguë, sorte de dard sous l'extrémité duquel sont deux petits trous servant d'issue à une liqueur vénéneuse contenue dans un réservoir intérieur. Les pieds palpes sont très grands, en forme de serres, avec une pince au bout, imitant, par sa figure, une main didactyle ou à deux doigts, dont un mobile. Tous les tarses sont semblables, de trois articles, avec deux crochets au bout du dernier.

Scorpion d'Europe (*scorpio europæus*). — Il a environ 3 centimètres de longueur; son corps est d'un brun très-foncé, noirâtre; ses bras sont anguleux, avec la main presque en cœur, et l'article qui la précède est unidenté; la queue est plus courte que le corps, menue : le cinquième nœud est allongé; le dernier est simple, d'un brun jaunâtre ainsi que les pattes; les peignes ont chacun neuf dents. On le trouve en Languedoc, en Provence, et en général dans l'Europe méridionale, sous les pierres et dans l'intérieur des habitations.

La piqûre du scorpion produit sur l'homme des accidents qui varient en raison de la grosseur de l'animal et du climat auquel il appartient : en général, elle est beaucoup plus dangereuse dans les pays méridionaux que dans les autres.

Observation Ire. — Bontius dit que le grand scorpion des Indes jette dans la démence ceux qui en sont piqués.

Observation II. — Mallet de la Brossière a vu, à Tunis, deux personnes qui, ayant été piquées par un gros scorpion, éprouvèrent des symptômes graves qui ne cédèrent qu'à l'emploi de l'alcali volatil (*Société royale de médecine*, tom. II, pag. 315).

Observation III. — Un homme adulte, de Montpellier, fut piqué par un scorpion au bas de la cuisse gauche. Il fut d'abord moins sensible à cette piqûre qu'à celle d'une abeille. Le lendemain, il éprouva une grande tension avec sensibilité jusqu'au milieu de la cuisse, accompagnée d'une rougeur érysipélateuse. Le lieu de la piqûre était d'un rouge plus foncé, tirant sur le noir, de 1 à 2 centimètres de diamètre, et sans forme régulière. Il n'y eut point effusion de sang; les symptômes persistèrent pendant six à sept jours et se dissipèrent d'eux-mêmes, sans qu'on eût recours à d'autre application qu'à celle de la salive. La tache brune persista environ quinze jours. (*Notice des insectes de la France réputés venimeux,* par Amoreux, pag. 199 ; 1789.)

OBSERVATION IV. — Le célèbre Maupertuis, qui a fait un très-grand nombre d'expériences sur cet objet, a prouvé que la piqûre des scorpions du Languedoc peut être mortelle, mais que cela arrive très-rarement. Parmi un très-grand nombre de chiens et de poulets piqués par ces insectes, il ne mourut qu'un seul chien qui avait reçu sous le ventre trois ou quatre coups de l'aiguillon d'un scorpion irrité. Il devint très-enflé une heure après avoir été piqué ; il chancela, rendit tout ce qu'il avait dans les premières voies, tomba en convulsion, mordit la terre, se traîna sur ses pattes, et expira au bout de cinq heures. (*Académie des sciences,* année 1731.)

OBSERVATION V. — Matthiole dit que les scorpions sont venimeux dans l'Étrurie, qu'ils le sont moins dans le reste de l'Italie, et point du tout dans la terre de Trente.

Amoreux, qui a fait un très beau travail sur les insectes venimeux, après avoir rassemblé diverses observations de piqûre par les scorpions, croit que l'on peut réduire aux symptômes suivants ceux qu'ils occasionnent le plus souvent : une marque rouge qui s'agrandit un peu, noircit légèrement vers le milieu, et qui est ordinairement suivie de douleurs, d'inflammation plus ou moins considérable, d'enflure et quelquefois de pustules ; quelques personnes éprouvent de la fièvre, des frissons et de l'engourdissement : on a aussi remarqué le vomissement, le hoquet, des douleurs par tout le corps et le tremblement.

Les remèdes à employer dans les cas de piqûre par le *scorpion* sont l'alcali volatil intérieurement et extérieurement, et les plantes de la famille des crucifères, les topiques doux et émolliens et les huileux, qui diminuent l'inflammation.

DES ARAIGNÉES.

Si l'on devait ajouter foi aux écrits de Turner, Lister, Scaliger, Flacourt, Brogiani, et autres, les araignées seraient placées parmi les animaux les plus venimeux ; d'un autre côté, Hoffmann, Bon, Robert, Boyle, etc., prétendent qu'elles n'ont rien de nuisible et qu'on peut les avaler impunément. Amoreux assure que la piqûre des grosses araignées de France est peu apparente, qu'il se forme autour de la partie piquée une enflure de couleur livide, quelquefois avec phlyctènes, qui semble annoncer un venin septique ; il pense que les autres symptômes graves décrits par les auteurs sont infiniment exagérés.

DE LA TARENTULE (LYCOSA TARENTULA de Latreille, voy. pl. XXI de ma *Médecine légale*).

Caractères de la tarentule. Insecte de l'ordre des pulmonaires, famille des aranéides, tribu des citigrades, du genre *lycosa* (Latreille). Longueur du corps environ 3 centimètres ; palpes safranées, avec l'extrémité noire ; mandibules noires, avec la base supérieure safranée ; bord antérieur du tronc et contour des yeux de la seconde ligne de cette couleur ; yeux rougeâtres ; dessus du tronc noirâtre, avec une bande longitudinale dans le milieu, d'un gris cendré ; une ligne noirâtre longitudinale de chaque côté, sur la bande de la circonférence ; dessus de l'abdomen noirâtre, ponctué de gris cendré ; une suite de taches presque noires, plus foncées au bord postérieur dans le milieu de sa longueur ; les deux supérieures, la première surtout, allongées en fer de flèche, bordées tout autour de gris roussâtre ; les suivantes transverses, en forme de cœur élargi, bordées postérieurement de gris cendré, ou séparées par des lignes chevronnées de cette couleur ; ventre safrané, avec une bande très noire, transverse au milieu ; poitrine et origine des pattes très-noire ; pattes d'un gris cendré en dessus, grises en-dessous, avec deux taches aux cuisses et aux jambes, et les tarses noirs ; dessous des cuisses et les jambes antérieures ayant une teinte roussâtre. On la trouve dans l'Italie méridionale, particulièrement en Calabre et aux environs de Naples.

Cet insecte a été l'objet d'une multitude de récits fabuleux, enfantés par l'ignorance et la superstition ; cependant des auteurs estimables, parmi lesquels nous citerons Baglivi, ont écrit longuement sur les effets qu'il produit. On trouve, dans quelques-uns d'eux, que la morsure de la tarentule peut donner une fièvre lente dont on ne guérit qu'en dansant au delà de ses forces, au son d'un tambour ou d'un autre instrument sonore : aussi a-t-on vu des malheureux, tout chamarrés de fleurs et de rubans comme des victimes, parcourir les places, dans la plus forte chaleur du jour, danser nu-tête, la tête tournée du côté du soleil, jusqu'à ce que la perte totale de leurs forces les plongeât dans un assoupissement profond : alors leurs parents les portaient sur un grabat, et la musique continuait encore longtemps après qu'ils avaient cessé de l'entendre. D'autres auteurs prétendent avoir vu tous les symptômes de la fièvre ataxique se développer après la morsure de cet insecte.

Serrao, premier médecin du roi de Naples, a détrompé le public, trop longtemps abusé par les prestiges du merveilleux. Un homme se laissa mordre par la tarentule, en présence du comte polonais de Borch : il n'en résulta qu'un peu de tuméfaction dans la main et dans les doigts, et une démangeaison assez forte (Amoreux). Pulli assure que le tarentisme est fréquemment une maladie simulée : tel est le fait de cette femme fanatisée par un ecclésiastique superstitieux, et qu'on ne parvint à guérir qu'à force de menaces et de mauvais traitements. (Alibert, *Éléments de thérapeutique*, t. II, p. 506, 3e édit.)

Epiphane Ferdinand avouait en 1621 que depuis vingt ans qu'il exerçait la médecine à Naples, il n'avait vu mourir personne de la piqûre de la tarentule; mais il soutenait que le tarentisme n'était pas une maladie feinte.

L'opinion des médecins éclairés est que la piqûre de la tarentule ne produit aucun phénomène extraordinaire, et que ses effets sont plutôt locaux que généraux cependant il serait à souhaiter qu'on fît un travail suivi à cet égard.

DE L'ARAIGNÉE DES CAVES (SEGESTRIA CELLARIA; voy. pl. XXI, fig. 2, de ma *Médecine légale*).

Caractères du genre segestria. Genre d'arachnides de l'ordre des pulmonaires, de la famille des aranéides, tribu des tubitèles. Mâchoires élargies au côté extérieur près de leur base, droites; six yeux, dont quatre plus antérieurs forment une ligne transverse, et les deux autres situés, un de chaque côté, derrière les latéraux précédents; la première paire de pattes et la seconde ensuite, les plus larges de toutes; la troisième la plus courte.

Araignée des caves. — Corps long d'environ 2 centimètres, velu, d'un noir tirant sur le gris de souris, avec les mandibules vertes ou d'un bleu d'acier, et une suite de taches triangulaires, noires le long du milieu du dos et de l'abdomen. On la trouve en France et en Italie. (Latreille.)

Les symptômes développés par cet insecte ont le plus grand rapport avec ceux que produit la tarentule.

Traitement. On lavera la partie blessée avec de la saumure; on y appliquera de la thériaque, et on en prescrira une ou deux prises à l'intérieur. Les lotions avec le vinaigre peuvent convenir. On emploiera, pour combattre les effets de la tarentule, les moyens locaux propres à calmer l'inflammation et la tuméfaction. On sait combien les doux accents de la musique et les mouvements cadencés de la danse ont été vantés pour guérir le tarentisme; n'a-t-on pas même composé des airs que l'on a nommés *tarentolati*, et que l'on chantait aux individus piqués par cet insecte? Je suis loin de refuser à la musique une grande influence sur les fonctions vitales et sur le rétablissement de la santé d'un certain nombre d'individus malades; mais je crois que, dans le cas dont il s'agit ici, elle ne peut être d'une utilité réelle qu'à ceux qui sont tombés dans une mélancolie profonde; cependant je ne saurais blâmer l'emploi de ce moyen, car il ne peut être suivi d'aucun accident fâcheux. Amoreux dit : « La musique et la danse sont bien capables d'émouvoir le malade, et de le faire agréablement, selon la circonstance : il faut lui faire entendre des sons qui le calment, qui l'agitent, qui le charment; et comme tout dégénère en abus, un traitement agréable a été tourné en spectacle. Qu'on se représente des hommes et des femmes à cerveaux affectés, qui, de concert avec des histrions et des musiciens payés, jouent des farces larmoyantes dignes des spectateurs et des acteurs. Voilà le prétendu tarentisme : ce sont des soupirs, des pleurs, des éclats de rire, des angoisses, des contorsions, des gesticulations qui vont jusqu'au ridicule. » (Ouvrage cité, p. 220.)

DE L'ABEILLE ET DU BOURDON.

L'abeille domestique (*apis mellifica*) est un insecte de l'ordre des hyménoptères, famille des apiaires. — *Caractères du genre* (voy. pl. xxi, fig. 8, de ma *Médecine légale*, 4e édit.). Languette filiforme, composant, avec les mâchoires, une sorte de trompe coudée et fléchie en dessous; premier article des tarses postérieurs grands, très-comprimé en palette carrée; point d'épine à l'extrémité des deux dernières jambes.

Abeille domestique. — Écusson noirâtre comme le corselet; abdomen de la même couleur, avec une bande transversale et grisâtre formée par un duvet à la base du troisième anneau et des suivants. La longueur du corps de l'abeille domestique ouvrière est de 0m012; celle du mâle et de la femelle, de 0m,015. On la trouve dans toute l'Europe, en Barbarie, etc. (Latreille.)

DU BOURDON.

Caractères du genre bourdon (voy. pl. xxi, fig. 5, de ma *Médecine légale*). Insecte de l'ordre des hyménoptères, section des porte-aiguillons, famille des mellifères. Les femelles et les mulets offrent à la face extérieure de la jambe des pieds postérieurs un enfoncement lisse pour recevoir le pollen des fleurs, et une brosse soyeuse sur le côté interne du premier article de leurs tarses; deux épines au bout de ces jambes; labre transversal; fausse trompe sensiblement plus courte que le corps.

Bourdon des pierres (*bombus lapidarius* de Latr., *apis lapidaria* de Linné). — Il est tout noir, à l'exception de l'anus, qui est d'un jaune rougeâtre. Il a été désigné ainsi parce qu'il fait son nid dans la terre, entre les pierres, au bas des murs, etc. Les effets de la piqûre du bourdon ressemblent beaucoup à ceux que je vais décrire en parlant de l'abeille.

Tout le monde connaît les dangers de la piqûre de certaines abeilles. Voici quelques faits propres à donner une idée des symptômes qu'elle développe :

1° Un villageois d'environ trente ans est piqué par une abeille un peu au-dessus du sourcil ; il tombe aussitôt par terre, et meurt quelques instants après. Sa face était enflammée, et il eut après la mort une hémorrhagie fort abondante par le nez (1).

2° Zacutus a vu la piqûre d'une abeille être suivie de la gangrène de la partie.

3° Amoreux dit : « Une piqûre d'abeille n'est rien dans le fond ; mais, si ces insectes assaillissent en troupe un homme ou un animal, ils peuvent le charger de plaies et le faire périr, tant par la quantité de venin qu'ils introduisent dans son corps, qu'en le dilacérant » (2).

4° Swammerdam et Ludovic goûtèrent un peu du liquide venimeux contenu dans la vésicule de l'abeille, et ils éprouvèrent sur la peau et sur la langue la même sensation qu'avec l'eau-forte (acide azotique).

En général, la piqûre de l'abeille est suivie d'une vive douleur et d'une tuméfaction érysipélateuse, fort dure dans son milieu, qui blanchit et persiste autant que l'aiguillon reste dans la plaie.

5° Amoreux dit que la piqûre du bourdon est quelquefois plus à craindre que celle de l'abeille. En 1679, plusieurs individus furent piqués, en Pologne, par de gros bourdons, et il se manifesta chez eux une tumeur inflammatoire qui faisait des progrès rapides, et qu'on ne pouvait arrêter qu'en faisant des scarifications profondes.

Traitement. On doit avoir recours au procédé de Swammerdam, qui consiste à retirer l'aiguillon enfoncé dans les chairs, en ayant soin de ne pas exercer une forte pression sur la plaie, car le venin de la vésicule serait exprimé et pénétrerait davantage avec l'aiguillon. On ne doit pas se dissimuler que cette extraction est difficile, à cause des filaments latéraux dont l'aiguillon est armé : il faudrait donc couper avec des ciseaux tout ce qui est en dehors de la plaie, et enlever ensuite l'aiguillon, s'il était possible, au moyen d'une petite épingle. La partie piquée devrait ensuite être lavée avec de l'eau froide, et mieux encore, comme Dioscoride l'a reconnu le premier, avec de l'eau salée ou de l'eau de la mer. Il serait aussi très-utile d'appliquer sur le lieu douloureux du suc laiteux de pavot blanc ou tout autre calmant.

(1) Observation de M. Desbret ; *Journal de médecine*, p. 155, août 1765.
(2) Ouvrage cité, p. 248.

M. Delaistre rapporte, dans le *Journal de médecine*, qu'il fit usage de ce suc pour apaiser une vive douleur occasionnée par une abeille dont il venait d'être piqué : il ne tarda pas à être calmé, et il ne survint point d'enflure (t. IV, p. 309). Les embrocations huileuses, l'eau de Goulard, et les lotions d'urine, peuvent aussi devenir utiles ; mais on ne doit ajouter que très-peu de foi à cet incohérent assemblage de plantes dont se servent trop souvent les empiriques et les gens de la campagne.

DE LA GUÊPE-FRELON (VESPA CRABRO).

Caractères de la guêpe-frelon (voy. pl. XXI, fig. 7, de ma *Médecine légale*, 4ᵉ édit.). Insecte de l'ordre des hyménoptères, section des porte-aiguillons, famille des diploptères, tribu des guêpiaires de Latreille. Longueur de 3 centimètres au moins ; antennes obscures, avec la base ferrugineuse, tête ferrugineuse, pubescente ; lèvre supérieure jaune ; mandibules jaunes à sa base, noires à l'extrémité ; corselet noir, pubescent, avec sa partie antérieure, et souvent l'écusson d'un brun ferrugineux ; le premier anneau de l'abdomen noir, avec la base ferrugineuse et les bords jaunâtres ; les autres anneaux noirs à la base, jaunes à l'extrémité, avec un petit point noir latéral sur chaque ; les pattes d'un brun ferrugineux ; les ailes ont une légère teinte roussâtre. On la trouve dans toute l'Europe. (Latreille.)

Caractères de la guêpe commune (*vespa vulgaris*, voy. pl. XXI, fig. 6). Longueur, 2 centimètres ; antennes et tête noires ; contour des yeux et lèvre supérieure d'un jaune obscur ; mandibules jaunes, noires à l'extrémité ; corselet noir, légèrement pubescent, avec une tache au-devant des ailes, un point calleux à leur origine, une tache au-dessous et quatre sur l'écusson, jaunes ; l'abdomen jaune, avec la base des anneaux noire, et un point noir distinct de chaque côté ; le premier anneau a une tache noire en losange au milieu ; les autres ont une tache presque triangulaire, contiguë au noir de la base ; les pattes sont d'un jaune fauve avec la base des cuisses noire. On la trouve dans toute l'Europe. (Latreille.)

OBSERVATION Iʳᵉ. — Un jardinier de Nancy, ayant porté à sa bouche une pomme dans laquelle une guêpe était logée, en fut piqué au palais, près du voile, ce qui lui causa une inflammation subite et un gonflement douloureux, qui, ayant intercepté l'usage de la respiration, fit périr ce pauvre malheureux dans l'espace de quelques heures (1).

____

(1) *Gazette de santé*, n° 45, p. 185 ; année 1776.

Observation II. — Lanzonus parle d'une femme qui fut piquée à la joue par une guêpe, et qui eut un ulcère pendant trois mois (1).

Observation III. — Un agronome anglais, dit Chaumeton, a eu la satisfaction de sauver la vie à un de ses amis, piqué à l'œsophage par une guêpe qu'il n'avait pas vue dans un verre de bière. Il lui fit avaler à plusieurs reprises du sel commun délayé dans le moins d'eau possible, de manière à former une espèce de bouillie : les symptômes alarmants qui s'étaient manifestés à l'instant de la piqûre se calmèrent presque tout à coup, et cédèrent comme par enchantement (2).

Observation IV. — Dans le mois d'août, un homme âgé de quarante ans fut piqué au doigt du milieu de la main droite par une guêpe, et à l'instant il perdit connaissance et le pouvoir d'agir ; il lui semblait qu'un instrument tranchant avait pénétré à la fois dans toutes les articulations, et il comparaît cette sensation à celle qu'occasionne une décharge électrique : seulement la douleur était beaucoup plus intense. La main, le bras, le visage, la tête, devinrent considérablement enflés. Les yeux étaient injectés, les conjonctives étaient aussi rouges que dans une ophthalmie aiguë, et le malade se plaignait d'y éprouver des douleurs et des démangeaisons. Des lignes rouges indiquaient sur le bras malade le cours des vaisseaux absorbants ; prurit incommode de tout le corps. Dix minutes après l'accident, insensibilité complète, vomissement, désir du repos et besoin de sommeil, mouvements du cœur très-ralentis, pulsations de l'artère radiale à peine perceptibles. On ne permit pas au malade de se livrer au sommeil, on le força de marcher, ou plutôt on le traîna pendant trois quarts d'heure, en le soutenant par le bras : cet exercice le fit revenir à lui par degrés. Aussitôt qu'il put avaler, on lui fit prendre de l'alcali volatil. La main et le bras restèrent enflés et douloureux, et le malade demeura pendant plusieurs jours dans un état de langueur très-désagréable. Le même accident lui était arrivé cinq années auparavant, et il avait éprouvé les mêmes symptômes, mais moins intenses. (Observ. de Chirurgus; *Bibl. médicale*, t. LXVI, année 1819.)

Observation V. — Amoreux croit que la piqûre des guêpes et des frelons ne diffère pas essentiellement de celle des abeilles et des bourdons ; celles des guêpes, dit-il, sont plus cuisantes, et celles des frelons terribles. Elles sont plus ou moins mauvaises, selon la partie affectée, selon que le venin est plus ou moins abondant, selon que les insectes sont en fureur ou animés par la chaleur de la saison ou du climat, lorsqu'enfin ils se sont reposés sur des plantes vénéneuses, sur des cadavres d'animaux morts de maladies pestilentielles, et pendant des constitutions contagieuses. (Ouvr. cité, p. 250.)

Observation VI. — L'illustre Réaumur, dans un très-beau mémoire sur les guêpes (*Académie des sciences*, année 1719), assure «que quand on se laisse piquer paisiblement, jamais l'aiguillon ne demeure dans la plaie.

---

(1) Observation 188, t. II, *Oper.*
(2) *Dictionnaire des sciences médicales*, article *Abeille.*

Il est flexible; il ne perce pas un trou bien droit; la plaie est courbe ou en zigzag. Si on oblige la mouche à se retirer brusquement, les frottements sont assez forts pour retenir l'aiguillon, qui est en quelque sorte accroché : ils l'arrachent; tandis que si l'on ne presse pas la mouche, elle le dégage peu à peu. Les piqûres des guêpes-frelons sont plus sensibles que celles des guêpes plus petites.»

On voit que la piqûre de la guêpe commune et du frelon est suivie d'accidents semblables à ceux que détermine la piqûre des abeilles; elle est plus ou moins dangereuse, suivant la nature de la partie piquée, le climat, la saison, la quantité de venin, etc.; les accidents sont plus graves dans le cas où l'aiguillon reste dans la plaie, ou lorsque les insectes ont sucé des plantes vénéneuses, des matières animales en putréfaction, ou des cadavres d'animaux morts de maladies pestilentielles.

Traitement. Il ne diffère pas de celui que l'on emploie dans la piqûre de l'abeille et du bourdon (voy. p. 883).

Je pourrais encore parler d'autres insectes dont la piqûre occasionne des accidents analogues à ceux que je viens de décrire; mais je me bornerai à faire l'énumération de quelques-uns d'entre eux : le cousin, le taon, la mouche à scie, l'ichneumon, la tique, les œstres, la scolopendre, etc.

§ II.

Des animaux venimeux dont les liquides ont été dépravés par des maladies antécédentes.

On sait depuis longtemps que les chevaux, les bœufs, les moutons, les chiens, et même l'homme, contractent, dans certaines circonstances, des maladies dans lesquelles la salive, le sang et d'autres humeurs, sont altérés, et capables d'occasionner, par leur contact avec des animaux vivants, des affections funestes, suivies quelquefois de la mort : de ce nombre, sont les pustules et les ulcères malins, la gangrène, la rage, etc. (voy. les ouvrages de pathologie externe, et la page 825).

SECTION DEUXIÈME.

DE L'EMPOISONNEMENT CONSIDÉRÉ D'UNE MANIÈRE GÉNÉRALE.

ARTICLE PREMIER.

DES MOYENS PROPRES A CONSTATER L'EXISTENCE DE L'EMPOISONNEMENT.

Pour étudier ce sujet d'une manière complète, il faut examiner : 1° les phénomènes que l'on observe généralement avant la mort des individus soumis à l'influence des poisons ; 2° les altérations de tissu produites par les substances vénéneuses, et que l'on constate après la mort ; 3° les indices que le médecin peut tirer des symptômes auxquels le malade est en proie, et des altérations de tissu trouvées après la mort de ceux que l'on soupçonne avoir été empoisonnés ; 4° les maladies qui peuvent être confondues avec l'empoisonnement aigu ; 5° la marche à suivre pour reconnaître la nature des matières suspectes.

S Ier.

Phénomènes que l'on observe généralement avant la mort des individus soumis à l'influence des poisons.

Lorsqu'un individu a avalé une substance vénéneuse douée de propriétés énergiques, il ne tarde pas à éprouver *un certain nombre des symptômes suivants :* odeur nauséabonde et infecte; saveur variable, acide, alcaline, âcre, styptique ou amère; chaleur âcre au gosier et dans l'estomac; sécheresse dans toutes les parties de la bouche, qui est quelquefois écumeuse; sentiment de constriction dans la gorge; langue et gencives quelquefois livides, d'un jaune citrin, blanches, rouges ou noires; douleur plus ou moins aiguë, augmentant par la pression, et ayant son siége dans toute l'étendue du canal digestif, ou plus particulièrement dans la gorge, dans la région épigastrique, et dans quelques autres parties de l'abdomen : cette douleur est souvent très-mobile, et se fait sentir successivement dans toutes les parties du canal intestinal, et même dans la poitrine; fétidité de l'haleine, rapports fréquents, nausées, vomissements douloureux, muqueux, bilieux ou sanguinolents , d'une couleur blanche, jaune, verte, bleue, rouge ou brunâtre, produisant dans la bouche une sensation variable, bouillonnant quelquefois sur le carreau, et, dans ce cas, rougissant l'eau de tournesol, ou bien n'exerçant aucune action sur le carreau, et alors pouvant verdir le sirop de violettes ; hoquet, constipation, ou déjections alvines plus ou moins abondantes, avec ou sans ténesme, de couleur et de nature différentes, comme la matière des vomissements ; difficulté de respirer, angoisses, toux plus ou moins fatigante ; pouls fréquent, petit, serré, irrégulier, souvent imperceptible, ou fort et régulier ; soif ardente ; les boissons augmentent quelquefois les douleurs, et ne tardent pas à être vomies ; frissons de temps à autre, la peau et les membres inférieurs sont comme glacés ; quelquefois cependant il y a chaleur intense ; éruption douloureuse à la peau ; sueurs froides et gluantes, dysurie, strangurie, ischurie ; physionomie peu altérée d'abord ; bientôt après, le teint devient pâle et plombé ; perte de la vue et de l'ouïe ; quelquefois les yeux sont rouges, saillants hors des orbites ; dilatation ou contraction des pupilles, agitation, cris aigus, impossibilité de garder la même position, délire furieux ou gai ; mouvements convulsifs des muscles de la face, des mâchoires et des extrémités ; rire sardonique, trismus, contorsions horribles, tête souvent renversée sur le dos, roideur extrême des membres, accompagnée d'une contraction générale des muscles du thorax qui détermine l'immobilité de ses parois ; quelquefois stupeur, engourdissement, pesanteur de tête, envies de dormir, légères d'abord, puis insurmontables ; vertiges, paralysie ou grande faiblesse des membres abdominaux ; état comme apoplectique, prostration extrême des forces, altération de la voix, priapisme opiniâtre et très-douloureux.

Le plus souvent, lorsque le malade n'est point secouru, les symptômes de l'empoisonnement augmentent d'intensité depuis le moment de leur apparition jusqu'à la mort ; il existe cependant des cas où les accidents cessent complétement, et ne reparaissent qu'au bout d'un certain temps ; il y a évidemment un intervalle lucide ; on dirait que l'empoisonnement est *intermittent*.

Si l'on ajoute à ce qui vient d'être dit tout ce que j'ai rapporté en parlant des accidents qui résultent de la morsure ou de la piqûre des animaux venimeux, on aura une idée exacte des divers phénomènes que l'on *peut observer* pendant la vie d'un individu soumis à l'influence d'une substance vénéneuse qui aurait été introduite dans le canal digestif, ou qui aurait été appliquée sur la peau ulcérée ou le tissu cellulaire sous-cutané.

Il arrive cependant quelquefois que la mort, dans le cas dont il s'agit, n'est point précédée des symptômes que l'on observe le plus ordinairement : ainsi Chaussier parle d'un homme robuste et de moyen âge qui avala de l'oxyde blanc d'arsenic en gros fragments, et qui mourut sans avoir éprouvé d'autres symptômes que de légères syncopes (voy. t. I, p. 419).

Accidents consécutifs à l'empoisonnement aigu. Certains individus empoisonnés par une substance vénéneuse énergique éprouvent les accidents les plus graves, qui ne sont cependant pas suivis d'une mort prompte : l'état de ces malades s'améliore pendant quelques jours ; mais il ne tarde pas à se déclarer des symptômes fâcheux qui se prolongent pendant un temps plus ou moins long, et qui, pour l'ordinaire, se terminent d'une manière funeste. Je vais rapporter quelques observations à l'appui de ce fait.

OBSERVATION Iʳᵉ. — Marie Ladan, âgée de cinquante-trois ans, but environ une cuillerée d'*eau forte*, croyant boire de l'eau ordinaire ; elle ne tarda pas à en rejeter la plus grande partie ; aussitôt hoquet, rapports abondants, nausées, vomissements répétés. Une demi-heure après, on lui fit une saignée du bras, et on lui administra de l'eau de gomme et du lait. Les premiers accidents se calmèrent par degrés ; mais la constipation excessivement opiniâtre, dont elle était tourmentée dès les premiers jours, resta la même. Au bout de dix jours de traitement et de décroissement assez marqué des symptômes, cette malade mangea, pour la première fois, un peu de vermicelle, et le vomit aussitôt. Depuis son accident, elle salivait beaucoup, avait une haleine d'une fétidité incroyable ; mais elle ne rendait, dans les matières de ses vomissements, aucune portion membraneuse ; seulement elle croyait sentir, dans le fond de la gorge, la présence d'un corps étranger qui la fatiguait sans cesse, gênait la déglutition et la respiration, altérait la parole, etc. Le vingtième jour de son empoisonnement, après avoir fait beaucoup d'efforts, elle rendit, par l'anus, un long paquet membraneux d'une seule pièce, replié et roulé sur lui-même, qui représentait la forme de l'œsophage et de l'estomac avec toutes leurs dimensions, et qui n'était autre chose que la membrane interne de ces organes, qui avait été soulevée et décollée dans tous ses points à la fois ; elle avait 3 ou 6 millimètres d'épaisseur et une couleur brune très-marquée. Les portions correspondantes au grand et petit cul-de-sac de l'estomac étaient amincies et percées de plusieurs trous. Dès ce moment, la sensibilité du canal digestif devint excessive ; les vomissements furent plus répétés, et il était impossible de lui faire garder les aliments : le lait, qui avait servi de nourriture pendant quinze jours, était vomi sous forme de caillots. Quelques jours après, la malade allait mieux et mangeait de la soupe, des œufs et des brioches, et ne les vomissait qu'assez rarement. Son embonpoint était singulièrement diminué ; mais elle conservait beaucoup de fraîcheur, et pouvait marcher un peu ; des tiraillements d'estomac, une constipation des plus opiniâtres, et une espèce de malaise continuel, s'opposaient sans cesse à son rétablissement. Ces accidents augmentèrent ; la salivation excessivement abondante qui la tourmentait depuis son accident devenait de plus en plus considérable ; tout ce qu'elle prenait était vomi ; les facultés intellectuelles étaient dans leur état naturel ; la membrane des lèvres et de l'intérieur de la bouche, saine en apparence, s'enlevait au moindre contact ; la malade s'épuisait en vains efforts pour vomir. Enfin, deux mois après l'accident, elle eut un étourdissement, et mourut.

Ouverture du cadavre. Les orifices cardiaque et pylorique étaient sensiblement rétrécis ; la surface interne de l'œsophage et de l'estomac, très-lisse et polie, tachetée et nuancée en rouge plus ou moins vif, n'avait nullement l'aspect ordinaire ; ce dernier organe était singulièrement diminué de volume. Le canal intestinal ne parut pas beaucoup rétréci, et tous les organes abdominaux présentèrent à peu près leur état ordinaire.

Tartra, à qui j'ai emprunté cette observation, dit que, dans des cas de cette nature, les accidents développés d'abord, par l'acide azotique décroissent insensiblement, mais que les malades conservent une grande disposition au vomissement. Au bout de quelque temps, la membrane interne du canal digestif est frappée de mort, et rejetée en entier ou par portions, sous forme de lambeaux, comme pourris ou boursouflés. Lorsque la mort tarde à arriver, les malades tombent dans le marasme, parce que la digestion ne peut plus s'effectuer ; ils sont tourmentés d'une envie pressante d'aller à la garde-robe, sans pouvoir évacuer, et il se passe quelquefois trois mois sans qu'ils rendent, en une ou deux fois, que de très-petites masses de matières fécales, moulées en forme de pilules de quelques grains ; la maigreur devient excessive, la physionomie rebutante ; ils crachotent à chaque instant, vomissent sans cesse des eschares ou des portions membraneuses putréfiées, d'une odeur infecte, résultat de l'exfoliation de l'œsophage et de l'estomac, dont elles ont quelquefois la forme. Dans quelques circonstances, ces matières sont entraînées par les selles. « La peau devient sèche, écailleuse, presque morte, et inerte comme la vieillesse. Les facultés physiques sont éteintes, les facultés morales sont quelquefois singulièrement dégénérées ; il n'en reste, s'il est permis de parler ainsi, que le simulacre. Les ravages qui, dans l'ordre naturel, devraient être le résultat progressif de beaucoup d'années, sont celui de quelques mois ; tout, dans ces sujets, offre l'image d'une décrépitude accidentelle et prématurée. L'individu existe encore ; mais il n'est séparé que par un intervalle pour ainsi dire imperceptible de la mort, qui anticipe tous les jours, et s'approprie en détail une portion du domaine de la vie » (1).

Après la mort de ces individus, on trouve le canal digestif réduit à une petitesse extrême ; il pourrait être contenu dans le creux de la main.

____

(1) Tartra, dissertation inaugurale, p. 169.

Les intestins ont le calibre du petit doigt ; quelquefois ils égalent à peine la grosseur du tuyau d'une grosse plume à écrire. Leurs parois sont très-épaisses ; leur cavité, nulle ou presque nulle, ne contient qu'un peu de mucosités. Dans quelques circonstances, l'estomac adhère au diaphragme, au foie ou à la rate. Quelquefois ces adhérences sont simples ; mais, le plus souvent, les parois de ce viscère ont été désorganisées et exfoliées ; alors l'organe qui se trouve en contact avec l'estomac, et adhère avec lui dans cette partie entièrement brûlée, lui sert de paroi, ou plutôt c'est sa membrane extérieure qui est collée contre cette lacune ou espèce de trou ; elle s'épaissit un peu, mais reste pourtant assez transparente pour que l'on puisse voir la couleur du tissu du viscère qu'elle recouvre. L'ouverture du pylore est tellement rétrécie, qu'il est quelquefois impossible d'y introduire un stylet. On voit à la face interne de l'estomac, dans le grand cul-de-sac, près du pylore et de l'orifice cardiaque, dans l'œsophage, l'arrière-bouche et le pharynx, des plaques lisses et vermeilles ou des cicatrices produites par la régénération de la membrane muqueuse.

Observation. — Adam Péteur, âgé de quarante-six ans, était occupé, depuis vingt-huit ans, à enduire la porcelaine de blanc de plomb. Il ressentit la première colique métallique en 1795 ; il en fut traité et guéri à la Charité. Cinq mois après, il en eut une autre, et depuis, tous les ans, il en fut atteint. En 1802, il éprouva des douleurs qui augmentèrent graduellement. Il avait remarqué, depuis six semaines, que ses bras étaient plus pesants et plus faibles ; c'est aussi depuis ce temps que les coliques avaient diminué considérablement. Ce phénomène arriva en vingt-quatre heures : le malade dit que, depuis ce temps, *la colique lui était tombée dans les bras*. Il entra à la Charité le 17 ventôse an XI (1803), et il offrait l'état suivant :

Air de vieillesse, lenteur remarquable dans les réponses, céphalalgie légère, frisson passager, point de vomissement. Il éprouvait fort peu de coliques ; le ventre était un peu déprimé, et il n'y avait pas de constipation ; le pouls était plutôt rare que fréquent ; les bras étaient encore un peu mobiles ; les muscles extenseurs des mains paralysés, ainsi que ceux des doigts. Son sommeil était assez bon ; il se promenait quelque temps pendant le jour.

Le 18, il eut une attaque d'épilepsie (il avait déjà eu de ces attaques depuis son entrée à l'hospice) ; il perdait connaissance, avait des convulsions, écumait un peu ; la langue était jaunâtre, un peu sèche, et point amère. (Tisane sudorifique, lavement purgatif des peintres et anodin, thériaque.)

Le 19, point d'attaque, même état. (Eau de casse, avec 16 centigr. de tartre stibié et 60 gr. de sel de Glauber, tisane sudorifique, lavement anodin, julep.)

Le 20, douleur dans les bras et dans les jambes.

Jusqu'au 13 germinal, ce malade s'est soutenu dans une alternative de santé, étant en général assez bien pour son état, mais se trouvant mieux certains jours que d'autres. Le mouvement revenait lentement; les coliques étaient sourdes et légères. Son traitement a consisté, pendant tout ce temps, en tisanes sudorifiques, rendues quelquefois laxatives, lavements anodins, potions antispasmodiques, extrait de genièvre, thériaque, etc. Il fut aussi purgé plusieurs fois. Le 27, il avait eu un accès épileptique.

Le 14 germinal, stupeur, mouvements convulsifs à la face, toux sans expectoration; pouls faible, petit et fréquent; nuit pénible, rêvasseries légères. (Petit-lait avec des tamarins, infusion de chicorée et de bourrache, bols de camphre et de nitre.)

Le 15, prostration des forces, supination, soubresauts continuels des tendons; œil éteint, pulvérulent; peau sale, terreuse, imprégnée d'une chaleur sèche et âcre. (Même prescription.)

Le 16, prostration extrême, convulsions des muscles de la face, soubresauts continuels des tendons, tremblottement universel, presque pas de connaissance. (Eau de casse; du reste, même prescription.)

Le 17, même état, mais débilité encore plus grande. Il mourut à trois heures du soir.

Ouverture du cadavre. Maigreur notable, peau terreuse, yeux pulvérulents. Les méninges étaient dans l'état naturel; le cerveau était fort sain; les ventricules contenaient à peine une petite quantité de sérosité; le cœur, quoique vide de caillots, était dans l'état ordinaire; les poumons, libres de toute adhérence, étaient un peu inégaux en volume: le gauche était plus petit et plus sain; le droit, plus volumineux, un peu ferme, et gorgé d'un sang rouge brun: son poids spécifique était plus grand que celui de l'eau, puisqu'il se précipitait au fond. Le foie, la rate, le pancréas, étaient sains; l'épiploon adhérait au péritoine, près du foie; l'estomac et les intestins, dans l'état naturel, n'offraient aucune tache rouge, et contenaient des matières alvines liquides et très-peu abondantes; le colon était assez étroit, mais peu difficile à dilater; les muscles, d'un rouge assez foncé, légèrement poisseux; les os fragiles. (Mérat, dissertation inaugurale, p. 157.)

Dans quelques circonstances, l'examen des symptômes et des altérations de tissu peut aider à déterminer à quelle classe appartient le poison dont on cherche à connaître la nature. Il est évident que, si les quatre classes de poisons que j'ai adoptées étaient bien faites, c'est-à-dire si elles offraient des caractères propres à les faire distinguer constamment les unes des autres, et si chacune d'elles renfermait des substances dont l'action sur l'économie animale fût à peu près la même, il est évident, dis-je, qu'alors on pourrait, à l'aide des symptômes, rapporter un poison à la classe à laquelle il appartient; mais ces conditions manquent dans plusieurs cas, ce qui prouve que la classification est loin d'être parfaite. En attendant que cette partie de la science ait fait les progrès que l'on est en droit d'attendre des savants qui la cultivent, je vais exposer quelques considérations qui me paraissent assez importantes.

Phénomènes qui peuvent faire soupçonner que le poison ingéré appartient à la classe des irritants. En général, ces poisons ont une saveur âcre, chaude, brûlante; ils déterminent une constriction dans la gorge, et une sécheresse extraordinaire dans la bouche et dans l'œsophage; ils occasionnent des vomissements violents de matières différentes mêlées quelquefois de sang, des douleurs abdominales, principalement dans la région épigastrique, et des déjections alvines. Ces symptômes ne tardent pas à être suivis de ceux qui caractérisent l'inflammation des membranes de l'estomac et des intestins. Pour l'ordinaire, ces poisons ne déterminent ni des vertiges, ni la paralysie des membres abdominaux, à moins qu'ils n'aient été employés à forte dose ou que l'individu ne soit très-susceptible; et, lorsque ces symptômes se déclarent, ce n'est jamais au commencement de la maladie. En général, le malade conserve l'usage de ses facultés intellectuelles pendant les premières périodes; mais, peu de temps avant la mort, il tombe dans un état de grande insensibilité et d'immobilité, et il est agité de mouvements convulsifs.

La quantité du poison avalé influe singulièrement sur la nature et sur l'intensité des symptômes : ainsi, par exemple, trois animaux qui auront pris des doses différentes de sublimé corrosif offriront, avant de périr, des symptômes qui seront loin d'être les mêmes; en sorte que je serais très-embarrassé pour donner quelque chose de précis à cet égard.

Phénomènes qui peuvent faire soupçonner que le poison ingéré appartient à la classe des narcotiques. Les poisons de cette classe n'ont point une saveur caustique; leur action sur la bouche et sur l'œsophage est différente de celle dont je viens de parler; ils ne déterminent pas de douleurs peu de temps après leur ingestion; ils occasionnent rarement des vomissements, et lorsque ceux-ci se manifestent, ils sont moins opiniâtres que ceux qui sont produits par les poisons irritants; les déjections alvines sont aussi plus rares : mais ils donnent souvent lieu, peu de temps après leur ingestion, à des *vertiges* et à la *paralysie des membres abdominaux;* il y a beaucoup de propension au sommeil, à la stupeur, au coma; les facultés intellectuelles sont perverties, les pupilles sont contractées, dilatées ou dans l'état naturel. En général, les membres sont agités de légers mouvements convulsifs; quelquefois cependant ces mouvements sont forts, principalement vers la fin de la maladie : alors il y a douleur aiguë.

Phénomènes qui peuvent faire soupçonner que le poison ingéré appartient à la classe des narcotico-âcres. Dans cette classe, il y a quelques substances qui déterminent à peu près les mêmes symptômes que les poisons narcotiques, excepté qu'ils ont été précédés d'une légère excitation; mais il y en a un très-grand nombre, comme le camphre, la coque du Levant, la noix vomique, les diverses espèces de strychnos, la fausse angusture, etc., qui sont doués d'une saveur amère insupportable, qui n'occasionnent presque jamais le vomissement, et qui, peu de temps après leur ingestion, donnent lieu à des mouvements convulsifs horribles : les membres deviennent excessivement roides; ils sont agités en tous sens; l'individu tombe, sa respiration est suspendue par l'immobilité du thorax; les yeux sont saillants, hors des orbites; la langue, les gencives et la bouche, offrent tous les signes de l'asphyxie. Ces phénomènes durent deux, trois, cinq minutes, et alors l'individu paraît être comme dans l'état naturel; il peut marcher pendant quelque temps, jusqu'à ce qu'il soit sous l'influence d'un nouvel accès. On n'observe jamais cette *intermittence* dans l'empoisonnement par les poisons narcotiques; en effet, les substances de cette classe ne déterminent point d'accès, et les symptômes persistent jusqu'à la mort.

§ II.

Altérations de tissu produites par les substances vénéneuses, et que l'on constate après la mort.

À l'ouverture des cadavres d'individus dont la mort doit être attribuée à l'action d'un poison, on découvre *quelques-unes* des altérations suivantes : la bouche, le pharynx, l'œsophage, l'estomac et le canal intestinal, sont le siége d'une inflammation plus ou moins intense; tantôt la membrane muqueuse seule offre dans toute son étendue ou dans quelques-unes de ses parties une couleur rouge de feu : tantôt cette couleur est d'un rouge-cerise ou d'un rouge noir : dans ce cas, presque toujours les autres tuniques qui composent le canal digestif participent à l'inflammation, et l'on découvre une quantité plus ou moins considérable d'ecchymoses circulaires ou longitudinales, formées par du sang noir extravasé entre les membranes ou dans le chorion de la tunique muqueuse; quelquefois on remarque de véritables eschares, des ulcères qui peuvent intéresser toutes les membranes : alors il y a perforation, et les bords de la partie perforée peuvent offrir une couleur jaune, verte ou rouge; dans certaines circonstances, les tissus sont épaissis; dans d'autres, ils sont ramollis et comme réduits en bouillie, dont la couleur diffère; en sorte que la membrane muqueuse se détache facilement de la tunique musculeuse. Quelquefois, au lieu de la rougeur générale dont j'ai parlé, le canal digestif présente des altérations d'un autre genre : la bouche, l'œsophage, la couronne des dents, la membrane interne de l'estomac, du duodénum et du jéjunum, offrent une teinte blanchâtre, grisâtre, et le plus souvent jaunâtre; il est des cas où l'on remarque çà et là sur le canal digestif les nuances dont je parle ; tandis que les autres parties de ce canal sont d'une couleur rouge plus ou moins vive, ou ne s'éloignent point de l'état naturel. Dans certaines circonstances, la bouche, le pharynx, l'œsophage, l'estomac et les intestins, ne présentent aucune altération. On observe quelquefois une constriction marquée des intestins.

Les poumons peuvent offrir une couleur violette ou d'un rouge foncé : alors leur tissu est serré, dense, gorgé de sang et moins crépitant, ce que l'on doit attribuer tantôt à l'action qu'exerce la substance vénéneuse sur ces organes, tantôt à des efforts répétés et infructueux de vomissement. Les diverses cavités du cœur sont plus ou moins distendues par du sang rouge ou noir, fluide ou coagulé, suivant l'époque où l'on fait l'ouverture du corps ; la membrane qui revêt la face interne des ventricules du cœur et des oreillettes, les pelotons graisseux qui se trouvent dans ces cavités, sont quelquefois enflammés, scarifiés ou ulcérés. La membrane interne de la vessie présente, dans certains cas, des traces manifestes d'inflammation.

On trouve quelquefois les vaisseaux veineux qui rampent à la surface du cerveau et des méninges gorgés de sang noir ; dans certaines circonstances, le cerveau, le foie, les muscles, et plusieurs autres organes, offrent une teinte verdâtre. Enfin il est des cas où la peau se recouvre de taches noires, comme gangréneuses.

Après avoir indiqué les altérations de tissu que produisent le plus ordinairement les poisons des diverses classes, je ferai remarquer : 1° qu'il n'arrive jamais que l'on observe sur le même individu l'ensemble des lésions dont je viens de parler ; 2° que tel poison qui aurait déterminé une vive inflammation d'un ou de plusieurs organes, s'il avait agi pendant quelques heures, se bornera quelquefois à exciter une légère rougeur, et même pourra ne point altérer les tissus, parce que la mort de l'individu aura suivi de près son ingestion ; 3° que dans certaines circonstances, et par des causes qui nous sont inconnues, des substances vénéneuses, qui auraient dû occasionner une inflammation plus ou moins intense des tissus du canal digestif, ne l'ont point déterminée : c'est ainsi que dans le fait rapporté par Chaussier, et dont j'ai fait mention à la page 420 du t. I, il fut impossible de découvrir la plus légère apparence d'érosion ou de phlogose dans le canal digestif. Ettmuller rapporte qu'une jeune fille mourut plusieurs heures après avoir pris de l'arsenic, et qu'il fut impossible de découvrir la moindre trace d'inflammation dans l'estomac et dans les intestins ; la peau seule avait une teinte livide et bleuâtre : cependant l'arsenic fut trouvé dans le canal digestif (voy. p. 420 du t. I).

Lésions de tissu produites par les poisons irritants. — En général, ces substances vénéneuses développent une inflammation qui s'étend depuis la bouche jusqu'au duodénum, mais qui est plus marquée dans l'estomac : assez souvent l'intestin rectum se trouve aussi enflammé, tandis que les autres portions du canal intestinal sont dans l'état naturel. Dans d'autres circonstances, l'inflammation se développe dans toute l'étendue du tube digestif; cette inflammation varie par rapport à son intensité : tantôt les tissus sont d'un rouge clair, sans aucune trace d'ulcération, tantôt d'un rouge-cerise ou d'un rouge foncé, avec des plaques longitudinales ou transversales d'une couleur noirâtre, formées par du sang extravasé; tantôt il y a des ulcérations, des eschares. Mais il est arrivé dans quelques circonstances que les poisons de cette classe ont occasionné la mort après avoir été avalés, sans déterminer la moindre lésion : tel est le cas de cette jeune fille dont parle Ettmuller, qui périt après avoir pris de l'arsenic. J'ai souvent observé le même phénomène en donnant à des animaux de très-fortes doses de sublimé corrosif ou d'arsenic, qui ont détruit la vie en très-peu de temps (1). Marc rapporte que, dans un cas d'empoisonnement par l'arsenic, au lieu de constater l'état d'érosion des membranes de l'estomac, on les trouva épaissies. Quoi qu'il en soit, il faudra toujours, dans l'examen des lésions des tissus du canal digestif, suivre le précepte donné par Baillou, qui consiste à examiner scrupuleusement ces tissus en les plaçant entre l'œil et la lumière; en effet, par ce moyen, on a découvert quelquefois de petits trous qui avaient échappé à la simple inspection de l'organe.

Lésions de tissu produites par les poisons narcotiques. — Je n'ai jamais observé la moindre trace d'inflammation dans le canal digestif des animaux empoisonnés par les substances vénéneuses que j'ai rangées dans la classe des narcotiques : quelques auteurs disent en avoir remarqué; toujours est-il que ce cas est excessivement rare, et, dans quelques circonstances, l'inflammation peut tenir aux liquides irritants que l'on a administrés pour faire vomir ou pour s'opposer aux effets du narcotique. Mais, si le canal digestif n'est pour l'ordinaire le siége d'aucune inflammation, les poumons offrent presque constamment des taches livides et même noires; leur tissu est plus dense et moins crépitant. Je suis loin pourtant de donner ce caractère comme suffisant pour distinguer les poisons narcotiques; car il se retrouve souvent dans l'empoisonnement par les narcotico-âcres, et même dans l'empoisonnement par les substances irritantes.

---

(1) J'omets à dessein de parler des lésions des autres organes, parce que je suis persuadé qu'elles sont souvent les mêmes que celles qui sont développées par les poisons des autres classes; peut-être pourrait-on en excepter les poumons, qui paraissent être plus particulièrement affectés par les poisons narcotiques.

Ferai-je mention, comme certains médecins, de l'altération de la face, de l'état des yeux, qui sont entr'ouverts, de la distension extraordinaire de l'estomac et des intestins, etc., caractères qui ont été indiqués comme pouvant servir à distinguer l'empoisonnement par les narcotiques? Ces signes sont communs à un très-grand nombre de poisons des autres classes, et par conséquent sont plutôt propres à induire en erreur qu'à éclairer. Je suis également loin d'admettre que les cadavres des individus qui sont morts par les effets d'un narcotique se pourrissent constamment en très-peu de temps, que leurs membres soient flexibles et le sang fluide. Combien de fois n'ai-je pas remarqué, en ouvrant de ces cadavres vingt-quatre, trente-six heures après la mort, que la putréfaction n'était pas plus avancée qu'à l'ordinaire, que les membres étaient aussi roides que chez ceux qui avaient été empoisonnés par des substances d'une autre classe, enfin *que le sang était coagulé!* Comment pourront se former, dans ce cas, les plaques rouges livides, violettes, qui viennent à la surface de la peau, que l'on a aussi données à tort comme caractère de cet empoisonnement, et dont on attribuait la formation à la prompte putréfaction et à la grande fluidité du sang qui s'extravasait et suintait par les pores?

Lésions de tissu produites par les poisons narcotico-âcres. — Les poisons de cette classe peuvent être divisés en deux sections par rapport à l'état dans lequel se trouve le canal digestif après la mort : les uns déterminent une inflammation accompagnée quelquefois d'ulcération : tels sont la *belladone*, le *stramonium*, les diverses espèces de *ciguë*, l'*alcool*, etc.; les autres ne l'enflamment pas le plus ordinairement; de ce nombre, sont la noix vomique, les diverses espèces d'upas, la fève de Saint-Ignace, etc. Cette considération peut être d'une grande utilité pour distinguer les poisons de cette classe des narcotiques, surtout lorsqu'on y joint les indices tirés des symptômes; en effet, supposons qu'après l'ingestion d'une substance vénéneuse, il se manifeste des signes d'excitation suivie de vertiges, de la paralysie des membres abdominaux, etc., et qu'après la mort, on trouve le canal digestif enflammé, il est à présumer que le poison ingéré appartient aux narcotico-âcres si les animaux ont été fortement excités, agités de mouvements convulsifs violents avec les symptômes de l'asphyxie, qu'il y ait eu des intervalles lucides après lesquels il s'est déclaré un nouvel accès (1), enfin que l'on ne découvre aucune inflammation dans le canal digestif. Guidé par ces observations, j'ai souvent déterminé chez les animaux à laquelle de ces deux classes le poison appartenait; cependant il y a des faits qui

----

(1) Il peut cependant arriver que les animaux succombent à la fin du premier accès, lorsque la dose du poison avalé est très-considérable.

prouvent que, dans cette classe comme dans celle des irritants, les signes tirés des lésions cadavériques sont sujets à induire en erreur : ainsi, par exemple, on sait que les feuilles de laurier-rose enflamment les tissus de l'estomac lorsqu'elles y séjournent quelques heures. Morgagni rapporte pourtant une observation dans laquelle le suc de ces feuilles détermina la mort, et le canal digestif ne se trouva point enflammé. « Une pauvre femme, âgée de soixante ans, ennuyée de la vie, et qui avait déjà voulu se noyer, avala une assez grande quantité de suc de feuilles de laurier-rose dans du vin. Trois heures après, elle eut des vomissements violents, des syncopes, et perdit la parole ; les lèvres étaient noires, le pouls petit, faible, tendu ; enfin elle mourut à la neuvième heure. Le cadavre était violet par derrière depuis la tête jusqu'aux pieds, la partie antérieure était dans l'état naturel ; il n'y avait point de météorisme ; le ventre et la poitrine conservaient un peu de chaleur, quoiqu'il se fût déjà écoulé dix-sept heures depuis la mort ; les vaisseaux sanguins de l'estomac, des intestins et de l'épiploon étaient très-distendus ; l'estomac contenait une certaine quantité d'un liquide verdâtre ; ses membranes paraissaient saines ; la face postérieure du poumon droit était rouge et adhérente ; le poumon gauche était flétri ; tous les autres viscères étaient dans l'état naturel » (1).

Il résulte de tout ce qui vient d'être dit relativement aux symptômes et aux lésions du tissu :

1° Que les poisons irritants et une partie des narcotico-âcres déterminent presque toujours l'inflammation dans une ou plusieurs parties du canal digestif lorsqu'ils ont été avalés à assez forte dose ; qu'il n'en est pas de même des narcotiques et d'une partie des narcotico-âcres ;

2° Qu'il est cependant parfaitement prouvé que, dans certaines circonstances, quelques-uns des poisons irritants ont donné la mort, sans laisser la moindre trace d'altération dans le canal digestif ;

3° Que le médecin appelé pour un cas d'empoisonnement ne peut pas nier son existence, par cela seul que ce canal n'offre aucune altération, l'empoisonnement ayant pu être produit par les narcotiques, certains narcotico-âcres, etc.

4° Que, dans le cas où, après la mort prompte d'un individu atteint *tout à coup* de symptômes graves, le canal digestif se trouverait enflammé, corrodé, ulcéré, etc., on pourrait fortement *soupçonner* un empoisonnement, parce qu'il est excessivement rare d'observer l'ensemble des symptômes et des lésions de tissu dont je parle dans les maladies spontanées ;

---

(1) Morgagni, *de Sedibus et causis morborum*, epist. XIX, n° 12.

5° Qu'en général, les lésions des poumons, du cérveau, du cœur et des autres organes, peuvent être produites par un trop grand nombre de causes, pour que l'on puisse les faire servir comme preuves de l'empoisonnement ;

6° Que le médecin ne peut affirmer qu'il y a eu empoisonnement qu'autant qu'il a prouvé l'existence de la substance vénéneuse d'une manière irrévocable, par l'analyse chimique ou par les propriétés physiques ;

7° Que, dans le cas où il aurait été dans l'impossibilité de découvrir cette substance, par un des motifs qui seront indiqués aux pages 934 et suiv., si les symptômes et les lésions de tissu étaient analogues à ceux que l'on remarque dans le cas d'intoxication, il devrait se borner à dire au magistrat qu'il y a des probabilités en faveur de l'empoisonnement, mais qu'il ne peut pas *affirmer* qu'il ait eu lieu (1).

Je viens d'examiner tout ce qui a rapport aux lésions des cadavres d'individus empoisonnés ; j'ai supposé que leur ouverture a été faite quelques heures après la mort ; mais il peut arriver que l'on soit obligé d'y procéder, plusieurs jours et même plusieurs mois après leur inhumation. Dans ce cas, les cadavres peuvent être putréfiés et offrir des taches violettes, noires, ou quelques autres altérations que l'on n'aurait pas découvertes si l'ouverture avait été faite peu de temps après la mort. Dans des circonstances de ce genre, l'expert ne saurait être assez cir-

---

(1) Il importe beaucoup, dans l'examen des lésions du canal digestif, de ne point confondre la couleur rouge ou violette qui appartient à l'inflammation avec celle qui dépend quelquefois d'une boisson particulière ou de toute autre cause. Voici une observation propre à jeter du jour sur ce sujet.

« Un particulier de Châlons-sur-Marne, qui entrait en convalescence, après une maladie qu'il venait d'éprouver, prit un léger purgatif à la suite duquel il mourut subitement. On le crut empoisonné par l'effet d'un *quiproquo* de l'apothicaire, et, pour s'en assurer, on fit l'ouverture du cadavre. On trouva, en effet, l'œsophage et l'estomac rouges et comme livides en certains endroits, c'est-à-dire dans un état apparent de gangrène. On s'en tint d'abord là, et l'individu fut regardé comme évidemment empoisonné. Cependant M. Varnier, médecin de Châlons, qui n'était pas le médecin qui avait soigné le malade durant sa maladie, connaissant l'exactitude et la prudence du pharmacien qui avait préparé la purgation, fit des réflexions ultérieures, et parvint à prouver que la mort n'était que l'effet de la maladie, et que la convalescence n'était qu'un répit insidieux. Mais il fallait rendre raison de l'état de l'œsophage et de l'estomac ; et ayant appris que le défunt usait habituellement d'une forte infusion de coquelicot, il lui vint dans l'idée que la couleur extraordinaire de ces organes pourrait bien dépendre de cette infusion : pour s'en assurer, il fit avaler à un chien, pendant quelque temps, une pareille infusion ; ensuite, l'ayant ouvert, il trouva que les mêmes parties de cet animal avaient pris la même couleur qu'on avait observée dans le cadavre dont il s'agit, et cette couleur rouge violette était si solide qu'elle résista à beaucoup de lotions répétées. » (Fodéré, *Médecine légale*.)

conspect, et il ne devrait prononcer qu'après avoir eu égard à l'état sain ou corrompu du cadavre, à la saison, aux variations de température, etc. (Voy. mon *Traité de médecine légale*, art. *Mort*.)

§ III.

Des indices que le médecin peut tirer des symptômes auxquels le malade est en proie, et des altérations de tissu trouvées après la mort

J'ai souvent combattu, dans le courant de cet ouvrage, l'opinion des médecins qui pensent que l'on peut reconnaître, par le seul examen des symptômes ou des lésions de tissu, non-seulement qu'il y a eu empoisonnement, mais encore la nature du poison qui a été ingéré : les faits qui m'ont servi à réfuter cette assertion sont tellement nombreux et tellement frappants, qu'il me semble inutile de m'appesantir davantage sur ce sujet. Cependant je suis loin de prétendre qu'il soit inutile de faire un examen attentif de ces symptômes et de ces lésions : au contraire, je suis parfaitement convaincu que, dans la plupart des cas, il est indispensable d'en tenir compte pour *affirmer* qu'il y a eu intoxication, et que, dans quelques circonstances, ils peuvent aider à déterminer à quelle classe appartient le poison dont on cherche à connaître la nature.

Dans aucun cas, l'existence d'un poison dans une matière suspecte ne suffit seule pour conclure à un empoisonnement, et il faut nécessairement joindre à cet élément important de l'expertise médico-légale les preuves tirées des symptômes éprouvés par les malades, et souvent aussi des altérations de tissu trouvées après la mort. Ce serait une erreur grave de croire qu'il suffise d'avoir retiré une *quantité quelconque* d'une substance vénéneuse d'une matière vomie ou rendue par les selles, et même d'un cadavre, pour affirmer qu'il y a eu un empoisonnement ; l'expert-chimiste, ordinairement chargé de ces sortes d'analyses, doit se borner à indiquer qu'il a obtenu par tel ou tel autre procédé de l'arsenic, du cuivre, de l'antimoine, etc. L'élément qu'il fournit à l'instruction est sans doute précieux, mais il est insuffisant ; en effet, la malveillance aurait pu introduire une substance vénéneuse dans le canal digestif après la mort, ou la mélanger avec la matière des vomissements ou des selles. D'un autre côté, le malade pouvait avoir fait usage, peu de temps avant la mort, d'un *médicament* arsenical, antimonial, cuivreux, etc., à des doses faibles ou fortes, et l'on retrouverait probablement une partie de ce médicament soit dans le canal digestif, soit dans les viscères. Il se peut encore qu'il existe *naturellement* dans le corps de l'homme une minime proportion de la substance vénéneuse donnée par l'expertise, en sorte que, si l'on ne cherchait pas à reconnaître si le poison obtenu provient de celui qui se trouve à l'état normal ou d'une portion qui aurait été ingérée, on s'exposerait à commettre des erreurs graves, en attribuant les symptômes dont on a été témoin à un toxique ingéré ou appliqué à la surface du corps, tandis que ces accidents pourraient être dus à une autre cause. A la vérité, rien n'est aisé comme d'établir si le plomb et le cuivre, qui sont les *deux métaux* les plus dangereux dont l'existence dans le corps de l'homme soit mise hors de doute, proviennent d'une préparation cuivreuse ou plombique ingérée, ou de la portion dite *normale* de ces métaux.

Il faut donc, pour conclure à une intoxication, d'autres éléments de conviction que ceux qui nous sont fournis par la chimie; la pathologie revendique à juste titre une grande part dans la solution de ce problème, et ceux-là se trompent qui imaginent ne pouvoir considérer que comme un léger accessoire l'ensemble des symptômes éprouvés par les malades. Je sais qu'il y a des cas où des individus non empoisonnés, mais atteints de choléra sporadique, d'iléus, de gastrite aiguë, etc., et même d'indigestion, présentent une série de symptômes analogues à ceux que déterminent les poisons les plus communément employés, et que le médecin doit être circonspect dans l'appréciation de la cause qui a développé les accidents; j'ai suffisamment indiqué, dans mes précédentes éditions, tout ce qu'il y aurait de dangereux à confondre ces maladies spontanées avec un empoisonnement aigu, pour que l'on m'accuse de ne tenir aucun compte de cette difficulté. Mais il ne faut pas pousser les choses jusqu'à l'extrême, en n'accordant presque aucune valeur aux symptômes, et serait-on raisonnablement admis à annuler les avantages que l'on peut retirer de leur examen, comme on l'a si souvent tenté dans ces derniers temps? C'est à tort que des défenseurs imprudents, médecins ou non, saisissent *indistinctement* toutes les occasions qui leur sont offertes de prêter appui aux accusés, et prétendent que l'argument tiré des symptômes éprouvés par les victimes d'un empoisonnement n'a point de valeur réelle. Les experts qui ont été à même d'observer, ceux qui ont attentivement examiné des malades, aux diverses époques de l'intoxication, pensent tout le contraire, et ne se laissent pas fasciner par des généralités banales, invoquées à tout propos dans chaque espèce. Ils savent, malgré tout ce que l'on pourra dire sur les maladies spontanées, qu'il y aura *présomption grave d'empoisonnement* toutes les fois qu'un individu bien portant ou légèrement indisposé éprouvera tout à coup, après avoir mangé ou bu un aliment quelconque, un malaise, des douleurs abdominales vives, des vomissements fréquents, des évacuations alvines abondantes, et bientôt après des syncopes, des spasmes, des mouvements convulsifs ou des convulsions intenses, etc., surtout lorsque ces symptômes persisteront avec ténacité pendant plusieurs heures ou plusieurs jours. Ils savent qu'un *ensemble* de pareils symptômes ne se manifeste presque jamais, pour ne pas dire jamais, hors le cas d'empoisonnement, et qu'il est par conséquent matériellement faux qu'on l'observe *communément* dans plusieurs maladies spontanées, ainsi qu'ont voulu le faire croire, dans ces derniers temps, des hommes étrangers à notre profession, et notamment M. Raspail. Aussi pensons-nous devoir appeler l'attention des gens de l'art sur ce point, et les engager, toutes les fois qu'ils seront témoins de faits semblables, à faire garder au besoin les matières des vomissements et des selles aussi bien que l'urine rendues par les malades; la négligence sous ce rapport, il faut le dire, est poussée au dernier degré; il est rare que les médecins accomplissent ce devoir, tant ils sont éloignés de soupçonner souvent qu'ils sont requis pour combattre les effets funestes d'un poison. Combien de fois déjà n'a-t-on pas eu à déplorer l'omission d'une semblable précaution, et n'est-il pas incontestable que dans beaucoup de cas les matières vomies, les selles et l'urine eussent fourni des preuves non équivoques d'intoxication, alors qu'il a été impossible de la constater après la mort en analysant les restes trouvés dans le canal digestif ou dans les autres organes? Il est d'ailleurs fort utile, pour imprimer au traitement de la maladie une direction convenable, de connaître promptement si elle est réellement due à l'ingestion d'un toxique, et quel est ce toxique.

Je sais que dans des circonstances, à la vérité fort rares, des individus empoisonnés, même par des poisons irritants, ont succombé sans avoir éprouvé les symptômes qui accompagnent ordinairement l'intoxication, et que cette absence d'accidents a encore été mise en avant par des esprits superficiels pour diminuer la valeur que l'on doit attacher aux caractères tirés des symptômes. C'est de leur part un tort grave, car les cas dont il s'agit sont tout à fait exceptionnels; à peine pourrions-nous en citer quatre ou cinq de bien avérés, au milieu de la foule innombrable d'espèces où l'on a vu le contraire. Que ces exemples, loin de nous faire négliger les preuves que nous devons puiser dans l'étude des symptômes, nous engagent donc à prêter une attention plus sérieuse à l'examen des accidents qui accompagnent ordinairement l'intoxication.

Je ne terminerai pas ce sujet sans blâmer sévèrement tous ceux qui, étant appelés à apprécier devant les tribunaux la valeur des symptômes éprouvés par les victimes d'un empoisonnement, s'appuient, pour nier cet empoisonnement, sur ce que les malades n'ont pas offert *tous les symptômes* décrits par les auteurs comme appartenant à l'intoxication qui fait l'objet du litige. Croirait-on que, dans une espèce de ce genre, où l'un des accusés avouait le crime, un de nos confrères argumentait contre moi de ce que le malade n'avait présenté que *quelques-uns* des symptômes de l'empoisonnement par l'arsenic insérés dans mes ouvrages? L'objection n'avait rien de sérieux, et ne devait trouver aucune faveur devant la cour. Les auteurs, qui décrivent d'une manière *générale tous* les symptômes que l'on a observés jusqu'à ce jour chez les divers malades empoisonnés par une même substance, ne prétendent pas que l'on doive *nécessairement* constater *l'ensemble* de ces symptômes dans chaque espèce; en donnant un résumé de leurs observations, ils veulent faire connaître la totalité des accidents qui ont déjà été remarqués, mais évidemment ils n'ont jamais voulu dire que tous ces accidents dussent se retrouver indistinctement chez tous les individus; on conçoit, au contraire, qu'il y ait à cet égard des variétés infinies, suivant la dose du poison, l'âge, la constitution et l'état de santé de la personne empoisonnée, la durée de la maladie, les moyens employés pour la combattre, etc.

Les réflexions qui précèdent s'appliquent en grande partie au caractère tiré des *altérations de tissu constatées après la mort*. Ici, comme pour les symptômes, on a voulu ne pas tenir grand compte des lésions anatomiques, parce qu'on en observe d'analogues dans plusieurs maladies spontanées, ou bien parce qu'elles manquent souvent dans beaucoup de cas d'empoisonnement. Je ne saurais attaquer avec assez de force ces prétentions exagérées et absurdes. Il est des altérations de tissu tellement graves, surtout en ce qui concerne le canal digestif, qu'on ne les voit presque jamais, pour ne pas dire jamais, hors le cas d'empoisonnement. Telles sont les perforations avec une *vive inflammation* des parties qui entourent les portions perforées, bien distinctes par conséquent des perforations dites *spontanées,* les eschares dans l'estomac et les intestins, qu'elles soient petites et nombreuses, ou larges et en petit nombre, les inflammations étendues et intenses, avec ou sans ecchymose, ulcérées ou non. Ce serait abdiquer la puissance de l'art que de prétendre ne pouvoir pas faire servir avec succès cet élément pathologique à la solution qui m'occupe.

Peu m'importe, après cela, qu'il existe des cas d'empoisonnement incontestable où, par suite de l'absence de lésions anatomiques appréciables à nos sens, le médecin se trouve dans l'impossibilité de puiser une partie de sa conviction dans l'anatomie pathologique : cela prouve uniquement que celle-ci ne vient pas toujours à notre aide, tout en établissant d'une manière irrévocable qu'il est impossible de dire que l'intoxication n'a pas eu lieu parce qu'on aura constaté que les organes étaient à peu près à l'état normal.

§ IV.

Des maladies qui peuvent être confondues avec l'empoisonnement aigu.

En faisant l'histoire des différents poisons, j'ai fait remarquer qu'ils jouissent tous d'un caractère commun, celui de déterminer un appareil de symptômes plus ou moins graves, peu de temps après leur ingestion dans l'estomac ou leur application sur des surfaces dénudées. Tantôt les accidents suivent de très-près l'introduction du breuvage délétère, tantôt quelques heures s'écoulent avant que ses effets puissent être bien constatés. Or, comme il y a un très-grand nombre de maladies sponta-nées dont l'invasion et les symptômes simulent l'empoisonnement, et se développent assez souvent quelques heures après le repas, il suit de là que l'ignorance, l'intérêt ou le crime, peuvent, dans quelques circon-stances, confondre ou chercher à faire confondre l'une ou l'autre de ces affections spontanées avec le véritable empoisonnement. Combien de fois n'avons-nous pas été témoins, encore de nos jours, de procès de ce genre tout à fait scandaleux, où l'on voit des hommes parés du titre de docteur, dresser avec la plus grande ineptie des rapports insensés ! Il suffit à ces hommes, pour prononcer sur l'existence d'un empoisonne-ment, et même sur la nature particulière du poison, d'apprendre, par le premier venu, qu'un individu est mort subitement, qu'il a éprouvé des vomissements ou des déjections sanguinolentes, des coliques, etc., et qu'à l'ouverture du cadavre, on a trouvé des lésions dans les différents organes. Ignorant complétement les faits nombreux relatifs aux altéra-tions profondes de plusieurs tissus que l'on découvre fréquemment après la mort subite d'individus qui succombent à des maladies spontanées, ils affirment sans respect pour les noms des Morgagni, Hunter, Boer-haave, Van Swieten, Bonet, Lieutaud, etc. Combien la conduite des médecins sages et instruits est différente ! Éclairés par une nombreuse série d'observations et par la lecture des grands maîtres de l'art, ils examinent attentivement les phénomènes de la maladie qui est l'objet de leurs recherches ; ils en comparent la marche et la nature à toutes celles qui se développent spontanément dans telle ou telle autre saison ; ils ont égard à l'âge des individus, à leur constitution, au climat qu'ils habi-tent, aux affections auxquelles ils sont sujets, aux passions qui les agi-tent souvent. Ils joignent à ces perquisitions scrupuleuses l'inspection régulière de tous les organes ; ils décrivent avec précision les altérations de leur forme, de leur couleur, de leur texture ; ils recueillent les ma-tières qui sont contenues dans le canal digestif, étudient avec soin leurs propriétés physiques, déterminent leur nature en faisant de nombreuses opérations chimiques, et parviennent ainsi, appuyés par l'anatomie pathologique, la physiologie et la chimie, à des conclusions rigoureuses, propres à mettre la vérité dans tout son jour, et seules capables de servir de base au jugement que les magistrats doivent prononcer.

Ces considérations suffisent pour faire sentir l'intérêt qu'offre l'article dont je vais m'occuper : aussi chercherai-je à l'approfondir autant qu'il sera en mon pouvoir.

Les maladies spontanées, que l'on pourrait confondre avec l'empoisonnement aigu, reconnaissent pour cause une lésion du canal digestif, des poumons, du cœur, du cerveau, de la moelle épinière, et des autres parties du système nerveux ; plusieurs de ces affections présentent, toutefois, dans leur invasion, dans leur marche, etc., des caractères propres à les faire reconnaître aisément : aussi ne parlerai-je que de celles qu'il est plus difficile de distinguer de l'empoisonnement : telles sont *l'irritation des voies gastriques, qui donne lieu à des perforations dites spontanées, le choléra-morbus sporadique et asiatique, la gastrite aiguë, l'iléus nerveux, l'iléus symptomatique d'un étranglement interne,* la *hernie étranglée, la péritonite, l'hématémèse,* etc.

Le médecin doit faire tous ses efforts pour distinguer ces affections de l'empoisonnement aigu ; il doit chercher des caractères distinctifs dans les symptômes qu'il observe, dans leur invasion, dans les signes commémoratifs et dans les lésions de tissu qu'il découvre après la mort des individus. Si je croyais devoir appuyer cette proposition de quelque autorité célèbre, je citerais mon collègue Chaussier, qui a décrit avec le plus grand soin les perforations de l'estomac, dites *spontanées,* et indiqué des caractères pouvant servir, dans certains cas, à les distinguer de celles qui sont le résultat de l'ingestion d'un poison irritant. Or ce qui a été entrepris par Chaussier relativement à cette altération des tissus peut être quelquefois tenté avec succès pour le choléra-morbus, la hernie étranglée, etc. Que penser maintenant de certaines assertions consignées dans la dissertation inaugurale de Harmand de Montgarny, et que je vais transcrire ?

« 1° Ce qu'ils (les auteurs) nomment *empoisonnement aigu* n'est autre chose qu'une phlegmasie ordinairement très-violente d'une portion ou de la totalité du canal alimentaire *produite par une substance vénéneuse ;* 2° les maladies, que ces auteurs cherchent à faire distinguer de l'empoisonnement aigu, ne sont elles-mêmes que des irritations plus ou moins intenses du canal alimentaire, *mais non produites par une substance toxique.* Ainsi donc la difficulté n'est point de distinguer des affections différentes, mais bien de déterminer, parmi les causes nombreuses pouvant produire une seule et même affection, quelle est celle qui a agi. Or, je le demande, existe-t-il, je ne dirai pas une phlegmasie, mais un état morbide quelconque du corps humain dont les symptômes seuls soient suffisants pour faire reconnaître d'une manière *positive* à quelle cause cet état morbide est dû ? » (Page 77, in-8°.)

Toutes ces assertions peuvent être combattues avec le plus grand succès. L'empoisonnement *aigu* est loin d'être regardé par les auteurs de toxicologie comme une phlegmasie ordinairement très-violente du canal digestif; car il est dit expressément, dans les traités de quelques-uns d'entre eux, qu'il existe des poisons qui ne déterminent aucune irritation du canal digestif, et que, dans la plupart des cas, les symptômes de l'empoisonnement par les substances narcotico-âcres sont plutôt le résultat de leur action sur le système nerveux que de l'irritation qu'elles produisent sur le canal dont il s'agit. Les maladies, que les auteurs de toxicologie cherchent à faire distinguer de l'empoisonnement, ne sont pas *toujours des phlegmasies* d'une portion ou de la totalité du canal alimentaire, comme le prétend H. de Montgarny. L'*arachnitis*, la *péritonite*, l'*iléus nerveux essentiel*, etc., qui simulent quelquefois l'empoisonnement par les substances narcotiques ou irritantes, sont-ils des inflammations de l'estomac? Et depuis quand le médecin que je combats a-t-il vu que tous les auteurs de toxicologie aient voulu faire reconnaître d'une manière *positive*, d'après les symptômes *seuls*, si la maladie était due à l'action d'un poison, ou si elle était produite par une autre cause? Ignorait-il, par hasard, que j'avais dit expressément, dans mon *Traité des poisons*, que *les symptômes* et *les lésions de tissu devaient être regardés comme des preuves accessoires en matière d'empoisonnement*? Mais aussi j'ai cru, et je persiste à croire qu'il ne faut point rejeter des moyens d'éclairer une question difficile par cela seul que ces moyens ne suffisent point par eux-mêmes pour la résoudre. Or peut-on tirer parti de l'examen des symptômes et des lésions de tissu, si on ne cherche point à distinguer ceux qui sont véritablement produits par une substance vénéneuse de ceux qui caractérisent une des maladies dont je parle? Ces considérations doivent suffire pour réduire à sa juste valeur la prétention de H. de Montgarny. Entrons maintenant dans les détails nécessaires pour éclairer ce sujet.

Irritation des voies gastriques qui donne lieu à des perforations dites spontanées. — On désigne sous le nom de perforation spontanée l'*érosion* d'un organe creux qui survient par une cause organique et interne, et non par une cause externe et par suite d'une influence mécanique. L'estomac et les intestins en sont le siége le plus fréquent; elles se développent plus particulièrement dans la petite courbure de l'estomac et surtout près du foie ou de la rate. Elles peuvent survenir à tout âge, mais on les observe plus communément à l'âge de 40 à 60 ans. Les causes qui déterminent ces érosions dans le canal digestif peuvent être rapportées à deux chefs, 1° la dégénérescence d'une tumeur squirrheuse, les progrès d'un ulcère cancéreux ; 2° une action morbide d'érosion, d'ulcération qui a éclaté spontanément à un point quelconque de la membrane muqueuse de l'estomac ou des intestins. Les perforations du premier genre ne sont point rares, mais il n'est guère possible de les confondre avec celles qui seraient le résultat de l'action d'une substance vénéneuse caustique ; l'ancienneté de la maladie, caractérisée par les symptômes du squirrhe de l'estomac, ses progrès successifs, l'état de squirrhosité et de dégénérescence cancéreuse des parties qui entourent la perforation, établissent suffisamment le diagnostic. Les perforations du second genre, celles qui sont le résultat d'une action morbide d'érosion, peuvent être distinguées en *chroniques* et en *aiguës* ; ces dernières, plus rares, se forment quelquefois dans un espace de temps très-court. Chaussier pense que la cause première de ces perforations consiste dans une irritation spéciale des solides ; mais il croit aussi que les sucs, sécrétés par le viscère irrité, peuvent acquérir consécutivement une faculté dissolvante qui contribue à augmenter l'érosion. Il survient d'abord un développement considérable des vaisseaux capillaires de la membrane muqueuse de l'estomac, qui ne tarde pas à s'ulcérer et à sécréter un fluide ichoreux ; la tunique musculeuse participe bientôt à l'affection ; enfin la membrane séreuse est envahie, et se perce à jour ; alors la perforation est complète, et la mort très-prochaine. Si la perforation est aiguë, le malade ressent constamment une douleur vive ; si elle est chronique, ce qui arrive le plus souvent, il y a quelquefois absence de douleur. Enfin les autres symptômes que l'on peut observer, tels que des nausées, des vomissements, la fièvre, l'état grippé de la face, la petitesse du pouls, etc., ressemblent à ceux que déterminent les poisons irritants. (Voy. les observations ci-après, p. 908.)

Voici maintenant les caractères de ces érosions tels qu'ils ont été donnés par Chaussier : « Les ulcérations et les perforations de l'estomac varient par la forme, la situation, l'étendue ; elles sont ou petites et circulaires, ou assez grandes pour qu'on puisse y passer la main. Elles peuvent survenir en tout point quelconque de l'estomac ; mais c'est particulièrement à la base de cet organe, à la portion qui correspond à la rate et au diaphragme, qu'on les observe. Les aliments alors s'épanchent quelquefois dans l'abdomen ou dans le thorax, si le diaphragme est percé ; mais le plus souvent il n'y a point d'épanchement ; la portion de l'estomac ulcérée s'est accolée aux parties voisines. Si on détruit ces adhérences, qui sont légères, il s'écoule alors de l'estomac un liquide visqueux et onctueux au toucher, sans fétidité, ayant quelquefois une odeur musquée, toujours brunâtre, et mélangé de flocons ou molécules noirâtres, comme si une poudre de charbon très-fine était délayée avec une sérosité muqueuse. Les bords sont mous, frangés, quelquefois enduits d'une ligne noirâtre plus ou moins marquée. Partout ailleurs l'estomac conserve sa forme, sa consistance ordinaire ; nulle part il n'offre de traces d'engorgement, d'inflammation : seulement les réseaux capillaires de sa membrane folliculaire paraissent être plus développés, surtout dans le voisinage de la perforation. Quelquefois cela se forme *subitement en peu d'heures chez les personnes saines ; le plus souvent c'est après quelques jours de maladie*, et lorsqu'on ne peut soupçonner aucunement une cause de violences extérieures ou d'empoisonnement. » (*Bulletin des sciences médicales du département de l'Eure*, n° 53, page 7 et suivantes.)

OBSERVATION Ire. — Parvenu à l'âge de soixante-seize ans, le célèbre d'Arcet, père du savant chimiste du même nom, conservait toutes ses facultés et jouissait d'une bonne santé; seulement, depuis quelque temps, il éprouvait parfois, mais rarement, des douleurs passagères à l'estomac. Le 11 février 1801, il alla dîner chez un de ses amis, M. B...; il y passa, suivant sa coutume, une partie de la soirée, et y fut même plus gai qu'à l'ordinaire. Rentré chez lui, sur les onze heures du soir, il se coucha et dormit tranquillement; mais, sur les quatre heures du matin, il éprouve tout à coup une douleur violente à l'estomac, qui persiste avec plus ou moins d'intensité. Malgré l'usage des différents moyens que l'on emploie, le malade est couché sur le côté, courbé en devant, les membres pliés et rapprochés du tronc; son teint est pâle; l'œil abattu, jaunâtre ; le pouls fréquent, serré; la soif excessive, les extrémités froides, les hypochondres tendus; il y a une évacuation alvine abondante et très-fétide, qui paraît le soulager un instant; enfin, dans un effort d'expectoration, la gorge se remplit d'une sérosité visqueuse, brunâtre, dont une partie coule de la bouche, et il meurt, vingt heures après l'invasion de la douleur.

A *l'ouverture du corps*, on trouva dans l'abdomen une certaine quantité de liquide épanché, qui provenait évidemment des potions que le malade avait prises, et l'on aperçut à l'estomac, près de sa grande courbure, un trou arrondi, de la grandeur d'une lentille, environné de quelques autres plus petits. En examinant l'intérieur de ce viscère, on vit, à l'endroit de la perforation, que les membranes qui forment les parois de l'estomac étaient détruites dans une étendue d'environ 2 centimètres, de sorte qu'il ne restait plus que la membrane qui forme la tunique extérieure de l'organe. On trouva aussi, un peu plus loin, une semblable érosion des membranes intérieures ; et l'une et l'autre de ces érosions étaient circonscrites par un petit bourrelet blanchâtre, arrondi et légèrement saillant. (*Consultation médico-légale en faveur de Dominique François*, par Chaussier, p. 60.)

OBSERVATION II. — Alexandre Gérard dit qu'un jeune homme de vingt-huit à trente ans, qui n'avait pris le matin qu'un verre de vin et d'eau et quelques décagrammes de pain, éprouva tout à coup, sur les quatre heures du soir, une douleur si vive à la région de l'estomac, qu'il fut obligé de s'arrêter en se courbant le corps, et se serrant le ventre avec ses bras. Tous les médicaments furent inutiles; le malade mourut, douze heures après l'invasion de la douleur, et à l'ouverture de l'abdomen, on trouva, à la petite courbure de l'estomac, à 3 centimètres environ du pylore, un trou du diamètre de 4 millimètres, arrondi comme s'il eût été fait avec un emporte-pièce; ce trou, qui était environné d'un cercle rouge de la largeur de 1 millimètre tout au plus, avait laissé passer dans l'abdomen les différents liquides que l'on avait donnés au malade. (*Mémoire sur les perforations spontanées de l'estomac,* par Alexandre Gérard; 1803.)

OBSERVATION III. — Mademoiselle de Verteron, pensionnaire au couvent des dames Dominicaines de Montargis, après avoir passé la soirée du 27 juillet 1775 fort gaiement dans les jardins, et y avoir même chanté jusqu'à onze heures, se retira avec ses compagnes pour aller se coucher; elle dormit d'un bon sommeil jusqu'à trois heures du matin, qu'elle fut éveillée par des douleurs d'estomac les plus aiguës, douleurs si violentes qu'elle réveilla toute la maison. On lui administra sans succès plusieurs médicaments calmants. A sept heures du matin, Gastellier vit la malade, s'assura qu'elle n'avait pas pris de substance vénéneuse, et annonça sa mort prochaine : elle succomba, en effet, à dix heures.

Ouverture du cadavre. Après avoir fait la section des téguments des muscles abdominaux et du péritoine, qui n'étaient nullement altérés, on vit des grains de groseilles rouges, épars çà et là sur les viscères du bas-ventre, et même quelques-uns avec leurs grappes entières, ce qui annonça quelques perforations, soit à l'estomac, soit au tube intestinal. L'estomac était plein, et offrait dans la partie moyenne et antérieure de sa grande courbure deux *perforations* de forme orbiculaire, au-dessus desquelles on trouva tous les aliments du souper de la veille sans être altérés; il n'y avait aucun débris de pièces emportées : seulement les bords étaient amincis et livides : chacune de ces ouvertures aurait pu livrer passage à une balle de plomb. L'épiploon, le diaphragme, et tous les organes adjacents, étaient dans l'état naturel. On ne découvrit aucune trace de poison. (*Journal de médecine, de chirurgie et de pharmacie,* par Leroux, t. XXXIII, p. 24; 1815.)

OBSERVATION IV. — M. Lefèvre, professeur de la marine, à Rochefort, rapporte le fait suivant dans un travail intéressant intitulé *Recherches médicales pour servir à l'histoire des solutions de continuité de l'estomac* (Paris, 1842). *Santé parfaite, repas composé de pois verts et de salade de laitue. Quatre heures après, développement subit de douleurs atroces dans la région de l'estomac, pas de vomissements ni de selles. Symptômes de péritonite et d'épanchement. Mort vingt et une heures après; perforation au grand cul-de-sac de l'estomac.* — Madame***, âgée de quarante-quatre ans, d'un tempérament lymphatico-sanguin, forte, bien constituée, ayant conservé la fraîcheur et l'éclat de la jeunesse, a été mère quatre fois et a nourri plusieurs de ses enfants sans que sa constitution ait souffert. Elle n'éprouvait d'autre incommodité que des douleurs parfois assez vives dans l'hypochondre gauche, qu'elle qualifiait de crampes d'estomac, et auxquelles elle n'attachait aucune importance; car elles ne se manifestaient qu'à des époques éloignées. Du reste, l'appétit était bon et les fonctions digestives se faisaient avec régularité. Cette dame me fit appeler le 7 juin 1836, à six heures du matin : je la trouvai assise sur son lit; sa figure était un peu pâle, mais non altérée. Elle me raconta qu'ayant éprouvé la veille un léger malaise dans le ventre, elle avait peu mangé à son dîner, qui s'était composé d'un ragoût de pois verts, d'un plat de bœuf bouilli et d'une salade de laitue. Après son dîner, qui s'était fait en famille, elle avait été à la promenade, où elle était restée, sans souffrir, jusqu'à neuf heures du soir. En rentrant, elle se plaignit d'un léger picotement dans la gorge, qui la fit tousser plusieurs fois. Elle s'était mise au lit à dix heures, et c'est peu d'instants après qu'elle commença à éprouver le sentiment d'une douleur assez vive dans la région de l'estomac : elle la comparait à la sensation d'une barre qui aurait comprimé cet organe. Bientôt des nausées se manifestèrent, quelques vomissements de matières spumeuses les suivirent; mais ni les aliments ingérés le soir, ni aucune des matières habituellement contenues dans l'estomac, ne furent rejetés. Du calme suivit ces premières douleurs; bientôt elles se réveillèrent, et la nuit se passa avec des alternatives de vives souffrances et de repos. La malade rapportait cet état à ses crampes d'estomac, et dans l'espoir de les voir cesser bientôt, elle n'avait voulu déranger personne. Au jour, sa fille, qui était couchée dans le même lit, fut surprise en s'éveillant de voir sa mère assise sur le plancher, et paraissant beaucoup souffrir. Elle se hâta de lui préparer une infusion légère de thé, dont elle lui fit avaler quelques gorgées, qui ne purent être gardées, et qui furent rejetées immédiatement après leur ingestion. C'est alors que cette demoiselle me fit appeler. Quand j'arrivai, ainsi que je l'ai dit plus haut, la malade était calme. Elle s'excusa de ce que sa fille m'avait dérangé, en me disant que les douleurs vives qu'elle avait éprouvées pendant la nuit avaient presque cessé, qu'elle se trouvait bien, et que selon toute apparence, elle allait pouvoir se lever. Le pouls était lent, peu développé, régulier, la peau des mains un peu fraîche, la langue pâle et humectée, la soif presque nulle. J'attribuai les accidents de la nuit à un trouble dans l'innervation des voies digestives; et pour le calmer, je prescrivis du repos, le séjour au lit, la diète absolue. Je fis préparer une potion antispasmodique avec l'infusion de tilleul, le laudanum, l'eau de fleurs d'oranger et le sucre, qu'on devait administrer par cuillerées; et j'ordonnai l'application d'un cataplasme chaud et laudanisé sur la région de l'épigastre.

A huit heures, on vint me chercher en toute hâte en me disant que Madame*** souffrait plus que jamais. Depuis ma première visite, elle avait vomi plusieurs fois; elle n'avait pu garder aucun liquide, ni supporter le poids du cataplasme. Je la trouvai en proie à des spasmes violents, elle jetait des cris perçants, se plaignait d'un accroissement excessif dans la douleur de l'épigastre, se tordait sur son lit, sans pouvoir garder aucune position : elle se croyait menacée d'un étouffement prochain par le poids incommode qu'elle éprouvait à la base de la poitrine.

De fréquentes nausées se manifestaient aussitôt après l'ingestion de la plus petite quantité de liquide, et ce liquide était rejeté au dehors plutôt par un mouvement de régurgitation que par un véritable acte de vomissement, et lors des efforts considérables que faisait la malade, aucune des matières contenues dans le ventricule n'était amenée au-dehors. Le pouls était petit, serré, lent. La face, pâle, exprimait la souffrance et l'effroi. La peau était froide et décolorée. Je m'informai auprès de la malade si elle n'avait pas quelque tumeur herniaire sur les parois de l'abdomen. J'explorai avec soin la surface de cette région et je pus me convaincre du contraire. Dans cet examen, je fus frappé de la dureté du ventre et de son plus grand développement dans la région splénique. La malade me dit alors que depuis sa dernière couche, c'est-à-dire depuis environ douze ans, elle avait souvent remarqué une grosseur dans cette partie, qui paraissait et disparaissait selon les circonstances : elle croyait que ce pouvait être la rate. Comme j'attribuai les spasmes et les autres accidents nerveux qui existaient à l'influence d'une violente gastralgie, j'insistai sur l'usage de la potion opiacée dont elle n'avait pu prendre qu'une faible quantité, je fis élever la dose du laudanum à trente gouttes, je prescrivis des frictions laudanisées sur l'épigastre et la réapplication d'un cataplasme de farine de graine de lin fortement opiacé. Un lavement, administré lors de ma première visite, avait déterminé l'expulsion de quelques matières fécales ; j'en fis prendre un second, qui eut le même résultat. Je restai auprès de la malade, et je vis les spasmes se calmer, mais les efforts de vomissements et les régurgitations se renouvelaient, toutes les fois qu'on voulait faire pénétrer la plus petite quantité de liquide ; il semblait qu'un obstacle insurmontable s'opposât à leur entrée dans l'estomac. A neuf heures, comme la température des extrémités inférieures me semblait baisser, je fis pratiquer sur ces parties, avec une flanelle, des frictions sèches et chaudes, placer des boules pleines d'eau chaude aux pieds, et substituer aux cataplasmes sur le ventre, dont le poids était douloureux, des compresses de laine trempées dans une décoction de graine de lin très-chaude. A dix heures, la malade étant plus calme, je la laissai, en recommandant aux personnes qui l'assistaient de persister dans l'emploi des moyens dont nous avions fait usage jusqu'à ce moment.

Je revins à onze heures. La dureté et le développement du ventre s'étaient accrus ; la douleur de l'estomac avait cessé pour faire place à une douleur plus vive dans le flanc gauche. C'était, au dire de la malade, un sentiment de brûlure aiguë qui la tourmentait. Le contact du corps le plus léger ne pouvait y être souffert. Le pouls, toujours très-faible, avait pris de la fréquence ; la peau des mains et des pieds était froide ; la face, pâle et décomposée, exprimait la souffrance ; il y avait une jactation extrême ; à chaque instant la malade changeait de position ou demandait à se lever. Tous ces symptômes annonçaient le développement d'une péritonite grave. Je fus d'accord avec un médecin, parent de la malade, qui venait d'arriver, pour faire sur le point douloureux une application de vingt sangsues. Notre intention était d'en augmenter le nombre, si, comme nous pouvions encore l'espérer, cette première évacuation sanguine amenait un peu de réaction.

En appliquant les sangsues, nous remarquâmes que le volume du ventre s'était encore augmenté. Pendant tout le temps que les sangsues restèrent appliquées, madame*** fut calme et conserva sans peine la même position. Il n'y eut de régurgitation que lorsqu'on cherchait à lui faire avaler quelque liquide. La soif était sensible, et, comme on le voit, l'impossibilité de la satisfaire très-prononcée. Je l'avais laissée dans cet état; mais à deux heures et demie, quand je revins auprès d'elle, tous les symptômes fâcheux s'étaient encore aggravés : le ventre se tuméfiait à vue d'œil, la sensation d'étouffement s'était réveillée et tourmentait beaucoup la malade. En percutant l'abdomen, on produisait une résonnance marquée, surtout à la partie la plus élevée; les mains étaient couvertes d'une sueur froide et visqueuse, la face fortement grippée. Je fis part de mes craintes aux parents, et je demandai qu'un troisième médecin fût appelé en consultation. Nous fûmes tous trois d'accord pour attribuer un état aussi grave à la rupture d'une tumeur anormale ou au déchirement de quelques viscères de l'abdomen; car l'existence d'un épanchement considérable ne pouvait plus être mise en doute. La violente gastralgie éprouvée le matin, l'absence dans les vomissements des matières habituellement contenues dans l'estomac, me fit émettre l'opinion que ce pouvait être l'estomac qui s'était rupturé. Nous nous entendîmes également pour faire appliquer des rubéfiants aux extrémités inférieures, qu'on devait promener sur plusieurs points. La malade étant trop faible pour prendre un bain, nous lui fîmes administrer un bain d'enveloppe à l'aide d'une vaste couverture de laine.

A quatre heures, la douleur, peu sensible dans l'hypochondre gauche, était devenue très-vive dans l'hypogastre. La malade se plaignait de ne pouvoir satisfaire un vif besoin d'uriner, bien qu'elle eût uriné dans la nuit (1) : le volume du ventre augmentait toujours. A cinq heures, la chaleur produite par le bain d'enveloppe avait produit une sensation agréable; les sinapismes, appliqués aux jambes, causaient une douleur assez vive; on les changea de place. A sept heures, état tout à fait désespéré, le ventre était énormément distendu; l'infortunée madame*** se plaignait de nouveau d'un sentiment d'étouffement; elle demandait à grands cris qu'on la soulageât; les régurgitations suivaient toujours l'ingestion des liquides, rien ne pouvait pénétrer dans l'estomac, et de fréquentes éructations avaient lieu; le pouls était à peine sensible, la peau des extrémités était froide et couverte d'une humidité gluante, les traits de la face profondément altérés, la langue toujours pâle et humide. Plusieurs fois elle tenta de rester assise sur son lit; mais, quoique cette position lui parût moins pénible, elle ne pouvait la conserver que quelques instants; elle se plaignait de bourdonnements incommodes dans

---

(1) Le Dr Cazeneuve, chirurgien militaire, dans une note sur les symptômes de la péritonite produite par les perforations, insérée dans la *Gazette médicale* (décembre 1839), dit : La micturition, la suppression de l'urine, la difficulté dans l'excrétion de ce liquide, la douleur siégeant spécialement à l'hypogastre, sont des symptômes fréquents de la péritonite par perforation intestinale, et peuvent, dans un grand nombre de cas, en assurer le diagnostic.

les oreilles. A sept heures et demie, la malade s'agita beaucoup; elle voulait sortir de son lit, disait qu'elle allait suffoquer, et nous suppliait encore de la soulager. Les fonctions intellectuelles étaient dans toute leur intégrité, et rendaient cette scène encore plus affreuse. A huit heures, elle se mit sur le côté droit, cessa de parler; bientôt les yeux se renversèrent, les muscles de la face furent pris de mouvements convulsifs, et elle rendit le dernier soupir, au moment où nous allions lui appliquer des vésicatoires aux cuisses et aux bras.

Autopsie. Vingt-cinq heures après la mort, nous pûmes faire l'ouverture de la cavité abdominale. Voici ce qu'elle nous présenta de particulier.

Le cadavre, retiré de son suaire, nous offrit une saillie énorme de l'abdomen, qui était timpanisé par des gaz. La peau, dans toute son étendue, était saine; il n'y avait d'autre altération extérieure que les piqûres produites par les sangsues qu'on avait appliquées la veille; les téguments de la face étaient emphysémateux; la saillie des joues et des paupières faisait presque disparaître celle du nez, et rendait le sujet méconnaissable. Un liquide noirâtre s'était échappé par les narines et les avait souillées.

Une ponction faite sur la ligne médiane, au-dessus de l'ombilic, donna issue à une quantité considérable de gaz qui s'échappa avec bruit. Tout aussitôt, les parois de l'abdomen s'affaissèrent et reprirent à peu près leur niveau ordinaire. L'odeur des gaz était plutôt aigre que fétide. On ouvrit ensuite l'abdomen par une incision longitudinale, s'étendant de l'appendice xiphoïde au pubis; une couche graisseuse fort épaisse recouvrait les muscles abdominaux. En soulevant la paroi gauche du ventre, nous vîmes que l'intestin grêle, le gros intestin et le péritoine pariétal de cette partie étaient colorés d'un rouge vif; un liquide brunâtre était épanché dans la cavité du péritoine, et se répandait jusque dans le petit bassin. La rate, d'un très-petit volume, paraissait comme flottante. En soulevant la paroi gauche de l'abdomen, nous aperçûmes dans l'hypochondre une tumeur arrondie, assez volumineuse, de couleur brune foncée, offrant à sa surface une perforation de la grandeur d'une pièce de trente sous, et laissant échapper à travers ses bords une matière noire, épaisse, exhalant une odeur aigre, analogue à celle des aliments vomis dans l'ivresse. Nous reconnûmes que cette tumeur était formée par le grand cul-de-sac de l'estomac dont les parois, très-amincies dans cette partie, paraissaient avoir été fortement distendues. Par opposition, la portion pylorique était contractée sur elle-même, et à l'extérieur, sa coloration était la même que dans l'état sain. Des ligatures furent appliquées avec précaution sur les ouvertures cardia et pylore, et on enleva le ventricule pour examiner avec plus de soin l'état de sa solution de continuité et celui des matières qu'il contenait. En l'ouvrant de manière à ménager la partie où était la déchirure, il s'échappa une assez grande quantité d'une pâte à demi fluide, de couleur brune, d'une odeur acide prononcée, au milieu de laquelle on reconnaissait des matières alimentaires intactes, d'autres à demi digérées, ainsi que des petits pois entiers et des pellicules de ces légumes, des feuilles de salade presque entières, que l'on prit d'abord pour des lambeaux de membranes, et des côtes ou ner-

vures de ces feuilles, dont le parenchyme avait disparu. Ces matières furent
recueillies, ainsi que le liquide noir contenu dans le ventre. Toute la sur-
face intérieure de l'estomac est teinte en brun noirâtre par l'adhérence des
parties les plus ténues de cette masse pâteuse. Cette teinte anormale se
conserve après des lavages répétés. Les arborisations formées par les rami-
fications des vaisseaux sanguins s'y dessinent en noir. Là où les parois de
l'estomac se trouvaient contractées, et dans une étendue de plusieurs cen-
timètres de la région pylorique, la membrane muqueuse est seulement
rougeâtre; elle devient d'autant plus foncée qu'on se rapproche du grand
cul-de-sac où les matières étaient contenues, et de l'espèce d'*infundibulum*
à l'extrémité duquel se trouve la perforation qui leur a donné issue. Sur
quelques points de la portion œsophagienne, existaient de petites érosions
longitudinales, qui sont d'un rouge vif. En interposant les parois de l'es-
tomac entre l'œil et la lumière du jour, on voit qu'elles sont d'une trans-
parence à peu près égale sur tous les points ; seulement, à la partie moyenne
de la grande courbure, là où cesse la portion contractée, et où commence
celle qui était dilatée, il y avait un épaississement marqué, une sorte d'hy-
pertrophie normale, sans altération des tissus, et au voisinage du pylore,
une transparence sensible avec amincissement. Au pourtour de la perfora-
tion, les diverses tuniques des parois de l'estomac ne se correspondent pas
également: la fibreuse ou celluleuse est restée seule ; elle se trouve dénudée
de la séreuse en dehors, de la muqueuse en dedans, sans doute parce que
ces deux membranes se sont rétractées davantage après l'accident. Dans
toute son étendue, la membrane paraît peu ramollie ; sa force de résis-
tance est assez grande sur les points amincis des parois, et au voisinage de
la solution de continuité, pour qu'on puisse y exercer d'assez fortes trac-
tions avec les doigts sans la rompre. A l'exception des traces d'inflamma-
tion du péritoine, sur tous les points qui ont été en contact avec le liquide
épanché, le reste de cette membrane est sain. Les autres organes abdomi-
naux sont également sains. Le foie est peu volumineux; sa vésicule ne con-
tient qu'une petite quantité de bile épaisse et noirâtre; les intestins étaient
plutôt vides que distendus. La quantité de liquide épanché pouvait s'élever
à 1 litre ; il s'y trouvait mêlées quelques matières alimentaires.

Je pourrais encore faire connaître un très-grand nombre de cas de la
même nature : je me bornerai à dire qu'il est bien constaté, par les
observations de Bonet, Morgagni, Lieutaud, W. Hunter, Lecat, Chaus-
sier, etc., que ces eschares et perforations peuvent se former tout-à-
coup et produire la mort en peu d'heures, et qu'elles peuvent ne dé-
pendre que d'une cause interne (1).

____

(1) Plusieurs praticiens pensent que dans ces sortes d'affections la bile est dé-
composée et acquiert des propriétés caustiques. Sans me déclarer en faveur de
cette opinion, je puis attester avoir fait plusieurs fois l'analyse chimique de la
bile contenue dans la vésicule d'individus morts à la suite de *fièvres typhoïdes* ;

Après avoir décrit d'une manière succincte tout ce qui est relatif aux perforations de l'estomac, je dois indiquer les moyens à l'aide desquels le médecin parviendra, dit-on, quelquefois à distinguer si les symptômes et les lésions de tissu qu'il a observés sont le résultat d'un empoisonnement ou d'une érosion de l'estomac produite par une cause organique et interne : 1° il aura égard à l'état de santé de l'individu, à son âge, à son tempérament, à la nature des aliments et des boissons dont il a fait usage peu de temps avant le développement des accidents, aux phénomènes qui ont précédé la mort; souvent il apprendra que la personne qui fait le sujet de l'observation était depuis longtemps en proie aux symptômes d'un squirrhe de l'estomac dont la dégénérescence ulcéreuse sera facile à concevoir, ou bien qu'elle a fait usage d'aliments suspects. Ces considérations, dont je me borne à faire l'énumération, sont sans doute insuffisantes pour résoudre la question qui m'occupe; néanmoins on aurait tort de les négliger, car elles peuvent servir à éclairer le diagnostic.

2° La perforation elle-même pourra fournir des caractères importants. Lorsqu'elle est le résultat de l'action d'un poison irritant, caustique, *ses bords* offrent souvent la même épaisseur que celle de l'organe ; quelquefois même ils sont durs, calleux ; dans la perforation spontanée, au contraire, les bords sont amincis et formés seulement par la membrane péritonéale, les deux autres tuniques de l'estomac ayant été détruites dans une plus grande étendue que la membrane séreuse. *L'ouverture*, dans la perforation spontanée, n'est pas aussi irrégulièrement découpée que dans celle qui est le résultat de l'ingestion d'une substance irritante. Le *contour* de la perforation produite par l'acide *azotique* concentré est quelquefois coloré en jaune, ce qui dépend de l'action chimique que cet acide exerce sur les tissus de l'estomac. La couleur de la partie

j'ai constamment reconnu que ce fluide contenait une plus grande quantité de résine que dans l'état naturel, et que celle-ci avait une saveur âcre, piquante et très-chaude ; et il semble difficile d'admettre qu'un pareil fluide ait pu se trouver en contact avec nos organes sans les enflammer ou les corroder : aussi ne suis-je pas éloigné de le faire entrer pour beaucoup comme cause des ulcérations et des autres lésions qui accompagnent souvent ces maladies.

Morgagni rapporte qu'un enfant mourut d'une fièvre tierce qui, après l'avoir exténué, le conduisit à la mort au milieu de terribles convulsions. Son estomac renfermait beaucoup de bile verte qui teignait le scalpel en couleur violette. La pointe d'un scalpel, trempée dans cette liqueur, se trouva tellement envenimée ; que deux pigeons, blessés avec cet instrument, éprouvèrent de violentes convulsions, et périrent presque instantanément. On mêla ensuite cette bile avec du pain, et on en donna à un coq, qui mourut aussi promptement que les pigeons, avec les mêmes symptômes et un tremblement universel.

qui entoure la perforation est noire, si celle-ci a été déterminée par les acides *sulfurique, chlorhydrique, phosphorique, acétique,* etc. , concentrés. Presque toujours, dans la perforation qui est le résultat de l'empoisonnement, les portions d'estomac *non perforées* sont le siége d'une inflammation plus ou moins vive, dont on observe également les traces dans la bouche, dans le canal intestinal; tandis que le plus souvent, dans la perforation spontanée, les parties *non perforées* ne présentent aucun signe d'engorgement ni d'inflammation. Néanmoins ce dernier caractère n'est point constant; car, si, d'une part, on voit rarement, à la vérité, des perforations déterminées par un poison corrosif n'être point accompagnées de l'inflammation des portions du canal digestif non perforées, on peut également observer des perforations spontanées dans lesquelles il y a inflammation de l'estomac et des intestins.

Plus on étudie l'anatomie pathologique et moins on est disposé à adopter des assertions aussi absolues que celles qui viennent d'être émises : aussi le professeur Andral, dont les écrits sur la matière ont tant d'importance, après s'être demandé s'il existe des caractères anatomiques *certains,* à l'aide desquels on puisse distinguer si une perforation est produite par un poison, ou si elle est spontanée, répond par la négative. « Ces caractères, dit-il, les trouvera-t-on dans la forme même de la perforation? Je ne le pense pas, car j'ai vu cette perforation affecter les mêmes variétés de forme, tantôt arrondie et à bords mous, et tantôt irrégulière et à bords frangés, déchirés, offrant des lambeaux des diverses membranes, et chez des hommes dont la perforation gastrique n'était point due au poison, et chez des animaux empoisonnés. Tirera-t-on plutôt ces caractères distinctifs de l'aspect que présentent les environs de la perforation?... Mais ils n'en sont pas plus certains; car, soit qu'il y ait eu ou non empoisonnement, on peut les trouver également rouges, enflammés, désorganisés, gangrenés, transformés en eschares grises, jaunes ou noires. Enfin, dans le reste même de l'estomac, on peut trouver des traces d'une violente inflammation, dans le cas d'empoisonnement comme dans celui où il n'a pas eu lieu; en effet, la même cause inconnue qui a produit la perforation, n'a-t-elle pas pu produire simultanément une inflammation du reste du ventricule? Il faut reconnaître cependant que si, en plusieurs points de l'estomac, existaient de nombreuses et véritables eschares, il y aurait lieu de soupçonner fortement un empoisonnement, parce que ces eschares ne sont que très-rarement le résultat d'une gastrite ordinaire; que si, au contraire, on ne trouvait dans l'estomac d'autre lésion que la perforation elle-même, il y aurait de très-fortes *probabilités* pour penser qu'il n'y a point eu empoisonnement : car on comprendra difficilement comment une sub-

stance corrosive, introduite dans l'estomac, n'a agi précisément que sur
un point. Cependant ceci serait *à la rigueur* possible. » (*Dictionnaire de
médecine* en 21 vol., art. *Perforation*.)

Il suit de ce qui précède, que l'inspection anatomique ne fournit sou-
vent aucun renseignement satisfaisant, donne quelquefois des probabi-
lités plus ou moins grandes, mais jamais une entière certitude; dès-lors,
l'expert s'attachera surtout à démontrer la présence du poison en faisant
l'analyse des matières liquides et solides contenues dans l'estomac ou
épanchées dans l'abdomen, et celle des tissus qui composent le canal
digestif et les autres organes; et si l'on ne découvre point la substance
vénéneuse, lors même que les circonstances commémoratives et la na-
ture des altérations organiques éloigneraient toute idée d'une perforation
spontanée et porteraient à croire qu'il y a eu empoisonnement, on n'af-
firmera point; on se bornera à dire au magistrat qu'il y a des *probabi-
lités* en faveur de l'empoisonnement. Si, malgré les recherches les plus
scrupuleuses, il est impossible de démontrer l'existence d'une substance
vénéneuse, et que le commémoratif, les symptômes, et surtout le ca-
ractère des lésions de tissu, indiquent que la mort a été le résultat
d'une perforation spontanée, on n'affirmera pas qu'il n'y a pas eu em-
poisonnement, parce qu'à la rigueur la totalité du poison aurait pu
être expulsée ou éliminée, mais on appellera l'attention du ministère
public sur la possibilité de l'existence d'une de ces perforations.

Choléra-morbus sporadique. — Il arrive quelquefois que des personnes
d'un tempérament bilieux éprouvent tout à coup une série d'accidents
plus ou moins graves qui peuvent se terminer par la mort, et qui carac-
térisent la maladie dont il s'agit ici : ces accidents sont des vomisse-
ments presque continuels de nature différente, en général bilieuse,
d'une couleur verte bleue ou lie de vin; des douleurs abdominales
atroces, qui ont particulièrement leur siége dans l'hypochondre droit
ou dans la région épigastrique, accompagnées souvent d'une rétraction
de l'abdomen ; des déjections alvines également bilieuses et abondantes;
des éructations acides, le hoquet continuel, des convulsions, des ver-
tiges, du délire, des crampes dans les membres, et particulièrement
dans le trajet des tendons ; les traits de la face se décomposent, et il y a
prostration générale des forces; le pouls, petit, accéléré, est quelquefois
imperceptible; la transpiration est supprimée, ou il y a des sueurs
froides; la chaleur interne est brûlante et les extrémités froides; l'urine
est trouble et rare. Après la mort, on a remarqué que la vésicule du fiel
et le canal cholédoque sont distendus; quelquefois cependant ils sont
entièrement vides; le duodénum et le pylore souvent gangrenés; les
vaisseaux veineux de l'estomac dans un état de turgescence; ce viscère
et le foie sont enflammés, dans quelques circonstances; mais on ne voit

jamais l'inflammation ou la gangrène dans toute l'étendue du canal digestif; les voies aériennes ne sont point phlogosées.

Le *choléra-morbus* dont je parle ici, celui qui attaque subitement l'individu, qui n'a par conséquent point de signe précurseur notable, peut être provoqué par l'ingestion de boissons aigres et froides lorsque le corps est en sueur, par le passage subit du froid au chaud, ou du chaud au froid, par un violent accès de colère, par la suppression du flux menstruel, par la répercussion des maladies cutanées, par des vers et par une grande quantité d'aliments de digestion difficile. En général, il ne se manifeste que dans les mois les plus chauds; cependant on en a observé un très-petit nombre dans des hivers froids.

La marche est en général rapide; souvent la maladie se termine au bout de quelques heures : cependant on l'a vue durer plusieurs jours.

La terminaison a lieu par un retour prompt à la santé ou par la gangrène intestinale et la mort.

Choléra-morbus épidémique. — Dans le plus grand nombre des cas, le choléra épidémique a suivi la marche que voici. Les prodromes, souvent nuls, consistent, quand ils ont lieu, en un affaiblissement brusque et rapide, accompagné de vertiges, tintement et bourdonnement dans les oreilles; la vision est troublée; il survient des sueurs abondantes, une pâleur singulière, avec gonflement insolite du ventre; soif vive, inappétence; douleurs abdominales et lombaires; enfin déjections alvines et vomissements précédés, chez quelques-uns, du ralentissement considérable du pouls : dès ce moment le choléra est déclaré.

Première période. Soit après ces symptômes, ceux de la cholérine, ou une diarrhée longtemps négligée, soit après un repas, un excès quelconque, et quelquefois sans la moindre circonstance de ce genre, l'invasion est marquée par un malaise subit, accompagné de syncopes, coïncidant avec les premières évacuations, qui se succèdent d'abord avec beaucoup de rapidité; bientôt après, crampes douloureuses dans les muscles des extrémités, surtout aux mollets; extension, écartement spasmodique et incurvation des doigts et des orteils; roideur et saillie des tendons; chute rapide du pouls; refroidissement sensible aux pieds et aux mains d'abord, puis à la face, et bientôt par tout le corps; altération profonde des traits, face hippocratique; inquiétude, agitation du malade, qui se plaint d'une soif dévorante, réclame à grand cris des boissons froides. Les premières évacuations, qui se composent des matières existant dans l'estomac et les intestins, sont bientôt suivies d'autres évacuations, où domine une substance blanchâtre, d'une grande liquidité, mêlée à des grumeaux épais, et assez ressemblants à une décoction de riz, ou à du petit-lait mal clarifié. On y reconnaît souvent des traces de bile ou de sang, et quelquefois des vers lombricoïdes.

A mesure que le froid augmente, si le pouls reste supprimé, une teinte bleuâtre ou violacée (cyanose), qui a commencé aux extrémités, s'étend, par plaques marbrées, à toute la surface du corps; elle devient de plus en plus foncée aux pieds, à la main, à la verge. Les ongles sont livides, presque noirs; la peau des doigts se ride et s'applique sur le corps des phalanges, par le retrait que subit le tissu cellulaire, et d'où résulte un amaigrissement tel, que, déjà à cette époque, les malades sont presque méconnaissables pour leurs amis... Au visage, les traits de la face hippocratique sont remplacés peu à peu par l'aspect cholérique proprement dit. L'œil, toujours entouré d'un cercle livide, semble attiré et fixé dans le fond de l'orbite; la paupière supérieure n'en laisse voir qu'une partie. La conjonctive est sale, comme pulvérulente et ecchymosée autour de la cornée; dans les cas extrêmes, celle-ci est terne, plissée, affaissée, comme sur un œil vide. Peu à peu, à mesure que la lividité augmente, la face devient le siége d'une turgescence plombée; les lèvres grossissent; à demi écartées et immobiles, elles donnent à toute la figure une apparence de calme : on dirait que le malade repose, ou que déjà il est mort depuis longtemps. L'haleine est froide, la langue aussi; le nez, froid chez la plupart des malades, a paru, chez quelques-uns, tomber en gangrène. Depuis le début, le pouls manquait aux artères radiales; maintenant c'est le cœur qui cesse ou ralentit son action. A l'aide du stéthoscope, on ne distingue plus que quelques contractions faibles et éloignées, de simples oscillations; la voix aussi est éteinte. Le malade, qui a toute sa raison, parle, mais ne se fait entendre qu'avec peine; ses paroles sont comme soufflées. L'urine manque, mais les autres évacuations, y compris les sueurs, continuent; le liquide vomi ou rejeté par bas est abondant, séreux, blanchâtre, de plus en plus ténu.

Lorsque la terminaison doit être funeste, il arrive ordinairement que le corps devient tout entier bleu; le calme apparent et si singulier du malade est de temps en temps troublé par les plaintes que lui arrachent la soif et un sentiment profond d'oppression. Il demande impérieusement de l'air et porte souvent les mains à la région précordiale, comme pour la découvrir; puis il les laisse retomber automatiquement à droite et à gauche, s'abandonnant à n'importe quelle position. Quelques-uns cependant, quoique tout bleus, froids et sans pouls, conservent assez de force pour se lever et marcher, et ce contraste entre l'énergie des forces musculaires et l'abolition des principales fonctions frappe de surprise, surtout quand on voit les malades prendre subitement la résolution de s'aller tapir dans un coin, ou de se plonger dans une baignoire, comme le fit un jour, à notre grand étonnement, un soldat polonais, déjà sans pouls et moribond. A cette époque de la maladie, la peau a perdu tout son ressort; incisée, les bords de la plaie ne s'écartent pas ; pincée, elle conserve le pli qu'on lui a fait ; piquée, elle ne donne pas de sang, et il en est de même d'une multitude de veines ou d'artères superficielles, où la circulation a presque complétement cessé. Cependant la respiration s'élève et s'accélère ; il survient du hoquet, et bientôt, après une courte agonie, le malade expire, ayant très-souvent conservé la raison jusqu'à ses derniers moments.

Tel est, dans le plus grand nombre des cas mortels, le tableau qui s'offre à l'observateur ; mais il s'en faut qu'il en soit toujours ainsi : il y a des malades qui succombent avant la coloration bleuâtre, par le fait seul des évacuations et des crampes qui se répètent à chaque instant (*cholera spastica*). Nous avons vu des soldats être pris, en pleine marche, de vertiges et de crampes atroces, quitter le rang, déposer leurs armes sur le bord de la route et mourir en deux heures ! D'autres fois c'est la cyanose qui domine, ainsi que le froid, bien que les évacuations soient modérées ; chez d'autres, l'aphonie et la suppression du pouls constituent presque seules cette première période. Il y a encore une multitude de variétés et de formes qu'il serait trop long d'énumérer ; rappelons seulement que, dans la majorité des cas, on observe d'abord, comme nous venons de l'exposer, des symptômes spasmodiques, et ensuite des symptômes d'affaissement et de collapsus ; les premiers, caractérisés par la douleur, les évacuations, les plaintes, etc., les seconds, par la suppression du pouls, de la voix, de la sécrétion urinaire et de de la chaleur, phénomène qui a surtout attiré l'attention, et qui a valu à cette période la dénomination de *période algide*.

Deuxième période. A cette époque, si le malade a résisté, on voit paraître d'autres symptômes qui constituent ce qu'on appelle la période de chaleur ou æstueuse, la période de réaction, parce qu'il semble que, résultat d'un mouvement organique inverse du précédent, elle ait pour but et pour effet de remplacer l'état qui a si fort compromis les jours du malade par un état opposé. Heureux si, après avoir échappé aux dangers de la première période, il évite jusqu'au bout les accidents de la seconde, dont voici les principaux traits.

Le premier indice du changement qui va s'opérer est fourni par la cessation des progrès du froid et de la cyanose ; la peau se réchauffe, lentement d'abord, mais bientôt de manière à ne plus laisser de doute ; le pouls, jusqu'ici imperceptible, reparaît, puis il s'élève, et la fièvre commence. A la coloration bronzée ou à la pâleur du visage, succède une rougeur érysipélateuse des joues et des pommettes ; l'œil s'anime ; la langue, auparavant d'un blanc sale, se nettoie, et très-souvent se sèche. Les vomissements deviennent moins fréquents, mais la diarrhée se prolonge ; le ventre reste douloureux, surtout autour de l'ombilic. La soif persiste ; il y a dégoût profond pour toute espèce d'aliments, céphalalgie intense, et besoin de sommeil; l'urine reprend son cours, et si tout se passe bien, au bout de deux à trois jours, le visage a son caractère ordinaire; les garde-robes deviennent rares; il y a, pendant quelque temps encore, des borborygmes, des rapports, de la gêne à l'épigastre, mais les forces reviennent, et, avec elles, la fin; le pouls reprend son rhythme normal, perd même un peu de sa fréquence, et le malade entre en convalescence. La réaction, dans ce cas, a été aussi simple que possible; mais il n'est pas commun de voir des guérisons aussi franches. Exposons les complications qui sont susceptibles de l'entraver.

D'abord la réaction peut avorter, n'avoir lieu qu'incomplétement; le malade retombe alors dans les accidents de la première période: c'est une forme que nous avons plusieurs fois observée. Après le rétablissement incomplet du pouls et de la chaleur, on voit le froid se reproduire avec la cyanose: dans ce cas, les vomissements et autres symptômes persistent et finissent souvent par enlever le malade, sans qu'il y ait réaction complète, bien qu'il soit sorti du collapsus de la première période. Chez quelques malades, cette lutte se prolonge longtemps. Dans une occasion, elle n'aboutit, après cinquante jours, qu'à la formation d'une double parotide, bientôt suivie de mort. Mais la fièvre une fois bien établie, mille accidents peuvent arriver.

Signalons d'abord les variétés de type observées dans le mouvement fébrile. Ordinairement continu, il prend quelquefois le caractère rémittent, et ensuite devient intermittent. Nous avons souvent constaté ce fait en Pologne, plus rarement en France. C'est ordinairement après quatre ou cinq jours de paroxysmes bien marqués que l'intermittence s'établit; le type tierce est le plus commun; jamais nous n'avons vu le type quarte; le quotidien n'est pas rare. (*Dictionnaire de médecine, ou Répertoire général*, t. VII, p. 489.)

Gastrite aiguë. — Les substances vénéneuses irritantes déterminent, comme je l'ai déjà dit, une gastrite aiguë lorsqu'elles sont introduites dans l'estomac; il est donc difficile, pour ne pas dire impossible, que l'homme de l'art puisse affirmer, d'après les symptômes et les altérations cadavériques, si l'inflammation de l'estomac doit être attribuée à l'action du poison ou à une autre cause. Mais il est quelquefois permis de soupçonner, pendant la vie, que les symptômes de gastrite aiguë auxquels le malade est en proie sont le résultat de l'ingestion d'un poison; ainsi la présence de taches jaunes sur les lèvres, sur les mains, etc., annonce presque toujours l'ingestion de l'acide azotique; la matière des vomissements rougissant fortement l'eau de tournesol, et bouillonnant sur le carreau, peut faire *présumer* que l'inflammation de l'estomac reconnaît pour cause l'introduction d'un acide caustique dans ce viscère ; tandis qu'elle est l'*indice* d'un empoisonnement par une substance alcaline, si elle verdit le sirop de violettes.

D'une autre part, le médecin peut, dans certaines circonstances, en ayant égard aux causes qui produisent le plus ordinairement la gastrite, se rendre raison des phénomènes qu'il observe, et attribuer la maladie à l'une ou à l'autre de ces causes ; par exemple, ne pourra-t-il point *soupçonner* avec raison que la gastrite n'est point la suite d'un empoisonnement, lorsqu'il aura appris que l'épigastre a été fortement contus, que l'individu a fait usage d'une boisson très-froide, le corps étant en sueur, ou immédiatement après un emportement de colère, qu'il y a eu suppression de la goutte dans un endroit qu'elle occupait, etc. ? Certes l'homme de l'art qui, tout en reconnaissant une gastrite aiguë, négligerait de s'éclairer des moyens que nous proposons pour déterminer la véritable cause de la maladie, serait blâmable.

Iléus, ou colique nerveuse dite miserere. — Cette affection, que je suppose *essentielle* et exempte de toute complication, peut simuler d'autant mieux l'empoisonnement par les substances irritantes, que son invasion est presque toujours subite, et qu'elle peut avoir lieu, trois ou quatre heures après le repas. Voici quelques considérations propres à éclairer le diagnostic : 1° dans l'iléus, la douleur est le plus souvent bornée aux environs de l'ombilic et dans le trajet du colon ; elle est tellement aiguë, que les malades se courbent en avant et se roulent en tous sens ; loin d'être continue, elle cesse complétement pour revenir à des intervalles plus ou moins rapprochés ; 2° la matière des vomissements, formée d'abord par du mucus, des aliments, de la bile, renferme bientôt après des matières stercorales et les liquides injectés sous forme de lavement, particularité qu'il n'est pas commun de remarquer dans l'empoisonnement par les substances irritantes ; 3° dans l'iléus, la constipation est opiniâtre, tandis qu'il y a assez souvent diarrhée dans l'empoisonnement ; 4° si l'individu succombe et que l'iléus soit véritablement nerveux, l'absence de lésions organiques suffit pour lever toute difficulté dans la plupart des cas.

Hernie étranglée. — Il suffit d'avoir observé quelques cas de hernie étranglée pour être convaincu de l'analogie qui existe entre les symptômes qui la caractérisent, et ceux que déterminent, dans certaines circonstances, les poisons irritants. Les considérations suivantes pourront cependant servir à éclairer le diagnostic : 1° dans la hernie *intestinale* étranglée, la tumeur, qui jusqu'alors avait été indolente, devient douloureuse ; la douleur se propage de la portion étranglée, qui est la plus sensible, aux autres parties de la tumeur et à l'abdomen ; elle augmente par la toux, l'éternument et les autres secousses du corps ; assez souvent aussi le malade éprouve un sentiment de constriction semblable à celui que produirait une corde tirée à travers la partie supérieure du ventre; 2° il y a vomissement de toutes les matières contenues dans la longue portion du canal digestif, située au-dessus de l'étranglement; 3° la constipation est des plus opiniâtres; 4° la gangrène, qui termine souvent la maladie dont nous parlons, commence par les parties contenues dans la hernie, et s'étend de là aux parties contenantes et aux environs.

Iléus symptomatique dépendant de l'occlusion du canal intestinal, occlusion qui peut être produite par *un étranglement interne*, par un *corps étranger* contenu dans l'intestin, ou par une *tumeur* située dans son voisinage. — Les considérations suivantes pourront servir à caractériser la nature de l'affection : 1° dans l'empoisonnement aigu, on n'observe point de symptômes précurseurs, tandis qu'assez souvent, dans l'iléus symptomatique on remarque, que les malades sont sujets à la constipation ou à la diarrhée, aux coliques, aux nausées, aux borborygmes, à la tension et à la flatulence du ventre, à des maladies du foie, à l'ictère, etc. ; quelquefois on apprend qu'ils ont avalé certains corps pouvant former le noyau de concrétions auxquelles il est permis d'attribuer l'occlusion du canal intestinal; dans d'autres circonstances, on reconnaît par le toucher la présence d'un corps étranger dans le *rectum* ; 2° l'invasion est toujours subite dans l'empoisonnement aigu; elle a ordinairement lieu peu de temps après l'ingestion du poison; dans l'iléus symptomatique, elle peut être *subite* ou *lente* : dans le premier cas, elle arrive souvent après un grand mouvement, un effort violent accompagné d'un sentiment de craquement, de déchirement, de pesanteur, de gêne dans une des parties de l'abdomen, ou après un repas copieux, des excès de table; lorsque l'invasion est *lente*, graduée, il est impossible de confondre l'iléus symptomatique avec l'empoisonnement aigu; 3° dans celui-ci, la matière des vomissements est muqueuse, bilieuse, sanguinolente, rarement *stercorale* ; dans l'iléus symptomatique, assez souvent la matière des vomissements, formée d'abord d'aliments à demi digérés, de mucus et de bile, contient ensuite une plus ou moins grande quantité de matières stercorales ; 4° dans l'empoisonnement aigu, il y a assez souvent diarrhée, tandis que, dans l'iléus dont je parle, la constipation est opiniâtre ; quelquefois on observe une ou deux selles, puis la constipation est tellement prononcée, que les clystères les plus irritants ne déterminent aucune évacuation ; 5° la douleur, dans l'empoisonnement produit par les poisons corrosifs, se manifeste particulièrement à l'épigastre, qui est gonflé et très-sensible au toucher; dans l'iléus symptomatique, le siége de la douleur varie suivant la partie de l'intestin obstruée, et peut occuper tous les points de l'abdomen; cette douleur et la tension vont en irradiant du point où l'occlusion existe vers les autres; 6° lorsqu'on palpe l'abdomen, dans un cas d'empoisonnement aigu, on ne découvre point de tumeur, tandis qu'il est permis, dans l'iléus symptomatique, de sentir quelquefois, dans une ou plusieurs parties de l'abdomen, une tuméfaction plus ou moins manifeste.

Il est évident qu'il n'est guère possible, en ayant égard à la nature de l'affection dont je m'occupe, de la confondre avec l'empoisonnement, si l'on fait l'ouverture du cadavre, l'iléus symptomatique étant toujours le résultat d'une cause qu'il est facile d'apprécier après la mort.

Je ne saurais assez recommander aux gens de l'art d'examiner attentivement les organes abdominaux ; le fait suivant mérite de fixer l'attention :

OBSERVATION. — Le mardi 17 février 1829, mademoiselle Hullin, danseuse à l'Opéra, éprouve tout à coup des vomissements réitérés de matières glaireuses, alimentaires et autres, une agitation extrême, et une grande anxiété ; le ventre est peu douloureux, la peau n'est pas chaude, le pouls est peu développé ; les accidents augmentent dans la nuit (15 sangsues à l'épigastre). Le 18, agitation extrême, besoin d'uriner et d'aller à la selle, *mais sans résultat ;* le pouls n'est point développé, la peau n'est point chaude ; il n'y a point de soif *et peu ou point de douleur dans l'abdomen.* Le 19 au matin, il se manifeste une douleur violente dans la *région iliaque droite.* Les accidents persistent jusqu'à midi ; alors vomissements de matières jaunâtres fortement colorées, mais sans odeur ; bientôt les matières vomies sont *noirâtres* et formées de matières fécales. *On pense qu'il existe un iléus* (bain de deux heures) ; nul soulagement ; le pouls est petit, fréquent, misérable, le ventre ballonné, les traits de la face altérés. La malade expire à dix heures du soir. Quelques jours après l'inhumation, des bruits sinistres s'étant répandus sur la cause de la mort, le mari demanda hautement l'exhumation et l'ouverture du cadavre. Les médecins conclurent qu'ils ne voyaient dans cette autopsie qu'une *gastro-entérite chronique.* Or, la gastro-entérite pouvant aussi bien dépendre d'un empoisonnement que de toute autre cause, le ministère public nous désigna, M. Rostan et moi, pour procéder à un nouvel examen du canal intestinal. Nous ne tardâmes pas à apercevoir un *étranglement du colon* à 10 ou 12 centimètres environ du cœcum, et formé de la manière suivante : une appendice graisseuse de 3 centimètres de longueur, d'une largeur de 3 millimètres dans son plus grand diamètre, adhérente par une extrémité à l'une des faces du mésentère, dans le voisinage de l'intestin, était venue contracter une adhérence morbide, à l'aide d'un filet ligamenteux, vers la face opposée de l'endroit correspondant du mésentère, de manière à comprendre l'iléum comme un anneau comprend une bourse. Cet *anneau celluleux* ayant comprimé l'intestin et intercepté le cours des matières alimentaires, ainsi que le cours du sang, explique de la manière la plus satisfaisante, et les accidents arrivés pendant la vie, et l'inflammation trouvée après la mort. On ne découvrit aucune trace de poison. (*Archives générales de médecine*, t. XIX.)

Péritonite. — L'inflammation du péritoine débute quelquefois d'une manière si violente, et marche avec une rapidité telle, qu'on pourrait au premier abord être tenté de la confondre avec l'empoisonnement produit par les substances corrosives. Les considérations suivantes pourront servir à éclairer le praticien : 1° la péritonite dont je parle attaque plus particulièrement les jeunes gens et les femmes nouvellement accouchées ; elle est plus fréquente dans les saisons froides ; 2° la douleur du ventre est précédée d'horripilations vagues ou d'un frisson général, qui dure *quelquefois* un, deux ou même trois jours ; 3° la douleur, bornée à un seul point de l'abdomen ou étendue sur une grande partie du bas-ventre, est pongitive, excessivement aiguë, et devient le plus souvent intolérable par la plus légère pression ; 4° le malade atteint de péritonite est ordinairement couché sur le dos et ne peut exécuter le plus léger mouvement sans que les douleurs augmentent considérablement ; 5° la constipation est un symptôme ordinaire de l'inflammation du péritoine ; 6° la tension des parois abdominales par des gaz accompagne *presque toujours* la péritonite peu après son invasion ; quelque temps après, la tuméfaction du ventre augmente encore, et sa sonoréité diminue par l'accumulation d'un liquide dans la cavité du péritoine ; 7° lorsque la péritonite se termine par la mort, il existe une lésion particulière du péritoine, et le plus souvent on trouve dans sa cavité un épanchement de liquide séro-purulent mêlé de flocons albumineux, de de débris de fausses membranes ; du reste, le péritoine n'offre aucune trace d'ulcération ni d'érosion.

Évacuations abondantes par haut et par bas d'une matière noire ou sanguinolente.— Je ne cherche pas à décider si dans le vomissement noir l'estomac est le seul organe affecté, tandis que, dans la diarrhée noire, ce serait le canal intestinal ; il me paraît aussi complétement inutile pour mon objet d'établir des différences entre ce qu'on appelle *hématémèse, hémorrhagie intestinale, mélœna ;* il me suffit de savoir que dans quelques circonstances on observe des vomissements noirs, et quelques autres symptômes que l'on serait tenté de confondre avec l'empoisonnement. Voici comment Hippocrate décrit cette affection (1).

«On rend d'abord à chaque instant, et par régurgitation, des liquides en assez grande quantité, bilieux ou muqueux, ou semblables à de la salive ; puis avec eux viennent les aliments, qui sont très-fréquemment vomis ; enfin les matières rejetées deviennent brunes, sanguinolentes,

---

(1) Hipp., *de Morbis*, lib. II, in fine.

semblables à de la lie, à du vin trouble ou déjà fortement aigri. Lorsque ces évacuations sont noires, et qu'elles paraissent contenir du sang, leur odeur est fétide ; elles brûlent le pharynx, agacent les dents et font effervescence quand elles touchent la terre. On éprouve un malaise après le vomissement, quelquefois même avant qu'il ait lieu (1) ; dans certains cas, le malade se sent un peu soulagé après avoir vomi ; cependant l'estomac ne peut rester vide ni rempli. Dans l'état de vacuité, ce sont des borborymes et des rapports aigres ; après l'introduction des aliments, c'est un sentiment de pesanteur dans les organes de la digestion, une douleur lancinante dans la poitrine, le dos et le côté. Plus cette maladie avance, plus elle devient grave : le corps maigrit, la conjonctive prend une teinte verdâtre ; la peau se colore d'un jaune pâle, devient molle et flasque ; il se déclare enfin des frissons légers et une petite fièvre, des douleurs de tête, l'affaiblissement de la vue, des pesanteurs dans les jambes ; la peau est livide, et le dépérissement fait toujours des progrès. Malgré l'emploi des moyens convenables, cette affection est mortelle et amène bientôt la perte des malades.»

Portal, qui a publié, dans les mémoires de la Société médicale d'émulation, des observations sur le *melœna*, en rapporte deux exemples occasionnés par de vives affections de l'âme ; il fait également mention d'un autre qui fut la suite de l'impression de la goutte sur les organes dans lesquels la veine porte distribue ses rameaux, etc.

On voit, d'après ce que je viens de dire, que cette affection ne saurait être confondue qu'avec l'empoisonnement produit par les poisons corrosifs et âcres (les autres ne déterminant presque jamais des vomissements sanguinolents) : or, lorsque les poisons corrosifs donnent lieu à des vomissements ou à des déjections sanguinolentes, le sang rendu est d'une belle couleur rouge, tandis qu'ici il est noir ; outre cela, les poisons corrosifs développent le plus souvent une vive inflammation dans la bouche, l'œsophage, l'estomac et le reste du canal intestinal, tandis que, dans la maladie noire, le canal digestif n'est point affecté dans toute son étendue : on n'observe qu'une excoriation, une phlogose ou une eschare dans l'une ou l'autre partie du tube alimentaire. En général, on voit qu'en exprimant la membrane muqueuse de l'estomac des individus qui ont succombé à cette affection, on fait suinter une matière noirâtre semblable à celle qui est rendue par le vomissement, ce que l'on ne remarque point dans les empoisonnements par les poisons corrosifs ou âcres. D'ailleurs la maladie noire est souvent occasionnée

---

(1) Les faiblesses, les lipothymies et les angoisses, sont des symptômes qui annoncent le plus constamment des vomissements.

par le squirrhe de l'estomac ou d'une autre partie des viscères contenus dans l'abdomen.

Je pourrais encore faire mention de quelques autres maladies qui peuvent simuler jusqu'à un certain point l'empoisonnement aigu produit par les substances vénéneuses narcotiques ou narcotico-âcres : telles sont l'*arachnitis*, la fièvre dite *ataxique*, certaines affections *nerveuses*, etc. ; mais je pense qu'il suffit d'éveiller l'attention du médecin sur ce point, persuadé qu'il trouvera, dans l'invasion, les symptômes et la marche de ces maladies, ainsi que dans les résultats fournis par l'ouverture des corps, des caractères propres à lui faire éviter des méprises qui pourraient devenir funestes. Je crois également inutile de faire remarquer que, dans certaines circonstances, des malveillants, ou des personnes peu instruites, ont cherché à faire confondre avec l'empoisonnement une foule de maladies qui se terminent par la mort au moment où l'on s'y attend le moins ; telles sont les hémorrhagies internes, la rupture de certains organes, les congestions sanguines dans l'un des principaux viscères, les abcès intérieurs, certains anévrysmes, etc. Ici l'ouverture du cadavre dissipe tellement les doutes, que je me bornerai à ce simple énoncé. Si la mort subite était le résultat d'une passion vive, telle qu'un excès de douleur ou de plaisir, l'homme de l'art porterait son jugement d'après l'absence des signes qui caractérisent l'empoisonnement, d'après le commémoratif, etc.

Après avoir indiqué les principales maladies que l'on peut confondre avec l'empoisonnement, je crois devoir résumer les préceptes que le médecin doit avoir présents pour tâcher d'éviter les méprises qui pourraient devenir funestes.

«1° Il fera attention à la saison de l'année et aux maladies qui règnent ; car le *choléra-morbus sporadique*, par exemple, règne ordinairement dans les mois d'été qui s'approchent de l'automne et dans l'automne même ; également il y a telle constitution médicale où les coliques et les vomissements sont comme épidémiques.

«2° Il étudiera bien les habitudes et la vie antérieure du sujet ; il s'informera surtout s'il était valétudinaire, ou s'il avait éprouvé quelque maladie mal jugée, ou s'il n'avait point quelque vice caché (ce qui arrive fréquemment), étant moins présumable qu'un homme qui jouit d'ailleurs d'une santé parfaite soit tout à coup attaqué de symptômes violents, par cause interne, ou du moins qu'il en périsse ; la nature seule ou aidée par l'art, prenant ordinairement le dessus quand le sujet est sain et robuste» (1).

---

(1) Fodéré, ouvrage cité, t. IV, p. 297.

§ V.

De la marche analytique à suivre pour reconnaître la nature de la substance suspecte.

Avant d'exposer en détail la marche qu'il convient de suivre pour résoudre cet important problème, il sera utile d'établir quelques préceptes généraux.

1° Les recherches propres à constater s'il y a eu empoisonnement ne doivent être faites qu'en présence du commissaire délégué pour cet objet; et, s'il est nécessaire de consacrer plusieurs séances, à la fin de chacune d'elles, le magistrat doit enfermer et sceller les pièces d'examen. Les recherches ultérieures ne seront commencées qu'après avoir reconnu l'intégrité des scellés.

2° Le médecin requis par les tribunaux doit noter et écrire soigneusement ce qu'il observe, afin d'avoir à sa disposition toutes les données nécessaires pour rédiger convenablement le rapport. Il serait blâmable s'il négligeait de prendre des notes à mesure que les faits se présentent, ceux-ci pouvant être nombreux et difficiles à retenir.

3° Pendant le cours de ses recherches, il doit s'abstenir de communiquer au magistrat, et à plus forte raison à toute autre personne, le jugement prématuré qu'il aurait pu porter sur l'affaire pour laquelle il est appelé, ce jugement pouvant être singulièrement modifié par la suite.

4° Avant de commencer l'examen physique et chimique des matières suspectes qui ont été trouvées dans les poches de l'individu, dans des cuvettes, des fioles, etc., il doit disposer tous les instruments dont il croit avoir besoin. Il importe que les *réactifs soient purs*, *et que leurs dissolutions*, qui doivent toujours être faites dans l'eau distillée, *soient plutôt concentrées qu'affaiblies.* Il ne faut employer les *réactifs* liquides que goutte à goutte, parce qu'il pourrait arriver que les précipités que l'on cherche à obtenir ne parussent point, si l'on agissait autrement.

5° Lorsqu'on est obligé de faire l'analyse des matières contenues dans le canal digestif, l'on fait à la partie supérieure de l'œsophage deux fortes ligatures bien serrées et séparées d'environ 2 décimètres. On place de semblables ligatures sur le rectum et sur le cordon des vaisseaux et canaux qui se trouvent à la face intestinale ou concave du foie; et, après avoir coupé entre les deux ligatures qu'on a faites, on détache, on enlève avec précaution l'œsophage, l'estomac et la masse intestinale, que l'on place sur un drap propre et plié en plusieurs doubles. Alors on examine de nouveau la surface des parties; on l'asperge avec une éponge ; on ouvre dans toute sa longueur l'œsophage et l'estomac ; on recueille dans un vase de verre ou de faïence les liqueurs ou substances qui s'y trouvent ; enfin il convient de laver la cavité de ces viscères avec de l'eau distillée pour enlever toutes les parties solides qui les tapissent et adhèrent plus ou moins à leur surface, et l'on conserve cette liqueur séparément des lotions, pour procéder ensuite à son examen par les moyens convenables. Mais, si, comme il arrive quelquefois, les parois de l'estomac ou des intestins ont été gangrénées, rongées, perforées, et ont laissé échapper dans l'abdomen les fluides ou substances qu'ils contenaient, il faut recueillir avec soin ces différentes substances, les absorber avec une éponge, que l'on exprime dans un vase ; on fait ensuite des ligatures au-dessus et au-dessous des perforations ; puis on sépare, on enlève, comme il a été dit, toute la masse intestinale, pour procéder plus exactement à un examen ultérieur.

6° L'analyse chimique des matières suspectes doit être faite en suivant la marche que je vais indiquer ; mais il faut savoir dès à présent que l'homme de l'art ne doit agir que sur une portion de ces matières, afin que d'autres médecins, qui pourraient être nommés par la suite, soient à même de confirmer ou d'infirmer les résultats qui auraient été obtenus par le premier ; et, si les matières suspectes *liquides* ou *solides* étaient de nature à pouvoir s'altérer, il faudrait garder dans l'alcool très-pur la portion que l'on désirerait conserver. Une partie du même alcool serait déposée dans un flacon séparé, afin de pouvoir comparer plus tard ses propriétés avec celles du liquide alcoolique qui a été mêlé avec la matière suspecte.

A propos de la *quantité* de matière suspecte sur laquelle on doit agir dans les expertises médico-légales, je ne saurais m'élever avec assez de force contre le précepte absurde mis en avant par MM. Flandin et Danger, savoir qu'il y a plus d'avantage à opérer sur une petite proportion de matière suspecte (foie, intestins, etc., par exemple), que sur une plus grande quantité. Il est évident pour tout le monde qu'on a plus de chances de retirer de l'arsenic, du cuivre, du plomb, etc., en traitant 100 grammes d'un foie à peine empoisonné qu'en opérant sur 25 grammes de cet organe, si l'on suit le même procédé. Quelque naïve que fût l'assertion de ces messieurs, j'ai pourtant cru devoir la réduire à néant (dans un mémoire inséré dans les *Annales d'hygiène et de médec. légale*, janvier 1845), parce qu'il était à craindre que des personnes, peu versées dans les expertises toxicologiques, ne fussent séduites et mystifiées par l'assurance et l'aplomb inimaginables avec lesquels elle avait été proclamée.

7° Si les liquides paraissent beaucoup trop étendus pour que le poison qui peut y être dissous ne soit point décelé par les réactifs, on les fera évaporer à une douce chaleur dans une capsule de platine ou de porcelaine.

8° Plusieurs auteurs conseillent, lorsque les premières expériences ont fourni quelques indices sur la nature du poison, de préparer une liqueur analogue, et de faire comparativement et simultanément les mêmes expériences sur l'une et sur l'autre. Cette contre-épreuve est évidemment inutile lorsque la liqueur suspecte se comporte avec les agents chimiques, de manière à la faire facilement reconnaître; mais elle peut être fort utile, dans certains cas, surtout si le médecin, chargé de faire les recherches, a négligé l'étude de la *toxicologie*. Quoi qu'il en soit, il peut arriver que les expériences dont je parle ne fournissent point des résultats absolument semblables, lors même que la liqueur que l'on a préparée contient le même poison que celle qui a produit l'empoisonnement; en effet, cette dernière peut être beaucoup plus affaiblie que l'autre, et présenter dès lors avec les réactifs des phénomènes différents; il peut y avoir dans le liquide, outre le poison dont on croit avoir reconnu la nature, quelques substances étrangères qui modifient nécessairement les résultats, etc. J'ai cru devoir signaler cette source d'erreur pour que le médecin n'attache pas à quelques-unes de ces expériences comparatives plus d'importance qu'elles n'en méritent.

9° Il y a, au contraire, un avantage réel à faire une *expérience à blanc*, toutes les fois que l'on cherche une substance vénéneuse dans un de nos organes ou dans l'urine. Supposez qu'après avoir traité le foie, par exemple, d'un individu que l'on soupçonne être mort empoisonné, on en ait retiré un toxique quelconque, il importe d'opérer par le même procédé et avec les mêmes agents chimiques sur une portion *égale en poids* du foie d'une personne qui n'a pas été empoisonnée? Ici tout est parfaitement comparable, et l'on conçoit que si l'on ne découvre aucune trace de substance vénéneuse, en agissant *à blanc*, on ne puisse pas objecter que le toxique, trouvé dans le premier cas, provient des agents chimiques employés, ni de la petite proportion de celui que pourraient naturellement contenir nos organes ou l'urine.

J'aborde maintenant la question au fond.

Il peut arriver que l'expert n'ait aucun renseignement sur la nature de la substance délétère dont il est appelé à constater la présence, soit parce que le malade se refuse à la désigner, ou parce que les magistrats, les médecins et les assistants ignorent complétement les circonstances de l'empoisonnement. Quel parti prendre en pareil cas, et comment doivent être dirigées les recherches pour ne pas s'exposer à perdre, par des tâtonnements infinis et par des expériences tentées à contre sens, le fruit de travaux, toujours difficiles et souvent fort pénibles? J'avais cru d'abord qu'il n'était pas impossible de parvenir à reconnaître la subtance vénéneuse en suivant une marche analytique et en procédant du connu à l'inconnu : aussi avais-je proposé, dans la première édition de ce Traité, de résoudre ce problème à l'aide d'un *tableau* dans lequel seraient compris *tous les poisons* inorganiques solides, liquides et gazeux que l'on mettrait en contact avec les réactifs propres à les faire découvrir par la voie *dichotomique*, si utilement employée par les naturalistes; ainsi, pour citer un exemple, je commençais par me demander si un poison solide était ou non soluble dans l'eau; en cas de solubilité, je déterminais si le *solutum* précipitait ou non par l'acide sulfhydrique; ceux des poisons que cet acide précipitait, je les soumettais à l'action de la potasse pure, qui ne troublait pas les uns, tandis qu'elle précipitait les autres, etc.; je croyais pouvoir arriver par ce moyen à déterminer facilement la nature de chacun des poisons du règne inorganique. Cette marche, adoptée par la plupart des toxicologistes qui ont écrit depuis sur la matière, ne pouvait fournir des résultats satisfaisants qu'autant que l'on agissait sur des substances vénéneuses *pures*. Mais il est si *rare* de trouver dans le commerce un bon nombre de ces corps à l'état de pureté; d'un autre côté, *presque toujours* les expertises portent sur la matière des vomissements, sur celle que l'on trouve dans le canal digestif ou sur les organes eux-mêmes, et dans ces cas, les poisons sont constamment mélangés avec une foule de substances qui masquent ou dénaturent leurs propriétés et qui empêchent les réactifs d'agir sur eux, comme ils le feraient s'ils étaient purs; en sorte qu'il devient impossible de faire usage d'un pareil *tableau* sans risquer de s'égarer et de commettre même des erreurs graves. Je dois encore signaler deux autres inconvénients attachés à cette matière de procéder : 1° un pareil tableau, pour être de quelque utilité, devrait comprendre *tous* les poisons connus, et nous savons qu'il en est *beaucoup* qui ne sauraient y figurer, parce qu'ils ne sont pas susceptibles, dans l'état actuel de la science, d'être décelés par les réactifs chimiques; 2° on ne saurait faire abstraction, lorsqu'on applique cette méthode dichotomique, de cette prodigieuse quantité de sels et d'autres substances *non vénéneuses*, qui ne doivent par conséquent pas figurer dans le tableau, et qui pourtant pourraient être précisément l'objet de l'examen des experts, dans certains cas de *suspicion* d'empoisonnement. Or toutes ces substances inoffensives, soumises à l'action des réactifs qui servent à établir les principales divisions du tableau, se rangeraient naturellement dans l'une ou l'autre de ces divisions dichotomiques; et comme le tableau n'en ferait aucunement mention, il est évident qu'elles introduiraient dans les recherches chimiques un élément de perturbation dont il est aisé de prévoir les fâcheux résultats. Ces réflexions théoriques suffisent et au delà pour proscrire des applications médico-légales la marche analytique fondée sur la méthode dichotomique : *aussi n'a-t-elle jamais été mise en usage par les experts.* Dans les nombreuses analyses judiciaires que j'ai été chargé de faire depuis quarante ans avec Vauquelin, Barruel, Gay-Lussac, Pelletier, Chevallier, etc., je ne l'ai pas employée *une seule fois*, et *j'affirme* qu'il en a été de même des autres expertises auxquelles je n'ai pris aucune part.

Heureusement il n'est pas aussi commun qu'on pourrait le penser d'entreprendre des analyses judiciaires, sans avoir le moindre renseignement sur la nature du poison qui a pu être employé; souvent les magistrats, en commettant les experts, leur donnent des indications précieuses, propres à abréger le travail; ainsi, dans l'affaire Laffarge, l'avocat-général, M. Decoux, avec une perspicacité qui l'honore, insistait fortement auprès des chimistes de Limoges pour qu'ils n'eussent à chercher qu'une préparation arsenicale, et repoussait toute autre espèce de tentative, tant il était convaincu par les éléments de la cause que l'intoxication était le fait de l'acide arsénieux. Dans d'autres cas, il s'agit d'une méprise ou d'une erreur; c'est du sublimé corosif qui a été pris au lieu et place d'un sel purgatif; c'est de l'acide cyanhydrique qui a été administré, à une dose dix ou douze fois plus considérable que celle que le médecin avait eu l'intention de prescrire, etc.

Assez souvent, les symptômes éprouvés par le malade sont tels, que l'on sait, avant de commencer l'analyse, quel est à peu près le genre de substance qui les a provoqués; ainsi le narcotisme déterminé par les opiacés, l'intermittence et les accès que produisent les strychnées, les douleurs abdominales vives, les vomissements et les selles qui se manifestent après l'ingestion des poisons irritants énergiques, le bouillonnement sur le carreau, occasionné par la matière des vomissements fortement acide, etc., sont des indices dont il faut tenir grand compte.

On sait d'ailleurs que les substances, le plus généralement employées pour empoisonner ou pour s'empoisonner sont peu nombreuses, et presque toujours les mêmes; le relevé fait à cet égard par MM. Chevallier et Boys de Loury, pour une période de sept années (du 15 novembre 1825 au 10 octobre 1832), donne pour résultat : 54 empoisonnements par l'acide arsénieux, 3 par la poudre aux mouches (oxyde noir d'arsenic), 1 par le sulfure d'arsenic, 7 par le vert-de-gris, 5 par le sublimé corrosif, 1 par l'onguent mercuriel, 1 par l'émétique, 1 par l'acétate de plomb, 1 par la céruse (carbonate de plomb), 1 par le sulfate de zinc, 2 par l'acide azotique, 1 par l'acide sulfurique, 4 par la noix vomique, 1 par l'opium, 5 par les cantharides, total 88. Sur ces 88 cas d'empoi-

sonnement, 34 fois la substance vénéneuse avait été mélangée à un po-
tage ; dans les autres cas, elle avait été donnée dans du lait, du vin, du
pain, du chocolat, etc.

Quoi qu'il en soit, voici la marche généralement suivie aujourd'hui
dans les expertises, lorsque tout est inconnu et qu'il s'agit de mettre
l'opérateur sur la voie.

Si la substance suspecte n'a pas été mélangée et qu'on la présente telle
qu'on la trouve dans les pharmacies ou dans le commerce, souvent un
expert habile saura bientôt, en la regardant et en la flairant, quelle est
sa nature ; ainsi comment ne pas reconnaître de suite l'opium, le lau-
danum, l'onguent mercuriel, les cantharides, le vert-de-gris, la poudre
aux mouches, l'arsénite de cuivre, les acides azotique, acétique, sul-
fhydrique, chlorhydrique, cyanhydrique, l'eau régale, le sulfate d'in-
digo, l'ammoniaque, le carbonate d'ammoniaque, l'eau de Javelle,
l'alcool, l'éther, etc. ? Parmi les poisons qu'il ne sera pas ainsi possible
de caractériser au premier coup d'œil et qui seront liquides ou solubles
dans l'eau, il en est qui rougissent fortement le papier bleu de tourne-
sol, d'autres qui bleuissent avec intensité le papier rougi, et plusieurs
qui ne changent en aucune manière la couleur de ces papiers ; les pre-
miers pourront être les acides sulfurique, phosphorique, oxalique, etc.,
ou des sels acides ; les seconds des alcalis ou des sels alcalins, tels que
la potasse, la soude, la baryte, etc., enfin les derniers seront probable-
ment des sels neutres. Il en est aussi qui sont colorés en bleu ou en vert,
comme les sels de cuivre, en jaune, comme le chlorure d'or, et en jaune
rougeâtre, comme les sels de platine. Quant aux poisons insolubles dans
l'eau, plusieurs seront colorés en jaune, en rouge, en vert, etc. ; ainsi
le sulfure d'arsenic, le chromate et l'iodure de plomb, le bioxyde
de mercure et le turbith minéral sont jaunes ; le proto-iodure de
mercure est verdâtre ; le biiodure de mercure, le bioxyde du même
métal, le réalgar, le minium, sont rouges ; l'arsénite de cuivre est vert.
Si ces divers caractères ont paru insuffisants, on tentera quelques essais
avec l'acide sulfhydrique gazeux ou liquide qui précipite avec des cou-
leurs différentes presque toutes les dissolutions métalliques des six
dernières classes, et même avec la potasse pure, afin de reconnaître cer-
tains sels sur lesquels l'acide sulfhydrique aurait été sans action. Il arrive
rarement qu'en tâtonnant ainsi un expert instruit ne parvienne pas à
savoir promptement quel est à peu près le poison qui fait l'objet des
recherches ; il ne s'agira plus, alors qu'il aura ainsi été mis sur la
voie, que de déterminer rigoureusement sa nature, à l'aide des carac-
tères que j'ai indiqués en parlant de chaque substance vénéneuse en
particulier.

Les difficultés sont bien autrement grandes lorsqu'il s'agit de rechercher la substance vénéneuse inconnue, *au milieu des matières vomies, des selles ou des liquides contenus dans le canal digestif,* ou bien *dans les tissus de ce canal, dans le foie, dans les autres viscères, dans le sang ou dans l'urine.* C'est ici que les renseignements propres à guider l'expert sont précieux, surtout lorsqu'on ne trouve pas au fond des liquides ou à la surface des tissus une portion *en nature* de la substance toxique. Comment, en effet, découvrir des traces d'un poison qui, par son mélange avec des matières colorées, échappe presque toujours à l'action des réactifs, et qui a quelquefois contracté des combinaisons intimes avec la matière organique ?

Si la matière suspecte ne s'est point dissoute dans l'eau, ou qu'elle ait à peine été attaquée par ce liquide, on se demandera si elle n'appartiendrait pas à la classe des alcalis végétaux, et l'on en mettra quelques parcelles sur les charbons ardents : ces matières seront promptement décomposées en laissant du charbon et en répandant une fumée d'une odeur empyreumatique, souvent ammoniacale; si l'expérience se fait dans un petit tube de verre, on verra en outre cette fumée bleuir un papier de tournesol rougi, que l'on aura préalablement disposé à la partie supérieure du tube.

Établissons d'abord que, dans l'état actuel de la science, il est un bon nombre de poisons *qu'il est très-difficile de reconnaître,* alors même que l'on se place dans les circonstances les plus favorables ; ainsi, que l'empoisonnement ait eu lieu par les extraits de jusquiame, de belladone, de datura stramonium, de digitale pourprée, de gratiole, etc., on ne parviendra pas aisément à distinguer ces extraits, quand même ils existeraient en quantité assez notable dans les matières vomies, dans les selles et dans les liquides contenus dans le canal digestif. Bien d'autres poisons végétaux, qui sembleraient pouvoir être reconnus, parce qu'il est possible d'en extraire plus facilement un principe immédiat, alcalin ou non, qui les caractérise en quelque sorte, ne le seront *que très-difficilement,* si même on parvient à les déceler, parce qu'ils *ne se trouvent qu'en petite proportion,* et que l'isolement d'une aussi faible quantité de ce principe immédiat, au milieu de liquides organiques fortement colorés, n'est pas chose facile ; je citerai, par exemple, la bryone, la scille, le solanum, la ciguë, le tabac, et même les strychnées, l'ellébore blanc, etc.

Si j'aborde maintenant la partie du problème dont il est possible de donner assez souvent une solution satisfaisante, je dirai, pour ce qui concerne la *matière des vomissements et des selles, et les liquides contenus dans le canal digestif,* qu'il faut examiner attentivement si par le repos ces matières suspectes ne déposent pas une substance plus ou moins pesante, qui pourrait bien être le poison que l'on cherche; dans ce cas, on ramasserait cette substance, et on procéderait comme il vient d'être dit à la page 933. Quel que soit le résultat de cette première investigation, il importe de s'assurer si la matière exhale une odeur caractérisée, si elle offre une saveur acide, alcaline, styptique, âcre ou amère, si elle est fortement colorée en noir, etc., car il arrivera quelquefois que ces caractères seront des indices utiles : ainsi l'ammoniaque, l'acide cyanhydrique, l'opium, etc., sont assez odorants pour qu'on puisse, à l'aide de ce seul caractère, en soupçonner l'existence ; l'acétate de plomb, la strychnine, etc., offrent des saveurs presque caractéristiques ; les acides concentrés impriment en général aux liquides avec lesquels ils sont mêlés une teinte noire excessivement prononcée ; le sulfate d'indigo et les sels de cuivre les colorent en bleu, etc.

On plongera ensuite dans ces matières deux papiers de tournesol, l'un bleu, l'autre rouge, afin de savoir si elles sont acides ou alcalines ; malheureusement la sensibilité de ces papiers est telle, qu'ils changent de couleur alors même que les liqueurs ne renferment que des proportions infiniment petites d'acide ou d'alcali ; en sorte qu'il est souvent difficile, surtout lorsque ces papiers ne sont que faiblement rougis ou bleuis, de dire si le changement de couleur dépend d'un acide ou d'un alcali introduit dans le dessein d'empoisonner, ou de ceux qui existent habituellement dans l'estomac ou qui s'y développent par suite de la putréfaction. Ne sait-on pas, par exemple, que les sucs de l'estomac sont presque toujours faiblement acides à l'état normal, et que dans certains cas de maladie, comme dans le pyrosis, leur acidité est très-prononcée ? Peut-on oublier, si les recherches se font au bout de plusieurs jours, comme cela a presque toujours lieu, qu'il a pu se développer de *l'ammoniaque* par suite de la putréfaction, et que c'est à cet alcali qu'il faudra *peut-être* exclusivement rapporter la coloration bleue du papier rouge ? Toutefois, pour ce qui concerne l'acidité, il est certain que l'on sera autorisé à soupçonner qu'un acide étranger a été avalé si, malgré le développement d'ammoniaque, comme effet de la putréfaction, les liqueurs sont encore sensiblement acides.

Admettons que l'on soit porté à penser qu'il y a eu empoisonnement par un acide, il faudra traiter les matières suspectes par l'alcool concentré, afin de coaguler une grande partie de la substance organique, puis distiller le liquide filtré dans une cornue, à laquelle on aura adapté un récipient, en ayant soin de pousser l'opération jusqu'à ce que la matière de la cornue soit à peu près desséchée ; les acides volatils viendront se condenser, en partie du moins, dans le ballon, tandis que ceux qui sont fixes resteront dans la cornue. Il ne s'agira plus que de reconnaître quel est l'acide.

Si la liqueur était fortement alcaline, on la soumettrait également à la distillation pour obtenir dans le récipient l'ammoniaque ou les alcalis organiques volatils qu'elle pourrait renfermer, et l'on agirait sur la matière desséchée avec de l'alcool concentré, comme je l'ai dit en parlant des alcalis (voy. t. I, pag. 286).

Dans le cas où les matières suspectes ne seraient pas alcalines ou qu'elles seraient à peine acides, il faudrait les faire bouillir, pendant trente à quarante minutes, dans une capsule de porcelaine, après les avoir étendues d'eau distillée, si elles étaient trop épaisses; on séparerait par le filtre le *coagulum* qui se serait formé, et l'on concentrerait par l'évaporation la liqueur filtrée; la dissolution, ainsi rapprochée et refroidie, serait traitée par de l'alcool à 44 degrés, qui occasionnerait un dépôt de matière organique, s'affaiblirait et pourrait tenir en dissolution les principes immédiats des végétaux vénéneux et un grand nombre de poisons métalliques. On garderait soigneusement les deux *coagulum* dont il vient d'être fait mention. La liqueur alcoolique serait filtrée et partagée *en deux parties*; l'une d'elles serait traitée par le sous-acétate de plomb, etc. (voy. p. 232), pour savoir si elle contient un alcali végétal vénéneux; l'autre, après avoir été acidulée par de l'acide chlorhydrique pur, serait traversée pendant une heure par un courant de gaz acide sulfhydrique bien lavé; l'acide arsénieux, l'émétique, les sels de cuivre, etc., seraient précipités à l'état de sulfures, qui se déposeraient presque aussitôt, et que l'on reconnaîtrait aisément. On se dispenserait de rechercher des alcalis végétaux, si tout ce que l'instruction a appris, et si les symptômes éprouvés par le malade éloignaient l'expert de l'idée d'un empoisonnement par ces alcalis, et alors on opérerait avec l'acide sulfhydrique sur la *totalité* de la liqueur alcoolique.

Les matières, coagulées soit par le feu, soit par l'alcool, seraient traitées par l'eau, comme je le dirai en parlant des tissus eux-mêmes.

Supposons que ces recherches aient été infructueuses, il faut alors agir sur *les tissus du canal digestif*. Après avoir ouvert ce canal, et l'avoir étendu sur une ou plusieurs assiettes de porcelaine, on note attentivement les lésions dont il peut être le siége, puis on examine à l'œil nu ou armé d'une loupe, s'il n'existe pas à sa surface interne quelque matière cristalline ou pulvérulente; en cas d'affirmative, on recueille cette matière, et on en détermine la nature par les procédés qui ont été indiqués à la page 933. Alors on introduit le canal digestif, coupé par petits morceaux, dans une cornue où l'on a mis de l'eau distillée, et on chauffe pendant une heure environ; on s'assure si le liquide condensé dans le récipient contient un acide volatil, de l'ammoniaque, ou un alcali organique volatil. Le *decoctum* restant dans la cornue est décanté, refroidi et traité par l'alcool à 44 degrés; on agit sur la liqueur alcoolique, comme il a été dit à la page 936.

Les *tissus* et les *coagulum* mentionnés à la même page, après avoir subi l'action de l'eau bouillante, seraient traités, pendant un quart d'heure environ, par de l'alcool concentré, afin de dissoudre les alcalis végétaux qu'ils pourraient contenir.

On les laisserait ensuite tremper, pendant une heure ou deux, dans de l'acide chlorhydrique affaibli et pur, qui attaquerait plusieurs oxydes métalliques avec lesquels ils auraient pu contracter des combinaisons, et les transformerait en chlorures solubles : tels seraient, par exemple, les oxydes d'aluminium, d'étain, de plomb, de bismuth, etc.

Enfin si, malgré toutes ces opérations, on n'était point parvenu à découvrir la substance vénéneuse, on partagerait les tissus restants en deux parties, dont l'une serait traitée par un courant de chlore gazeux, dans le dessein de découvrir une préparation arsenicale, et l'autre serait carbonisée par l'acide azotique, afin d'obtenir les métaux autres que l'arsenic. A l'égard de cette dernière moitié, on n'oublierait pas, avant de conclure, qu'il existe du cuivre et du plomb dans les tissus normaux du canal digestif, et qu'il faut user d'une grande réserve.

Les diverses filtrations devront être faites avec du papier Berzelius ou avec du papier à filtrer, préalablement lavé à l'acide chlorhydrique (voy. t. I, p. 808).

S'il s'agissait de découvrir une substance vénéneuse, absorbée et portée dans le *foie* ou dans d'autres viscères, il faudrait, après avoir coupé ces viscères en petits morceaux, agir sur eux avec de l'eau distillée, l'alcool à 44 degrés, l'acide chlorhydrique affaibli, le chlore, etc., comme il vient d'être dit à l'occasion des tissus du canal digestif.

On procèderait de la même manière avec le *sang*.

Quant à l'*urine*, on examinerait séparément la partie liquide et le dépôt qui aurait pu se former. Le liquide serait évaporé, desséché à une douce chaleur, et traité comme le produit du *decoctum* des tissus du canal digestif. Le dépôt, après avoir été soumis à l'action de l'eau bouillante, serait traité par l'alcool, par l'acide chlorhydrique, le chlore, etc., comme pour le foie, pour le caillot du sang, etc.

Depuis la publication de cet article, le 1er avril 1844, M. H. Gaultier de Claubry, présenta à l'Académie des sciences, un paquet cacheté, contenant l'annonce d'un *procédé au moyen duquel on peut obtenir* en une seule *opération tous les métaux*, dans les recherches de chimie légale. Il lut devant la même académie, en décembre 1848, un mémoire sur ce sujet, qui fut inséré dans le numéro de janvier 1848 des *Annales d'hygiène et de médecine légale*. M. H. Gaultier de Claubry avait également communiqué son travail à l'Académie de médecine, et comme M. Abreu, docteur en médecine brésilien, avait aussi adressé une note à l'Académie des sciences pour établir à peu de chose près les mêmes données que M. de Claubry, celui-ci, pour revendiquer la priorité de la découverte, réclama l'ouverture du paquet cacheté, ce qui eut lieu en décembre, comme on peut s'en assurer en lisant les comptes rendus de l'Institut (séance du 13 décembre 1848). Rien ne fut donc négligé pour donner au procédé dont il s'agit toute la publicité désirable, et pour garantir à M. de Claubry l'honneur de l'invention. Aucun rapport n'ayant été fait à l'Académie des sciences ni à l'Académie de médecine sur le procédé auquel M. de Claubry attache une si grande importance, et ce *procédé n'offrant rien de nouveau,* il me paraît utile de le réduire à sa juste valeur : ce sera, d'un seul coup, faire justice du travail de M. Claubry et de celui de M. Abreu. Citons : «que les produits suspectés aient été ou non soumis à l'*action de l'eau,* ou de l'*alcool,* quels que soient leur état de solidité, de mollesse, *leur nature et les mélanges* qu'ils peuvent renfermer, sans avoir à s'occuper de leur dessiccation, de leur division ou de leur mélange avec quelque matière solide, etc... , on les soumet directement à l'action du véhicule propre à détruire les matières organiques et à présenter à l'état de dissolution les composés métalliques qui en proviendraient. » Ce véhicule n'est autre que l'eau régale.

«Dans l'état actuel des choses (p. 174), alors qu'il aurait terminé les recherches fondées sur l'action des divers véhicules, l'expert *était forcé de recourir à l'emploi de procédés différents,* suivant la nature des produits métalliques qu'il s'agissait de reconnaître ; car, à l'exception de l'arsenic et de l'antimoine, pour lesquels il pouvait faire usage d'un *même mode* de destruction des matières organiques, *il lui fallait appliquer des modes particuliers aux différents poisons métalliques qui auraient pu être ingérés.»*

Rien n'est si faux, car dès l'année 1843, j'avais imprimé *que l'on devait détruire* les matières organiques par l'*acide azotique* ou par cet acide mélangé d'un quinzième de chlorure de potasse, *afin d'obtenir les métaux autres* que l'arsenic (voy p. 730 de ma *Toxicologie,* tome II, 4ᵉ édition). Comment peut-on dire, après cela, que l'on était obligé d'appliquer des modes particuliers de destruction aux différents poisons métalliques ! ! !

ARTICLE DEUXIÈME.

De la valeur des expériences tentées sur les animaux vivants, dans le dessein de reconnaître si les matières suspectes exercent ou non chez eux une action délétère.

Voy. t. I, p. 51.

ARTICLE TROISIÈME.

De l'influence de la *quantité* de poison recueillie à la suite d'une expertise.

Est-il nécessaire, pour établir que l'empoisonnement a eu lieu, de recueillir une quantité déterminée de substance vénéneuse, ou bien suffit-il de prouver que cette substance existe dans une proportion quelconque? — Depuis que l'on est parvenu à déceler les plus petites traces de préparations arsenicales, antimoniales, cuivreuses, etc., on s'est demandé s'il n'y avait pas témérité à conclure qu'il y avait eu empoisonnement, alors que l'on ne découvrait que des quantités excessivement minimes d'une substance vénéneuse; des experts et des magistrats, peu versés dans l'étude de la toxicologie, ont paru disposés à n'accorder aucune valeur aux résultats des expériences, quand elles n'auraient pas pour effet d'extraire des matières suspectes une *quantité* de substance vénéneuse qui ne serait pas trop minime; les uns et les autres ont fait tous leurs efforts pour parvenir à savoir quel pouvait être le poids du toxique recueilli, afin de juger, d'après ce poids, si la proportion de celui qui avait été administré était ou non suffisante pour occasionner la mort. On pourra se convaincre de l'exactitude de mon assertion par les citations suivantes :

1° Après l'affaire de Tulle, M. Raspail publia un mémoire à consulter, dans lequel on lit le passage suivant : « En supposant que les taches obtenues par les experts de Paris soient réellement des taches arsenicales, leur *nombre* représenterait-il une *masse assez forte* pour signifier la *préexistence d'un empoisonnement* arsenical ? Non » (p. 104) (1).

---

(1) La *Gazette des tribunaux* de France avait rapporté le fait suivant : « Le 10 décembre 1843, plusieurs familles habitant le Pruisen Gracht, à La Haye, ressentirent les symptômes de l'empoisonnement par l'arsenic. Antonine Van der Burg, âgée de dix-neuf ans, fut accusée et convaincue d'avoir mêlé de l'acide arsénieux au sel de cuisine qu'elle avait vendu. Le 19 septembre 1844, elle fut condamnée à mort par la cour provinciale de La Haye. Voici ce qu'on lit dans le rapport des experts : « Nous avons constaté *une quantité suffisante d'arsenic*

2° Dans une affaire d'empoisonnement, jugée à Épinal le 8 septembre 1844, sous la présidence de M. Messine, un débat s'élève entre les experts sur les qualités toxiques de la noix vomique. M. le président fait appeler de nouveaux médecins et de nouveaux chimistes, et après les avoir entendus, il reste acquis aux débats que *de la noix vomique a été donnée en quantité suffisante pour occasionner la mort, surtout à un enfant.* »

3° Dans un rapport de MM. Pelouze, Flandin et Danger, sur un cas d'empoisonnement par l'arsenic, jugé à Saintes le 30 août 1844, sous la présidence de M. Merveilleux, on trouve une conclusion ainsi conçue : « La portion du foie du cadavre de Guyonnet sur laquelle nous avons opéré contenait une quantité *très-notable d'arsenic;* cette quantité peut être évaluée à 2 milligrammes au moins pour 100 grammes, ce qui, au minimum, porterait à 50 milligrammes la *quantité totale* de substance toxique contenue dans cet organe, à supposer que le foie *pesât 2 kilogrammes et demi,* poids moyen d'un foie d'homme adulte.

4° A Auch, dans le procès de Mme Lacoste, des questions nombreuses sont agitées relativement à la *quantité* d'arsenic retiré du foie, des intestins et des muscles; ainsi, dans la première conclusion de leur rapport, les experts disent que s'ils avaient à évaluer la quantité en poids, extraite de la partie du foie sur laquelle ils ont opéré, ils ne craindraient pas de la porter à *plus de 5 milligrammes.* M. Pelouze annonce que la totalité du foie en eût fourni 20 milligrammes, et qu'il y en avait d'ailleurs dans les muscles et dans les parois intestinales. M. Devergie s'exprime ainsi dans une partie de sa déposition : « Si maintenant je rapproche ces symptômes de l'existence du poison et de la *quantité* de ce

---

pour donner la mort, dans le sel de la boutique, dans le sel acheté à cette boutique et trouvé chez les victimes, et dans les déjections de ces derniers. »

La *Gazette des tribunaux,* mal informée, a rendu d'une manière fort inexacte la réponse que voici de M. Vrydag Zinen : « Ce serait se hasarder que de répondre d'une manière décisive à la question qui nous est soumise. Les suites d'un empoisonnement dépendent d'un assemblage de circonstances, comme de l'âge, de la constitution, de l'état de santé ou de maladie de l'individu empoisonné, des aliments ou des boissons qui se trouvent dans l'estomac au moment de l'ingestion du poison, etc. La méthode ordinairement mise en usage pour se convaincre de l'effet d'un poison, l'expérimentation sur des animaux, ne fournit point de résultats satisfaisants dans ce cas, puisqu'il y a une grande différence entre les forces physiques de l'homme et des animaux soumis à l'expérimentation. Dans l'état actuel de la science, il est impossible de fixer positivement la quantité d'arsenic capable de donner la mort à l'homme. Il n'existe aucun doute que la *quantité de la substance vénéneuse* n'a aucune influence sur la qualification de l'empoisonnement, depuis que M. Orfila a traité d'une manière concluante de l'influence de la quantité de poison recueillie à la suite d'une expertise. Voy. *Toxicologie,* t. II, p. 731. » (*Journal de La Haye* des 13 et 14 avril 1846.)

poison trouvée dans le foie et les autres organes, *qui est celle que l'on trouve dans la généralité des cas d'empoisonnement*, je suis conduit à dire que la mort a été le résultat de l'introduction de l'arsenic dans le corps. » Le docteur Molas, contrairement à l'opinion émise par les experts de Paris, croit, au contraire, que la *quantité* d'arsenic recueillie est très-minime, car elle n'est pas même d'un grain, et il ajoute : « Il faudrait donc savoir si un grain peut, selon certaines dispositions du corps, produire la mort : on sait que les substances médicamenteuses, les poisons même, n'agissent pas sur les malades comme sur les personnes en bonne santé ; ce qui tuerait un homme malade peut ne rien faire ou faire peu de chose à un homme bien portant, et *vice versa*. »

5° A Orléans, dans une affaire jugée le 20 janvier 1845, M. Beyne, président de la cour d'assises, demande au docteur Ballot *si la quantité d'arsenic extraite des matières suspectes est assez considérable pour donner la mort*. M. de Rochefontaine, défenseur de l'accusé, s'adressant au même médecin, lui dit : « *Ainsi l'arsenic n'ayant point été trouvé en quantité considérable, M. le docteur ne peut affirmer qu'il ait été administré en dose assez forte pour donner la mort*. » D'un autre côté, M. Petit, chimiste distingué, lorsqu'il examine le rapport des experts, s'exprime ainsi : *Cependant* peut-être les experts n'ont-ils pas usé complétement de tous les moyens voulus pour obtenir une quantité *pondérable* d'arsenic. »

6° Plus récemment encore, la *Gazette des tribunaux*, à laquelle j'ai emprunté ces citations, rapporte une affaire d'empoisonnement jugée à Agen le 25 janvier 1845, dans laquelle on lit les lignes suivantes, extraites du rapport des experts : « La proportion d'arsenic trouvée dans la partie explorée du foie, de l'estomac et des reins, réunie, peut être évaluée à environ 26 milligrammes. En ajoutant à cette proportion de 26 milligrammes celle qui existe dans la partie non explorée, *on arrive à une dose plus que suffisante pour produire la mort*. »

7° Enfin, dans l'affaire Loursel, jugée à la cour d'assises de la Seine-Inférieure, le 25 février 1847 et jours suivants, M. Morin déclare que les organes extraits du cadavre de la dame Loursel ont fourni une quantité remarquable d'asenic *suffisante pour donner la mort*. Plus tard, M. le président Chéron, s'adressant à M. Bussy, lui demande si, à raison des conséquences finales de l'analyse qui a été faite et de la *quantité* d'arsenic qui a été trouvée dans les viscères qui ont été examinés, il a pensé que la dame Loursel avait été empoisonnée. — « Oui, monsieur, répond M. Bussy ; c'est notre opinion. En supposant que la dame Loursel n'ait pas succombé à une autre maladie, elle devait succomber à l'ingestion de la *quantité* d'arsenic que nous avons extraite de ses viscères. » Toutefois il est vrai de dire que M. Girardin, interpellé par l'accusé sur la *quantité* d'arsenic qu'il avait obtenue, conjointement avec M. Morin, avait répondu fort sagement à mon avis : « Nous avons trouvé une quantité assez notable d'arsenic; *mais la quantité n'y fait rien, parce qu'il est possible que l'arsenic ait été expulsé avec les urines. Dès lors qu'il y a de l'arsenic dans un corps, il n'a pu s'y trouver qu'à l'aide d'une médication ou d'un crime.* » M. Girardin aurait dû ajouter *ou d'un suicide.*

On voit, ainsi que je l'ai déjà dit, que partout on attache aujourd'hui une importance extrême à savoir si la quantité de poison recueillie représente une proportion de substance vénéneuse suffisante pour occasionner la mort. Or il est aisé de mettre à nu le vide de pareilles prétentions, soit en examinant l'esprit de la législation qui régit la matière, ainsi que la jurisprudence adoptée sur ce point par la Cour de cassation, soit à l'aide des documents scientifiques que je me propose de faire connaître. Voyons d'abord le texte de l'art. 301 du Code pénal. «Est qualifié empoisonnement tout attentat à la vie d'une personne par l'effet de substances qui peuvent donner la mort plus ou moins promptement, de quelque manière que ces substances aient été employées ou administrées, *et quelles qu'en aient été les suites.* » Évidemment, la loi ne s'inquiète en aucune manière de la *proportion* de substance vénéneuse qui aura pu être administrée, et encore moins s'occupe-t-elle de l'issue de l'empoisonnement, puisqu'on lit à la fin de l'article déjà cité : *quelles qu'en aient été les suites.* Pour la Cour de cassation, il importe peu que la substance vénéneuse ait été administrée à une dose capable d'occasionner la mort. On peut s'en assurer en lisant deux arrêts rendus par elle, l'un le 7 juillet 1814, au rapport de M. Bauchau, sur le pourvoi d'Anne Chevalier, femme Turteret, contre un jugement de la cour d'assises de la Haute-Saône; et l'autre, le 26 novembre 1812, au rapport de M. Vasse(1). On se demande avec étonnement comment, après avoir men-

(1) Voici quelques détails authentiques sur les circonstances qui ont précédé et accompagné les deux jugements dont il s'agit :

La dame Gadini était accusée d'avoir empoisonné sa belle-mère en mêlant plusieurs grains de cantharides pulvérisées dans un potage épais de farine de pois chiches, laquelle tentative avait été manifestée par des actes extérieurs, suivis d'un commencement d'exécution qui n'avait manqué son effet que par des circonstances indépendantes de la volonté de l'accusée.

La poudre en question avait été considérée, par des experts, comme une substance qui pouvait donner la mort. La cour impériale de Gênes déclara le fait de la tentative constant, et la dame Gadini fut condamnée à la peine de mort.

Sur le pourvoi en cassation contre cet arrêt, Me Darrieux fit valoir, entre autres moyens, qu'il était notoire que la poudre de cantharides avait des effets salutaires ou nuisibles à la santé, effets qui se déterminaient par la préparation, l'âge et l'organisation du sujet, et *spécialement* par la *quantité* dans laquelle cette tionné ces deux arrêts et adopté le principe posé par la cour de cassation, M. Devergie met au nombre des questions que le magistrat peut adresser aux experts celle-ci : *A quelle dose telle substance est-elle capable de donner la mort ?* Non, rien n'autorise le magistrat à faire une pareille question ; il y a plus : je défie l'expert le plus habile de la résoudre, ainsi que je vais le démontrer.

Croira-t-on, par hasard, pouvoir réfuter l'opinion que je soutiens en invoquant l'art. 317 du Code pénal ? On se tromperait étrangement. Voici la partie de cet article qui se rapporte à l'empoisonnement :

« Celui qui aura occasionné à autrui une maladie ou incapacité de travail personnel, en lui administrant volontairement, de quelque manière que ce soit, des substances qui, *sans être de nature à donner la mort*, sont nuisibles à la santé, sera puni d'un emprisonnement d'un mois à cinq ans, et d'une amende de 16 fr. à 500 fr. ; il pourra, de plus, être renvoyé sous la surveillance de la haute police pendant deux ans au moins et dix ans au plus (§ 1, 2, 3, 4).

« Si la maladie ou incapacité de travail personnel a duré plus de vingt jours, la peine sera celle de la réclusion (§ 5).

« Si le coupable a commis soit le délit, soit le crime spécifié aux deux paragraphes ci-dessus envers un de ses ascendants, tels qu'ils sont désignés en l'art. 312, il sera puni, au premier cas de la réclusion, et au second cas des travaux à temps » (§ 6).

« Cet article, a-t-on dit, ne date que de 1832 : il a été inséré au Code en vue de compléter la pensée de l'art. 301, qui applique la peine capitale toutes les fois que la substance vénéneuse pouvait donner la mort,

---

substance était administrée ; que la cour d'assises n'avait point vérifié la *quantité* de poudre de cantharides qui était entrée dans la mixtion formant le corps du délit, et que cette quantité restant indéterminée et conséquemment pouvant être réduite par la pensée à la plus faible molécule, il était évident qu'on n'avait pas pu lui assigner, dans le cas particulier, des effets nuisibles ou salutaires, et moins encore décider en fait qu'elle pût donner la mort.

La cour suprême, sans s'arrêter à ce moyen de cassation et s'attachant seulement au fait déclaré constant par l'arrêt attaqué, que la dame Gadini était convaincue d'avoir, avec préméditation, tenté d'empoisonner sa belle-mère en lui administrant une bouillie mêlée d'une substance capable de donner la mort, rejeta le pourvoi par arrêt du 26 novembre 1812 (rapport de M. Vasse-Saint-Ouen).

Dans une autre affaire, dans laquelle la femme Anne Chevalier était accusée d'avoir « tenté de donner la mort à la veuve Sampré de Leffond, en jetant dans une seille d'eau, appartenant à cette dernière, des substances vénéneuses (de l'arsenic), tentative manifestée par des actes extérieurs suivis d'un commencement d'exécution et n'ayant manqué ses effets que par des circonstances indépendantes de sa volonté, la cour, sur la réponse affirmative du jury à cette question, *dans laquelle ce dernier n'était pas interrogé sur la quantité de la substance*, rejeta également le pourvoi par arrêt du 7 juillet 1814 » (rapport de M. Bauchau).

c'est-à-dire était *en dose suffisante* pour la déterminer ; aussi l'art. 317 n'a-t-il été ajouté que pour les cas où la substance ne pouvait pas tuer ; et si les deux arrêts déjà cités de la Cour de cassation, rendus en 1812 et en 1814, ont appliqué la peine de mort, alors même que la dose du toxique administré était faible, c'est parce que l'on était effrayé du nombre d'empoisonnements qui avaient lieu à ces époques, et qu'on voulait réprimer le crime avec sévérité ; à coup sûr aujourd'hui, la Cour de cassation jugerait autrement. »

Je ne saurais admettre une pareille interprétation des art. 301 et 317 du Code pénal ; sans doute le dernier est le complément du premier, mais il est en même temps un commentaire très-explicite de l'opinion que je soutiens, et qu'il vient corroborer ; ainsi on lit dans l'art. 301 que, pour qu'il y ait empoisonnement, il faut avoir fait usage de substances *qui peuvent donner la mort.* La loi a-t-elle entendu par ces mots parler de la *nature* des substances ou de la *dose* à laquelle elles seraient administrées, ou tout à la fois de la *nature* et de la *dose ?* Évidemment elle n'a eu en vue que la *nature* de la substance ; en effet, l'art. 317 tranche la question en suppléant à ce qu'il pourrait y avoir de peu explicite pour certains esprits dans la rédaction de l'art. 301 : car on y lit expressément que les substances dont il est fait mention *ne doivent pas être de nature à donner la mort,* tandis que l'art. 301 parle de *substances qui peuvent donner la mort ;* c'est-à-dire qui sont de *nature* à l'amener. Pour me résumer, je dirai : Il n'est aucunement fait mention des *quantités,* soit dans l'art. 301, soit dans l'art. 317 : l'art. 301 exige que la substance puisse donner la mort, c'est-à-dire soit *de nature* à la *produire,* et applique la *peine de mort :* l'art. 317 veut que la substance *ne soit pas de nature* à occasionner la mort : aussi les peines qu'il inflige sont-elles infiniment moindres.

Abordons maintenant l'étude des documents scientifiques propres à réfuter cette première erreur. Je pense que je l'aurai victorieusement combattue, si je prouve : 1° que, dans certains cas d'empoisonnement par des substances minérales susceptibles d'être décelées par des réactifs, l'expert peut se trouver dans l'impossibilité de découvrir le plus léger atome de ces substances ; 2° que, dans beaucoup d'autres cas, il ne peut, quoi qu'il fasse, retirer des matières suspectes que des proportions *excessivement minimes* de poison, et qu'il serait dès lors absurde d'exiger qu'il eût obtenu une quantité assez notable de substance vénéneuse pour conclure à l'existence d'un empoisonnement.

A. *Dans certains cas d'empoisonnement par des substances minérales susceptibles d'être décelées par des réactifs, l'expert peut se trouver dans l'impossibilité de découvrir le plus léger atome de ces substances.* — On sait que, parmi les poisons dont je parle, il en est un bon nombre qui sont absorbés, en sorte que les recherches chimiques propres à les découvrir peuvent porter à la fois sur le canal digestif ou sur les matières vomies, et sur les viscères plus ou moins éloignés qui ont reçu le poison ; je vais supposer qu'il s'agit d'une de ces substances vénéneuses, et me placer par là dans l'hypothèse la plus défavorable pour établir la justesse de la proposition énoncée. Admettons, pour ce qui concerne le canal digestif et les matières des évacuations, que celles-ci n'aient pas été recueillies ou qu'on les ait soustraites, et que, par suite de vomissements fréquents et de selles réitérées pendant plusieurs jours, l'estomac et les intestins aient été complétement débarrassés du poison qu'ils renfermaient ; évidemment l'expert ne découvrira plus la moindre trace de substance vénéneuse, *quoique l'empoisonnement ait eu lieu.* S'agit-il de la portion du toxique qui a été absorbée, l'expérience démontre que si l'intoxication date d'un certain nombre de jours, il peut arriver qu'on ne décèle plus un atome de poison dans les viscères où il aurait été facile d'en démontrer la présence quelque temps auparavant. Que l'on empoisonne plusieurs chiens, en appliquant sur le tissu cellulaire sous-cutané de la partie interne de l'une des cuisses 10 centigr. d'acide arsénieux ou de tartre stibié finement pulvérisés ; que l'on abandonne quelques-uns de ces animaux à eux-mêmes, et qu'après leur mort, qui aura lieu au bout de trente ou quarante heures, on soumette leurs viscères aux opérations chimiques propres à déceler ces poisons, on ne tardera pas à retirer de ces viscères des quantités notables d'arsenic et d'antimoine. Que d'autres animaux, empoisonnés de même, soient, au contraire, soumis à l'action d'une médication diurétique abondante ; si l'on parvient à les faire uriner considérablement pendant trois ou quatre jours, ces animaux ne périssent pas, et si on les tue vers le neuvième ou le dixième jour, on pourra s'assurer qu'il n'existe plus dans leurs viscères la plus légère trace d'arsenic, tandis que l'urine rendue pendant tout le temps qui s'est écoulé depuis l'empoisonnement en aura constamment fourni des quantités appréciables. J'ai répété ces expériences devant un public nombreux qui assistait aux séances que j'ai faites en octobre et en novembre 1840, en présence d'une commission nommée par l'Académie royale de médecine (voyez les procès-verbaux de ces séances). Est-il possible de mieux justifier la proposition dont je m'occupe ? Nous voyons ici des animaux, *qui avaient été évidemment empoisonnés*, ne plus fournir un atome d'arsenic au bout de quelques jours. Il peut donc arriver qu'un individu ait pris une certaine dose d'une substance vénéneuse, insuffisante pour le faire périr en quelques heures, qu'il ait éprouvé pendant huit, dix, douze ou quinze jours, des symptômes d'empoisonnement, que pendant ce temps le toxique ait été entièrement expulsé par les vomissements et par les selles, par la

II.60

voie de l'urine et peut-être par d'autres émonctoires, et qu'au moment où la mort survient, soit par suite de l'empoisonnement, soit par une autre cause, on ne trouve plus dans les viscères la portion de poison que l'on y aurait infailliblement décelée, si la vie eût été promptement détruite.

L'expert se gardera donc de conclure que l'intoxication n'a pas eu lieu *par cela seul qu'il n'a pas pu déceler la substance vénéneuse ;* il devra être d'autant plus circonspect à cet égard, que l'insuccès de ses recherches, indépendamment de la cause que je signale, peut tenir aussi à la mauvaise direction donnée à ces recherches, et à ce qu'il n'aura pas mis en pratique les procédés les plus propres à faire découvrir les poisons, ou bien à ce que l'empoisonnement aura été produit par une de ces *nombreuses matières* qui échappent encore aujourd'hui à nos investigations. S'il est vrai que l'on puisse parvenir, à l'aide d'analyses délicates, à déceler dans le canal digestif, dans les selles ou dans les matières vomies, des proportions notables de strychnine, de brucine, de morphine, d'acide cyanhydrique, etc., on sait aussi combien il est difficile de démontrer la présence de petites proportions de ces différents corps, notamment quand il s'agit de les rechercher dans le sang ou dans les organes où ils ont été portés par voie d'absorption ; on connaît surtout l'impuissance de l'art en ce qui concerne l'analyse d'une foule de poisons végétaux actifs, tels que le *datura stramonium,* la *jusquiame,* l'*aconit,* etc., alors même que les sucs ou les extraits de ces plantes sont mélangés, *en assez forte proportion,* avec les liquides de l'estomac et des intestins, ou avec les matières des évacuations. Dans tous les cas d'empoisonnement présumé, où la recherche de la substance vénéneuse aura été infructueuse, l'expert devra donc, avant de se prononcer, examiner attentivement toutes les circonstances qui ont précédé, accompagné ou suivi la maladie ; la nature et la marche de celle-ci lui permettront, dans certains cas, d'élever des soupçons ou d'établir des probabilités sur l'existence d'un empoisonnement, et de fournir par là à l'instruction un élément important ; dans d'autres cas, il se bornera à déclarer qu'il n'est pas impossible que le malade soit mort empoisonné, tandis qu'il lui arrivera quelquefois de pouvoir affirmer que la mort reconnaît une autre cause que l'intoxication.

B. *Dans beaucoup de cas d'empoisonnement, l'expert ne peut, quoiqu'il fasse, retirer des matières suspectes que des proportions excessivement minimes de poison.* Puisque je viens d'établir qu'il est des circonstances dans lesquelles on ne trouve plus un atome de substance vénéneuse quand l'empoisonnement était incontestable, on admettra sans peine qu'il y ait des cas où l'expert le plus habile n'en découvrira que des traces; en effet, si la mort, au lieu d'arriver dix, douze, ou quinze jours après l'empoisonnement, alors que déjà tout le poison a été expulsé, survenait vers le quatrième ou le cinquième jour, on pourrait ne déceler que la minime proportion de toxique *non encore éliminée*, et l'on se tromperait étrangement si l'on établissait que l'individu n'a pas été empoisonné, parce qu'on n'aurait obtenu *que des atomes de poison*. D'ailleurs, je le demanderai aux personnes qui seraient tentées de soutenir une opinion contraire, qu'entendent-elles par une *certaine quantité de poison*, et quelle est au juste la quantité qu'il faudra avoir extraite pour affirmer qu'il y a eu empoisonnement : est-ce 1, 2, 3 ou 4 milligrammes, est-ce 1 ou 2 grammes ? Faudra-t-il, suivant que les poisons seront plus ou moins actifs, que cette proportion soit double ou triple; savons-nous quelle est la quantité de chaque substance vénéneuse nécessaire pour empoisonner, et pouvons-nous dans aucun cas recueillir la *totalité de celle qui se trouve dans les diverses parties d'un cadavre au moment de la mort* ? Ne savons-nous pas, au contraire, que les moyens employés par les hommes les plus habiles ne sont pas tels que l'on ne perde pas *nécessairement* une portion du poison, alors même que l'on agirait sur toutes les parties du cadavre, ce qui est impraticable? Quel vague et quelle confusion n'introduirait-on pas dans la science, si de pareilles idées trouvaient la moindre faveur! Tous les coupables échapperaient à l'action de la justice, au grand détriment de l'ordre social. Ce n'est pas tout : quelque soin que mette l'autorité judiciaire à choisir les experts, nous devons reconnaître qu'ils ne sont pas tous également aptes à se livrer à des opérations souvent délicates, et il est aisé de voir que dans telle espèce, par suite d'expériences mal combinées ou mal exécutées, on n'aura retiré qu'une très-petite proportion de substance vénéneuse d'un ou de plusieurs organes, qui en auraient fourni beaucoup plus à des mains plus habiles. Ces diverses considérations nous permettent de conclure *qu'il serait absurde d'exiger que l'on eût obtenu une quantité assez notable de matière vénéneuse pour conclure à l'existence d'un empoisonnement* (1).

---

(1) Worbe est loin de partager ma manière de voir à cet égard. Suivant lui, « les rapports fondés sur l'analyse chimique des infiniment petits obtiennent peu de considération en justice. Si c'est avec raison que les juges les repoussent en définitive, les experts ne doivent pas y attacher autant d'importance dans le principe; le médecin doit singulièrement se garantir de toute illusion scientifique. » — « Si pour découvrir la matière présumée du crime vous n'en recueillez que quelques parcelles, si vous ne pouvez à *l'œil nu* la reconnaître absolument et exclusivement à toute autre, *si vous ne la trouvez que par des réactifs*, méfiez-vous de la science et de vous-même, et tremblez de prononcer qu'il y a eu empoisonnement, parce que vous avez été affecté de telle odeur, que tel métal

Je ne saurais donc m'élever avec assez de force contre une des assertions émises par M. Devergie à la page 526 du tome III de sa *Médecine légale*, 3e édition. A propos d'un moyen proposé par M. Boutigny pour découvrir des atomes d'un sel cuivreux, que les réactifs ordinaires ne pourraient pas déceler, moyen qui n'est pas nouveau et qui consiste à suspendre, à l'aide d'un cheveu, la moitié d'une aiguille fine au milieu du liquide préalablement acidulé, M. Devergie dit : « Qu'il faudra, pour être en droit de déclarer qu'il y a eu empoisonnement, pouvoir déceler la présence du poison par les réactifs énoncés ci-dessus (lame de fer, cyanure de potassium, etc.), et ne pas conclure lorsque le moyen seul de M. Boutigny aura fait reconnaître l'existence du cuivre. » Le principe que voudrait consacrer notre confrère ne sera nécessairement admis par personne, après les faits qui précèdent et les réflexions qui les accompagnent. Comment, on aurait la prétention de faire croire que parce qu'une liqueur suspecte *qui contient un sel de cuivre* en dissolution n'en renferme pas assez pour que les réactifs ordinairement employés le décèlent, elle ne peut pas provenir d'une préparation cuivreuse qui aurait servi à un empoisonnement ; on ne conçoit donc pas que par suite de vomissements réitérés, etc., il puisse ne rester dans cette liqueur que des atomes de la préparation cuivreuse? C'est comme si l'on disait : l'acide sulfhydrique ne décèle pas de l'acide arsénieux dans un liquide suspect, soit parce que le poison y est peu abondant, soit

---

aura subi telle altération à sa surface, et que vous aurez obtenu tel précipité : ces expériences ne conduisent pas nécessairement à la vérité, et surtout à la vérité légale. » — « Ainsi il vient d'être démontré en Angleterre que les oignons digérés ou pilés, traités par l'acide hydrosulfurique, donneront un précipité jaune doré, semblable à celui que fournit l'oxyde d'arsenic avec le même réactif. »

Je n'hésite pas à le dire, l'opinion de Worbe ne sera partagée par aucun homme éclairé : en effet, il suffit de connaître les plus simples éléments de la chimie pour savoir que l'on n'a pas besoin d'agir sur des quantités considérables d'une substance pour la reconnaître, et que, par exemple, l'on parvient à constater aussi bien la présence de l'acide arsénieux lorsqu'on expérimente sur 1 *milligramme* que lorsqu'on opère sur 500 grammes. La proposition de Worbe, relative à l'infidélité des réactifs, peut être traduite en ces termes : *Gardez vous de dire que vous avez agi sur telle substance, parce que vous avez reconnu les propriétés de cette substance ;* ainsi la dissolution d'acide arsénieux est *le seul liquide précipitant* en blanc par l'eau de chaux, en jaune par l'azotate d'argent, en vert par le sulfate de cuivre ammoniacal, et en jaune par l'acide sulfhydrique (ce dernier précipité se dissout dans l'ammoniaque). Qu'importe ! lorsqu'on vous présentera une semblable dissolution, ne dites pas que c'est de l'acide arsénieux, parce que vous n'avez pu le reconnaître à l'œil nu. Étrange manière de raisonner ! L'expérience relative aux oignons digérés, mise en avant pour appuyer cette hérésie toxicologique, ne fournit aucun des résultats annoncés par Worbe.

parce qu'il est retenu par de la matière organique; vous ne conclurez pas qu'un pareil liquide puisse provenir d'un empoisonnement, quoiqu'à l'aide de l'appareil dit de Marsh, agent beaucoup plus sensible que l'acide sulfhydrique, *vous retiriez plusieurs taches évidemment arseni-cales, et voire même un anneau d'arsenic!!!* Voilà à quelles conséquences erronées on a été conduit, faute d'avoir apprécié à sa juste valeur la question de *quantité* qui fait le sujet de cet article.

Ces diverses considérations me conduisent à conclure : Que les magistrats doivent soigneusement s'abstenir d'adresser aux experts des questions relatives à la proportion des substances vénéneuses qu'ils auront recueillies dans le but de savoir si cette proportion était suffisante pour donner la mort, et cela par deux motifs impérieux qui peuvent être ainsi résumés : *la loi ne les autorise pas à le faire ; les gens de l'art sont dans l'impossibilité de résoudre ces questions*(1).

Mais, dira-t-on, si vous ne voulez pas que l'on s'occupe de la *question de quantité*, lorsqu'il s'agit de poisons qui n'existent pas naturellement dans le corps de l'homme, du moins reconnaîtrez-vous la nécessité de le faire dans tous les cas où le toxique décelé se trouve en très-petite proportion dans les tissus normaux ; ainsi n'est-il pas avantageux, pour résoudre une question d'empoisonnement par les sels de cuivre, par la soude, par l'acide acétique, de peser la quantité de toxique obtenue, afin de pouvoir affirmer, si l'on a retiré une quantité considérable de poison, que celui-ci ne provient pas de la portion qui est naturellement

---

(1) Il peut arriver que dans certains cas la *quantité* d'un toxique *énergique*, trouvée dans le canal digestif ou dans les matières évacuées par haut et par bas, soit tellement abondante, que l'expert puisse affirmer qu'elle a été suffisante pour donner la mort, quels que fussent l'âge, la constitution et l'état sain ou maladif du sujet ; mais *souvent aussi,* surtout depuis que l'on cherche les poisons dans les organes où ils ont été portés *par absorption,* on ne parvient à en déceler que des quantités tellement faibles, qu'elles sont insuffisantes pour pouvoir être *parfaitement* reconnues (je puis citer la strychnine, la brucine, la morphine, les acides cyanhydrique, oxalique, etc.).

Il est bien entendu qu'en m'élevant contre ceux qui cherchent à déterminer, *d'après la quantité de poison obtenue,* la *proportion de celui qui a été administré,* je ne prétends pas que l'on ne puisse pas, *dans d'autres cas,* tirer parti de l'appréciation de la quantité du poison recueilli dans une expertise ; cette manière de voir ne serait pas soutenable. Je vais citer un exemple, entre autres, où le médecin doit évidemment faire intervenir la question de *quantité* en matière d'empoisonnement, c'est lorsqu'il est parfaitement avéré que la personne que l'on croit avoir succombé à une intoxication avait fait usage, quelque temps avant la mort, *comme médicament,* du toxique décelé par l'analyse. Ici la proportion de poison recueillie peut *quelquefois* fournir à l'expert un *élément* susceptible de l'aider à résoudre l'un des problèmes les plus difficiles de la toxicologie ; mais, je le répète, ce ne sera jamais là qu'un des éléments de la solution du problème, et ce ne sera certes pas le plus important.

contenue dans le corps de l'homme, et qui, en général, est très-faible, mais bien de celui qui a été donné par une main criminelle? J'admets volontiers que, *dans certains cas* d'empoisonnement par ces substances, les recherches médico-légales, tendant à déceler la portion qui aura été absorbée, fournissent des résultats tels, que l'on puisse tirer de la quantité de poison obtenue *quelques inductions* utiles; ce sera, par exemple, lorsqu'on recueillera *une quantité notable* et facilement pondérable de toxique, parce qu'en général les poisons naturellement contenus dans le corps de l'homme ne s'y trouvent qu'en petite proportion. Mais il en serait tout autrement si les quantités de poison extraites étaient *très-faibles;* en effet, comment décider alors, d'après *le seul élément* de quantité, s'il s'agit d'un toxique introduit dans l'économie animale par une main criminelle ou de celui qui existe naturellement dans nos tissus ?

Cela me conduit à conclure qu'*en général* on ne doit également attacher qu'une médiocre importance à *la quantité* de poison obtenue, lorsque les recherches portent sur ceux des poisons qui existent naturellement dans le corps de l'homme, et qu'il vaut mieux, *quand cela est possible,* recourir à la méthode que j'ai indiquée en 1840 et en 1842, et qui consiste à adopter un procédé susceptible de faire déceler le poison provenant d'un empoisonnement, tandis que ce procédé ne permet pas de découvrir la moindre trace de celui qui existe naturellement dans le corps de l'homme; ainsi, pour citer un seul exemple : faites bouillir dans l'eau pendant une demi-heure le foie d'un homme empoisonné par un sel de cuivre; la dissolution contiendra assez de cuivre pour pouvoir en démontrer l'existence, tandis que le foie d'un individu qui n'aura pas été empoisonné, traité de même par l'eau bouillante, ne cèdera pas à ce liquide la moindre trace du cuivre qu'il contient naturellement : si vous voulez obtenir celui-ci, il faudra incinérer le foie.

On me demandera peut-être quelle doit être l'attitude de l'expert consulté sur un cas d'empoisonnement, lorsque le poison a été complétement expulsé des voies digestives et que déjà la portion absorbée a été complétement éliminée par l'urine ou par d'autres voies d'excrétion, ou bien quand il n'en reste que des traces : s'il lui est impossible de déceler la substance vénéneuse, dira-t-il que l'empoisonnement n'a pas eu lieu ? Il s'en gardera bien; il devra, avant de se prononcer, examiner attentivement toutes les circonstances qui ont précédé et accompagné la maladie, ainsi que la nature des lésions cadavériques qui auront été constatées; les symptômes observés, la marche et la durée de l'affection, le mode de traitement employé, et les altérations des tissus, lui permettront, dans certains cas, d'*élever des doutes* ou d'*établir des pre-*

babilités sur l'existence d'un empoisonnement, et de fournir par là à l'instruction un élément important; dans d'autres cas, il se bornera à déclarer *qu'il n'est pas impossible* que le malade soit mort empoisonné, tandis qu'il lui arrivera quelquefois de pouvoir affirmer que la mort reconnaît une autre cause que l'intoxication.

Si, au contraire, il découvre des traces impondérables de matière vénéneuse, que cette matière ne soit pas du nombre de celles qui existent naturellement dans le corps de l'homme, et que, d'un autre côté, les symptômes éprouvés par le malade et les lésions constatées à l'ouverture du cadavre soient analogues à ceux que détermine le plus ordinairement cette matière vénéneuse, il affirmera qu'il y a eu empoisonnement, sauf à décider ensuite si le poison dont il s'agit n'aurait pas été administré par un homme de l'art, comme médicament, dans le but de guérir une maladie quelconque; on conçoit, en effet, qu'il puisse arriver que certains individus éprouvent des accidents graves pour avoir pris des doses médicamenteuses d'un poison qui n'auraient occasionné rien de semblable chez d'autres personnes. Voici, à l'appui de ce fait, une observation curieuse : Il y a dix ans, je fus appelé pour voir la femme d'un de mes confrères qui était en proie à des accidents d'empoisonnement assez graves par suite d'une seule application, sur les deux conjonctives, de compresses imbibées de laudanum liquide de Sydenham ; ces accidents, qui diminuaient d'intensité par moments, et qui furent combattus par l'usage de boissons acidulées, du café, etc., ne cessèrent qu'au bout de soixante heures environ.

ARTICLE QUATRIÈME.

De l'époque à laquelle doivent être faites les recherches pouvant servir à déterminer s'il y a eu empoisonnement, et à faire connaître la nature de la substance vénéneuse.

Dans beaucoup de cas, le médecin chargé de constater la cause d'une mort subite est appelé avant que l'inhumation du cadavre ait eu lieu ; mais il peut se faire qu'il ne soit consulté que plusieurs jours et même plusieurs mois après. Est-il permis de découvrir une substance vénéneuse en analysant les matières trouvées dans le canal digestif d'un cadavre inhumé depuis longtemps? L'idée de traiter un pareil sujet me fut suggérée par un des magistrats les plus recommandables de cette ville, qui m'adressa la question suivante : *Est-il possible de déterminer que le sieur X., mort depuis deux mois, a succombé à un empoisonnement ?* Je répondis qu'il était sans doute plus difficile de résoudre ce problème dans le moment actuel, qu'il ne l'eût été deux mois auparavant; mais qu'il n'était point prouvé que l'on ne parvînt encore à découvrir la présence matérielle d'un certain nombre de poisons, et qu'il fallait par conséquent tenter les recherches.

Des expériences nombreuses et une foule d'expertises médico-légales m'ont convaincu depuis qu'il était possible de retrouver, même au bout de quelques années, tous les poisons minéraux et un certain nombre de poisons végétaux; quelquefois cependant ces substances vénéneuses, surtout les premières, ont éprouvé des décompositions qui ne permettent plus de les retirer telles qu'elles avaient été employées; mais alors on découvre toujours les métaux qui leur servent de base. J'ai traité ce sujet avec M. Lesueur, dans un ouvrage *ex professo*, intitulé *Traité des exhumations juridiques*, en 2 vol. (Paris, 1830), ouvrage qui se trouve reproduit en entier dans la 4ᵉ édit. de ma *Médecine légale*.

ARTICLE CINQUIÈME.

De quelques autres questions relatives à l'empoisonnement considéré sous le rapport de la médecine légale.

Lorsqu'à l'aide de nombreuses recherches, on est déjà parvenu à prouver qu'une personne est morte empoisonnée, on peut encore être consulté pour résoudre les deux questions suivantes : 1° *Cette personne s'est-elle empoisonnée elle-même?* 2° *Comment se fait-il qu'ayant été empoisonnée dans un repas où il y avait plusieurs individus, elle seule soit morte, tandis que parmi les autres, il en est qui n'ont rien éprouvé, et d'autres qui ont été à peine atteintes par la substance vénéneuse?* La solution de la première de ces questions repose entièrement sur des considérations morales qui sont plutôt du ressort des magistrats que de l'homme de l'art : aussi l'abandonnerai-je pour m'occuper de l'autre.

Pour résoudre celle-ci, il faut rechercher attentivement : 1° quel est le mets qui a été empoisonné; car il est possible que l'on découvre que c'est précisément de celui-là que la personne qui a succombé avait particulièrement mangé; 2° quelle est la nature de la substance vénéneuse, et comment elle se trouve dans le mets, c'est-à-dire si elle y est tenue en dissolution, en suspension, ou bien si elle est inégalement répartie, telle portion en pouvant recéler une grande quantité, tandis qu'il n'y en a point ou qu'il y en a à peine dans telle autre partie; 3° jusqu'à quel point l'estomac des différents convives pouvait se trouver rempli de substances solides ou liquides au moment où le mets empoisonné a été mangé : en effet, tout étant égal d'ailleurs, les ravages du poison doivent être beaucoup moins considérables si l'estomac est plein, que dans le cas où il est vide, ce viscère se trouvant en quelque sorte à l'abri de la substance vénéneuse, par les aliments qui l'enveloppent ou la divisent au point d'affaiblir singulièrement son action; 4° quels sont les individus qui ont été en proie à des vomissements et à des déjections alvines; combien de temps, après avoir mangé du mets empoisonné, ces évacuations se sont-elles manifestées? Il est évident que, de trois individus ayant avalé la même quantité de substance vénéneuse, en supposant que toutes les autres circonstances soient égales, celui qui aura éprouvé des évacuations abondantes peu de temps après sera moins atteint par le poison que celui qui n'a évacué que très-tard, et, à plus forte raison, que celui qui n'a point vomi ou qui n'a pas eu de déjections alvines.

ARTICLE SIXIÈME.

De l'empoisonnement de plusieurs personnes à la fois.

Les exemples d'empoisonnement de plusieurs personnes à la fois ne sont point rares, et ils semblent, au premier abord, n'offrir aucun intérêt pour le médecin; en effet, si, dans un repas où il y a plusieurs convives, on sert un mets empoisonné par mégarde ou par malveillance, et que, quelque temps après, tous éprouvent des accidents analogues, suffisants pour caractériser l'empoisonnement, l'homme de l'art doit agir là d'après les principes que j'ai établis jusqu'à présent. Mais il n'en est pas de même si quelques-uns des convives sont seulement atteints, tandis que les autres ne ressentent aucune incommodité; si les uns n'éprouvent que des accidents légers, lorsque d'autres périssent ou sont en proie à des symptômes alarmants, etc. Il est évident que cette disparité d'effets, là où il semblerait n'y avoir qu'une même cause, doit compliquer ce cas de médecine légale, puisqu'il s'agit de rendre raison d'une multitude de contradictions apparentes qui se présentent. Avant d'exposer les préceptes qui doivent servir de guide à l'expert dans ces cas épineux, je vais rapporter une observation du célèbre Morgagni, propre à éclairer ce sujet.

OBSERVATION. — Dans le mois de mai 1711, quatre personnes, savoir : un prêtre, deux femmes, dont l'une était belle-sœur du prêtre, et un autre individu, tous bien portants et en voyage, s'arrêtèrent à une auberge pour dîner. S'étant remis en route après le repas, bientôt le prêtre se sentit si mal au ventre, qu'on fut obligé de le descendre de cheval. Malgré des déjections abondantes de haut et de bas, les douleurs augmentèrent d'un instant à l'autre, et il fallut ramener le malade à Césenne, lieu où l'on avait dîné, et où le prêtre arriva à demi mort. Un médecin qu'on envoya chercher, croyant n'avoir affaire qu'à une colique ordinaire, employa beaucoup de fomentations, de lavements, de potions purgatives, anodines, etc. Quoiqu'il vît que l'une des femmes avait aussi de fortes évacuations avec des douleurs et des faiblesses, et que l'autre individu se plaignait de douleurs et d'un poids à l'estomac, il ne soupçonna jamais qu'il y eût du poison, parce que l'autre femme n'avait aucun mal, et que l'hôte assurait avec imprécations qu'il n'y avait rien eu de dangereux dans ses mets ; mais les évacuations sauvèrent les malades, et ayant un peu diminué le lendemain au matin, elles leur permirent de se faire transporter à la proximité de Morgagni, qu'ils appelèrent aussitôt. Ce grand médecin, s'étant informé s'il y avait eu dans le repas quelque plat dont la femme qui se portait bien n'avait pas mangé, apprit que oui, et que c'était un grand plat de riz qui avait été servi le premier, d'où il conclut que c'était ce plat qui avait été empoisonné. La difficulté était que le prêtre, qui en avait le moins mangé, et qui avait été très-sobre en tout, était précisément celui qui avait le plus tôt et le plus souffert ; que la femme qui en avait mangé plus que le prêtre avait été moins malade que lui, et que l'autre individu, qui en avait mangé plus que tous les autres, était celui qui était le moins incommodé. N'y avait-il pas du fromage râpé sur ce riz, demanda Morgagni. Oui, répondit-on ; et le prêtre, qui était dégoûté, ne mangea presque que du fromage. Dans ce cas, dit Morgagni, vous comprenez déjà qu'il y avait de l'arsenic parmi ce fromage, que probablement on avait préparé pour tuer les rats, et que n'ayant pas été suffisamment mis à l'écart, quelqu'un l'a pris pour servir sur votre riz pendant le temps que vous pressiez l'hôte de hâter le moment de votre dîner. Ces conjectures se trouvèrent vérifiées par l'aveu de l'hôte, qui, ayant appris que les malades étaient hors de danger, ne craignit plus de confesser que telle avait été la cause de ce malheureux accident. Morgagni fut seulement étonné que l'on n'eût trouvé aucun mauvais goût dans ce fromage ; et il parvint à guérir heureusement ces trois malades par l'usage du lait, du petit-lait et de l'huile d'amandes douces ; mais il survint au prêtre divers symptômes dont il est inutile de parler ici (1).

L'expert ne saurait porter un jugement exact dans des circonstances de ce genre, s'il n'avait pas égard : 1° à l'état dans lequel se trouvait l'estomac des différentes personnes empoisonnées ; en effet, celles qui auraient pris beaucoup d'aliments ou de boissons ressentiraient en général des accidents moins graves que les autres ; 2° à la nature des mets et des boissons, ainsi qu'à la quantité que chaque individu en a mangée ou bue ; 3° à l'existence ou à l'absence des vomissements et des déjections alvines. Il est évident qu'il peut arriver que des personnes aient mangé une assez grande quantité d'un mets empoisonné sans qu'il se

---

(1) Fodéré, ouvrage cité, t. IV, p. 242.

manifeste de symptômes graves, par cela même que le mets était abondant, et qu'il a déterminé facilement des évacuations copieuses, au moyen desquelles le poison aura été expulsé.

ARTICLE SEPTIÈME.

De l'empoisonnement lent.

Il arrive quelquefois que les individus avalent pendant plusieurs jours une petite quantité de poison incapable d'occasionner une mort prompte, mais qui détermine des accidents plus ou moins graves, lesquels peuvent, à la longue, avoir les suites les plus funestes; la réunion des accidents produits par une pareille cause constitue l'*empoisonnement lent*, qu'il ne faut pas confondre avec l'empoisonnement *consécutif;* en effet, celui-ci est occasionné par l'ingestion en une seule fois d'une certaine quantité de poison, qui produit d'abord tous les symptômes de l'empoisonnement aigu, auxquels l'individu résiste, mais qui sont suivis d'une multitude de phénomènes consécutifs dont la durée varie considérablement.

Je n'admets pas que l'on connaisse de *poisons lents* à l'aide desquels on puisse occasionner la mort à une époque déterminée : cette assertion, enfantée par l'ignorance, et soutenue par des préjugés absurdes, est tout à fait contraire aux lois de la nature organique. Comment, en effet, déterminer *a priori* la résistance que les forces vitales opposeront à la cause qui tend à les détruire, circonstance sans laquelle il n'est pas possible de fixer l'époque à laquelle les accidents se développent, et où ils seront suivis de la mort?

Voici les faits qui peuvent servir à éclairer l'histoire de l'*empoisonnement lent.*

OBSERVATION Ire. — Un matelot âgé de vingt-six ans, d'une assez bonne constitution, mais affaibli par de longs et fréquents voyages sur mer, fut reçu à l'hôpital de Land... le 5 fructidor an VII, pour une maladie syphilitique dont il était infecté, pour la première fois, depuis trois mois. Le premier symptôme de la maladie avait été une gonorrhée, qu'une injection d'eau-de-vie étendue d'eau, dans le canal de l'urèthre, avait supprimée au bout de huit ou dix jours. De nouveaux symptômes n'ayant pas immédiatement succédé à celui qui venait de disparaître, le malade se crut parfaitement guéri, et, peu de jours après, il partit avec le bâtiment sur lequel il était embarqué. Il m'a dit que le jour même du départ de son bâtiment, il avait ressenti aux aines des douleurs d'abord peu vives; que ces douleurs augmentant chaque jour d'intensité, il avait senti une petite tumeur de chaque côté; que, ne doutant pas que ce ne fussent des poulains (ce sont ses expressions), il avait été consulter le chirurgien-major, qui lui avait fait appliquer sur chaque aine un cataplasme fait avec de la farine de graine de lin; qu'en outre il lui avait dit de venir tous les jours boire au poste un verre de tisane, qui lui laissait dans la bouche un fort mauvais goût. J'ai su depuis que c'était une solution de sublimé corrosif.

Les bubons, ayant continué de grossir pendant plusieurs jours, se ramollirent enfin à leur sommet, et une incision faite à chaque détermina la sortie d'une très-petite quantité de pus épais et sanguinolent. Le malade continua toujours sa prétendue tisane, s'observant fort peu sur le régime, quoiqu'on lui défendît expressément de boire de l'eau-de-vie et du vin, et qu'on lui eût fait retrancher, en conséquence, les rations de l'une et de l'autre. Les bubons furent pansés avec un plumasseau couvert d'un mélange de pommade mercurielle et de cérat, et par-dessus un cataplasme fait avec de la farine de graine de lin.

Débarrassé des douleurs vives qu'il avait ressenties pendant quelques jours, cet homme reprit ses pénibles occupations : dès lors il fallut lui faire rendre les rations de vin et d'eau-de-vie, qu'on n'était plus en droit de lui refuser; il se mit tout à fait au régime des gens de mer, et, négligeant le pansement de ses bubons, buvant rarement de la tisane qui lui était prescrite, il oublia presque entièrement sa maladie. La campagne fut longue; beaucoup de raisons contribuèrent à la rendre pénible et fatigante. Cet homme, tourmenté par son état, forcé de se livrer à des travaux excessifs, manquant de bons aliments, de linge, ayant presque continuellement sur le corps des hardes mouillées, obligé de passer d'une atmosphère chaude et humide à une autre continuellement refroidie par des vents plus ou moins violents, cet homme, dis-je, ne tarda pas à ressentir les premières atteintes d'une maladie si funeste pour les gens de mer, et dont on cherche si peu à les préserver : je veux parler du scorbut.

Un sentiment de faiblesse, des douleurs dans les membres, des lassitudes, des prostrations, de l'inaptitude au travail, du dégoût pour ses occupations ordinaires, le gonflement des jambes, des hémorrhagies fréquentes des gencives, le mauvais état de la bouche, la difficulté croissante qu'il éprouvait à mâcher du biscuit; tous ces symptômes réunis lui annoncèrent une maladie qu'il avait appris à connaître, en ayant été plusieurs fois atteint. C'était une complication pour la première : il crut devoir remettre le traitement de l'une et de l'autre à des temps plus heureux. Il acheva donc la campagne dans ce fâcheux état. Le bâtiment sur lequel il était entra à Brest; peu de jours après, il fut envoyé à l'hôpital de Land... C'est là que, pour la première fois, j'eus occasion de l'observer.

Il me dit n'avoir jamais été malade avant sa première campagne, qui fut de cinq mois, dont trois mois passés à la mer, et deux au cap Français. Le bâtiment sur lequel il était embarqué ayant relâché à Rochefort, au mois de septembre, il fut à l'hôpital pour se faire traiter d'un commencement de scorbut. Là il fut atteint de la maladie endémique à ce pays, qu'il garda pendant quatre mois. Il quitta Rochefort, convalescent, passa au port de

Brest, auquel il était attaché, et fit plusieurs voyages, dont il revint toujours assez bien portant, sauf un peu de scorbut, qu'un traitement de quelques jours à terre suffisait pour faire disparaître.

Voici, autant que j'ai pu le recueillir, le tableau de son état, au moment où il fut soumis à mon observation.

Cet homme, grand, brun, semblait offrir les restes d'une bonne constitution, mais que beaucoup de causes avaient contribué à détériorer : il avait le teint pâle, plombé, les yeux ternes, enfoncés dans les orbites, les pommettes saillantes, la peau du visage tirée, les lèvres grosses, d'un rouge pâle, et les gencives détachées, noirâtres, desquelles suintait un liquide sanguinolent : l'état de maigreur était extrême, les jambes légèrement gonflées. Le malade avait à l'aine, du côté droit, une tumeur ulcérée de laquelle il découlait une très-petite quantité de matière purulente. Le bubon du côté gauche était cicatrisé; mais il restait encore un engorgement assez considérable dans les glandes de ce côté. Il ressentait des douleurs dans les membres. Il fut mis d'abord à un traitement antiscorbutique; une nourriture végétale, de fréquentes insolations, un air pur, l'usage de quelques médicaments antiscorbutiques amenèrent bientôt dans son état un changement marqué. Au bout de six semaines de ce traitement, il avait repris de l'embonpoint, le gonflement des jambes était absolument dissipé, la bouche en meilleur état, la peau revenue à sa couleur naturelle, les douleurs diminuées; ses forces, augmentant tous les jours, semblaient annoncer une prompte convalescence; mais, les bubons restant toujours dans le même état, le chirurgien au soin duquel était confié ce malade crut devoir le soumettre au traitement antivénérien; en conséquence, il lui fit administrer des solutions de sublimé corrosif, à la dose d'une cuillerée de liqueur de Van Swieten dans un verre de lait, deux fois par jour; il y joignit une tisane sudorifique.

Le malade prit quatre-vingt-dix ou cent cuillerées de solution sans qu'il en résultât d'effet marqué, si ce n'est un peu d'amaigrissement. Le bubon du côté droit continuant de suppurer, et l'engorgement des deux côtés étant assez considérable, le chirurgien crut devoir persister dans l'usage du sublimé corrosif; mais dès lors ses effets commencèrent à se manifester d'une manière terrible. Le malade éprouva des coliques d'abord légères, mais qui furent bientôt violentes et continues. Les digestions devenant extrêmement pénibles, il fallut le réduire, pour tout aliment, à un peu de crème de riz. Il était continuellement tourmenté par des nausées, des rapports nidoreux. Le hoquet suivait toujours l'introduction dans l'estomac d'un aliment solide quel qu'il fût. Bientôt il ne put demeurer couché que sur le dos; la fièvre s'alluma avec de légers redoublements vers le soir, suivis de sueurs abondantes de la poitrine et de la tête; le bubon du côté droit devint douloureux; la suppuration, abondante et fétide, acquit un caractère de causticité tel que, corrodant toutes les surfaces où elle séjournait, elle produisit un grand nombre de petits ulcères qui, augmentant chaque jour, se réunirent et en formèrent un seul d'une étendue prodigieuse, qui occupait toute l'aine et une partie de l'abdomen du côté droit.

On discontinua enfin l'usage du sublimé corrosif, à la sollicitation du malade, à la cent cinquantième cuillerée de solution : mais il était trop tard ; le poison avait porté sur les organes des atteintes funestes ; l'état du malade empira tous les jours ; la maigreur devint extrême, et ce malheureux, livré aux douleurs les plus atroces, arrivé au dernier terme du dépérissement, expira le 21 nivôse, le cent trente-sixième jour de son entrée à l'hôpital. La puanteur excessive du cadavre nous empêcha d'en faire l'ouverture (1).

Observation II. — Un homme doué d'une vive sensibilité, adonné au plaisir ou plutôt aux excès, prenait depuis quelques jours, pour des chancres au prépuce et un engorgement du testicule gauche, une cuillerée de la liqueur de Van Swieten, matin et soir, dans un peu de lait, lorsque effrayé de la durée que lui promettait ce traitement, il eut l'imprudence de doubler cette dose. D'abord il semble n'en éprouver aucun inconvénient ; mais, au bout de dix jours, des douleurs se développent d'une manière *presque subite* dans l'abdomen, qui se tuméfie et se durcit, en même temps que des syncopes fréquentes et des vertiges se manifestent : le malade en outre est frappé de paraplégie. Le lendemain, on le trouve couché en supination, ayant la face grippée, jaunâtre, les lèvres pâles, les pupilles dilatées, la peau sèche, l'abdomen très-distendu, dur et douloureux au toucher, principalement à la région ombilicale, qui formait une tumeur arrondie d'un diamètre de 10 centimètres. Le malade se plaignait d'une soif vive, d'un goût âcre et métallique, quoiqu'il n'eût ni salivation ni gonflement des glandes salivaires. La langue, parfois sèche, présentait un enduit muqueux ; la déglutition était difficile ; il y avait des vomissements fréquents de *matières alimentaires*, mêlées de bile verdâtre et de quelques filets de sang, suppression des selles et de l'urine ; le pouls était lent et déprimé ; les mains et les pieds froids ; une anxiété générale, des lipothymies fréquentes, des sueurs froides, des spasmes avec sentiment de constriction à la gorge, enfin une insomnie invincible, tourmentaient ce malheureux, devenu extrêmement irascible. Des boissons adoucissantes, des lavements émollients et des fomentations avec l'eau chaude, modèrent l'intensité des symptômes ; le jour suivant, douze sangsues sont appliquées autour du nombril, et le malade est plongé dans le bain ; les douleurs se calment, les vomissements cessent ; une selle spontanée a lieu, mais la paraplégie augmente, et l'urine sort par regorgement. On continue l'emploi des fomentations, on donne une décoction de salsepareille pour boisson ; des pilules de camphre, de nitre et de savon, et tous les deux jours, 64 gr. d'huile de ricin ; le régime consiste en bouillon de viande blanche, joint à un peu de vin. Cependant la paralysie persiste ; le vingtième jour, une eschare se manifeste au coccyx et aux lombes ; la verge et le scrotum s'œdématient. Cinq jours après, deux autres eschares se montrent aux hanches ; le malade est mis à l'usage de la décoction de quinquina et du vin. Les eschares tombent et laissent à nu une éten-

____

(1) Lavort, dissertation citée, p. 38.

due assez considérable *des os des lombes*. Le malade ne ressent aucune douleur, et jusqu'au quarantième jour, n'offre rien de remarquable; mais alors les selles se suppriment, le ventre se gonfle et se durcit de nouveau; l'œdème s'accroît d'une manière effrayante; bientôt le visage se décompose, des sueurs froides surviennent, les selles et l'urine sortent mêlées de sang *déjà en putréfaction*; enfin, le cinquantième jour, le malade expire *dans la violence des vomissements*.

A l'ouverture du cadavre, on trouva une gastro-entérite intense, les gros intestins étaient perforés dans plusieurs points de leur étendue : une grande quantité de matières fécales s'était épanchée dans la cavité de l'abdomen. (*Bibl. médicale*, t. LXXIV; obs. de M. N...) (1).

Observation III. — Deux femmes de chambre servaient les mêmes maîtres; l'une d'elles conçut contre l'autre une jalousie si envenimée, qu'elle résolut sa perte. La voie du poison, lui paraissant la plus sûre et la moins susceptible de la compromettre, fut préférée à toutes les autres; en conséquence, elle mit chaque jour dans la soupe de sa rivale une petite quantité d'acide arsénieux en poudre. Peu d'instants après le dîner, les aliments et le poison étaient vomis avant que celui-ci eût agi assez de temps pour causer des accidents graves. Cependant, comme la même chose fut répétée chaque jour pendant six semaines, l'estomac finit par acquérir une sensibilité excessive; des douleurs d'entrailles se firent vivement sentir, la maigreur devint extrême, il survint des crachements de sang; la susceptibilité générale augmenta à un tel degré, qu'un simple courant d'air causait des spasmes et des convulsions; enfin, arrivée au point que son estomac ne pouvait presque plus rien supporter, la malade alla à la campagne, où elle passa deux mois. Sa santé s'y améliora sensiblement; ses digestions commencèrent à être moins pénibles et plus complètes; elle reprit de l'embonpoint, et revint dans la capitale se livrer à ses occupations ordinaires. Son implacable ennemie, désespérée du peu de succès de toutes ses tentatives, et dans la crainte que sa victime ne lui échappât, mit un matin, dans son café, une forte dose d'acide arsénieux en poudre : il en résulta des vomissements répétés qui chassèrent de l'estomac le poison et le déjeuner. Alors on acquit la certitude que tous les vomissements antérieurs, et ceux qui venaient d'avoir lieu, étaient dus à l'acide arsénieux. Ce poison, recueilli dans le produit même des vomissements, fut reconnu pour tel par un pharmacien de Paris. Cependant la malheureuse femme de chambre, réduite, par ce nouvel empoisonnement et par des soins mal dirigés, à l'état le plus déplorable, fut confiée au Dr Beauchesne, qui, par un traitement sagement combiné, parvint à rétablir sa santé (2).

Observation IV. — «Âgé de trente ans, né avec un tempérament sanguin

---

(1) Est-il bien démontré que les accidents observés chez ce malade aient été produits par une dose de sublimé aussi faible? Le traitement antiphlogistique n'a-t-il pas été trop peu énergique; l'huile de ricin, le quinquina et le vin n'ont-ils pas été plutôt nuisibles qu'utiles?

(2) Renault, ouvrage cité, p. 86.

et bilieux, et marié depuis un an, je jouissais d'une santé vigoureuse, malgré les excès de ma jeunesse, lorsque je fus appelé à Paris pour y occuper une place importante. Pendant un an que durèrent mes fonctions, je fus abreuvé d'amertume et de chagrins, et par suite ma santé fut sensiblement altérée. Rentré dans mes foyers, je crus être attaqué d'une maladie du foie; tous les matins, ma langue était très-sèche et même crevassée; mon sommeil était pénible; et lorsque, immédiatement après mon lever, je prenais un verre d'eau, j'éprouvais quelquefois des rapports pleins de bile. Je pensai qu'un vomitif était nécessaire, et je m'y préparai par le petit-lait, la tisane, et la diète.

«Vingt centigrammes d'émétique ne produisirent aucun effet; il en fut de même de 30 centigr. que j'envoyai chercher immédiatement, en faisant demander au marchand s'il était certain de la bonté de son émétique; j'ajoutai de suite 20 autres centigr., et ces 70 centigr., pris en douze petits verres d'eau (moins de deux bouteilles) et en moins de deux heures de temps, ne produisirent qu'un faible vomissement avec une légère teinture de bile. Dans l'après-midi, je fis environ trois selles de bile pure, et j'éprouvai pendant une d'elles une colique assez vive dans l'hypochondre gauche; un léger ténesme se manifesta avec suintement à l'anus. Le soir, je mangeai un poisson au bleu, je dormis d'un sommeil profond et tranquille, et le lendemain, à mon réveil, je trouvai ma langue et ma bouche dans un si bon état, que je me mis à la diète toute la journée, afin de prendre le lendemain une nouvelle dose d'émétique, jusqu'à vomissement complet. En effet, dès le lendemain matin, je pris 40 centigr. d'émétique dans six petits verres d'eau, c'est-à-dire moins d'une bouteille, en une heure de temps, et ce vomitif ne produisit aucun effet. Alors j'invitai mon épouse à m'en procurer 1 gr. pour doubler la dose de l'avant-veille; mais elle fut épouvantée de mon projet, et m'empêcha de prendre une plus grande quantité d'émétique. Je pris le parti de boire coup sur coup dix grandes tasses d'eau tiède, et cependant je ne pus vomir. Enfin, à l'aide de mes doigts plongés dans mon gosier, je parvins à rendre une très-faible partie de l'eau que je venais de prendre. Alors je renonçai au projet de me faire vomir; l'eau que j'avais prise coula par les urines, et je fis vers le soir deux ou trois selles de bile pure; je mangeai avec plaisir et appétit un poisson au bleu avant de me coucher, je dormis d'un sommeil profond et paisible pendant toute la nuit, et le lendemain, ma bouche et ma langue, au lieu d'être sèches et crevassées, se trouvèrent fraîches et en bon état. Cependant, ce jour même, mon ténesme augmenta, et lorsque je fus à la selle, je m'aperçus que les déjections étaient couvertes de glaires, et parsemées de bile en grumeaux, dont quelques morceaux, sans mélange d'autres matières, étaient de la grosseur d'une lentille. Ma déjection entièrement terminée, j'ai rendu, sans douleur et sans le plus léger mélange, la quantité d'une petite assiettée de matières absolument semblables à du suif fondu qui commence à se figer; et pareil accident s'est renouvelé chaque fois que je suis allé à la selle, pendant huit à dix jours.

«Malgré l'exercice violent que j'étais dans l'habitude de prendre, j'étais fort gras; mais, à l'expiration de ces huit à dix jours, j'étais tombé dans un état de maigreur excessif; la peau de mon ventre semblait collée sur mes reins, et mon ténesme, qui seul me faisait souffrir, donnait lieu à un écoulement continuel, et ne me permettait que très-difficilement de marcher ou de rester debout. Un médecin me conseilla les apéritifs; j'en fis usage pendant plusieurs mois, et ma santé ne s'améliora pas. Je n'avais point de dévoiement, mais les déjections n'étaient plus aussi bien qu'auparavant; elles étaient toujours plus ou moins enduites de glaires, et le ténesme, ainsi que l'écoulement blanchâtre par l'anus, augmentaient, au lieu de diminuer, etc.»(1).

OBSERVATION V. — J'ai déjà rapporté une observation d'empoisonnement par le plomb qui peut très-bien rentrer dans cet article (voy. t. I, *Observations d'empoisonnement par le plomb*).

J'ai tenté quelques expériences sur les chiens, dans le dessein de déterminer l'action de petites doses de poison souvent réitérées; mais on conçoit combien ce travail doit être pénible et difficile, aussi n'ai-je pas obtenu des résultats aussi satisfaisants que je l'aurais désiré. J'ai cependant observé que la maladie produite par le poison donné à petite dose offrait la plus grande analogie avec celle qui suivait l'ingestion d'une plus grande quantité; il en a été de même des lésions de tissu.

Si le médecin est appelé pour prononcer sur une question aussi épineuse, il devra avoir égard à une multitude de circonstances physiques et morales qui pourront l'éclairer : ainsi, par exemple, il examinera si la maladie qui fait l'objet de ses recherches ne tient pas à la mauvaise constitution de l'individu, plutôt qu'à l'action lente d'une substance vénéneuse; si elle ne dépend pas d'une affection organique héréditaire ou autre, de maladies régnantes, épidémiques ou endémiques, de l'habitude inconsidérée de prendre des médicaments, et spécialement des purgatifs, de l'abus de la saignée, d'un exercice violent ou de toute autre erreur de régime, de la violence des passions, de l'état valétudinaire, hypochondriaque, mélancolique de certains individus, etc. Quelle que soit son opinion sur la cause des accidents qu'il aura observés, il ne prononcera affirmativement qu'il y a eu empoisonnement qu'autant qu'il aura trouvé la substance vénéneuse.

______

(1) Mémoire de M. Magendie sur l'*émétique*, p. 28.

RAPPORTS SUR L'EMPOISONNEMENT.

Premier rapport.

PREMIÈRE PARTIE. Nous soussigné, docteur en médecine de la Faculté de Paris, habitant de la ville de Melun, département de Seine-et-Marne, sur la réquisition de M. le procureur du Roi, nous sommes transporté, aujourd'hui 25 février 1821, à deux heures de l'après-midi, accompagné de MM. L. N., étudiants en médecine, chez le sieur Philippe, demeurant dans la maison, n° 10, sise rue de..., au troisième étage, chambre sur le devant, pour constater la cause de la mort du nommé X., neveu du sieur Philippe. Arrivé dans ladite chambre avec le procureur du Roi, nous avons trouvé étendu sur un lit le cadavre d'un homme que l'on nous a dit être âgé de trente ans : il conservait à peine un reste de chaleur ; son attitude ne présentait rien de remarquable. Les draps et le parquet étaient salis par des matières molles, verdâtres, mêlées de sang, d'une odeur aigre, désagréable, semblables à celle que l'on voyait dans le vase de nuit, qui était au milieu de la chambre ; il y avait sur la cheminée un flacon sans étiquette, bouché à l'émeri, contenant environ 8 grammes d'un liquide transparent, d'une saveur âcre, corrosive ; du reste, on ne découvrait aucune trace d'instruments vulnérants, contondants, etc. Interrogé sur les accidents qui avaient précédé la mort, le sieur Philippe nous a dit que, la veille, son neveu paraissait encore jouir de la santé la plus florissante, qu'il l'avait vu rentrer dans sa chambre, à onze heures du soir, ayant un flacon à la main, qu'il s'était enfermé, comme il le faisait ordinairement ; mais, voyant qu'il n'était point descendu ce matin à huit heures, contre son habitude, il avait frappé à la porte pour l'éveiller, et enfin il s'était décidé à la faire ouvrir de force ; que du reste, jamais le sieur X. ne s'était plaint d'aucune incommodité.

DEUXIÈME PARTIE. Après avoir recueilli ces renseignements, nous avons procédé à l'examen du cadavre. Il n'y avait à l'extérieur aucune trace d'ecchymose ni de blessure faite par un instrument vulnérant ; les membres thoraciques et abdominaux, ayant été profondément incisés, nous ont paru dans l'état naturel ; on voyait çà et là sur le dos des taches rougeâtres qui n'étaient que des lividités cadavériques, ce dont nous nous sommes assuré en incisant la peau. Les lèvres étaient enduites d'une matière semblable par sa couleur à celle qui avait été trouvée sur le parquet. La bouche, le pharynx et l'œsophage, n'étaient le siége d'aucune altération marquée. L'estomac était vide ; sa membrane interne, d'un rouge foncé dans presque toute son étendue, offrait çà et là des taches noires, lenticulaires, formées par du sang extravasé entre les tuniques muqueuse et musculeuse, ainsi que nous nous en sommes assuré en les incisant et en les lavant avec de l'eau ; la membrane musculeuse était d'un rouge clair. Les intestins, le péritoine, les divers organes renfermés dans l'abdomen et dans le thorax, ainsi que l'encéphale, paraissaient être dans l'état naturel.

La liqueur contenue dans le flacon dont nous avons parlé présentait les caractères suivants : elle était limpide, incolore, inodore, d'une saveur âcre, caustique, et rougissait à peine l'eau de tournesol ; l'ammoniaque la précipitait en blanc, la potasse en jaune-serin, l'acide sulfhydrique en noir, l'azotate d'argent en blanc : une lame de cuivre décapé, plongée dans cette liqueur, devenait brune sur-le-champ, et acquérait une couleur blanche, brillante, argentine, par le frottement. La matière verte, sanguinolente, trouvée dans le vase de nuit, était en partie solide, en partie liquide ; on l'a exprimée dans un linge fin, et l'on s'est assuré que la portion liquide était légèrement trouble, et qu'elle ne subissait aucune altération de la part de l'eau de tournesol, de l'ammoniaque ni de l'acide sulfhydrique ; elle n'a été précipitée par aucun de ces réactifs, même après avoir été réduite au tiers de son volume par une évaporation lente. La portion solide, examinée avec soin, n'a offert aucune trace de *poudre blanche ;* on l'a fait bouillir pendant un quart d'heure avec de l'eau distillée : la dissolution, d'une couleur jaunâtre, n'a subi aucun changement notable de la part de la teinture de tournesol, de l'ammoniaque, de l'eau de chaux, de la potasse, ni de l'acide sulfhydrique. Le résidu, c'est-à-dire la matière solide qui restait après l'ébullition, a été traité par l'acide sulfurique (ici on décrit l'opération, en se conformant au procédé que j'ai fait connaître à la page 725 du t. I, à l'occasion du sublimé corrosif). Les lames de cuivre, chauffées jusqu'au rouge pendant quelques minutes, dans un petit tube de verre étroit, effilé à la lampe, ont fourni du *mercure métallique ,* qui s'est condensé sur la paroi interne du tube, et que l'on a ramassé sous forme de petits globules très-brillants, excessivement mobiles, d'un blanc bleuâtre et d'un poids spécifique considérable.

TROISIÈME PARTIE. Nous croyons pouvoir conclure de ce qui précède : 1° que la liqueur contenue dans le flacon renferme une assez forte dose de sublimé corrosif dissous dans l'eau ; 2° que la matière trouvée dans le vase de nuit, et qui paraît avoir été vomie par le sieur X., contient dans sa portion solide un composé mercuriel insoluble dans l'eau ; 3° que l'introduction dans l'estomac d'une partie de la liqueur renfermée dans la fiole rend parfaitement raison de la promptitude avec laquelle la mort a eu lieu, et de l'inflammation de l'estomac ; 4° qu'il est *excessivement probable* que le sieur X. est mort empoisonné **(1).**

Deuxième rapport.

PREMIÈRE PARTIE. Nous soussigné, etc..., nous sommes transporté, etc. (voy. page 962) pour visiter le cadavre de la femme L..., que l'on nous a dit être morte depuis vingt-quatre heures. Arrivé dans la chambre, nous n'avons rien découvert qui pût faire soupçonner la cause de la mort ; il y avait sur la cheminée une fiole à médecine, vide et sans étiquette ; on ne voyait nulle part des traces de vomissements ni de déjections alvines. La fille de la femme de L... nous a rapporté qu'étant habituellement souffrante de la poitrine, sa mère faisait continuellement usage de médicaments, qui n'étaient pas toujours prescrits par des hommes de l'art, et que la veille de sa mort, elle avait pris, en une fois, environ huit cuillerées d'un liquide légèrement jaunâtre, qui, disait-elle, devait calmer instantanément ses douleurs ; que, vingt minutes après l'avoir avalé, elle avait éprouvé des douleurs atroces au creux de l'estomac, des convulsions, et d'autres accidents fâcheux, qui l'avaient décidée à faire venir M. D., docteur en médecine. Celui-ci a déclaré s'être rendu auprès de la malade, deux heures après l'ingestion du liquide, l'avoir jugée empoisonnée et sur le point d'expirer ; en effet, elle est morte avant de pouvoir être secourue. Le cadavre était roide, et ne présentait aucune trace de lésion extérieure ; il était couché sur le dos. (Voy., p. 962, le premier rapport, pour les détails dans lesquels il faut entrer à cet égard.)

DEUXIÈME PARTIE. La bouche, le pharynx et l'œsophage, n'étaient le siége d'aucune altération sensible ; l'estomac contenait une assez grande quantité d'aliments à demi digérés, et environ 500 grammes d'un liquide jaunâtre et trouble ; sa membrane interne, d'un rouge clair, offrait çà et là des plaques d'un rouge plus foncé ; les autres tuniques étaient saines ; l'intérieur du duodénum et du commencement du jéjunum présentait une rougeur manifeste, d'autant plus intense, qu'on s'approchait davantage de l'estomac ; les autres organes contenus dans l'abdomen étaient sains ; il en était de même du cœur et du péricarde. Le tissu des poumons était rouge, dur, semblable par sa consistance à celui du foie ;

---

(1) Il est *excessivement probable*, mais il n'est pas hors de doute qu'il y ait eu empoisonnement : 1° parce qu'il n'est point prouvé que le sieur X. ait avalé de la liqueur contenue dans le flacon ; 2° parce qu'il est impossible d'affirmer que la matière trouvée dans le vase de nuit ait été vomie par lui.

il y avait une certaine quantité de liquide séro-purulent épanché dans la cavité du thorax. L'encéphale paraissait dans l'état naturel.

Le liquide trouvé dans l'estomac, ayant été exprimé dans un linge fin, et filtré, conservait toujours une couleur jaunâtre; il était légèrement trouble, inodore, et doué d'une saveur âcre. Loin de rougir l'eau de tournesol, *il verdissait fortement le sirop de violettes;* il ne précipitait point par l'ammoniaque, l'acide sulfhydrique ne le troublait pas; mais si, après avoir ajouté ce réactif, on versait quelques gouttes d'acide azotique ou chlorhydrique, il fournissait un précipité jaune, soluble dans l'ammoniaque; il précipitait en blanc par l'eau de chaux, en vert par le sulfate de cuivre ammoniacal, *et en jaune-serin* par le chlorure de platine. Évaporé jusqu'à siccité, il fournissait un produit solide qui, mis sur les charbons ardents, répandait des vapeurs blanches d'une odeur alliacée. Introduit dans un appareil dit de Marsh modifié, ce liquide donnait, à l'instant même, de l'arsenic sous forme de taches ou d'anneaux.

Troisième partie. Nous pouvons affirmer, d'après ce qui précède : 1° que la liqueur soumise à l'analyse contient une assez forte dose d'arsénite de potasse; 2° que ce sel est la cause des accidents éprouvés subitement par la femme L.; 3° que c'est également à lui qu'il faut attribuer l'inflammation de l'estomac et la mort; 4° que l'affection des poumons est indépendante de l'empoisonnement, et peut expliquer les souffrances auxquelles la malade était habituellement en proie.

Troisième rapport.

Première partie. Nous soussigné, etc., nous sommes transporté, etc., pour constater la cause de la mort de F., etc. (voyez page 962). Arrivé dans la chambre, nous avons trouvé étendu, sur un lit, le cadavre d'un homme d'environ cinquante ans, bien vêtu, qui habitait la maison depuis la veille seulement, et dont on ignorait le nom; on voyait sur une des chaises de la chambre deux pistolets et un poignard; le parquet était sali par des matières alimentaires molles, à demi digérées, de couleur verdâtre; il n'y avait aucun autre objet digne de fixer notre attention. Interrogés sur les accidents qui avaient précédé sa mort, les voisins et les assistants se sont bornés à déclarer que le sieur F. avait loué une chambre dans la maison la veille, et qu'il paraissait bien portant. Le cadavre était froid et roide; il était couché sur le dos, la tête légèrement penchée sur le côté droit.

Deuxième partie. Le cadavre, dépouillé des vêtements qui le couvraient, a été examiné attentivement. Il n'y avait à l'extérieur aucune trace de blessure (voy. le premier rapport pour les détails dans lesquels il faut entrer à cet égard, p. 962). On voyait sur la face dorsale de la main droite une *tache jaune*, semblable à celle que produit l'acide azotique en agissant sur la peau ; le bord libre des lèvres offrait une couleur orangée, et il était aisé d'en détacher l'épiderme, qui paraissait brûlé ; la membrane interne de la bouche était d'une couleur citrine ; le pharynx ne paraissait être le siége d'aucune altération ; toute la surface interne de l'œsophage était enduite d'une matière jaune, grasse au toucher, sillonnée par des plis verticaux, et facile à enlever. L'estomac était vide, réduit à un très-petit volume, et d'une couleur jaune à l'extérieur ; sa membrane muqueuse était rouge-cerise ; on voyait, près de sa portion pylorique, deux ouvertures de la grandeur d'un centime, voisines l'une de l'autre, à bords fort amincis, usés ou plutôt dissous. L'intérieur du *duodénum* et du *jéjunum* était taché en jaune, sans présenter de traces d'inflammation. Les gros intestins étaient remplis de matières fécales très-dures, moulées ; du reste, ils paraissaient dans l'état naturel. Le péritoine, manifestement épaissi, était d'un rouge sale dans plusieurs points, et recouvert de couches albumineuses dans d'autres. Tous les viscères abdominaux ne formaient qu'une masse au moyen des adhérences produites entre eux par l'inflammation du péritoine et l'interposition des couches albumineuses. On remarquait çà et là des plaques jaunes sur le mésentère, le foie, la rate et les reins ; au reste, il n'y avait aucun liquide épanché dans l'abdomen. Le lobe inférieur du poumon gauche était enflammé, et avait contracté des adhérences avec le diaphragme. Le cœur, le cerveau, le cervelet, et la moelle épinière, étaient sains.

Les matières répandues sur le parquet, ayant été traitées par l'eau distillée bouillante, ont fourni une dissolution d'un jaune verdâtre, qui rougissait *faiblement* la teinture de tournesol, qui n'attaquait pas le cuivre, mais qui, étant saturée par de la potasse pure et évaporée jusqu'à siccité, donnait un produit jaune rougeâtre, lequel, employé en petites parcelles, rougissait le sulfate jaune de narcotine, et fournissait de l'acide azotique, lorsqu'on le distillait avec de l'acide sulfurique étendu d'eau.

Troisième partie. Nous croyons pouvoir conclure de ce qui précède que le sieur F. est mort empoisonné par l'acide azotique.

Quatrième rapport.

Première partie. Nous soussigné, etc., nous sommes transporté à la Morgue, etc. (voy. p. 962). Arrivé dans la salle d'autopsie, nous avons vu, étendu sur une table, le cadavre d'un homme robuste, d'environ cinquante ans, qui paraissait être mort dans un état de spasme, à en juger du moins par la rougeur de la face et le gonflement des veines du cou.

Le cadavre dont il s'agit avait été trouvé, deux jours auparavant, dans une des rues de Paris; du reste, il était inconnu, et on ne put fournir aucun renseignement sur les accidents qui avaient précédé la mort.

DEUXIÈME PARTIE. Il était roide, et n'offrait aucune trace de lésion extérieure... (voy. le premier rapport, pour les détails dans lesquels il faut entrer à cet égard, p. 962). La bouche, le pharynx et l'œsophage, étaient comme dans l'état naturel; l'estomac était vide et retiré sur lui-même. On voyait à sa face antérieure, près du pylore, une ouverture inégalement arrondie, d'environ 3 centimètres de diamètre, dont les bords étaient très-minces, irrégulièrement denticulés, et formés uniquement par la tunique péritonéale; les membranes musculeuse et muqueuse étaient détruites dans une plus grande étendue. Les bords de cette ouverture étaient recouverts d'une couche molle, noirâtre, comme muqueuse, et circonscrits par une auréole légèrement saillante, grisâtre, d'un tissu compacte; ils étaient simplement formés par le péritoine. La face postérieure de l'estomac présentait, à la partie correspondant à l'ouverture dont nous avons parlé, une eschare molle, ronde, noire, qui n'intéressait que la membrane muqueuse. Du reste, on n'observait aucune trace de rougeur dans les autres parties de ce viscère ni dans le canal intestinal. Il y avait dans la cavité de l'abdomen environ un demi-litre d'un liquide épais, de couleur jaunâtre; le péritoine était parsemé de points rouges. Les autres organes étaient sains.

Le liquide recueilli dans l'abdomen, les tissus du canal digestif, le foie et l'urine, soumis à l'analyse, ne fournirent aucune trace de substance vénéneuse (on décrit exactement les essais qui furent faits conformément à ce qui a été dit à la page 933).

TROISIÈME PARTIE. Il résulte de ce qui précède : 1° que la mort du sieur N. peut être attribuée à une de ces *irritations des voies gastriques* qui se terminent par des perforations dites *spontanées*; 2° que *tout porte à croire* que cet individu n'a pas été empoisonné; que, lors même qu'il serait avéré par la suite qu'il avait éprouvé quelques-uns des symptômes produits par les poisons irritants, on ne pourrait pas établir, d'une manière *positive*, qu'il y ait eu empoisonnement, la substance vénéneuse n'ayant pas été découverte, et les altérations trouvées dans le canal digestif n'offrant point le caractère que l'on remarque ordinairement lorsque des poisons irritants ont déterminé la mort.

Cinquième rapport.

PREMIÈRE PARTIE. Nous soussigné, etc., nous sommes transporté, le 25 août 1820, etc., pour constater la cause de la mort du sieur X. Arrivé dans la chambre, nous n'avons rien découvert qui pût faire soupçonner la cause de la mort. Le Dr B., médecin de la maison, nous a rapporté qu'ayant été appelé la veille pour donner des soins au sieur X., il l'avait trouvé dans un état alarmant ; qu'il se plaignait d'éructations acides et de douleurs atroces à l'épigastre et dans les intestins ; qu'il avait des vomissements et des déjections alvines presque continuels de matières grises et noirâtres ; que l'abdomen était tendu, le pouls petit, accéléré, les extrémités froides, la prostration des forces extrême ; qu'à ces symptômes, s'étaient joints bientôt après, le hoquet, des crampes et des syncopes, et qu'il était mort, quinze heures après l'invasion de la maladie, malgré l'emploi des boissons adoucissantes et des révulsifs. Interrogé sur les habitudes du sieur X., le Dr B. nous a dit qu'il faisait souvent usage d'aliments difficiles à digérer, et qu'il était sujet aux indigestions ; que du reste il l'avait vu peu de jours avant, et qu'il lui avait paru assez bien portant. Le cadavre était froid et couché sur le dos ; il y avait au pied du lit plusieurs cuvettes contenant la matière des vomissements.

Deuxième partie. Le cadavre ne présentait à l'extérieur aucune trace de blessure (voyez le premier rapport pour les détails dans lesquels il faut entrer à cet égard, p. 962). L'estomac était vide ; sa membrane interne offrait une couleur rouge marquée ; les autres tuniques étaient saines ; le duodénum contenait une assez grande quantité de bile d'un jaune verdâtre ; on voyait, près de l'ouverture du conduit cholédoque, deux eschares circulaires, de la grandeur d'un centime ; les autres parties du canal intestinal étaient à peu près comme dans l'état naturel. La vésicule du fiel occupait un très-grand volume, et contenait beaucoup de bile verte, d'une odeur désagréable. Les autres organes étaient sains.

Les matières vomies, celles qui étaient contenues dans le canal intestinal, les tissus du canal digestif, le foie et l'urine, ayant été soumis à l'action des réactifs, n'ont fourni aucune trace de poison (ici on indique exactement les expériences qui ont été faites).

Troisième partie. Nous croyons pouvoir conclure de ce qui précède : 1° que *probablement* le sieur X. a été atteint du choléra-morbus, maladie qui se développe particulièrement sous l'influence des causes auxquelles cet individu était soumis ; 2° que la mort peut être le résultat de cette affection ; 3° qu'il est impossible d'*affirmer* qu'il y ait eu empoisonnement, parce qu'on n'a point trouvé de poison.

SUPPLÉMENT.

*Affaire Jegado, portée devant la cour d'assises d'Ille-et-Vilaine
le 6 décembre 1851.* — Hélène Jegado, âgée de quarante-huit ans, est
accusée d'avoir empoisonné, par l'arsenic, sept personnes : savoir cinq en
1850 et deux en 1851. L'acte d'accusation tend à établir, en outre, que
ladite fille aurait commis trente-six autres empoisonnements, par le même
toxique, depuis l'année 1833 jusqu'en 1849. Je vais me borner à faire
connaître les détails qui se rapportent à la médecine légale. Les dépositions
des médecins qui ont donné des soins aux malades ont été, en général, em-
preintes d'un caractère d'hésitation que je ne saurais approuver. Je pro-
clame dans mes cours et dans mes écrits, depuis plus de trente ans, que
lorsque des praticiens sont appelés auprès d'individus auparavant bien por-
tants, qui sont pris tout à coup de vomissements réitérés, de douleurs
vives, etc., ces praticiens doivent se demander si les accidents qu'ils obser-
vent ne seraient pas par hasard dus à un empoisonnement, que les choses
se passent dans des palais ou dans des chaumières ; quel danger y a-t-il à
procéder ainsi, dès que les gens de l'art évitent de faire part de leurs soup-
çons, et qu'ils se bornent à les faire tourner, après s'être éclairés, au profit
des malades et de la société ? Si, dès l'année 1833, l'attention des méde-
cins eut été éveillée sur ce point, tout porte à croire que la fille Jegado
aurait été mise dans l'impossibilité de commettre un si grand nombre de
crimes.

On a pu remarquer dans les débats, une question adressée par le prési-
dent, qui n'aurait pas dû être posée, ainsi que je l'ai démontré à l'article
Quantité (voy. p. 942). Le Dr Aristide Guyot venait d'établir que l'arsenic
avait été donné à des doses fractionnées et à des intervalles assez éloignés.
«Cette manière d'administrer le poison, demanda M. le président, a-t-elle
pu avoir pour but de provoquer une maladie et non la mort ?» Comme si
cela importait au débat ; l'acide arsénieux n'est-il pas au nombre des corps
qui sont *de nature à donner la mort,* et dès lors n'y a-t-il pas lieu de
faire l'application de l'article 301 du Code pénal, *quelles qu'aient été les
suites de son administration ?*

M. Malaguti, professeur à la Faculté des sciences de Rennes, rendit
compte des expériences qu'il fit, conjointement avec M. Sarzeau, dans
le but de découvrir l'arsenic dans les organes de Rosalie Sarrazin, de
Perrotte Macé, et de Rose Texxer. Les cadavres de ces deux dernières

femmes étaient inhumés depuis plusieurs mois, et déjà transformés en gras. La lettre suivante, qui m'a été écrite par M. Malaguti, me paraît propre à donner une idée du travail important des deux chimistes habiles auxquels avait été confiée l'expertise dont il s'agit.

Rennes, le 15 novembre 1851.

Monsieur,

Je vous demande la permission de vous entretenir d'un fait que M. Sarzeau et moi nous avons observé, et de vous demander votre avis sur ses applications à la médecine légale.

En faisant une analyse d'un corps arsenical à composition connue, nous remarquâmes une perte considérable d'arsenic, dont la cause nous échappait; mais, en examinant de plus près tous les détails de nos opérations, nous nous aperçûmes que cette perte était la conséquence de l'ébullition de l'eau régale, dont nous nous étions servis comme dissolvant.

Cette observation nous frappa d'autant plus, que nous savions que bien des fois vous vous étiez servi de ce même réactif pour détruire les matières animales arsenicales, en vue de découvrir l'arsenic dans le résidu qu'il laissait par son évaporation.

Nous pensâmes alors que la présence des matières animales pouvait donner plus de fixité à de petites quantités d'arsenic. Pour vérifier cette hypothèse, nous traitâmes, par l'eau régale, du foie d'animaux empoisonnés par l'arsenic, et nous vîmes que toutes les fois que le dissolvant était assez riche en acide chlorhydrique, l'arsenic se trouvait toujours dans la liqueur distillée, et jamais dans le résidu.

L'observation ayant été répétée *quatre* fois avec le même succès, nous n'avons pas hésité à considérer le fait comme constant.

Dès que cette conviction a pénétré dans notre esprit, nous nous sommes demandé si le fait observé aurait pu trouver, dans quelques cas, une application utile aux recherches médico-légales.

Le procédé par le chlore, tel que vous l'avez décrit dans votre dernière édition, est un procédé admirable : c'est à lui que j'ai toujours donné la préférence sur tous les autres procédés connus. Mais, il faut l'avouer, lorsqu'on veut attaquer de grandes quantités de matières animales, l'opération devient longue; et pour ceux qui ont la poitrine un peu faible, elle devient fort incommode. Au surplus, les matières animales mêlées au sulfure d'arsenic ne sont jamais complétement détruites par l'acide azotique, puisqu'il y en a qui sont de nature grasse, et résistent par cela même à cet agent : ainsi, quoiqu'on fasse, lorsqu'on a opéré sur des quantités considérables de matière, on est sûr d'introduire dans l'appareil de Marsh des substances organiques, que j'ai vu souvent former un anneau blanchâtre en arrière de l'anneau arsenical.

Dans quelques cas d'exhumation, il peut arriver aussi que le *gras de cadavre* entrave l'action du chlore et la paralyse.

Ces inconvénients, accidentels, mais possibles, sembleraient devoir être évités par l'emploi de l'eau régale; en effet, grâce à cet agent, la désorganisation des tissus est assez prompte; la séparation de la matière grasse, quelle que soit sa nature, est complète; enfin l'obtention de l'arsenic par distillation est une garantie de sa pureté. Les premières portions de la liqueur distillée renferment, il est vrai, de l'acide azotique; mais, en les saturant avec de la potasse à l'alcool, on affranchit l'action que l'hydrogène sulfuré exercera ultérieurement sur elles.

Tel était, Monsieur, le programme des résultats que nous nous proposions d'obtenir par des expériences méthodiques, lorsque la justice est venue nous offrir une occasion favorable à nos projets.

Hélène Jegado est accusée de sept empoisonnements; le théâtre de ses exploits a été Rennes. A cette occasion, la justice a ordonné l'exhumation de deux cadavres enterrés depuis neuf et onze mois. M. Sarzeau et moi nous avons été chargés d'en examiner les viscères.

Comme les procès-verbaux des médecins déclaraient qu'il s'agissait d'un empoisonnement lent par l'arsenic, nous n'avons pas hésité à opérer sur une quantité considérable de matière.

Dans une conjoncture aussi grave, nous n'avons pas eu la pensée d'essayer le procédé par l'eau régale; ce n'était pas le moment de nous livrer à des essais.

Nous avons donc employé le procédé du chlore; mais la grande quantité de gras de cadavre (quantité dont nous étions loin de nous douter) a tellement ralenti l'action du réactif, que nous avons craint des inconvénients en la continuant plus longtemps.

Nous avons eu alors l'idée de faire succéder à l'action du chlore celle de l'eau régale. A cet effet, on a filtré l'eau chlorée, et le marc a été introduit dans une grande cornue, où se trouvait de l'eau régale préparée avec une partie d'acide azotique et deux parties d'acide chlorhydrique. La quantité était égale à la moitié du poids du marc. Le bec de la cornue plongeait dans l'eau distillée, de sorte que nulle vapeur ne pouvait en sortir sans traverser le liquide.

On a chauffé légèrement; bientôt une réaction très-vive s'est manifestée, réaction qui a eu pour résultat la désorganisation des viscères et la séparation de la partie grasse.

La masse, étant encore chaude, a été versée dans une capsule en porcelaine; par le refroidissement, la graisse s'est figée. On a décanté le liquide, et la graisse a été lavée avec l'eau dans laquelle avait plongé le bec de la cornue. L'eau de lavage a été évaporée au bain-marie, jusqu'à réduction d'un dixième; le résidu a été ajouté à l'eau régale; cette dernière a été ajoutée à son tour à l'eau chlorée : le tout a été soumis à la distillation.

Pour que cette opération marchât vite, et sans perte, nous avons adapté à la cornue un récipient refroidi, communiquant avec un flacon à deux tubulures, dans l'une desquelles se trouvait engagé un tube de Welter; ce dernier flacon contenait une couche d'eau où plongeait le tube abducteur du récipient.

Pendant la première période de la distillation, il s'est dégagé de la vapeur nitreuse. Lorsque ce dégagement a cessé, on a interrompu la distillation, et mis à part la liqueur distillée. On a ensuite repris l'opération, que l'on a continuée jusqu'à ce que le résidu qui se trouvait dans la cornue représentât le vingtième de la masse totale.

Le résidu, la graisse, l'eau du flacon à deux tubulures, et celle du tube de Welter, ont été soigneusement examinés, sans qu'on y décelât de l'arsenic. Par conséquent cette substance a dû se trouver tout entière dans la liqueur distillée.

En effet, nous avons pu en tirer assez de sulfure d'arsenic pour obtenir plus tard, à l'aide de l'appareil dit de Marsh, un anneau arsenical d'une netteté remarquable, et une grande quantité de taches.

Cet excellent résultat, atteint dans une circonstance aussi importante, nous a encouragés à poursuivre les expériences momentanément interrompues, expériences qui feront (si elles répondent à notre attente) le sujet d'un mémoire que nous vous demandons de mettre sous votre patronage.

Leur principal but sera de démontrer que, dans les cas d'empoisonnement lent par l'arsenic, et surtout lorsqu'il est nécessaire d'opérer sur de grandes quantités de viscères exhumés, l'emploi de l'eau régale, ou de l'eau régale et du chlore, présente quelques avantages sur l'emploi du chlore seul.

En attendant, je serais heureux de savoir si vous nous croyez engagés dans une fausse voie, et si nos procédés n'attireront pas de fortes objections.

Il y en a une que nous pressentons, et qui est relative à la difficulté de se procurer de l'acide chlorhydrique exempt d'arsenic.

Cette objection est grave, sans doute, dans les cas où l'expertise est confiée à des personnes non habituées à de pareilles missions; mais, pour le médecin ou le chimiste, qui sont experts par métier (passez-moi, je vous prie, cette expression), l'objection n'est pas fondée.

Rien n'est plus facile que de se faire une large provision d'acide chlorhydrique pur.

Si l'on fait passer un courant de gaz sulfhydrique dans de l'acide chlorhydrique arsenical, et qu'on abandonne cet acide en vases clos, pendant plusieurs semaines, à la lumière diffuse, ou, encore mieux, à la lumière directe, il s'y formera un abondant précipité de soufre mêlé à du sulfure d'arsenic. A l'aide d'un siphon amorcé dans de l'eau, on enlève la partie limpide, qu'on filtre ensuite à travers l'asbeste, et qu'on soumet à un courant de gaz chlorhydrique. Ce gaz doit être préparé avec du sel marin blanc fondu et de l'acide sulfurique pur.

Cette dernière opération a pour but de ramener au même degré de saturation qu'auparavant l'acide chlorhydrique, affaibli par l'hydrogène sulfuré.

Je m'étais proposé de ne prendre la liberté de vous écrire que lorsque les expériences dont je viens de vous parler auraient été terminées; mais le désir de vous présenter un de mes élèves, M. Rupen, m'a décidé à renoncer à mon projet.

Je termine cette trop longue lettre, en vous réitérant mes remercîments et mes félicitations, et en vous priant, Monsieur, d'agréer l'expression des sentiments de profonde vénération dont je suis pénétré pour votre éminent mérite.

Votre très-obéissant serviteur,
MALAGUTI.

Dans sa déposition devant la cour, M. Malaguti se demanda s'il n'aurait pas dû suivre le procédé qui consiste à incinérer la matière organique par l'azotate de potasse, et il dit que *non*, parce que le nitre est encore moins efficace que le chlore. Cela n'est pas douteux pour les cas ordinaires; mais, dans l'espèce, le nitre, qui aurait *complétement* détruit le gras de cadavre et toute la matière organique, aurait, à coup sûr, permis de déceler le poison.

Lettre de M. Orfila à M. Malaguti.

En répondant à la lettre de ce savant professeur, en date du 13 novembre 1851, je l'engageai à poursuivre ses expériences en comparant les agents destructeurs de la matière organique les plus employés, afin de déterminer lequel du chlore, de l'eau régale, de l'acide azotique, de l'acide sulfurique, ou de l'azotate de potasse, permettrait de retirer une plus forte proportion de toxique; j'insistai particulièrement sur la nécessité d'opérer avec des matières pourries, persuadé que je suis que la décomposition putride très-avancée amène dans les matières organiques des modifications telles, qu'un agent destructeur, avec lequel on obtiendrait d'excellents résultats si ces matières étaient fraîches, pourrait très-bien échouer, en partie du moins, si elles étaient excessivement putréfiées.

On verra, par la lettre ci-après, que MM. Malaguti et Sarzeau, qui n'ont encore opéré que sur des *matières fraîches,* ont été conduits à adopter des conclusions intéressantes ayant pour but d'établir la supériorité de l'eau régale sur tous les autres procédés destructeurs.

Rennes, ce 8 février 1852.

MONSIEUR,

Les expériences dont j'ai eu l'honneur de vous parler dans ma dernière lettre sont enfin terminées. Leurs résultats ayant confirmé l'opinion que nous nous étions faite, M. Sarzeau et moi, sur l'emploi de l'eau régale pour la recherche de l'arsenic, je viens vous en communiquer le résumé, et vous demander votre avis avant d'en faire le sujet d'un mémoire.

L'emploi de l'eau régale, dans les cas d'exhumation où le chlore ne peut pas être employé, n'est plus pour nous l'objet du moindre doute; toutefois nous avons voulu soumettre notre procédé à des épreuves comparatives pour apprécier sa véritable valeur.

A cet effet, nous nous sommes posé trois questions.

1re Le procédé du chlore (lorsqu'il est applicable) paraissant supérieur à tous les autres procédés, jusqu'à quel point l'emporte-t-il sur le procédé de l'eau régale ?

2e Les résultats obtenus par les procédés où la matière organique est détruite ou carbonisée, jusqu'à quel point diffèrent-ils des résultats que l'on obtiendra par l'eau régale ?

3e Toute comparaison à part, une quantité considérable de matière animale, qui renfermerait moins de deux millionièmes d'arsenic, pourrait-elle, étant soumise à l'action de l'eau régale, donner un résultat satisfaisant pour le *jury* ?

Pour décider entre le chlore et l'eau régale, nous avons (à défaut de chiens) empoisonné un veau. Le foie de l'animal a été broyé et divisé en quatre lots de 200 grammes chacun : *A*, *B*, *C*, *D*.

A a été mis à part, en cas d'un d'accident.

B a été soumis à l'action du chlore, suivant le procédé auquel vous donnez la préférence.

C a été soumis également à l'action du chlore, mais le marc a été repris par l'eau régale.

D a été attaqué directement par l'eau régale.

Voici les résultats déterminés par la balance :

> *B* a donné 0,^{gr} 01100 d'arsenic métallique.
> *C*   —   0, 01350   —
> *D*   —   0, 01475   —

Pour décider entre les autres procédés par lesquels la matière animale est détruite ou carbonisée, nous n'avons pas jugé nécessaire d'opérer sur des viscères d'animaux empoisonnés. Nous avons donc ajouté des quantités connues et égales d'acide arsénieux à la matière sur laquelle nous voulions opérer.

Les procédés que nous avons comparés ont été les suivants :

> Le procédé par le nitre.
>   —   par l'acide sulfurique en vases clos.
>   —   par l'acide nitrique.
>   —   par l'eau régale.

Le poids du foie employé pour chaque expérience a été de 200 grammes, et la quantité d'acide arsénieux a été de 0 gr. 020 (— arsenic métallique, 0,01515).

Voici les résultats déterminés par la balance :

		Perte approximative.
Par le nitre.	0,^{gr} 00600.	$\frac{3}{8}$
Par l'acide sulfurique en vases clos, .	0, 00775.	$\frac{1}{2}$
Par l'acide nitrique.	0, 00860.	$\frac{2}{5}$
Par l'eau régale.	0, 01050.	$\frac{2}{5}$

Enfin nous avons constaté qu'un kilogramme de foie, auquel on avait ajouté 0 gr. 00250 d'acide arsénieux (— arsenic métallique, 0 gr., 00187), a donné, après avoir été traité par l'eau régale, un anneau très-net, et assez épais pour être imperméable à la lumière. Dans cette expérience, nous n'avons obtenu de taches que lorsque nous avons, en retirant la lampe, suspendu l'accroissement de l'anneau.

Si nous ne nous faisons pas illusion, ces expériences montrent que le procédé par l'eau régale mérite d'être adopté autant que les autres procédés, et nous continuons à croire que dans quelques cas particuliers il devrait être préféré.

Lorsqu'il s'agit d'un empoisonnement AIGU, tout procédé peut également servir pour découvrir le poison; mais, dans des cas d'exhumation ou d'empoisonnement lent, notre procédé a droit à être pris en considération. Dans quelques circonstances, il a même l'avantage d'être le plus commode. Lorsqu'il s'agirait, par exemple, de matières putréfiées très-désagréables à manier, exhalant une odeur insupportable, on les soumettrait tout d'abord à l'action du chlore, ensuite à celle de l'eau régale. L'opération deviendrait alors très-facile, point gênante, et assez rapide.

Tels sont, Monsieur, les principaux éléments du mémoire que nous rédigerons dès que vous aurez eu la bonté de nous faire savoir votre opinion. Désirant mettre notre travail sous votre patronage, il est tout naturel que nous cherchions avant tout votre approbation, ce qui n'empêchera pas de constater plus tard l'exactitude de ce travail, et, au besoin, de le condamner.

Agréez, je vous prie, Monsieur, l'expression sincère de mon profond respect.

F. MALAGUTI.

Hélène Jegado, condamnée à mort, et exécutée à Rennes le 26 février 1852, fit l'aveu de tous ses crimes en montant à l'échafaud. Voici le texte de sa déclaration, rédigée par l'abbé Tiercelin :

«Sur le point de paraître devant Dieu, et voulant autant qu'il est en moi expier mes fautes et mériter la commisération publique, je déclare me reconnaître coupable des empoisonnements relatés dans mon acte d'accusation; cependant je n'ai point donné la mort ni à ma sœur Anne ni à deux autres des sept victimes du presbytère de Guern : c'est une méchante femme qui est coupable de ces trois crimes; je l'ai fait connaître à M. l'abbé Tiercelin, et je l'autorise à faire de cette révélation l'usage qu'il jugera convenable. C'est cette femme qui m'a donné le poison dont je me suis servie au début de ma carrière criminelle; c'est d'elle que j'ai reçu des encouragements au crime et des leçons pour le commettre en sécurité. Je n'ai point fait provision d'arsenic dans aucun presbytère; j'en ai acheté à Vannes, quand j'ai habité Auray; à Rennes, j'en ai acheté deux fois dans une pharmacie que j'ai indiquée à M. l'abbé Tiercelin.

«La justice n'a pas connu tous mes forfaits; j'ai porté le deuil et la désolation dans un grand nombre de familles. Naguère deux jeunes enfants ont été mes victimes; des mères ont perdu des filles qui étaient l'appui de leur vieillesse. Mes crimes sont grands et nombreux. Je demande à Dieu pardon et miséricorde; je demande aussi pardon aux familles qui me doivent leurs chagrins; je supplie avec larmes les parents de tous ceux que j'ai immolés, non pas de me plaindre, mais de cesser de me maudire. Je remercie toutes les personnes qui ont prié pour moi; j'offre volontiers à Dieu le sacrifice de ma vie pour l'expiation de mes crimes. J'ai été bien coupable; j'espère que Dieu me fera la grâce de mourir pénitente. »

«Hélène Jegado, ne sachant pas écrire, n'a pu signer cette déclaration; mais, après en avoir entendu la lecture devant quatre témoins, elle a affirmé qu'elle ne contenait que l'expression de ses sentiments, et qu'elle voulait qu'on la rendît publique.»

ACIDE TARTRIQUE.

Dans le numéro d'octobre 1851, des *Annales d'hygiène* (tome XLVI, page 432), M. Devergie a inséré un mémoire sur l'empoisonnement par l'acide tartrique. Ce mémoire, presque entièrement consacré aux détails d'un rapport d'expertise faite en novembre 1847, par lui et par M. Bayard, se termine par un article succinct, intitulé *Caractères généraux de l'acide tartrique et marche analytique générale.* J'avais à peine terminé la lecture de l'expertise dont il s'agit, que j'étais convaincu qu'il n'était pas prouvé que la fille Kappler eût succombé à un empoisonnement par l'acide tartrique, comme l'avaient affirmé MM. Devergie et Bayard. Les expériences que j'ai tentées depuis n'ont fait que me corroborer dans cette opinion.

Première conclusion. Il ne sera pas difficile de démontrer que les expériences invoquées par les experts pour établir, ainsi qu'ils le disent, d'*une manière certaine,* qu'il existait de l'acide tartrique libre dans les organes et dans le sang de la fille Kappler, ne prouvent aucunement le fait, et par conséquent que la première conclusion du rapport est complétement erronée. Quelles sont, en effet, ces expériences? 1° On constate que les liqueurs *sont acides,* et qu'elles le deviennent davantage à mesure qu'on les évapore; 2° qu'elles *précipitent* l'eau de chaux en blanc, et que le précipité est soluble dans un excès des liqueurs acides; 3° qu'après avoir été traitées par le sous-acétate de plomb et par l'acide sulfhydrique, elles fournissent des liquides d'une réaction *franchement acide,* même après une ébullition soutenue, *qui donnent avec l'eau de chaux un précipité blanc soluble dans un excès du liquide, et qui ne troublent pas le sulfate neutre de chaux.*

Or nous allons voir qu'il existe une foule de liqueurs qui se comportent exactement de même que les précédentes, *sans qu'elles aient jamais été additionnées d'acide tartrique.*

A. *Un individu a été empoisonné par l'acide phosphorique et non par l'acide tartrique.* La liqueur est acide; son acidité augmente par l'évaporation; elle précipite l'eau de chaux en blanc, et le précipité est soluble dans un excès de la liqueur. Après le traitement par le sous-acétate de plomb et l'acide sulfhydrique, le liquide obtenu exerce sur l'eau de chaux et sur le sulfate de chaux neutre la même réaction que les liquides de l'expertise.

B. *Un individu n'a pas été empoisonné,* mais il a avalé quelques grammes de *crème de tartre* (bitartrate de potasse) pour se purger. Les liqueurs de l'estomac, des intestins, etc., présenteront exactement les caractères indiqués par les experts comme appartenant à l'acide tartrique.

C. *Un individu n'a pas été empoisonné,* mais il a pris, comme purgatif, quelques grammes de *tartrate de potasse neutre* (sel végétal), et de l'acide citrique ou du jus de citron. Si l'acide citrique est en quantité suffisante, il se dépose, quelques instants après, des cristaux de bitartrate de potasse; ce sel, ainsi que la liqueur qui le surnage, n'agissent pas sur l'eau de chaux et sur le sulfate neutre de chaux, autrement que les liqueurs des experts, soit avant, soit après avoir été traités par le sous-acétate de plomb et l'acide sulfhydrique. L'acidité des liqueurs augmente aussi au fur et à mesure qu'on les évapore.

D. Un individu qui a avalé du *tartrate neutre de potasse,* dans le dessein de se purger, est ensuite empoisonné par une faible proportion *d'acide sulfurique.* Ici il n'y a pas eu la moindre trace d'acide tartrique ingéré, et pourtant les réactions, parfaitement semblables à celles du paragraphe précédent *C,* sont en tout point les mêmes que celles de l'expertise.

E. *Un individu n'a pas été empoisonné,* mais il a pris *comme médicament* du tartrate de fer et de l'acide citrique ou du citron. Il s'est formé un précipité cristallin gris blanchâtre de tartrate acide de fer; ce précipité, dissous dans l'eau, ainsi que la liqueur surnageante, se comportent avec les réactifs employés par les experts tout à fait comme ils l'ont dit; il est vrai que la noix de galle décèle la présence du fer dans les liqueurs.

F. Un individu prend du *tartrate de fer,* puis est *empoisonné* par une faible dose *d'acide sulfurique.* Les réactions sont les mêmes qu'au paragraphe précédent, et par conséquent semblables à celles des experts, quoique l'individu n'ait avalé aucune trace d'acide tartrique libre.

G. *Un individu n'a pas été empoisonné,* mais il a pris plusieurs

II. 62

grammes de *tartrate double de potasse et de soude* (sel de seignette),
avec de l'acide citrique ou du jus de citron. Ici il n'y a point de pré-
cipité cristallin ; mais la liqueur rougit d'autant plus vivement le tour-
nesol, qu'elle est plus concentrée par l'évaporation ; elle donne avec
l'eau de chaux un précipité blanc, soluble dans un excès de liqueur ;
elle ne trouble pas le sulfate de chaux, et si on la traite par le sous-
acétate de plomb et l'acide sulfhydrique, elle se comporte exactement
comme les liquides des experts.

H. *Un individu n'est pas empoisonné*, mais *il a pris du vin*. Cette es-
pèce est, sans contredit, la plus remarquable que l'on puisse invoquer
contre l'expertise ; en effet, on va voir que le vin *seul* donne, avec les
agents précités, des réactions qui sont les mêmes que celles qui ont été
signalées par les experts, et qu'ils ont attribuées à l'acide tartrique. J'ai
fait évaporer, jusqu'en consistance épaisse, un demi-litre de vin blanc :
le vin rougissait le papier de tournesol, et devenait beaucoup plus acide
à mesure qu'on le faisait évaporer ; il s'est déposé des cristaux assez
abondants de crème de tartre ; le liquide qui les surnageait, d'un jaune
foncé, après avoir été additionné d'un peu d'eau distillée froide, a été
décanté et filtré ; la liqueur, limpide, rougissait fortement le papier de
tournesol, donnait avec l'eau de chaux, un précipité blanc soluble
dans un excès de liqueur, et ne troublait pas le sulfate neutre de chaux.
Je l'ai précipitée par le sous-acétate de plomb ; le dépôt, suffisamment
lavé et décomposé par un courant de gaz acide sulfhydrique, a fourni
du sulfure de plomb insoluble, et un liquide que j'ai filtré et soumis à
l'ébullition, pour le débarrasser de l'excès d'acide sulfhydrique ; ce li-
quide a été évaporé à une douce chaleur jusqu'à siccité, et le produit
a été agité avec de l'alcool concentré et froid. La liqueur alcoolique fil-
trée rougissait le papier bleu de tournesol, fournissait, avec l'eau de
chaux, un précipité blanc soluble dans un excès de liqueur, et ne trou-
blait pas le sulfate neutre de chaux.

En agissant séparément sur la crème de tartre déposée pendant l'éva-
poration du vin, on obtenait, à plus forte raison, toutes les réactions
de l'expertise ; il suffisait de la faire dissoudre dans une quantité con-
venable d'eau bouillante.

Ces faits, que je pourrais multiplier, suffisent et au delà pour prouver
que MM. Devergie et Bayard se trompaient lorsqu'ils disaient, dans leur
rapport (voy. *Annales*, nᵒ d'octobre, p. 438), qu'ils avaient constaté
la présence de l'acide tartrique libre, et par conséquent toxique, *d'une
manière certaine*.

Si, passant de la partie chimique aux symptômes et aux lésions de
tissu, nous comparons les expériences faites par MM. Devergie et Bayard

à celles que j'ai tentées, on devra conclure, malgré le dire de ces auteurs : 1° que la présence de l'écume dans la trachée-artère n'est pas un caractère constant de l'empoisonnement par l'acide tartrique ;

2° Que les animaux soumis à l'action de ce toxique ne bavent pas et ne rendent pas *tous* de l'écume par la gueule et par les narines ;

3° Que si, dans cet empoisonnement, les poumons ont toujours paru ecchymotiques, cette lésion peut se retrouver chez des animaux qui n'ont pas été tués par l'acide tartrique ;

4° Que la coloration en rouge-groseille du sang des chiens qui ont succombé à l'intoxication par l'acide tartrique, n'a lieu d'une manière sensible et complète que pour le sang étalé et offrant une grande surface, et que d'ailleurs elle se manifeste à peu près au même degré dans d'autres genres de mort ;

5° Que le foie n'est pas toujours *uniformément brun*, dans l'empoisonnement par l'acide tartrique, et que d'ailleurs, dans d'autres genres de mort, il offre, à peu de chose près, la même apparence, et subit la même influence de la part de l'air atmosphérique ;

6° Que les symptômes éprouvés par les animaux qui ont avalé de l'acide tartrique à dose toxique, semblables à ceux que déterminent beaucoup d'autres poisons, ne sont par conséquent pas de nature, je ne dirai pas à caractériser un empoisonnement par l'acide tartrique, mais même à le faire soupçonner.

7° Qu'il serait dès lors téméraire de considérer les symptômes et les lésions de tissu constatés dans cette intoxication, autrement que comme des indices qui ne peuvent acquérir quelque valeur que par une donnée positive fournie par l'analyse chimique.

Voyons maintenant quel fut le résultat des poursuites dirigées par le ministère public contre Weber, l'auteur présumé de l'empoisonnement. A la suite du rapport de nos deux confrères, Weber fut incarcéré et interrogé ; plusieurs témoins furent entendus, et entre autres M. Maugé, coloriste à Courbevoie, chez qui Weber travaillait ; ce fabricant rendit le meilleur témoignage du prévenu, et il est impossible de trouver dans l'instruction la moindre trace de preuves établissant que Weber eût eu en sa possession de l'acide tartrique : aussi M. Mongis, substitut du procureur de la République, requit-il, le 8 mars 1848, une ordonnance de non-lieu, attendu, disait-il dans son réquisitoire, parfaitement motivé, qu'il n'y a pas charge suffisante. L'ordonnance de non-lieu fut rendue par la chambre des mises en accusation le 14 du même mois, et Weber fut mis immédiatement en liberté, après cinq mois de détention. Un des faits mis en avant par l'inculpé, pour sa défense, consistait à dire que le frère de la fille Kappler, qui avait mangé et bu autant au moins que lui et cette fille, n'avait ressenti aucune incommodité. J'ajouterai que le vin saisi chez le marchand où les trois individus avaient bu ne contenait point d'acide tartrique libre, comme cela résulte des expériences faites par MM. Bayard et Devergie. (Voyez p. 439 du numéro d'octobre des *Annales*.)

Il me serait impossible, à l'occasion de l'ouverture du cadavre de la fille Kappler, de passer sous silence les observations graves que me suggère le rapport de MM. Bayard et Bouchez.

Nous concluons, disent-ils : 1° *que la mort de la fille Kappler est le résultat d'un empoisonnement.* Comment, vous ignorez quels sont les symptômes éprouvés par cette femme; aucune analyse chimique n'a encore été faite, et vous affirmez que la mort doit être attribuée à un empoisonnement. Où puisez-vous les preuves d'une conclusion aussi formidable, dont le premier effet a dû être l'arrestation de Weber, en faveur de qui la justice a rendu pourtant une ordonnance de non-lieu? Vous n'aviez d'autres éléments pour vous prononcer que les lésions des organes révélées par la nécropsie, lésions qui auraient dû *tout au plus* vous porter à conclure qu'elles vous semblaient de nature à provoquer l'analyse des matières recueillies dans l'estomac et des principaux organes du cadavre! Une pareille conclusion n'est pas digne de notre temps, et sera réprouvée, j'en suis certain, même par les experts qui ne possèdent que les connaissances les plus élémentaires de la science.

Ce n'est pas tout; dans la deuxième conclusion, il est dit que, d'après la nature *spéciale* des lésions et en raison des phénomènes d'asphyxie et de *paralysie* de plusieurs organes, on est porté à admettre qu'il y a eu ingestion d'une substance toxique telle que l'*acide oxalique* ou le *bi-oxalate de potasse.* Ici la hardiesse surpasse toutes les prévisions. Quelle est donc la nature *spéciale* des lésions; quand avez-vous vu l'acide oxalique produire des accidents et des altérations cadavériques semblables à celles que vous aviez constatées? D'ailleurs, si les lésions sont *spéciales* à *ce composé organique*, pourquoi, au lieu d'acide oxalique, avez-vous décelé (d'après votre dire, ce qui n'est pas exact) de l'acide tartrique? Que signifie d'un autre côté la paralysie de plusieurs organes, lorsque vous ne savez pas le premier mot des symptômes qui ont précédé la mort de la fille Kappler!!!

Recherches médico-légales dans un cas d'empoisonnement par l'acide tartrique.

Acide tartrique solide ou en dissolution aqueuse. Je n'insisterai pas sur les caractères de cet acide sans mélange, parce qu'ils ont été décrits à la page 254 du t. I); j'ajouterai toutefois qu'on peut encore le distinguer de l'acide oxalique en agissant comparativement sur l'oxalate et le tartrate d'argent ; ce dernier, chauffé, se charbonne, répand une légère fumée d'une odeur de caramel, devient *incandescent*, et laisse de l'argent *sans détoner ;* tandis que l'oxalate d'argent, dans les mêmes conditions, brunit sur les bords, *détone* légèrement en répandant *tout à coup* une grande quantité de vapeurs épaisses blanches, et laisse de l'argent métallique.

Mélanges d'acide tartrique et de liquides végétaux et animaux, tels que du vin, du café, du thé, du bouillon, du lait, la matière des vomissements et celle que l'on trouve dans le canal digestif après la mort. Dans ces conditions, il en est de l'acide tartrique comme de l'acide oxalique : Christison, Coindet, et d'autres experts, avaient cru à tort que l'on pouvait constater un empoisonnement par l'acide oxalique, en séparant les liquides des solides et en essayant les premiers par le papier bleu de tournesol ; l'acidité étant reconnue, disaient-ils, on saturera par du carbonate de potasse ; l'existence de l'oxalate de potasse sera facilement démontrée par les *réactifs.* Je me suis fortement élevé contre une pareille manière de procéder. J'admettrai pour un instant, ai-je dit, ce qui n'est pourtant pas, que l'eau de chaux, l'azotate d'argent, le sulfate de bioxyde de cuivre, etc., se comportent avec la liqueur suspecte, comme avec l'oxalate de potasse *sans mélange de matières organiques,* n'est-il pas évident que l'on obtiendrait exactement les mêmes résultats si l'empoisonnement avait eu lieu par le sel d'oseille (bioxalate de potasse), ou, ce qui est beaucoup plus grave, si l'individu qui est l'objet des recherches n'avait pas été empoisonné et qu'il eût tout simplement avalé une assez grande quantité de *soupe à l'oseille* ou de tout autre mets préparé avec cette plante ? Ces mêmes motifs doivent aussi engager les experts à ne jamais chercher l'acide oxalique, dans une liqueur suspecte, par l'acétate de plomb, car ce sel précipite aussi bien l'acide dont il s'agit que le bioxalate de potasse et le sel naturellement contenu dans l'oseille ; j'ajoutais qu'il fallait de toute nécessité adopter un procédé qui permît de séparer l'acide oxalique *libre* et qui n'exposât pas l'opérateur aux méprises dont je viens de parler : je conseillais pour atteindre ce but d'avoir recours à *l'alcool concentré.* (Voyez ma *Toxicologie générale,* 4e édition, 1843, à l'article *Acide oxalique.*)

Dans l'empoisonnement par l'acide tartrique, on a les même difficultés à vaincre ; si l'on se borne à l'emploi des réactifs mis en usage par MM. Bayard et Devergie dans l'affaire Kappler, c'est-à-dire à l'eau de chaux, au sulfate neutre de chaux et à l'acétate de plomb, on ne pourra jamais savoir si l'on a eu affaire à de l'acide tartrique libre, à du bitartrate de potasse, à un tartrate neutre mêlé d'un acide, et, ce qui est plus grave, à du vin ordinaire qui aurait pu déterminer une ivresse quelquefois mortelle. Ici, comme pour l'acide oxalique, il faut de toute nécessité recourir à l'alcool concentré, qui dissout parfaitement l'acide tartrique libre, et qui n'agit pas sur le bitartrate de potasse. Il est à regretter que MM. Bayard et Devergie n'aient pas suivi, dans leurs recherches, le précepte que j'avais posé cinq ans auparavant à l'occasion de l'empoisonnement par l'acide oxalique; les résultats obtenus eussent alors été à l'abri de toute critique.

Après avoir fait un grand nombre d'expériences, dans le but de rechercher l'acide tartrique dans le sang, le foie, etc., j'ai dû conclure :

1° Que l'acide tartrique est absorbé, puisque je l'ai décelé dans le sang et dans les foies des chiens empoisonnés par lui, et qu'il est impossible d'attribuer sa présence dans ces matières à une imbibition cadavérique;

2° Que ces expériences eussent été *insuffisantes* pour établir le fait, si je n'avais pas su que j'avais administré cet acide, et *rien que lui;* en effet, l'introduction dans l'estomac de la crème de tartre, ou d'un mélange de tartrate neutre de potasse et d'acide citrique, etc., et même l'ingestion du vin, aurait été suivie d'absorption, et alors le sang et les foies, traités *d'abord par l'alcool, puis par l'eau,* se fussent comportés, dans les traitements que je leur ai fait subir, exactement comme ils l'ont fait après l'empoisonnement par l'acide tartrique;

3° Que dans une expertise médico-légale, *alors que tout est inconnu,* on ne devra conclure que l'intoxication a eu lieu par l'acide *tartrique libre* qu'autant que l'on aura retiré cet acide soit des liquides contenus dans l'estomac, soit du sang, du foie, etc., à l'aide d'un traitement alcoolique, et non à l'aide d'un traitement aqueux, l'eau pouvant dissoudre des tartrates neutres ou acides, lesquels se comportent avec le sous-acétate de plomb, l'acide sulfhydrique, etc., exactement comme l'acide tartrique; on sait, au contraire, que l'alcool absolu ne dissout pas sensiblement ces tartrates;

4° Qu'il était dès lors contraire aux principes de la science d'établir, comme l'ont fait MM. Devergie et Bayard, que la fille Kappler était morte empoisonnée par l'acide tartrique, puisque les expériences, qui avaient porté ces experts à formuler leur conclusion, eussent fourni les mêmes résultats, si cette femme, sans avoir avalé de l'acide tartrique *libre,* eût pris de la crème de tartre ou un tartrate neutre légèrement acidulé, et même une notable quantité de vin (voy. p. 977);

5° Que l'on sera autorisé à conclure que la matière toxique retirée de l'estomac, du sang et du foie, est de l'acide tartrique, si celui-ci a été obtenu à l'aide de l'alcool absolu, et qu'il ait fourni des cristaux qui possèdent les propriétés de cet acide ;

6° Qu'il en sera de même dans le cas où, après le traitement alcoolique précité, l'acide n'aurait pas été obtenu cristallisé, pourvu que la liqueur provenant de l'action du sous-acétate de plomb , etc., rougît fortement le papier bleu de tournesol , qu'elle donnât avec l'eau de chaux un précipité blanc soluble dans un excès de ladite liqueur, qu'elle ne troublât pas le sulfate neutre de chaux , et qu'elle fournît, avec la potasse ou la soude, un sel neutre soluble , qui deviendrait moins soluble et laisserait précipiter des cristaux si l'on ajoutait un excès de la liqueur.

7° Qu'il serait téméraire d'affirmer qu'une personne est morte empoisonnée par l'acide tartrique , parce que le liquide obtenu en dernier ressort, *après un traitement par l'eau* , et qui n'aurait point fourni des cristaux, rougirait fortement le papier de tournesol , qu'il donnerait avec l'eau de chaux un précipité blanc soluble dans un excès de liquide, et qu'il ne précipiterait pas le sulfate neutre de chaux, attendu que j'ai prouvé, à la page 977, que plusieurs liquides ne renfermant pas d'acide tartrique *libre* offraient exactement les mêmes caractères, et ce qui est encore plus péremptoire, attendu que les foies des chiens *non empoisonnés* sont dans le même cas, et que leur sang ne se comporterait pas autrement s'il était devenu légèrement acide à la suite d'une intoxication par un acide *autre* que l'acide tartrique ; par exemple par l'acide acétique. C'est donc à tort que MM. Bayard et Devergie ont énoncé, à la page 433 du n° d'octobre des *Annales,* qu'ils avaient *constaté isolément et d'une manière certaine* la présence de l'acide tartrique dans les liqueurs provenant de l'estomac, des intestins, du foie et du sang, de la fille Kappler, alors qu'ils n'avaient obtenu que les réactions fournies par le papier de tournesol, l'eau de chaux et le sulfate neutre de chaux.

*Procédé à suivre pour déceler l'acide tartrique dans un cas
d'empoisonnement.*

Matières contenues dans le canal digestif. Après avoir recueilli ces matières, on lavera à plusieurs reprises les parois de l'estomac et des intestins avec de l'eau distillée ; on réunira le tout, et on le fera bouillir pendant cinq ou six minutes dans une capsule de porcelaine : cette opération a pour but de coaguler l'albumine qui pourrait faire partie du mélange, et de faciliter la filtration ; on filtrera , et l'on opérera séparément sur le liquide filtré *A* , et sur la masse *B* , qui sera restée sur le filtre. *A* sera évaporé jusqu'à siccité, à une douce chaleur ; dès que le produit sera refroidi, on l'agitera à froid, pendant quelques minutes, avec de l'alcool absolu, puis on élèvera la température jusqu'à 20 ou 30 degrés centigrades, afin de dissoudre tout l'acide tartrique libre que pourrait contenir le produit ; on réitérera ce traitement ; la liqueur alcoolique sera filtrée et évaporée jusqu'à siccité, à une douce chaleur. Il se pourrait que, par ce simple traitement, on obtînt de l'acide tartrique cristallisé. S'il n'en était pas ainsi, il faudrait faire bouillir avec de l'eau distillée le produit de cette évaporation alcoolique; la dissolution aqueuse filtrée serait ensuite traitée par le sous-acétate de plomb et un courant de gaz acide sulfhydrique, comme il a été dit à la p. 978.

B. La masse restant sur le filtre pourrait avoir retenu une certaine quantité d'acide tartrique, par suite de combinaisons qu'aurait contractées cet acide avec une ou plusieurs matières organiques; ces combinaisons peu énergiques étant, en général, susceptibles d'être décomposées, du moins en partie, par l'eau bouillante, on ferait bouillir *B* à plusieurs reprises avec de l'eau distillée; la dissolution filtrée serait évaporée jusqu'à siccité, à une douce chaleur; le produit refroidi, traité par l'alcool absolu, pourrait fournir de l'acide tartrique en le soumettant aux opérations indiquées à l'occasion de *A.*

Sang. On l'étendrait d'eau, et on le chaufferait jusqu'à ce qu'il fût coagulé. On filtrerait; la liqueur filtrée serait évaporée jusqu'à siccité, et le produit serait traité par l'alcool absolu, etc., comme il a été dit pour *A.* Quant au coagulum, il serait soumis aux mêmes opérations que *B.*

Foie. Après l'avoir desséché à une douce chaleur, on agirait sur lui, avec l'alcool absolu, comme sur le produit de l'évaporation des liquides extraits du canal digestif (voyez *A*). La portion solide restante du foie serait traitée par l'eau bouillante, etc. (voyez *B*).

Je terminerai en rappelant qu'il faudrait, avant d'affirmer que l'acide obtenu est de l'acide tartrique, avoir constaté les caractères que j'ai indiqués aux conclusions 5 et 6 (voy. p. 982, et mon mémoire inséré dans le numéro de janvier 1852 des *Annales d'hygiène et de médecine légale* p. 220).

FIN DU SECOND ET DERNIER VOLUME.

TABLE DES MATIÈRES

PAR ORDRE ALPHABÉTIQUE.

Les chiffres romains indiquent les volumes, et les chiffres arabes les pages.